AF343436

XIIIe CONGRÈS INTERNATIONAL DE MÉDECINE. PARIS 1900

COMPTES RENDUS

Publiés sous la direction de A. CHAUFFARD, Secrétaire général

SECTION

DE

DERMATOLOGIE ET DE SYPHILIGRAPHIE

RÉUNIE AU IVe CONGRÈS INTERNATIONAL DE DERMATOLOGIE ET DE SYPHILIGRAPHIE

COMPTES RENDUS

PUBLIÉS PAR

M. Georges THIBIERGE

PARIS

MASSON ET Cie, ÉDITEURS

LIBRAIRES DE L'ACADÉMIE DE MÉDECINE

120, BOULEVARD SAINT-GERMAIN

*Les Comptes rendus des Travaux des Sections du XIIIe
Congrès international de Médecine sont publiés en 17 volumes
ainsi répartis :*

1. Anatomie descriptive et comparée. — Histologie et Embryologie.
   Physiologie. Physique et Chimie biologiques.
2. Pathologie générale, Pathologie expérimentale.
3. Anatomie pathologique. — Bactériologie, Parasitologie.
4. Pathologie interne.
5. Médecine de l'enfance. — Chirurgie de l'enfance.
6. Thérapeutique, Pharmacologie, Matière médicale.
7. Neurologie.
8. Psychiatrie.
9. Dermatologie et Syphiligraphie.
10. Chirurgie générale.
11. Chirurgie urinaire.
12. Ophtalmologie.
13. Laryngologie, Rhinologie. — Otologie.
14. Stomatologie.
15. Obstétrique. — Gynécologie.
16. Médecine légale.
17. Médecine et chirurgie militaires : Sous-sections de Chirurgie, d'Épi-
    démiologie et Hygiène, de Médecine navale, de Médecine coloniale.

*Chaque volume est vendu séparément 5 fr. — On peut
souscrire pour l'ensemble des 17 volumes au prix de 50 fr.*

---

*Chaque congressiste reçoit gratuitement le volume de la
section à laquelle il a été inscrit. Il peut se procurer les
volumes des autres sections au prix de 4 fr. et souscrire à
l'ensemble au prix de 45 fr.*

139-10. — Imprimerie Lahure, 9, rue de Fleurus, à Paris.

XIIIᵉ CONGRÈS INTERNATIONAL DE MÉDECINE. PARIS 1900

COMPTES RENDUS

Publiés sous la direction de A. CHAUFFARD, Secrétaire général

SECTION

DE

DERMATOLOGIE ET DE SYPHILIGRAPHIE

RÉUNIE AU IVᵉ CONGRÈS INTERNATIONAL DE DERMATOLOGIE ET DE SYPHILIGRAPHIE

COMPTES RENDUS

PUBLIÉS PAR

M. Georges THIBIERGE

PARIS

MASSON ET Cⁱᵉ, ÉDITEURS

LIBRAIRES DE L'ACADÉMIE DE MÉDECINE

120, BOULEVARD SAINT-GERMAIN

XIIIe CONGRÈS INTERNATIONAL DE MÉDECINE

PARIS, 2-9 AOUT 1900

SECTION

DE

DERMATOLOGIE ET DE SYPHILIGRAPHIE

RÉUNIE AU

IVe CONGRÈS INTERNATIONAL DE DERMATOLOGIE ET DE SYPHILIGRAPHIE

COMITÉ D'ORGANISATION

Président : M. le docteur ERNEST BESNIER.

Présidents d'honneur : MM. le professeur KAPOSI, de Vienne; HUTCHINSON, de Londres.

Présidents de séance : MM. BERTARELLI, de Milan; BOECK, de Christiania; BULKLEY, de New-York; CAMPANA, de Rome; COLCOTT FOX, de Londres; GAY, de Kazan; HASLUND, de Copenhague; HYDE, de Boston; KALINDERG, de Bucharest; LANG, de Vienne; LASSAR, de Berlin; NEISSER, de Breslau; I. NEUMANN, de Vienne; PELLIZZARI, de Florence; v. PETERSEN, de Saint-Pétersbourg; PETRINI-GALATZ, de Bucarest; POSPELOW, de Moscou; DE SMET, de Bruxelles; SPRUYT LANDSKROON, d'Amsterdam; TARNOWSKY, de Saint-Pétersbourg; UNNA, de Hambourg; WHITE, de Boston; WOLFF, de Strasbourg; ZAMBACO-PACHA, de Constantinople.

Secrétaire général : M. le Dr GEORGES THIBIERGE.

Membres du Comité : MM. AUBERT de Lyon; CH. AUDRY, de Toulouse; AUGAGNEUR, de Lyon; BALZER; BARTHÉLEMY; L. BROCQ; BROUSSE, de Montpellier; CHARMEIL, de Lille; DANLOS; J. DARIER; A. DOYON, d'Uriage; W. DUBREUILH, de Bordeaux; DU CASTEL; ALF. FOURNIER; GAUCHER; GÉMY, d'Alger; L. PERRIN, de Marseille; H. HALLOPEAU; L. JULLIEN; LE PILEUR; CH. MAURIAC; AL. RENAULT; TENNESON.

Secrétaires des séances : MM. les Drs L. BRODIER, EDMOND FOURNIER, HUDELO, MILIAN.

Secrétaires adjoints : MM. ALQUIER, BEAUCHANT, COURTELLEMONT, DETOT, LANGEVIN, LANGLET, LAUBRY, LEMIERRE, LOUIS LE SOURD, BIRADEAU-DUMAS.

JEUDI 2 AOUT

(Première séance)

Présidence de M. le Docteur Ernest BESNIER,
puis de M. le Professeur KAPOSI (de Vienne).

SOMMAIRE. — Rapport du Secrétaire Général du Comité d'organisation. — Allocution du Président du Comité d'organisation. — Constitution du Bureau. — Rapports sur *l'origine parasitaire des eczémas*. Rapporteurs : MM. UNNA, KAPOSI, JADASSOHN, GALLOWAY, BROCQ et VEILLON. Discussion : MM. BODIN, ARNBY, SABOURAUD.

La séance est ouverte à 9 heures du matin, sous la présidence de M. le Dr ERNEST BESNIER, président du Comité d'organisation du Congrès.

M. le Dr GEORGES THIBIERGE, secrétaire général du Comité d'organisation, donne lecture du rapport suivant :

MESSIEURS,

Dans sa séance de clôture, le IIIe Congrès international de dermatologie, tenu à Londres en août 1896 avec l'incomparable éclat que vous savez tous, décidait, sur l'invitation du chef vénéré de la dermatologie française, que le IVe Congrès se réunirait à Paris pendant la durée de l'Exposition universelle de 1900.

Peu de semaines s'étaient écoulées que déjà, à l'instigation de son président, M. le Dr Ernest Besnier, le Comité d'organisation était constitué et posait les bases premières du fonctionnement du Congrès, en s'inspirant des traditions des Congrès antérieurs, de l'expérience acquise et des desiderata formulés à l'issue de chacun d'eux.

Cette organisation était déjà fort avancée lorsque le Congrès de Moscou fixa également à Paris et en 1900 le siège du XIIIe Congrès de médecine.

Le vote unanime des dermatologistes, vote très bienveillant pour notre pays, avait assigné au Comité d'organisation du Congrès de dermatologie une mission à laquelle il ne pouvait se dérober : il n'était pas en droit de supprimer ce Congrès et d'interrompre ainsi la série des Congrès de dermatologie auxquels leur succès réel et leurs heureux résultats pratiques assurent une place à part parmi les congrès internationaux d'ordre médical.

D'autre part, on ne pouvait songer à faire fonctionner dans la même ville, à la même date ou à des dates forcément très rapprochées un Congrès exclusivement dermatosyphiligraphique et la Section de dermatologie et de syphiligraphie qui fait partie intégrante des Congrès de médecine ; il y aurait eu ou double emploi ou rivalité, et dans les deux cas le succès de l'un et de l'autre aurait été gravement compromis.

Aussi, après mûr examen, le Comité d'organisation du Congrès de dermatologie a-t-il accepté que la Section de dermatologie et de syphiligraphie du XIIIᵉ Congrès de médecine fût réunie au IVᵉ Congrès international de dermatologie, mais à la condition formelle que celui-ci conserverait son autonomie et que ses membres seuls seraient appelés à fixer la date et le siège du Vᵉ Congrès.

Nous ouvrons donc aujourd'hui, avec les mêmes traditions de travail et de bon aloi scientifique que ses devanciers, le IVᵉ des Congrès internationaux de dermatologie.

Mais nous recevons à nos séances ceux des membres du Congrès de médecine qui trouvent quelque intérêt aux choses de la dermato-syphiligraphie : ils y trouveront un accueil cordial et les mêmes facilités de discussion que dans les autres sections du Congrès de médecine.

Je ne puis oublier que la place où je me trouve ne m'était pas destinée. Celui qui devait ouvrir ce Congrès en qualité de secrétaire général du Comité d'organisation était le même qui avait ouvert en cette qualité le Congrès de 1889 dû à son heureuse initiative. Henri Feulard, dont le nom était acclamé dans toutes nos réunions, a succombé dans une épouvantable catastrophe. Son souvenir m'a toujours soutenu dans la lourde tâche qui m'a été confiée de le remplacer. L'amitié éprouvée qui nous liait m'avait permis de connaître bien des détails du plan qu'il se proposait de suivre dans l'organisation de ce Congrès : il en est resté ainsi, sur plus d'un point, l'inspirateur.

Les difficultés considérables que comporte l'organisation d'une réunion comme la nôtre, surtout avec l'ampleur toujours croissante des démonstrations objectives, auraient été insurmontables si des concours multiples n'avaient allégé ma tâche.

Je devrais nommer tous les membres du Comité d'organisation, car tous à des degrés divers m'ont aidé dans cette œuvre. Mais il en est parmi eux auxquels je dois adresser tout particulièrement mes remerciements les plus sincères. En premier lieu, à mon maître M. Ernest Besnier, pour qui les fonctions de Président du Comité d'organisation ont été tout autre chose qu'une sinécure, qui a par son intervention personnelle aplani bien des difficultés et des obstacles, qui a toujours été le guide impeccable, aussi bien pour le détail des organisations matérielles que pour les grandes lignes scientifiques du Congrès.

Puis à mon maître, M. Du Castel, qui s'est fait le collaborateur le plus actif et le plus dévoué pour la mise en œuvre des présentations de malades, à mon collègue M. Darier, qui a assumé la charge de mettre en valeur les préparations histologiques et bactériologiques que vous nous apportez et d'en assurer, dans des conditions particulièrement fructueuses, la démonstration et la discussion.

Je dois encore remercier mon cher et savant confrère, le Dr Sottas, qui m'a prêté le concours le plus actif et le plus précieux pour l'exposition des moulages et des photographies, et mon ami le Dr Meige, dont la collaboration dévouée a permis de faire pour la première fois une exposition rétrospective et artistique de dermatographie.

Il est encore de stricte justice de ma part de remercier de la façon la plus cordiale les deux éminents collègues qui m'ont précédé dans la charge de secrétaire général, mon cher collègue le professeur Riehl et mon ami toujours dévoué le Dr Pringle ; leur inépuisable complaisance, les renseignements qu'ils n'ont cessé de me donner toutes les fois que j'ai fait appel à leur expérience, ont singulièrement facilité ma tâche.

Les secrétaires correspondants du Congrès, par leur active propagande parmi leur nationaux, par le zèle qu'ils ont mis à nous tenir au courant des desiderata exprimés, ont largement concouru au succès de notre réunion. Il est juste que je vous rappelle ici leurs noms : MM. Riehl de Leipzik, Pringle de Londres, Spiegler de Vienne, Dubois Havenith de Bruxelles, Ehlers de Copenhague, Pardo Regidor de Madrid, Mendes de Costa d'Amsterdam, Török de Budapest, Bertarelli de Milan, Bœck de Copenhague, Falcao de Lisbonne, Petrini Galatz de Bucarest, Lanz de Moscou, Müller de Stockholm, Jadassohn de Berne, Zambaco Pacha de Constantinople, Brossard du Caire, Elliott de New-York, Finch Noyes de Melbourne.

Messieurs, j'ai le devoir de saluer en votre nom les délégués que les gouvernements, les administrations publiques et les sociétés savantes ont désignés pour les représenter au IVᵉ Congrès international de dermatologie. Ce sont MM. les professeurs Kaposi, Lang et Mracek pour le gouvernement de l'Autriche-Hongrie, M. le Dr Glück pour le gouvernement de Bosnie-Herzégovine, M. le Dr Morel pour le Chili, MM. les Dr Coronel, Nivanco et Rivera pour la République de l'Équateur, M. le Dr Bombin pour l'Espagne, le Dr Soffiantini pour l'Italie, M. le Dr Ostheimer pour les États-Unis d'Amérique, M. le Dr Bœck pour la Norvège, M. le

Dr Falcao pour le Portugal, M. le Dr Tomesco pour la Roumanie, M. le Dr Militchevitch pour la Serbie, M. le Dr Dubois Havenith pour le ministère de l'Agriculture de Belgique, M. le médecin inspecteur Chauvel pour le ministère de la Guerre de France, M. le médecin en chef Vincent pour le ministère de la Marine de France, M. l'inspecteur général Kermorgant pour le ministère des Colonies de France, MM. les Drs Broes van Dort, Van Hoorn, Rietema, Spruyt Landskroon, et Selhorst pour la Société dermatologique néerlandaise, M. le professeur Petersen pour la Société dermatologique et vénéréologique de Saint-Pétersbourg, M. le Dr Griffiths pour la Bristol medical Library.

J'ai enfin le regret de vous faire connaître les excuses qui m'ont été adressées, avec prière de vous les transmettre, par un certain nombre de collègues que des raisons diverses et indépendantes de leur volonté ont empêchés d'assister au Congrès. MM. J. Hutchinson, président du Congrès de Londres, les professeurs Neumann de Vienne, de Amicis de Naples, Pospelpw, de Moscou, Mibelli de Modène, Tommasoli de Palerme, les Drs Lanz de Moscou, Arning, de Hambourg, Török de Budapest, m'ont chargé de vous faire savoir combien ils regrettaient de ne pouvoir se trouver au milieu de vous : je crois pouvoir assurer que leurs regrets seront partagés par vous.

Messieurs, le Comité d'organisation a fait en sorte que votre sejour à Paris soit aussi profitable que possible au point de vue scientifique; il espère que, comme après nos précédents Congrès, vous emporterez de celui-ci la conviction que vous avez élargi le cercle de vos connaissances et que vous avez fait faire quelque progrès à la dermatologie et à la syphiligraphie.

Mes compatriotes vous ont déjà témoigné la joie qu'ils ont de vous recevoir, l'honneur qu'ils éprouvent de vous offrir pour la deuxième fois en onze ans l'hospitalité scientifique. Ils feront tous leurs efforts pour que vous conserviez tous de votre séjour parmi eux le plus agréable souvenir.

Des distractions de tous ordres s'offrent à vous, l'intensité du travail que nous vous convions à accomplir ne vous empêchera pas d'y prendre part. Vous pourrez juger dans nos réunions que l'effort scientifique réalisé dans nos Congrès est à l'unisson avec l'effort industriel, commercial et artistique dont la synthèse est faite à notre Exposition universelle.

M. le Dr ERNEST BESNIER, président du Comité d'organisation, prononce l'allocution suivante.

MESSIEURS,

Au nom du Comité d'organisation du IVe Congrès international de dermatologie et de syphiligraphie, et au nom des membres français du Congrès, je vous fais hommage et je vous souhaite, à tous, la bienvenue.

Hommage et bienvenue, au nom de M. le docteur Napias, directeur de l'Administration générale de l'Assistance publique à Paris, qui nous fait l'honneur d'assister à cette séance. Je le prie de recevoir les remerciements de tous les membres du Congrès pour la libéralité avec laquelle il a mis à notre disposition les vastes locaux dans lesquels nous allons évoluer. Je prie également M. Derouin, secrétaire général de l'Administration et M. Oudot, directeur de ce grand hôpital, qui nous ont aidés de tout leur pouvoir, de recevoir tous nos remerciements.

Hommage et bienvenue, Messieurs, au nom de la Ville de Paris dont le Conseil municipal nous a alloué une généreuse subvention. Je prie M. le conseiller Roussel, qui nous honore de sa présence, de transmettre au Conseil les remerciements du Congrès.

Enfin, Messieurs, M. le Ministre de l'Instruction publique m'a chargé officiellement de vous dire tout l'intérêt que le gouvernement de la République française prend à votre réunion et à vos travaux.

Je prie nos chers collègues d'Italie de recevoir ici l'expression de toute notre sympathie, de notre profonde sympathie à tous, à l'occasion du deuil cruel qui vient de frapper la nation italienne.

Messieurs, Ainsi que le montre la lecture de l'ordre du jour des séances du Congrès, le Comité d'organisation, donnant satisfaction aux vœux exprimés par un grand nombre d'entre vous, a développé largement les séances de choses, présentations de malades si heureusement instituées à Londres, séances de technique, projections, etc.

Mais, Messieurs, anciennes ou nouvelles, toutes les questions qui passionnent aujourd'hui les dermatologistes prennent en ce moment un développement et une complexité tels, que la durée du temps dont peut disposer le Congrès devient insuffisante pour les exposer, et pour les discuter. Nous avons donc dû disposer de votre temps avec la plus grande économie, supprimer toutes les solennités traditionnelles, et créer des séances supplémentaires de l'après-midi. On aurait pu, à la vérité, gagner beaucoup de ce temps nécessaire, en dédoublant plusieurs séances, c'est-à-dire en traitant, au même moment, deux questions distinctes dans des locaux différents ; mais nous nous y sommes refusés. Chacun de nous, Messieurs, cultive ordinairement, en même temps, la dermatologie, la syphiligraphie et la vénéréologie ; et chacun de nous a le droit strict d'assister à toutes les séances, et de prendre part à toutes les discussions.

Il appartiendra, Messieurs, au Comité d'organisation du V⁰ Congrès de prévoir le développement inévitable des questions mises au programme ; de rétablir une juste proportion entre les éléments de ce programme et la somme de temps disponible ; et à lui reviendra l'honneur de mettre toutes choses en harmonie avec l'état de la dermatologie au commencement du XXᵉ siècle.

Depuis notre séparation à Londres en 1896, Messieurs, la mort a frappé plusieurs de nos collègues présents au III⁰ Congrès : le professeur Marianelli, de Modène, mort à l'âge de 56 ans, le professeur Stonkovenkoff, de Kiew, le professeur Ernst Schwimmer, de Budapest, le docteur Henri Feulard, de Paris. Chacun de nous, Messieurs, conserve présente la mémoire de ces honorables, de ces savants collègues, de ces amis, tous disparus avant l'heure !

Qui ne revoit, en ce moment, en pleine lumière, le visage aimable et bienveillant d'Ernst Schwimmer, l'ami dévoué, sûr et fidèle, et la main si près du cœur. Disciple brillant de F. Hebra, il avait conservé la tradition du Maître, mais avec des idées tout à fait personnelles, que l'on retrouve dans ses très nombreuses publications dermatologiques, particulièrement dans celles qui ont trait aux leucoplasies et aux dermatonoses d'origine nerveuse. Il eut le bonheur et la gloire de fonder l'école dermatologique de Hongrie, et pendant de longues années il professa à Budapest la dermatosyphiligraphie dans un enseignement élevé dont la clarté et la précision ont toujours été les qualités maîtresses. Ernst Schwimmer, professeur de dermatologie à l'Université de Budapest, médecin en chef de l'hôpital Saint-Étienne, a bien mérité de la science et de l'humanité. Trois fois honneur à sa mémoire.

Qui de nous aussi, Messieurs, hélas, ne se rappelle en ce moment l'horrible catastrophe dans laquelle Henri Feulard a péri, brûlé vif avec sa fille, au milieu d'une fête de charité !

Henri Feulard avait la passion de notre science, et le génie de l'organisation des choses scientifiques. Il avait été le promoteur, et l'organisateur incomparable, du premier Congrès international de dermatologie ; et la voix unanime des dermatologistes l'avait désigné pour être le secrétaire général de ce Congrès. A l'heure, Messieurs, où j'évoque devant vous ce cruel souvenir, une main pieuse, au nom de tous les membres du IV⁰ Congrès, dépose sur la tombe de Henri Feulard une couronne funéraire. Et je suis assuré, Messieurs, de remplir vos plus chères intentions, en allant, à l'issue de cette séance, porter l'expression de toute votre sympathie à la veuve infortunée, à la femme admirable, qui le soutenait de sa rare énergie dans la lutte pour la vie, et qui l'aidait et l'assistait dans tous ses travaux !

Messieurs, Le temps dont nous avons si peu, le temps irréparable, fuit avec rapidité, et je vais vous demander de procéder, sans délai, à l'organisation du bureau du Congrès, après avoir très vivement remercié mes collègues du Comité d'organisation, et particulièrement son secrétaire général, M. Thibierge, de leur long et laborieux dévouement aux intérêts de ce Congrès, et après avoir exprimé, moi-même, Messieurs, toute ma reconnaissance pour l'honneur insigne que vous m'avez fait en me désignant pour présider le Comité d'organisation du IV⁰ Congrès international de Dermatologie et de Syphiligraphie (*Applaudissements prolongés*).

Messieurs, le Comité d'organisation a terminé sa tâche ; avant de vous remettre ses pouvoirs, il vous propose de nommer présidents d'honneur du Congrès M. le Professeur KAPOSI, de Vienne, Président du II⁰ Congrès international de Dermatologie, et M. HUTCHINSON, de Londres, Président du III⁰ Congrès international de Dermatologie.

Cette proposition est votée par acclamation.

M. le professeur KAPOSI. — Je vous remercie, Messieurs, de l'honneur que vous voulez bien me faire. Mon premier acte de président d'honneur du Congrès doit être de remercier en votre nom à tous le Comité d'organisation, de la peine qu'il a prise et de le féliciter du résultat obtenu.

Je vous propose, en outre, d'offrir à notre éminent collègue, le Dʳ Ernest Besnier, la présidence du Congrès, de maintenir en fonctions comme secrétaire général du Congrès M. le Dʳ Thibierge, secrétaire général du Comité d'organisation, et comme membres du Comité exécutif MM. les membres du Comité d'organisation.

Ces propositions sont votées par acclamation.

M. le Dʳ ERNEST BESNIER. — Je suis très sensible à l'honneur que me fait le Congrès et je l'en remercie.

Pour compléter l'organisation du Congrès, je vous propose de désigner comme *Présidents de séances* nos collègues MM. BERTARELLI, de Milan ; BOECK, de Christiania ; BULKLEY, de New-York ; CAMPANA, de Rome ; COLCOTT FOX, de Londres ; GAY, de Kazan ; HASLUND, de Copenhague ; Hyde, de Boston ; Kalindero, de Bucharest ; Lang, de Vienne ; Lassar, de Berlin ; Lesser, de Berlin ; Neisser, de Breslau ; Neumann, de Vienne ; Pelizzari, de Florence ; v. Petersen, de Saint-Pétersbourg ; Petrini-Galatz, de Bucharest ; Pospelow, de Moscou ; De Smet, de Bruxelles ; Spruyt Landskroon, d'Amsterdam ; Tarnowski, de Saint-Péterbourg ; Unna, de Hambourg ; White, de Boston ; Wolff, de Strasbourg, Zambaco-Pacha, de Constantinople, qui seront assistés par les membres du Comité.

Je vous propose, en outre, de désigner comme *Secrétaires des séances* MM. les Drs L. Brodier, Edmond Fournier, Hudelo, Milian ; et comme *Secrétaires adjoints* MM. Alquier, Beauchant, Courtellemont, Detot, Langevin, Langlet, Laubry, Lemierre, Louis Le Sourd, Ribadeau-Dumas, internes des hôpitaux de Paris.

Ces propositions sont votées par acclamation.

Le Bureau étant constitué définitivement, M. le Dr Ernest Besnier cède le fauteuil de la présidence à M. le Professeur Kaposi.

ORIGINE PARASITAIRE DES ECZÉMAS

RAPPORT
par M. le docteur UNNA
(Hambourg)

Lorsque j'ai commencé, il y a une année, à étudier de nouveau l'étiologie de l'eczéma, je me suis convaincu du fait que le plus grand obstacle au progrès de cette question se trouvait dans la légende très répandue de l'ubiquité et de l'omnipotence du staphylocoque doré. Les bactériologistes même les plus éminents admettent que les staphylocoques doré et blanc se trouvent partout sur la peau saine et sur la peau malade, dans les dermatoses les plus différentes, dans les maladies bénignes guérissant spontanément aussi bien que dans les maladies graves et mortelles ; ils affirment l'identité de tous les microcoques blancs et jaunes, liquéfiant la gélatine, que l'on trouve sur la peau.

Y a-t-il cependant rien de plus invraisemblable ? La clinique et l'histologie démontrent que l'eczéma et l'impétigo vulgaire sont des catarrhes séreux et non des suppurations de la peau, comme les furoncles et les abcès ; on ne voit jamais les eczémas se transformer en ces maladies suppuratives même après des années; jamais on ne voit les eczémas menacer soit la vie, soit la santé générale; bien plus, l'eczéma est quelquefois tellement bien supporté, notamment par les enfants, qui peuvent jouir en même temps d'un état général florissant, que le vulgaire considère ordinairement ces eczémas comme un témoignage de leur parfaite santé.

Cette contradiction entre la bactériologie et la clinique doit nous mettre en éveil. Qu'on n'oublie pas en effet que la bactériologie n'est qu'une des portes par lesquelles nous arrivent aujourd'hui, à nous médecins, les connaissances scientifiques; une deuxième porte, aussi importante, est la clinique; une troisième enfin nous est fournie par l'étude histologique des tissus malades. Il n'a jamais été à l'avantage de la bactériologie de trop s'éloigner des données cliniques et histologiques; elle peut le faire pendant un certain temps dans des questions pour lesquelles la clinique et l'histologie n'offrent et ne peuvent offrir que peu de renseignements; nous avons vu ce fait à l'occasion des recherches fécondes de Sabouraud sur la trichophytie, mais dans un champ où la clinique et l'histologie ont déjà fait une riche moisson, il est de l'intérêt même des bactériologistes de soumettre leurs méthodes et leurs conclusions à une critique sévère. Ils devraient remarquer que dans leurs propres traités de bactériologie la classification du groupe des cocci auquel appartient le staphylocoque doré est encore peu satisfaisante, que tandis que le nombre des microcoques augmente journellement, leur diagnostic différentiel ne se précise pas du tout dans la même mesure, que le tableau classique du staphylocoque doré, qui fut d'abord connu par les grandes maladies chirurgicales suppuratives, a perdu peu à peu de son exactitude par suite du nombre toujours croissant des microcoques qui ont entre eux certaines ressemblances sans être complètement identiques.

Si les bactériologistes avaient autant d'égards pour les diversités qui existent entre les maladies de la peau qu'ils en ont par exemple dans la différenciation de la tuberculose et de la lèpre, leurs efforts les plus ardents tendraient à chercher des signes différentiels plus minutieux entre ces microcoques semblables, pour arriver à résoudre cette contradiction flagrante entre la clinique et l'histologie d'une part, et la bactériologie d'aujourd'hui d'autre part. Aucun bactériologiste n'aura l'idée, parce qu'il ne peut pas distinguer sous le microscope le bacille de la tuberculose de celui de la lèpre, d'identifier les deux microbes ou les deux maladies, mais peu de bactériologistes s'aperçoivent qu'ils commettent une faute aussi grande quand ils confondent étiologiquement les maladies suppuratives de la peau avec l'eczéma et l'impétigo vulgaire, pour la simple raison qu'ils ne peuvent pas différencier les microcoques trouvés constamment dans ces affections.

Voulant trouver des signes de diagnostic différentiel plus exacts que ceux qui avaient servi à mes prédécesseurs, j'ai dû commencer par étudier la structure intime des micro-organismes au moyen de différentes méthodes de coloration. Ces recherches m'ont amené à différencier dans l'eczéma 23 espèces de microcoques, dont voici un tableau d'ensemble et auxquels j'ai donné les noms des malades chez lesquels ils ont été isolés pour la première fois.

Tableau des 23 espèces de microcoques trouvées dans l'eczéma.

ÉCHELON I	ÉCHELON II	ÉCHELON III	ÉCHELON IV	ÉCHELON V
1. Neufang.	2. Fraebel-Paas.	12. Baumgarten.	20. Kröger.	22. Hinke.
	3. Linkmeyer.	13. Jens.	21. Backhus.	23. Leuthner.
	4. Tewes.	14. Schildt.		
	5. Volkhamer.	15. Hank.		
	6. Höfer.	16. Anderson.		
	7. Anders.	17. Felders.		
	8. Witthöft.	18. Rothe.		
	9. Carstensen.	19. Jacobs.		
	10. Johuk.			
	11. Krämer.			

Le principe de ma classification repose sur l'utilisation de certaines *formes familiales* qu'on rencontre chez la plupart des microcoques. *Je nomme « forme familiale » l'aspect microscopique donné par la coexistence de cocci mère et filles, croissant jusqu'à maturité dans une même membrane d'enveloppe.*

Les cocci qui ne produisent pas de telles formes et ne se présentent jamais que sous l'aspect de monocoques ou « monades » constituent le premier groupe.

Ceux qui forment des diplocoques ou « dyades » continuant à s'accroître sous cette forme, appartiennent au deuxième groupe.

Ceux qui montrent des « tétrades » arrivées à maturité appartiennent au troisième groupe.

Jusqu'à maintenant on avait coutume de ranger indifféremment toutes les espèces de cocci entrant dans ces trois groupes, et dont le nombre pour l'eczéma n'est pas inférieur à dix-neuf, parmi les staphylocoques.

On range au contraire parmi les sarcines les espèces qui entrent

dans mes quatrième et cinquième groupes, qui sont caractérisées par
la formation d'octades et d'hekkaïdécades (16) arrivées à maturité.
Je dois ajouter qu'à mon avis leur place est plutôt parmi les meris-
mopedia ou cocci en plateaux, comme les cocci appartenant aux précédents groupes.

Il ne m'est pas possible de développer ici les motifs qui m'ont fait
donner à ces groupes le nom de « degrés » ou « échelons ». Ceux de
mes collègues qu'intéresse particulièrement cette question trouveront
les détails de cette nouvelle classification des cocci dans le travail que
j'ai publié récemment avec la collaboration du docteur Moberg.

Dans le tableau des 23 espèces de cocci que j'ai trouvées dans
l'eczéma, j'ai indiqué par des caractères spéciaux les différences que
présentent ces microbes au point de vue de la virulence, ainsi que
m'ont permis de le constater les inoculations que j'ai faites aux animaux et à l'homme.

Douze espèces mentionnées en caractères ordinaires n'ont aucune
action dans les inoculations et se comportent comme des saprophytes.
La présence de tels micro-organismes dans l'eczéma est naturellement
très importante, car elle met en relief la virulence des autres espèces.
Celles-ci sont au nombre de onze, leurs noms sont notés en caractères
gras ou très gras.

Les espèces les plus importantes sont celles qui figurent en tête du
tableau : ce sont les deux types *Neufang* et *Traubel-Paas*; ils appartiennent au premier groupe ou échelon et au début du deuxième; ce
sont des agents réels de l'eczéma. L'effet de leur inoculation au chien
est identique sous tous les rapports à l'eczéma de l'homme. On y retrouve les cinq symptômes histobactériologiques fondamentaux de
l'eczéma :

1° Parakératose avec formation de squames et de croûtes leucoséreuses;

2° Apparition de vésicules séreuses avec transformation spongoïde
de la couche de Malpighi;

3° Akanthose caractérisée par la formation de jeunes cellules dans
la couche de Malpighi;

4° Prolifération des cellules conjonctives de la couche supérieure
du derme;

5° Présence d'amas mûriformes de cocci dans les croûtes séreuses.

Nous devons prendre en outre en sérieuse considération cinq autres
espèces du deuxième et du troisième échelon : Witthöft, Carstensen,
Johnk, Jens, Schildt. Leur inoculation au chien donne lieu à une érup-

tion *ressemblant un peu à l'eczéma suintant*, mais ne présentant en réalité que quelques caractères de l'eczéma.

Un troisième groupe de virulence est formé par les quatre types : Veddern, Rothe, Krüger, Backhus, appartenant au troisième et au quatrième échelon. *Leur inoculation* au chien ne donne rien d'analogue à l'eczéma. Elle produit seulement des croûtes épaisses leucoséreuses, avec déchirure de la couche épineuse ; mais il n'y a ni parakératose, ni akanthose, ni prolifération de cellules conjonctives ; c'est en somme le tableau de certains impétigos leucofibrineux spontanés.

L'existence de ces espèces *pathogènes*, mais non *eczématogènes*, est très importante, car elle *met plus en relief les relations étiologiques avec l'eczéma des types Neufang et Traubel-Paas*.

D'après mon tableau, on voit que les types pathogènes ne sont pas distribués d'une façon quelconque, mais forment 5 petits groupes restreints :

1° Neufang, Traubel-Paas ;

2° Witthöft, Carstensen, Jöhnk ;

3° Jens, Schildt ;

4° Veddern, Rothe ;

5° Krüger, Backhus.

Les 25 espèces du tableau étant classées d'après leur aspect microscopique, il en résulte que dans un même groupe *la ressemblance microscopique marche de pair avec la virulence vis-à-vis de la peau*.

Mais ce qui étonnera le plus, c'est que, *dans ces 25 espèces, les staphylocoques doré et blanc manquent complètement. J'ai fait environ deux cents cultures provenant de 74 cas d'eczéma et je n'ai jamais obtenu une seule culture de véritable staphylocoque.* Je dois dire à la vérité que je procède pour mes diagnostics un peu plus rigoureusement qu'on ne l'a fait jusqu'ici. Pour éviter la confusion régnant au sujet du staphylocoque, je prends naturellement pour *type légitime du staphylocoque doré* celui qu'on cultive des organes internes d'un homme ayant succombé à la pyohémie ou à la septicémie. Ce staphylocoque pyogène doré véritable ne se distingue pas seulement de tous ces cocci de l'eczéma par sa couleur, mais, ce qui est encore plus important pour moi, il appartient au *premier échelon* ainsi que le coccus verdâtre *Neufang*, avec lequel il n'est d'ailleurs pas possible de le confondre. D'autre part, le type *Traubel-Paas*, qui macroscopiquement s'en rapproche le plus, appartient au deuxième échelon et ne peut pas être confondu avec lui microscopiquement.

Les caractères biologiques des 25 espèces de cocci que j'ai cultivés, ainsi que leurs rapports de fréquence et les caractères cliniques des cas dont ils provenaient, m'avaient fait prévoir les effets différents de leur inoculation aux animaux.

Le type *Traübel-Paas*, par exemple, qui produit sur le chien *le syndrome histobactériologique de l'eczéma vrai* a été aussi rencontré beaucoup plus souvent que tous les autres, puisque je l'ai cultivé dans plus de la moitié des cas et dans les formes les plus diverses de l'eczéma. Ces circonstances à elles seules devaient me faire conclure à l'existence d'une relation étiologique entre ce microbe et l'eczéma.

Après lui, le type *Schildt* fut rencontré assez souvent, c'est-à-dire dans un quart ou un tiers des cas ; il attira par cela même mon attention bien avant le début de mes expériences.

Le type *Neufang* n'a été au contraire obtenu que deux fois ; mais dans le cas Neufang aucun autre coccus ne pouvait être découvert avec lui, malgré la préparation de nombreuses cultures.

Par les indications biologiques, j'avais pu prévoir d'une part le rôle saprophyte des douze types que j'ai signalés dès le début, et d'autre part le rôle parasitaire des onze espèces mentionnées en caractères gras, en m'inspirant du fait que les premiers se cultivent bien surtout à 15 degrés, et les seconds à la température du corps.

Dans les expériences sur les animaux, on obtient des résultats qui sont tout à fait probants grâce à la biopsie régulière et à l'examen histobactériologique ; les expériences faites chez l'homme peuvent avoir la même valeur probante grâce à l'observation des phénomènes cliniques ; et ainsi se complètent les unes les autres d'une façon satisfaisante les expériences faites chez les animaux et chez l'homme.

Dans les inoculations que j'ai faites à l'homme, les deux types *Neufang* et *Traübel-Paas* se sont révélés à moi comme étant les agents de l'eczéma.

Voici ce que m'a appris l'observation des phénomènes cliniques consécutifs à leur inoculation :

1° Après une incubation de deux jours, apparaissent régulièrement au point d'inoculation des *papules* et des *vésicules à contenu clair* de la grandeur, de la forme et de la couleur des *vésicules de l'eczéma*, telles qu'elles se montrent dans une poussée récente d'eczéma extensif. Cet effet de l'inoculation prouve que ces cocci possèdent en général des propriétés sérotactiques et que leur action toxique a spécialement pour conséquence une réaction de la peau sous forme de *papules* et de *vésicules eczémateuses*.

2° Cette éruption est régulièrement accompagnée de *démangeaisons* qui, de même que dans l'eczéma, ont surtout leur maximum au moment de l'apparition des vésicules et qui surviennent par accès. Ces démangeaisons persistent pendant la dessiccation des vésicules et même à la période de desquamation.

3° Les vésicules se dessèchent le plus souvent spontanément et donnent lieu à des squames; il est rare que leur contenu prenne un aspect laiteux. Jamais elles ne deviennent verdâtres ou purulentes, même s'il existe une très forte inflammation.

4° *Dans aucun cas*, l'exanthème papulo-vésiculeux ne s'est transformé en un impétigo purulent, en folliculites profondes ou en furoncles, même après une durée de plusieurs semaines.

5° Dans plusieurs cas, j'ai vu se produire *spontanément* dans le voisinage du point d'inoculation des papules et des vésicules eczémateuses très prurigineuses, qui ont eu le même développement que les papules et les vésicules dont nous venons de parler. Il s'est donc produit une extension de l'eczéma inoculé tout à fait analogue et comparable à l'extension spontanée de l'eczéma en général.

6° Régulièrement, ces *satellites spontanés* papulo-vésiculeux contenaient, *dès le premier jour*, les microcoques qui avaient été inoculés. On peut donc exclure complètement l'hypothèse que ces satellites ont pris naissance sans germes, sous l'influence d'une cause quelconque, et qu'ils se sont infectés secondairement. Ces *satellites sont le résultat de l'inoculation spontanée des microcoques de l'eczéma et sont une preuve évidente de la production de l'eczéma par l'inoculation de certains cocci.*

7° L'eczéma produit par l'espèce *Neufang* se distingue de l'eczéma produit par le type Traubel-Paas par ce fait que les démangeaisons y sont moins fortes, que la rougeur, l'œdème et l'endolorissement y sont plus accentués, tandis que l'extension spontanée est la même dans les deux cas.

Parmi les microcoques qu'on doit prendre en considération pour l'étiologie de l'eczéma, je puis donc dès maintenant en indiquer avec certitude deux espèces qui produisent sur l'homme *un véritable eczéma papulo-vésiculeux s'étendant spontanément. Je crois avoir fait par là le premier pas vers la solution de la question de l'étiologie de l'eczéma.*

Voici les noms que je propose de leur donner :

Diclimactericus eczematis albus flavens (type Traubel-Paas) et *Monoclimactericus eczematis virescens* (type Neufang). — Le type Schildt, que je soupçonne fort d'avoir une action eczématogène, pourrait être appelé : *Triclimactericus eczematis tenuis.* Les mots mono-, di-, triclimactericus sont choisis comme étant des adjectifs se rapportant aux expressions de premier, deuxième et troisième échelon.

Les deux premières espèces n'ont pas encore été décrites jusqu'à présent; la dernière correspond assez bien au *Diplococcus albicans tardissimus Bumm*, qui n'est d'ailleurs pas bien connu. Si, par hasard, ce qui reste à démontrer, mon *triclimactericus eczematis tenuis* et le diplococcus de Bumm étaient identiques, la première dénomination devrait être préférée comme étant la plus précise. Les deux espèces de microcoques qui, d'après *Morrill*, donnent lieu au type séborrhéique de l'eczéma sont différentes de mes deux espèces de cocci, car elles ne liquéfient pas la gélatine.

Quant au fameux morocoque, je n'hésite pas à le reconnaître dans le type *Schütt*. Étant donnés l'inconstance de sa présence ainsi que les résultats de son inoculation aux animaux, je ne suis plus prêt à lui accorder la même importance universelle qu'auparavant. Je crois bien plutôt qu'il est l'auteur de certains eczémas secs et je n'hésite pas à reconnaître que j'ai changé d'opinion sur l'importance étiologique de ce micro-organisme. De plus mes dernières recherches m'ont amené à modifier également mon opinion sur la signification histo-bactériologique de l'expression même de *morocoque*, c'est-à-dire des *amas mûriformes de microcoques renfermés dans les croûtes eczémateuses.*

On rencontre, en effet, dans les croûtes qui naissent chez le chien, au point d'inoculation des types Neufang et Traubel, les plus beaux amas mûriformes qui puissent s'imaginer. Mais on en trouve aussi après l'inoculation d'autres espèces de cocci, tels que le type *Carstensen, à condition que les croûtes contiennent une grande quantité de sérum coagulé*. Il semble donc que les amas mûriformes ne sont autre chose qu'une *forme de croissance des cocci à l'intérieur du sérum coagulé des tissus.* Comme les croûtes ainsi composées appartiennent presque exclusivement à l'eczéma, il n'en reste pas moins vrai que les amas mûriformes doivent être considérés, ainsi que par le passé, comme un caractère histologique typique de l'eczéma.

Je propose d'éliminer complétement le mot de morocoque, comme dénomination d'une espèce botanique, mais de le garder, si l'on veut, pour caractériser une forme de croissance histobactériologique de divers microcoques, comme un terme descriptif de l'aspect de divers cocci dans les croûtes eczémateuses.

Je ne voudrais pas terminer ce court résumé de mes études sur l'étiologie de l'eczéma, sans toucher du moins à la question de sa nature contagieuse. Il serait superflu de plaider dans une réunion de dermatologistes expérimentés en faveur de la contagiosité de l'eczéma. Il n'y a probablement personne dans cet assemblée qui n'ait vu des eczémas suintants se transmettre d'un nourrisson à sa nourrice, d'une mère à son enfant. Surtout depuis que l'attention a été attirée davantage sur les formes séborrhéiques de l'eczéma et sur leur extension à des familles entières, je présume que la plupart des dermatologistes ont acquis la notion que la contagion n'existe pas seulement dans les eczémas suintants, mais encore dans les eczémas secs.

Sous ce rapport, j'ai été moi-même surpris par un développement vraiment *épidémique de certaines formes d'eczéma sec* que nous avons eu l'occasion d'observer dernièrement à Hambourg. Déjà, depuis une année, j'avais remarqué dans ma pratique que le nombre des cas de pityriasis alba de la face, chez les enfants et chez les adultes, avait augmenté beaucoup, et aussi bien comme maladie isolée que comme complication d'autres formes de l'eczéma séborrhéique du cuir chevelu et du tronc. Au mois de mars de cette année, il arriva à notre connaissance que dans plusieurs écoles inférieures il s'était produit justement une épidémie de pityriasis alba. En particulier, dans une de ces écoles où se trouvent six cent quatre-vingt-quinze enfants, il y en eut deux cent trente-quatre malades dans l'espace de quinze jours. C'était donc à peu près le tiers des élèves qui ont été atteints, et cela d'une façon égale et proportionnelle dans toutes les classes.

Les lieux de prédilection furent, comme toujours : le front, les joues, les environs de la bouche, le menton et le cou ; pourtant, chez beaucoup d'enfants, l'affection se répandit sur les épaules, les bras et les parties supérieures du tronc. Les taches, d'une grandeur de un à deux centimètres, isolées, grisâtres, squameuses, tranchaient particulièrement par leur couleur blanchâtre sur la couleur plus foncée de la peau. Elles étaient planes ou légèrement surélevées, et ne produisaient que peu de démangeaison.

Dans quelques cas, il se développa une des formes d'eczéma séborrhéique les plus connues et même il se produisit dans des cas rares un eczéma suintant de la face. Par un traitement journalier énergique, au moyen de la lotion suivante : acide benzoïque, 5 gr. ; borax, 15 gr. ; glycérine, eau, alcool rectifié, ãã 100 gr., l'affection disparaît rapidement chez tous les enfants. Par la culture, dans tous les cas examinés, outre quelques autres organismes plus rares, nous découvrîmes un microcoque du type Schildt.

SUR L'ORIGINE PARASITAIRE DES ECZÉMAS

RAPPORT

par M. le professeur KAPOSI

(Vienne)

Quoique M. Unna vienne de révoquer ses prétendus morocoques et leur relation étiologique de l'eczéma, il faut insister pour traiter la question telle qu'elle a été posée au Congrès et ne pas souffrir que la discussion en soit privée soudainement par son auteur même.

Donc, il faut éclairer la question.

Mais je n'abuserai pas trop de votre temps. Je me bornerai à esquisser brièvement les faits et les événements historiques qui ont donné origine à la discussion.

Jusqu'à l'année 1890, on savait partout qu'il existait un eczéma parasitaire, celui qui qui avait été introduit dans la clinique dermatologique par Ferdinand Hebra sous le nom d'*eczema marginatum* et qui se trouve bien décrit et éclairé dans le grand ouvrage de Hebra et Kaposi, 2ᵉ édition, 1ᵉʳ vol., pag. 485, et représenté sur les planches VIᵉ, VIIᵉ, VIIIᵉ de la 7ᵉ livraison de l'Atlas de Hebra. Là, on trouve noté que l'existence du champignon signalé par Köbner (1864), puis par Pick (1869), puis de nouveau constaté par moi (1869) et reconnu par Hebra, pourrait être démontrée comme étant la règle dans cet eczéma, et l'on trouve là également tous les arguments cliniques par lesquels Hebra avait trouvé bon de différencier cette affection parasitaire de l'herpès tonsurant et de la ranger dans l'eczéma. Il n'est pas nécessaire d'en parler plus largement encore.

Mais, quoique, pour tous ceux qui s'étaient occupés de cette chose, il fût clair et certain qu'il existait un eczéma caractérisé bien nettement, dont un hyphomycète était démontré comme la cause constante, pourtant personne n'avait eu l'idée que l'eczéma, en général, pourrait avoir une origine parasitaire. L'observation clinique de cette époque était trop sobre et surtout assez sobre pour ne pas oublier un seul instant le fait cardinal que l'eczéma pouvait dépendre immédiatement de l'action des irritants chimiques, mécaniques et caloriques sur la peau, ce qui constitue l'*eczéma artificiel*, une idée qui, fondée sur des expériences innombrables, a dû faire rejeter *a priori* toute idée de la possibilité d'une origine parasitaire de l'eczéma en général, même si l'on avait voulu remplacer les hyphomycètes par les schizomycètes que l'on savait, depuis Bizzozzero, exister toujours en grand nombre dans l'épiderme sans provoquer l'eczéma.

Plus tard, il est vrai, quelques médecins furent disposés à donner à des eczémas discoïdes chroniques ou subaigus des articulations, du creux poplité, des plis des seins, etc., généralement provoqués et entretenus par la sueur, le nom d'eczémas « parasitaires », mais sans que jamais aucun ait démontré qu'un champignon ou une bactérie les provoquât. Par conséquent, de telles assertions ne peuvent être regardées ni comme sérieuses, ni comme discutables, ni comme seulement subjectives. Aussi ne pourrais-je accepter l'opinion que de tels eczémas discoïdes devraient être regardés comme parasitaires, parce que l'expérience montre qu'ils guérissent très bien par certains agents parasiticides, par exemple, le goudron, le soufre, la chrysarobine, anthrarobine, etc. Car tous ces remèdes agissent aussi dans d'autres maladies inflammatoires, comme le psoriasis, etc., par leur action sur les vaisseaux papillaires qu'ils font contracter ce qui fait pâlir le corps papillaire.

Enfin, nous ne connaissions jusque là d'autre eczéma parasitaire que celui décrit et nommé par Ferd. Hebra eczema marginatum s. parasitarium.

Voilà quelle était la situation, lorsque, vers la fin de 1880, Unna donna le mot *eczema seborrhoicum*, qui, à la vérité, n'était pas un nouveau-né, mais qui avait mené, ce qui était aussi convenable, une vie très modeste dans les leçons cliniques, signifiant, de même que son frère, eczema folliculare, l'aspect séborrhéique des eczémas, dans lesquels la sécrétion abondante des glandes sébacées était mêlée à celle des eczémas, comme cela s'observe très fréquemment dans les eczémas de la face, du cuir chevelu, des parties génitales, ou aussi en d'autres points de la peau des individus anémiques, cachectiques, souffrant d'une séborrhée universelle. Lisez, par exemple, la description de l'eczéma génital dans le lichen scrofulosorum, par Ferd. Hebra, et regardez sa reproduction colorée dans l'Atlas de Hebra, et vous vous convaincrez que la chose elle-même était décrite depuis bien longtemps. Mais Unna a décrit, dans le courant du temps, tant de formes variables et variées et de formes de transition, même avec la syphilis, de son eczema seborrhoicum, que personne ne pourrait arriver à savoir ce qu'est l'eczema seborrhoicum de Unna, changeant sans cesse de caractère, de sorte que tout le monde se demandait toujours : qu'est-ce que c'est que l'eczema seborrhoicum de Unna? et que les médecins se croyaient très en retard s'ils ne s'empressaient de se servir eux aussi de ce diagnostic sonore, eczema seborrhoicum.

Aussi est-on venu, pendant le Congrès de la Société dermatologique allemande de Leipzig, le 18 septembre 1891, insister auprès de moi pour que je fasse connaître mon opinion sur l'eczéma seborrhoicum. Je n'ai pas hésité à déclarer que ce n'était rien, rien que l'on n'ait su et connu depuis bien longtemps et surtout rien qui ne méritât d'être séparé de la symptomatologie de l'eczéma et seulement un mot dont on ne devrait se servir que pour exprimer la combinaison du sébum avec la sérosité et l'aspect des croûtes de l'eczéma dans la séborrhée de certaines régions ou de certains individus.

Donc, pour moi, l'eczema seborrhoicum n'a jamais existé comme conception spéciale de l'eczéma ; mais je ne faisais et je ne ferais pas opposition si on voulait se servir de cette expression dans le sens *symptomatique*.

Mais bientôt, en 1890, au Congrès de l'Association médicale britannique, à Birmingham, M. Unna professa la théorie de l'origine parasitaire de l'eczéma, théorie qu'il ne manquait pas de varier et de répéter. Je crois que cette théorie s'est développée chez M. Unna au fur et à mesure qu'il a successivement confondu son eczéma séborrhéique avec la seborrhea sternalis, forme très souvent circinée, connue sous des noms différents, seborrhea circinata, tels que ceux de lichen circinatus, d'eczéma flanellaire, etc. et qui, probablement, est d'origine bacillaire ou hyphomycétique, comme l'érythrasma, l'herpes tonsurans. Autrement, je ne comprends pas comment cette idée a pu germer dans son esprit. Bref, quoi qu'il en soit, le fait est que M. Unna venait à démontrer des microorganismes qu'il surnommait morococcus et qu'il considérait comme les agents provocateurs de l'eczéma et que, en bouleversant des lois de la logique et pour appuyer sa théorie, il déclarait que ce n'était pas à lui à prouver son assertion, mais que c'était, au contraire, aux autres à lui prouver le contraire. Et comme les autres, bien qu'ils aient assez d'éloges pour sa génialité, ne pouvaient pas pourtant se rencontrer avec lui dans les faits, il commença peu à peu à suggérer à tous ceux qui osaient penser autrement que lui — et c'était nous tous — qu'ils ignoraient totalement ce que lui regardait comme étant l'eczéma et qu'ils ignoraient même ce qu'était l'eczéma, et il se montait jusqu'à telle hauteur de courage qu'il jetait au visage des autres la question : Qu'est-ce que c'est que l'eczéma ? question que l'on croyait pourtant résolue depuis les travaux fondamentaux de Ferd. Hebra en 1842-1844.

Et voilà comment de cette série d'erreurs — car je peux bien par avance appeler ainsi ces assertions — d'erreurs s'enchaînant et naissant l'une de l'autre, il est sorti un trio de questions :

1° Qu'est-ce que c'est et comment est l'eczéma séborrhéique?

2° Qu'y a-t-il de vrai dans l'origine parasitaire de l'eczéma professée par Unna?

3° Qu'est-ce que c'est que l'eczéma?

Eu égard à ces questions, on pourrait diviser l'époque allant de 1890 jusqu'à nos jours en deux périodes : la première, la période de stupéfaction; c'est elle qui a duré le plus longtemps, et la deuxième, la période de désillusion, que je préférerais nommer période de résorbement, si la langue française permettait un tel barbarisme, qui n'a commencé que depuis deux ou trois années.

Dans cette période, qui se continue jusqu'à ces derniers jours même, il est paru toute une série de travaux fameux et objectifs, qui, à l'unanimité, ont trouvé et énoncé une réponse absolument négative et une réfutation aux deux premières questions. C'était avant tous, M. Török, puis M. Brocq, Sabouraud, Leredde, dernièrement Schultz et Raab de la clinique de Neisser, et Kreibich, de ma clinique, dont les investigations cliniques, histologiques et bactériologiques, et les argumentations logiques ont apporté tant d'arguments contre les communications antérieures de M. Unna, que rien n'est plus resté de positif de celles-ci. Tous ces auteurs ont montré, par leurs travaux spéciaux, que le morococcus de Unna n'existait nullement comme microbe et comme agent provocateur de l'eczéma et dérivait du staphylococcus, mais que les soi-disant expériences de Unna par lesquelles il a voulu avoir provoqué l'eczéma, n'étaient pas démonstratives et, finalement, comme l'ont démontré les investigations nombreuses de Kreibich, bactériologiques et histologiques, qu'il n'existe aucune relation entre le soi-disant morocoque et l'eczéma.

Tous ces travaux qui, grâce aux grands soins de la rédaction des *Annales de Dermatologie*, ont été publiés dans ce journal, ont été sûrement lus et sont connus de tous les membres ici présents. Pour cette raison, on peut bien s'attendre que la discussion sur ces deux premières questions sera très abrégée et restreinte.

Au point de vue de la logique formelle, l'idée émise par Török est juste, qu'avant toute discussion du sujet on devrait, en premier lieu, discuter et fixer ce que Unna entendait par sa conception de l'eczéma, et que les autres entendent par ce nom.

Je crois qu'il serait pourtant plus pratique de discuter premièrement sur les deux premières questions, dont la solution nous paraît presque acquise, négative pour presque tous les auteurs des derniers temps et positive pour leur auteur Unna. On ne peut pas s'attendre à une réconciliation des contrastes, et elle ne serait pas à désirer. Alors il ne resterait en discussion que la seule question de l'eczéma même.

Pour mon compte, je n'aurai et je n'ai rien à dire sur les deux premières questions; comme j'ai parlé déjà au Congrès de Leipzig contre la première question, et comme j'ai réfuté *a limine* la prétendue origine parasitaire de l'eczéma (question 2), parce qu'une telle prétention se trouve en contradiction avec toute l'expérience fondamentale clinique.

Donc je céderai la parole sur ces deux points à tous ceux qui le désireront, qu'ils veuillent parler pour et contre.

Mais, quant à la question n° 3 : Qu'est-ce que l'eczéma? je voudrais bien, si l'occasion m'en est donnée, exposer mon avis qui, j'en suis sûr, conduirait à une entente satisfaisante. Mais aujourd'hui nous n'avons pas le temps nécessaire.

SUR L'ORIGINE PARASITAIRE DES ECZÉMAS

RAPPORT

par M. le professeur JADASSOHN,

(Berne)

Dans ces derniers temps ont paru un grand nombre de travaux très précieux sur notre sujet. Mon but ne peut être que de résumer les résultats de ces recherches, de préciser ma propre opinion et d'apporter, autant que possible, sur les points discutés, des recherches nouvelles. Je dois celles-ci au Dr Frédéric, chef de la clinique dermatologique à Berne, qui s'est spécialement occupé de ces examens et qui publiera son travail plus tard.

I

Avant d'entrer dans la discussion sur l'origine parasitaire des eczémas, il faut donner une définition exacte des termes suivants :

1. Origine parasitaire;
2. Eczémas.

1) Nous appelons maladies parasitaires celles qui ne peuvent se produire qu'avec la participation de microbes, quelque grande que

soit l'importance d'autres facteurs étiologiques. Il y a un grand nombre de processus sûrement parasitaires où le rôle des parasites, quoique absolument nécessaire, est bien inférieur à d'autres causes.

La définition du terme *eczéma* a été basée jusqu'à présent sur un seul caractère positif, l'inflammation des couches superficielles de la peau, et sur un grand nombre de caractères négatifs, l'absence d'étiologie claire et unique, de développement typique, de processus anatomo-pathologique spécial. Même la clinique n'a pu trouver dans l'eczéma une efflorescence qui fût reconnue spécifique par tout le monde.

La grande difficulté qu'il y a à définir l'eczéma a engagé un grand nombre de dermatologistes à séparer de l'eczéma certaines maladies mieux caractérisées. Presque tous les auteurs ont accepté cette séparation pour l'eczéma marginé (raisons étiologiques) et pour le prurigo de Hebra (raisons cliniques), tandis qu'elle est moins généralement admise, quoique bien fondée, pour la névrodermite chronique circonscrite, pour les impétigos (vulgaris, contagiosa, Bockhardt), pour l'eczéma folliculaire de M. Morris, pour les formes typiques de la séborrhée du corps de Duhring, de l'eczéma séborrhéique d'Unna. D'autre part Unna a de nouveau fait une grande synthèse basée sur ses recherches microscopiques et bactériologiques.

La question des prurigos diathésiques de Besnier est bien plus difficile à résoudre.

Quant à la dyshidrose, je ne trouve pas la séparation justifiée.

Les dermatites artificielles ont été également mises à part, en raison de leur étiologie simple en apparence. Or cette séparation est bien discutable (pour des raisons cliniques et étiologiques ; voir plus loin).

Même après avoir disjoint des eczémas ces différents types morbides plus ou moins définis, il reste le groupe assez grand des eczémas banaux, car à ceux-ci aussi peut s'appliquer le mot de Walker cité par Brocq : « L'eczéma est le terme communément employé pour désigner toute inflammation de la peau humide ou squameuse dont l'observateur ignore la cause ou la nature. »

2) C'est encore à cause de la difficulté de définir l'eczéma que M. Besnier a conçu le terme « eczématisation » et que M. Török a rangé les eczémas parmi les modes de réaction de la peau à l'irritation chimique et thermique. M. Sabouraud a substitué au terme d'« eczématisation » celui d'« impétiginisation » bien plus précis, d'après la définition de cet auteur. Pour la suite de la discussion il me semble plus avantageux de remplacer le mot « impétiginisation »

de Sabouraud par la dénomination « invasion locale des microbes banaux (staphylocoques et streptocoques) » qui ne préjuge aucunement leur action pathogène.

II

Pour ceux qui voient dans ce qui précède les points principaux des doctrines de l'eczéma dans ces dernières années, la question de l'origine parasitaire de l'eczéma se compose des trois questions suivantes :

1. En dehors des processus morbides ci-dessus mentionnés, qui, d'après l'opinion plus ou moins générale, sont séparés du groupe des eczémas, et en dehors des infections banales, existe-t-il des processus qui portent à bon droit le nom d'eczémas (les eczémas vrais)?

2. S'il existe de semblables processus qui ne soient pas provoqués par l'infection pyogène banale, ces processus sont-ils d'origine parasitaire?

3. Les microbes qui se trouvent dans la peau eczématisée ou impétiginisée sont-ils les facteurs étiologiques de ces processus?

Ces trois questions n'ont pas de but pour Török, qui range tous les eczémas parmi les réactions banales de la peau, ni pour Unna, qui reconnaît dans presque tous les processus eczémateux l'effet pathogénique de son « morocoque ».

1) D'après Scholtz et Raab, il n'y a pas d'eczéma banal sans le staphylocoque doré ; ils répondraient donc à la première question dans un sens négatif. D'autre part Sabouraud et Kreibich admettent des formes d'eczémas qui ne sont pas provoquées par l'infection pyogène banale, le premier d'une façon plus restreinte, le dernier d'une manière plus étendue. Quant à moi, je ne suis pas en mesure de nier que certaines catégories d'eczémas puissent se développer en dehors de l'action de microorganismes pyogènes banaux. Malheureusement nos propres recherches n'ont pas beaucoup contribué à éclairer cette question, parce qu'elles ont été longtemps dirigées spécialement vers l'étude des morocoques. Dans nos recherches, nous avons pu constater dans des cas d'eczéma banal la présence d'un très petit nombre de staphylocoques blancs ne liquéfiant pas la gélatine, et auxquels nous ne reconnaissons aucun rôle pathogénique dans ces cas.

Nous avons pu constater également que quelques-unes de ces efflorescences étaient tout à fait stériles. Ces résultats négatifs me semblent être encore plus importants, attendu qu'ils sont identiques à ceux de Gilchrist et Kreibich.

Les différences des résultats s'expliquent peut-être par la différence du matériel qui a servi aux recherches et par la différence des méthodes d'examen.

2) La question de la nature parasitaire des efflorescences eczémateuses dans lesquelles on constate l'absence des microorganismes pyogènes n'a été éclaircie ni par les travaux publiés jusqu'à présent, ni par les recherches du Dr Frédéric. On peut émettre à leur sujet trois hypothèses : les formes eczémateuses (par exemple les formes purement papuleuses ou vésiculeuses) ou bien ne sont pas parasitaires, ou bien sont causées par des microorganismes dont les méthodes employées jusqu'ici ne peuvent révéler la présence, ou bien elles sont le produit des toxines des microorganismes pyogènes banaux, sans que ceux-ci soient présents dans les efflorescences.

3) Le problème de la nature parasitaire de l'eczématisation est résolu :

a. Pour Unna, en ce sens qu'elle est due au morocoque ;

b. Pour Scholtz et Raab, en ce sens que le staphylocoque doré en est la cause principale ;

c. Pour Sabouraud, en ce sens qu'elle est le résultat de deux processus : ou bien de l'impétiginisation de nature streptococcique analogue à l'impétigo de Tilbury Fox, ou bien de l'impétiginisation de nature staphylococcique analogue à l'impétigo de Bockhardt ;

d. Pour Kreibich, en ce sens que les eczémas originairement non parasitaires sont infectés secondairement par les staphylocoques pyogènes dorés et blancs et les streptocoques et modifiés (naturellement dans le sens de l'impétiginisation) dans leur développement.

III

Quant à moi, je me suis formé pour le moment l'opinion suivante en me basant sur les recherches du Dr Frédéric.

1. *Morocoques.* — Nous avons constaté assez souvent dans les préparations extemporanées de squames et de croûtes, faites d'après les méthodes indiquées par Unna, la présence d'amas mûriformes typiques de morocoques ; l'ensemencement dans des boîtes de Petri donnait des cultures pures de staphylocoques pyogènes dorés ou blancs ou bien des cultures mixtes des deux staphylocoques.

Nous n'avons rencontré qu'une fois des morocoques ayant tous les caractères de ce microbe, et spécialement ne liquéfiant la gélatine que partiellement. On aurait pu penser que la liquéfaction, toujours partielle, du morocoque était causée par un mélange de cultures du staphylococcus epidermidis et du staphylococcus pyogenes albus. Mais l'expérience n'a pas justifié cette hypothèse. Tous les staphylocoques blancs (excepté le seul cas mentionné plus haut) liquéfiaient plus ou moins rapidement toute la gélatine, ou bien ne la liquéfiaient pas du tout ; il s'agissait donc toujours de cocci que nous devons identifier jusqu'à présent ou avec le staphyloccocus pyogenes albus ou avec le staphyloccocus epidermidis.

Ni dans le psoriasis ni dans l'eczéma parasitaire sec nous n'avons pu trouver des cocci répondant aux caractères des morocoques (lesquels, d'après la description d'*Unna*, ne sont pas identiques au staphyloccocus non liquefaciens epidermidis).

2. *Staphylocoques*. — Ce sont principalement trois sortes de staphylocoques qui ont été trouvées dans les eczémas : staphylococcus epidermidis non liquefaciens, staphylococcus albus pyogenes liquefaciens et staphylococcus aureus.

Le premier est d'une importance minime dans les eczémas banaux. Le staphylocoque doré, d'après Scholtz et Raab, est le microbe spécifique des eczémas, et par suite également celui de l'eczémalisation vulgaire ; d'après Sabouraud, c'est lui qui fait l'impétiginisation dans le sens de Bockhardt.

Par l'ensemencement en boîtes de Petri nous avons obtenu dans le plus grand nombre de cas des cultures pures ou presque pures du staphylocoque doré, dans d'autres cas des cultures mixtes de staphylocoques dorés et blancs, avec prédominance des uns ou des autres, dans d'autres cas encore les staphylocoques pyogènes blancs en culture pure (ces résultats sont à peu près identiques à ceux de Gilchrist et Kreibich). La question de la différenciation des staphylocoques blancs et des staphylocoques dorés, qui dernièrement a été discutée de nouveau, devrait être reprise à fond. Pour le moment, nous ne pouvons reconnaître la présence constante, unique ou presque unique, des staphylocoques dorés dans l'impétiginisation.

3. *Streptocoques*. — Depuis que le Dr Frédéric se sert de la méthode de culture en milieu liquide préconisée par Sabouraud, il a trouvé des streptocoques dans un très grand nombre d'efflorescences humides de tout genre, 45 fois sur 81 cas, soit 55,7 pour 100, et, sur 21 cas d'eczéma dans le sens le plus large du mot, 14 fois des streptocoques. Parmi ces cas il n'y en avait que quelques-uns qui présentassent des croûtes jaunâtres, caractère spécifique de l'infection streptococcique d'après Sabouraud ; d'autre part, les streptocoques manquaient dans quelques cas d'exsudation séreuse. *La présence très*

fréquente des streptocoques même dans des processus banaux est donc un fait prouvé.

En nous basant sur ces différents faits, pouvons-nous résoudre le problème suivant : les micrococoques trouvés dans la plupart des eczémas banaux — car la plupart des eczémas sont impétiginisés ou le deviennent — ont-ils une influence déterminée sur leur développement? Cette question est résolue dans un sens positif pour Raab et Scholtz ainsi que pour Sabouraud et Kreibich.

On ne peut nier la présence des bactéries en grande quantité dans la plupart des eczémas. Or un esprit peut-être trop sceptique pourra faire valoir bien des objections, quant au rôle pathogénique de ces microorganismes. Beaucoup d'auteurs ne reconnaîtront pas pour des eczémas les inflammations de la peau, provoquées par Scholtz et Raab; d'autres diront qu'il s'agissait d'irritations par les toxines formées dans les cultures et non d'infections. Il n'est pas prouvé que les microorganismes ont pénétré dans la profondeur, car Kreibich a obtenu d'autres résultats que Scholtz et Raab dans ses essais de désinfection. Nous n'avons pu, sur les coupes microscopiques, déceler de cocci dans le corps muqueux. Mais on doit admettre l'action pathogénique sur le derme de microorganismes occupant uniquement les couches les plus superficielles.

La meilleure preuve serait, à mon avis, celle que Sabouraud seul a essayé de donner : la preuve de l'existence constante de processus cliniquement et histologiquement spécifiques, d'une part de l'infection staphylococcique, d'autre part de l'infection streptococcique.

L'étude des dermatites artificielles a également des rapports avec le problème de l'action pathogénique des microbes dans l'eczématisation. Nous pouvons vérifier les résultats de Sabouraud d'après lesquels les dermatites provoquées par l'huile de croton, le goudron ou l'iodoforme contiennent en grand nombre les staphylocoques dorés. Des inflammations de la peau produites par l'application de teinture d'iode, de nitrate d'argent, de sublimé et d'acide pyrogallique restaient stériles pendant quelque temps, même alors qu'elles étaient purulentes (voir les recherches de v. Sehlen).

Quelquefois (mais non d'une façon constante) les dermatites produites par l'huile de croton restaient stériles quand celle-ci avait été appliquée sur une surface traitée antérieurement par l'acide pyrogallique. Il n'est donc pas douteux que des inflammations suppuratives de la peau peuvent se produire sans l'aide des microorganismes. Pour définir leur rôle dans les dermatites artificielles, il faudra provoquer des irritations sur une peau — préalablement rendue aseptique — à l'aide d'agents non antiseptiques et comparer celles-ci à des inflammations produites de la même manière sur une peau non désinfectée.

IV

L'opinion d'après laquelle tous les processus impétigineux dans l'eczéma sont causés par l'invasion des cocci pyogènes date déjà de plusieurs années (par exemple Pick, 1889). Cependant j'ai cru être d'accord avec la plupart des dermatologistes quand j'ai dit (1894) qu'il fallait admettre dans les eczémas deux sortes de suppurations : une suppuration simple de nature non parasitaire, et une suppuration qui est le résultat de l'infection secondaire et qu'il était excessivement difficile de les différencier cliniquement. *En principe*, cette possibilité doit être admise pour les eczémas avec exsudation séreuse et purulente.

Or, dès à présent, il faudra se rendre compte de ce fait qui est très probable, quoiqu'il ne soit pas prouvé d'une manière absolument scientifique, que dans la grande majorité des eczémas, les staphylocoques et les streptocoques ont une influence très efficace sur leur développement. Les microbes pyogènes banaux semblent jouer le même rôle dans les inflammations banales de la peau que dans les plaies qui ne se sont pas cicatrisées par première intention. Il est intéressant de voir Kocher et Tavel déclarer en 1895 au point de vue chirurgical que les « eczémas, c'est-à-dire les inflammations superficielles de la peau, réunies sous l'ancien nom collectif d'*eczéma*, sont le plus souvent occasionnés par les staphylocoques ».

V

Nous formulerons les conclusions suivantes, qui semblent le plus en rapport avec nos connaissances actuelles.

1. Dans le grand groupe des eczémas banaux il y a des efflorescences dans lesquelles, à l'aide de nos méthodes actuelles, on ne peut découvrir de microorganismes ou du moins pas d'une manière telle qu'on puisse leur attribuer un rôle pathogénique quelconque. Dans ces formes nous devons admettre comme facteurs étiologiques les prédispositions locale et générale, — qui sont très peu éclairées par la science et reposent quelquefois sur des états morbides bien connus, — et les irritations mécaniques et chimiques.

2. Dans ces processus, ainsi que dans beaucoup d'autres maladies de la peau, nous pouvons, le plus souvent, constater l'invasion des microorganismes banaux qui se trouvent sur le tégument de l'homme

et dans les milieux environnants (staphylocoques et streptocoques).
Les conséquences de cette invasion dépendent : du degré de virulence des microbes, de la prédisposition locale et générale du sujet
malade et de la nature du processus originel. Il en résulte des altérations qui constituent une longue série de réactions très différentes
de la peau, depuis l'irritation minime jusqu'à l'impétiginisation forte,
depuis la lésion la plus passagère jusqu'à l'eczéma grave et chronique
(infections banales secondaires de la peau se greffant sur l'eczéma
vrai, sur les dermatites artificielles, parasitaires, etc.).

3. Ces infections banales peuvent se produire d'emblée sans
préexistence d'un processus morbide reconnaissable. Leur développement et leur degré dépendent également beaucoup de la nature du
terrain (infections banales primaires de la peau).

RECHERCHES SUR L'ORIGINE PARASITAIRE DES ECZÉMAS

ANNEXE AU RAPPORT

de M. le professeur JADASSOHN.

(Berne)

Ich möchte dem Résumé meines Referats[1], das sich in Ihren Händen
befindet, nicht allzuviel hinzufügen; denn die Details der Untersuchungen, auf welche sich die Abschnitte III, IV und V meiner
Thesen stützen, wird mein Assistent, Herr Doctor *Frédéric*, später
publiciren; sie eignen sich nicht zum Vortrag. Meine allgemeinen
Anschauungen, die sich auf diese Untersuchungen, auf das Studium
der Litteratur und auf klinische Beobachtungen stützen, finden sich,
wenn auch möglichst zusammengedrängt, in dem Résumé. Nur einige
wenige Punkte möchte ich etwas weiter ausführen.

I. 1. Die Bestimmung des Begriffs « parasitäre Krankheit » müssen
wir gerade bei der Discussion der Eczem-Frage mit äusserster Schärfe
festhalten. *Es giebt zweifellos Dermatosen, welche wir ohne Bedenken
als parasitäre bezeichnen, bei welchen aber die ätiologische Bedeutung des Parasiten hinter der anderer ätiologischer Momente weit
zurücktritt;* so ist z. B. bei der Pityriasis versicolor die Disposition,
das « Terrain », viel wichtiger als der Parasit, der augenscheinlich

---

1. Voir page 22, le rapport de M. Jadassohn, qui avait été publié avant l'ouverture du Congrès, dans le fascicule des « Résumés » des Rapports.

überall vorkommt und sich auf jeder Haut niederlässt und Boden fasst, auf welcher er günstige Ernährungsbedingungen findet. So war bei den chirurgischen Infectionskrankheiten in der vorantiseptischen Zeit die Verletzung das wichtigste, denn die stark virulenten Erreger dieser Affectionen waren damals zum Mindesten in vielen Spitälern allgegenwärtig. Jetzt ist das wichtigste ætiologische Moment für diese Krankheiten das Fehlen von A.-resp. Antisepsis. Trotzdem zweifeln wir bei allen diesen Affectionen nicht, dass wir sie parasitäre nennen müssen, weil sie ohne den Parasiten nicht zu Stande kommen können. Und so wäre das Eczem unzweifelhaft trotz der Bedeutung aller anderen ætiologischen Momente eine parasitäre Krankheit, wenn es nach Scholtz und Raab nie ohne Staphylococcus aureus oder nach der bisherigen Anschauung Unna's nie ohne den Morococcus zu Stande kommen könnte.

I, 2. Die Abgrenzung des Eczems als klinische Einheit ist fast nothwendigerweise jetzt noch recht subjectiv. Für die ætiologische und pathogenetische Erkenntniss der Eczeme und aller bei ihnen auftretenden Erscheinungen ist zweifellos die analytische Arbeit des letzten Jahrzehnts ebenso nothwendig gewesen, wie die synthetische, die einst Ferd. Hebra geleistet hat. Die klinische Sonderstellung der Neurodermitis chronica circumscripta erscheint mir, wie man auch über ihre Aetiologie denken mag, unzweifelhaft; sie erscheint mir auch richtig für das viel seltenere Eczema folliculare M. Morris, das ich, da es mit Eczem nichts zu thun hat auf Gound histologischer Untersuchung, *Folliculitis aggregata non suppurativa* zu nennen vorgeschlagen habe. Von der grossen Gruppe der impetiginösen Eczeme sondern wir schon lange diejenigen als *Pyodermiæ superficiales* ab, bei denen als primäre Efflorescenzen nur eitrige Pusteln vorhanden sind. Kaum irgendwo scheint mir noch ein Zweifel darüber zu herrschen, dass die reinen Formen von Seborrhœa corporis Duhring mit dem Eczem nichts zu thun haben. Wir haben aus der Török-schen Arbeit ersehen, dass man durch die Analyse dieser Krankheit und aller Misch- und Uebergangsfälle selbst zu der Identificirung derselben mit der *Psoriasis* kommen kann. Auf der anderen Seite ist Unna allmählich dazu gelangt, in sein Eczema seborrhoicum alle anderen Eczeme hineinzubeziehen. Ich persönlich glaube, dass man von der Seborrhœa corporis Duhring, deren Name zweifellos ebenfalls zu beanstanden ist, eine Anzahl von Dermatosen wird absondern müssen, die viel mehr Eczem-Character aufweisen, aber durch ihr Auftreten in scharf begrenzten runden Scheiben klinisch einen « parasitären » Eindruck machen und die *Kaposi* jetzt als Eczema discoides s.

areatum bezeichnet. Auch die Aetiologie dieser Fälle ist noch unbekannt; aber auch sie sind von den banalen Eczemen zu sondern. Bei ihnen wird man am allerersten an eine parasitäre Aetiologie oder wenigstens an eine Complication durch Parasiten denken müssen, welche auf ihre Entwicklung und Ausbreitung einen nachhältigen Einfluss haben. Bei den *Prurigos diathésiques* Besnier's spielt die Eczematisation zweifellos eine ebenso wesentliche Rolle, wie bei der Prurigo Hebræ. Bei den zum Theil ausserordentlich schweren Fällen, die ich zu ihnen rechnen musste, habe ich bestimmte Diathesen meist nicht finden können; ein Fall ist mir besonders in Erinnerung geblieben, weil bei ihm Beziehungen mit Asthma vorhanden zu sein schienen, so zwar, dass die « Eczem »-Schübe immer zugleich mit den Asthma-Anfällen auch ohne Therapie in der Klinik zurückgingen. Ich habe bei der Prurigo Hebræ in vielen Fällen die Erfahrung gemacht (über die ich schon auf dem Londoner Congress berichten konnte), dass meist alle Erscheinungen im Spital verschwinden, auch wenn man gar nichts thut, um sofort zurückzukehren, wenn die Patienten in ihre Häuslichkeit entlassen werden. Ich habe daraufhin und auf Grund von Einzel-Beobachtungen, auf die ich hier nicht eingehen kann, die ich aber in einer Berner Dissertation von *Simon* habe zusammenstellen lassen, mir die Hypothese gebildet, dass die Prurigo-Symptome der Ausdruck einer Idiosynkrasie gegen die verschiedensten noch näher zu studirenden, vor Allem aber gegen von aussen einwirkende Reize sind. Bei den Prurigos diathésiques Besnier's tritt nach meiner bisherigen Erfahrung die Besserung durch einfachen Hospital-Aufenthalt meist viel weniger prompt (wenn überhaupt) ein, als bei der Prurigo Hebræ.

Auf die *Dysidrosis* möchte ich nicht näher eingehen; ich glaube bisher, dass sie nur eine Form des acuten, resp. immer wieder recidivirenden acuten Eczems ist und ich bin in dieser Ueberzeugung durch Fälle bekräftigt worden, in denen nach einer artificiellen Reizung der einen Hand, z. B. durch Iodoform, ein dysidrotischer Zustand der anderen Hand entstand.

Am allerschwierigsten scheint mir die Absonderung der *artificiellen Dermatitiden* von den Eczemen, die von manchen Seiten stark betont, von anderen, speciell von der Wiener Schule abgelehnt wird. Gewiss sind wir in vielen Fällen von medicamentöser Reizung klinisch sofort in der Lage zu sagen, dass hier ein bestimmtes Agens eingewirkt haben muss; aber es giebt doch viele Fälle, in denen ein scheinbar spontan entstandenes Eczem ganz ebenso aussieht; es giebt Fälle von artificieller Reizung, die vom Eczem nicht zu unterscheiden sind, wie z. B. die Dermatitis durch Primula obconica und es ist mir bisher nicht gelungen, wirkliche Differenzen in den Efflorescenzen, speciell in der « Epithelalteration » zu finden, welche das acute Eczem von diesen Dermatitiden sondern. Vielleicht bringt uns auf diesem Gebiete die histologische Untersuchung etwas weiter.

Gewiss ist es aber richtig, für die Frage nach der parasitären Natur des Eczems zunächst alle diese Zustände bei Seite zu lassen, wie es vor Allem Török verlangt hat.

Zur Untersuchung sollen uns zunächst die Erkrankungen dienen, bei denen vorläufig noch alle Welt « Eczem » sagt — selbstverständlich werden wir die einfachen Eczematisationen in das Bereich dieser Untersuchungen ziehen können. Aber wir werden uns vorerst nicht auf den Standpunkt Sabouraud's stellen dürfen, welcher so weit gehen möchte, Impetiginisation und Eczematisation zu identificiren. Da Impetiginisation für ihn Infection mit Staphylococcen und Streptococcen, resp. die auf diese Infection folgende Reaction der Haut bedeutet, so würde er damit voraussetzen, was doch auch nach seiner eigenen, in den Impetigo-Arbeiten ausgesprochenen Meinung noch zu beweisen ist, dass das Eczem, resp. die Eczematisation eine Infection ist. Ich glaube vorerst noch — und das geht auch aus meinem Résumé hervor — dass wir Eczem und alle impetiginösen Affectionen theoretisch streng auseinanderhalten müssen und ich glaube auch, dass die « Invasion » banaler Microorganismen noch keineswegs zu identificiren ist mit der « Infection », d. h. mit den durch sie hervorgerufenen pathologischen Veränderungen, mit der Impetiginisation Sabouraud's.

II. Die 3 Fragen, welche ich im zweiten Abschnitt meines Résumé's aufgestellt habe, scheinen mir die Kernpunkte dieser ganzen Discussion zu enthalten.

1. Die erste und wichtigste ist die, ob es überhaupt Eczeme giebt, die sich für unsere Methode als steril erweisen. Diese Frage habe ich in meinem Résumé bejaht; seither ist einmal die Arbeit von Veillon erschienen, welche die Befunde Kreibich's bestätigt und noch um einige wesentliche Thatsachen ergänzt hat; dasselbe gilt von den Untersuchungen von Török und Roth. Herr Frédéric hat in der letzten Zeit wieder Herde untersucht, die sich sowohl auf festen Nährböden als auch in Bouillon-Pipetten steril erwiesen haben. Es kommt eben augenscheinlich darauf an, ganz frische Efflorescenzen zu wählen und nicht diffus abzukratzen, sondern nur das einzelne kleine Bläschen zu benutzen. Für die principielle Frage nach der Natur des Eczems ist natürlich die Untersuchung des frischesten Herdchen das allerwe-

sentlichste. Schwieriger erschien es uns bisher, ohne Desinfection die Decke der Eczembläschen plus Inhalt als steril zu erweisen.

2. Auf die Frage, wie diese sterilen Eczem-Efflorescenzen zu erklären sind, kann ich an dieser Stelle nicht eingehen. Ich persönlich glaube, dass externe und in geringerem Masse auch interne Reize und Idiosynkrasien der mannichfaltigsten Art in der Aetiologie der Eczeme die wesentlichste Rolle spielen. Ich glaube, dass die acuten Eczeme, welche nur gelegentlich einmal bei einem Menschen auftreten, entweder auf irgend einem selteneren irritirenden Agens, resp. auf einer zufälligen Combination mehreren solcher oder auf einer passageren Idiosynkrasie beruhen, während die immer wieder recidivirenden und chronischen Eczeme auf Idiosynkrasien gegen banalere, häufiger vorhandene Reize zurückzuführen sind. Ich glaube, dass die genaueste Untersuchung des Einzelfalles in der Praxis und die nach allen Richtungen verfolgte Vergleichung mit den artificiellen Dermatitiden in der Theorie uns auf diesem Gebiete am ehesten weiterbringen wird. Dagegen fürchte ich, dass die Erklärung der Idiosynkrasien auch der sorgfältigsten Erforschung des Chemismus noch sehr lange Widerstand leisten wird.

3. Die Frage nach der Ursache der Eczematisation und der Impetiginisation muss von dem Augenblick an wieder zerlegt werden, da wir die infectiöse Natur des banalen Eczems im Princip zurückweisen müssen. Jeder Process der Haut kann zuerst « eczematisirt », darnach « impetiginisirt » werden, wenn wir den letzteren Ausdruck im Sinne Sabouraud's gebrauchen; aber wir müssen nothwendigerweise auch annehmen und können uns wenigstens klinisch sehr leicht davon überzeugen, dass auch eine unmittelbare Impetiginisirung nicht eczematöser Hautaffectionen vorkommt.

III. Zu den Thatsachen, die dem 3. Abschnitt meiner Thesen zu Grunde liegen, möchte ich noch folgende Bemerkungen hinzufügen.

1. Die Morococcen Unna's sind, wie aus den Thesen (und dem heutigen Vortrage) Unna's hervorgeht, von diesem selbst als einzige und wesentliche Eczem-Erreger fallen gelassen worden. Gegenüber den von den verschiedensten Seiten gemachten kritischen Bemerkungen muss ich hervorheben, dass in der Litteratur sehr häufig eine aprioristische Verurtheilung der Morococcen, aber eigentlich keinerlei wirkliche Nachuntersuchungen zu finden sind. Nun giebt es aber so bestimmten Aeusserungen gegenüber, wie Unna sie gethan hat, nur zwei Wege : entweder man beschäftigt sich gar nicht mit dem in Frage stehenden Thema oder man muss den behaupteten Thatsachen nachgehen, indem man die Untersuchungsmethoden be-

folgt, die der Autor angegeben hat und diese Methoden auf ihre Leistungsfähigkeit, die Resultate mit anderen Untersuchungsmethoden prüft. Herr Frédéric hat das mit grosser Ausdauer gethan; er hat die verschiedensten Arten von Eczem mikroskopisch auf « Morococcen » untersucht und dann die Cultur angewendet — ich muss leider gestehen, dass ich ihn immer und immer wieder gedrängt habe, weiter zu suchen, weil ich glaubte, es müsse sich ausser den gewöhnlichen Staphylococcen-Befunden noch etwas ergeben — aber immer und immer wieder war das Resultat : Staphylococcus epidermidis albus, pyogenes albus und vor Allem aureus. Auch jetzt noch ist es mir unerklärlich, warum wir die rein objectiven Befunde Unna's, soweit sie den Morococcus angehen, culturell gar nicht bestätigen konnten, warum Unna selbst jetzt zu so differenten Resultaten gekommen ist. Den neuen Angaben Unna's gegenüber müssen wir uns natürlich ganz abwartend verhalten, da Nachuntersuchungen noch nicht vorliegen.

2. Von den Staphylococcen ist der pyogenes aureus in letzter Zeit geradezu als der Parasit des Eczems bezeichnet worden. Ich habe schon erklärt, dass die Anschauung von Scholtz und Raab nothwendigerweise dazu führt, das Eczem als eine Staphylococcenkrankheit anzusehen, wie den Furunkel oder wie die typische Impetigo Borkhardt, und ich habe auch schon betont, dass und warum ich mich dieser Anschauung zur Zeit nicht anschliessen kann. Zweifellos ist der Staphylococcus pyogenes aureus auch nach unseren Untersuchungen der häufigste Begleiter der verschiedenen Eczeme; aber der pyogenes albus ist bisher nicht vollständig in den Hintergrund zu drängen; denn wir haben ihn nicht bloss neben dem aureus, sondern manchmal auch in sehr grosser Zahl fast oder ganz in Reincultur gesehen. Da auf demselben Nährboden sonst immer aureus in typischer Weise wuchs, so müssen wir vorderhand auch dem pyogenes albus (mit schneller und vollständiger Verflüssigung der Gelatine) eine Stelle in der Flora der Eczeme einräumen. Gerade jetzt sind allerdings wieder Beobachtungen publicirt worden (von Haegler in Basel), welche (ebenso wie früher schon Lomry's Untersuchungen) beweisen sollen, dass aureus und albus überhaupt im Wesen identisch sind.

5. Ich habe in meinem Referat schon die Häufigkeit angegeben, mit welcher Doctor Frédéric in Ascites- und Bouillon-Pipetten *Streptococcen* gefunden hat. Seither hat er diese Untersuchungen noch etwas fortgesetzt und hat jetzt unter 100 Fällen aller möglichen feuchten Affectionen der Haut 53 mal Streptococcen gefunden; unter 27 Eczem-

fällen waren 17 mal Streptococcen vorhanden. Er hat auch einige vorläufig orientirende Untersuchungen über die Häufigkeit gemacht, mit der man Streptococcen mit der Methode der flüssigen Nährböden auf gesunder Haut findet. Er hat 85 normale Hautstellen (wesentlich Rücken, Achselhöhle, Oberschenkel) untersucht und 9 mal (10,5 %) Streptococcen gefunden. Gewiss ist es möglich, dass dieser Procentsatz noch wesentlich grösser werden würde, wenn man grössere Hautflächen abschabte und das Material verimpfte.

Ueber die pathogene Bedeutung dieser Streptococcen, über ihre Identität mit dem Streptococcus pyogenes vermag auch ich noch nichts zu sagen. Aber ich möchte doch an die Streptococcen-Befunde auf gesunden Schleimhäuten erinnern und möchte speciell die Thatsache hervorheben, dass Walthard in der Vagina gesunder Gravider Streptococcen gefunden hat, die unter gewissen Umständen auch pathogene Eigenschaften aufwiesen und zwar auch mit der Methode der flüssigen Nährmedien. Die Bedenken, die Herr Unna gegen die Befunde von Staphylococcus pyogenes aureus beim Eczem vorgebracht hat, würden in noch höherem Masse gegen die Streptococcen gelten; aber wir mussten uns schon längst an die colossalen Virulenzdifferenzen der Microorganismen und an ihre dem entsprechend wechselnde pathogene Bedeutung gewöhnen. Wir müssen auch bei Streptococcen und Staphylococcen das « Terrain » immer mehr würdigen; die verschiedenen Organe desselben Individuums können ganz verschieden auf denselben Microorganismus reagiren, wie z. B. Staphylococcen und Bacterium coli in Fällen von Bacteriurie, die ich gesehen habe, keinerlei Cystitis, wohl aber Epididymitis und Spermatocystitis hervorriefen; und ebenso wird diese Organe, wird die Haut unter verschiedenen Umständen ganz verschieden reagiren.

So sehr ich überzeugt bin, dass Staphylo- und Streptococcen bei der Fortentwicklung der Eczeme eine grosse Bedeutung haben können, so sehr muss ich doch — ganz in Uebereinstimmung mit Brocq — hervorheben, dass wir von den Veränderungen, die sie bedingen, thatsächlich noch sehr wenig wissen. Sabouraud hat einige Schritte in der Richtung gethan, zu erforschen, welche histologischen Veränderungen der Invasion der verschiedenen Coccen entsprechen; aber erst eine sehr grosse Anzahl von histologischen Untersuchungen, wie sie bisher noch nicht vorliegt, wird im Verein mit bacteriologischer Untersuchung uns einen wirklichen Ueberblick über das verschaffen können, was zum Eczem und was zu den einzelnen bacteriellen Complicationen desselben gehört.

Die Schwierigkeiten dieser Fragen zeigen sich ganz besonders auch bei der Untersuchung der artificiellen Dermatitiden. Ich habe früher schon hervorgehoben, wie labil ich die klinische Abgrenzung dieser von den Eczemen finde. Die Angabe, dass die letzteren in ihrem Ablauf von den ersteren sich unterscheiden, dass sie sich gleichsam von dem ursprünglichen Reize emancipiren, kann mich nicht überzeugen, da es doch eben auch ganz acut verlaufende Eczeme giebt. Auch eine « specifische Epithelalteration » der Eczeme scheint mir bisher nicht bewiesen. Zur Zeit aber macht nicht bloss die Abgrenzung der artificiellen Dermatitiden von den Eczemen, sondern auch ihre Sonderung von den Impetigines, resp. der Impetiginisation Schwierigkeiten. Sabouraud hat einmal von einer Anzahl von artificiellen Dermatitiden behauptet, dass sie sofort im Sinne der Impetigo Bockhart verändert werden, auf der anderen Seite hat er eine zunächst artificielle Dermatitis beschrieben, welche ihren eigenartigen Verlauf der Streptococcen-Infection verdankt.

Die grosse principielle Bedeutung dieser Frage liegt auf der Hand. Ich habe deswegen Herrn Frédéric veranlasst, die schon in meinem Résumé erwähnten Versuche fortzusetzen. Er hat unter 7 Fällen von Crotonöl-Dermatitis 5 mal den Staphylococcus pyogenes aureus, 2 mal den pyogenes albus in Reincultur gefunden. Auch hier also können wir die unbedingte Alleinherrschaft des aureus nicht bestätigen. Auf behandeltem Favus mit Crotonöl erzeugte Dermatitiden erwiesen sich zweimal steril, zweimal fand sich wieder reichlich Staphylococcus pyogenes aureus in Reincultur. Auch eine pustulöse Theer-Dermatitis und 4 Fälle von Jodoform-Dermatitis enthielten massenhaft aureus. Dagegen könnten in solchen Dermatitiden, welche mit im eigentlichen Sinne antiseptischen Substanzen (Jodtinctur, Argentum nitricum, Sublimat, Pyrogallus-Säure) erzeugt waren, namentlich am Anfang wenig oder keine Microorganismen aufgefunden werden, trotzdem sie ebenfalls oft eitrig waren.

Auch aus einem Fall von pustulöser Hg-Dermatitis (unter einem Hg-Pflastermull) wuchs nichts.

Sobald es sich um Dermatitiden handelt, die durch Antiseptica erzeugt sind, wird man sich gewiss vorstellen können, dass die antiseptisch vorbehandelte Haut wenigstens für eine Zeitlang einen ungünstigen Nährboden darstellt; das Jodoform scheint sich auch in dieser Beziehung von den anderen oben genannten Antiseptica zu unterscheiden. Dass irritirende Substanzen an sich eine Entzündung bis zur Eiterung hervorrufen können, kann ja nicht mehr bestritten werden. Um aber zu entscheiden, wie weit die Staphylococcen-Infection speciell bei der Crotonöl-Dermatitis den Verlauf dieser beein-

flusst, hat Herr Frédéric sich auch bemüht, am selben Individuum
eine solche Entzündung auf einer sterilen, eine auf einer nicht desinficirten Hautstelle zu erzeugen und durch gut abschliessende Verbände
die erstere steril zu erhalten. Ich habe speciell einen Fall genau mit-
verfolgen und klinisch Differenzen höchstens insofern beobachten
können, als auf der desinficirten Seite vermuthlich wegen der irritirenden Wirkung des Desinficiens die Dermatitis stärker war, als
auf der anderen mit Staphylococcen inficirten. Ob histologisch die —
klinisch für uns in diesem Falle nicht ersichtliche — Differenz vorhanden gewesen wäre, vermag ich nicht zu sagen. Der ausserordentlich schnelle Ablauf der meistens auch reichlich mit Pyogenes aureus
inficirten artificiellen Dermatitiden spricht jedenfalls nicht für die
grosse Bedeutung dieser Infectionen im klinischen Sinne. Dagegen
zeugen diese Befunde mit grosser Bestimmtheit für die Anwesenheit
von Staphylococcen und speciell von aureus auf der normalen Haut.
Sie beweisen, dass, wenn man aureus nur relativ selten findet (wie
Scholtz und Raab) unsere Untersuchungsmethoden unzureichend sind
und dass die Crotonöl-Dermatitiden (und so wohl auch die Eczeme)
diese Bacterien besser aus ihrer Ruhe herauszulocken vermögen, als
unsere Platinöse.

Analog verhält es sich wahrscheinlich vielfach auch mit den Streptococcen. Herr Frédéric hat in einem Falle, nachdem ein Lupus mit
der Holländer'schen Methode ausgebrannt war, Tagelang unter dem
Schorf Streptococcen in grossen Massen gefunden, ohne dass im
örtlichen oder im allgemeinem Befunde irgend etwas auf eine Infection hinwies. Wenn irgendwo, so wäre man in diesen Fällen geneigt,
von einem « Noso-Parasitismus » zu sprechen. Aber hier wie bei den
Eczemen wird man sich fragen müssen, ob nicht histologisch Zeichen
einer *Infection*, nicht bloss einer *Incusion* zu finden wären, und ob
nicht von dieser bis jetzt nur mikroskopisch sichtbaren Wirkung bis
zu dem eclatanten klinischen Bild, z. B. der Impetigines, alle Ueber-
gänge bestehen.

IV. Ich habe in dieser 4. These nur einer kurzen historischen
Bemerkung Platz geben wollen, die beweisen sollte, dass die Rolle
der Staphylococcen bei den Eczemen nicht bloss hypothetisch schon
längst angenommen, sondern auch schon durch Untersuchungen
festgestellt war. Am interessantesten war mir in dieser Beziehung die
Bemerkung von Kocher und Tavel — von ihrem chirurgischen Standpunkt aus haben diese Autoren die feineren Unterscheidungen, welche
wir bei den Eczemen machen, nicht berücksichtigen können; sie
haben auch nicht « erste Ursachen » und Complicationen auseinander

gehalten. Aber gerade für den Praktiker ist es gewiss ausserordentlich wichtig, festzuhalten, eine wie grosse Rolle bei den Eczemen die gewöhnlichen Erreger der Wundinfectionskrankheiten spielen. Und wäre uns Dermatologen nicht Vieles leichter geworden, wenn wir uns nicht so sehr an den klinischen Begriff Eczem gebunden, sondern statt dessen bloss mit der « oberflächlichen Hautentzündung » zu thun gehabt hätten?

V. Nach alledem, was ich bisher gesagt habe, brauche ich nicht zu betonen, dass die Schlussfolgerungen meines Résumé's *vorläufig* sind; dass sie Formeln darstellen, unter denen wir uns die Aetiologie und Pathogenese der Eczeme und ihre Beziehungen zu den banalen Infectionen vorläufig, wie ich glaube, am einfachsten vorstellen und von denen aus wir auf diesem schwierigsten Gebiete mit Vortheil weiter arbeiten können.

ORIGINE PARASITAIRE DES ECZÉMAS

RAPPORT

par MM. James GALLOWAY et J. W. H. EYRE

(Londres)

INTRODUCTION

On considering the part we should take in this discussion, we felt much difficulty in being able to concentrate our attention in such a way as to render any work we might be able to do of service, on account of the wide relations of the subject. But during the past two years accounts of observations and discussions have appeared in dermatological litterature which have rendered the task which we undertook much simpler. The description of the disease, the history of the discussion on the debateable points of its pathology, and many new observations on its bacteriology have been published by Brocq[1], and Veillon[2], Sabouraud[3], Torok[4], Scholtz and Raab[5], Kreibich[6], Gilchrist and Elliott[7], and Leslie Roberts[8]; and Unna[9] has taken the trouble to present a tabulated reference table to his various observations on this subject. To the excellent memoirs of these writers we would refer those who are interested, and shall take for granted that the information put at our disposal by these observers has been

1. Voir les notes à la Bibliographie. p. 49.

well studied and will therefore require little repetition on our part.

As a result of the information at our disposal it is evident that a consideration of the possible parasitic origin of eczema resolves itself at the present time into a close observation of the bacterial parasites present in the lesions of the disease and a critical consideration of the results so obtained.

Importance of the work of general bacteriologists : the staphylococcus epidermidis albus of Welch.

We think we lose much by not casting our eyes further afield than the limit which naturally arises as the result of the early observations of Unna on seborrhoic eczema. Much evidence is placed at our disposal by writers on general pathology, and very many important facts were ascertained by the study of the flora of the skin which had to be undertaken when the antiseptic method in surgery was introduced. The possible infection of surgical wounds by organisms existing in the skin of the operator or of the patient himself, brought about a careful study of the cutaneous bacterial flora and these observations should never be neglected by the dermatologist. We would especially refer as an instance to the careful observations of Welch of Baltimore[16], who undertook the critical study of infective organisms, which have their normal habitat in the skin. As the results of his observations, it seems clear that after the most careful disinfection of the skin it is possible to obtain cultures, from the deep layers of the epidermis, of a staphylococcus producing white colonies, but possessed of only a low degree of virulence. While discussing the pathological characters of this organism, which he calls the staphylococcus epidermidis albus, Welch naturally draws attention to the relationships existing between it and the staphylococcus pyogenes albus, and although it was not definitely stated at that time, there can be but little doubt that Welch was almost persuaded that the white coccus of the skin was no other than the white coccus of suppuration, but modified by its surroundings so as to have lost, at any rate temporarily, the virulent pus-forming properties which are well known to be as a rule in its possession.

The variation of pathogenetic organisms in their virulence from states in which almost no pathogenetic results are produced to extreme degrees of virulence is now a well accepted pathologica fact and no organism shows this better than the streptococcus pyogenes, which is also frequently found on the skin.

In the case of the streptococcus of suppuration, variations of virulence through a wide range can be brought about under certain conditions of growth and cultivation by the experimenter. Its pathogenetic powers may be lowered so that the organism is almost innocuous, and in a short time the strain of streptococci, which had almost lost its virulence, may have conferred once more upon it, fatal pathogenetic power.

Though perhaps an equally elaborate series of investigations on the variations of the staphylococci of suppuration is not at our disposal, the fact that they do vary in virulence is not in dispute. This fact and the observations of the general bacteriologist should not be lost sight of by any one who wishes to study critically the possible parasitic origin of eczema.

The observations of Unna.

But it is to Unna that much of the credit is due of concentrating the attention of dermatologists on the bacterial flora of the skin, especially with regard to its pathological bearing, and it is well known, as part of his work on the subject he published observations in 1892 describing a certain staphylococcus producing greyish-white colonies, which he named from its method of growth, the morococcus, and to which he ascribed specific power in the production of the disease. Shortly before this time Unna had elaborated and proclaimed his conception of eczema seborrhoicum, including under the term « eczema » diseases of widely different clinical type, some of which previously had not been brought into the category of eczema by any writer. This was especially true of the type of disease related to seborrhoea corporis, in which many of the clinical aspects presented by the lesions lend themselves to explanation on the hypothesis of parasitic influence. The notion of the parasitic origin of eczema in general, appeared at a favourable time for the author, and so many of the problems of the disease seemed capable of explanation, if the hypothesis were true, that the idea received a generous acceptance amongst dermatologists. Many spoke and wrote in its favour, but few brought forward actual pathological observations in its support. The bacteriological evidence given by Unna himself has not been convincing, and it gradually became evident that the acceptance of the morococcus as the specific cause of eczema was not possible.

One good result of the wide extension of the term « eczema », as used by Unna, has been to render it necessary for observers to define carefully the lesions which they propose to study and describe, and it is noteworthy that most of the descriptions dealing with the subject at the present time, commence by some definition of the particular condition with which the writer is to be concerned.

Critical investigation of the bacteria found in the lesions of acute papulo-vesicular eczema.

Recognising the interminable difficulties attending the general consideration of micro-organisms in eczema, we have undertaken for the purpose of the present discussion, the consideration of one type of eczema only, and have been glad to follow in this respect the hint of Sabouraud, conveyed to us all in the *Annales de Dermatologie* (Vol. X. 1899, p. 524), which was afterwards emphasized by Török (*Ann. de Derm.* Vol. I. Feby. 1900, p. 159). We have chosen the lesions of what dermatologists agree in describing as acute-papulo-vesicular eczema as the condition, a study of which should produce the most fruitful results: neglecting for the moment the possible relations between these lesions and certain types of Impetigo, which have been so much under discussion recently.

Clinical records.

Four cases amongst many investigated, have been chosen for critical study. The patients varied in age from twenty-one months to sixty-five years, but each of them presented acute papulo-vesicular eczema in an early stage, and the patients were especially chosen as they presented as little as possible complicating phenomena, especially of a pyodermic character. The earliest lesions were selected for the purposes of examination, so as to avoid contaminating influences and further precautions were taken to obtain cultivations of the bacteria already existing within the lesions, and to avoid extraneous contamination.

The instruments used were sterilised in the usual manner. Occasionally the surface surrounding the papule or vesicle to be examined was cleaned with alcohol or boric acid solution. The papule or vesicle was then pricked with a sterilised scalpel and the inoculation made with a sterilised platinum rod or inoculating needle. Severe measures of antiseptic treatment of the surface or the use of heated instruments to perforate the vesicles had been previously discarded on account of the numerous sterile cultivations which were obtained by that process. In view of previous observations we had come to

regard an absolutely sterile culture from an early eczema vesicle as
probably the result of faulty technique, probably due to the ease with
which the skin cocci are destroyed by means of antiseptics and heat.
Our hope of obtaining results free of error was based upon the choice
of suitable, — that is to say early and uncomplicated, — cases of the
disease, and cleanliness and celerity in manipulation.

CASE I. — J. J. A male child 21 months old.

This child was brought to the Hospital showing circinate patches of
erythema distributed on the neck, the front of the chest and the chin.
On those slightly reddened areas groups of slightly raised papules and
vesicles existed. The vesicles were recent and had been little disturbed,
so that most of them were perfect and their fluid contents were translucent.

On account of the absence of secondary pyodermia, this case was
chosen as one of those from which cultivations from the vesicle contents
should be made.

Bacteriological examination. — Two broth tubes were inoculated with
the clear serum obtained from one of the vesicles. Cocci were found
present, chiefly in pairs, a few were also found in groups. After incubation for 14 hours, gelatine plates were made with the result that a
staphylococcus (A) yielding white colonies was found present.

Another tube was inoculated with the serum oozing from a surface
from which the surface epithelium was scraped. After incubation for
14 hours this was also plated and a staphylococcus yielding white colonies was obtained.

CASE II. — C. L. A man aged 24 presented himself for treatment with
the following condition. He had had Seborrhoea capitis of long duration.
There was now severe papular eczema which had commenced in the
right axilla preceded by erythema and had spread widely on the neigh-
bouring parts and trunk. Many of the papules were oedematous and to
some the description of vesicles might be quite well applied. In addition
to the disease in the neighbourhood of the right axilla, there were numerous groups of smaller papules and vesicles disseminated over the trunk
and extremities becoming fewer the greater the distance from the affected
axilla. Pruritus was complained of, but there was very little evidence
of scratching on the skin, and almost no pyodermic complications.

Bacteriological examination. — Cultivations were made in broth tubes
from the clear serum obtained from the papulo-vesicles. From these
tubes gelatine plates were made, and there was found to be present a
staphylococcus (D) yielding white cultures; in addition Torula alba and
Penicillium glaucum were present.

CASE III. — R. J. D. A boy aged 4.

This patient when first seen showed a condition of which the description at the time was papular and erythematous Eczema arranged in circinate areas on the thighs, about the knees and on the forearms. There
is also slight Pityriasis of the face and of the scalp.

This case was chosen for the purposes of examination as there was complete absence of pyodermia and the papules were little interfered with by scratching. A portion was excised from the outer surface of the thigh for histological examination and cultures were made at the same time.

Bacteriological examination. — Cultivations were made from the clear serum obtained from oedematous papules; these were subsequently plated on gelatine, with the result that a staphylococcus (C.) yielding white colonies was obtained, and at the same time the staphylococcus pyogenes aureus.

CASE IV. — J. G. A man aged 65 years.

This patient applied at the Hospital on the 27th August 1890 on account of an early eczematous eruption on the back of the hands wrists and forearms, which had obviously been irritated in various ways. While under observation the eruption became widely spread, so that at length the whole body became involved. The eruption was remarkable on account of the fact that the lesions tended in the early stage to be almost purely of the papular and vesicular type. The patient was admitted into the Hospital and the attack was closely observed. There was only a very slight amount of secondary pyodermic infection and in consequence the observations made on this case were added to the series.

Though the eruption in its main extent was remarkably uniform in appearance, yet a noteworthy feature developed. The original areas of disease on the backs of the hands became peculiarly infiltrated resulting in much thickening, and apparently a certain amount of granulation tissue was formed — a very uncommon feature in the disease. The whole attack passed over in about three months.

Bacteriological examination. — Cultivations were made in broth from the clear serum obtained from early vesicles, which were subsequently plated in gelatine. A staphylococcus (B) yielding white culture was found present.

Result of the cultivations of bacteria.

As the result of the precautions taken it is remarkable how pure were the growths obtained.

From Case I. — As the result of two separate inoculations, a white coccus was grown.

In Case II. — A white coccus was found; and in addition Torula alba and Penicillium glaucum appeared.

From Case III. — A white coccus was isolated, and also staphylococcus aureus.

From Case IV. — A pure culture of white coccus was obtained.

Subsequent investigations were carried out upon these four strains of cocci, each producing white cultures, which we had secured from the four cases of papulo-vesicular eczema.

As the result of further examination it was found that these four cocci fall into two groups and we note some of their bacteriological characters to allow of their identification.

Staphylococcus A. — (Isolated from Case I.)
Broth. — Uniformly turbid.
Agar. — Growth spreads outwards from the needle track and covers surface.
Litmus-Milk. — Becomes acid; no coagulation in four days; coagulation in eight.
Potato. — Whitish growth on surface; later brownish discoloration of medium.
Gelatine. — Rapid liquefaction in funnel shape to the apex of the inoculation stab; the liquefied gelatine, opaque and turbid.
Microscopic. — Typical staphylococcus.
Staphylococcus B. — (Isolated from Case IV.)
Broth. — Uniformly turbid.
Agar. — Growth does not spread so much as A; thicker and more opaque than A.
Litmus-Milk. — Becomes acid, though less markedly than A. No coagulation in four days; coagulation in eight days.
Potato. — Whitish growth on surface; no discoloration of potato.
Gelatine. — Slight, slow liquefaction; does not run to apex of stab; liquefied gelatine very slightly granular.
Microscopic. — Tends to produce diplococci.
Staphylococcus C. — (From Case III.) Closely resembled A.
Staphylococcus D. — (From Case II.) Closely resembled B.

From a consideration of the biological characters it will be observed that the staphylococci resembled each other very closely, and we think there can be no doubt that any bacteriologist seeing these cocci in culture would have been justified in classifying them as « staphylococcus pyogenes albus ».

Certain differences may be noted, especially differences in the period required for liquefaction of gelatine and also in the tendency for the cocci to appear in large and small groups, that is to say in clusters or as diplococci, and further observations were subsequently undertaken to study these points of difference.

Pathogenetic value of the cocci.

The pathogenetic properties of these cocci nere determined by the following experiments :

Inoculations. — *Staphylococcus A.* — (Isolated from Case I.) One half cubic centimetre of a 24 hours broth culture of this coccus was inoculated into the subcutaneous tissue of the abdomen of a mouse weighing 20 grammes.

In 6 days a considerable oedematous swelling of the abdominal wall was noted; in 7 days the surface necrosed over an area of about two or three millemetres square. In 9 days little change was noted with the exception that the ulcer had commenced to heal. On the 16th day death occurred. On examination there was found to be the remains of a subcutaneous abscess at the point of inoculation. No other point of pus formation was noted, but the spleen was enlarged.

A staphylococcus agreeing in all respects with that inoculated was recovered in pure culture from the spleen; its power of liquefying 10 % gelatine was the same as before inoculation.

Staphylococcus B. — (Isolated from Case IV.) One half cubic centimetre of a 24 hours broth culture was inoculated in the subcutaneous tissue of the abdomen of a mouse weighing 20 grammes. In 6 days extensive oedema of the abdominal wall in the neighbourhood of the inoculation was observed; the amount of the oedema was greater than in the case of staphylococcus A. On the 10th day the oedema was noted to be subsiding, and no rupture of the surface had occurred. On the 17th day death occurred, within a few hours of the mouse inoculated with staphylococcus A. Little change was observed at the point of inoculation and no formation of pus visible to the naked eye was seen. The spleen was enlarged and a staphylococcus agreeing in its characters with the staphylococcus inoculated was recovered in pure culture from the spleen. It was found to have very slowly liquefying powers when cultivated in 10 % gelatine.

Influence of environment on the cocci : absence of oxygen.

A series of observations was now carried out to ascertain whether any differences would occur in the characters of staphylococcus A and B by cultivating them in the absence of oxygen, and especially to observe if their liquefactive powers and their tendency to grow in larger or smaller masses could be modified by this manner of cultivation.

It was first ascertained that staphylococcus A would liquefy a tube containing 10 % of gelatine completely, falling as a white precipitate to the bottom of the tube, in 28 days.

Both cocci were then cultivated anaerobically in glucose-formate broth in Buchner's tubes. Each coccus was allowed to grow for two days and was passed through 16 such cultures. At the end of this period of 32 days the cocci were re-inoculated on gelatine.

It was then found that staphylococcus A was reduced to the level of staphylococcus B in its power of liquefying gelatine and liquefied about half a tube in 28 days. It had also assumed a tendency to produce a diplococcus form.

Staphylococcus B seemed to be unaffected and had not lost any of its liquefying power, still remaining a slow liquefier.

During the period of time taken up by these investigations, corroborative experiments were carried out with other slow liquefying cocci resembling in their characters staphylococcus B. The results were corroborative of those already detailed in the case of the more systematically studied organism B.

Results of bacteriological experiments :
Transformation of type A in to type B.

Our observations seem to bear out these conclusions. There exist in the skin, in the earliest stages of the erzematous process, cocci which give rise to white or greyish-white colonies, resembling each other closely in most of their important biological features, but differing in some respects. The most striking distinction is the difference in their power of liquefaction of gelatine and the tendency which they possess to grow in large groups or in small groups or as diplococci. But it is possible under certain conditions, e. g., the absence of oxygen in the atmosphere in which these organisms grow, to transform the staphylococcus with strong liquefying powers, and having a tendency to grow as typical staphylococci, into an organism with exceedingly slow powers of liquefaction and which tends to grow in smaller colonies and as diplococci.

The following is the description of the cultures of the morococcus, so far as I can ascertain, as given by Unna himself : (*Monatsch. f. prakt. Derm.* Bd. XXIX, pag. 108. « Kokken des Ekzems »). « On nutrient agar it forms in contrast to the staphylococcus albus, greyish white, sharply bordered, flat bands and numerous isolated translucent droplets. Gelatine never becomes liquefied by this coccus in the full extent of the inoculation stab. Liquefaction does not occur rapidly and completely, but only with great slowness and incompletely, in the upper layer. On potato it gives rise to a flat greyish-white sharply limited band and does not give off the characteristic paste-like odour of the staphylococcus. It usually appears in the form of a diplococcus. »

Comparing this description and the other distinctive features of the morococcus, as described by Unna, we think it must be admitted that this coccus must belong to the type of staphylococcus described as B in the preceding observations. But it has been shown that it is possible to transform the rapidly liquefying staphylococcus A into the slightly different, slowly liquefying staphylococcus B, which has a tendency to arrange itself as diplococci, or in other words to trans-

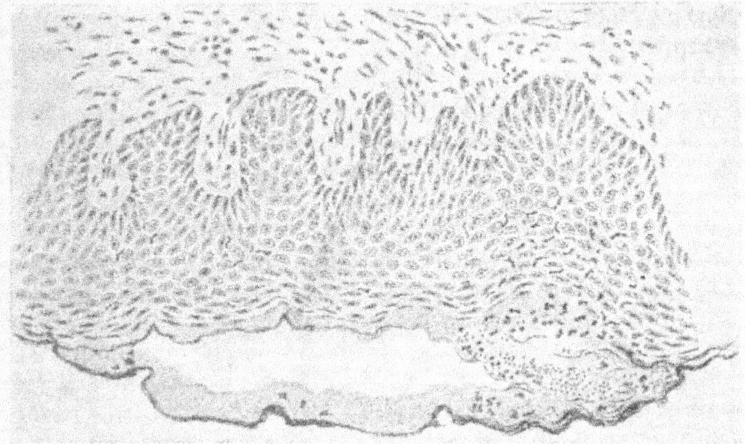

Fig. 1. — Superficial vesicle of eczema.

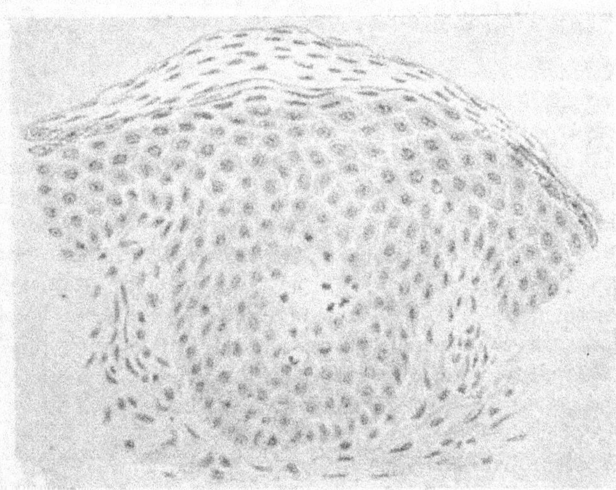

Fig. 2. — Deep vesicle of eczema.

form the staphylococcus of the characteristic staphylococcus pyogenes albus type into the morococcus type of Unna.

It appears to us, therefore, that the result of the observations which we have carried out proves that the attempt to establish specific differences between the white staphylococci A and B is not warranted. The organisms with which we are concerned agree in all their important biological features. There seems to be very little difference between their pathogenetic powers, which are not highly developed in either case. Such differences as do exist are the result of differences in environment, and as these differences are the main distinctive features of the morococcus, there is not sufficient ground to separate this variety of the organism from the series known as the staphylococcus pyogenes albus.

The differences in the virulence of these organisms have already been noted by Welch and others, and they are quite analagous to the well ascertained differences in virulence of the streptococcus pyogenes.

Attempts have been made to distinguish between cocci of the type under consideration, from the appearances they present in histological sections, but we think that any attempt to impress specific distinctions on cocci found in the skin in this manner is most likely to lead to a fallacious result.

Conclusions.

The conclusions which seem to arise from our observations are :

I. Cocci producing whitish cultures are present in early and uncomplicated lesions of papulo-vesicular eczema. These cocci agree in most of their biological properties, but vary in certain particulars in different strains. The fact of absence or presence of oxygen in the atmosphere in which they grow seems to be one of the conditions producing these differences. They are all examples of the type staphylococcus pyogenes albus and possess to a greater or less extent the wellknown pathogenetic powers of this organism. It appears to us that there is no reason for separating these organisms into species, and still less reason for stating that one of these species is the specific cause of eczema.

II. In all probability there are many factors at work in the production of any attack of eczema, and although we do not think there is evidence for the statement that this organism is the cause of the disease, we cannot help considering that this white coccus, and other cocci, such as the staphylococcus pyogenes aureus and the strepto-

coccus pyogenes, which are so often present especially in the later
stages of the disease, must have very important influences on the
development of the malady. These organisms do not grow in the
injured skin in such large numbers without producing some effect,
and from our knowledge of their influence in other situations, this
effect can hardly be other than noxious.

The local infectivity and chronicity of eczema, the ease with
which purulent manifestations occur, should be in all probability
ascribed to the presence of such bacteria. The knowledge of their
presence and of the results they produce must be a powerful con-
trolling influence in treatment.

III. Other factors are concerned in the production of any attack of
eczema, of which the following may be mentioned as especially
efficient :

First, certain organic lesions, especially such as produce circulatory
stasis in the skin and consequent œdema and mal-nutrition of both
cutis and epidermis.

Second, the predisposition of the skin, usually recognised as the
seborrhoic state, which permits the free growth on it of vegetable
parasites, and especially of certain bacteria. This state is probably
the most effective of all the conditions of susceptibility, or of lowered
resistance in the causation of eczema.

Third, the clinical evidence seems to be conclusive that there are
certain conditions of imperfect metabolism which predispose to the
onset of eczema, or at any rate to its recurrence, and of these the
most common are those associated with improper digestion and assi-
milation of food especially in the adult; want of exercise, the impure
atmosphere in cities, etc., aggravate this condition, and increase the
risk of recurrent attacks of eczema.

Though the conditions mentioned in this last paragraph have been
stated by some observers to be without any effect in eczema, we are
strongly of opinion from personal observation that the influences
exerted by errors in the body metabolism are most important factors
in its causation.

BIBLIOGRAPHIE

1. Brocq. La question des eczémas. *Ann. de Dermat. et de Syph.*, 1900, p. 1,
   140 et 258.
2. Veillon. Recherches bactériologiques sur l'eczéma. *Ann. de Dermat. et de
   Syph.*, 1900, p. 683.
3. Sabouraud. Essai critique sur l'étiologie de l'eczéma. *Ann. de Dermat. et de
   Syph.*, 1899, p. 505.
4. Touton. L'eczéma est-il une maladie parasitaire ? *Ann. de Dermat. et de Syph.*,
   déc. 1898; also *Arch. f. Dermat. u. Syph.* Bd. XLVII. Hft. 1. and 2, 1899.

5. SCHOLTZ et RAAB. Recherches sur la nature parasitaire de l'eczéma, etc.
   Ann. de Dermat. et de Syph., 1900, p. 409.
6. KREIBICH. Recherches bactériologiques sur la nature des eczémas. *Ann. de
   Dermat. et de Syph.*, 1900, p. 569.
7. GILCHRIST and ELLIOT. Trans. of the American Dermatological Assoc. 23rd.
   Meeting, 1899.
8. LESLIE ROBERTS. Article « Eczema » in *Encyclopaedia Medica.*
9. UNNA. Meine bisherigen Befunde über den Morococcus. *Monatshefte f. prakt.
   Dermat.* Bd. XXIX, no. 5, 1899.
10. WELCH. *Amer. Journ. of Med. Sc.*, Nov. 1891, vol. CII, p. 441.

L'ORIGINE PARASITAIRE DES ECZÉMAS

RAPPORT

par MM. les docteurs L. BROCQ et VEILLON

(Paris).

Pour étudier ce problème avec quelque précision, il convient tout d'abord de trancher une question préjudicielle capitale : Que doit-on entendre sous le nom d'eczéma ? Tous les dermatologistes savent à quel point la signification de ce mot a varié depuis un siècle. Certains auteurs, se conformant aux principes posés par Willan, Rayer et Bazin, considèrent que la vésicule, spéciale de forme, d'aspect et d'évolution, avortée ou arrivée à son complet développement, sur fonds érythémateux, est nécessaire pour qu'il y ait vraiment eczéma ; un autre élément nous paraît en outre tout aussi indispensable, la marche générale et l'évolution toute particulière de l'affection. D'autres, au contraire, beaucoup plus nombreux à l'heure actuelle, suivant l'exemple donné par F. Hebra, par Hardy et par E. Wilson, étendent cette dénomination à toute une série de dermatoses voisines des dermatoses vésiculeuses dont nous venons de parler, mais parfaitement avésiculeuses.

C'est sur ce terrain que se sont livrées les plus grandes batailles dermatologiques de la seconde moitié du xixᵉ siècle ; et il est à prévoir que cette querelle n'est pas près de s'éteindre. Néanmoins il est nécessaire de prendre position sur ce point, car il est évident que, pour préciser si les dermatoses dénommées eczéma reconnaissent oui ou non pour cause première un microbe quelconque, il est indispensable de savoir exactement quelle est la forme morbide objective que l'on doit désigner sous ce nom.

Ce travail comprendra donc deux parties : 1° nous préciserons ce que nous croyons devoir désigner sous le nom d'eczéma; 2° nous rechercherons quel rôle jouent les microbes dans la pathogénie des affections que nous aurons ainsi délimitées.

PREMIÈRE PARTIE

Signification du mot Eczéma.

Voici quels sont les points principaux qui nous paraissent devoir être discutés. Nous les rangeons en deux groupes répondant : A. le premier aux éruptions que nous croyons devoir distinguer des eczémas vrais; B. le second aux éruptions que nous désignons sous ce nom.

A. — *Faut-il faire rentrer dans l'eczéma les formes morbides objectives connues sous les noms de :*

1° Dyshidrose?

Non, d'après nous; car la dyshidrose vraie, pure, n'a ni l'aspect, ni l'évolution, ni les réactions thérapeutiques des éruptions eczémateuses vraies.

2° Prurigo simplex (Brocq), Prurigo temporaire autotoxique (Tommasoli), Lichen simplex aigu (E. Vidal)?

Non, d'après nous, pour des raisons analogues.

3° Prurigo de Hebra?

Non, d'après nous; mais ici la question est fort complexe; car l'eczéma s'observe très souvent, pour ne pas dire toujours, dans le Prurigo de Hebra[1].

4° Lichens des anciens auteurs : Névrodermites de Brocq et Jacquet?

Non, d'après nous; car ces dermatoses peuvent évoluer à l'état parfaitement sec, sans vésiculation d'aucune sorte, quoique ce soient des affections essentiellement eczématogènes ou préeczématiques d'après l'expression de M. le Dr E. Besnier.

5° Impetigo contagiosa de Tilbury Fox; Ecthyma de Sabouraud?

Non, d'après nous; car c'est une affection nettement définie au point de vue objectif, inoculable et auto-inoculable, dans laquelle le microbe joue un rôle majeur[2].

1. Voir pour plus de détails, sur ce point, comme sur tous les autres points de la première partie de ce rapport, le travail récent de L. Brocq sur la Question des eczémas. *Annales de Dermatologie*, 1900, p. 1, 140, 257.

2. C'est peut-être à ce groupe qu'il faut rattacher l'eczéma aigu vésiculeux d'inoculation décrit par Unna. M. le Dr Sabouraud le rattache au groupe suivant.

6° IMPÉTIGO DE BOCKHARDT OU FOLLICULITES SUPPURÉES?

Non, d'après nous, pour des raisons analogues[1].

7° ECZÉMA SÉBORRHÉIQUE D'UNNA ET SES DIVERSES VARIÉTÉS?

Ici des distinctions sont nécessaires.

a). *Les croûtes graisseuses du cuir chevelu et les diverses séborrhées concrètes* ne sauraient, d'après nous, rentrer dans les eczémas.

b). *Le pityriasis capitis, les dartres volantes de la face ou séborrhéides pityriasiques typiques* ou *parakératoses pityriasiques* ne sauraient, d'après nous, être considérés comme des eczémas, car ces dermatoses peuvent évoluer en conservant toujours leur caractère de sécheresse absolue et d'avésiculation qui les rapproche plutôt des psoriasis que des eczémas.

c) *Les eczémas séborrhéiques psoriasiformes typiques* ou *séborrhéides* ou *parakératoses psoriasiformes* ne sauraient, d'après nous, pour des raisons analogues, rentrer dans les eczémas.

d). *Les séborrhéides ou parakératoses pityriasiques ou psoriasiformes devenues vésiculeuses et suintantes* ne doivent pas, d'après nous, être considérées comme des eczémas vrais, mais comme des séborrhéides compliquées d'eczéma ou eczématisées.

e). *L'eczéma séborrhéique circiné ou eczéma flanellaire, ou circinaria, ou séborrhée du corps, ou séborrhéide circinée, ou dermatose figurée médio-thoracique*, etc., est pour nous une forme morbide bien à part comme aspect objectif, évolution et réactions thérapeutiques : elle est très probablement de nature microbienne.

8° PITYRIASIS ROSÉ DE GIBERT?

Non, d'après nous; car cette affection a des allures tout à fait spéciales : début par une plaque maîtresse, généralisation secondaire, évolution cyclique, guérison spontanée : en outre elle est avésiculeuse.

9° PSORIASIS VRAI?

Nous protestons avec énergie contre l'identification de deux formes objectives aussi dissemblables que l'eczéma et le psoriasis.

10° ACNÉ ROSACÉE?

Il existe une forme morbide éruptive que l'on décrit communément sous ce nom, et qui est caractérisée par l'apparition rapide d'une série de papulo-pustulettes fines, superficielles, d'un rouge vif, congestives, à tête blanche, çà et là disséminées sur les joues, le nez, le menton, le front, les lèvres, évoluant avec rapidité, disparaissant en

---

1. Toutes ces affections compliquent fréquemment les eczémas vrais, d'où d'incessantes causes d'erreur.

2 ou 3 jours, pour se reproduire ensuite d'une manière des plus irrégulières, avec une inconcevable brusquerie et une désespérante ténacité. C'est cette dermatose qu'on a rapprochée des eczémas. Pour nous, c'est une forme morbide à part, ayant sa lésion élémentaire spéciale, son évolution, sa pathogénie propre.

11° ÉRUPTIONS ARTIFICIELLES ECZÉMATIFORMES?

Toutes les éruptions artificielles vésiculeuses ne peuvent, d'après nous, être considérées comme étant de l'eczéma. Les traumatismes, les divers agents irritants et des microbes peuvent déterminer l'apparition de l'eczéma chez les personnes prédisposées. Ils peuvent provoquer la formation de dermites artificielles qui n'ont ni les caractères objectifs, ni l'évolution, ni les réactions thérapeutiques de l'eczéma. Ces dermites artificielles peuvent se compliquer ultérieurement d'éruptions eczémateuses vraies, et cette complication s'observe avec une réelle fréquence.

B. — *Faut-il désigner uniquement sous le nom d'eczéma les seules affections érythémateuses, vésiculeuses et desquamatives répondant au type commun que tout le monde s'entend à dénommer ainsi? la* VÉSICULATION *dite typique de l'eczéma, soit à son état de développement complet, soit avortée et uniquement caractérisée par une fine squame croûtelleuse enchâssée dans l'épiderme, étant provisoirement considérée comme le critérium objectif de cette affection, tandis que son autre caractéristique capitale est son évolution si spéciale, récidivante, si différente de celle des éruptions purement artificielles?*

Oui, d'après nous, et cela pour les raisons que nous avons longuement exposées dans notre dernier travail sur la question des Eczémas

En attendant que nous puissions nous appuyer pour délimiter l'eczéma sur un critérium pathogénique indiscutable, nous croyons que l'on doit choisir pour critérium clinique des eczémas :

1° L'*aspect objectif*, qui semble être le plus hautement spécial à cette dermatose pendant son évolution, en le dégageant autant que possible de tout ce qui peut être considéré comme une complication : — or, pour l'eczéma vrai cet aspect objectif est incontestablement la *vésiculation*, soit nettement prononcée et aboutissant au suintement, soit en quelque sorte avortée, presque histologique, et aboutissant simplement à la formation d'une minuscule croûtelle arrondie : — *tel est le syndrome objectif eczéma, c'est-à-dire l'eczématisation, telle que nous la comprenons*;

2° L'*évolution spéciale* de ces dermatoses par poussées successives, avec le même type objectif, ou des types objectifs de même ordre, amorphe, nummulaire, papulo-vésiculeux disséminé, érysipéla-toïde, etc., qui peuvent se succéder ou se combiner, chez le même sujet, avec une désespérante ténacité, sous l'influence des causes occasionnelles les plus diverses. — Telle est la *maladie eczéma*, laquelle est constituée et par l'aspect objectif spécial de l'éruption, et par son évolution spéciale.

C'est à ces dermatoses que s'applique tout ce qui va suivre.

II PARTIE.

Quel est le rôle des microbes dans la genèse de l'eczéma?

I — *État actuel de la question.*

La théorie de l'origine microbienne de l'eczéma est de date toute récente. C'est en effet en 1890, au Congrès de Birmingham, qu'Unna l'a formulée pour la première fois. Depuis, il l'a complétée dans de nombreuses publications. Pour lui, l'eczéma est une maladie une, nettement différenciée par l'existence d'un microbe pathogène spé-cial, le *morococcus*, dont l'inoculation et le développement sur un terrain rendu favorable par de nombreuses causes prédisposantes (améliorations du terrain nutritif) déterminent l'apparition de l'érup-tion caractéristique.

Cette conception, qui exerce sur les esprits médicaux la séduction de sa netteté et de sa simplicité, a été admise par les élèves directs d'Unna, et par Malcolm Morris en Angleterre, par Leredde en France. Les quelques recherches de contrôle qui ont été instituées dans ces derniers temps ne semblent pas l'avoir confirmée.

D'après Török, l'eczéma aigu vésiculeux d'inoculation d'Unna n'est pas un eczéma; les caractères donnés par Unna, pour élever le morocoque au rang de microbe spécial et spécifique, sont insuffi-sants ou même contradictoires ; ce n'est qu'un vulgaire staphylo-coque[1].

D'après Sabouraud, le morocoque n'est qu'un staphylocoque particulier, mais c'est un staphylocoque particulier, différant du staphylocoque blanc, ayant une culture caractéristique, jouant pro-bablement un certain rôle à déterminer dans une quantité d'épider-mites desquamatives et de parakératoses à réaction grasse ; mais, à

1. Voir pour plus de détails sur tous ces points notre travail récent sur la question des eczémas : *Annales de Dermatologie et de Syph.* Janvier, février, mars 1900.

son avis, son rôle se *borne à cela* : il n'est nullement pathogène de l'eczéma vrai.

Le même auteur soutient que le staphylocoque doré et le streptocoque, se développant chroniquement sur des téguments infectés, y provoquent l'apparition de dermites spéciales auxquelles il donne les noms de *dermite chronique à streptocoques*, et de *dermite pustuleuse miliaire staphylococcique*, et que de la combinaison, « du mélange « possible de ces deux dermatoses, de leur proportion différente sui « vant les régions et les cas particuliers, naît le complexus que la « clinique appelle l'eczéma chronique », objectivement caractérisé par l'eczématisation et la lichénisation post-eczématique.

Sabouraud ne dit pas que toutes les dermatoses classifiées sous le nom d'eczéma soient directement causées par le staphylocoque et le streptocoque, il dit que certains des aspects objectifs, qui portent à l'heure actuelle cette étiquette, reconnaissent cette origine nettement microbienne.

Scholtz et Raab ont trouvé que le staphylocoque pyogène doré existe toujours en quantité considérable à la surface des eczémas. Leurs expériences d'inoculation avec des cultures de ces microbes ont été peu probantes. Ils croient toutefois pouvoir conclure de leurs recherches que l'infection staphylococcique a une importance spéciale; car, en raison de sa constance, on doit y voir *un facteur constant dans l'étiologie de l'eczéma, sans lequel aucun eczéma à marche typique ne peut se produire.* Cependant ils ajoutent qu'à leur avis « l'infection staphylococcique n'est qu'une cause secondaire; la cause primaire est constituée par le genre de lésion de la peau (?) : c'est seulement sur ce terrain que l'invasion et l'infection staphylococciques peuvent se produire ».

Kreibich vient de publier le résultat de nombreuses recherches bactériologiques entreprises sur le même sujet. Il conclut que l'eczéma idiopathique papulo-vésiculeux (tel qu'il a été défini par Hebra), ainsi que les poussées aiguës dans les eczémas chroniques, apparaissent indépendamment de toute intervention microbienne. *Lors de leur formation, les vésicules eczémateuses sont amicrobiennes.* Lorsqu'elles sont anciennes, elles peuvent renfermer divers micro-organismes, staphylocoque blanc, staphylocoque doré, streptocoque. Les microbes et leurs toxines peuvent être dans l'eczéma la cause de la diapédèse leucocytaire. De ces micro-organismes dépendent les complications pustuleuses et lymphangitiques des eczémas. Ils pullulent en grande abondance sur les surfaces eczémateuses suintantes. Kreibich n'a pas réussi « à provoquer un eczéma aigu en inoculant soit la sérosité des surfaces eczémateuses suintantes, soit les cultures pures des microbes rencontrés dans les vésicules suppurées. *La théorie suivant laquelle l'eczéma aigu serait une maladie parasitaire est donc fausse* ».

En résumé, il semble résulter des recherches les plus récentes que les vésicules eczémateuses intactes, à leur début, sont amicrobiennes, mais que des microbes nombreux, en particulier des staphylocoques, pullulent en grande abondance et avec une sorte de prédilection sur les surfaces eczémateuses.

Nos recherches personnelles confirment à peu de chose près ces propositions.

II. — Recherches personnelles.

Voici le résumé des faits que nous avons observés dans une série déjà longue d'examens bactériologiques et de cultures portant sur les vésicules eczémateuses récentes, anciennes, et sur les surfaces eczémateuses suintantes :

1° Les vésicules jeunes, non ouvertes, ne contiennent aucun microbe décelable par l'examen microscopique ou par la culture sur les milieux les plus divers.

2° Les vésicules vieilles, ouvertes, les surfaces suintantes ou croûteuses, sont envahies par une riche flore microbienne. Le staphylocoque doré est de beaucoup le plus abondant et le plus constant ; mais on y trouve aussi, quoique en plus petite quantité, un streptocoque et un staphylocoque blanc.

3° Ces microbes nous paraissent être des espèces banales, et dans aucun cas nous n'avons cru pouvoir en différencier une pour en faire une variété spécifique, pour l'élever par exemple au rang qu'occupe le morococque dans la théorie d'Unna.

4° Ces microbes se trouvent à l'état isolé sur la peau saine des eczémateux et de l'homme bien portant.

5° Ils forment des cultures abondantes sur la peau malade dans les affections les plus diverses : plaies, brûlures, herpès, syphilides, maladie de Duhring, etc.

6° Mais ils semblent, surtout le staphylocoque doré, pulluler avec une réelle prédilection sur les surfaces eczémateuses.

7° Si, après avoir désinfecté une plaque d'eczéma, on la recouvre avec une colle à l'oxyde de zinc stérilisée, on constate, un, deux ou trois jours après, que l'eczéma a continué à évoluer, et que la sérosité et les vésicules sont amicrobiennes.

8° Sur la peau saine d'un individu eczémateux, nous n'avons jamais pu reproduire d'eczéma par le contact prolongé d'une culture de staphylocoques provenant d'une plaque d'eczéma.

9° L'inoculation de ces cultures de staphylocoques sur une plaque
d'eczéma en voie de guérison et soigneusement désinfectée donne de
toutes petites pustulettes miliaires et non des vésicules typiques
d'eczéma.

III. — Discussion des travaux antérieurs et des faits observés.

A. *Critique des travaux parus sur la question.*

1° L'ensemble des travaux précédents semble démontrer que le
morocoque d'Unna ne saurait être considéré comme le microbe pathogène de l'eczéma[1].

2° Les propositions formulées par Sabouraud doivent être étudiées
de près : elles reposent à notre sens sur une interprétation particulière du terme *eczématisation*. Cet auteur admet que l'eczématisation
peut, entre autres lésions élémentaires, comprendre des pustulettes
dans son tableau symptomatique : dès lors les résultats qu'il a publiés
s'expliquent tout naturellement. Nous croyons au contraire que ces
pustulettes ne font pas partie intégrante de la maladie, et ne constituent dans ces cas que de simples complications.

3° Les recherches de Scholtz et Raab sont fort intéressantes : ces
auteurs ont dans leurs conclusions quelque peu dépassé le résultat
direct de leurs expériences, quand ils disent que « le staphylocoque
doit être considéré comme un facteur constant dans l'étiologie de
l'eczéma sans lequel aucun eczéma à marche typique ne peut se produire ». Ils n'ont pas démontré cette proposition, puisque les recherches de Kreibich et les nôtres ont prouvé que la vésicule de
l'eczéma, dès son apparition, est amicrobienne, puisque les inoculations qu'ils ont faites avec leurs cultures sont restées stériles, puisque
nous avons prouvé que l'eczéma vésiculeux pur peut continuer à
évoluer à l'état amicrobien, quand on en a complètement désinfecté
la surface, puisqu'il est inexact que toutes les lésions cutanées sur
lesquelles pullulent des staphylocoques et des streptocoques prennent
l'aspect clinique de l'eczéma vésiculeux vrai. Mais ils ont bien mis en
relief ce fait, que les staphylocoques dorés se développent avec une
puissance toute particulière sur les surfaces eczémateuses.

4° C'est là un fait que les recherches de Kreibich et les nôtres ont
confirmé, et qui ne saurait être négligé.

[1]. Pour plus de détails sur ce point voir les mémoires de Török, Sabouraud,
Kreibich, etc.

B. Analyse des faits microbiologiques démontrés.

1° Il ressort de tout ce qui précède que, dans l'état actuel de la science, il est impossible de décrire un microbe spécifique de l'eczéma.

2° Les surfaces eczémateuses contiennent en abondance des espèces microbiennes banales, mais constantes. Il s'agit de préciser si elles ont un rôle pathogène, et quel est ce rôle.

a. Ces microbes sont-ils la cause de l'eczéma?

La discussion qui précède montre qu'il n'en est rien. Comme Kreibich, nous avons constaté que la vésicule jeune, non ouverte, de l'eczéma banal, ne contient pas de microbes, et cependant, s'il en existait un qui fût pathogène de l'eczéma, ce serait dans cette lésion élémentaire, dès son apparition, qu'on devrait le trouver.

L'invasion microbienne se fait donc sur des lésions préexistantes d'eczéma vrai.

Rappelons encore une fois que l'expérimentation vient confirmer ces conclusions. Quand on inocule les croûtes, la sérosité de l'eczéma, les cultures des divers microbes qui pullulent à sa surface, on produit de la rougeur de la peau, quelques papules, quelques vésicules, plus souvent des pustules, parfois rien ; mais ces lésions disparaissent avec rapidité, ne peuvent être reproduites en séries, et SURTOUT N'ONT JAMAIS L'ÉVOLUTION CARACTÉRISTIQUE DE LA MALADIE ECZÉMA.

Ainsi donc il nous semble qu'il est nettement démontré, dans l'état actuel de la science bactériologique, que les lésions élémentaires de l'eczéma sont d'abord amicrobiennes, puis qu'elles sont envahies par des staphylocoques et des streptocoques qui constituent des infections secondaires.

b. Quel est le rôle que jouent ces infections secondaires?

Comme nous l'avons dit plus haut, la pullulation des microbes pyogènes à la surface des eczémas ne peut pas être un fait négligeable.

Il faut attribuer à ces parasites la plupart des complications des eczémas, telles que les pustulettes, les folliculites dites impetigo de Bockhardt, les furoncles, les abcès, les phlegmons, l'impétiginisation des surfaces eczémateuses, l'impetigo vrai de Tilbury Fox, et peut-être d'autres lésions encore mal étudiées.

Mais là ne se borne probablement pas tout le rôle des microbes pyogènes dans les eczémas, et nous touchons ici à des points encore mal précisés et qui réclament de nouvelles et patientes recherches.

Il est possible qu'ils jouent un certain rôle dans la marche, le mode d'évolution, la durée de l'eczéma vrai. Peut-être interviennent-ils dans une certaine mesure pour le nummulariser, pour créer ces formes relativement fréquentes à bordures assez nettes, à extension en tache d'huile, analogues d'aspect et d'allures aux dermatoses vraiment microbiennes, quoique la circonscription nette, la circination d'une éruption n'implique nullement d'une manière formelle sa nature cryptogamique, comme certaines personnes semblent encore le penser.

Peut-être augmentent-ils les phénomènes inflammatoires? contribuent-ils dans une proportion notable à la chronicité de certains eczémas?

IV. — Conclusions.

a) Dans l'état actuel de nos connaissances l'existence d'un microbe spécifique pathogène de l'eczéma reste encore à démontrer, bien qu'il soit à la rigueur possible que ce microbe existe, sans être encore décelable par les procédés actuels d'investigation et de culture.

b) Les lésions primitives, pures (vésicules fermées), de l'eczéma vrai, vésiculeux, ne contiennent aucun microbe décelable par les procédés actuellement connus en bactériologie.

c) Les microbes divers (et en particulier le staphylocoque) qui pullulent en abondance sur les surfaces suintantes ou croûteuses de l'eczéma, constituent des infections secondaires, dont on commence à soupçonner l'action directe sur l'eczéma pur, sans l'avoir encore élucidée. Ce qui est certain, c'est que ces microbes sont la cause de la plupart des complications et des éruptions dites pyodermites qui viennent si fréquemment troubler l'évolution typique de l'eczéma pur.

En résumé, la lésion élémentaire typique primitive de l'eczéma vrai, vésiculeux, est amicrobienne : la surface de l'eczéma est très promptement envahie par des microbes d'infection secondaire capables de créer sur elle leurs lésions propres, lesquelles sont bien de nature microbienne ; ils viennent ainsi obscurcir le tableau symptomatique d'une affection dont ils ne sont nullement la cause première.

DISCUSSION

M. BODIN (Rennes). — Mes recherches ne sont pas suffisamment nombreuses pour qu'elles puissent intervenir utilement dans cette discussion. J'attirerai seulement l'attention sur la nécessité de n'employer, en un semblable sujet, que des techniques absolument rigoureuses, et sur l'utilité de varier les techniques d'investigation. Ainsi j'ai pu déceler du premier coup dans l'eczéma séborrhéique aigu de la face de M. Unna un streptocoque ayant tous les caractères du streptocoque de l'érysipèle, et cela par la méthode des cultures sur sérum d'ascite préconisée récemment par Sabouraud. Il me semble donc que voilà une méthode qui devra être désormais utilisée dans les recherches bactériologiques sur l'eczéma.

Je ne puis m'empêcher non plus d'adresser une critique à la méthode de culture préconisée par M. Unna et qu'il appelle la méthode des jardins. Il me paraît impossible d'en tirer quelque résultat scientifique puisqu'elle donne des cultures d'une pureté discutable.

M. Ch. Audry (Toulouse). — Telle qu'elle est posée, la question ne comporte pas de solution unique et totale. En fait, il n'existe pas dix personnes qui attachent le même sens au mot eczéma. Il est donc de toute nécessité de préciser les termes. Le seul moyen d'éviter une confusion absolue dans la présente discussion est de lui donner pour base les rapports qui nous ont été présentés. Parmi ces rapports, je choisis celui de M. Brocq, premièrement parce que tout le monde a pu en prendre connaissance ; secondement, parce que, d'une manière générale, je partage sa manière de voir et sa tendance d'esprit.

D'abord, il est impossible de dire : Les eczémas sont ou ne sont pas parasitaires ; on doit dire : Parmi les cas catalogués eczémas, il en est qui sont probablement parasitaires, et d'autres qui ne le sont vraisemblablement point.

Je suis donc dans l'obligation de faire connaître ce que je crois devoir désigner par le mot *eczéma*.

En premier lieu, j'accepte complètement toutes les éliminations réclamées par M. Brocq, particulièrement l'élimination des faits ressortissant au syndrome dit eczéma séborrhéique, que j'ai appelé ailleurs dermatose de Unna, ou séborréide eczématisante.

En second lieu, je suis très partisan du terme et de la notion de « l'eczématisation » désignant une apparence, un état du tégument susceptible de se développer sur un très grand nombre de lésions cutanées de nature variée. Par suite je crois qu'il n'est pas nécessaire de conserver les *eczémas compliqués* de Brocq. Ce sont simplement des dermatoses quelconques eczématisées, c'est-à-dire barbouillées de vésicules, de suintement, de croûtes, etc. Il est possible que l'eczématisation résulte du travail de micro-organismes externes ; là-dessus, je ne sais rien de plus que ce qui a été dit de divers côtés, et particulièrement par M. Sabouraud.

Parmi les *formes pures* de M. Brocq, je demande la permission de retenir seulement la première et la troisième : eczéma vulgaire amorphe et eczéma papulo-vésiculeux. Je ne reconnais pas encore la seconde et la quatrième. A mon sens, l'eczéma vulgaire amorphe et l'eczéma papulo-vésiculeux semblent pouvoir être confondus en un seul type morbide (je ne dis pas entité) auquel je réserve exclusivement le nom d'eczéma. C'est donc une dermatose éminemment polymorphe, comparable si l'on veut à un type tel que la dermatite de Duhring ; les caractères traditionnels : rougeur, papules, vésicules, suintement, croûtes, etc., se retrouvent à des degrés divers ; parmi eux, seule la rougeur est constante : il y a des eczémas qui ne sont guère que des érythèmes, des *érythèmes suintants*, si l'on veut, pendant quelques heures. Ce qui caractérise la maladie, c'est sa *marche*, sa *ténacité, l'évolution en poussées successives, la nécessité de la récidive, l'impuissance de la thérapeutique*.

Circonscrit de la sorte, l'eczéma m'apparaît comme un syndrome passablement défini ; auprès de lui, subsiste un amas de faits nombreux, vulgaires, dont la signification m'échappe, et dont personne n'a encore achevé la dissociation. J'ajoute que le rapport précité de M. Brocq fournit un bon point de départ pour les recherches ultérieures à ce sujet.

On doit maintenant se demander quelle est la nature de cet eczéma. J'ose dire que nous n'en savons rien et j'ajoute que nous ne le saurons probablement jamais par la raison qu'il est une expression symptomatique relevant de causes premières indéfinissables parce que variables, multiples, complexes et fugitives.

Rien, actuellement, ne nous porte à croire que l'eczéma ainsi compris soit parasitaire; je veux dire parasitaire externe. Au contraire, sa marche, ses poussées presque instantanées, ses caprices de toute espèce, parfois sa disposition symétrique militent fortement en faveur de la notion d'une angioneurose d'origine occulte. En tous cas, les renseignements fournis par MM. Scholtz et Raab, Kreibich, Veillon ne sont guère en faveur de la notion parasitaire.

Maintenant, il est certain qu'il s'infecte secondairement très vite; les influences extérieures le modifient considérablement. On peut dire qu'il y a des *eczémas eczématisés*, ce ne sont là que des épiphénomènes.

En général, j'avoue que je n'ai encore attaché qu'un intérêt relatif à la recherche obstinée d'une classification, d'une détermination étiologique : elle est impossible. D'autre part, l'anatomie pathologique nous fournit des données qui ne sont pas sensiblement supérieures à celles de l'examen clinique.

Si parmi les faits actuellement désignés sous le nom détestable d'eczéma, il en est dont on démontre un jour l'origine parasitaire externe, *ipso facto*, ils auront droit à un nom, ils comporteront une signification précise ; ils cesseront d'être des eczémas.

M. Sabouraud (Paris). — Je vous présente 55 grandes planches coloriées avec les préparations microscopiques correspondantes montrant la genèse, l'état, l'évolution de la lésion eczématique.

1° Toutes sont amicrobiennes jusqu'à ce qu'elles soient ouvertes mécaniquement. Elles sont alors envahies par le staphylocoque et le streptocoque qui font dans la lésion eczématique primitive et autour d'elle des lésions secondaires particulières et reconnaissables.

2° La lésion primitive de l'eczéma est un œdème papillaire dermique.

3° Il transsude au travers de l'épiderme et y crée cette lésion connue sous le nom de spongiose et caractérisée par un œdème *intercellulaire*.

4° Cet œdème peut se collecter, c'est la vésicule eczématique, acuminée, pauvre en éléments figurés, et amicrobienne.

5° La suffusion séreuse qui crée les lésions eczématiques peut être continue, elle transsude alors au travers de l'épiderme par des boyaux sinueux verticaux qui persistent à demeure jusqu'à cessation du processus eczématique.

6° La même suffusion peut être paroxystique et **rythmée**, elle crée alors au-dessous les unes des autres une série de vésicules successives, séparées par des travées d'épiderme sain.

7° Enfin cette suffusion peut être très peu active, elle crée alors de la *spongiose*, de l'œdème intercellulaire qui n'arrive jamais à se collecter : c'est la figure histologique correspondant à notre *lichen aigu simplex* qui n'est qu'un eczéma vésiculeux abortif.

Ces recherches ne permettent en aucune façon de hasarder une théorie pathogénétique de l'eczéma, mais elles permettent de redresser des idées fausses.

I. L'eczéma n'est pas une maladie primitivement microbienne, ou du moins aucun des microbes aisément colorables qu'on y rencontre et qu'on a incriminés comme auteurs de l'eczéma n'a une valeur causale quelconque.

II. L'eczéma VÉSICULEUX est bien le type clinique et anatomique qui doit être considéré comme le centre de toutes les affections véritablement eczématiques.

III. Mais il est possible qu'on range actuellement dans l'eczéma des épidermites microbiennes qui n'en doivent pas faire partie et doivent être décrites hors de lui. Cette séparation sera dorénavant possible, maintenant que l'on connaît les lésions propres de l'eczéma vésiculeux type.

(Deuxième séance)

Présidence de M. le docteur COLCOTT FOX (de Londres).

SOMMAIRE. — Continuation de la discussion sur l'origine parasitaire des eczémas. MM. PETRINI-GALATZ, JADASSOHN, NEISSER, BROCQ, DU CASTEL, HALLOPEAU, SABOURAUD, JACQUET, VEILLON, LEREDDE. — De la production de l'eczéma banal par le staphylococcus aureus, par J. DE AZUA et Ant. MENDOZA. — A note on bacteriology of one form of eczema, par A. WHITFIELD. — A research onto the alleged parasitic nature of eczema, par M. DOCKRELL.

DISCUSSION

M. le Professeur PETRINI de Galatz (Bucarest). — Après les rapports de M. Brocq, du professeur Kaposi et la démonstration de M. Sabouraud (de Paris), il me reste peu de choses à dire sur cette importante question.

Depuis longtemps déjà, j'ai fait des recherches sur la nature parasitaire de l'eczéma.

Mais, comme je le savais déjà, sur la peau saine de tout individu on peut trouver toute une flore bactérienne.

Aussi, j'ai, après lavage plusieurs fois répété avec du savon de potasse, de l'alcool et de l'éther, pris du sang de la pulpe d'un doigt des mains que j'ai ensemencé sur différents milieux. Les tubes et flacons mis au thermosthat à 20 et 37° sont toujours restés stériles. Dans le liquide des vésicules de l'eczéma aigu, je n'ai trouvé aucune bactérie.

mais j'en ai souvent trouvé dans les croûtes ou dans les vésicules déchirées, par conséquent secondairement. N'ayant pas trouvé de bactéries dans le sang, j'ai, par des biopsies, fait des préparations qui, colorées avec les différentes matières colorantes, avec le bleu polychrome d'Unna et avec son bleu au borax, ne m'ont pas montré non plus de bactéries, ni dans le réseau de Malpighi ni dans les papilles.

L'eczéma, contrairement à ce qu'a dit le Dr Audry, restera comme une maladie, avec son évolution régulière, ses récidives, et il ne sera pas rayé du cadre dermatologique, restant debout comme le psoriasis, une autre grande dermatose.

L'eczéma marginatum, considéré aujourd'hui comme une variété de l'eczéma vrai, est-il vraiment dû à un parasite? Mais cette variété ne peut être comparée avec l'eczéma proprement dit, à poussées aiguës, répétées, et ne comporte nullement la ténacité au traitement, qu'on observe dans le vrai eczéma. Si l'eczéma était dû à des staphylocoques dorés ou blancs, pourquoi résisterait-il au traitement par l'application des substances parasiticides, et pourquoi même les bains antiseptiques ne donnent-ils pas de bons résultats à la période aiguë de cette maladie? D'autres microcoques, qui habitent la surface de la peau et des champignons comme le microsporon furfur du pityriasis versicolor et bien d'autres, peuvent être rapidement détruits par des antiseptiques, pourquoi donc ceux de l'eczéma, de simples coques, résisteraient-ils?

Pour moi, l'eczéma tient au terrain, aux constitutions, à la diathèse arthritique, à l'état nerveux, et est souvent la conséquence de l'altération d'un autre organe interne, du foie, du rein, etc.

En outre, l'eczéma commence souvent dès l'enfance et est quelquefois héréditaire. Les eczémas qu'on produit par les inoculations de cultures mentionnées ne sont que des dermites eczématiformes. On peut produire à volonté de telles dermites, mais jamais des eczémas ayant l'évolution bien connue des grands cliniciens.

Les recherches bactériologiques ont eu cet heureux résultat qu'on a déblayé un peu le groupe, qu'on a rayé du groupe considérable de l'ancien eczéma nombre de maladies qui ne sont que des pyodermites.

Unna termine ainsi ses conclusions : L'œuvre de l'avenir, en ce qui concerne la question de l'eczéma, devra être en premier lieu de rapporter les différentes formes de l'eczéma en particulier à l'action de micro-organismes divers. L'eczéma est une maladie contagieuse et dans certaines circonstances épidémique.

Quant à moi, je terminerai en disant : *Noublions pas qu'en clinique l'intérêt du malade doit prévaloir; tâchons donc de trouver le moyen de guérir à bref délai cette maladie, tâchons de trouver un moyen efficace pour combattre les démangeaisons de l'eczéma. Ce dernier point mériterait peut-être d'être étudié au prochain Congrès. L'eczéma n'est ni contagieux ni épidémique, il est une maladie constitutionnelle, influencée par la constitution et la diathèse de chaque malade.* On peut provoquer un eczéma par les différents moyens d'irritation de la peau. Mais celui-ci n'aura ni l'évolution ni les récidives du vrai eczéma, c'est ce qui arrive avec les inoculations des cultures du staphylocoque doré ou blanc.

M. le Professeur JADASSOHN (Berne). — Je ne veux pas critiquer les faits nouveaux donnés par Unna. Je ne veux faire que quelques remarques complémentaires au rapport de Brocq et au mien. Nous n'avons pas trouvé, comme M. Brocq l'a dit, surtout le staphylocoque albus, mais plutôt l'aureus; cependant il y a aussi des cas d'eczéma banal dans lesquels on ne trouve que des cultures pures et abondantes de staphylocoques pyogènes blancs. Je n'ai jamais dit que l'eczéma fût réellement amicrobien, mais qu'il y avait des eczémas banals dans lesquels on ne trouvait pas de microbes. Ces derniers cas ne semblent pas très fréquents quand on examine les vésicules entières, et pas seulement leur contenu; mais il est excessivement important de savoir qu'ils existent.

A *priori*, les critiques au sujet du monocoque ne sont pas justifiées; on aurait dû démontrer que la forme mûriforme existe dans les cas où il y a des staphylocoques dorés purs.

J'insiste sur la difficulté de différencier les dermatites artificielles et les eczémas, difficulté qui est en même temps clinique, histologique et bactériologique. Nous avons réussi à reproduire avec l'huile de croton des dermatites stériles qui ne se distinguent pas cliniquement des dermatites infectieuses. Ce fait non prouvé jusqu'alors histologiquement est d'une grande importance pour se faire une idée des effets des infections banales sur les eczémas : d'après moi ces effets peuvent être très différents, minimes ou très importants, suivant le terrain, la virulence, etc.

M. le professeur NEISSER (Breslau). — Ich will mich auf die kurze Darlegung folgender drei Punkte, die mir aber wichtig erscheinen, beschränken.

1.) Im Gegensatz zu den Ausführungen Kaposi's, glaube ich und, wenn ich nicht irre, mit mir die meisten deutschen Dermatologen, dass man die alte Auffassung der Wiener Schule : es gäbe eine einheitliche Eczemkrankheit, nicht aufrecht erhalten kann. Wir nehmen vielmehr an, dass die eczematösen Hautalterationen bei aetiologisch und klinisch ganz verschiedenen Krankheiten sich einstellen können, theils als wesentlichste Erscheinungen, theils als Combinationen und Complikationen zu anderen allgemeinen und cutanen Prozessen. Also nur der eczematöse Vorgang ist ein einheitlicher, aber es giebt nicht ein Eczem, sondern viele Eczem resp. viele mit « Eczem » einhergehende Hautaffektionen.

2.) Betreffs des « *Eczema seborrhoïcum* » Unna's halte ich auch heute noch an meinem schon vor 11 Jahren entwickelten Standpunkt fest, d.h. ich erkenne es zwar als ein Verdienst an, diese Hautaffektion, welche ich für eine Dermatomykose halte, ausgeschaltet zu haben aus der grossen Eczemgruppe, aber ich halte das Eczema seborrhoïcum weder für ein Eczem (es « eczematisirt » sich nur sehr leicht), noch für bedingt und gebunden an die Seborrhoe.

3.) Was die *parasitäre Natur des Eczems* betrifft, so scheint es mir allerdings nach dem, was wir heute gehört und gesehen haben, für erwiesen, dass gewöhnlich die primären interepithelialen Eczembläschen frei von Mikroorganismen sind und ohne direkte Einwirkung von Mikroben entstehen können. Da aber die eczematöse Affektion sich nicht allein in der Entstehung dieser interepithelialen Bläschen äussert, sondern stets und gesetzmässig andere Stadien aufweist, in welchen Mikroorganismen nach unseren Untersuchungen nie zu fehlen scheinen, so gehören doch die Mikroorganismen für die von uns Eczem genannte Gesammt-Affek tion zu einem nothwendigen Gliede in der Reihe der das Eczem und seinen Ablauf bedingenden Einflüsse. Aber ich gebe gern zu, dass man nicht das Eczem in demselben Sinne, wie etwa die Gonorrhoe für eine durch Parasiten hervorgerufene Krankheit halten darf.

M. BROCQ (Paris). — M. Audry me reproche d'avoir admis des eczémas compliqués. Il est possible que ma conception des eczémas compliqués ait besoin d'être rectifiée ; il n'en est pas moins vrai que les eczémas compliqués existent, n'y aurait-il que ceux qui s'infectent de pyodermites, d'impétigos de Bockhart ou d'impétigos de Tilbury Fox.

J'ai été heureux d'entendre M. le professeur Neisser vous exposer ses idées : elles sont en effet analogues à celles que nous soutenons M. le docteur Veillon et moi. Nous avions craint un instant qu'avec ses élèves les docteurs Scholtz et Raab il eût la conviction que le staphylocoque doré est nécessaire à la production de l'eczéma. Il n'en est rien fort heureusement, et, comme nous, il admet que la vésicule primitive de l'eczéma vrai est amicrobienne, mais que les surfaces eczémateuses sont secondairement infectées.

Je dois reconnaître que ma satisfaction a été surtout extrême en entendant M. le docteur Sabouraud. Pendant longtemps je n'avais pas été en communion d'idées avec lui, et je n'avais pas pu le suivre sur le terrain peu clinique où il s'était placé lorsqu'il avait déclaré que de la combinaison des infections staphylococciques et streptococciques naissait l'eczéma chronique. Je suis heureux de voir qu'il a enfin observé le véritable eczéma. J'en suis d'autant plus ravi que je ne crois pas être tout à fait étranger à cette conversion à laquelle a également travaillé notre excellent et vénéré maître, M. le docteur E. Besnier. M. Sabouraud a eu le grand mérite de reprendre la question, de l'étudier à nouveau, et il est arrivé à des résultats histologiques et bactériologiques identiques à ceux que nous vous avons apportés, M. le docteur Veillon et moi. Il n'y a donc plus à ce point de vue de scission dans l'école française.

Encore une fois, tout ce qui vient de se dire à cette tribune montre la nécessité de reprendre toute la question des eczémas en suivant le plan précis que je vous ai exposé au début de cette discussion. Vous voyez que la plupart des orateurs ne parlent pas des mêmes types morbides, que les uns traitent de l'eczéma séborrhéique, d'autres d'éruptions aiguës inoculables, d'autres d'éruptions amicrobiennes, d'autres d'éruptions chroniques non comparables entre elles, etc... Tout cela c'est de l'eczéma! Eh bien, cette confusion ne peut durer. Il est inadmissible que l'on range dans un seul et même groupe morbide des éruptions parfaitement amicrobiennes à leur début, et des éruptions qui reconnaissent pour origine un microbe pathogène.

S'il existe une dermatose à laquelle le nom d'eczéma soit applicable et qui soit constituée par des vésicules parfaitement amicrobiennes à leur début, c'est à cette dermatose qu'il convient de réserver exclusivement le nom d'eczéma : c'est elle qu'il faut isoler sous cette dénomination.

Les autres dermatoses confondues jusqu'ici à tort sous ce nom avec la précédente, qui reconnaîtraient pour cause première un microbe pathogène, seront tout naturellement désignées par le nom même de ce microbe pathogène. Mais vraiment, je le répète encore une fois, il est abusif qu'on vienne nous parler d'eczéma parasitaire et d'eczéma non parasitaire : en bonne et saine logique l'eczéma doit être l'un ou l'autre ; il ne saurait être à la fois l'un et l'autre.

M. DU CASTEL (Paris). — Je n'ai pas à rapporter ici de contribution bactériologique, car j'ai malheureusement dû abandonner les spéculations de la science pure pour le terrain plus positif de la pratique, mais je voudrais réclamer des histo-bactériologistes qu'ils déterminent bien le type clinique dont ils font l'examen biopsique, sous peine de ne jamais pouvoir s'entendre.

M. HALLOPEAU (Paris). — Qui dit contagion ou auto-inoculation dit parasitisme. Or, il y a des exemples indiscutables de contagion et d'auto-inoculation d'affections eczémateuses. Des faits de contagion ont été publiés par M. Perrin, il s'agissait d'eczéma séborrhéique.

Pour ce qui est des auto-inoculations, nous pouvons dire qu'elles sont d'observation banale. En ce qui concerne l'eczéma professionnel, il n'est guère de consultation où nous ne voyions cette affection se transmettre des mains et des avant-bras au visage et au cou où elle affecte les caractères de l'eczéma vulgaire. On le voit même assez souvent intéresser secondairement les organes génitaux. Nous ferons remarquer que ces parties sont celles qui se trouvent le plus souvent en contact avec les extrémités malades des membres supérieurs. Il s'agit d'un transport direct.

Nous pouvons conclure de ces faits que l'eczéma professionnel est de nature parasitaire.

M. SABOURAUD (Paris). — Les cas de M. Hallopeau se rapportent non à un eczéma vrai à vésicule acuminée, amicrobienne au début, mais à une lésion primitivement pustuleuse, microbienne, qui n'est qu'un impétigo de Bockhart localisé ; quand la lésion se généralise c'est par des vésicules amicrobiennes, et l'affection rentre alors dans le type de l'eczéma vrai.

Il y a des épidermites qui commencent par infection microbienne et continuent de même. Ce sont des épidermites eczématiformes mais non eczématiques, microbiennes pendant toute l'évolution.

M. L. JACQUET (Paris). — M. Hallopeau vient de nous dire, si j'ai bien compris sa pensée, que l'auto-inoculation seule est capable d'expliquer la dissémination des lésions dans les cas de dermite professionnelle vésiculeuse, telle que celles des maçons, des laveuses, etc... et il semble considérer ce fait comme venant à l'appui de la théorie parasitaire de l'eczéma.

J'ignore pour ma part si les dermites vésiculeuses de ce genre sont comparables à l'eczéma et dans quelle mesure, mais je sais qu'un élément autre que l'auto-inoculation intervient dans la genèse de leurs disséminations plus ou moins distantes du foyer initial.

Cet élément c'est l'ébranlement communiqué au système nerveux tout entier, et par lui à la peau, du fait d'une irritation locale plus ou moins vive de telle ou telle région, des deux mains dans ce cas particulier. Voici la loi générale formulée à ce propos par Brown-Séquard, et dont je retrouve à chaque instant des applications cliniques : Il est impossible d'irriter une partie quelconque du système nerveux sans modifier plus ou moins profondément ce système en son ensemble.

Cette loi, j'en suis sûr, est capable d'expliquer certaines particularités de l'eczéma. En voici un exemple : Il n'est pas de relation cliniquement mieux établie que l'éveil ou le réveil de l'eczéma infantile par l'éruption dentaire. La liaison entre les deux faits est sûre, mais le trait d'union échappe. Or il n'est autre que l'hyperesthésie neuro-musculaire, que provoque, je l'ai noté plusieurs fois *chez l'enfant et l'adolescent*, l'éruption dentaire.

Et quoi de plus facile à comprendre quand on sait, comme il est certain, que l'hyperesthésie profonde s'accompagne, non toujours, mais *souvent*, d'hyperesthésie cutanée, de trouble vaso-moteur, d'hyperthermie, et d'éréthisme folliculaire? Ne voilà-t-il pas, sans nul parasite, l'amorce de l'eczéma? Et ne saisit-on pas nettement ici un exemple de cette grande loi, trop méconnue aujourd'hui, que les phénomènes pathologiques ne sont pour la plupart que le prolongement des phénomènes physiologiques?

M. VEILLON (Paris). — M. Sabouraud vient de vous parler de l'importance de l'infection à streptocoques et à staphylocoques dans la pathogénie de l'eczéma chronique. C'est en effet la théorie qu'il soutenait il y a quelques semaines et qu'il vient d'abandonner si consciencieusement et si brillamment ce matin même, en vous montrant des dessins de coupes histologiques. Cette démonstration, bien que postérieure au mémoire que j'ai publié récemment dans les *Annales de dermatologie*, est bien moins probante que les faits que j'ai apportés dans mon travail. Ce n'est point en effet par des coupes qu'on peut se rendre compte, avec quelque certitude, de la présence ou de l'absence de microbes dans les vésicules d'eczéma, car nous savons qu'un examen microscopique quelque soigneux qu'il soit, est infiniment moins sensible que la culture ou les expériences. Je vous demanderai donc la permission de vous rappeler quelques-uns des faits que j'ai observés et que je considère comme très démonstratifs.

1° L'ensemencement, sur les milieux les plus variés et les plus sensibles, du contenu des vésicules encore fermées de l'eczéma ne donne lieu à aucune culture.

2° Il est vrai que la surface suintante d'un eczéma est couverte de staphylocoques et de quelques streptocoques; mais si l'on désinfecte une plaque d'eczéma par les lavages successifs à l'éther, l'alcool, le sublimé à 1/1000, l'alcool et l'éther, on constate que la sérosité, qui suinte alors, venant de la profondeur, est aseptique.

3° Si, après avoir ainsi désinfecté une plaque d'eczéma, on la recouvre avec une colle à l'oxyde de zinc stérilisée, on constate un, deux ou trois jours après, que, bien que l'eczéma ait continué à évoluer, la sérosité et les vésicules sont amicrobiennes.

4° Sur la peau saine de malades eczémateux j'ai pu inoculer des cultures de staphylocoques sans produire autre chose qu'un peu de rougeur.

5° Sur une plaque d'eczéma, en voie de guérison, ne présentant plus

que de rares vésicule, est désinfectée comme je viens de le dire, j'ai
inoculé du staphylocoque (ce microbe provenait d'un eczéma) et j'ai
recouvert le tout de colle à l'oxyde de zinc stérilisée. J'ai vu alors que
l'eczéma continuait, sous ce pansement et malgré l'inoculation, à évoluer
vers la guérison; mais j'ai aussi constaté de nombreuses pustulettes
miliaires contenant du pus et des staphylocoques. Par l'inoculation je
n'avais donc pas augmenté l'eczéma, mais j'avais provoqué l'impétiginisation de cet eczéma.

Voilà donc une série de faits et d'expériences qui me paraissent plus
importants qu'une série de coupes; je les avais déjà donnés en détail
dans mon mémoire, mais après la discussion qui vient d'avoir lieu, j'ai
cru devoir les rappeler parce qu'ils me paraissent tout à fait probants et
démonstratifs.

M. LEREDDE (Paris). — La première des questions posées au Congrès :
l'origine parasitaire des eczémas, soulève en fait tous les problèmes relatifs à la pathogénie de ces affections, et, d'abord, une grave difficulté :
que devons-nous entendre par eczéma? Dans l'impuissance de donner
une définition claire du terme, nous sommes obligés, comme l'a fait
M. Brocq dans le travail considérable qu'il a récemment publié, d'étudier
toutes les affections que l'on peut confondre avec l'eczéma vrai et de définir celui-ci par élimination. La séparation des séborrhéides, des dermatites artificielles, des impétigos, paraît définitivement fondée en théorie
et même en clinique, c'est-à-dire que les dermatologistes peuvent s'entendre pour reconnaître chez un malade donné une séborrhéide pure,
une séborrhéide eczématisée, un eczéma pur sans séborrhéide associée,
de même une dermatite artificielle pure ou eczématisée, etc. En ce qui
concerne les rapports de l'eczéma vrai et du prurigo, des lichens, les difficultés me paraissent beaucoup plus considérables.

Si, pour étudier le mécanisme de l'eczéma, on s'adresse, comme il convient de le faire, à des faits que tout le monde appelle eczéma, le problème
me paraît comporter les trois solutions suivantes :

a) Les lésions de l'eczéma, je parle des lésions *fondamentales* et *constantes* : congestion, œdème, vésiculation, lésions annexes de l'épiderme
sont d'ordre parasitaire, elles résultent de la germination des parasites
superficiels et de l'action des toxines, que ceux-ci sécrètent sur les éléments de l'épidermoderme.

b) Ces mêmes lésions sont d'origine interne, *c'est-à-dire toxique*. Elles
résultent de l'action de toxines en circulation sur les éléments de la peau.

(Je mentionne seulement, sans la discuter, une théorie qui admet l'action de ces toxines par l'intermédiaire du système nerveux).

Dans cette théorie toxique, le rôle des parasites superficiels se borne-
rait à créer des complications que nous devons distinguer avec soin des
faits anatomo-cliniques nécessaires. Il peut y avoir eczéma vrai sans
lésions d'origine parasitaire.

c) On peut admettre que, parmi les lésions *fondamentales* de l'eczéma
vrai, les unes sont d'origine toxique, les autres d'origine parasitaire.

Dans mon travail sur *L'eczéma, maladie parasitaire* (Paris, 1898), je
n'avais pas méconnu le rôle que jouent des lésions non parasitaires de la

peau dans les déterminations eczématiques; j'ai même insisté sur leur importance, plus que ne l'ont fait la plupart des dermatologistes; il me paraît tout à fait essentiel, soit dit en passant, que, outre l'étude minutieuse des altérations du terrain organique, qui prédisposent aux dermatoses, on poursuive simultanément celle de leurs effets préliminaires sur les éléments cutanés, vaisseaux, glandes, éléments cellulaires. Or, j'avais été amené à penser que parfois l'eczéma se développe sans altérations organiques générales, par exemple à la suite d'irritations externes répétées ayant amené des altérations de structure de la peau, que parfois il se développe à la suite de troubles viscéraux; or, ceux-ci engendrent parfois des lésions matérielles (prurigo, par exemple), parfois ne les engendrent pas. S'il est exact que l'eczéma se développe dans des conditions aussi différentes les unes des autres, et qui ne peuvent avoir d'autre caractère commun qu'un état biochimique spécial *favorisant*, on est amené directement à le considérer comme d'origine parasitaire, et parmi les arguments que j'ai développés en faveur de la théorie microbienne, celui-ci : la multiplicité des causes locales et générales, l'identité des effets, me paraît un des plus importants.

Dans la liste des lésions préeczématiques, j'avais accordé une place considérable, d'une part à la dermatite artificielle chronique, de l'autre au prurigo. J'avais même admis qu'un certain nombre de lésions de l'eczéma aigu peuvent être rattachées à ce dernier groupe morbide, et en particulier que les papules initiales (eczéma papuleux des Viennois) pouvaient n'être que des éléments comparables à ceux du lichen simple, aigu.

Déjà à cette époque, j'étais engagé avec mon maître, M. le Dr A. Robin, dans de longues recherches sur l'état viscéral des malades atteints de diverses affections cutanées; depuis j'ai eu l'occasion d'étudier de nouveaux individus atteints de prurigo et d'eczéma suivis à la consultation de l'hôpital Saint-Louis.

Mes observations m'ont conduit à penser que les rapports de l'eczéma et du prurigo sont beaucoup plus intimes que ne le pensent les dermatologistes, même ceux qui donnent au terme prurigo le sens le plus étendu. Les faits que j'ai observés peuvent se grouper de la manière suivante :

1° Parmi les eczémateux, il en est un assez grand nombre qui présentent du prurit cutané en dehors des attaques éruptives.

2° Certains eczémateux, en dehors des attaques eczématiques, peuvent offrir sur le corps des papules prurigineuses éphémères.

3° Assez souvent l'apparition de lésions locales d'eczéma est précédée par du prurit.

4° Chez des ouvriers atteints d'eczéma d'origine externe, limité aux régions traumatisées des membres supérieurs, on peut voir se développer à un moment donné du prurit sur d'autres régions du corps, ainsi que des papules excoriées, le tout n'aboutissant pas nécessairement à l'eczématisation.

Tous ces malades présentent un état viscéral commun, tous ont des troubles gastro-intestinaux perceptibles ou latents, liés à des fermentations, dont le rôle étiologique est mis en évidence par l'utilité du régime et de l'antisepsie gastrique indirecte.

Chez les enfants du premier âge, l'apparition de papules et de prurit en dehors des régions eczématisées, et dans l'intervalle de poussées éruptives que l'on appelle d'une manière générale eczémas, est des plus fréquentes.

On sait que jamais la limite de l'« eczéma » et du « prurigo » n'a pu être indiquée d'une manière définitive. Depuis que la définition étroite du prurigo de Hebra n'a plus de défenseurs en dehors des élèves directs de l'école de Vienne, la question est devenue des plus obscures, et, chez un eczémateux banal, un grand nombre de lésions peuvent être considérées hypothétiquement comme liées à un prurigo (papules initiales, lésions de grattage, lichénification). En particulier, l'étude histologique des papules qui marquent souvent le début de l'eczéma, n'a pas établi qu'elles fussent différentes de celles du prurigo. Et même, puisque pour M. Besnier la papule n'est pas un élément nécessaire du prurigo, on peut admettre théoriquement que certains eczémas où il est impossible de saisir un stade papuleux, peuvent être des prurigos avec eczématisation.

Sans vouloir pousser plus loin ces remarques, je crois qu'elles conduisent à poser les questions suivantes :

Parmi les lésions de l'eczéma banal, certaines ne sont-elles pas d'origine toxique et du même ordre que celles qui appartiennent aux prurigos, sinon identiques? Il en serait ainsi, en particulier, pour les lésions initiales des eczémas aigus où l'on ne trouve pas de parasites et qui se développent avec une telle rapidité qu'elles ne paraissent pas dues à la germination de parasites superficiels.

S'il en était ainsi d'une manière constante, la théorie parasitaire de l'eczéma devrait être modifiée. Elle seule rend compte, je pense, des phénomènes de surface de l'eczéma commun, de son extension en surface, et à distance, des formes circinées, trichophytoïdes. Mais on pourrait admettre que le développement des lésions microbiennes s'ajoute à celui des lésions profondes qui reconnaissent une autre origine.

Jusqu'à nouvel ordre, je ne crois pas qu'il en soit ainsi, et que la présence de *lésions* profondes d'origine toxique doive être considérée comme *nécessaire* dans l'eczéma ; je pense, par suite, que l'on doit désigner sous ce nom une maladie parasitaire, qui cache et dissimule souvent des affections d'un ordre différent ; les progrès de la dermatologie nous permettront de reconnaître celles-ci et de les classer à part.

M. Brocq (Paris). — Il n'est pas logique de réserver le nom d'eczéma aux affections vésiculeuses parasitaires de la peau. Il est plus raisonnable d'appeler eczéma les affections vésiculeuses *amicrobiennes* par lui visées; tandis que les affections vésiculeuses *microbiennes* doivent être désignées par le nom de leur agent causal.

DE LA PRODUCTION
DE L'ECZÉMA BANAL PAR LE STAPHYLOCOCCUS AUREUS

par les Docteurs Juan de AZUA et Antonio MENDOZA

(Madrid).

Parmi les 26 711 observations recueillies dans les services de l'un de nous à l'hôpital Saint-Jean-de-Dieu et dans sa clientèle particulière, depuis le mois de novembre 1887 jusqu'au mois de novembre 1899, il y a eu 4244 cas d'eczéma.

Dans beaucoup de ces observations, une auto-inoculation, c'est-à-dire un véritable fait de contagion constatée par l'observation clinique, est intervenue dans la production ou dans l'extension du processus eczémateux.

Tantôt l'inoculation provenait d'une lésion suppurative et non eczémateuse, tantôt d'un eczéma antérieur. Nous observâmes l'apparition de l'eczéma soit par le contact direct avec la partie malade, parce qu'il existait dans les régions similaires qui peuvent seules être mises fréquemment en contact, soit par l'intermédiaire des mains. On trouve des exemples typiques du second cas dans les eczémas du dos des mains et des avant-bras, souvent propagés à la partie inférieure du visage et du cou, chez les servantes et les blanchisseuses.

Nous avons souvent constaté cette auto-inoculation, quand les malades avaient abandonné depuis plusieurs jours leurs occupations et, conséquemment, que nulle action chimique ou mécanique, différente *des actions inhérentes à la maladie*, ne pouvait intervenir. La condition la plus favorable pour l'auto-inoculation semble être en rapport avec l'état exsudatif de la lésion et la macération consécutive de la partie contaminée. Nous avons souvent constaté l'influence décisive qu'a, dans ce cas d'inoculation, l'occlusion de la partie exposée au danger de la contagion. Il est évident qu'avant d'admettre cette inoculation, nous avons mis une extrême méfiance et éloigné dans l'évolution des eczémas toutes les conditions qui n'induisent pas à penser raisonnablement aux auto-inoculations, comme, par exemple, leur propagation périphérique, la naissance simultanée dans plusieurs endroits, ou leur apparition en des lieux différents, qui, étant cachés et ne pouvant être mis en contact avec la partie malade, ne doivent pas, *a priori* et uniquement à cause des preuves cliniques, être inclus parmi les cas suspectés de contagion. D'un autre côté, les recherches minutieuses sur l'étiologie des eczémas conduisent, dans l'immense majorité des cas, à incriminer une action traumatique préalable (action qui peut être mécanique, par frottement ou par grattage : physique, chimique, etc.), ce qui induit à croire que cette action intervient d'une manière efficace sur la production de la maladie, soit d'une manière directe, soit en créant des conditions propices à une infection simultanée ou, ce qui est plus probable, pour la réunion des deux conditions. L'influence que les conditions personnelles exercent sur le développement de l'eczéma, en supposant que celle-ci ait une origine externe, microbienne ou non, est parfaitement logique et positive et commune au groupe immense des maladies qui ne se développent pas fatalement chez tous les individus exposés à l'action morbide qui leur donne naissance.

Les considérations précédentes nous amenaient à admettre une étiologie microbienne dans beaucoup de cas d'eczéma. Nous avons cherché à la constater expérimentalement, circonscrivant nos recherches aux eczémas banals, vésiculeux et exsudatifs que tous les dermatologues sont d'accord pour diagnostiquer. Nous précisons de cette manière la question et nous laissons tout à fait en dehors la solution du problème qui consiste à savoir si toutes les lésions appelées eczémateuses représentent une seule maladie. Nous sommes d'accord avec les dermatologues qui considèrent les états eczémateux comme le résultat de réactions multiples, produites par des causes différentes, parmi lesquelles figurent, et probablement en première ligne à notre avis, les causes traumatiques parasitaires.

Nos études antérieures ayant démontré que le staphylococcus aureus, le staphylococcus albus et le streptococcus sont, par ordre décroissant de fréquence, les parasites pathogènes les plus communs dans les vésicules et dans la sérosité de l'eczéma, nous avons, pour le moment, borné nos expériences presque exclusivement à l'étude de l'action du staphylococcus aureus.

Première expérience.

Nous avons choisi trois malades atteints d'eczéma banal (n⁰ˢ 1, 2, 3) et, après un soigneux lavage à l'éther, nous avons pris, avec un fil de platine, le liquide des vésicules et la sérosité transparente qui sort après le lavage à l'éther.

Ces ensemencements faits, comme tous les autres, sur la gélatine glycérinée et sur l'agar-agar (1 pour 100) glycériné à 6 pour 100, nous avons obtenu :

Malade n° 1. — Sur deux cultures de sérosité : rien.

Malade n° 2. — Sur trois cultures de liquide de vésicules transparentes : 1 fois, staphylococcus aureus et staphylococcus albus ; 2 fois, staphylococcus aureus.

Sur trois cultures de liquide de vésicules opalines : 3 fois, staphylococcus aureus et staphylococcus albus.

Sur trois cultures de la sérosité : 2 fois, staphylococcus aureus et bactéries banales ; 1 fois, staphylococcus aureus et staphylococcus albus.

Malade n° 3. — Sur une culture de sérosité : 1 fois, staphylococcus aureus.

Résumé. — Sur 12 cultures : 2 fois, rien ; 5 fois, staphylococcus aureus et staphylococcus albus ; 5 fois, staphylococcus aureus.

Toutes les cultures se sont reproduites en série.

Le staphylococcus albus présente de gros cocci, disposés en diplococci, en tetracocci et même en grandes masses. Il peut correspondre au morococcus d'Unna. Le staphylococcus aureus offre les caractères ordinaires.

Deuxième expérience.

Nous avons pratiqué sur deux malades (n°° 1 et 2) des inoculations avec la sérosité de l'eczéma du n° 2, sur des parties absolument saines, sur lesquelles nous avons étalé, au moyen d'une spatule désinfectée, l'exsudat eczémateux. Les régions inoculées ont été recouvertes d'une gaze aseptique.

Sur 15 inoculations nous avons obtenu :

5 fois. Frottant la peau avec une boule de coton imbibée de sérosité : rien.

2 fois. Nettoyant et frottant au préalable avec de l'alcool : 1 fois, une vésicule ; 1 fois, plusieurs vésicules.

3 fois. Nettoyant et frottant au préalable avec de l'éther : 2 fois, la production de deux à quatre vésicules ; 1 fois, rien.

5 fois. Nettoyant et frottant au préalable avec de l'éther et grattant avec la lime d'une spatule : 4 fois, rien ; 1 fois, la production de deux ou trois vésicules.

Résumé. — 8 fois : rien. 5 fois : production de vésicules.

Les vésicules se sont développées dans l'espace de vingt-quatre à quarante-huit heures. Sauf une, toutes les autres étaient opalines. La culture de la première a été stérile. Celle des secondes a donné du staphylococcus aureus. La région inoculée ne devint pas érythémateuse ; les vésicules disséminées se sont séchées rapidement. Quelques-unes ont été entourées d'une auréole rouge toute petite. On n'observa pas de démangeaison.

Troisième expérience.

Inoculation chez neuf enfants affectés de teigne faveuse, non eczémateux, de la culture pure du staphylococus albus, obtenue de la sérosité et des vésicules du malade n° 2 sur la partie antéro-externe du bras.

La culture fut appliquée sur la région avec un fil de platine.

Sur 9 inoculations on a observé :

1 fois. Lavage à l'éther sur les deux bras ; inoculation sur le bras droit ; bandage en gaze et en étoffe caoutchoutée sur les deux bras : rien.

3 fois. Lavage à l'éther ; grattage avec la lime de la spatule ; bandage en gaze : rien.

1 fois. Lavage à l'éther ; grattage fort, par le malade, dont les ongles n'avaient pas été désinfectés ; bandage en gaze : rien.

4 fois. Lavage à l'éther ; grattage avec la lime de la spatule sur les deux bras ; inoculation au bras droit ; sans bandage : 1 fois, de rares vésicules au bras droit ; 3 fois : rien ; bras gauche : rien.

Résumé. — 9 inoculations. 9 fois : rien. 1 fois : de rares vésicules.

Les vésicules opalines se sont promptement desséchées et sont apparues entre le deuxième et le troisième jour. Elles ont été troubles dès leur apparition. Il n'y a pas eu de démangeaison. On n'a pas fait de cultures.

Quatrième expérience.

Inoculation avec de la culture pure de staphylococcus aureus, sur 27 enfants faveux, non eczémateux. Cette culture provient du malade n° 2. C'est la région antéro-externe du bras qui a été inoculée. Inoculation comme dans l'expérience antérieure.

Sur 27 inoculations nous avons observé :

2 fois. Lavage à l'éther ; inoculation par simple application de la culture ; sans pansement : rien.

7 fois. Lavage à l'éther ; inoculation par frottement avec le bouillon de la culture ; bandage en gaze : rien.

5 fois. Lavage à l'éther ; frottement avec une brosse à ongles désinfectée, sur les deux bras ; inoculation au bras droit ; bandage en gaze sur les deux bras.

Bras droit. 3 fois : rien ; 2 fois : des vésicules opalines en petit nombre.

Bras gauche. 5 fois : rien.

1 fois. Lavage à l'éther ; frottement et percussion avec une brosse désinfectée, sur les deux bras ; inoculation au bras droit ; pansement avec la gaze couverte d'étoffe caoutchoutée sur les deux bras : rien.

12 fois. Lavage à l'éther ; grattage avec la lime de la spatule sur les deux bras ; inoculation sur les deux ; pansement à la gaze.

6 fois : rien.

6 fois : vésicules avec une certaine rougeur à la peau. Ces vésicules sont pour la plupart opalines dès leur commencement.

Quelques-unes, transparentes d'abord, deviennent opalines rapidement.

Résumé. —27 inoculations. 19 fois : rien. 8 fois : des vésicules.

Les vésicules et les papulo-vésicules observées ont paru 24 ou 48 heures après l'inoculation et chez quelques malades il s'en est encore présenté quelques-unes les jours suivants. Il n'y a pas eu d'érythème diffus prononcé. Un peu de démangeaison chez deux ou trois malades. Quatre ou huit jours après l'inoculation toutes les vésicules étaient desséchées. La plupart ont été opalines depuis le commencement, mais il y en a eu aussi de transparentes et du type papulo-vésiculeux, qui se sont desséchées sans former de petite croûte, ou qui se sont résorbées. Les poussées se sont terminées par une légère desquamation, et en plusieurs endroits, on voyait avec la loupe de petites gerçures circulaires de l'épiderme appartenant à de très petites vésicules qui avaient été résorbées. La culture du liquide des vésicules troubles et celle des vésicules transparentes ont produit des staphylococcus aureus.

Quelques malades qui eurent des vésicules avaient été inoculés antérieurement, sans résultat, avec la culture du staphylococcus albus (Troisième expérience.)

Cinquième expérience.

Inoculation de la culture pure de staphylococcus aureus obtenu d'une vésicule transparente d'un des malades de la série antérieure. Les inoculations ont été faites sur la partie antéro-externe du bras, en y appliquant des compresses de gaze, imbibées de culture en bouillon gélatinisé à 2 pour 100 et par-dessus une étoffe imperméable et un pansement à la gaze.

Sur 8 inoculations nous avons obtenu :

6 fois. Enfants faveux, non eczémateux.

Lavage à l'éther ; application d'un sinapisme, jusqu'à faire rougir la peau, frottement et percussion avec une brosse désinfectée, sur les deux bras ; inoculation sur le bras droit ; bandage avec une étoffe imperméable et gaze sur les deux bras.

6 fois. Bras gauche : absolument rien.

6 fois. Bras droit : état érythémateux avec vésicules et papulo-vésicules assez nombreuses, qui ont augmenté dans les jours suivants ; elles se sont présentées aussi à la périphérie de la région inoculée. Les vésicules ont paru avant les vingt-quatre heures après l'inoculation. Nous en avons pu observer plusieurs transparentes qui sont devenues troubles ensuite, ou qui sont résorbées. Les vésicules troubles ont formé une petite croûte jaunâtre. Le bandage a été enlevé dès le second jour et il y a eu des malades qui présentaient de nouvelles vésicules sept jours après. En général les lésions produites ont commencé à diminuer du cinquième au sixième jour ; les vésicules existantes se sont desséchées, et le nombre des nouvelles a diminué. Entre le neuvième et le dixième jour les lésions de tous les inoculés étaient en pleine desquamation fine. Chez trois de ces malades la démangeaison a été assez grande et elle a duré un peu plus que les lésions elles-mêmes. Trois cultures de vésicules absolument transparentes ont donné le staphylococcus aureus en culture pure.

2 fois. Malades eczémateux, l'un aux deux jambes ; l'autre aux deux cuisses et à la zone périgénitale ; lavage à l'éther ; application de compresses imbibées du bouillon de culture ; bandage en étoffe imperméable et en gaze ; bras droit.

1 fois. Examen vingt-quatre heures après. État érythémateux, vésicules claires, disséminées. Pas de démangeaison. Le bandage fut enlevé. Beaucoup de vésicules se sont résorbées ; d'autres sont devenues troubles

et se sont desséchées. Entre le troisième et le quatrième jour la poussée avait fini, mais la peau demeurait un peu érythémateuse et desquamait sur toute la zone inoculée.

1 fois. Examen vingt-quatre heures après. Poussée vésiculeuse et papulo-vésiculeuse abondante, confluente, avec vésicules claires, extrêmement petites, acuminées, sur un fond légèrement érythémateux. Le pansement fut enlevé. Pendant les jours suivants les vésicules augmentèrent. Entre le quatrième et le cinquième jour elles se desséchèrent rapidement. Quelques-unes ont formé une petite croûte jaunâtre pâle. La culture du liquide transparent des vésicules donna du staphylococcus aureus pur. Légère démangeaison. Le malade est un eczémateux sentant peu la démangeaison. Excepté la courte durée de la poussée, l'aspect a été, d'une manière absolue, celui d'un eczéma vésiculeux typique.

Résumé général :

Sur 15 inoculations avec la sérosité de l'eczéma.
- 8 fois : rien.
- 4 fois : des vésicules.

Sur 9 inoculations avec la culture du staphylococcus albus.
- 8 fois : rien.
- 1 fois : rares vésicules.

Sur 55 inoculations avec la culture du staphylococcus aureus.
- 19 fois : rien.
- 16 fois : des vésicules.

Total : 57 inoculations.
- 35 fois : rien.
- 22 fois : des vésicules.

Conclusions

1° L'inoculation des cultures d'un staphylococcus albus (pouvant correspondre au morocoque d'Unna) n'a pas donné de résultat. Un cas douteux seulement.

2° Les expériences rapportées prouvent que la production de vésicules expérimentales, semblables à celles de l'eczéma banal, peut être obtenue par l'inoculation, dans la peau, de la sérosité de l'eczéma, et surtout par l'inoculation de la culture pure de staphylococcus aureus.

3° Les inoculations sur la peau saine, de la sérosité de l'eczéma ou de la culture, sans une étoffe imperméable conservant l'humidité sur la région inoculée, ne donnent pas de résultat.

4° Lorsqu'on recouvre les régions inoculées, non traumatisées au préalable, d'une étoffe imperméable, on obtient des résultats, parfois assez considérables (les deux derniers malades de la cinquième expérience). La macération épidermique produite par les compresses humides et l'étoffe imperméable est, probablement, la cause de cette différence.

5° Le traumatisme cutané superficiel, surtout lorsqu'il est précédé d'une action hyperémique, comme celle de la sinapisation, est le meilleur de tous les procédés que nous ayons employés pour la production des lésions vésiculeuses du type eczémateux. Par l'application d'une gaze imbibée du bouillon de culture, couverte d'une étoffe imperméable, on obtient le maximum des conditions favorables.

6° Les lésions produites n'ont pas la persistance de l'eczéma, sa dissémination et ses phénomènes congestifs locaux et d'infiltration cutanée.

7° L'importance évidente du traumatisme et de l'état hyperémique antérieur à l'inoculation justifie d'une manière absolue l'importance du rôle attribué au grattage dans la production et l'extension des lésions eczémateuses.

8° Il semblerait logique de supposer qu'un grand nombre d'eczémas banals devraient leur développement à une action simultanée, traumatique et infectieuse, cette dernière dépendant du staphylococcus aureus.

9° La persistance morbide des eczémas est peut-être due à de constantes réinoculations, produites par les égratignures, les frottements, les conditions locales de la partie malade, la gêne de la circulation, etc.

10° Le premier facteur intervue, tenant à des causes différentes et pouvant créer d'une manière indirecte l'état eczémateux par la production de traumatismes cutanés, est le prurit.

11° Les caractères cliniques des lésions que nous avons observées et l'absence de streptococcus dans les vésicules nous autorisent à croire que ce n'étaient pas des lésions d'impétigo.

A NOTE ON THE BACTERIOLOGY OF ONE FORM OF ECZEMA

By Arthur WHITFIELD

(London)

It seems to be imperatively necessary, as M. Sabouraud has already remarked in his able article on the etiology of eczema, that each investigator should select some well-defined type of disease included under the name and confine his attention to that particular type in order to attain any useful end in the study of the bacteriology. I therefore selected the form of eczema which is so commonly seen on the faces of young children and is usually known as seborrhoea sicca, dry eczema, or even epidemic dermatitis. The disease occurs as small, usually well-defined discs, varying in size from that of a lentil to that of a shilling, it may be observed to spread centrifugally, and it is situated chiefly on the cheeks, neck and chin, in the last named position being apt to lose its definitely circumscribed outline and run into large diffuse patches. The more detailed examination of a single patch shews that it is in reality only a very superficial disturbance of the epidermis. There appears to be no primitive lesion except the scurfy roughness and, although one sometimes sees the eruption complicated by the appearance of vesicles, these are, I believe, always secondary. On the face there seems to be no particular affection of the follicles, but on the somewhat uncommon occasions on which the disease generalises, it appears always to attack the follicles in circular patches, chiefly on the extensor surfaces of the arms et legs. I may point out in passing, that other diseases, such as pityriasis rubra pilaris which are markedly follicular on the body and limbs often shew no such arrangement on the face. If one tries to remove the thin scales from one of the diseased areas one finds that they are rather firmly adherent and that forcible removal causes a great hyperaemia and usually a little haemorrhage. This tendency to become easily hyperaemic is one of the marked features of the disease and is brought out at once on rubbing, washing or exposure to cold winds. Indeed the last seems to have an extremely strong influence in determining the outbreak of the eruption since I have repeatedly noticed that a period of cold East wind will bring a rush of cases while in warm, moist weather the disease almost disappears.

The method used for examination was the following :

The patch was gently washed with and pad of absorbent wool and soap and water to remove accidental organisms, dirt, etc., and then with a sterile sharp spoon a few scales were taken and cultivated in bouillon for 24 hours. The culture was then examined and from it a series of gelatine or agar plates was made. From these subcultures were made until the growths were obtained in pure culture. By growing the scales in bouillon first and examining this mixed growth a kind of control was established for those organisms which would not come up well on the plates. Thus on several occasions I found streptococci in the broth though they never came up well on the plates. On one occasion also I found a non-sporing anaerobic bacillus which was grown in a Kipp's apparatus, though I failed to isolate it.

In all twelve cases of the disease were examined with the following results :

One organism, with two sub-varieties, was found invariably present. This was a micrococcus of very variable size ($.6\,\mu$ — $.4\,\mu$), arranged usually in pairs, in which case the cocci were oval and joined by their long axis, thus resembling gonococci, also found in groups and in short chains. The coccus grew freely on gelatine and gave rise to a broad, waxy streak always white at first but in some cases developing a definite yellow at the end of the first week. Gelatine in ten per cent. strength was never liquefied even at the end of some months. On agar a white or a yellow growth was obtained, the white being indistinguishable from staphylococcus pyogenes albus, the yellow never so golden as a good specimen of aureus. On potato the growth was profuse and slimy, and the white and yellow varieties were here very distinct, the yellow becoming almost as dark as bacillus coli. The coccus did not grow well in the track of a stab culture, nor anaerobically. It grew well in milk which it did not coagulate. The reaction of the medium within moderate limits did not seem to be of much importance as it grew luxuriantly on bouillon which had been left slightly acid. On the other hand it did not grow on wort gelatine. The organism stained well by Gram's method. On one occasion this organism was obtained in pure culture direct from the scale in the broth, but it was usually associated with some other organism. Thus on six occasions sarcina lutea was present, staphylococcus pyogenes albus on six and aureus on three occasions, proteus twice, streptococcus twice, an anaerobic bacillus once, and a sulphur yellow non-liquefying coccus (micrococcus luteus) once. On one occasion I cultivated the serum from a case where vesicles had supervened and obtained a pure culture of staphylococcus aureus, and on two occasions cultivations from the skin of healthy faces yielded sarcinae, streptococci and staphylococcus aureus. On neither occasion did I find the coccus above described. Finally on two occasions I inoculated the skin of my own arm with the coccus, but with a negative result. The last proof of its causal relationship to the disease is therefore absent, but in view of the facts that it is invariably present in the disease and was once found in pure culture, I cannot think that its presence is accidental, though it probably requires a certain delicacy or damage of the epithelium in order to be able to establish itself. It will be seen that the description almost exactly corresponds with that of staphylococcus cereus albus et flavus, an organism which has rarely been found in suppuration. This coccus did not, however, produce any symptoms when inoculated into a guinea pig. Its relationship with the morococcus of Unna would appear to be close, seeing that its only distinction appears to be that it never liquefies gelatine. Also it seems to be identical with the coccus described Merrill (*New-York Medic. Jour.*, 1897, p. 522) with the exception that his measurements are roughly ten times mine, a difference which must, I think, be due to a misprint as this would make his cocci nearly the size of red blood corpuscles.

RESEARCH INTO THE ALLEGED PARASITIC NATURE OF ECZEMA

by Morgan DOCKRELL,

(London).

To properly understand any subject in science, it is necessary from time to time to enquire as to the knowledge amassed, to severely test it, to co-ordinate and systematize it, specially in regard to those wide generalizations called the laws of nature.

It is no doubt with this object that the Committee of the Dermatological Congress has invited reports to be made on the Parasitic Nature of Eczema, so as to ascertain in the first place, whether the theory that eczema is a contagious disease and is due to a " morococcus ", which was originated and supported by the Hamburg School ten years ago, is one that is any longer worthy of credence, whether is has stood all tests, or whether stripped of all the ambiguity of wordiness with which it has been put forward, freed from the personality of its great fatherhood, it stands naked in the fierce light of facts, without a scintilla of evidence to support it, any more than had the theory, put forward in 1868, that protoplasm was due to the Bathybius Haeckelii. In each instance a new term was coined, Unna's being the morococcus, while Huxley's causative factor was the coccolith; and, as in the case of the coccolith, which the naturalists of the " Challenger " afterwards proved to be only a precipitate from the sea water by the alcohol in which specimens had been preserved, so also with morococcus. As a separate entity it is only a figment of

Unna's fertile imagination, and just as Bathybius was only deep sea mud under a new name, so the morococcus is but an old acquaintance, the staphylococcus, when, owing to the contraction of coagulated albumen, it becomes huddled into small groups, showing no marked preference for the eczema crust above the crusts of other diseases, in which it is always present. In the second place, it is necessary to sift other theories, such as those put forward by Drs Scholtz[1] and Raab from the University of Breslau, with the hall mark of Neisser's name attached to it, that eczema is due to the staphylococcus aureus, and that of Dr Charles Kreibich[2] from Kaposi's clinique that eczema is not parasitic, because on careful cultivation from broken eczema vesicles he has not obtained any evidence of organism. For these reports to be useful it is essential for them to be based not on microscopic sections alone, or on culture results only, but on both carried on at the same time; not on vague theorisings, but on hard facts capable of full demonstration, the result of patient observation in the laboratory where unbiassed conclusions have been drawn from sections and cultures simultaneously obtained from a large number of cases.

It was with these two objects kept well in view I commenced the systematic research to ascertain whether Unna's theory of eczema being a parasitic disease was really sound, and results have led me to the firm conviction that it is absolutely unworthy of belief. By a singular coincidence I have had during the past eight months of my research the able assistance of Mr. Max Colhoun, who was Professor Unna's assistant at the time he brought forward his theory, and so I have had his experience in the investigation of the immense amount of material at my disposal, and I am glad to acknowledge his help not only in selecting the best specimens for illustrating this paper, in carrying out the bacteriological work, but also in executing the plates which accompany it.

I will briefly quote from Unna's excellent work on the histopathology of the skin, the important points which he brings forward in support of his theory that eczema is an infectious disease.

By coloured drawings reproduced from some of those I am exhibiting and demonstrating in conjunction with the microscopic slides from which they are taken at the Paris Congress of Dermatology, I hope to convince my readers that Professor Unna's theory is absolutely wrong.

1. *Annales de Dermatologie et de Syphiligraphie*, 1900, p. 400.
2. *Annales de Dermatologie et de Syphiligraphie*, 1900, p. 569.

Unna's arguments in favour of the parasitic theory of eczema
Unna's Division of Eczema.

(1) Acute eczema vesicle (inoculation vesicle).
(2) Chronic eczema vesicle (moist catarrh of the skin).

He states about the latter: — " After excluding the vesicle we can treat all other changes of the eczematous skin, however different they may appear clinically, from a uniform point " " Very many eczemas begin as squamous eczemas and remain as such." " Vesicles are usually only an acute complication."

Unna's three forms of Vesicle.

(1) *Acute*
          Vesicle (Primary).
    Chronic :
(2) Non-leucocytic vesicles.
(3) Impetigo-like vesicle.

The vesicle is the binding link between the two (viz. the acute and chronic forms).

Characters of Acute Vesicle.

Characters of Acute Vesicles (primary to spongy transformation) :
(1) Occur primarily on otherwise healthy epidermis.
(2) Are not covered by crusts or scales.
(3) Show no transition into spongy epithelium.
(4) Whose contents are a mixture of serum, leucocytes and uncornified epithelium, consequently not a pure exudation.
(5) Develops by the sudden entrance of morococci under the horny layer, and into the prickle layer, either spontaneously or by inoculation.

" They alone represent true acute eczema, and their connection with the general chronic disease is shown by the identity of the infective agent ".

Chronic Eczema.

Chronic Eczema (" common characters of the two forms of vesicles, those secondary to the spongy transformation ").
(1) They appear secondarily on the already eczematous epidermis.
(2) That they are covered with crusts, rarely with scales or parakeratotic horny layer.

(3) "That they definitely show their origin from the spongy epithelium by their partial transition into it at their base or sides;
that their contents are uniform, namely, pure exudation".

Differential Characters.

(1) That the one has only pure serous or sero-fibrinous contents,
and is *small* (non leucocytic).
(2) The other is packed with leucocytes and usually *large* (Impetigo-like vesicle).

Development of Vesicles.

Unna denies that the eczema vesicle develops like that of zoster and
variola by a primary colliquation and degeneration of epithelial cells
because:
(1) Elementary cavities in the prickle layer, which precede the formation of the eczema vesicle, develop *intercellularly*, and are
consequently elementary vesicles of *dilatation*, and not elementary vesicles of colliquation.
(2) Actual basis of the eczema vesicle is then a net-like connected
system of dilated canals in the most *superficial* part of the
prickle layer, and not, like most of the vesicles of colliquation,
in the middle and under par of the prickle layer.
(3) Finally, the surrounding epithelium during the formation of the
eczema vesicle remains, for the most part, absolutely normal;
with this *exception*:

Cavernous Transformation not Degeneration.

In long persistence of the spongy condition and later, on the surface of larger vesicles, there are added to the small intercellular elementary cavities certain others, which are localised in the interior of
epithelial cells at the seat of the perinuclear space, and arise from its
simple dilatation. But these cells are a long way from being softened
and degenerated in their substance. The outer mantle of the cells is
indeed usually cornified, the inner cell substance, with its well-pre-
served nucleus, is compressed, and pressed to a side by the dilatation
of the perinuclear space. It is then neither a reticular nor any other
kind of degeneration, but simply the extension of the intercellular
oedema into the lymphatic perinuclear space of the cell.

But the sporadic presence of intracellular changes in a few prepa-
rations does not alter the fact that the epithelial oedema of the prickle

layer in eczema is mainly interstitial. There is entirely absent in the process any poisonous action, which leads in any characteristic way to the degeneration and liquefaction of the protoplasm of the prickle cells. Indeed, in spite of the continuous soaking with fluid, the cornification of the epithelium is never absent.

Although the spongy prickle layer may contain many small elementary cavities, with or without coagula, it does not yet present any proper, i.e., macroscopically visible vesicle. Vesicles develop very readily on this basis, in two forms, and probably from two different causes :

I. The one is nothing but a local excess of the spongy transformation of the prickle layer. One finds :

(1) On looking over many section of eczematous papules, which macroscopically showed no vesicle on the under side of the crust, scale or simply parakeratotic horny layer, here and there globular cavities, which at their bases and sides pass into the spongy epithelium without any definite margin.

(2) Further, the same appearances in sections of eczematous skin with visible vesicles, which show all the transitions which could be desired, from the small up to the large.

These only differ in that the larger induce a backward pressure on the spongy epithelium from which they have arisen by greater pressure of serum, and, therefore, are more sharply marked off from it.

II. The second form of vesicle is something quite new. Here we have :

(1) No gradual transition, but a sudden abrupt change.

(2) It develops on the bais of the spongy transformation.

(3) It is not a simple increased collection of serum which dilates the uppermost spaces into vesicles, *but a local saturation with leucocytes.*

(4) The sharp limitation and the considerable size correspond to the clinically rapid appearance of this vesicle, in virtue of which it usually compresses the whole surrounding prickle layer.

(5) The leucocytes almost completely fill those relatively large vesicles, so that there is only room for a small quantity of serum and granular coagulated exudation.

(6) This patchy penetration of the leucocytes at this *locus minoris resistentiæ* is further confirmed by the circumstance, that the surrounding prickle layer, in spite of the dilated lymph spaces is usually comparatively free from wandering cells.

(7) It gives the impression as if all the leucocytes in the neighbourhood had run together at a sudden alarm, and, stopped at the horny layer, had made themselves a place, and thus, as in true impetigo, formed the sub-corneal vesicle.

Common Characters of two Vesicles.

The position of the two is the same, viz.

(1) They are always most numerous immediately under the horny layer. They are directly in contact with it, and extend outward in different degress in the prickle layer.

(2) Their contents also are the same, namely, purely serous or fibrinous. These may partly or completely coagulate. Like all large thrombi, in coagulating do not retract from the wall concentrically, but in festooned segments, which correspond to a drop of serum expressed at the periphery.

Morococci : where found.

The parallelism of the appearance of exudation with the bacteriological relations of the crusts and vesicles is very instructive, and to me almost proves their parasitic nature. The moist crusts, after coagulation, form an excellent medium for the morococci, which, as the *crust dries*, form larger and larger mulberry-formed collections.

These we find constantly in the old, long undisturbed crusts, and, naturally, they are most clearly seen in the transparent contents of *clear coagulated* vesicles. As they further dry, the crusts split perpendicularly to the surface of the skin, and thus the morococci get the opportunity of growing from the warmth and moisture at the tear, until they reach the base of the crust. Now in the cases in which, under the encapsuled vesicles, new ones are formed, one finds almost regularly that the morococci on the base of the old — that is, the covering of the new — vesicle have taken on a new and vigorous growth. We will not go far wrong then in assuming, as we have above from other grounds, that these *vesicles* under the middle of *old crusts* are the result of the multiplication of the cocci in the latter, and the consequent attraction of a *new flood of serum*.

Unna's difference between impetigo and eczema.

(1) That the fundamental difference between impetigo and eczema depend on the attraction of the purulent exudation by the staphylococci, and a seropurulent one by the morococci.

2) That there is no true fibrin in acute vesicles, but only in chronic.

(3) That the staphylococci appear to paralyse the leucocytes ; they are no longer able to take up staphylococci, which spreading themselves in cluster form range freely through pus.

Morococci :	*Staphylococci :*
(1) Attract leucocytes less.	(1) Attract them powerfully.
(2) Are readily taken up by them.	(2) When they get near destroy them.
(3) Increase in them.	
(4) They do not reach in contents of blister such a size as in crust.	

Eczema Rubrum.

Large vesicles are not developed simply because the resistance of a crust is absent ; but one finds everywhere under the surface, small elementary vesicular dilatations which also are filled with leucocytes.

The possibility of such a predominance of the spongy condition under a young horny covering explains the presence of certain — certainly rare — eczema vesicles, on whose covering we find neither the remains of crusts nor morococci, and in whose contents we also find no cocci. Such cases I have only, with approximate certainty, observed twice in seventy-three cases of eczema, of which forty-three were moist. I say approximately, for there is always the possibility that a central section, which might have contained the cocci, was overlooked. But in spite of the weight of evidence which lies in the constant discovery of cocci above (or in the primary also in) the vesicles, I would still regard it as possible, that in certain cases with persistent local recurrences, the cause is only to be sought in a chrysaloid, spongy condition of the prickle layer.

Eczema Rimosum.

We find in eczema, even outside the palm of the hand, now and again, a tendency to cracking of the horny layer, especially in long standing eczemas of the extremities. In these cases it is due to the cracking of very thick crusts under the influence of great superficial drying. These tears, also, may directly extend into the spongy prickle layer in contact with the crusts. As these long-standing thick crusts contain the main groups of morococci, and these grow especially on the torn part of the crust exposed to the air, these tears in old crusts are usually the seat of the commencement of the new serous exsudation into the underlying epidermis, and they therefore attain an important significance.

Having thus given a condensed account of the salient points put forward by Unna, it is evidently my duty to state clearly what my « belief » is in regard to eczema, so that there may be no uncertainty as to the cases I have included in this research. I believe :

Clinical Belief.

(1) That eczema is ushered in by the appearance of one or more of three primary lesions, namely, either a macule, a papule, or a vesicle, and that this constitutes its *acute stage*.

(2) That this is generally followed either by scales, crusts and fissures, which constitute, when fresh lesions keep coming out and when the infiltration is but slight, a *sub-acute stage*.

(3) That if there is greater infiltration, accompanied as it is often, by partial or complete denudation of the epidermis, or deeper fissures, lasting for weeks, complicated by exacerbations of the disease in which primary lesions, notably vesicles, appear from time to time, this constitutes a *chronic stage*.

(4) That there is no such condition as pustular or impetiginous eczema, save only as a secondary complication, which has nothing to do with the cause of eczema, and therefore must not be included. Seborrhœic eczema, namely an eczema which has occurred on a pre-existing seborrhœic disease, must also be rejected as tainted evidence in arriving at a true result.

(5) That there are certain internal predisposing causes to eczema, but that there is the slightest evidence worthy of serious thought that it is ever produced independently of external exciting causes I can find no proof.

(6) That there is not a shred of evidence to support the theory that the disease is produced parasitically, because a pure uncomplicated eczema never behaves in the manner which we are in the habit of regarding as a parasitic disease from a clinical point of view.

Histological Belief : Staphylococcus.

From sections taken from a large number of cases of eczema, hundreds of which can be examined in the Histological Department in the Dermatological Congress at Paris, or in my laboratory after the Congress, I believe that histologically in no *central* section of eczematous skin has there ever been found in the serum of a vesicle any staphylococcus; and where supposed to have been found a side section has been examined and not a central one.

Morococcus

The « morococcus », so-called, is only a condition which is seen in coagulated albumen, and is nothing more than a grouping of the staphylococci due to the coagulation sometimes forming single groups at other times these very groups appear themselves in larger groups, and taking the mulberry form. These groups of staphylococci, as well as single staphylococci, are never found deep-seated in the epidermis unless when there is a wound or fissure, and then grouped only in coagulated albumen.

Crusts.

In the crusts of eczema, as in the crusts of other diseases, as lupus vulgaris, lupus erythematosus, syphilis, impetigo, psoriasis, the grouping of staphylococci (morococcus) is also found, although in several sections of eczematous crusts staphylococci have not been found, in crusts from other diseases they always have.

Vesicles.

The initial vesicles arise from the spaces between the epithelial cells which become dilated at first and later on broken. The vesicle never contains in the pure serum a staphylococcus, or any other coccus, is uninfluenced by chemotaxis, and presents no differences in its inherent characters, whether it develops in a chronic or an acute eczema.

Epithelium.

The epithelial cells are softened by the fluid poured out, and spongy epithelium is not a factor of any importance in the disease.

Bacteriological Belief.

That in the serum taken from the true eczema there is always present either the staphylococcus aureus, citreus, or white; that the cultivation commonly shows the presence of two or three — very occasionally only one coccus. (It is interesting to note in the sections with and without morococci, mixed staphylococci were always found in cultures).

In carrying out a large number of sowings every antiseptic precaution was taken, the surface being cleansed carefully with ether, alcohol and sublimate solutions, so that in each instance the results should be accurate.

I will now briefly explain the plates which accompany this paper, giving an account of each case, and explaining the different points which refute Unna's arguments.

PLATE I. (Section No. 325). — L. M. age 15 years.

Duration : More or less since infancy, never absent.

Clinical : General thickness with fissures limited to backs of hands. No vesicles apparent.

Microscopic : Section taken from back of right hand. In this section it is interesting to observe that the fissure extends deep down to the cutis, and is filled out with coagulated albumen, in which are groups of staphylococci (morococci). Below the coagulated mass are seen isolated cocci in cutis.

Bacteriological : A mixture of the aureus and white staphylococcus was found.

Comment : This plate is exhibited to show :

1) That when cocci extend deep into the skin they do so by means of a fissure, as in eczema rimosum.

2) If a side section of such preparation is shown instead of a central, it would appear covered over with horny layer, and the staphylococci would seem to be coming from below instead of above.

3) There is a little serum in the cutis, although according to Unna there ought to be vesicles under the middle of this old crust as the result of the multiplication of cocci in the latter, and the consequent attraction of a new flood of serum.

PLATE II. (Section No. 224). — S. M. age 54.

Duration : Off and on for three years.

Clinical : Vesicles on palms of hands and between fingers.

Microscopic : Section taken from palm of hand. Here may be noticed a fissure extending down almost to the true skin where groups of staphylococci (morococci) appear in coagulated albumen, the cocci having penetrated beneath crust. Underneath there is a small collection of serum, to the right is seen a vesicle in stratum mucosum.

Bacteriological : Mixed cocci.

Comment : This plate shows : —

The serum underneath would appear to support Unna's theory of attraction of the cocci were it not for *the vesicle* in the stratum mucosum, which, I consider, emphasises in the most marked manner its absurdity, occurring as it does quite apart from any attractive cocci.

PLATE III. (Section No. 96). — J. G., age 56.

Duration : Three months.

Clinical : Denudation of epithelium is present, and consequently the red surface characteristic of eczema rubrum.

Microscopic : Section taken from right leg. — Two illustrations are given of the condition seen with the *low*, and also the *high* power; the former showing very beautifully the situation of the two vesicles, one breaking into the horny layer, while the other is situated in the stratum mucosum. The high power demonstrates : —

1) Flatness of horny cells containing leucocytes.
2) Enlargement of lymph spaces round the epithelial cells.
3) Capillaries full of leucocytes.
4) Absence of all cocci.
5) No appearance of crusts or scales.

· This specimen, selected from several dozens taken from cases in a similar condition, serves to mark Unna's apologia, which he makes under the head of his remarks on eczema rubrum. Unna first states : « That large vesicles are not developed simply because the resistance of a crust is absent, but one finds everywhere under the surface small elementary vesicular dilatations. "

It is hardly necessary to point out again that the plate shows the presence of large vesicles, independent of crusts, and, of course, his elementary vesicular dilatations are the same as they always are, the enlargement of lymph spaces in the epidermis. But the learned Professor knowing that eczema rubrum is the damning part of his theory, further, apologises, because, forsooth, as he knows very well, vesicles occur without crusts and morococci, and he says : " The possibility of such a predominance of the spongy condition under a young horny covering explains the presence of certain vesicles, on whose covering we find neither the remains of crusts or morococci, and in whose contents we also find no cocci. Such cases I have only with proximate certainly observed twice in seventy-three cases of eczema (And here it is worthy of notice how punctilious Unna becomes.) I say approximately for there is always the possibility that a central section, which might have contained the cocci, was overlooked. (One pauses to wonder if Unna has not persistently overlooked central sections). But in spite of the weight of evidence which lies in the constant discovery of cocci above (or in the primary also in) the vesicles, I would still regard it as possible, that in certain cases with persistent local recurrences the cause is only to be sought in a chrysaloid spongy condition of the prickle payer. "

Bacteriological : Mixed cocci.

Comment : Further comment is hardly necessary, I would almost say superfluous.

PLATE IV. (Section No. 285). — C. W., age 27.

Duration : Three weeks.

Clinical : The patient appeared very ill, but there was no elevation of temperature. An extensive mixed eruption was present, extending over back, shoulders, arms, and anterior borders of axillæ; chest and abdomen perfectly free. The eruption was chiefly vesicles and nail marks. In consequence of the intolerable itching complained of, a careful investigation for pediculi, and also as to scabies, was made, but with negative results.

Microscopic : Two sections were made from back of arm, one removing an early vesicle, said to have come up during the previous twenty-four hours; the other being present about three days.

Early clear vesicle (not illustrated) :

1) Occurs underneath epidermis in cutis.

2) No coagulated albumen.

3) Epithelial cells mostly destroyed.

4) Contents fresh serum.

5) No cocci.

Cloudy vesicle :

This specimen is illustrated with the low and high power.

There are four points worthy of notice :

1) Crusts of coagulated albumen filled out with cocci presenting all the appearance of staphylococci in groups, which constitute the morococci.

2) Below this is a layer of dried leucocytes.

3) Under which is a quantity of serum.

4) Weigert's method shows fibrin, serum, and leucocytes.

Bacteriological : Mixed cocci.

Comment : Taking these points in order, the cocci present the appearance which Unna has called moro-coccus, and, therefore, according to him not staphylococci, and so unable to produce dead leucocytes. But Unna's fundamental points of differential diagnosis of the staphylococcus from the morococcus are : " Staphylococci attract them powerfully, and when they get near destroy them." And Unna is too astute an observer to be wrong, therefore Unna's morococcus, according to himself, is a staphylococcus.

Again, one may fairly assume this is a case of acute eczema, and, according to Unna, therefore there is no true fibrin present; but Weigert's method has demonstrated it.

Lastly, why is there no morococcus present in the clear vesicle. *The central section has not been overlooked.*

PLATE V. (Section No. 151) : — C. T., age 29.

Duration : One year.

Clinical : A number of vesicles scattered over arms and face, accompanied by infiltration, also some minute fissures.

Microscopic : Section removed from left arm. In this specimen may be noticed one large vesicle containing coagulated albumen, with a little chamber of serum underneath situated in the epidermis. In the centre of the coagulated mass, the horny layer is elevated and ultimately becomes broken.

Bacteriological : Mixed cocci.

Comment : This plate shows

1) Absence of cocci.

2) Dissolving of epithelial cells to fluid.

PLATE VI. (Section No. 257) : — E. B., age 18.

Duration : Six months.

Clinical : A number of vesicles situated on arms and forearms.

Microscopic : Section taken from bend of left arm. Here may be noticed : —

1) Coagulated albumen with grouped staphylococci.

2) Dead leucocytes underneath.

3) Deep in stratum mucosum, one vesicle showing several chambers with large and small leucocytes and dissolved epithelial cells, together with fibrin bundles.

Bacteriological : Mixed cocci.

Comment : Another specimen to prove :

1) That Unna's morococcus is a staphylococcus, according to his distinguishing feature between the two mentioned before.

2) That the size and position of vesicles occurring as these do deep in epidermis are in contra-indication to Unna's statements.

PLATE VII. (Section No. 189) : — H. T., age 26.

Duration : Three years.

Clinical : A mixed eruption of vesicles, clear and cloudy, crusts and fissures.

Microscopic : Section from right thigh.

1) Staphylococci (morococci) in crust.

2) Vesicle situated deeply in stratum mucosum.

Bacteriological : Mixed cocci.

Comment : This is exhibited to show :

1) Deep-seated vesicle.

2) Absence of epithelium, there being no fissure, explains why cocci have not penetrated deeply.

3) Limitation of cocci to crust, in common with all crusts ; thus emphasizing the fact that here crust is contaminated by cocci from air.

PLATE VIII. (Section No. 126) : — E. R., age 21.

Duration : One month.

Clinical : A mixed eruption of vesicles, scales and papules.

Microscopic : Section taken from arm where disease was said to have been present one day.

Here may be noticed :

1) Coagulated mass in epidermis.

2) Just underneath some fresh fluid.

3) A very fine line of epithelial cells separate it from.

4) Dilated capillaries underneath.

5) To the right is a fresh vesicle in the horny layer showing a gradual dissolving of epithelium.

Bacteriological : Mixed cocci.

Comment : This plate is brought forward to show conclusively what happens when a local irritation determines an eczema in a particular part. The sequence of events from below upward is :

1) Dilated vessels.

2) Serum gradually dissolving epithelium.

3) Coagulated mass.

4) No cocci.

Review of Facts.

Briefly I claim to have established beyond question the following facts, that :

(1) The morococcus is nothing but a staphylococcus according to Unna's own definition.

(2) The staphylococcus is found deep in the tissues in eczema when there is a fissure.

(3) Staphylococcus is never found in a *fresh* vesicle, nor is it ever in the shape of a morococcus outside a coagulated mass.

(4) When present in the crust it is as the result of contamination from the atmosphere, when deeper from auto-inoculation (generally) on a fissured surface.

(5) The theory of eczema being due to staphylococcus aureus is worthless, as in the cultivation made directly the cocci are mixed. A pure culture may, of course, be obtained by resowing from the previous culture the staphylococcus one wishes to prove one's own theory with, but this will hardly prove convincing.

Conclusion.

In conclusion, there are several other matters I would have liked to have dealt with, but I hope at no distant date to do so.

Chemotaxis.

The free use of the term chemotaxis by Unna is one which I cannot pass over, because as employed by him it is certainly in direct opposition to what one understands by the term, viz., the attraction of bacteria by certain chemical substances called « positive chemotaxis », or their being repelled, known as « negative chemotaxis. »   As Unna uses the term in eczema he makes the cocci in the crust attract the serum.   One naturally asks why do not they do this in the other crusts where they are found ; surely, if they attract in the one case they ought to in the otheir.   Can this be another effort to help to palm off his spurious offspring as the genuine article, or has one at last found Unna making a mistake without knowing it ?

Plate 1. — Eczema rimosum (section from back of hand) showing fissure.

    a. Hypertrophy of flat horny cells.
    b. Coaguled Albumin.
    c. Morococci deep down in fissure in coagulated Albumin.

Plate 2. — Eczema rimosum showing vesicle (section from palm of hand.)

    a. Morococcus in coagulated Albumin.
    b. Serum.
    c. Vesicle in stratum mucosum.

Plate 3. — Eczema rubrum (section from leg.)

    I. Low Power.
    II. High Power.

a. Mast cells.
b. Capillaries full of leucocytes.
c. Flatness of horny cells containing leucocytes.
d. Vesicle breaking up horny layer.
e. Enlargement of lymph spaces.
f. Vesicle in Stratum Mucosum.

Plate 4. — Eczema (section from arm).

    I. Low Power.
    II. High Power.

a. Serum containing Fibrin.	*c.* Dried leucocytes.
b. Morococcus in coagulated albumin.	*d.* Leucocytes in fluid.

Plate 5. — Eczema (section from arm).

    I. Low Power.
    II. High Power.

a. Vessel full of leucocytes.
b. Mitosis.
c. Serum.
d. Coagulated Albumin.
e. Mast cells.

Plate 6. — Eczema (section from arm).

    I. Low Power.
    II. High Power.

a. Leucocytes in capillaries.
b. Dried Leucocytes.
c. Vesicle containing Serum with large and small leucocytes and dissolved Epithelium cells.
d. Morococcus in coagulated albumin.
e. Fibrin bundles.

Plate 7. — Eczema (section from thigh).

a. Vesicle in Stratum mucosum.	*c.* Morococcus in coaguled Albumin.
b. Capillaries full of leucocytes.	*d.* Absence of Epithelium.

Plate 8. — Eczema (section from arm).

    a. Coaguled Albumin.
    b. Serum under coagulated Albumin.
    c. Vesicle in horny layer.

VENDREDI 3 AOUT

(Deuxième séance)

Présidence de M. le professeur LESSER (de Berlin)

LES TUBERCULIDES

RAPPORT

par le professeur C. BOECK

(Christiania.)

Tout ce qui touche à la tuberculose, de notre temps la plus meurtrière de toutes les maladies de l'homme, est certainement de la plus grande importance.

Aussi est-on, de nos jours, fortement occupé à limiter, par tous les moyens, la propagation de ce terrible ennemi de l'espèce humaine, et l'on réunit dans ce but des congrès spéciaux dans tous les pays.

Or, pour réussir en ces efforts, il est entre autres nécessaire aussi d'apprendre à connaître la maladie dans toutes ses manifestations et de découvrir ses traces aussitôt que possible chez les individus attaqués. Ici la dermatologie semble être appelée à jouer un rôle important et à rendre, non seulement à la pratique journalière, mais encore à l'hygiène, de grands services.

Le thème qui est à l'ordre du jour semble donc devoir éveiller la vive attention de tous les médecins.

S'il en est ainsi, que toute une série d'affections cutanées et entre autres quelques-unes très fréquentes dans l'enfance, sont un signe infaillible d'une infection tuberculeuse et si ces affections peuvent facilement attirer l'attention sur la bacillose encore latente, mais plus tard souvent si funeste, alors on doit forcément reconnaître la grande imporlance de ces faits aussi bien pour l'individu en particulier que pour la société. L'individu lui-même a tout avantage à ce que sa maladie soit reconnue et combattue de bonne heure et l'hygiène publique à ce que nombre de cas d'une tuberculose non transmissible encore soient, de cette manière, empêchés de passer à des formes graves et contagieuses, très aptes à former des sources d'infection nouvelles et à contribuer ainsi à la propagation de la maladie.

En partant d'un tel point de vue, il doit être d'une portée considérable que l'attention *des praticiens* soit dirigée sur ces affections éruptives, ces exanthèmes de la tuberculose, les « tuberculides ».

Il y a longtemps déjà que la connexion avec la tuberculose a été reconnue pour plusieurs des affections appartenant à ce groupe. C'est ce qui a été le cas pour le lichen scrofulosorum et l'acne cachecticorum de Hebra et pour l'acné scrofuleuse de MM. Radcliffe Crocker et Colcott Fox. Le lupus érythémateux a aussi de très bonne heure été attribué à la tuberculose par MM. Hutchinson et Besnier. Ce fut cependant au Congrès de Londres en 1896 qu'on essaya, pour la première fois, d'obtenir un aperçu d'ensemble sur toutes les affections cutanées d'origine tuberleuse ; en ce sens les rapports de MM. Nevins Hyde, Hallopeau et Crocker furent tous d'un très grand mérite. C'est, comme *on le sait*, également à cette occasion que M. Hallopeau essaya de faire valoir l'effet pathogène des toxines tuberculeuses *pour tout un groupe* de ces affections notamment le groupe auquel, quelques mois plus tard, M. Darier proposa de donner la dénomination de « tuberculides ».

C'est ainsi par l'école dermatologique française que cette nouvelle doctrine des tuberculides est fondée et développée, avant tout, par M. Hallopeau, par toute une série de travaux, et par M. Darier. Plus tard un grand nombre d'auteurs français ont produit des faits nouveaux ainsi MM. Tenneson, Leredde, Brocq, Thibierge, Du Castel, Gaston et d'autres encore.

Les descriptions cliniques et anatomo-pathologiques si exactes de quelques-unes de ces affections faites antérieurement par M. Barthélemy et M. Dubreuilh ne sauraient être oubliées comme ayant le plus grand mérite. Il est d'ailleurs superflu de donner ici un historique complet, ces affections ayant été l'objet de toute une série de travaux spéciaux, entre autres de M. Fringuet, de M. Beauprez et de M. Haury dans son excellent « Essai sur les tuberculides cutanées », Paris 1899. Il ne faut pas oublier non plus le remarquable exposé de la question que nous a donné M. Touton dans son « Etiologie und Pathologie der Acne, Vienne 1899, et « The cutaneous paratubercu-

loses » par James C. Johnston. (*Philadelphia Monthly med. Journal,*
Février 1899.)

En abordant la discussion du thème « Les tuberculides », il est
tout d'abord nécessaire de préciser ce qu'il contient de faits établis et
d'hypothèses.

C'est un fait établi qu'il existe une série d'affections cutanées d'un
caractère éruptif qui, comme règle générale, affectent une distribution strictement symétrique et qui se présentent si souvent chez des
individus tuberculeux qu'il faut nécessairement en tirer la conclusion
qu'elles se trouvent en un rapport causal avec la tuberculose. Dans
ces affections toutefois on ne rencontre le bacille de Koch ou pas du
tout ou seulement par exception. Inoculés au cobaye, les produits de
ces affections ne donnent pas du tout ou ne donnent que par exception des résultats positifs. Vis-à-vis des injections de tuberculine, ces
affections donnent une réaction inconstante.

Pour satisfaire au besoin qui se fait sentir de s'expliquer ces faits
discordants d'apparence, on a formulé cette *hypothèse* que ce sont les
toxines provenant des bacilles qui se développent dans les ganglions
et les viscères, qui jouent le rôle primaire et essentiel dans la genèse
des affections en question, et c'est conformément à cette hypothèse
que M. Hallopeau leur a donné la dénomination de « toxi-tuberculides ».

Heureusement ce sont les faits susceptibles d'une preuve qui ont
ici la plus grande importance, tandis qu'il en revient une bien
moindre à la partie hypothétique de la doctrine.

Cette hypothèse n'en a pas moins une très grande vraisemblance,
puisqu'elle semble procurer la seule possibilité de s'expliquer certains
faits. Il existe, en effet, un argument qui parle puissamment en faveur
d'une telle opinion : les différentes formes de la vraie tuberculose
cutanée (bacillo-tuberculides, Hallopeau) qui sont le résultat d'une
réaction directe et locale de la peau contre le bacille et ses toxines
produites *in ipso loco*, ont, en général, une distribution irrégulière
et accidentelle sur la peau. Telle est la règle tant pour le lupus vulgaire que pour les gommes scrofuleuses. Que de fois ne trouve-
t-on pas l'une des extrémités atteinte d'un lupus vulgaire, tandis
que l'autre est absolument indemne. Le développement des lésions
semble ici dû à une invasion fortuite des microbes à telle ou telle
place.

D'une tout autre manière se comportent les affections qui sont
comprises ici sous le nom de tuberculides. Ici, en effet, la règle est
une distribution d'une symétrie très accentuée, présentant aussi quel-

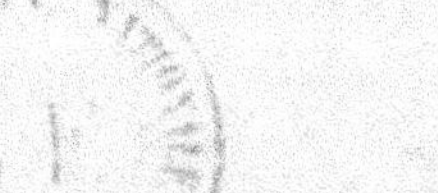

quefois « une correspondance verticale ». Il semble alors nécessaire que la localisation soit réglée et déterminée par une influence régulatrice centrale du système nerveux. La symétrie est souvent si frappante qu'on est contraint, pour s'expliquer les faits — spécialement dans les éruptions très aiguës et soudaines avec des troubles vasomoteurs très accentués — de recourir à l'influence des toxines circulantes sur les centres vasomoteurs.

On pourrait, il est vrai, en ce qui concerne les tuberculides les plus répandues, s'imaginer qu'il s'était produit une invasion symétrique des microbes dans les deux côtés du corps, seulement en raison de la structure symétrique bilatérale, notamment de celle des voies sanguines et lymphatiques, et que l'activité éruptive simultanée dans tous ces foyers microbiens avait été provoquée par une invasion toxinique soudaine en masse dans le sang, à peu près comme après une injection de tuberculine. Mais, comme je l'ai déjà dit, pour les éruptions *très restreintes*, très symétriques et très aiguës, on est forcé d'admettre une influence primaire sur les centres vasomoteurs produite par une toxine circulant dans le sang et il n'y a alors aucune raison — ou du moins il n'y a pas nécessité — de supposer qu'il en soit autrement pour les éruptions plus étendues.

En tous cas, les toxines semblent prendre part d'une manière très marquée à la genèse de ces tuberculides éruptives et remarquablement symétriques et par conséquent il y a lieu de les réunir ensemble en un groupe à part.

Spécialement en ce qui concerne les toxines du bacille de Koch, les injections de tuberculine montrent en outre qu'elles peuvent influencer, en dehors de certains autres centres nerveux, également les centres vasomoteurs ; on sait, en effet, qu'on observe assez souvent des éruptions érythémateuses aiguës et strictement symétriques après les injections de tuberculine[1].

La symétrie devient donc un caractère très important des tuberculides.

Mais il est évident que les parties de la peau qui sont atteintes par un tel trouble vasomoteur avec dilatation des vaisseaux, seront tout particulièrement exposées à un effet intense de la part des toxines circulant dans le sang. On comprendra aussi que tout spécialement *les cellules*, dont la vitalité est altérée et affaiblie d'avance par les troubles de la circulation, souffriront encore davantage de l'intoxica-

---

1. Des éruptions complètement analogues ont été signalées par BAYER et SCHLANGENHAUFF dans le cours de poussées aiguës de tuberculose pulmonaire.

tion toujours continuée. La dégénération des cellules, ainsi produite, provoque alors par chémotaxis une émigration des leucocytes. *Ces deux facteurs, les troubles de la circulation et l'intoxication continue par les toxines circulantes, semblent ainsi déjà suffisants en eux-mêmes pour s'expliquer les altérations des tissus qu'on rencontre dans les toxituberculides.*

Ces altérations montrent aussi une *uniformité frappante* dans toutes les « tuberculides », et c'est en effet, comme je l'ai indiqué à la première page de mon article de l'année 1880, l'analogie des lésions trouvées dans la tuberculide papulo-nécrotique avec les lésions histologiques du lupus érythémateux, qui m'a amené à rapporter ladite tuberculide à cette dernière maladie. J'ai tout spécialement noté, à cette occasion, l'affection périvasculaire si marquée dans ces formes, et cette particularité a été reconnue dans ces dernières années par tous les auteurs comme propre à un certain degré aux tuberculides. M. Leredde a tout spécialement fait remarquer cette particularité. J'ai d'ailleurs, pour mon compte, dans mon article sur les « Exanthèmes de la tuberculose », donné une description détaillée des résultats de mes recherches microscopiques sur les tuberculides papulo-nécrotiques. Les altérations vasculaires et périvasculaires trouvées dans ces dernières sont en effet absolument identiques aux lésions histologiques brièvement décrites ci-dessous d'une tuberculide papulo-squameuse observée chez une jeune fille. Or, il est évident aussi que des microbes circulant dans le sang et dans la lymphe pourront avant tout s'arrêter là où il existe par avance un trouble dans la circulation ; et il n'y aura alors rien d'étonnant à ce que l'on trouve, dans les lésions des toxi-tuberculides, quelques rares bacilles, ou à ce qu'une toxi-tuberculide, par la prolifération et le développement de ces bacilles « aberrants » (Hallopeau), se transforme en une vraie bacillo-tuberculide (tuberculose cutanée).

Le point capital qui détermine la limite entre les formes communes de la tuberculose cutanée et les tuberculides cutanées dérivent ainsi, d'après mon opinion, non pas la présence ou l'absence de quelques bacilles ou de quelques cellules géantes typiques dans les lésions, mais au contraire le mode de début primordial de l'affection entière et de sa distribution sur la peau. Mais ici, comme je viens de le développer, une symétrie, parfaite ou non, est le meilleur indicateur. En outre, comme je l'ai déjà dit, les tuberculides sont caractérisées par leur nature éruptive et, à un certain degré, par leur tendance ordinaire à une involution spontanée, à moins que le processus, comme par exemple dans les formes fixes du lupus érythémateux, ne soit pas maintenu en activité par des poussées toujours répétées.

Cependant, il faut reconnaître d'un autre côté que la limite entre la tuberculose de la peau et les tuberculides cutanées pourra devenir moins rigoureuse, si l'on doit supposer que, aussi bien le bacille lui-même que les toxines, sont tous les deux capables de produire au moins certaines de ces tuberculides et peut-être même la plupart d'entre elles. L'hypothèse concernant les toxines n'a d'ailleurs aucune autre importance que de donner une explication applicable aux faits et de rendre plus compréhensible et plus acceptable la relation de ces affections avec la tuberculose.

L'importance capitale appartient toujours, comme je l'ai déjà dit, aux faits eux-mêmes.

Avant de nous occuper de ces derniers, je vais d'abord énumérer les formes principales des tuberculides qui, conformément aux développements ci-dessus, me semblent bien établies pour le moment. Mais, pour aider à la compréhension de toutes ces formes, il est utile de les répartir en deux groupes principaux :

I. L'un comprenant LES FORMES GÉNÉRALEMENT PÉRIFOLLICULAIRES ET SUPERFICIELLES DANS UNE PARTIE DESQUELLES ON A DÉJA TROUVÉ LE BACILLE.

1) *Lichen scrofulosorum* avec ses formes atténuées, Eczéma scrofulosorum et Pityriasis simplex de la face des enfants, ou Pityriasis scrofulosorum.

2) *La tuberculide périfolliculaire papulo-squameuse.*

3) *Les tuberculides périfolliculaires pustuleuses.*

II. L'autre groupe comprenant LES FORMES GÉNÉRALEMENT NON PÉRIFOLLICULAIRES QUI SONT, COMME RÈGLE, PLUS PROFONDÉMENT LOCALISÉES DANS LA PEAU, ET DANS LESQUELLES, JUSQU'A PRÉSENT, ON N'A PU CONSTATER L'EXISTENCE DU BACILLE.

1) *Lupus érythémateux y compris le Lupus pernio.*

2) *Les tuberculides papulo-nécrotiques.*

3) *Les tuberculides nodulaires.*

Il est bien possible que quelques collègues voudront éliminer le premier groupe et ne laisser appartenir aux tuberculides que les affections où le bacille n'a pas été trouvé. Mais je suppose qu'ils admettront tous que les formes, ressortissant au premier groupe se rattachent par toutes leurs apparences et leurs caractères, plutôt au deuxième groupe de tuberculides, ici établi, qu'aux formes ordinairement reconnues jusqu'ici comme relevant de la tuberculose cutanée. En

tous cas, la dénomination « Exanthèmes de la tuberculose » semble
devoir convenir à toutes ces formes.

Il existe, en outre, quelques affections à l'égard desquelles il est,
pour des raisons différentes, encore impossible de décider si elles
appartiennent strictement ou non aux « Tuberculides ». Ce sont :

1) L'acnitis (Barthélemy).

2) L'érythème induré, type spécial de Bazin.

3) Des formes angiomateuses.

4) Des formes érythémateuses exfoliatrices.

5) Le pityriasis rubra gravis, Hebra.

Ces formes seront discutées ensuite.

En traitant d'abord les différentes affections appartenant aux deux
groupes ci-dessus établis, nous verrons comment toutes ces formes
s'entremêlent et s'enchaînent en une série ininterrompue. C'est ce que
j'ai, d'ailleurs, déjà essayé de démontrer dans trois travaux antérieurs[1].

Nous débuterons par :

Le Lichen scrofulosorum, dont la dépendance de la scrofulo-
tuberculose — reconnue déjà par Hebra — n'est guère, à l'heure
actuelle, contestée par personne. Jacobi et Wolff ont démontré la
présence des bacilles dans les papules. L'anatomie microscopique
en général se trouve en outre bien d'accord avec l'opinion que l'on se
fait de la nature tuberculeuse de l'affection (Jacobi, Sack, Jadassohn,
Darier). — Des inoculations au cobaye ont fourni à Jacobi et Pellizzari, ainsi qu'à Wolff, des résultats positifs. — Cependant, dans la
plupart des cas, les inoculations ont donné des résultats négatifs, par
exemple dans 9 cas de Jadassohn, où l'inoculation fut opérée dans les
meilleures conditions.

Très significative est la réaction locale qui s'obtient par les injections de la tuberculine. Jadassohn a même obtenu, dans 14 sur
16 cas, une réaction locale.

*Il existe donc de bonnes raisons pour supposer qu'en général le bacille
lui-même se trouve dans les papules du lichen scrofulosorum.* — C'est
ainsi que j'ai cru aussi, dans le cas le plus grave que j'ai jamais rencontré de cette affection chez un jeune homme, constater, mais
d'ailleurs seulement par l'observation clinique, une transformation
des papules du lichen en efflorescences évidemment tuberculeuses.

1. Om Tuberkulosens Exanthemer. Christiania, 1897. Die Exantheme der Tuberculose, *Archiv f. Dermatologie*, 1898. The nature of lupus erythematosus
British Medical Journal, 16 sept. 1898.

Entre les papules ordinaires du lichen, on pouvait remarquer nombre de nodules mous, brunâtres, saillants, gros comme des grains de chènevis, lesquels rappelaient à un haut degré par leur apparence presque gélatineuse les nodules du lupus vulgaire. On ne pouvait guère douter de la nature entièrement tuberculeuse de ces efflorescences. A mon grand regret, je ne pouvais en ce cas proposer aucune excision. Le cas souvent cité de M. Hallopeau, où un lichen scrofulosorum s'était développé autour de foyers gommeux et lupiques, me semble pouvoir s'expliquer aussi par la migration du bacille par les voies lymphatiques.

Néanmoins, en raison de la distribution symétrique ordinaire de cette affection, je considère comme possible que l'invasion des bacilles autour des follicules soit, en général, précédée et favorisée par un trouble vasomoteur sous la dépendance des centres vasomoteurs. Il est également possible, comme le veut Pellizzari, que les toxines aient aussi préparé localement le terrain pour le développement et la multiplication des bacilles. L'observation faite par Schweninger et Buzzi, d'après laquelle un lichen scrofulosorum est apparu sur la peau après des injections de tuberculine, prouve également du moins que les toxines peuvent contribuer fortement à la genèse de cette affection. Pour s'expliquer ce fait, on est même obligé d'admettre un effet primaire des toxines, si l'on ne veut pas supposer que les bacilles se trouvaient déjà d'avance déposés autour des follicules cutanés.

En tout cas, l'*étiologie* de l'affection doit être reconnue comme absolument certaine ; en ce qui concerne le *processus* pathogénétique, il semble que le bacille lui-même aussi bien que les toxines tuberculeuses circulant dans le sang soient les agents de la genèse de ce lichen.

Etroitement liés au lichen scrofulosorum, à un tel degré même qu'ils ne sont qu'une forme atténuée de cette affection, sont l'eczéma scrofulosorum et le pityriasis simplex de la face des enfants, ou pityriasis scrofulosorum.

Eczéma scrofulosorum. Cette forme, que j'ai décrite dans un article antérieur comme la variante eczémateuse du lichen scrofulosorum, se présente chez les enfants et les jeunes gens avec absolument la même localisation que ce dernier et sous la forme de placards et de surfaces pâles et rougeâtres. Elle ne diffère du lichen scrofulosorum que par le fait que les papules s'effacent et que les localités atteintes sont en partie suintantes, de sorte que l'affection ne peut plus être rangée dans le lichen. M. Jadassohn (*Berlin. kl. Wochenschr.*, 1899, n° 46, p. 1014) a probablement raison quand il croit qu'il a diagnostiqué directement dans de tels cas un lichen scrofulosorum sans papules caractéristiques et qu'il les a aussi histologiquement reconnus comme tels. Néanmoins, pour des raisons pratiques, je crois nécessaire d'établir cette forme d'eczéma. Les cas où cette forme est très répandue sur le corps sont, d'ailleurs, assez rares.

Je ne veux cependant pas omettre de mentionner que, outre Hebra et Kaposi, quelques auteurs ont décrit de tels placards eczémateux en connexion avec le lichen scrofulosorum. Je citerai ainsi : M. Nevins Hyde, dans son Rapport au Congrès de Londres, et M. Gaston, dans sa remarquable communication à la Société française de dermatologie, dans sa séance du 9 avril 1896. M. Gaston a évidemment observé aussi, chez plusieurs de ses malades cités à cette occasion, l'affection suivante, qu'il faut, à mon avis, considérer comme le dernier degré du lichen scrofulosorum, savoir :

PITYRIASIS SIMPLEX DE LA FACE DES ENFANTS. Par suite de sa grande fréquence, cette affection possède une importance capitale, lorsqu'on sera arrivé à prouver qu'elle est étroitement liée au lichen scrofulosorum et, comme ce dernier, elle est due à la présence du bacille tuberculeux dans l'organisme. La preuve est, du reste, difficile à fournir, parce que la tuberculose ganglionnaire des enfants est très fréquente. Mais, si la coïncidence de l'affection de la peau et de celle des ganglions se montre presque absolument constante, ce qui est le cas d'après mes recherches, cette circonstance est néanmoins très significative. La preuve peut, d'ailleurs, en être trouvée en suivant une autre voie, et c'est en suivant cette voie que, pour mon compte, j'ai été conduit à poursuivre ces recherches et à faire ma conviction.

On observe, en effet, qu'un lichen scrofulosorum, quand il atteint le cou, perd peu à peu ses papules, s'efface et ne forme plus que de petites macules et des placards desquamants et plus ou moins hyperémiques ; et, si l'on suit l'affection encore plus haut, sur la partie inférieure de la face, elle prend exclusivement cette forme. Cette transition est si successive qu'on ne saurait se méprendre à son égard ; il est évident que ce pityriasis simplex développé autour du menton et de la bouche appartient également à la même maladie. Quelquefois, ces macules et placards peuvent se présenter sur d'autres parties de la face comme dans le cas suivant :

Petite fille, âgée de onze ans, peu développée pour son âge ; en arrière de l'épaule gauche, on observe un groupe de lichen scrofulosorum large comme une amande. A la région correspondante, sur le côté droit, on trouve également les orifices des follicules proéminents, mais sans qu'ils forment des groupes. Sur l'articulation sterno-claviculaire gauche, on découvre un groupe un peu plus petit de lichen scrofulosorum avec desquamation commençante; cette desquamation est entièrement sèche. Sur la surface antérieure du cou, un groupe semblable. Symétriquement, sous les deux oreilles, on remarque des macules desquamantes un peu plus larges que des pois, avec des orifices de follicules légèrement saillants. Au-dessous de cette macule, à gauche, à l'angle de la mâchoire, on observe, en outre, une macule pityriasique large comme une amande, et on trouve, autour des commissures de la bouche et aussi sur la lèvre supérieure et les joues, des macules desquamantes circonscrites. Sur les paupières et sur le front, on aperçoit également des macules pityriasiques. Le cuir chevelu est sain et sans pellicules. Les ganglions des angles de la mâchoire et des deux côtés du cou sont tuméfiés.

Les cas où l'on peut voir un lichen scrofulosorum se transformer, d'une manière si distincte, en un pityriasis simplex de la face ne sont pas d'ailleurs très fréquents. Il faut les chercher.

On pourrait objecter que souvent ce pityriasis n'offre pas une symétrie aussi accusée que celle à laquelle on pourrait s'attendre de la part d'une tuberculide. Mais ceci se rencontre également dans les cas peu développés de lichen scrofulosorum, et aussi d'une manière générale dans toutes les maladies cutanées, ordinairement symétriques, quand elles sont légèrement développées.

Quand ce pityriasis occupe la face, il est rare que l'on cherche en vain des ganglions tuméfiés derrière l'angle de la mâchoire, et en même temps on trouve en outre presque toujours des séries de ganglions tuméfiés sur les côtés du cou. Un gonflement des autres groupes ganglionnaires, comme par exemple des ganglions sous-mentonniers, s'observe aussi, mais d'une manière moins régulière.

La tuméfaction constante des ganglions situés derrière l'angle maxillaire, dans ces cas, semble, soit dit en passant, significative relativement à la *voie ordinaire* par laquelle se fait l'invasion du bacille tuberculeux chez les enfants.

Les ganglions tuméfiés et les éruptions cutanées sont cependant loin d'être le seul effet de l'infection bacillaire chez ces enfants. Si l'on observe un nombre assez considérable de ces individus, on remarque que tout leur habitus porte le caractère d'une dystrophie assez marquée. Ils sont fréquemment petits pour leur âge, d'une apparence faible et chétive, et ils ont souvent une expression souffrante. La peau est flasque, pâle, et lorsqu'on la pince, très mince. Les veines

bleues sous-cutanées ressortent très clairement sous la peau mince et
maigre. En outre le développement mental de ces enfants est souvent
un peu arriéré; ils font en général peu de progrès à l'école. Bref,
tout l'individu est pour ainsi dire arrêté dans son développement par
suite de l'intoxication continue par les produits du bacille; et cet état
persiste jusqu'à ce qu'on fournisse à l'organisme les moyens de
vaincre l'infection.

Quelques auteurs considèrent encore exclusivement cet état comme
une scrofulose, en ce sens qu'il n'existerait encore qu'une disposition
particulière à la tuberculose. A mon avis, c'est certainement là une
méprise. C'est déjà l'infection tuberculeuse elle-même qui a empoi-
sonné toute l'existence de l'enfant.

Il est clair qu'il est très important de connaître un symptôme qui
frappe immédiatement l'œil du praticien et peut attirer l'attention sur
une infection si grave et si dangereuse *pour l'avenir.*

J'ai d'ailleurs signalé déjà l'importance sémiologique et prémoni-
toire de ce pityriasis de la face des enfants dans mon rapport sur le
lupus érythémateux à la session d'Édimbourg de l'Association médicale britannique, en juillet 1898 (*Brit. Med. Journ.*, 10 sept. 1898).

Or, d'après les recherches cliniques que j'ai poursuivies pendant
plusieurs années, nous possédons justement un tel symptôme dans le
pityriasis simplex de la face *chez les enfants.* Le symptôme ne se rencontre naturellement pas toujours chez les enfants tuberculeux. Il
apparaît, et disparaît tout comme le fait aussi le lichen scrofulosorum.

On pourrait vouloir objecter que ces macules seraient peut-être
une affection séborrhéique; mais la desquamation présente ici un
caractère sec très marqué et la séborrhée n'apparaît pas en général,
à l'âge de 5 à 10 ans.

Comme apparenté de très près avec le lichen scrofulosorum on doit
placer ici :

La TUBERCULIDE PAPULO-SQUAMEUSE, qui se trouve d'ailleurs aussi
bien combinée avec la forme suivante qu'avec le lichen scrofulosorum.
Elle est périfolliculaire, superficielle et disséminée, et se présente avec
des papules rosées ou rouge bleuâtre, presque toujours plus ou
moins aplaties, variant du volume d'un grain de millet à celui d'un
grain de chènevis. Les papules sont recouvertes à leur centre d'une
croûtelle cornée ou d'une squame épidermique. Cette forme a quelquefois été comprise sous le nom de lichen scrofulosorum (Haushalter et Lefebvre) mais elle se distingue de ce dernier autant par
l'apparence de la papule que par sa distribution disséminée. J'ai
observé récemment aux extrémités d'une jeune fille, âgée de 16 ans,

cette forme combinée avec une tuberculide pustuleuse périfolliculaire
disséminée. En faisant dans ce cas *l'examen microscopique* d'une
papule on trouva le processus inflammatoire limité autour d'un follicule pilaire. L'inflammation s'attachait partout aux vaisseaux sanguins, entourés d'une masse cellulaire plus ou moins épaisse. En
colorant les coupes avec du bleu de méthylène, il fut très clair que la
masse cellulaire, *au début du processus*, consistait principalement en
cellules connectives proliférées. Ce ne fut qu'à une période plus
avancée du processus qu'apparurent les leucocytes, mais alors souvent
en grand nombre. Les cellules endothéliales des vaisseaux étaient
également proliférées, sinon au même degré qu'on le voit dans le
lupus érythémateux. On ne réussit à découvrir ni bacilles ni cellules géantes.

Dans sa forme pure, non compliquée, on a observé cette tuberculide chez des enfants qui ont eu récemment la rougeole. Les deux cas
de lichen scrofulosorum de MM. Haushalter et Lefebvre ont ici,
d'après mon avis, leur place, et en 1899, M. Ludwig Nielsen de Copenhague a décrit justement cette même forme chez un frère et une
sœur, qui tous les deux venaient également d'avoir la rougeole. Le
frère avait 4 ans et demi et la sœur 15 mois.

Il est intéressant qu'il ait été prouvé par les inoculations de
MM. Haushalter et Lefebvre que les papules de cette forme contiennent le microbe.

Tuberculides périfolliculaires pustuleuses. Cette forme apparaît
ou comme disséminée ou comme agminée.

La *forme disséminée* a déjà été décrite par Hebra, Kaposi et d'autres encore, combinée avec le lichen scrofulosorum. Une description
très exacte faite par Malcolm Morris et Stanley se trouve dans le
British Journal of Dermatology, novembre 1895, p. 541.

Cette forme est décrite aussi plus spécialement chez les enfants
par C. Fox et R. Crocker sous le nom d'acné scrofuleuse des enfants.
Avec une marche très rapide et terminaison fatale, pendant une fièvre
très élevée, j'ai observé une telle tuberculide pustuleuse, miliaire et
disséminée aux extrémités d'un enfant de 2 à 3 ans qui venait d'avoir
la rougeole.

Sous la forme agminée elle a été décrite par Hallopeau en 1895. Un
cas rapporté par Thibierge s'y rattache (*Annales de Dermatologie*,
février 1898).

Groupe II

Comme le représentant le plus typique du second des groupes établis ci-dessus, nous citerons d'abord :

LE LUPUS ÉRYTHÉMATEUX. — Deux questions devraient, de même que pour les autres formes, être tranchées ici :

1) La maladie est-elle d'origine tuberculeuse ?

2) En cas d'affirmative, a-t-on ici affaire à une vraie tuberculose cutanée ou à une affection dans la genèse de laquelle il est vraisemblable que les toxines du bacille entrent en premier lieu en action ?

En ce qui concerne la première question, elle semble ne pouvoir être résolue que par l'observation clinique, en rassemblant des matériaux statistiques très exactement examinés. Des inoculations aux animaux et les recherches microscopiques ont jusqu'à présent donné généralement des résultats négatifs, si on excepte seulement qu'on a trouvé quelques cellules géantes (Audry et Roth).

J'ai continué mes recherches cliniques parmi les malades de ma clientèle privée avec ce résultat que j'ai pu, chez 55 malades atteints de la forme discoïde typique, constater dans 35 cas, soit 66 pour 100, ou une tuberculose encore existante ou des traces évidentes d'une tuberculose antérieure. Pendant les années où j'ai poursuivi ces recherches, la proportion a toujours tourné autour de ce chiffre ; mais elle devient plus élevée, si par hasard on a eu à observer un nombre relativement grand d'individus plus jeunes, et plus basse si, pendant quelque temps, on observe surtout des individus plus âgés.

Sur les 35 malades, manifestement tuberculeux, j'en ai trouvé 29 — c'est-à-dire 54, 7 pour 100 du nombre total des malades — qui présentaient des ganglions tuméfiés ou des traces très visibles laissées par des ganglions préexistants.

Je ne puis donc douter, d'après ce résultat, que la tuberculose joue nécessairement un rôle dans l'étiologie du lupus érythémateux[1].

Sur les 250 cas rassemblés par M. Roth[2], 140 — c'est-à-dire 56 pour 100 — offraient les symptômes d'une tuberculose antérieure ou actuelle. Mais, comme il le reconnaît lui-même, ses matériaux ne sont pas tout à fait de la même valeur. C'est ainsi qu'il y a compris 12 de mes cas de lupus érythémateux disséminé c'est-à-dire de tuberculide papulo-nécrotique.

---

1. Parmi les 55 malades, 45 étaient du sexe féminin et 10 du sexe masculin. Il y avait 5 enfants. La plus jeune malade avait 5 ans et la plus âgée 72 ans 1/2.

2. Ueber die Beziehungen des Lupus erythematosus zur Tuberculose. Archiv f. Dermatol., 1900.

De même les cas où il semble qu'il y ait eu une transformation d'un lupus érythémateux en un lupus vulgaire, parlent aussi fortement en faveur de l'origine tuberculeuse du lupus érythémateux. De tels cas ont été observés entre autres par MM. Kopp et Herxheimer et par M. Jackson, et pour ce qui concerne le lupus pernio par M. Tenneson[1]. Une telle transformation est en vérité, pour les raisons déjà développées, facilement compréhensible.

On a aussi observé quelques cas de coïncidence du lupus vulgaire avec le lupus érythémateux. Un cas de ce genre a été récemment publié par M. Ludvig Nielsen de Copenhague.

Un argument très puissant est la coïncidence fréquente avec d'autres tuberculides, dont la dépendance de la tuberculose n'est guère plus mise en doute par personne, ainsi notamment avec la tuberculide papulo-nécrotique; des cas de ce genre ont été observés entre autres par MM. Hallopeau, Du Castel, Balzer et Mousseaux et tout récemment par MM. Brocq et Laubry[2]. J'ai aussi moi-même décrit trois cas semblables et en ai observé plus tard un très frappant à la policlinique de l'hôpital de l'Université : Un jeune garçon, atteint de lupus érythémateux typique de la face et en même temps — ce qui est très rare — de lupus érythémateux discoïde, sur la face palmaire des mains, présentait sur la face dorsale des mains et des doigts une tuberculide papulo-nécrotique des plus nettes. Est-ce qu'on peut vraiment s'imaginer que, dans ce cas, l'affection dorsale et l'affection palmaire des mains soient deux maladies différentes?

Je veux aussi mentionner que, sur deux cas de lupus pernio que j'ai récemment observés, l'un était combiné avec une tuberculide papulo-nécrotique et l'autre avec une tuberculide papulo-pustuleuse, en partie aussi avec des papules de lichen scrofulosorum. Dans le premier de ces cas, rencontré chez un homme âgé de 57 ans atteint d'un lupus pernio aux régions classiques, c'est-à-dire à la face, aux oreilles et au dos des mains, on trouva des papules nécrotiques sur les surfaces tuméfiées violacées et en outre une tuberculide papulo-nécrotique typique répandue symétriquement sur les bords externes des pieds. Cet homme avait, à l'âge de 8 à 10 ans, souffert d'affections scrofuleuses aux yeux. Actuellement, il ne présentait aucun symptôme de tuberculose.

Le second cas concernait une jeune fille de 24 ans, qui avait au cou des ganglions tuméfiés et des cicatrices laissées par des ganglions

1. *Traité clinique de Dermatologie*, Paris, 1895, p. 592.
2. *Ann. de Dermat.*, 1900, p. 611.

suppurés pendant l'enfance. Des surfaces symétriques violacées à la moitié inférieure des mollets et sur le dos des pieds ainsi qu'aux genoux portaient des groupes de papules périfolliculaires rouge intense du volume d'une tête d'épingle à celui d'un grain de chènevis. Quelques unes de ces papules portaient au sommet une petite vésico-pustule, aplatie, jaunâtre. On observait aussi des placards violacés très restreints et distinctement symétriques à la surface externe des cuisses. Ces placards présentaient des groupes de papules miliaires de lichen scrofulosorum. *La symétrie était dans ce cas vraiment frappante.* Il est en vérité impossible de s'expliquer la symétrie si accusée de ces surfaces violacées restreintes sur les cuisses et sur les genoux sans avoir recours à l'influence des centres vasomoteurs.

Lorsque, comme je l'ai déjà dit, on voit quelquefois des nodules caractéristiques de lupus vulgaire se développer sur les placards d'un lupus pernio, ceci est certainement très significatif en ce qui concerne l'étiologie de cette affection; mais cette dernière n'en a pas moins le caractère très marqué d'une toxi-tuberculide primaire où le bacille s'est *ensuite* installé et a même pu produire un vrai lupus vulgaire.

La forme aiguë disséminée de Kaposi du lupus érythémateux est très rare. Pour ma part je n'ai vu et décrit qu'un seul cas; la malade mourut d'une phtisie pulmonaire rapide (Exanthèmes de la tuberculose, *Archiv f. Dermat.*, 1898, observ. III).

LES TUBERCULIDES PAPULO-NÉCROTIQUES (Hallopeau). — Cette forme fut mentionnée pour la première fois par Hutchinson (1879) en connexion avec le lupus érythémateux, et fut quelques mois plus tard, après des études aussi bien histologiques que cliniques, désignée par moi sous le nom de « *forme particulière* du lupus érythémateux disséminé ». Elle fut plus tard décrite tout spécialement et d'une manière remarquablement exacte par M. Barthélemy sous le nom de « folliculis ».

Très certainement cette forme se rattache directement ou indirectement, d'après l'opinion de la plupart des dermatologues, à la tuberculose.

Sur 25 cas personnels de cette forme (10 hommes et 15 femmes), il ne s'en trouva que deux — une dame de 28 ans qui avait souffert pendant cinq ans de la maladie et un homme de 57 ans qui était atteint aussi de lupus pernio dans lesquels on ne put découvrir aucun symptôme d'une tuberculose présente ou antérieure. Mais l'homme en question avait néanmoins souffert pendant l'enfance d'ophtalmies phlycténulaires. Deux malades présentaient d'ailleurs, comme seul symptôme de la tuberculose, un lichen scrofulosorum. Parmi les 25 autres cas, 19 avaient des ganglions tuméfiés ou en portaient des cicatrices très marquées. Sur ces 19 malades, dont 18 avaient encore des ganglions tuberculeux, 6 avaient même dû se faire opérer pour ces tumeurs ganglionnaires avant l'apparition de l'affection cutanée, tant elles avaient été considérables et défigurantes.

On trouva d'ailleurs en tout, chez 8 des 25 malades ci-dessus mentionnés, des affections oculaires d'origine tuberculeuse.

5 malades souffraient d'arthropathies plus ou moins chroniques et de synovites tendineuses.

D'après le résultat de ces investigations ainsi que d'après l'expérience acquise ailleurs sur cette affection, il ne peut donc plus exister le moindre doute au sujet de sa connexion avec la tuberculose, quoique l'on n'ait pas réussi, comme pour le lichen scrofulosorum, à démontrer la présence du bacille, et que les inoculations aux animaux aient donné jusqu'à présent des résultats négatifs. A ce point de vue nous n'avons pas eu plus de succès que les autres expérimentateurs. Des transplantations sous-cutanées au cobaye et à l'œil d'un lapin ont donné des résultats négatifs. Les animaux ont été observés pendant six mois.

Les symptômes de cette affection ont été si souvent décrits et sont si bien connus, qu'il est certainement superflu de s'y arrêter. Je rappellerai seulement que, outre les papules nécrotiques, il se présente aussi souvent en grand nombre, spécialement sur les mains, des papules érythémateuses qu'il n'est pas possible de distinguer de celles qui se rencontrent dans le « lupus érythémateux exanthématoïde ». — Le pseudo-érysipèle qu'on trouve, mais rarement dans les cas graves, et qui aboutit quelquefois à un vrai érysipèle perstans (Kaposi), rattache aussi cette forme au lupus érythémateux disséminé de cet auteur. J'ai déjà signalé qu'il n'est pas rare que cette tuberculide papulo-nécrotique coïncide aussi avec la forme discoïde du lupus érythémateux.

On ne saurait non plus nier, selon moi, qu'il existe en ce qui concerne l'anatomie microscopique, de grandes concordances entre ces deux affections. C'est ce qui a été reconnu aussi par M. Darier. On a quelquefois trouvé également des cellules géantes dans cette affection.

Cette forme, elle aussi, affecte souvent une *distribution si remarquablement symétrique* qu'on ne peut guère douter de l'existence d'une influence régulatrice centrale. J'en ai récemment observé dans mon service à l'hôpital un exemple frappant chez une femme, âgée de trente-huit ans, qui avait eu cette maladie pendant vingt-deux années. Toutes les extrémités étaient symétriquement attaquées dans leur totalité. Par contre, le tronc était absolument indemne, à l'exception de deux parties absolument symétriques de l'étendue de la main. Ces parties, nettement limitées, qui étaient recouvertes de papules très nombreuses et caractéristiques, étaient situées entre les lignes axillaires des deux côtés, à la hauteur des mamelles et se prolongeaient partiellement sur ces dernières.

Cette forme, avec ses éruptions très marquées et répétées, est donc un type de tuberculide.

Le pseudo-erysipèle qui accompagne cette tuberculide se présente, il est vrai, en général, d'une manière asymétrique, de sorte qu'il y a lieu de croire que la genèse de ce symptôme est différente de celle des autres. Il est, à son début, accompagné de fièvre (39°,0 — 40°,0), de vomissements, etc... Ce symptôme n'en appartient pas moins à la maladie elle-même et ne peut être considéré comme une complication, ce qui semble ressortir de ce fait que cet érysipèle laisse à sa suite un grand nombre d'efflorescences tout à fait caractéristiques de cette maladie.

Pendant le courant de ce dernier hiver, nous avons observé, à notre hôpital, un tel cas très grave, où d'abord le mollet droit et le pied, et, trois mois plus tard, le mollet gauche furent attaqués de ce pseudo-érysipèle. Il se forma sur les deux mollets, à mesure que l'œdème disparaissait, des papules nécrotisantes très distinctes et caractéristiques, et en outre des nodules plus grands et plus profonds.

La tuberculide nodulaire, telle que je la comprends, ne se distingue de la forme précédente que par la grosseur des efflorescences. Quant à sa distribution, elle est symétrique. Les nodules se développent profondément dans la peau, se rapprochent ensuite de la surface et peuvent être résorbés ou nécrotisés absolument comme la forme papulo-nécrotique.

Le processus nécrotique peut se comporter d'une manière quelque peu différente : ou bien c'est seulement la partie centrale qui se nécrotise, ou bien c'est le nodule dans sa totalité qui se trouve détruit par la gangrène et laisse après lui des pertes de substance profondes, dont les contours sont irréguliers et qui se ferment très lentement.

Cette forme est décrite, entre autres, par M. Giovannini et MM. Gaston et Emery. Je l'ai observée moi-même en connexion avec la forme papulo-nécrotique, et j'en ai depuis observé trois cas à notre policlinique, dont l'un également combiné à la forme papulo-nécrotique. Elle se présente de beaucoup plus fréquemment aux extrémités inférieures.

Mais, à mon avis, un grand nombre des cas décrits sous le nom « d'érythème induré » appartiennent en réalité à cette tuberculide. M. Leredde a certainement raison lorsqu'il intitule son article des *Annales de Dermatologie*, année 1898 : « Tuberculides nodulaires des membres inférieurs ».

La plupart des cas ulcéreux de M. Hutchinson, que je ne connais du reste pas *in originali* devraient également être placés ici, tout autant que le cas de M. Audry, décrit dans les *Annales de Dermatologie* de 1898. On doit certainement accorder une grande importance à la symétrie accentuée des éruptions aussi bien qu'à la marche de la maladie.

Il existe en outre, comme je l'ai déjà mentionné, quelques affections, à l'égard desquelles il est encore impossible de décider si elles appartiennent strictement ou non au groupe des tuberculides. On peut dire néanmoins avec certitude de la plupart d'entre ces affections qu'elles sont d'origine tuberculeuse, et des autres qu'en tout cas elles se trouvent d'une manière quelconque en rapport avec la tuberculose.

ACNITIS (Barthélemy). — Le résultat des investigations microscopiques pratiquées par MM. Darier, Pollitzer et Spiegler (le cas de Kaposi) ne laisse plus subsister aucun doute sur l'origine tuberculeuse de cette forme. Si le cas d'*acne telangiectodes* de Kaposi est, comme l'a supposé M. Haury, un cas d'Acnitis, cette dernière affection devrait, d'après M. Finger, être identifiée au lupus folliculaire disséminé de T. Fox (voir Touton : *Aetiologie und Pathologie der Acne,* Wien, 1899). M. Finger, dans un cas de ce genre, a même trouvé le bacille, et MM. Besnier et Jacquet[1] et M. Jadassohn ont déjà, en 1889 et en 1893-94, obtenu des résultats positifs par inoculation au cobaye. M. Touton (*l. c.*) a en outre décrit un cas où il trouva, ce qui est très significatif, rassemblés chez une seule et même personne, une jeune fille, âgée de 14 ans, le lupus vulgaire disséminé, le lupus érythémateux disséminé, les nodules sous-cutanés de l'acnitis et des gommes scrofuleuses.

Seul, le processus pathogénétique est ici assez incertain ; il est peu probable qu'il s'agisse ici d'une toxi-tuberculide primaire avec invasion postérieure de bacilles donnant lieu, sur ce terrain préparé

---

1. Si le cas de M. Besnier peut être rapporté à l'acnitis.

d'avance, au développement d'une vraie tuberculose cutanée disséminée. On ne peut cependant pas non plus exclure la possibilité
d'une invasion primaire du bacille.

En tout cas, le caractère éruptif de la maladie et sa distribution,
symétrique au moins quelquefois, porteraient à croire à une action
marquée de la part des toxines, elles aussi.

Cette affection semble en effet indiquer que la limite entre les
tuberculoses cutanées et les toxi-tuberculides n'est pas très distincte.

Pendant ces dernières années, plusieurs cas de « lupus folliculaire
disséminé » ont été publiés : un cas, par MM. Balzer et Michaux
(*Ann. de derm.*, 1898, p. 175), et quatre de Copenhague ; deux par
M. Rasch (*Hospitalstidende*, 1898) et dans ce même journal (1899),
un par M. Pontoppidan, avec recherches microscopiques (cellules
géantes), par M. A. Hörring, et enfin, un quatrième cas, par M. Ludvig Nielsen.

Dans ce dernier cas, on n'avait d'ailleurs rien qui puisse indiquer
l'existence d'une infection tuberculeuse, si ce n'est que le malade, un
paysan âgé de 37 ans, avait lui-même trait une vache dont les pis
étaient tuberculeux et en avait bu le lait.

Érythème induré, type Bazin[1]. — Ce type se distingue essentiellement, d'après l'opinion de plusieurs auteurs (Galloway et autres, auxquels je me joins), des formes d'érythème induré, qui sont ci-dessus
comprises sous les tuberculides nodulaires. Le type d'érythème induré,
dont il est ici question, est moins nettement symétrique (voir Bazin,
l. c.), et la maladie, dans sa marche, ne présente pas non plus les
mêmes périodes d'éruptions qui se répètent pendant des années,
comme le font les tuberculides nodulaires. « L'induration des plaques
est *égale* et *superficielle* » (Bazin) et les nodules ou plaques individuelles ont aussi moins de tendance à s'ulcérer, et quand ils s'ulcèrent,
l'ulcération se présente d'une autre manière.

Cependant, ce type de Bazin est, lui aussi, d'origine tuberculeuse
certaine. MM. Thibierge et Ravaut[2], non seulement y ont démontré la
présence de cellules géantes dans trois cas, mais ils ont même eu
dans un cas un résultat positif en inoculant un cobaye.

Il s'agit seulement de savoir s'il est question d'une localisation et
d'un développement purement local et fortuit du bacille, comme pour
les gommes scrofuleuses, ou si l'on peut supposer que la localisation est déterminée par les centres nerveux, ainsi que c'est nécessai-

---

1. *Leçons sur la scrofule*, Paris, 1861, p. 501.
2. *Annales de Dermatologie*, 1899, p. 513.

rement le cas, par exemple, pour le lupus érythémateux. Je ne crois guère que cette question puisse être tranchée dans l'état actuel de nos connaissances.

Il est très probable qu'il faut admettre aussi l'existence des tuberculides angiomateuses et érythémateuses exfoliatrices.

TUBERCULIDES ANGIOMATEUSES. — Dans un article des *Annales de Dermatologie*, 1898, p. 1095, MM. Leredde et Milian ont essayé de démontrer que l'Angiokératoma de Mibelli doit être considéré comme une tuberculide, et, dans un travail tout aussi remarquable dans les *Annales de Dermatologie*, 1899, p. 584, MM. Leredde et Haury ont décrit des « tuberculides angiomateuses, etc... » L'affection était, dans ce cas, localisée sur les avant-bras, les mains, le scrotum, les jambes et les pieds. M. Hallopeau[1], lui aussi, semble admettre l'existence des tuberculides angiomateuses, mais il croit d'un autre côté qu'on confond très vraisemblablement sous le nom d'angiokératomes des dermatoses de natures diverses.

TUBERCULIDES ÉRYTHÉMATEUSES EXFOLIATRICES. — M. Besnier[2], dans son article extrêmement intéressant sur les érythrodermies ou érythématoses tuberculeuses, s'est prononcé comme suit : « La série des lésions cutanées érythémateuses ou autres, qui ont le bacille tuberculeux pour origine indirecte ou directe, est autrement étendue que celle qui a été tracée par l'école histologique. » Il n'est pas douteux que l'avenir confirme ces paroles dans une ample mesure. Ce qui toutefois, d'après mon avis, ne donne notamment lieu à aucun doute, c'est que les cas subaigus mortels de la dermatite exfoliatrice sont souvent dus à la tuberculose. J'ai récemment traité un tel cas d'une symétrie des plus marquées chez un jeune homme, chez qui l'autopsie fit reconnaître une tuberculose pulmonaire très étendue — et symétrique, elle aussi, d'ailleurs.

PITYRIASIS RUBRA GRAVIS, Hebra. — Les recherches si intéressantes de M. Jadassohn ont rendu assez vraisemblable une connexion entre cette affection et la tuberculose; mais il semble qu'il soit encore trop tôt pour discuter la question du processus pathogénétique de cette dermatose. Nous avons ici peut-être un exemple d'une vraie « paratuberculose ».

1. *Traité pratique de Dermatologie*, p. 842.
2. *Annales de Dermatologie*, 1897, p. 455.

THE TUBERCULIDES

REPORT

by T. COLCOTT FOX.

(London.)

In the history of medicine there are few chapters more interesting than that setting forth the evolution of our knowledge in regard to Scrofula and Tuberculosis. In relation to diseases of the skin the advance has been striking, and, in the light of modern experimental, histological, and bacteriological discoveries, clinical observations have been reviewed, and a host of cutaneous phases of that multiform malady — tuberculosis — reduced to order and rearranged. *Lupus vulgaris*, with its manifold secondary and subsidiary modifications and complications, brought about either by differences of site, regional or anatomical, by the varying virulence of the parasite, its mode of implantation, and the reaction of the tissues, is classified on sure grounds. By its side we place other phases of Tuberculosis of the Skin, different in objective features and course, such as the so-called *True or Miliary Tuberculosis*, whether occurring as a primary inoculation with virulent bacilli or as an auto-inoculation secondary to persistent visceral tuberculosis. And we add a number of deeper-seated and massive, or diffusely infiltrating phases, formerly known as *Scrofuloderma*, and originating from underlying foci, such as cutaneous gummata, lymph glands, bones, or apparently by way of the blood current.

Such cutaneous tuberculous lesions present certain definite objective features, and pursue a recognized course with evidences of infective power, local and systemic. We may often note the prevalence of tuberculosis in a family, and we identify certain persons as likely to display but a feeble resisting power to infection. Affected individuals often furnish other evidence of tuberculosis, present, past, or in subsequent years. A local reaction follows tuberculin injections. The pathological anatomy tends to conform to a well-defined type. The characteristic bacilli of Koch are sometimes to be found by a persistent seeker; and lastly, we can fall back on the most reliable test, viz., that tuberculoses can be propagated in series by experimental inoculation.

Side by side with these recognized cutaneous tuberculoses there are certain eruptions which have attracted attention, first of all by reason of their frequent association with tuberculosis, or their occurrence in individuals deemed prone to that infection, and secondly by their peculiar clinical and pathological features which attach them to some infection, such as tuberculosis. Darier has suggested the name *Tuberculides* for certain of these eruptions, but I propose on the present occasion to include in my review the well-defined but analogous clinical phases known as *Lichen scrofulosorum* and *Erythème induré des scrofuleux*. Lupus erythematosus might also be added, and perhaps some other conditions which J. C. Johnston, of New York, comprises under the term *Paratuberculoses*. Whether the tuberculous nature of these eruptions be established or not, it is not likely that the term *Tuberculides* will be reserved for any limited number of phases of cutaneous tuberculosis or paratuberculoses.

LICHEN SCROFULOSORUM[1].

The essential objective features are the evolution of numerous indolent micro-papules, due to a folliculitis of little intensity; their characteristic tendency to group in clusters; and their distribution over the trunk and limbs with a predilection for the lower part of the trunk. The multitude of lesions, the benignity of the eruption, the absence of any local infective progression, the sudden appearance, the disappearance under favourable conditions, and reappearance when the patient is again influenced by unfavourable surroundings, at once strike the observer as contrasting with known lesions of bacillary tuberculosis of the skin. The solution of the ætiological problem is but little advanced by the study of other micro-papular grouped eruptions, such as the Lichen spinulosus of Devergie, the grouped follicular Eczema folliculare, or the micro-papular corymbose Syphilide. The latter is strikingly similar, but, unfortunately, as the bacteriology of Syphilis has not been worked out we get little help.

Concomitant tuberculides may be seen, and Hebra noted the occasional association of an acneiform eruption. I have observed typical Lichen scrofulosorum associated with multiple tuberculous

---

1. But little addition has been made to our knowledge of this eruption since the subject was discussed at the Intern. Congr. Dermat. in London. Meneau has collected all available information (*J. de Mal. Cut. et Syph.*, 1899). See also Gilchrist, *The Johns Hopkins Hospital Bulletin*, No. 98, May, 1899.

lesions in a girl, who was previously under my care with typical Acne scrofulosorum[1].

The *association with tuberculosis* is very striking, so that we must agree with Jadassohn that Lichen scrofulosorum is a disease of the tuberculous and not of cachectics generally. As I cannot bring forward statistics of my own I will remind you of Hebra's statement, with which the general experience is in accord. He stated that " about 90 per cent. of the patients affected with this form of lichen are persons in whom the lymphatic glands (particularly those of the submaxillary and cervical regions and of the axillæ) are greatly swollen, or who suffer from periostitis, caries, or necrosis, with or without scrofulous sores, or who may be supposed to have disease of the mesenteric glands, being of cachectic aspect and generally badly nourished, and yet having the abdomen enlarged." It is curious that Hebra in more than fifty cases (all males) failed to find tubercular lung disease[2]. Crocker, on the other hand, was not struck by the frequent presence of skin, bone, and gland tuberculosis, but found the eruption not uncommon in children in whom one suspected a tubercular pleurisy. Jadassohn in nineteen typical cases found fourteen tuberculous and only one certainly free, and Lukasiewicz found tuberculous complications in about half his forty-three cases. With regard to age and sex incidence it is doubtful if the Vienna figures convey a correct estimate. In London Lichen scrofulosorum is rare in adults, and males are not disproportionately attacked.

The Influence of tuberculin Injections. — Neisser twice saw typical reactions, and Jadassohn observed a local reaction fourteen times out of sixteen. The excitement of latent papules which he witnessed may be the explanation of the observation recorded by Schweninger and Buzzi, who saw the eruption evolve under the influence of an injection[3].

The *grouping of the eruption around nodules of lupus*, as we see micro-papules clustered around a large syphilitic papule, was considered a conclusive observation by Hallopeau, who regarded the micro-papules as directly propagated by the lupus nodules.

1. The analogies with syphilis may be illustrated by another case of a child who became inoculated with syphilis through a wound on the knee, where she had a chancre with induration of the related glands. She had a copious micro-papular corymbose eruption, and, later, relapsing acneiform eruptions.
2. A case was shown at the Dermatological Society of London in an adult with phthisis.
3. An old woman, with quiescent or " cured " anæsthetic leprosy and a clear skin was injected, at my request, by Watson Cheyne, and promptly a macular eruption characteristic of leprosy was excited over the abdomen.

Histological research by Jacobi, Sack, Riehl, Lukasiewicz, Darier, Leredde, Jadassohn, Jackson Clarke, Gilchrist and others has excited a brisk controversy: on the one hand as to the criteria, which justify us in definitely affirming a lesion to be tuberculous, such as the presence of epithelioid and giant-cells, and their special grouping (" tubercles " or " follicles "), the disappearance of the normal structures and obliteration of the blood-vessels, the production of caseation, the presence of a reticulum; and, on the other hand, as to the presence or absence of these criteria. That many of them exist in combination is unquestionable, and every one must admit with Jacobi that the histological features are very suggestive of tuberculosis, though they are not accepted by all as decisive. On the assumption that the lesions are those of an attenuated tuberculosis it might readily be supposed that often the formation of special cells, such as giant-cells, would be limited, the characteristic grouping not well marked, and the destruction of the original tissues, including the blood-vessels, incomplete, and caseation not advanced.

The search for Koch's bacilli has been unsuccessful, with the exception of the single one found by Jacobi, and those recognized by Wolff and by Pellizzari[1].

As for inoculation in animals Jacobi succeeded in producing a local mesenteric glandular tuberculosis in one case, and Pellizzari was also successful in a special late phase of the eruption described by him.

ÉRYTHÈME INDURÉ DES SCROFULEUX (BAZIN).

The striking features of the affection first described by the distinguished French dermatologist are the successive formation over months or years of nodosities, commencing in the hypoderm of the legs, extremely indolent, either undergoing regression with atrophy, or gradually involving the superficial layers of the skin in an inflammatory process, and discharging the necrotized or scanty puriform contents, or ulcerating.

Thibierge thus summarizes some of the clinical evidences in favour of a tuberculous origin : " D'abord, les sujets atteints d'érythème induré sont souvent de souche tuberculeuse, ou ont vécu au voisinage immédiat de tuberculeux. Personnellement, ils appartiennent le plus

1. Pellizzari states that in long persistent cases the eruption may change its form, and miliary pustules may supplant the original lesions. At this stage tuberculin injections react locally and systemically, and inoculations give rise to tuberculosis in Cochons d'Inde.

souvent à cette catégorie de dystrophiques aux lèvres tuméfiées, aux téguments cyanotiques et algides, acro-asphyxiques, qui, sous le nom de " lymphatiques " incarnent les derniers vestiges de l'ancienne scrofule et qui, proie facile aux infections cutanées superficielles et bénignes, sont aussi les candidats les plus nettement désignés à l'infection tuberculeuse. Cette infection tuberculeuse, ils en portent souvent la trace sous forme de pneumopathies, d'entéropathies, plus souvent encore sous forme d'adénopathies ou d'ostéopathies, même parfois ils en offrent des types divers au niveau des téguments et deviennent ainsi de véritables cartes d'échantillons de la tuberculose cutanée." Hallopeau states that tuberculous adenopathies occur in more than half the cases; but in London, where the malady is by no means uncommon, recognized tuberculous complications are, I think, less frequent. Of twenty-four cases exhibited at the Dermatological Society of London[1] in only two is mention made of adenopathies; in another there was a probable tuberculous synovitis, and in a fourth tuberculous bone disease. All were females, except one man of twenty years (Galloway). Radcliffe Crocker has also observed the affection in a man and in boys. The ages ranged from 14 to 22 years inclusive, with three exceptions, viz., a woman aged 35 with a first attack, one aged 55 with a history of thirteen years' duration, and an " old " woman. The nodosities may form as early as six or seven years of age, and not uncommonly first appear in middle life. The feeble peripheral circulation is often a notable feature, and the chilblains, ulcerating or not, on the hands, feet, and ears require careful distinction from the tuberculides. It is interesting to note the concurrence of deeply imbedded small nodules, sometimes pustulating or necrosing, on the fingers, in all respects similar to those described as folliclis. Johnston, of New York, has recorded a case with " necrotizing chilblains " extending over the forearms to the elbows. The rarer appearance and smaller size of the nodules on the upper extremities are in keeping with what we see in Erythema nodosum, and probably depend on anatomical considerations. The predilection for the legs, common also to syphilitic gummata in women with some differences in detail, is probably determined by imperfect circulation, partly innate or acquired, and partly due to occupation. It is not uncommon to see one or two on the thighs, but elsewhere nodosities are rare. The almost invariable bilateral distribution, however, contrasts with that of syphilitic gummata.

1. J. Hutchinson has also recorded many cases in his *Archives of Surgery* and *The Clinical Journal*.

The analogies with tuberculous and syphilitic gummata are striking. We recognise several varieties of tuberculous gummata, *e. g.*, the nodosities arising from the progressive infection of the lymphatics of the arm, following a primary or secondary tuberculosis of a finger, the disseminated deep-seated massive nodules known as scrofuloderma, and the common scrofulo-tuberculous gummata of childhood. The latter have not the special predilection for the legs, they tend to suppurate more freely, they may infect the superficial layers of the skin and give rise to other recognised forms of tuberculosis, such as Lupus vulgaris, and they frequently coincide with an active infection displayed in the multiple implication of various tissues. E. induré has a different age incidence, it never occasions secondary tuberculous infection of the related glands, or gives rise to Lupus, and if of tuberculous nature the virus must be attenuated or possess attributes which are not at present explained. Hutchinson describes a secondary serpiginous ulceration of the skin, but I do not think I have ever observed a true tuberculous ulceration spreading from a nodosity.

I am not aware of any experiences with tuberculin injections.

Audry, who first investigated the nodosities, microscopically and experimentally (*Ann. de Dermat.*, 1898, p. 209), found an œdema, which in the deepest parts produced an alveolated spongy tissue saturated with a peculiar oily liquid and infiltrated with cells, regarded by him as mononuclear leucocytes. There was no pus formation or peripheral inflammatory reaction. Bacilli could not be found. Two guinea pigs, inoculated respectively in the peritoneal cavity and under the skin, did not show any trace of tuberculosis after twenty-eight nor twenty-nine days. J. C. Johnston, of New York (" The Cutaneous Paratuberculoses," *Philadelphia Monthly Medical Journal*, February, 1899), found the marked lesion at the level of the coiled portion of the sweat glands, and did not describe hypodermic changes. The connective tissue was rarified by œdema and the fibres disintegrated. In the interspaces was a considerable granular detritus from coagulation-necrosis staining deeply with eosin. The blood-vessels were dilated, and their endothelium swollen, and in the upper layers of the corium, where the changes were little marked, the endothelium was proliferated. Irregularly disseminated, chiefly along the lines of the vessels, and especially about the coil glands, were masses of lymphocytes and epithelioid cells, and a very few polynuclear leucocytes. In advanced stages, at or about the coil glands, true caseous degeneration could be identified, but no giant-cells were found, and no true formation of " tubercles. " Leredde examined a recent pea-sized nodule (*Ann. de Dermat.*, 1898, p. 895) and found the changes, which were intimately associated with the blood-vessels, attained a maximum in the subdermic tissue, and invaded secondarily the coil gland region and dermic plane. Irregularly anastomosing bands of connective tissue enclosed adipose tissue, and some groups of fat cells. These bands contained blood-vessels all thrombosed, the fibres appeared to be disintegrating, and they were studded with cells with fragmented and broken up nuclei. In the more superficial layers there was œdema, endophlebitis, and cellular infiltration (lymphocytes with easily staining nuclei, some polynuclear leucocytes, and slight multiplication of fixed connective-tissue cells), especially in relation to the blood-vessels. No giant-cells, no characteristic tuberculous grouping.

Thibierge and Ravaut examined three cases with most important results (*Ann. de Dermat.*, 3ᵉ Sᵉ, T. X.; 1899). The subdermic tissue was found divided up into lobules by great connective-tissue bands and their prolongations, enclosing here and there *normal* adipose tissue, but for the most part the latter was much altered. All stages of embryonal infiltration could be observed up to granular degeneration and necrosis. The bands also contained in certain places masses of embryonal elements centred by a vessel more or less altered up to disappearance. Some vessel showed more or less endothelial proliferation, even to obliteration, some thickening of the tunics, with embryonal infiltration of, and around, the walls. At certain points of these bands were found giant-cells containing eight to ten nuclei, and epithelioid cells. The giant-cells were especially numerous in his second case. Altogether sixty sections were stained by Ziehl's method, but the bacilli of Koch could not be detected. A guinea-pig, dead in thirty-five days after inoculation with lesions from the third case, displayed typical tuberculous lesions, which were reinoculated successfully in another guinea-pig. Dade (*Journ. of Cut. and Gen.-Urin. Dis.*, July, 1899, p. 504) examined the roof of a softened nodosity and found only a subacute exudative inflammation. Bacilli were not found, and inoculation proved fruitless after six weeks.

Lastly, I have the satisfaction of being able to confirm Thibierge's conclusions.

From a woman, aged 35 years, with an eruption of characteristic nodules below the bellies of the gastrocnemii muscles, of three months' duration, and free from any personal or family history of tuberculosis, I excised a deep-seated nodule. Unfortunately I did not practise the excision sufficiently deeply, as only a small portion of degenerated fat cells were seen. Microscopically the nodule was

a plasmoma of the deepest layers of the dermis set in a tissue much
rarified by œdema.   Typical giant-cells were present, but not numerous.   Dr. Eyre, of the Bacteriological Laboratory at Charing Cross,
was kind enough to carry out an experimental inoculation in a guinea-
pig, which succumbed to tuberculosis.

The Papular and Nodular "Tuberculides" of Intermediate Size.

Between the well-defined groups characterised by the micro-papule
of Lichen scrofulosorum and the large gumma-like nodule of Erythema induratum, a long series of eruptions is met with united by
certain characters in common, and occurring in association with one
another from time to time, but yet distinguishable by minor differences
of size, depth to which the skin is affected, degree of necrosis, distribution, &c.   As might be expected, these eruptions have been described under a great variety of names, and a satisfactory orderly classification is a difficulty which awaits solution.

Long ago Bazin described an eruption under the term *Acne
scrofulosorum*, which was, I contend, a tuberculide and not Acne
vulgaris.   Then Jonathan Hutchinson, in a collection of " Lectures
on Clinical Surgery," published in 1879, pp. 298-9, and pp. 569-71,
and in his " Archives of Surgery," Vol. VI., p. 7, described three
cases of " a rare and undescribed form of disease " under the name
Lupus psoriasis scrofulosus, characterised by an extremely chronic
symmetrical eruption of dusky, livid infiltrations appearing as papules,
pustules (some abortive), and confluent lupiform patches, tending to
ulcerate slowly and leave scars; situated on the hands and backs of
the forearms, and about the elbows and ears, and to a less extent
elsewhere, as on the face, palms, lower extremities, and trunk.   He
said it might be mistaken for an acneiform variety of lupus, but
thought the localities affected and the recrudescence in spring and
autumn allied the eruption to psoriasis, the infiltration and scarring
to lupus and pernio.   One patient had possible phthisis, one strumous
neck glands; one had a history of inflammation of the lungs.   An
illustration has been published of one of his cases (Philip Holmes).
In 1880 Bœck described a somewhat similar eruption under the name
Lupus erythematosus disseminatus, and since then many allied conditions have been recorded under such names as *Folliculites disséminées
symétriques des parties glabres à tendance cicatricielle* (Brocq), *Folliculitis exulcerans* (Lukasiewicz), *Folliculitis tuberculeuse* (Kracht),
Folliculitis scrofulosorum (du Castel), *Folliclis* (Barthélemy), *Hydro-*

denitis destruens suppurativa (Pollitzer), *Hydrosadénites suppuratives disséminées* (Dubreuilh), *Spiradenitis disseminatus suppurativa* (Spiegel and Unna). *Acnitis* (Barthélemy), *Acne scrofulosa* (Crocker), *Acne scrofulosorum* (Colcott Fox), *Acné indurée généralisée* (Aubert), *Acne telangiectodes* (Kaposi), *Acné varioliforme* (Pick, Bronson, Fordyce, and Grunevald), *Impetigo varioliformis* (Jamieson[1]), *Ecthyma scrofulosum* (Gaston et Emery), *Tuberculides acnéiformes et nécrotiques* (Hallopeau et Bureau), *Necrotizing Chilblains* (Allen[2]), *Lichen scrofulosorum* (Norman Walker[3] and Haushalter[4]), *Granulome innominé* (Tenneson). Probably the *pustular scrofulides* of Duhring, and the *Acute Miliary Tuberculous Eruption* of Leichtenstein, and possibly some of the cases described as *Acne lupus* or *Lupus miliaris* of the face, and sometimes confounded with *Colloid milium*, belong to the same category. The nature of the eruption described by Crocker and myself in children under the name Acne scrofulosorum does not seem to be appreciated by some writers, but I have no doubt whatever it finds a place here. Of the *Toxi-tuberculides papulo-erythémateuses agminées* and *suppuratives agminées et pemphigoides* of Hallopeau I have no experience[5].

The sense of confusion first felt on reading through the considerable literature passes away on further study, though an orderly arrangement of these manifold phases is by no means an easy matter. The essential lesion is a small, extremely indolent granuloma, tending to undergo central softening and death, and thus leaving scars. The bilateral and symmetrical disposition is notable. The great clinical variety depends upon the depth at which the dermis is affected, the implication or freedom of the glandular apparatus, the bulk of the granuloma, the distribution and number of the lesions, and the absence or presence of pustulation or necrosis. Thus the more superficial lesions may be reddened from the first, whilst the deeper ones may be better felt than seen, and the overlying skin is only secondarily involved in an inflammatory process. The tendency to acro-asphyxia,

1. *Brit. Journ. Derm.*, 1894, p. 294 (two cases).
2. *Journ. Cut. and Gen.-Urin. Dis.*, 1898, p. 227.
3. *Scottish Med. and Surg. Journ.*, 1898, p. 528.
4. *Thèse de Nancy*, by Lefebvre, 1898 (with bibliography).
5. Many tuberculides have been shown at the Dermatological Society of London. Those exhibited since May, 1894, will be found published in the *British Journal of Dermatology*. The bulk of other recorded cases will be found collected by C. Boeck, *Archiv f. Derm. u. Syph.*, 1897 ("Die Exantheme der Tuberculose"); and in the *Theses* by Beauprez ("Contribution à l'Étude de la folliclis," Paris, 1898); by Fringoet ("Des Tuberculides et particulièrement de la forme Folliclis," Paris, 1898); by Haury ("Essai sur les tuberculides cutanées," Paris, 1899), and by Johnston, *Philadelphia Medical Journal*, February, 1899.

so common in these cases, and the predilection shown by the eruption for peripheral regions, when added to the indolence of the lesions and their cellular character, increases the disposition to lividity of colour. Pustulation is not an essential feature, and may perhaps be due to living or dead tubercle bacilli, or sometimes to secondary invasion by pyogenic cocci. A characteristic, seen in varying degrees, is the tendency to the death of the central parts of the granulomata, so that a sunken adherent crust forms, strongly reminding one of Acne varioliforme, or ulceration results. It appears that the pathological changes originate in connection with the blood-vessels. The plexus about the pilosebaceous apparatus may be affected, or about the coil-glands, or the vessels in the hypoderm and other parts distinct from the glandular systems. The eruption may be scanty or copious, localized or generalized. It may appear on any region, but has a special predilection for the extremities, especially the extensor surfaces. Thus the sites of predilection and the arrangement of the lesions contrast with those of Lichen scrofulosorum and E. induré. In the great majority of cases the elements are isolated, and any grouping appears to be haphazard. Nevertheless confluence may occur, and on such a situation as the calf of the leg lead to ulceration like that supervening in Erythème induré.

I have never observed any eruptive elements to spread infectively in the skin after the manner of recognized tuberculous lesions.

In a given case several types of lesion may co-exist, or one predominate. Thus I have noticed in the acneiform eruptions there is a strong tendency for large necrotic gumma-like nodules to form about the buttocks. Acneiform lesions may co-exist with Lichen scrofulosorum, or evolve at different periods in the same patient; and on the other hand Folliclis of the upper may occur with Erythème induré of the lower extremities.

The acneiform and gumma-like phases of tuberculides constantly remind one of syphilides. Twice I have had under my care young men with chronic suppurating tuberculous glands of the neck, who were supposed to have also contracted syphilis in consequence of the sudden evolution of a generalized acneiform eruption with necrotic nodules of the buttocks. In both cases I failed to arrive at a firm diagnosis. Another man, suffering from a very chronic form of phthisis, as in Grunevald's case, presented a copious eruption over head, face, trunk and limbs, indistinguishable from severe Acne varioliforme, which he said had continued for thirty-seven years. On the buttocks were large necrosing nodules.

These tuberculides may occur at any age, but the recorded cases point to a maximum incidence between twenty and forty years of age. In London special attention has been drawn to the affection in infants and children. The sexes appear to be equally attacked.

Co-existence of Tuberculosis.—There is an undeniable ætiological connection between tuberculosis and these tuberculides. In sixteen out of twenty-seven French observations, which Haury groups under Folliclis, the presence of one or several certain tuberculous lesions was noted; in two others there was a great probability of a pulmonary tuberculosis; in the remaining nine there was, at the time of observation, an absence of sufficient evidence of a tuberculous infection. To get the full evidence, however, it is desirable to watch the progress of the case. In Haury's miliary or lichenoid group all the cases presented tuberculous lesions, and in his nodular group the evidence was also striking. Johnston, of New York, reports evidence of "scrofula" in 57.5 per cent. of forty cases collected by him. In twenty-four probable examples shown at the Dermatological Society of London I find that half displayed adenopathies or other marked tuberculous lesions. One had phthisis.

Histology.—Sections have been examined from over twenty cases with varying results. On the whole the evidence points to the changes starting about the blood-vessels, which may become deeply implicated. In some cases there was apparently only a simple inflammation, but in many epitheloid and giant-cells were present, sometimes in considerable numbers, and, further, their arrangement was extremely suggestive of tuberculosis. In a case recorded by Hallopeau and Bureau the structure was typically tuberculous, with caseation. With Galloway I examined sections of *Acne scrofulosorum* (*Brit. Journ. Derm.*, 1897, p. 275), but we failed to find any evidence of tuberculous structure. Subsequently in two other cases the result was similar, except that in one section there was an undoubted giantcell.

Bacteriology.—No one has found Koch's bacilli so far, and some pus cocci only have been detected in suppurating lesions.

Tuberculin injections have been but little practised, but Finger and Jadassohn are reported by Touton to have obtained positive results in examples of Kaposi's *Acne telangiectodes.*

Inoculations.—Most of the few inoculations made have proved unsuccessful, amongst the number a case of Acne scrofulosorum of my own. Haushalter, however, successfully infected a guinea-pig with material from a case which I claim as similar to my Acne scrofulosorum. Lastly, success has been obtained with Kaposi's

Acne telangiectodes, which seems undoubtedly to be a tuberculosis.

Conclusions. — Although the pathogeny of these eruptions is not yet placed on a firm basis, yet in each of the groups considered we have a concurrence of evidence, both positive and exclusive, pointing strongly to their tuberculous origin. That they are not the result of a cachexia, or a secondary change arising on a soil prepared by tuberculous infection, seems clear. What seems to be the complete proof of the tuberculous nature of *Acne telangiectodes* and *Erythème induré* greatly strengthens the probability that the other constituents of the groups under consideration own a like cause. The attractive toxinic theory of Hallopeau appears to be excluded by the positive evidence accumulating of successful inoculations. In this connection it is interesting to observe how rare these eruptions are in frank cases of phthisis, and we should rather expect toxins circulating in the blood-stream to excite erythemata by their influence on the vaso-motor centres. In syphilis eruptions analogous in many respects to the tuberculides occur regularly as a part of the general infection, but in tuberculosis a systemic infection with bacilli is less frequent. The tuberculous infection has a far greater tendency to remain local. We may note, also, that the later syphilides have no longer an infective power, and tend to a localized and asymmetrical distribution. If these tuberculides are due to the implantation of Koch's bacilli emanating from some distant focus, and coming by way of the blood current, it is clear that the organisms must be of little virulence, and easily killed probably. They must be also few in number, as a rule.

And if this be so, we have sufficient reasons why the pathological changes are often indecisive, and why inoculations fail.

With these tuberculides we may contrast two conditions. Firstly, the rare cases of Lupus vulgaris, characterised by multiple disseminated and sometimes symmetrical patches, which originate in an outburst of papules or papulo-pustules indistinguishable from tuberculides, except for the subsequent infective extension of each element. I have lately had a child with such an eruption under my care (*Brit. Journ. Derm.*, Vol. X., 1898, p. 253), in whom all the lesions gradually disappeared with the exception of one on a knuckle, which developed into a verrucose lesion. Secondly, such a case as that described by Otto Leichtenstein (*Münch. med. Wochenschr.*, January 5, 1897), in which an acneiform eruption containing tubercle bacilli evolved in the course of acute miliary tuberculosis.

LES TUBERCULIDES

RAPPORT

par le professeur **CAMPANA**.

(Rome.)

La patologia sperimentale ammette malattie locali, diretta conseguenza del veleno tubercolare, oltre di quella che è ritenuta effetto diretto e locale del bacillo di Koch?

Anche ammesse queste malattie, riveston esse dei caratteri da potersi riconoscere per la causa che le produce?

Noi per tanto conosciamo seriamente e precisamente del meccanismo della produzione della tubercolosi per quanto ce ne dice la sperimentazione.

Or che cosa ci da la sperimentazione?

a) Inoculando il bacillo vivente,

b) Iniettando il bacillo morto,

c) Iniettando i prodotti chimici, bruti, di questo bacillo,

d) Iniettando i prodotti selezionati scientificamente di questo bacillo.

e) Inoculando i tessuti, ove questo bacillo esiste, o non.

a) L'inoculazione del bacillo ci dà la infiammazione granulomatosa con tutte le fasi del granuloma tubercolare.

E così è che, nella cute, essa, salvo che non si origini con una forma malignamente intensa, o che non sia compagna ad altre localizzazioni del male, per sè assai progressivo, come la varietà della tubercolosi miliare acuta, in cui si riversano negli organi attaccati di tubercolosi, secondariamente, torrenti di nuovi bacilli tubercolari, e vi riaccendono, così, quel male che, in altro caso, per disadatto terreno, andrebbe facilmente spento.

b) E nel caso della inoculazione e della iniezione del bacillo morto, non è molto differente dal reperto che più su abbiamo riportato pel bacillo vivo: non certo per la intensità della reazione flogistica; non certo perchè si verifichi pure la fase caseosa; ma perchè esso bacillo non è indifferente, nei suoi effetti, sui tessuti ove penetra; ciò che si estrinseca con fenomeni di infiltrazione leucocitaria attorno alle masse bacillari; studiandosi il fenomeno così come io aveva fatto pel bacillo leproso morto.

E, come colà, col bacillo leproso, vivo o morto, si vedono originare quegli stessi gradi di irritazione, che son proporzionati al trauma generato ed al corpo estraneo portato; così nella tubercolosi si vede che questo bacillo genera degli effetti maggiori a quelli che provengono dal trauma della massa bacillare, come semplice corpo estraneo.

Ma, quali sono questi effetti che si producono col bacillo tubercolare morto; son essi tali da rappresentare una alterazione bene individualizzata e distinta?

Gli esperimenti non provano questa ultima ipotesi — poichè il fenomeno non essendo ligato soltanto alla presenza del corpo estraneo ed ai prodotti di esso, — ma all' azione complessa di questi e di altri microrganismi, e di altre cagioni; ne nasce un effetto, di cui si possono presumare li cagioni, ma non affermare con sicurezza.

Ma, non è così quando vi hanno due organismi ligati da una condizione fisiologica, ed il primo non solo produca dei veleni pel secondo (come è il caso di rapporti tra madre e feto), ma ha esso la sorgente di moltiplicazione di questi veleni.

E questo fatto lo vediamo provato dalla sperimentazione, come dalla clinica.

c) I lavori, più volte ricordati del Koch e del Maffucci, fanno vedere chiaramente che i veleni prodotti sono nocivi tanto all'organismo, nel quale vi sono i bacilli tubercolari, come in quello in cui vi sono soltanto i veleni di questo. Cosicchè, le cavie, o trattate coi prodotti tubercolinici, o nati da organismi tubercolotici, presentano le stigmati, nella cute, nei vasi, in tutta la nutrizione generale, degli effetti di coteste cagioni.

d) Gli estratti, i prodotti che emanano dal bacillo tubercolare, sono di varia intensità, nella loro azione sull'organismo umano e sugli animali.

Questo è provato dalle esperienze di tutti quelli che si sono venuti occupando del potere irritante, che promana dal microrganismo che produce la tubercolosi, e dai prodotti che emanano dai tessuti allorchè esso, agendo su questi, ne dissolve l'adesione molecolare, o ne modifica la costituzione chimica. Alcuni prodotti esercitano un'azione flogistica evidente (tubercolina antica); altri la loro azione sotto la forma di uno stimolo leggerissimo, che si estrinseca con un grado di migrazione leucocitaria minima, che col tempo non genera alcun fenomeno regressivo nel tessuto, cosicchè questo resiste come nello stato fisiologico e forse più. La pruova l'abbiamo avuta in questo anno anche noi, praticando successivamente in un medesimo punto delle iniezioni di *tubercolina R.*

Si vede, dunque, che non si produce una infiltrazione per migrazione, con morte di leucociti, ma, invece, una infiltrazione con elementi quasi vitali e capaci di riprendere, nuovamente, la via della migrazione.

Così pare che avvenga anche sul nodulo tubercolare cutaneo; dove non sempre si vede la riduzione del nodulo soltanto, ma un leggiero stato congestivo passeggiero, che agevola la risoluzione del nodulo luposo, quando si ri adoperi adattamente la tubercolina R.

e) Finalmente inoculando i tessuti tubercolari, non completamente caduti in degenerazione grassa, essi danno la riproduzione del processo tubercolare; e prima o poi gli effetti delle altre infezioni ed ivasioni, che si possono trovare complicate, quando la sperimentazione non sia stata resa completamente tale, da far agire soltanto un processo d'infezione.

Nè poi, ha importanza la via per la quale passa il bacillo tubercolare per infettare i tessuti; essendo dimostrato che puo essere tanto la sanguigna come la linfatica, e che in quella anzicchè attenuarsi, nella sua virulenza, il bacillo ne cresce.

Queste osservazioni che seguono, eseguite sul cavallo, sono state fatte da più tempo, coll'aiuto, particolarmente del prof. D. Baruchello :

Salvo un'incidente svoltosi in un caso per sepsi da cagioni estranee, forti dosi furono tollerate con assai lievi fenomeni locali : per lo più un semplice e lieve turgore sottocutaneo, che si esauriva in 12 o 24 ore.

Quelle sulle cavie, specialmente colla tubercolina R., sono state eseguite nel passato anno.

Gli animali, cavie, sopportano anche fortissime dosi della tubercolina R ; e nell'uso di queste forti dosi, al primo momento, son prese da uno stato di dipressione di tutte le forze, con quasi completa immobilità ; gli sfinteri vessicali ed anali non contengono più bene e completamente ; gli occhi si chiudono, il respiro si fa frequente ; pulsazioni celerissime, incontabili. Se la dose non è mortale l'animale, dopo tre o quattro ore, si risolleva ; se la dose è forte molto (mgr. 1 di Tub. R) l'animale muore, sotto questa forma di avvelenamento paralizzante ; causata da un medicinale utile, somministrato a dose venefica.

Quando le dosi sono così avanzate, avvengono anche fenomeni locali di infiammazione peritoneale.

L'iniezione di tubercolina R. anche essa non ha lo stesso grado di effetti sul potere funzionale di alcuni organi e tessuti ; così si vede che se noi iniettiamo questa T. R. su un individuo forte, senza neuropatie, essa altera di poco la frequenza del polso e delle escursioni toraciche dell'inferno, sottoposto alla iniezione: se invece essa viene somministrata ad altro con sistema nervoso variamente eretistico, o per difetti organici, o funzionali, si vede subito che la frequenza del polso cresce moltissimo e con essa anche la frequenza delle escursioni toraciche.

Questo stimolo, che direi quasi protoplasmatico, che esercita la tubercolina, col quale ravviva il movimento nutritivo ed amèboideo delle cellule, si esplica allo stesso modo, sul sistema nervoso, specialmente bulbare, da cui ne nasce il fenomeno della frequenza del polso.

E, traducendo con un esempio pratico, quello che ho già fatto notare precedentemente, fo notare che come non tutti quelli che bevono vino, vanno incontro all'acne roseo, nè tutti quelli, che adoperano sali chinina vanno incontro ad eruzioni chiniche; pure non tralasciamo dal ricordare queste condizioni come quelle che generano le dette malattie. Così è per gli effetti tubercolinici, a lenta evoluzione, in giovani con eredo-scrofola, eredo-tubercolosi, in cui il fenomeno dell'acne frontale, nasale, del dorso è una manifestazione assai frequente.

Per non ritornare sulla questione della influenza che i veleni tubercolinici possono esercitare indirettamente sulla cute, ricorderò ancora quelli che si esplicano in conseguenza di un'alterazione qualsiasi della vita organica, causata o direttamente dall'azione tubercolinica sui vasi, sulla sanguificazione, sul ricambio molecolare, od indirettamente mercè l'innervazione.

Riportiamo qualche esempio sperimentale.

Se noi iniettiamo, nel peritoneo di una cavia, una soluzione di *tubercolina antica*, noi vediamo prodursi un lieve grado di iperemia delle capsule surrenali, che si fa più manifesto se l'animale abbia sopportato parecchie iniezioni. Così pure, se iniettiamo un materiale tubercolare virulento, troviamo non solo nei primi giorni una iperemia; ma iperemia e pigmentazione delle capsule quando si comincia a riprodurre la tubercolosi trapiantata sul peritoneo; ciò che è l'effetto non solo dell'azione dell'irritazione diretta, ma anche di quel veleno che si va sprigionando dalla invadente moltiplicazione bacillare. Quando però, questa moltiplicazione bacillare è tale da dar luogo, nell'organo dove si verifica, più fenomeni di necrosi per coagulazione, che altro; allora è difficile trovare gli effetti a distanza; sono gli effetti quasi caustici del veleno, che si esplicano, e che non permettono la penetrazione di quel veleno attenuato, che verrebbe ad agire sul sistema nervoso. E di tutti gli alcaloidi, direi anzi veleni, per usare una parola più generale, questa proprietà; e colla parola veleno intendo indicare tanto le proteine in generale, senza distinzione, che si possono avere dal bacillo tubercolare, come derivati diastasici che vi son pure, o vi nascono facilmente, e che possono esercitare un'azione lesiva anziché pel potere chimico dei proprii prodotti, per l'attività zimotica, di cui si possono rendere cagione innanzi ai tessuti animali, nei quali, essi derivati, sono adoperati.

Senza parlare poi delle congestioni tubercoliniche, che si producono non dirado sugli individui, che pur non essendo tubercolotici son sottoposti, a scopo diagnostico, alla iniezione tubercolinica, e delle altre che son compagne alle congestioni tubercolari, ove si faccia uso delle iniezioni di *tubercolina antica*.

È ben noto che il quadro complesso della tubercolosi, nei diversi organi, non è solo l'esponente della tubercolosi ma ancora di altri processi, che la complicano e specialmente quello della sepsi.

Or, questi altri processi, sono quelli che rendono multiforme la manifestazione della tubercolosi e la sua cura.

Infatti, a misura che si perfezionano i mezzi di ricerca degli effetti della tubercolina, come febrigeno, diminuisce la importanza di essa nella provocazione pura del fenomeno : cioè la tubercolina che è un ottimo mezzo di diagnosi (per la febbre che produce negli animali), della tubercolosi, anche in alcuni casi fallisce (1 : 4) ; perchè ciò? perchè se è vero che la tubercolina è un febrigeno praticamente, pero i suoi effetti li produce, perchè negli organismi ove agisce vi ha un' altra condizione che agevola il fenomeno, la spesi.

Ora veniamo ad altro :

Come gli alcoolisti lasciano le impronte deleterie tanto dello avvelenamento acuto, come dello avvelenamento cronico, negli eredi anzi, in più generazioni successive di questi eredi; cosi succede per la tubercolosi.

Osservando i figli di tubercolotici, si trovano soventi alterazioni nella nutrizione delle pareti vasali, specialmente dell'intima : tutte le pareti sono assottigliate, l'intima appare di un aspetto quasi ialino, come se fatta da un connettivo assai giovane, trasparente, nei primi anni della vita; di un connettivo infiltrato di leucociti poi, specialmente nei vasa vasorum; in ultimo, nell'età adulta, vecchiezza con un connettivo quasi sclerotico duro tanto nell'intima, come in parte nella avventizia : ma, senza trovarvisi fenomeni di ateromasia, o di degenerazione calcarea.

I vasi, che si presentano, in questo stato, son in alcuni quelli del parenchima pulmonale, in altri del parenchima renale, cerebrale, cardiaco, degli arti inferiori : dove son sempre più manifesti.

Non sono da confondere questi stati anatomici degli individui con eredotubercolosi, con quegli stati che si trovano nei vasi per fenomeni statici, o per localizzazione; proprie del processo tubercolare che non descriveremo.

Queste alterazioni vasali ripercuotono i propri effetti sulla cute, nella quale si trovano soventi stati (nel naso, nelle mani, nei piedi) che non sono ultima causa predisponente di tutti i fenomeni degli effetti del freddo sulla cute, dal semplice eritema, alla necrosi flittenosa, alla necrosi profonda, a cui la cute di questi infermi son predisposti.

Altra alterazione frequente, negli effetti della eredo tubercolosi, è la denutrizione del sistema nervoso tanto periferico, come centrale di cui si notano effetti statici, edematoidi, trofici nella cute; tanto nel derma, di cui abbiamo brevemente accennato; come nei peli ed altre appendici cutanee, di cui soventi esistono fenomeni distrofici.

L'affermazione di non poter definire con precisione, nei casi concreti, dove finisca l'azione del bacillo nella parte e dove cominci l'azione del veleno di questo bacillo, dei prodotti nocivi all'organismo, che questo bacillo è riuscito a spostare, ha certamente dei limiti; e, così sugli animali come sull'uomo, noi troviamo ben distinti gli effetti venefici tubercolosi nella denutrizione, nella deficienza di sviluppo, nel pallore che accompagna un certo grado di anemia, caratteristico. Questa condizione di difetti nutritivi soventi è ereditata; ma chi la eredita non è tubercolotico, e, soventi, non lo sarà mai. — Questo è vero.

È anche vero che i difetti di innervazione vasale, specialmente del sistema linfatico, in questi infermi, è un fatto chiarissimo che è forse cagione dell'attecchimento della *pitiriasis versicolor*, di alcuni *eczemi*.

Le alterazioni di innervazione del sistema connettivale del volto e del collo, è una delle cause principali di quelle facce tumide, pallide, succulenti, dei predisposti alla tubercolosi. Vengo ora a parlare di una certa attenuazione che subisce il bacillo tubercolare nella cute.

Non mi posso estendere molto a provare la esattezza del mio concetto; ma è un fatto che la colorazione del bacillo tubercolare è fondata sulle affinità chimiche di questo bacillo, colle sostanze coloranti; reso evidente, questo principio, della prima colorazione che ne diede il Koch colla sua soluzione di bleu di anilina alcalinizzata (con potassa caustica.) Nè questo concetto è stato smentito dall'uso delle sostanze coloranti adoperate poi; non escluso l'acido fenico ed i suoi derivati; i quali, come si sa, hanno una funzione a se, che non è quella degli acidi e delle basi, ma riveste talvolta le proprietà delle une e degli altri.

Ciò che fa dubitare molto della teoria emessa da qualcuno che sieno sostanze grasse quelle che si colorano nel bacillo di Koch; perchè oltre che ciò non è dimostrato dal fatto che trattato lungamente cogli eteri, il bacillo tubercolare, da digrassarlo completamente, esso, riportato in alcool assoluto, non ha perduto la proprietà di colorarsi, lo è anche dal fatto che questo potere di colorabilità del bacillo tubercolare, non è sempre eguale, ma differente sotto date circostanze or note or non del tutto note: così è risaputo che il bacillo tubercolare coltivato è meno resistente ai trattamenti acidi che quello naturale, che negli animali da sperimentazione esso riproducendosi soventi colla rapidità di una cultura, non riveste i caratteri di resistenza alle sostanze acide del bacillo pulmonale dell'uomo e degli animali, in cui la tubercolosi si è sviluppata spontaneamente; inoltre nelle masse di neoproduzione tubercolare cadute in degenerazione grassa, oltre che è assai difficile trovare qualche bacillo tubercolare, tuttavia tingibile; esso, immezzo a tanto grasso di degenerazione, non assume alcuna proprietà di colorarsi più facilmente.

Ciò è in accordo con quel che si vede poi, per la colorazione di questo bacillo, nei diversi tessuti: è più tenace il colore basico, che ha imbevuto il preparato di un bacillo pulmonare, di quello che di un bacillo della pelle, di un organo connettivale povero di vascolarità, epperò povero anche di ossigeno.

Nelle preparazioni che si fanno nella ricerca del bacillo tubercolare nella cute, se si adopera una colorazione basica, con imbevimento prolungato, di 10 a 12 ore della sostanza anilinica (fucsina, violetto di genziana, ecc.) ne avviene tale una colorazione tenace, così del bacillo, come del tessuto ambiente, da non riuscirsi a discolorare perfettamente l'ambiente; cosicchè vi restano quasi sempre dei brani corneoidi colorati in rosso. Alcuno ha detto che quella sostanza che si colora sì intensamente in rosso nei bacilli tubercolari non sia un grasso; altri chitina. Non potendosi isolare separatamente quella sostanza non si può dire con precisione che cosa sia: e l'argomentazione dell'Aronson, che i bacilli si colorano ancora dopo essere stati lungamente trattati con etere ed alcool, pel digrassamento, non giustifica d'altro canto, la sua idea che sia tutta chitina, sol perchè si colora come la chitina; la cheratina, dopo lungo bagno fucsinico, presenta la sua colorazione, assai intensamente, come un bacillo tubercolare.

Naturalmente chi ha posto la questione dei limiti da dare alle *tuberculides* si è fermato a vedere l'azione remota del processo infettivo tubercolare, non ha voluto giustamente parlare degli effetti di altre prodoti di infezioni, che si possono complicare col processo tubercolare.

Quindi non si è parlato di distinzioni morfologiche; sulle quali, non il processo tubercolare; ma la sepsi, doveva ritrovarsi come causa.

A che parlare di tutte le varietà morfologiche dei lupus, degli scrofulodermi, in cui l'ulcerazione, la flittenosi, la pustulazione, non son date dal fenomeno di una necrosi molecolare attivissimo, raro, e di pochi casi, ma dalla sepsi complicante? dal trauma, dal secreto decomposto?..

Dunque, di questa grande categoria di distinzioni morfologiche, che noi, nella pratica del domani, faremo assai agevolmente, con poche parole, dicendo lupus *non ulcerante* della cute, od *ulcerante*, non *settico*, o *settico*, non ci da adito più a quelle numerose designazioni di processi e di morfologia, che hanno formato il campo di tante distinzioni e di tante descrizioni meravigliose nei libri antichi.

Accennerò ora ad una questione di morfologia ed ho finito:

Le manifestazioni che noi designiamo come *tuberculides* sono da studiare, perchè lo meritano, ma non per definirle ora.

Nel caratterizzarne la morfologia bisognerebbe parlare della non esistenza della eruzione a territorii, come è delle manifestazioni della tubercolosi vera, e non di simmetria; che non esiste di frequente, e, quando esiste, non certo è giustificata dal concetto di una trofoneurosi di origine ganglionare.

Nella enumerazione delle *tuberculides* dobbiamo noi farci guidare un po da quello che credevano gli antichi; cioè se questi si erano accorti, o non, che clinicamente, vi fossero, oltre del lupus, molte manifestazioni cutanee, che potessero essere in relazione colla tubercolosi. Ciò conviene, dal momento che la sperimentazione e la osservazione batteriologica, che sono i sussidii veramente moderni danno un risultato negativo.

Or debbo dire che gli antichi si erano accorti dell'acne scrophulosorum, cachecticorum, lichen scrophulosorum, eritemi e nulla più.

Or perchè vorremo noi aumentare straordinariamente il gruppo di queste forme, senza evidenza di dati dirittivi?

Per me la tubercolosi nella cute, ripete le localizzazioni del proprio bacillo, come in altri organi; pero questo bacillo vi vive male e per questo i più tenui effetti dannosi nella cute.

Quivi vi devono essere pure gli effetti diretti, od ereditati, dei veleni di questo bacillo. Saranno questi effetti l'acne, il lichene, alcuni eritemi, qualche stato distrofico più su accennato, e non certo il lupus eritematodes; ma lasciamo che non si distinguano queste forme in

un gruppo a parte ora : aspettando che i clinici e gli sperimentatori
ad un tempo ci abbiano fatto conoscere delle varietà morbose veramente da specificare, tanto nella morfologia, nella cagione, in rapporto alla cura, la quale poi è il nostro scopo principale.

SUR LES TUBERCULIDES

RAPPORT

par le professeur RIEHL

(Leipzig)

Das Organisations-Comité hatte mir den ehrenvollen Auftrag er-
theilt, über das Thema Tuberculide als Referent zu fungiren. Ich
habe das Comité gebeten, meine Mittheilung als Discussionsbemer-
kung einzureihen, weil ich einerseits die Einheitlichkeit des Gesammt-
referates durch meine abweichenden Ansichten nicht stören wollte,
und andererseits meine eigenen Erfahrungen sich nicht über alle
Theile des Themas erstrecken, das Comité aber besonders auf per-
sönliche Erfahrungen Gewicht gelegt hat.

Ich will voraus erklären : ich konnte mich nicht davon überzeugen,
dass die Reihe der unter dem Namen « Tuberculide » zusammengefassten Krankheitsbilder überhaupt in eine Gruppe gehört, und ich
betrachte es für keineswegs erwiesen, dass der in geistreicher Hypothese supponirte aetiologische Faktor die gemeinsame Ursache aller
dieser Krankheiten darstellt.

Zur Begründung meiner Ueberzeugung will ich nur einige Punkte
besprechen.

Den Ausgangspunkt für die Tuberculidhypothese hat offenbar die
Wirkung des Koch'schen Tuberculins gegeben. Tuberculininjectionen
haben einerseits bei Tuberculösen Veränderungen an den tuberculösen Organen — wir wollen dies mit localer "Reaction" bezeichnen
— andererseits Allgemeinerscheinungen, welche häufig von Exan-
themen begleitet waren, hervorgerufen.

Die Reihe der beschriebenen Tuberculinexantheme ist eine ziemlich
grosse, zeigt uns aber im allgemeinen die Bilder toxischer Erytheme.

Dass die Stoffwechselproducte der durch Züchtung vermehrten
Tuberkelbacillen am Menschen und speciell an der Haut "locale
Reaction" und Exantheme erzeugen, ist also sicher. Ob die im Körper
sich vermehrenden Tuberkelbacillen in gleicher Weise wirksame Kör-

per erzeugen, und wie diese einwirken, ist bisher noch ziemlich ungeklärt. Da wir wissen, dass die sogenannte locale und allgemeine Reaction nicht blos bei Tuberculösen auftritt, sondern auch bei Lepra, Syphilis, Epithelialcarcinom, Lymphosarcom, Aktinomykose, u. s. w., also bei Krankheiten, welche sicher *nicht* tuberculöser Natur sind, erscheint das Tuberculin ungeeignet, eine sichere Grundlage für die Differentialdiagnose zu bilden. Dass das Tuberculin nicht ausschliesslich im Stande ist, allgemeine und locale Reactionen hervorzubringen, haben wir anderseits durch die Wirkung chemisch genau bekannter weit einfacher zusammengesetzter Körper erfahren (Thiosinamin, u. s. w.). Es ist übrigens zu erwähnen, dass klinisch ganz ähnliche fleckige und diffuse Erythemformen, wie sie nach Tuberculininjection auftreten, auch durch Arzneien, Genussmittel, u. s. w., kurz durch andere Ursachen entstehen können.

Ein nach Tuberculininjection auftretendes Exanthem muss also keineswegs ein specifisches sein, selbst wenn es auch mittelbar durch Tuberculin erzeugt ist, es können dabei Mittelglieder eine Rolle spielen, welche die Natur der primär einwirkenden Schädlichkeit ganz nebensächlich erscheinen lassen.

Zur Beseitigung dieser theoretischen Bedenken wird nun die klinische Beobachtung in Form der Statistik ins Feld geführt. Man sieht gewisse Krankheiten der Haut bei Tuberculösen häufiger, oder ein grosser Percentsatz der Träger dieser Hautkrankheiten zeigt Tuberculose an anderen Organen, während die Hautaffection weder histologisch noch bacteriologisch als tuberculös erkannt wird.

Ich möchte auf den Fehler dieser Art der Statistik hinweisen. Es wird dabei vergessen, dass die Coincidenz der betreffenden Hautkrankheit mit Tuberculose innerer Organe keineswegs beweisend ist, da wir das Wie? der Einwirkung der supponirten Toxine nicht kennen, und eine Reihe von Zwischengliedern möglich ist, wenn überhaupt ein Zusammenhang besteht. Andererseits müsste ja die Statistik eine constante ja ausnahmslose Verknüpfung beider Krankheiten nachweisen und nicht Zahlen, die sich durch die Häufigkeit der Tuberculose überhaupt erklären lassen.

Als ein drastisches Beispiel will ich auf das so häufige gleichzeitige Vorkommen von Tuberculose der Lungen und Pityriasis versicolor hinweisen; die beiden Krankheiten sind aetiologisch klar und wohl unterschieden, ein Zusammenhang zwischen beiden existirt aber doch, offenbar giebt die Haut tuberculöser Individuen einen besseren Nährboden für das Mikrosporon vielleicht auf langem Umwege durch Anaemie, schlechte Ernährung der Haut, Alteration der Secretion

oder Anderes. Niemand wird aber die Pytiriasis versicolor als Tuberculid bezeichnen wollen. Aber ebensowenig darf man aus dem häu-
figen Vorkommen gewisser Hautaffectionen bei Tuberculösen auf
directen aetiologischen Zusammenhang schliessen, wie es bei den
»Tuberculiden" gedacht ist.

Diese Erwägungen finden passende Anwendung auf zwei Krankheiten, über welche ich grössere eigene Erfahrung besitze, die ich
desshalb ausschliesslich besprechen will : Lichen scrophulosorum und
Lupus erythematosus.

1. *Lichen scrophulosorum.*

Ferd. von Hebra hat diese Bezeichnung sehr prägnant gewählt und
damit ausgedrückt, dass er Lichen scrophulosorum vorwiegend bei
Individuen mit Zeichen der Scrophulose gefunden habe, sie mit der
Allgemeinkrankheit in Zusammenhang, aber nicht als deren directes
Product hinstellt; er vermied das Epitheton "scrophulosus". Wir
könnten nach dem Stande unseres heutigen Wissens keine zutreffen-
dere Bezeichnung wählen.

Man erinnere sich nur daran, dass bei scrophulösen Individuen
die Haut im Allgemeinen laesibler ist und ungleich häufiger als bei
Gesunden an Ekzemen, Ekthymaformen ja selbst an Gangraen erkrankt, zu Furunculosis neigt und häufig welk aussieht und schuppt.
Die Haut ist schlecht ernährt und weniger widerstandsfähig.

Die Auffassung des Lichen scrophulosorum als directe Tuberculose
ist bei dem constanten Fehlen von Tuberkelbacillen in den Knötchen
und dem stets negativ ausgefallenen Impfungsversuchen auf Thiere
wohl als erledigt zu betrachten. Die Beobachtung, dass Lichen scrophulosorum nach Tuberculininjectionen aufgetreten ist, wurde im
Sinne der Tuberculid-Theorie verwerthet. Ich kann aber diese vereinzelten Beobachtungen nicht als beweisend gelten lassen. Wir wissen
ja, dass nach Tuberculinbehandlung sich manchmal das Allgemeinbe-
finden verschlechtert, die Injectionstherapie also vielleicht den mittel
baren Anlass für die Licheneruption gegeben haben kann. Ich möchte
aber darauf hinweisen, dass das Bild des Lichen scrophulosorum
hauptsächlich durch seine Localisation um die Haarfollikel gekenn-
zeichnet ist; ich will ferner hervorheben, dass auch die Syphilis bei
gewissen herabgekommenen Individuen in ganz ähnlicher Form als
kleinpapulöses folliculäres Exanthem aufzutreten pflegt. Als muth-
massliche Ursache für diese Erscheinungsform der kleinpapulösen
Syphilide möchte ich die Beobachtung anführen, dass diese Form
häufig bei Menschen vorkommt, welche an Lichen pilaris oder
Seborrhoe leiden, also an Menschen, deren perifolliculäres Gewebe

einen *locus minoris resistentiæ* vorstellt. Wir sehen bei derartiger Haut auch häufig arteficielles papulöses Eczem um die Haarfallikel localisirt und nur langsam mit Hinterlassung von Pigmentflecken abheilen. Man kann bei so beschaffener Haut nicht selten beobachten, dass bei Ablauf einer Roseola syphilitica um alle Haarbälge ein kleines Infiltrat zurückbleibt (*Lichen syphiliticus*), eine Form, die sonst einem späteren Stadium der Syphilis eigen ist.

Der Befund von tuberkelähnlichem Bau namentlich von Riesenzellen verliert dadurch, dass Tuberkelbacillen niemals *sicher* nachgewiesen werden konnten, umsomehr an Bedeutung, als er ja sonst nicht zur histologischen Structur der Tuberculide paesl. Nach meinen Untersuchungen bin ich übrigens überzeugt, dass die Tuberkelähnliche Structur der Knötchen des Lichen scrophulosorum ausschliesslich auf Fremd-Körperwirkung (in diesem Falle Trümmer des Haarbalgs) zurückzuführen ist. Man findet ja derartige (Fremdkörper) Riesenzellenbildung und tuberkelähnliche Knötchen bei Taetowirungen, Kerion Celsi, Sykosis parasitaria, Epithelialcarcinomen, ja selbst bei Lupus vulgaris sehr häufig.

Ich fand auch den Lichen syphiliticus häufig durch Riesenzellen ausgezeichnet.

Die veränderten Haarbälge bieten also bei Syphilis ebenso wie bei Scrophulose und Anaemie (Lichen scrophulosorum kommt auch ohne Zeichen der Scrophulose vor) günstige Bedingungen für die Localisation chronisch entzündlicher Affectionen dar. Es liegt also weder in der Form noch in der Localisation noch auch in der histologischen Structur ein Beweis für die Zugehörigkeit des Lichen scrophulosorum zu den Tuberculiden.

Ich muss demnach die Bezeichnung Hebras für zutreffend und ausreichend erklären und die Auffassung des Lichen scrophulosorum als Tuberculid für unbewiesen erachten.

2. Noch weniger begründet scheint mir die Zuzählung des *Lupus erythematosus* zu den Tuberculiden.

Es wäre begreiflich, wenn die Fälle von Lupus erythematosus disseminatus acutus, welche in kurzdauerndem Verlauf mit erheblichen Allgemeinerscheinungen manchmal zum Tode führen, den Verdacht einer Toxinwirkung hervorriefen. Dass aber eine äusserst chronisch 20 bis 50 Jahre lang verlaufende sich nur wenig verändernde solitäre Plaque durch Toxine entstehen und erhalten werden soll, erscheint doch wenig wahrscheinlich, ebensowenig wie die Theorie, nach welcher die Gummen durch Toxine der Syphilisbacillen entstehen sollen. Und doch müssen wir nach allen klinischen Beobachtungen die Scheibenform und die acuten disseminirten Formen Ihrem Wesen nach unzweifelhaft für zusammengehörig erklären; man sieht sie häufig auseinander entstehen.

Auch der Lupus erythematosus ist, hauptsächlich durch die unglückliche Bezeichnung als "Lupus" und durch die Aehnlichkeit mancher Fälle mit flachem oberflächlichem Lupus (Lupus vulgaris erythematodes Leloir) prädestinirt als Tuberculose oder als Tuberculid aufgefasst zu werden.

Seine Einreihung unter die wahren Tuberculosen kann heute als aufgegeben bezeichnet werden. Dagegen wird er umso emsiger als Tuberculid bezeichnet und hauptsächlich die Statistik als Beweis angezogen.

Es ist richtig und nach den Erhebungen ausgezeichneter Dermatologen nicht zu bezweifeln, dass er bei Tuberculösen häufig beobachtet wird. Ich möchte aber an die oben gemachte Bemerkung über die Beweiskraft der Statistik erinnern und auch darauf hinweisen, dass der Percentsatz der tuberculös Befundenen, wenn man anamnestische Angaben, Tuberculose bei Verwandten, u. s. w. ausschaltet, bedeutend reducirt wird, und andererseits nicht alle Zusammenstellungen hohen Percentsatz an Tuberculösen aufweisen. Auch ich kenne Fälle von Coïncidenz von Lupus erythematosus und Tuberculose innerer Organe und betrauere speciell den Tod eines Freundes (Anatomen) an florider Lungentuberculose, der über 20 Jahre lang eine solitäre Lupus erythematosus — Plaque an der Wange getragen hatte.

Dagegen ist mir von jeher aufgefallen, dass — recht häufig — besonders kräftige Leute aus der Landbevölkerung an Lupus erythematosus leiden.

Ich habe in Leipzig 20 Fälle von Lupus erythematosus behandelt und nur bei 2 Kranken tuberculöse Veränderungen am Körper, bei 4 weiteren anamnestische Angaben, die auf Disposition zur Tuberculose schliessen lassen, eruiren können.

Geradezu entscheidend für die Auffassung des Lupus erythematosus als Tuberculid sind die Ergebnisse genauer Obductionen. Ist die Theorie richtig, dann müssten in *jedem* wohldiagnosticirten Fall Zeichen florider oder abgelaufener Tuberculose an der Leiche nachweisbar sein, und dies umso mehr, als ja die Tuberculose nicht spurlos abzulaufen pflegt.

Um in dieser Beziehung an einem grösseren Material Aufklärung zu erhalten, habe ich den Vorstand des Wiener path. anat. Instituts, Prof. Weichselbaum, gebeten, mir die Durchsicht der Protokolle des Instituts (vom Jahre 1866 bis 1900) zu gestatten.

Das Ergebnis (in nachstehender Tabelle zusammengestellt) darf auf Verlässlichkeit umsomehr Anspruch machen, als die Fälle von F. von Hebra's Klinik stammen und durch Rokitansky oder unter dessen Leitung obducirt worden sind.

Unter 10 Fällen mit der Diagnose Lupus erythematosus (und zwar acutus, diss. und Scheibenform) ergiebt die Section *siebenmal keine* Tuberculose innerer Organe.

Dazu möchte ich noch drei von Kaposi 1872 publicirte Todesfälle erwähnen, von welchen zwei keine Zeichen der Tuberculose bei der Obduction aufwiesen, ferner einen genau untersuchten Fall Petrinis und einen vor Kurzem publicirten Fall Kopp's, bei welchem ebenfalls jede Spur einer Tuberculose an den inneren Organen fehlte.

Da aber, wenn Lupus erythematosus ein Tuberculid wäre, Tuberculose bei genauem Nachsuchen jedesmal in irgend einem Organ gefunden werden müsste, halte ich die angeführten 11 wohl untersuchten Fälle mit nagativem Befund (gegen 4 mit positivem) für einen genügenden Beweis, um diese Theorie zu widerlegen.

LES TUBERCULIDES

RAPPORT

par le docteur J. DARIER

(Paris)

La question des tuberculides que le Comité d'organisation du Congrès soumet à vos discussions constitue un chapitre nouveau de la nosologie dermatologique.

Ai-je besoin d'insister devant vous sur son importance ? En dehors de son intérêt théorique qui est considérable, puisqu'il n'est presque aucun des éléments de ce sujet qui n'ait reçu des interprétations diverses et n'ait donné lieu à des controverses, la doctrine des tuberculides a une haute portée pratique. Il ne saurait en effet être indifférent que telle ou telle affection cutanée soit, ou non, liée à la tuberculose, qu'elle constitue, ou non, un symptôme certain de l'infection de l'organisme par le bacille de Koch, et puisse à ce titre servir à révéler cette infection. Le sujet mérite donc toute notre attention.

I. Historique

Depuis longtemps on avait reconnu pour le *lichen scrofulosorum* et l'*acné cachecticorum* une relation avec le terrain tuberculeux ou scrofuleux, relation que consacre le nom même de ces dermatoses.

E. Besnier et Hutchinson, se basant sur des arguments tirés des statistiques cliniques, soutenaient que le *lupus érythémateux* devait être également de nature tuberculeuse, les malades qui en sont atteints étant aussi enclins, sinon plus, que ceux affectés de lupus tuberculeux, à mourir de tuberculose viscérale.

Un rapport du même ordre était affirmé ou soupçonné pour l'*érythème induré* et pour quelques affections, imparfaitement connues, qu'on désignait sous le nom d'*acné scrofulosorum*, d'*eczéma tuberculeux*, etc.

Enfin un type clinique nouveau et bien déterminé fut constitué, par les travaux de l'école dermatologique française surtout, et notamment par les recherches de Brocq, Barthélemy, Hallopeau, Darier, etc., je veux parler des *folliculites suppuratives* disséminées ou agminées. Ce même type avait été signalé et bien décrit dès 1880, par Boeck (de Christiania) sous le nom de *lupus érythémateux disséminé*.

Au III⁰ Congrès de dermatologie, à Londres, on mit à l'ordre du jour : « Les rapports de la tuberculose avec les maladies de la peau autres que le lupus vulgaire », mais il apparut clairement que la question n'était pas mûre. C'est là que pour la première fois M. Hallopeau, rapporteur français, tenta une classification pathogénique de ces dermatoses en : 1° tuberculoses bacillaires, 2° tuberculoses provoquées par une forme microbienne distincte du bacille vulgaire (lupus érythémateux et pernio) et 3° tuberculoses toxiniennes.

Peu après, les nombreux cas publiés et mes observations personnelles me suggéraient la proposition de grouper sous le nom de *tuberculides cutanées*, qui a été accepté par la plupart des dermatologistes, les diverses éruptions liées à la tuberculose, mais non bacillaires en apparence [1]. La nécessité d'un nom commun ressortait de la fréquente coïncidence chez un même sujet de formes éruptives objectivement diverses, et ce nom ne pouvait être tiré que du seul caractère qui semblât constant, à savoir la relation de ces dermatoses avec la tuberculose. Pour moi, les *tuberculides*, c'étaient les éruptions qui ne surviennent que chez des tuberculeux, qui ont une pathogénie inconnue,

---

1. J. Darier. Des tuberculides cutanées, *Annales de Dermatologie et de Syphiligraphie*, 1896, p. 1431.

à élucider, et que l'on peut à ce titre opposer aux *tuberculoses cutanées*, à pathogénie bacillaire certaine.

M. Hallopeau et Leredde dans leur récent *Traité de Dermatologie*, ont changé cette terminologie en appelant " tuberculides " toutes les éruptions des tuberculeux et " toxi-tuberculides " le groupe des tuberculides-Darier. Je le regrette, car cela crée des confusions et fait intervenir une simple hypothèse pathogénique, celle du rôle des toxines, dans la définition des toxi-tuberculides.

II. Constitution du groupe

Ce que je tiens à souligner, c'est que la constitution du groupe « tuberculides » est basée sur des données cliniques et scientifiques parfaitement nettes qui sont les suivantes :

a) Les tuberculides cutanées sont cliniquement en relation avec la tuberculose, en ce sens qu'on ne les observe que sur des malades infectés par le bacille de Koch ou légitimement suspects de l'être.

b) Dans l'immense majorité des cas, les *lésions des tuberculides ne renferment pas le bacille de Koch*, que, sauf exception, les recherches bactériologiques et expérimentales sont incapables d'y mettre en évidence.

L'antinomie entre ces deux caractères essentiels des tuberculides soulève un problème intéressant touchant la nature et la pathogénie de ces éruptions. Mais, et j'y insiste, *la notion des toxines n'a pas à intervenir dans la définition des tuberculides*. Quand bien même on démontrerait que le rôle attribué par quelques-uns aux toxines est purement illusoire, cela aurait, il est vrai, de l'importance pour l'étude de la pathogénie des tuberculides, mais ne compromettrait aucunement l'existence du groupe nosologique de dermatoses qui méritent le nom de tuberculides.

Voyons donc *quelles sont les dermatoses* qui répondent à la définition ci-dessus et doivent par conséquent être classées parmi les tuberculides :

1° *Tuberculides papulo-nécrotiques.* Ce premier type morbide est des plus importants ; il a au plus haut degré les caractères du groupe et c'est lui qui a ouvert les yeux aux dermatologistes sur la nécessité qu'il y a d'admettre des exanthèmes tuberculeux non bacillaires.

Passé inaperçu des anciens auteurs, ce type a été découvert dans ces dernières années et décrit indépendamment dans divers pays sous des noms différents que nous savons aujourd'hui synonymes.

Ces noms sont les suivants : lupus érythemateux disséminé

(Boeck 1880) — folliculites disséminées symétriques des parties glabres à tendance cicatricielle (Brocq) — acnitis et folliclis (Barthélemy) — folliculitis exulcerans (Lukasiewicz) — hydradénites suppuratives (Pollitzer, Dubreuilh), — acné télangiectode (Kaposi) — granulome innominé (Tenneson) — toxi-tuberculides papulo-nécrotiques (Hallopeau), etc.

Cette variété d'appellation montre à elle seule qu'il y a dans cette affection un certain polymorphisme des éléments éruptifs.

Boeck a eu le mérite, dans les premiers cas qu'il a étudiés, de reconnaître le rapport de cette dermatose avec le lupus érythémateux et cela surtout de par l'anatomie pathologique ; mais il est certain que le nom qu'il lui donne fait naître dans l'esprit une idée fausse de l'aspect objectif de la maladie.

Le terme de folliculite n'est pas justifié, puisque souvent les éléments siègent à la paume des mains et à la plante des pieds.

Celui d'hydradénite s'appuie sur une localisation anatomique inconstante du processus morbide.

Barthélemy dans sa description de l'acnitis et de la folliclis n'a pas noté leur relation avec la tuberculose, et maintient encore aujourd'hui qu'elles ne rentrent pas dans notre type papulo-nécrotique malgré l'analogie évidente : il est du reste seul de son avis.

La description des tuberculides papulo-nécrotiques a été faite souvent. On peut la résumer comme suit :

Éruption assez exactement symétrique, à éléments successifs plus ou moins nombreux, apparaissant par poussées, de préférence sur les mains, doigts, poignets, coudes, pieds et sur les oreilles, mais pouvant occuper toutes les régions du corps. Au début, ce sont des papules livides, ou des nodules intradermiques profonds venant ultérieurement affleurer l'épiderme ; elles se couronnent habituellement d'une vésico-pustule qui se dessèche en croûte ; si on ouvre la pustule ou si l'on arrache la croûte, on trouve peu de liquide, mais une dépression profonde en forme de puits, à fond blanchâtre, nécrotique, ou quelquefois une ulcération étalée à bords abrupts ; l'évolution est lente, se fait en plusieurs semaines, et il subsiste une cicatrice.

Les variétés cliniques sont nombreuses ; on rencontre parfois de larges taches livides, sans nécrose en foyer, mais avec atrophie centrale, qui établissent la relation de ce type avec le *lupus érythémateux* et le *lupus pernio* ; des éléments *papulo-squameux* qui semblent servir d'intermédiaires et constituer des formes de passage avec le *lichen scrofulosorum* ; des éruptions abondantes sur le tronc, à éléments acnéiformes, qui répondent à la description de l'*acne cachecticorum* ;

des tubercules notablement plus gros que les éléments ordinaires, qui siègent aux jambes particulièrement, s'ulcèrent et laissent des cicatrices pigmentées, qui ont été désignées sous le nom de *tuberculides nodulaires* et se rapprochent de l'*érythème induré*.

On voit que les variantes du type principal se chargent de nous indiquer la parenté et vraisemblablement l'identité de nature de toutes ces éruptions.

2° L'*acné cachecticorum* de Hebra-Kaposi, que l'on rencontre sur les membres inférieurs et le tronc des cachectiques et des scrofuleux, coexiste, selon Kaposi lui-même, très fréquemment avec le *lichen des scrofuleux* ; j'ai signalé sa coïncidence sur le même malade avec le type papulo-nécrotique, dont elle n'est, à mon sens, qu'une simple variété.

3) Le *lichen scrofulosorum* s'observe selon Kaposi, « presque sans exception (90 fois sur 100) », sur des sujets atteints d'engorgements ganglionnaires importants ; il est presque spécial à l'enfance et à l'adolescence.

Je signalerai qu'à côté des cas typiques, on rencontre souvent sur les enfants tuberculeux des éruptions vagues, à caractères mal déterminés et qui représentent presque certainement des formes frustes du lichen des scrofuleux.

4) *Lupus érythémateux en placards*, de Cazenave.

5) *Lupus pernio*.

On voit parfois le lupus érythémateux ou l'une de ses variétés coïncider avec les tuberculides papulo-nécrotiques et présenter avec ces dernières des formes de passage. S'il faut reconnaître que le lupus de Cazenave, observé sur un sujet vigoureux, à apparence de santé floride, semble difficilement pouvoir être rangé à côté des affections que j'ai énumérées jusqu'ici, on ne saurait trop mettre en valeur les faits suivants : l'existence des cas mixtes que je viens de signaler ; la marche clinique par poussées ; la symétrie habituelle des placards ; l'analogie des lésions anatomiques, qui est presque une identité, avec celle des tuberculides papulo-nécrotiques.

6) Le *lupus érythémateux disséminé* (Kaposi) *exanthématique* (Besnier) a des relations trop certaines avec le lupus de Cazenave pour que tout ce qui concerne ce dernier ne lui soit pas applicable.

7) L'*érythème induré de Bazin*, dont les relations avec la scrofula ont de tout temps été mises en relief, dont l'anatomie pathologique a récemment été bien étudiée par Thibierge et Ravaut et par Leredde, a, lui aussi, des formes de passage avec les tuberculides du premier groupe. Je présenterai au Congrès une jeune malade qui avait aux

jambes des tubérosités que je n'ai pu que diagnostiquer érythème induré, lesquelles, peu de mois après, se sont accompagnées de tuberculides papulo-nécrotiques typiques.

8) Je me demande enfin si certaines éruptions désignées sous le nom de « lupus tuberculeux disséminé éruptif » et de « lupus tuberculeux en placards multiples » n'ont pas tous les droits imaginables à figurer dans le groupe dont j'esquisse ici la constitution, sous le nom de *tuberculide lupoïde disséminée*?

Je ne veux pas dire que tout lupus disséminé éruptif est une tuberculide; je sais et j'ai vu qu'il en est de légitimes qui ont fait leur preuve par l'inoculation. Mais j'ai eu l'occasion d'observer 4 ou 5 cas, et d'en étudier 5 avec soin, dans lesquels s'étaient produites par poussées, des éruptions symétriques de plus d'une centaine de nodules miliaires ou du volume d'une demi-noisette, ayant tous les caractères cliniques de nodules lupiques. L'examen histologique a confirmé qu'il s'agissait de néoformations cellulaires du type tuberculeux, avec dégénérescence épithélioïde considérable, caséification et cellules géantes. L'inoculation, faite au cobaye dans des conditions expérimentales irréprochables, a cependant donné des résultats négatifs. L'évolution clinique a conduit à la guérison, sinon spontanée, au moins relativement facile de ces éruptions.

Plusieurs de ces malades étaient manifestement tuberculeux. Avec l'idée que je me fais aujourd'hui des tuberculides et que je dirai en parlant de leur pathogénie, je n'hésite pas à soutenir que cette *lupoïde disséminée* doit être rangée dans les tuberculides[1]. Je n'insiste pas, cette question devant faire l'objet d'un travail ultérieur avec observations détaillées à l'appui.

D'autres affections, très disparates d'ailleurs, sont *peut-être des tuberculides :*

1) Le *pityriasis rubra* (Hebra), sur lequel, malgré le remarquable travail de Jadassohn, plane encore un certain doute.

2) L'*eczéma scrofulosorum*, de Bœck, lequel, au sens que cet auteur donne à ce mot, ne serait qu'une variété du lupus scrofulosorum et comme telle une tuberculide légitime. Mais d'autres ont considérablement étendu la compréhension du terme qui dès lors n'a plus aucune précision.

---

1. Au cours de la séance de démonstrations microscopiques qui a suivi la discussion sur les Tuberculides, j'ai eu l'avantage de voir les préparations de M. Bœck relatives à ce qu'il appelle *Sarkoïde multiple bénigne*. En les comparant à celles de ma *Lupoïde*, il a été évident pour lui, comme pour moi et pour tous les assistants, qu'il s'agissait là d'une seule et même affection.

3) L'*angiokératome*, de Mibelli, a été incorporé par Leredde aux tuberculides; la question est actuellement à l'étude.

4) Certaines formes d'*ruptures* et même l'*acro-asphyxie* ont une relation évidente avec le terrain tuberculeux.

Mais pour ne pas nous égarer, je crois préférable de limiter la discussion, qui y trouvera suffisamment matière, aux huit types principaux que j'ai énumérés plus haut.

Leurs noms doivent-ils dès maintenant être modifiés? Comment doit-on subdiviser le groupe tuberculides? Je me garderai bien de répondre à ces questions, me bornant à relever les faits suivants : coexistence fréquente ou succession significative de plusieurs de ces formes éruptives chez le même malade ; existence de formes de passage entre deux types voisins.

Il en résulte que rien n'est plus certain que la parenté étroite qui relie entre elles les diverses affections que l'on range dans les tuberculides, mais aussi que rien n'est moins facile que d'établir parmi elles une classification précise. Je considère les tentatives de cet ordre comme encore prématurées.

III. — ÉTIOLOGIE

Les tuberculides s'observent généralement sur des malades atteints de tuberculose. — Je considère cette proposition comme suffisamment établie par les observations publiées de toutes parts et par ce que j'ai pu voir, pour ne pas me croire obligé de développer longuement ce paragraphe. Quelques propositions sous une forme aphoristique pourront suffire.

En cas de tuberculides, parfois il s'agit de tuberculose viscérale commune, de phtisie vulgaire ; ce n'est pourtant pas le cas le plus fréquent.

Souvent elles sont liées à des formes de tuberculose à marche torpide, à localisation ganglionnaire surtout, mais aussi pulmonaire, séreuse, articulaire ou osseuse, lesquelles sont compatibles avec une survie prolongée, avec la conservation d'un état général assez bon ou même floride, sont curables dans un grand nombre de cas et représentent en somme des infections bacillaires atténuées. Quelquefois les tuberculides sont associées à des tuberculoses bacillaires de la peau, telles que lupus tuberculeux ou le scrofuloderme.

Dans certains cas on les rencontre sur des sujets paraissant d'ailleurs sains, mais néanmoins *suspects* soit par leurs antécédents héréditaires ou personnels, soit par leur état actuel de pâleur, de fai-

blesse, etc. Chez quelques-uns de ceux qu'on a surveillés longuement
on a pu voir la tuberculose se manifester après avoir été longtemps
latente; une éruption de tuberculides peut donc constituer un signe
précoce, et par là d'une haute valeur, de l'infection bacillaire.

On doit considérer enfin que la tuberculose est extrêmement fréquente dans les centres où nous observons, que son diagnostic est
parfois infiniment délicat et qu'elle peut évoluer et guérir sans avoir
à aucun moment été cliniquement évidente. L'autopsie elle-même
peut laisser échapper les vestiges d'une tuberculose atténuée, à moins
qu'elle ne soit pratiquée avec une extrême minutie.

En ce qui concerne mon expérience personnelle, je puis dire que les
porteurs de tuberculides (y compris le lupus érythémateux) m'ont
paru *habituellement* tuberculeux, *très fréquemment* suspects, *exceptionnellement* indemnes, mais sans que rien me permît d'éliminer à
coup sûr chez ces derniers tout soupçon de tuberculose latente ou en
apparence guérie.

IV. Données bactériologiques et expérimentales

Les observateurs qui ont recherché des bacilles de Koch dans les
lésions des tuberculides ont presque toujours échoué. Mais on sait
quelle patience et quels soins il faut apporter à ce travail, puisque
Koch lui-même n'a trouvé de bacilles dans le lupus tuberculeux
qu'après examen de 30 ou 40 coupes.

Personnellement j'ai cherché les bacilles dans 4 ou 5 cas de tuberculides papulo-nécrotiques, 1 cas d'acnitis, 2 cas de lichen scrofulosorum, 2 ou 3 de lupus érythémateux, 3 de lupoïde disséminée —
sans aucun succès. J'avoue que je n'ai pas réussi davantage dans
le lupus tuberculeux; mais n'ayant pas là de question doctrinale à
résoudre, j'y ai mis peut-être moins de patience.

N'oublions pas cependant les *constatations positives* faites par
Jacobi et Wolff dans le lichen scrofulosorum.

Les inoculations de tuberculides à l'animal réactif de la tuberculose, c'est-à-dire au cobaye, ont témoigné presque toujours de l'absence de leur pouvoir infectant. Il est vrai qu'il faut tenir compte de
l'âge des lésions excisées, qui peuvent ne plus contenir de bacilles au
moment où on les excise alors qu'elles en auraient pu contenir auparavant; qu'il faut aussi inoculer une quantité de tissu relativement
considérable, si l'on tient compte des recherches de Leloir, relatives
au lupus. On ne saurait donc trop multiplier les expériences de ce
genre, avant de conclure.

Pour ma part, ce n'est que dans un seul cas de tuberculides nécrotiques que j'ai pu recueillir une quantité suffisante de croûtes, de pus, de parcelles nécrosées et de tissus vivants enlevés à la curette et aux ciseaux, pour faire une inoculation au cobaye dans des conditions qui me parussent satisfaisantes. Le résultat a été négatif.

Il en a été de même dans deux des cas de tuberculide lupoïde auxquels j'ai fait allusion.

Pour le lichen scrofulosorum, Jacobi, Pellizzari et Wolff ont réussi l'inoculation ; de même Haushalter et Lefebvre, dans un cas dont le diagnostic a soulevé quelques critiques.

Dans l'érythème induré de Bazin, Thibierge et Ravaut ont obtenu un résultat positif dans un de leurs trois cas.

Quant à la valeur des *injections de tuberculine*, elle serait grande si la tuberculine constituait un moyen fidèle de déceler la nature tuberculeuse d'une lésion ; mais on sait que l'irrégularité et l'inconstance de ses effets, qui se manifestent parfois avec des lésions d'une autre essence et manquent quand ils devraient se produire — ne permettent d'avoir aucune confiance dans ce moyen d'investigation. Le lichen scrofulosorum ne réagirait que 14 fois sur 16, selon Jadassohn.

Le cas célèbre de Schweninger et Buzzi où un lichen scrofulosorum a apparu après une injection de tuberculine est passible d'une objection : cette éruption existait peut-être à l'état latent et avait été mise en évidence par le réactif.

V. Clinique

Les différentes formes de tuberculides sont trop disparates pour qu'on en puisse donner une description d'ensemble. La symptomatologie des principales d'entre elles est du reste bien connue.

Je me bornerai à relever ici quelques caractères qui sont communs au groupe tout entier.

Les tuberculides apparaissent d'ordinaire brusquement, sans fièvre. Les éruptions procèdent par poussées, tantôt subintrantes et continues, tantôt intermittentes.

Les éléments ont une distribution souvent symétrique. Ils peuvent atteindre n'importe quel territoire cutané, tout en témoignant, suivant leur forme, d'une prédilection marquée pour telles ou telles régions.

Ces éléments sont en nombre très variable ; souvent isolés, quelquefois groupés ; habituellement de coloration rouge violacé ou

livide; indolents spontanément mais douloureux au toucher. Leurs
dimensions varient depuis celles d'une minime papule ou pustule jusqu'à celles de nodosités volumineuses ou de placards étendus.

Leur évolution individuelle est relativement lente : elle dure des
semaines, sinon des mois. Elle se fait dans un sens très variable
suivant la forme et conduit soit à la résorption, avec ou sans atrophie
consécutive, soit à la suppuration, soit encore à la nécrose, souvent
profonde, avec ulcération, élimination et cicatrice permanente.

Les conditions d'âge et de sexe exercent une influence bien connue
sur l'apparition de telle ou telle des formes principales de tuberculides.

VI. Anatomie pathologique

Les lésions des tuberculides ne sont pas d'une modalité uniforme ;
les analyses qui en ont été faites montrent qu'on peut les classer en
une série continue qui réunit par degrés insensibles deux types en
apparence opposés, que je désignerai par A et B.

Dans le type A (auquel appartiennent le plus souvent le lichen
scrofulosorum, l'acnitis, le lupus nodulaire disséminé), il y a néoformation dans le derme d'un tissu tuberculeux caractéristique, avec cellules géantes nombreuses, cellules épithélioïdes, cellules lymphoïdes
ou plasmatiques, ces éléments affectant un groupement nodulaire ou
folliculaire et ayant une tendance à subir la dégénérescence caséeuse.

Dans le type B (lupus érythémateux et ses variétés, folliclis, etc.)
les lésions consistent essentiellement en traînées de cellules rondes
ou plasmatiques autour des vaisseaux du derme; en altérations vasculaires avec dilatation ou au contraire rétrécissement et même oblitération de leur calibre; en production de foyers nécrotiques plus ou
moins étendus.

La preuve que ces deux types de lésions, A et B, ne diffèrent pas
fondamentalement, malgré l'apparence, est fournie par leur association dans certains cas et par les résultats variables que donne l'examen histologique dans une même forme clinique. Dans quelques
lupus érythémateux, affection dont la structure histologique appartient presque toujours au type B, Audry et Leredde ont noté la présence de nodules du type A. Il en est de même de l'érythème induré
de Bazin, et l'on n'a qu'à comparer à ce point de vue les résultats
obtenus par Leredde et ceux de Thibierge et Ravaut.

VII. Pathogénie

Les données étiologiques, cliniques, histologiques et expérimentales, que je viens de rappeler, sont insuffisantes pour attribuer aux tuberculides une *pathogénie* scientifiquement établie.

On en est réduit, sur ce terrain, à des hypothèses plus ou moins plausibles.

a) L'hypothèse qui invoque l'intervention de *microbes inconnus*, différents du bacille de Koch, mais qui exigeraient pour leur développement un terrain bacillisé d'autre part, n'a aucune preuve à son actif et est contredite par les résultats unanimement négatifs des recherches dirigées dans ce sens.

b) L'hypothèse que consacre le nom de *toxi-tuberculides* proposé pour les affections que nous étudions, hypothèse qui rattache leur apparition à l'action de toxines sécrétées par le bacille de Koch, est une vue de l'esprit assez ingénieuse. Pour les uns, les toxines agiraient localement sur le point du tégument où siége l'éruption ; pour d'autres, les toxines en question influenceraient certains centres vaso-moteurs dont la lésion provoquerait une éruption trophique.

Je ne veux faire à cette manière de voir qu'un seul reproche : c'est qu'elle n'explique aucunement les faits, exceptionnels mais certains, dans lesquels on a constaté la présence du bacille de Koch ou l'infectiosité des lésions.

c) Reste l'hypothèse selon laquelle les tuberculides résulteraient *d'embolies de bacilles atténués* et très peu virulents, arrivés à la peau par la voie sanguine, et succombant rapidement dans leur lutte contre la réaction phagocytaire ou bactéricide des tissus envahis. Les tuberculides ne seraient dans ce cas que des tuberculoses cutanées d'origine sanguine, bacillaires pendant un temps plus ou moins court, puis inhabitées dans la suite.

Cette manière de voir, défendue avec talent dans la thèse de Haury, explique d'une manière satisfaisante tous les faits connus, et notamment la présence accidentelle de bacilles ; elle fait prévoir que les résultats positifs se multiplieront avec le nombre des recherches.

Elle explique la dissémination et la symétrie habituelle des lésions, caractères qui appartiennent aux affections emboliques en général.

Elle cadre suffisamment avec les résultats des constatations anatomiques ; on conçoit, en effet, que suivant leur degré de virulence et d'infectiosité, les bacilles embolisés puissent provoquer tantôt une réaction sous forme de tissu tuberculeux classique avec dégénérescence caséeuse des cellules, et formation de cellules géantes, tantôt une réaction périvasculaire de caractère moins spécifique. On a même supposé, non sans apparence de raison, qu'il s'agissait parfois d'embolies de bacilles morts. Des recherches expérimentales dans ce sens sont à reprendre et à compléter.

Enfin elle n'est pas en contradiction avec les notions de la pathologie sur les lésions bacillaires : on sait que, dans d'autres tissus que la peau, dans le tissu ganglionnaire et osseux par exemple, elles peuvent guérir spontanément, ne pas renfermer de bacilles démontrables, ne pas être inoculables.

Il faut cependant reconnaître que cette théorie n'est pour le moment qu'hypothétique et réclame de nouvelles recherches qui pourront la confirmer ou la renverser. On pourrait il est vrai objecter que, si cette théorie pathogénique est démontrée exacte, les tuberculides étant dès lors d'origine bacillaire, le groupe n'a plus de raison d'être et se confond avec les tuberculoses cutanées.

Je suis loin d'en disconvenir. Je pense qu'entre les tuberculoses hautement bacillaires et virulentes (comme l'ulcère tuberculeux) et les tuberculides les moins infectantes, il n'y a qu'une question de degré, liée peut-être à une question de terrain et de voie d'accès du parasite.

Si le groupe des tuberculides n'a qu'une existence éphémère, s'il est absorbé par les tuberculoses, sa constitution n'en aura pas moins été utile à la science, puisqu'elle aura fait accepter et démontrer un point important de nosologie à savoir : le nombre et la variété très grande des manifestations cutanées dues au bacille de Koch.

Conclusions. — Je ne formulerai ici que deux conclusions très simples. Je crois que pour tout esprit non prévenu elles découlent avec évidence des faits énoncés ci-dessus.

1° Les affections que j'ai énumérées au début ont entre elles une parenté étroite et forment une série ou un groupe naturel.

2° Ces affections, quoique leur pathogénie soit inconnue, sont certainement en rapport avec la tuberculose : on peut donc leur attribuer et leur conserver jusqu'à nouvel ordre le nom de *tuberculides*.

DISCUSSION

M. le professeur Ch. Arnay (Toulouse). — Je crois que dans une certaine mesure le point de vue adopté par M. Riehl doit être accepté. Particulièrement je désire obtenir des éclaircissements de M. Darier sur la signification exacte du mot tuberculide; ce dernier, restreint au type clinique défini : tuberculide papulo-nécrotique pourrait rendre provisoirement des services; mais considéré comme terme général il ne paraît ni très utile, ni très justifié.

Je demande où est la limite entre les tuberculoses et les tuberculides, si M. Hallopeau a raison de considérer comme tuberculides toutes les lésions directement ou indirectement tuberculeuses, ou si elles ne renferment que les dernières.

Je demande si l'on doit considérer comme tuberculides toutes lésions survenant avec élection sur le tégument des tuberculeux alors que ces dernières dépendent de causes immédiates absolument distinctes du bacille.

Je crains qu'une notion doctrinale, générique, générale des tuberculides ne doive être acceptée que sous bénéfice d'éclaircissements à venir.

M. le professeur A. Neisser (Breslau). — 1. Die Annahme, dass die unter dem Sammelnamen *Tuberkulide* zusammengefassten Krankheitsformen durch Toxine der Tuberkelbacillen verursacht werden, ist zur Zeit noch unbewiesen; dagegen scheinen die meisten dieser Affektionen (Lichen scrofulosorum, Folliclis) durch Tuberkelbacillen selber verursacht zu werden. Wenn Hallopeau und andere eine Stütze ihrer Toxintheorie darin suchen, dass Injektionen von Alt-Tuberkulin auf vorher anscheinend gesunder Haut « Tuberkulid- » artige Exantheme erzeugen, so ist entgegenzuhalten, dass es sich bei diesen Reaktionen nur um « örtliche Reaktionen » von *in loco* schon vorhandenen Herden von Hauttuberkulose handelt.

2. Der *Lichen scrofulosorum* ist wegen seines histologischen Baues, seiner regelmässigen Reaktion auf Alt-Tuberkulin, wegen den positive Tierimpfungen und vor allem auf Grund der gefundenen (alkohol- und säurefesten) Bacillen als eine wahre Hauttuberkulose aufzufassen.

3. Auch bei der *Folliclis* (Barthélemy), *Lupus erythematosus disseminatus* (Boeck) spricht der histologische Bau junger Effloreseenzen für Tuberkulose. Eine definitive Entscheidung bezüglich dieser Affektion ist von Bestätigungen der Bacillenbefunde Philippsons zu erwarten.

4. Der *Lupus erythematosus discoides* ist weder eine Hauttuberkulose, noch ein durch Toxine verursachtes « Tuberkulid ». Denn es giebt Fälle, wo man weder klinisch (besonders durch Tuberkulin-Reaktion) noch durch die bei der Autopsie erhobenen Befunde irgend einen Anhalt für den ätiologischen Zusammenhang dieser Hauterkrankung mit Tuberkulose gewinnen kann.

M. Petrini-Galatz (Bucarest). — Les tuberculides créées par le docteur Darier doivent être considérées comme des manifestations papulo-nécrotiques, qu'on trouve chez les lymphatiques, chez les gens atteints d'adénopathies multiples. C'est donc une variété particulière de la tuberculose latente.

J'en ai observé plusieurs cas chez des sujets âgés de 20, 25 30, 35 ans, chez qui les manifestations papulo-nodulaires occupaient symétriquement les coudes, les régions dorsales des doigts des mains, la région tibio-tarsienne, les genoux. Ces lésions aboutissaient spontanément à la nécrose, à la résorption, à la guérison, et ceci durait plusieurs années sans que l'état des malades fût troublé.

J'admets la nature tuberculeuse de ces tuberculides quoiqu'on n'ait pas pu trouver les bacilles dans les coupes. Mais on sait que le bacille est rare même dans le lupus tuberculeux et dans les tuberculides il faudrait examiner une cinquantaine de coupes en série.

Même alors qu'on ne trouvera aucun bacille, j'admets des toxines transmises héréditairement dans les ganglions lymphatiques et à ce propos je citerai un cas très instructif.

Une fille est atteinte de coxo-tuberculose dans l'enfance et la mère, très bien portante à cette époque, a eu un lupus tuberculeux à l'âge de 45 ans. Par conséquent cette mère a donné naissance à une enfant atteinte de tuberculose, lorsqu'elle était encore bien portante. Il faut donc admettre aussi, dans les tuberculides, l'hérédité ancestrale, l'atavisme.

M. LEREDDE (Paris). — Depuis que la question des tuberculides a été posée par MM. Hallopeau, Darier et Bœck, il me semble qu'elle a fait de grands progrès et que les rapports d'un certain nombre d'affections cutanées et de la tuberculose, rapports de cause à effet, sont admis par un nombre de médecins de plus en plus considérable. Je ne veux pas rappeler ici en détail les arguments qui appuient la thèse de l'origine tuberculeuse du lupus érythémateux, de l'acnitis, de l'érythème induré, arguments cliniques, arguments histologiques, c'est-à-dire présence de follicules tuberculeux complets ou incomplets au milieu des lésions vasculaires des tuberculides, arguments expérimentaux même, puisque MM. Thibierge et Ravaut ont obtenu l'inoculation positive au cobaye dans un fait d'érythème induré, dont le diagnostic ne peut être révoqué en doute, et je renvoie à un travail où j'ai étudié la question dans son ensemble et exposé mes idées personnelles. (Les tuberculides cutanées, *Semaine médicale*, janvier 1900).

Parmi les affections auxquelles on a donné le nom de tuberculides, il me semble cependant que toutes ne le méritent pas, et que quel que soit le sens précis qu'on donne à ce mot, il faut en éliminer les affections qui se développent simplement sur un terrain exposé à la végétation bacillaire, mais qui ne peuvent reconnaître la tuberculose comme cause génératrice directe. Je veux parler en particulier de l'eczéma scrofulosorum du professeur Bœck ; si même cet eczéma se développe chez des malades atteints de lupus ou de tuberculose viscérale, on ne peut le considérer comme une tuberculide tant qu'on n'y aura pas trouvé, en dehors des lésions tuberculeuses classiques, les lésions dermiques fondamentales qui appartiennent aux tuberculides type lupus érythémateux, mais seulement comme une infection de la surface cutanée devenant rebelle en raison des qualités inférieures du sol sur lequel elle germe.

Je considère que ces lésions, et celles du même ordre, ne peuvent être dénommées d'autre part des scrofulides ; la scrofule ne doit être comprise aujourd'hui que comme une altération générale des tissus et des tumeurs qui ne peut par elle-même engendrer de lésions ; *il n'y a donc pas de scrofulides*. Mais, sur ce milieu spécial, des affections bénignes ou malignes, d'origine traumatique (engelures) ou parasitaire (staphylodermies, lésions tuberculeuses) peuvent prendre des caractères spéciaux.

La liste des tuberculides simplifiée, on peut de suite distinguer deux catégories parmi les affections qui ont reçu ce nom.

Les unes ont constamment la structure de lésions tuberculeuses classi-

ques, les autres lésions sont accessoires, et se groupent autour des follicules tuberculeux. Le type en est le lichen scrofulosorum.

Les autres ne contiennent pas de follicules tuberculeux.

Les premières doivent être aujourd'hui attribuées au bacille de Koch.
Avec le lupus vulgaire, les gommes, la tuberculose aiguë, elles rentrent
dans un premier groupe de tuberculides, si par tuberculides on entend
tous les produits dus au bacille de Koch. Les faits négatifs invoqués contre l'origine bacillaire du lichen scrofulosorum peuvent être interprétés
sans difficulté si l'on admet que les lésions en sont dues à des bacilles
rares et atténués; les quelques faits positifs où on a trouvé le bacille de
Koch suffisent à édifier une pathogénie satisfaisante. Mais nous devons
admettre par là même que des affections où on n'a pas encore trouvé de
bacilles et qui ne sont pas inoculables peuvent être d'origine tuberculeuse
directe.

On peut même se demander si des affections où on ne trouve pas de
follicules tuberculeux ne peuvent avoir la même origine.

Le deuxième groupe de tuberculides, auquel on peut réserver le nom
de toxi-tuberculides, si on admet une origine toxique et non bacillaire, a
pour type le lupus érythémateux et comprend en outre l'érythème induré
de Bazin, l'acnitis et la folliclis de Barthélemy. Je ne veux pas insister en
détail sur les lésions qui appartiennent à ces affections; je crois avoir été
le premier à mettre en évidence leurs connexions histologiques, et l'importance que présentent les altérations vasculaires qu'on y rencontre. Je
rappellerai seulement que ces affections offrent toutes les transitions avec
les lésions tuberculeuses communes, et qu'on trouve tous les intermédiaires, déterminés par le plus ou moins grand nombre des follicules tuberculeux, complets ou incomplets. Les cas de transition peuvent, si l'on
veut, former un groupe à part parmi les tuberculides; le type en serait le
lupus érythémato-tuberculeux.

La pathogénie de ce groupe à lésions vasculaires dominantes est fort
obscure. On peut attribuer les affections qui y sont comprises aux toxines
tuberculeuses, on peut les attribuer à des bacilles atténués.

En faveur de cette dernière théorie on peut développer les arguments
suivants :

Il est impossible de comprendre la présence de follicules tuberculeux,
au moins ébauchés, au milieu des lésions du lupus érythémateux ou de
l'érythème induré sans admettre la présence locale de bacilles. De là à
supposer que ces bacilles existent, quand il n'y a pas même de cellules
géantes il n'y a qu'un pas. Il est difficile de comprendre que des lésions
toxi-tuberculeuses servent de point d'appel à des bacilles qui iraient y
déterminer des lésions spécifiques. En faveur de la théorie toxique, on
peut invoquer l'analogie de certaines lésions avec l'érythème polymorphe,
type des lésions toxidermiques, l'existence d'affections telles que l'angiokératome qui offrent des connexions avec la tuberculose et doivent
être, je crois, rangées dans les tuberculides, en raison de rapports
cliniques que j'ai signalés et où on ne trouve que des lésions vasculaires et même nécrotiques, mais jusqu'ici sans formes de transition.

M. Barthélemy (Paris). — Je trouve que le mot *tuberculides* est mauvais et qu'il contribuera à semer la confusion au lieu de faire la clarté. Nous appelons avec ces dénominations en *ide* des lésions qui ont des causes très précises (syphilides, léprides, vaccinides, etc.), il suffit qu'il y ait *un seul cas* de telles affections en dehors de leur cause primordiale pour que telle lésion par exemple ne soit pas une syphilide.

Autrefois, un grand nombre de lésions différentes étaient qualifiées *folliculites* et c'est pour faire des distinctions entre tant d'affections confuses que j'ai cherché à distinguer quelques-unes d'entre elles. Le mot de pyodermite lui-même n'était pas assez précis; j'ai donc cherché à distinguer l'acnitis et la folliclis; ces lésions soit dit en passant ne sont pas localisées à un système anatomique aux glandes par exemple; c'est tout un bloc inflammatoire. Je tiens à répéter ici que les affections que j'ai ainsi désignées ne sont pas d'origine tuberculeuse. Il ne faut pas considérer comme tuberculeuses toutes les affections qui surviennent chez les tuberculeux, et ces malades peuvent avoir par exemple des nodosités cutanées suppuratives et des adénopathies même considérables sans que ces dernières lésions soient de nature directement tuberculeuse.

Je sais que les tuberculoses cutanées sont parfois accompagnées de nodosités cutanées; mais celles-ci sont inégales de volume et de distribution, de manière à être distinguées nettement de l'acnitis. J'avais pensé d'abord que les folliclis ne se rapprochaient plus de la tuberculose cutanée; mais les dernières recherches de M. Gastou (Société française de dermatologie, juillet 1909) ont montré que ces lésions mêmes ne portent pas le cachet anatomique des lésions tuberculeuses; mes malades n'ont d'ailleurs aucune espèce de tare tuberculeuse. Il peut y avoir, je l'admets même, des lésions cutanées d'origine tuberculeuse lointaine, mais qu'on les désigne autrement que par le mot de *tuberculides*.

M. le professeur JADASSOHN (Berne). — J'ai dit l'année passée que le terme *tuberculides* ne pouvait être maintenu que par ceux qui croient encore à la nature toxidermique de ces maladies. Nous autres ne pouvons l'employer qu'à la condition de prouver que ces maladies ont une pathogénie spéciale et différente de celle des autres maladies tuberculeuses de la peau. M. Philippson a fait un pas dans cette direction, en démontrant un cas de tuberculide (type folliclis) développé après une embolie tuberculeuse dans une veine. Si l'on pouvait établir que toutes les maladies appelées tuberculides se développent de cette manière, on pourrait identifier le terme tuberculide avec « tuberculose embolique de la peau ». Mais nous sommes loin de ce but et je crois que nous n'y arriverons jamais. Car d'un côté il y a, d'après mon avis, des cas de lupus et de scrofuloderme (tuberculosis colliquativa) se développant de la même manière, et d'un autre côté je prétends que le lichen scrofulosorum (le type des tuberculides) peut se développer par la voie lymphatique, comme je crois l'avoir vu dans deux cas. C'est pourquoi je pense encore maintenant que la pathogénie a une importance grande mais pas décisive pour la forme clinique et anatomique de la tuberculose de la peau. Je crois que l'on peut ajouter aux trois hypothèses énoncées par Darier celle que les bacilles morts sont la cause immédiate des tuberculides. Mais moi-même je me rattache plutôt à l'hypothèse, que j'ai énoncée l'année passée, que les bacilles meurent vite dans les « tuberculides », peut-être à cause de leur mode de distribution ou mieux à cause de la réaction des tissus sur les bacilles arrivés dans la peau peut-être dans la majorité des cas par la voie des vaisseaux. Désormais il ne faudra plus parler de tuberculides. Dans tous ces cas il faudra chercher la tuberculose avec toutes nos méthodes et dans toutes les périodes de la maladie.

J'ai pu observer deux cas d'*érythème induré* typique avec réaction locale typique à la tuberculine ancienne. L'un de ces cas avait une structure histologique analogue à celle de la tuberculose. Deux autres cas étaient cliniquement atypiques; dans l'un il y avait des nodosités dures disséminées, devenant bleuâtres, se ramollissant seulement un peu au centre, s'ouvrant avec une petite fistule. Dans d'autres points quelques macules lupiques disséminées; le pus des fistules rendit des cobayes tuberculeux. Un autre cas : jeune fille de famille tuberculeuse; érythèmes indurés multiples de la face (ressemblant à un lupus pernio) et des bras: folliclis des mains — spinæ ventosæ — une nodosité d'érythème induré de la figure portait une macule lupique typique. Nous voyons donc qu'il existe des cas de passage entre l'érythème induré, le lupus vulgaire et le lupus pernio.

Quant à la folliclis typique, dans tous les cas que j'ai vus, les individus étaient manifestement tuberculeux.

Quant au pityriasis sec des enfants (Boeck), j'en ai vu deux cas sur la tête d'enfants atteints de lichen scrofulosorum et dans ces deux cas il y eut une réaction locale de la peau de la tête après les injections de tuberculine. Mais jusqu'à maintenant je n'ai pas pu trouver de lésions histologiques de lichen dans le cuir chevelu.

M. le professeur S. RÓNA (Budapest). — J'accepte provisoirement le groupe des tuberculides et je veux faire deux remarques.

1. *La première consisterait à rattacher aux tuberculides une forme avortée, très fréquente du lichen scrofulosorum.*

Car, depuis avril 1899, nous (mon élève le docteur Csillag et moi) avons constaté qu'il y a chez des personnes, qui souffrent de la *tuberculose de la peau* (lupus vulgaire, gommes scrofuleuses) *et des glandes lymphatiques* (par conséquent chez des personnes qui ordinairement sont sujettes au lichen scrofulosorum prononcé) *très fréquemment* (dans un 6ᵉ ou 7ᵉ des cas) *un exanthème particulier*, consistant en un, deux ou plusieurs petits groupes irréguliers *de papules à peine visibles*, jaunes-brunes-rouges ou brun-rougeâtre, la plupart d'apparence périfolliculaire; ou consistant *en groupes de petites taches polygonales squameuses* de même couleur; ou consistant *en taches érythémateuses* ou arrondies, ou annulaires, ou irrégulières (forme décrite par Jadassohn en 1896). Dans la plupart des cas, cet exanthème est si faible, si peu prononcé, qu'on a peine à le remarquer. Outre ces groupes on peut aussi voir, dans *quelques cas, des papules disséminées et quelques pustules périfolliculaires* de grosseur variable. *Dans des cas, on voit tout le tronc, ou les deux côtés du thorax d'une façon diffuse parsemés de ces papules ou de petites taches squameuses.*

On peut aussi voir en dehors de ces lésions, dans quelques cas, *le lichen scrofulosorum typique.* On trouve le même exanthème plus rarement chez des sujets atteints de tuberculose des os, et exceptionnellement chez les phtisiques (une fois sur 77 cas).

Nous avons aussi constaté que cet exanthème ne peut pas être regardé comme une *lésion banale*, ni pris pour un *eczema folliculorum*, ni pris pour une *kératose pilaire irritée*, laquelle d'après Lemoine, Besnier, Brocq, existe très fréquemment chez des tuberculeux.

En ce qui concerne cette dernière, je dois encore faire observer que chez de nombreux tuberculeux j'ai pu effectivement constater une kératose pilaire, mais sans les lésions ci-dessus décrites; et inversement, j'ai constaté chez d'autres ces lésions sans kératose pilaire.

De plus, nous avons remarqué que cet exanthème est *spécial* aux tuberculeux ci-dessus mentionnés; on *peut le voir pendant des mois apparaissant et disparaissant, et ne respectant aucun sexe, ni aucun âge*; car nous l'avons vu chez des enfants âgés de 4, 8, 9 ans, et chez des adultes des deux sexes âgés de 32, 34, 40, et même de 52 ans.

Dans la *description du lichen scrofulosorum des auteurs*, excepté dans celle de Jadassohn, il n'est aucunement fait mention d'une forme avortée, circonscrite, si peu prononcée et fugace; en outre, *presque tous les auteurs insistent sur la rareté du lichen scrofulosorum* et déclarent que *celui-ci ne se présente que dans certaines conditions d'âge*, tandis que cet exanthème observé par nous, comme nous l'avons dit plus haut, est très fréquent et ne respecte ni le sexe ni l'âge.

Il est vrai que Jadassohn mentionne (1896) *des atypies* du lichen scrofulosorum (des formes érythémateuses annulaires) sans papules, ou de petites plaques psoriasiformes, mais sa communication n'a pas assez fixé l'attention. Il peut aussi se faire que l'eczema scrofulosorum de C. Boeck se rattache à cette affection.

En ce qui concerne l'étiologie et la classification de cet exanthème, je crois fermement qu'il est une *tuberculide*, et qu'il appartient au *groupe du lichen scrofulosorum*; mais, en raison de ses différences cliniques et histologiques remarquables, je voudrais le nommer provisoirement *forme avortée du lichen scrofulosorum*. Car l'examen histologique n'a montré que dans un seul cas l'état de transition du lichen scrofulosorum, des cellules géantes et autour de celles-ci des cellules épithélioïdes; tandis que dans 5 cas de la forme avortée on n'a pu voir ni les unes ni les autres, et on ne pouvait même pas constater le siège exclusif de l'infiltration autour des follicules.

II. *La deuxième remarque se rattache au rôle du lichen scrofulosorum* provoqué par la *lymphe de Koch* dans la *théorie des toxituberculides*.

Comme la théorie des toxituberculides s'appuie aussi sur les cas de lichen scrofulosorum provoqués par la lymphe de Koch, et comme elle a donné par conséquent au cas de Schweninger-Buzzi une certaine importance, je me permets de rapporter un cas semblable, pour y ajouter ma manière de voir.

Une malade de mon service, âgée de 24 ans, souffrait depuis deux mois d'une tuméfaction *des glandes lymphatiques du cou* et en même temps sous le sein droit *elle avait une plaque ovale légèrement brun-rougeâtre, de la largeur d'une fève, et une autre sur les reins de la largeur d'une pièce de 50 centimes consistant en papules squameuses très rapprochées, de la gros-*

seur d'une tête d'épingle, ou d'un grain de millet, plaques que j'ai regardées comme *la forme avortée du lichen scrofulosorum* mentionnée ci-dessus; *le reste de la peau semblait saine.*

Pour observer la manière dont ces plaques et toute la peau se comporterait, j'ai injecté 2 milligrammes de la lymphe de Koch. Après quelques heures se manifestèrent simultanément avec des symptômes généraux intenses (fièvre 40°, vomissements, dyspnée, toux, douleurs pectorales et abdominales) des symptômes locaux qui après 24 heures avaient l'apparence suivante : les ganglions tuméfiés du cou se sont accrus du double, les deux plaques se sont élargies, tuméfiées et sont devenues plus rouges et plus saillantes.

En outre on a pu voir les phénomènes suivants provoqués sur la peau par l'injection : à la face interne de la cuisse de petites papules très serrées, ou disséminées par places, d'apparence périfolliculaire; de petites papules et pustules périfolliculaires dans la région pubienne et sur les grandes lèvres comme on en voit dans le lichen scrofulosorum; les petites lèvres sont tuméfiées, œdémateuses; sous le sein gauche 4 plaques rougeâtres, consistant en 5-9 papules périfolliculaires et groupées; de semblables papules disséminées sur la face antérieure du thorax et sur l'abdomen; d'autres disséminées, et en petits groupes irréguliers dans les deux régions iliaques. Plusieurs papules se voient aussi à la face interne des deux bras et au cou, d'autres plus nombreuses, et même en petits groupes, sur le dos, et surtout sur les reins autour de l'ancienne plaque. Après 48 heures on ne pouvait pas distinguer les nouveaux groupes squameux des anciennes plaques, tellement ils leur ressemblaient.

Tout le tableau correspond à l'éruption d'un lichen scrofulosorum aigu. L'exanthème dura longtemps; 24 jours après l'injection on pouvait encore le bien voir.

Je ne crois pas, que dans ce cas, ou que dans des cas analogues, *un lichen scrofulosorum aigu soit causé* par la lymphe de Koch. Ni moi, ni d'autres n'ont vu après l'injection de la lymphe ancienne de Koch — excepté les cas de Schweninger-Buzzi et Jadassohn — un tel exanthème, bien que cette lymphe eût été injectée plusieurs milliers de fois.

Donc, pour ma part, je ne puis donner ces cas expérimentaux comme venant à l'appui de la théorie des tuberculides.

Je crois plutôt — comme l'a déjà dit Jadassohn — qu'ici l'apparition aiguë d'un exanthème lichenoïde n'a d'autre *signification que celle d'une réaction intense causée par la lymphe autour de lésions microscopiques préexistantes dans la peau*, et que dans de tels cas le lichen scrofulosorum est simplement éclos à l'occasion des injections; il serait bon de continuer les injections dans les cas où le lichen scrofulosorum existe sous une forme avortée.

M. Hallopeau (Paris). — Pour répondre à M. Audry, je dirai que j'appelle *tuberculides toutes les manifestations cutanées de la tuberculose*; j'en distingue deux groupes, les *tuberculides bacillaires* et les *toxi-tuberculides*.

Il y a peu de temps que l'attention du monde médical a été attirée sur ces éruptions. Des faits isolés avaient été signalés, mais ils étaient restés dans l'ombre; on peut se convaincre, par la lecture des comptes rendus des sociétés savantes en 1895, que la plupart des tuberculides restaient alors inconnues. C'est seulement depuis le travail de M. Jadassohn et depuis notre rapport au Congrès de Londres de 1896 qu'elles sont devenues l'objet de travaux importants parmi lesquels nous signalerons en première ligne ceux de MM. Darier et Boeck.

En ce qui me concerne, je me suis attaché surtout : 1° à démontrer que nombre de ces éruptions sont d'origine toxique ; 2° à établir que certaines dermatoses connues sont de nature tuberculeuse ; 3° à faire connaître plusieurs tuberculides non encore décrites.

1° La théorie des toxi-tuberculides repose sur les faits suivants : A. La recherche des bacilles et les tentatives d'inoculation donnent constamment ou presque constamment, en pareil cas, des résultats négatifs ; B. Ces éruptions disparaissent spontanément, souvent sans laisser de traces ; C. Les inoculations de tuberculine ont donné plusieurs fois lieu à la production d'éruptions de même nature.

M. Darier objecte que, dans quelques cas, on a trouvé des bacilles dans certaines de ces éruptions et produit des tuberculoses chez les animaux par l'inoculation de leurs produits. Nous répondrons que ces résultats n'ont été que très rarement obtenus ; il a fallu à M. Jacobi pratiquer des centaines d'examens de lichen scrofulosorum pour y trouver un bacille. Étant donné que les sujets atteints de ces dermatoses sont des tuberculeux, qu'ils ont le plus souvent, en différentes parties de leur organisme, des foyers de tuberculose en activité, on conçoit aisément que des bacilles en émanent, passent dans la circulation et pénètrent avec le courant sanguin dans le tissu de ces tuberculides. L'hypothèse d'un bacille atténué, formulée par M. Darier, ne nous paraît pas admissible ; si ce bacille existait, on le trouverait. On a dit que ces éruptions ne se produisaient que dans des cas de tuberculose relativement bénigne ; nos observations sont en désaccord avec cette assertion.

2° Parmi les formes dont la nature tuberculeuse est contestée, se trouve le lichen scrofulosorum : nous avons communiqué, il y a près de 10 ans, à la Société française de dermatologie, un fait des plus démonstratifs en sa faveur : il s'agit d'un jeune homme chez lequel on voyait, sur l'une des fesses, une cicatrice déprimée, à sa périphérie une couronne de nodules tuberculeux, plus en dehors, des papules caractéristiques de lichen scrofulosorum ; il était de toute évidence que celles-ci avaient été engendrées par ceux-là ; nous avons fait connaître depuis lors plusieurs observations semblables.

3° Nous avons décrit plusieurs formes cliniques de toxi-tuberculides sur lesquelles l'attention des rapporteurs ne paraît pas s'être portée : nous mentionnerons en particulier les formes papulo-érythémateuses, les toxi-tuberculides suppuratives agminées et pemphigoïdes.

Nous renvoyons pour leur étude à nos publications au Congrès de Londres (1896), au IV° Congrès pour l'étude de la tuberculose (1898) et à notre traité de dermatologie.

Pour ce qui est de l'angio-kératome, nous avons le regret de ne pouvoir admettre avec notre collaborateur et ami M. Leredde sa nature tuberculeuse : les cas dans lesquels on l'a constatée chez plusieurs personnes d'une même famille nous paraissent en désaccord avec cette manière de voir.

Deuxième séance.

Présidence de M. le professeur TARNOWSKY (de Saint-Pétersbourg).

SOMMAIRE. — Sur les résultats de l'extirpation du lupus (avec présentation des malades opérés et guéris), par E. LANG. Discussion : M. NÉLATON. — Traitement du lupus vulgaire par les rayons lumineux concentrés, par N. FINSEN. — Discussion : MM. BROCQ, EHLERS, LANG, FORCHHAMMER, HALLOPEAU, BESNIER, DUBREUILH, SAALFELD. — État actuel de la radiothérapie, par E. SCHIFF et H. FREUND. — L'injection de calomel est-elle vraiment efficace contre le lupus? par A. BERTARELLI. Discussion : M. SOFFIANTINI. — De l'origine nasale du lupus de la face, par W. DUBREUILH. — Report of a case of blastomycetic dermatitis, par H. SPELWAGOS. — Relation de 2 cas d'infection blastomycétique de la peau chez l'homme, avec une étude de la littérature de la blastomycose humaine, par J. NEVINS HYDE. — Zur Klinik und Histologie des Arsenik-krebses, par C. ULLMANN.

SUR LES RÉSULTATS DE L'EXTIRPATION DU LUPUS
AVEC PRÉSENTATION DES MALADES OPÉRÉS ET GUÉRIS

par le professeur Édouard LANG.

(de Vienne).

Je m'incline devant des princes du règne de la médecine clinique.

Je porterais des hiboux à Athènes, je porterais des œuvres merveilleuses à l'Exposition de Paris, si je voulais parler devant cette illustre assemblée de la nature et de la thérapeutique du lupus.

Qui n'estime pas la haute importance de la tuberculine? Qui ne connaît pas la valeur du traitement par l'air chaud, par le pyrogallol? Qui ne connaît pas les autres remarquables méthodes de guérison? — Ne connaît-on pas l'idée lumineuse de la photothérapie et de la Röntgeno-thérapie.

Seule l'extirpation, inaugurée par la chirurgie, n'a été pratiquée que rarement et par peu de médecins.

Mais, pour le praticien, le résultat durable de la thérapeutique est le point principal.

Pour pouvoir juger de l'importance d'un système thérapeutique quel qu'il soit, il faut tenir les cas traités continuellement en observation, car c'est seulement ainsi qu'on peut être exactement fixé sur les récidives.

Je pratique l'extirpation du lupus depuis 1892, et je suis complètement au courant des résultats dans chaque cas autant que j'ai pu suivre le malade. Dans ma monographie (*Der Lupus und dessen ope-*

rative Behandlung, Wien, 1898) et dans les publications de mes élèves on trouve tous les détails.

Statistique des malades opérés, atteints de lupus.

Jusqu'à présent j'ai opéré (c'est-à-dire il a été opéré dans mon service) 85 cas. Parmi ceux-ci 9 cas ont été opérés depuis six mois seulement, et, à cause de la courte durée de l'observation, n'ont pas été comptés, de sorte qu'il en reste 76; je n'ai plus revu 18 de ces cas; 58 malades restent donc pour l'observation. Parmi les observés, 19 furent atteints de récidive; 8 ne se sont plus fait opérer, quoique chez quelques-uns l'extirpation de petits foyers lenticulaires eût été facilement exécutable; 11 cas ont été réopérés. 39 *cas restaient sans récidive après la première opération*.

Statistique concernant la guérison radicale des lupeux opérés.

De 46 lupeux opérés (et réopérés) qui ont été en observation pendant plus de six mois, il est resté sans récidive jusqu'à la dernière présentation

3	cas pendant	6 mois.
5		9 —
2		1 an.
4		1 — et 3 mois,
7		1 — 6 —
2		1 — 9 —
3		2 —
2		2 — 3 —
3		2 — 6 —
1		3 —
2		3 — 3 —
1		3 —
1		3 — 6 —
1		4 —
1		4 — 3 —
1		5 — 3 —
2		5 — 6 —
1		6 —
1		6 — 3 —
2		6 — 9 —

La durée d'observation atteint donc dans 10 cas une année; dans 18 cas 2 années, et dans les 18 autres cas la durée très remarquable de près de 7 années.

Mes confrères de Vienne ont été assez souvent témoins de ma méthode, et ont dans tous les cas observé comme moi les résultats que j'ai obtenus par cette méthode. Jusqu'à présent, eu égard à la durée de la guérison, on ne connaît pas d'aussi bons résultats obtenus par aucune autre méthode.

Je trouve l'extirpation du lupus indiquée lorsqu'il est possible d'enlever radicalement le foyer de la maladie.

Par le nombre considérable des cas opérés par moi, j'avais eu l'occasion surabondante d'étudier la méthode de la restauration plastique, et de la perfectionner aussi bien à l'égard de l'effet fonctionnel qu'à l'égard du cosmétique.

Pour l'orientation, je fais circuler une feuille avec 58 illustrations concernant la méthode plastique.

Mais mieux que la description, mieux que l'illustration, mieux que la conférence verbale, la présentation des malades mêmes, la démonstration directe de la guérison radicale des opérés et du résultat fonctionnel et cosmétique de l'opération plastique peut convaincre.

Afin que vous puissiez examiner les résultats de mes opérations, j'ai amené à l'hôpital Saint-Louis neuf malades sur lesquelles j'ai fait l'extirpation du lupus avec restauration plastique.

1) Cas 48. Jeune fille, âgée de 18 ans, atteinte de lupus depuis l'âge de 5 ans, qui a été déjà souvent traitée. Le lupus, qui occupe la joue droite, la paupière inférieure droite et la moitié droite du front, fut extirpé au mois de juin 1897 et de suite la plaie fut recouverte d'un premier lambeau pris de la partie gauche du front et d'un autre pris du cou (blépharoplastie et méloplastie); la perte de substance du front du côté droit fut recouverte d'après la méthode de Thiersch. En raison du fait qu'à cause de l'état du front du côté droit on était forcé de prendre le lambeau du côté gauche, une torsion du pédicule du lambeau de plus de 180 degrés devint nécessaire, ce qui heureusement n'empêcha pas une bonne réussite. La jeune fille est restée jusqu'à ce jour, plus de trois ans après l'opération, sans récidive.

2) Cas 60. Chez cet homme, âgé de 27 ans, le lupus débuta dès l'âge de 2 ans et s'étendit, malgré le traitement, à tel point que la joue gauche présenta un foyer de lupus de 8 fois 4 1/2 centimètres. Opération en juillet 1898; recouvrement de la perte de substance en partie par des lambeaux, en partie par des greffes de Thiersch; jusqu'aujourd'hui point de récidive; l'effet cosmétique est excellent.

3) Cas 58. Jeune fille, âgée de 17 ans, atteinte de lupus depuis l'âge de 7 ans, traitée à plusieurs reprises; l'examen révéla un lupus du dos de la main, de l'index et du pouce, de l'avant-bras, du coude et de la partie supérieure du bras, du menton, du front, de l'angle externe de l'œil gauche et de la nuque. En juin 1898, les foyers de la main et de l'avant-bras et ensuite les autres foyers furent extirpés; la main et les doigts furent recouverts par un lambeau pris sur l'abdomen; les autres points furent traités en partie par la méthode de Thiersch, en partie fermés par réunion directe des bords de la plaie mobilisés.

Une fois (cas 55) j'ai eu à prendre de la peau de l'abdomen après l'exci sion du lupus un lambeau de la forme d'un demi-gant; la jeune fille était, après l'opération, à même d'exécuter les travaux manuels les plus fins, ce qui était impossible auparavant.

4) Cas 42. Jeune homme, âgé de 20 ans, atteint de lupus du pied droit, de la main et de l'index du côté gauche. Au mois de mars 1897, le lupus du pied fut opéré avec greffes de Thiersch, tandis qu'à la main on transplanta, après excision du foyer, un lambeau pris sur la poitrine, avec pédicule; les mouvements sont tout à faits libres; jusqu'à aujourd'hui, pas de récidive.

5) Cas 8. Cette jeune femme fut traitée pour son lupus pendant 27 ans par des dermatologues de Vienne et avait reçu, entre autres traitements, des injections de tuberculine. Au mois de mai 1894, j'avais fait l'excision de 4 foyers de lupus, parmi lesquels un foyer du dos de la main, et cette perte de substance fut recouverte par un lambeau sans pédicule. La jeune femme fut non seulement tout à fait guérie du lupus, mais encore la mobilité des doigts, qui étaient raides auparavant, en hyperextension par suite de cicatrices de lupus, fut rétablie entièrement. Le résultat est très satisfaisant. Point de récidive.

6) Cas 71. Cette jeune fille souffrait depuis 5 ans de lupus du nez du côté gauche. Au mois de novembre 1899, l'extirpation fut faite et guérie par lambeau sans pédicule. Comme vous voyez, la transplantation a très bien réussi; la peau est entièrement normale et peut être soulevée en plis comme du côté sain

7) Cas 62. Cet homme était atteint de 6 foyers de lupus qui ont débuté il y a dix ans. L'opération eut lieu au mois d'octobre 1898; la transplantation du lambeau sans pédicule au-dessus de l'articulation métacarpophalangéenne se fait d'une manière idéale et permet un mouvement de la main tout à fait normal; l'autoplastie partielle fut entièrement satisfaisante.

8) Cas 75. Le lupus du pavillon de l'oreille, s'étendant jusqu'au conduit auditif extérieur, occupait également la partie postérieure et inférieure de la peau de l'oreille. Après l'opération, faite au mois de février, il ne resta plus que la moitié supérieure du pavillon de l'oreille. Une autoplastie fut faite ensuite et la restauration de la perte de substance a si bien réussi qu'on ne s'aperçoit point à la distance usuelle pendant la conversation qu'on se trouve en présence d'une oreille autoplastique.

9) Cas 14. Ce cas prouve que des foyers, même très étendus, peuvent être soumis avec succès à ce traitement. Il s'agit d'une jeune fille qui est atteinte depuis sa troisième année; malgré le traitement ininterrompu, 20 foyers de lupus se formèrent chez elle, dont quelques-uns avaient atteint la largeur de la main. Elle fut opérée au mois de mars 1895 et toutes les pertes de substance recouvertes d'après la méthode de Thiersch; à droite il s'était formé, par suite d'une rétraction cicatricielle, un ectropion de la paupière inférieure. Une incision transversale et parallèle au bord de la paupière et la transplantation d'un lambeau sans pédicule dans la fissure béante ont guéri l'ectropion.

Comme chez cette malade un traitement prolongé pendant de

longues années, dirigé le plus souvent par des spécialistes, avait précédé mon intervention dans la plupart des cas opérés. Une guérison définitive ne fut obtenue que par l'opération.

Si vous approuvez les résultats obtenus chez les malades présentés, j'ose espérer que vous entreprendrez l'opération dans les cas propices, c'est-à-dire dans les tels cas où l'extirpation radicale est exécutable. Vous guérirez des malades en peu de jours ou en peu de semaines d'une maladie horrible, contre laquelle ils avaient en vain cherché la guérison pendant des dizaines d'années; vous redonnerez l'envie de vivre à des gens qui étaient auparavant exclus de la société, à des gens qui étaient à charge à eux-mêmes et aux autres. En un mot, vous rendrez heureux les gens les plus malheureux, et vous serez récompensés par leur gratitude éternelle.

DISCUSSION

M. Nélaton (Paris). — Je ne veux certes pas discuter ici l'opportunité ni les indications de la thérapeutique chirurgicale du lupus.

Je suis venu seulement vous présenter les résultats obtenus dans les plus délicats des cas que m'ont confiés mes collègues de l'hôpital Saint-Louis, l'indication opératoire ayant d'ailleurs été établie par eux dans tous les cas.

Permettez-moi maintenant de vous communiquer les réflexions que m'ont suggérées les opérations que j'ai faites.

J'ai traité les lupus de deux manières différentes. Tout d'abord à mon arrivée à Saint-Louis, il y a cinq ans, j'agissais de la manière suivante : Le malade étant endormi, toute la surface lupique était énergiquement raclée avec la curette tranchante puis finement scarifiée et cautérisée au thermocautère, de telle façon que toute la surface du lupus était transformée plus ou moins profondément en une escarre noire. Cette escarre se détachait assez longuement et laissait à sa place une surface bourgeonnante qui se cicatrisait. Cette manière de faire que j'ai entendu désigner ici sous le nom de méthode de Broca m'a toujours donné des récidives rapides sauf pour quelques cas de lupus des membres.

Je l'ai complètement abandonnée si ce n'est pour ces lupus d'étendue énorme où toute autre action paraît impossible.

Depuis plusieurs années déjà j'ai suivi la pratique de Lang et mon intervention est devenue la suivante: Exérèse large de la portion lupique comprenant toute l'épaisseur du derme et dépassant largement les limites du mal; puis réparation de la perte de substance soit par un lambeau autoplastique amené par glissement d'une région voisine, soit par un lambeau emprunté à une région éloignée par la méthode italienne, soit par des greffes dermo-épidermiques de Thiersch, soit par ces diverses méthodes associées.

Je puis dire que dès lors les résultats sont devenus bien meilleurs; non pas que j'aie toujours évité les récidives, mais je les ai souvent suppri-

mées et lorsqu'elles se sont produites elles ont été généralement limitées
de telle sorte que j'ai pu vite et facilement les combattre.

L'impression qui me reste des diverses opérations que j'ai faites est
que les résultats qu'on obtient par la cure opératoire du lupus sont tout
à fait comparables à ceux que l'on obtient dans la cure des tuberculoses
articulaires par les résections. Si on a tout détruit et largement dépassé
les limites du mal dans une articulation tuberculeuse, le résultat est beau,
on a un résultat médiocre, des trajets fistuleux et une suppuration persistante, si un point minime de la synoviale a échappé au chirurgien.

Pour le lupus, le résultat est beau si toute la portion cutanée malade a
été enlevée; si quelque nodule lupique a échappé, la récidive dans la cicatrice ne se fait pas attendre.

Il faut donc que l'exérèse soit très large et que les limites de la portion
enlevée dépassent de beaucoup les limites du mal *qu'on voit.* C'est pourquoi il serait important d'opérer de très bonne heure, les résultats seraient
certainement meilleurs comme guérisons définitives et l'esthétique y
gagnerait beaucoup.

Il est certain que les restaurations par les greffes de Thiersch sont
acceptables, mais qu'elles ne sont pas aussi belles que celles données
par l'autoplastie. Or un lambeau autoplastique par glissement ne peut
être employé que si la perte de substance est relativement petite.

L'emploi de la méthode de Thiersch constitue, je crois, un très grand
progrès dans le traitement chirurgical du lupus parce qu'elle permet au
contraire de faire et de réparer d'énormes pertes de substance; elle permet toujours d'être large dans l'exérèse; elle assure par conséquent
autant que possible la guérison définitive.

Mais ne serait-il pas désirable — et c'est là ma conclusion — que l'intervention fût assez hâtive pour permettre une exérèse large de petits
lupus tout en laissant la possibilité de faire soit le rapprochement direct
des lèvres de la plaie, soit une autoplastie par glissement et à n'avoir
qu'une cicatrice linéaire.

TRAITEMENT DU LUPUS VULGAIRE
PAR LES RAYONS LUMINEUX CONCENTRÉS

par le professeur NIELS R. FINSEN

(Copenhague.)

Au cours de plusieurs années d'études sur les effets physiologiques
de la lumière, j'ai tout d'abord remarqué la *faculté qu'elle a de produire une inflammation cutanée plus ou moins intense,* avec une
influence nocive dans certaines affections, par exemple dans la variole.
En comparant cet effet avec *l'action bactéricide de la lumière,* con-

statée par de nombreuses recherches, avec sa faculté démontrée par
mes propres recherches et par celles d'autres observateurs, de *pénétrer à travers la peau*, l'idée me vint *d'utiliser la lumière comme
moyen curatif pour certaines affections de la peau d'origine bactérienne*. En octobre 1895 j'instituai mes premières expériences pratiques, en commençant par un cas de lupus vulgaire.

Tout d'abord, il faut constater que dans le procédé indiqué par moi,
il n'est question d'aucun effet *thermique* de la lumière. *Ma méthode se
base exclusivement sur l'emploi des rayons chimiques* (bleus, violets et
et ultra violets) de la lumière.

Il s'agit donc, *avant tout*, d'employer une lumière assez riche en
rayons chimiques et de la concentrer le plus possible. En second
lieu, comme il faut exclure les rayons thermiques, il est donc nécessaire de « refroidir » la lumière, aussi fortement que possible. C'est
dans ce double but que nos appareils sont construits. Comme source
lumineuse on utilise pour le moment la lumière électrique ou la
lumière solaire. La lumière est concentrée par un système de lentilles en cristal de roche, et on la refroidit en la faisant passer par
une couche d'eau distillée. Encore faut-il observer que, devant les
obstacles que présente le sang à la pénétration de la lumière dans
les tissus, il est nécessaire de rendre la région cutanée à traiter à peu
près exsangue ; ce résultat est obtenu au moyen d'appareils com-
presseurs, appliqués pendant le traitement directement sur la peau,
à l'endroit malade qui doit subir l'action de la lumière. Ces appareils
sont des verres creux par où passe, pendant l'application du traitement, un courant ininterrompu d'eau froide ; on obtient ainsi un
refroidissement plus complet, et tout danger d'action thermique est
éliminé.

Le traitement s'effectue par séances d'une heure un quart.

Chaque malade est traité une ou deux fois par jour.

A chaque séance, une place est désignée pour recevoir, pendant
une heure entière, l'action de la lumière.

La plaque lupique est placée près du foyer de l'appareil concen-
trateur, de sorte que les radiations viennent frapper perpendiculairement un champ d'environ 2 centimètres de diamètre.

Le traitement est absolument indolore, il arrive même quelquefois
que le malade s'endort pendant la séance. S'il y a ulcération, la pression continue de l'appareil compresseur pourra toutefois causer un
peu de douleur.

L'effet d'un tel traitement se caractérise par une rubéfaction locale,
généralement suivie de la formation d'une vésicule, *occasionnant*

jamais aucune perte de substance. Cette réaction aboutit, dans un laps de 6 à 8 jours, à une exfoliation épidermique.

Afin d'éviter l'infection des vésicules, on applique un pansement à l'eau boriquée ou quelque pommade à l'oxyde de zinc.

Lorsque la tache lupique est assez étendue, le traitement est commencé sur toute la périphérie. Il est généralement nécessaire de revenir plusieurs fois sur la même place, ce qui peut se faire 8 ou 15 jours après le traitement précédent ; quelquefois même la même plaque peut être attaquée pendant plusieurs jours ou plusieurs séances consécutives.

L'effet de ce traitement est caractérisé par une rétrocession successive et graduelle de l'affection : les ulcérations diminuent en profondeur et en étendue, puis elles disparaissent tout à fait ; les nodosités hypertrophiques s'aplanissent et deviennent plus petites ; les nodules confluents se transforment en petits nodules séparés par une peau saine, enfin, ces derniers disparaissent de même. — Ce processus dure plus ou moins longtemps, suivant l'intensité et l'étendue de l'affection ; on n'interrompt le traitement que lorsque la maladie n'offre plus de traces distinctes. Toutefois le malade n'est pas encore définitivement guéri. — A l'expiration de ce *premier traitement* le sujet est gardé en observation à l'Institut ou chez son médecin ordinaire. Dans les cas les plus favorables, le malade reste en parfait état, sans plus de traitement, mais le plus souvent de petits foyers morbides subsistent encore dans les profondeurs de la peau et réapparaissent de nouveau à la surface, sous forme de petites nodosités dispersées çà et là. Un *second traitement* de courte durée est alors institué.

Dans les cas nombreux où nous avons suivi ces principes, nous n'avons *jamais* observé de *récidive*. Mais si le malade néglige ce deuxième traitement, ces légers foyers de la maladie peuvent prendre une extension considérable.

La durée de ce temps d'observation ne peut être encore définitivement fixée ; à cet égard, on ne saurait être trop prudent, car, pour le lupus vulgaire, il existe malheureusement trop de sources favorables aux récidives, telles que la tuberculose des autres organes, des restes de lupus des muqueuses. La durée du traitement varie, bien entendu, suivant la nature des cas ; pour obtenir une moyenne générale, j'ai fait un relevé des 100 premiers cas guéris. Il reste établi que le traitement principal dure, en moyenne, 4 mois 1/2. Pendant la période d'observation suivante, de 1 à 2 ans en moyenne, deux fois le traitement secondaire a été appliqué par périodes de 3 semaines environ. *Le traitement effectif a donc été en moyenne de 6 mois pour chaque malade.*

Les avantages de la méthode sont les suivants :

1° *L'effet est très remarquablement constant;* même dans les cas les plus intenses et les plus étendus, où une guérison complète était absolument douteuse, une amélioration considérable a été obtenue et la marche progressive a été arrêtée. Les cas tout à fait réfractaires ne sont que dans la proportion de 2 à 3 pour 100.

2° *Le résultat, en tant que plastique,* est des plus satisfaisants, car le traitement a cette propriété d'être essentiellement conservatif.

3° Les parties contiguës à la périphérie, en apparence saines où il existe souvent des foyers morbides, peuvent être impliquées dans le traitement sans qu'il en résulte de cicatrices.

4° Il n'y a pas d'effets secondaires rétroactifs défavorables.

5° Le procédé est indolore, comme nous l'avons dit plus haut.

L'inconvénient de la méthode, c'est sa cherté et sa lenteur. Cependant, au cours de ces dernières années, par nos progrès techniques, nous avons pu atténuer considérablement ces défauts. Il faut encore ajouter que, dans une série de cas où l'affection était limitée, quelques semaines, quelques jours même ont suffi à faire disparaître la maladie.

La majorité des cas a été exclusivement traitée à la lumière; ce n'est que dans les cas très étendus, très anciens ou négligés, à nodosités en nappes et hypertrophiques, que nous avons recours à une pommade caustique quelconque pour hâter la guérison (Ichtyol-Salicylique-Pyrogallique ad modum Besnier); on diminue ainsi notablement la durée du traitement.

Depuis 1895, 555 cas de lupus vulgaire ont été traités à l'Institut. Sans vouloir donner ici aucune statistique détaillée, je n'ajouterai que les remarques suivantes :

130 malades sont encore en traitement permanent. Des 425 restants :

19 sont morts, presque tous de tuberculose pulmonaire;

10 sont partis pour cause de maladies graves, le plus souvent de tuberculose pulmonaire;

32 ont interrompu le traitement, la plupart pour des raisons économiques; quelques-uns étaient mécontents des résultats obtenus;

362 ont suivi le traitement principal jusqu'au bout et sont restés en observation pendant un temps plus ou moins long.

Mieux que par ces chiffres, la valeur du traitement photothérapique est démontrée par les malades que, ce matin, j'ai eu l'honneur de vous présenter. Nous n'avons pu faire, à cause du long voyage, qu'un choix limité parmi les malades; mais j'appuie fortement sur ce fait que tous ces malades, depuis leur entrée à l'Institut, ont été *traités exclusivement* par la lumière concentrée.

Nous avons employé la méthode de traitement par les rayons chimiques concentrés non seulement dans les cas de lupus vulgaire, mais aussi dans d'autres dermatoses, dont voici un aperçu général :

1° Lupus érythémateux.

58 cas dont : 12 guéris.

     13 en traitement.

     13 traitements interrompus.

2° Alopecia areata.

36 cas dont : 28 guéris.

     2 en traitement.

     6 traitements interrompus.

3° Épithelioma cutaneum.

22 cas dont : 10 guéris.

     4 en traitement.

     8 traitements interrompus.

N. B. — Seuls les petits épithéliomes superficiels conviennent au traitement.

4° Acne vulgaris et A. rosacea.

20 cas dont : 7 guéris.

     5 améliorés.

     1 en traitement.

     7 traitements interrompus.

N. B. — Nous n'avons traité que des cas très tenaces d'acne vulgaris, avec infiltration considérable, tous avec un bon résultat.

5° Nævus vascularis planus.

13 cas dont : 2 guéris.

     9 en traitement.

     2 traitements interrompus.

Ces derniers cas présentent un intérêt particulier, puisqu'il ne s'agit pas d'infection bactérienne : il faut donc croire que ce n'est que l'effet inflammatoire de la lumière qui agit dans cette affection.

DISCUSSION

M. BROCQ (Paris). — Les malades présentés ce matin se divisent en deux catégories.

1re catégorie : des malades présentés surtout par MM. Lang et Nélaton, radicalement guéris avec des résultats autoplastiques un peu discutables.

2e catégorie : des malades ayant des résultats autoplastiques réellement beaux et qui ont été surtout traités par la méthode Finsen et par les méthodes anciennes, scarification de Vidal, galvano-cautérisation de M. le docteur E. Besnier et combinaisons de ces deux méthodes.

Certes les résultats apportés par M. Finsen sont des plus remarquables, bien que tous ses malades ne soient pas guéris.

Ces résultats autoplastiques sont-ils supérieurs à ce que nous obtenons par les anciennes méthodes? Non, messieurs! Ils ne sont certainement pas supérieurs à ce que donnent les scarifications, peut-être même sont-ils un peu inférieurs.

Dès lors je ne pense pas qu'il faille considérer la méthode Finsen comme la méthode unique de traitement du lupus. Nous espérons qu'elle guérira nos lupus intractibilis. Les guérira-t-elle tous? Les réserves formulées par M. Finsen lui-même qui déclare avoir échoué dans 5 pour 100 des cas, me font craindre que non.

Pour scarifier il suffit d'un scarificateur de peu de valeur et on peut scarifier partout, au fond même des pays perdus; pour la méthode Finsen il faut un appareil des plus coûteux, et un entretien des plus dispendieux.

La méthode Finsen, en admettant même qu'elle arrive à guérir les lupus les plus rebelles, ne sera donc jamais qu'une méthode de grande ville; les méthodes réellement pratiques resteront toujours les méthodes chirurgicales, la scarification et la cautérisation ignée.

M. EHLERS (Copenhague). — Je ne voudrais pas que vous croyiez que les dermatologistes de Copenhague ont un jugement défavorable sur la méthode de Finsen, parce qu'ils s'abstiennent de parler. Il y a plusieurs années déjà j'écrivais lettre sur lettre à mes collègues à l'étranger à mes maîtres Besnier et Neisser, à mes amis Lassar et Sabouraud, pour appeler leur attention sur les effets étonnants de cette nouvelle méthode. Aujourd'hui Finsen a fait ce que faisait Mahomet le jour où il constata que la montagne ne venait pas à lui : il a envoyé ses malades à la montagne, qui s'appelle le Congrès de 1900.

Eh bien! Vous avez pu constater les résultats cosmétiques surprenants de cette méthode. Vous direz peut-être que c'est une méthode coûteuse et longue et que les petits lupus cèdent plus vite aux cautérisations. C'est vrai; mais le résultat cosmétique est tellement supérieur à celui qu'on obtient avec les autres méthodes, que je n'hésiterais pas à choisir cette méthode si moi-même j'étais frappé d'un lupus.

La méthode ne sera pas à la portée de tous les praticiens; elle est trop coûteuse et les lupiques le plus souvent sont de très pauvres gens. Mais c'est l'affaire de l'Assistance publique de créer comme on l'a fait à Copenhague des instituts pour ce traitement.

Il y a déjà quelques instituts en Allemagne, mais je crois que ce sont des affaires de commerce.

Quant à l'Institut Finsen, il est soutenu par l'État et par la municipalité de Copenhague, et notre ami Finsen est un vrai savant, qui n'exploite point ses découvertes, n'acceptant aucune consultation payée. Les dermatologistes du Danemark ont une confiance absolue dans le désintéressement scientifique de Finsen.

Et de nos jours il n'est jamais superflu de faire une telle remarque.

M. le professeur LANG (Vienne). — Es ist richtig bei jeder Behandlungsmethode die Kranken durch viele Jahre in Beobachtung zu behalten, um über die Recidiven orientirt zu sein.

Bei der Finsenbehandlung muss man auf 2 Agentien Rücksicht nehmen : 1. Druck, 2. Belichtung. Es wäre zu untersuchen, wie viel von der Wirkung auf den Druck, wie viel auf die Belichtung kommt. Linsendruck allein kann, wie ich in der *dermatologischen Gesellschaft in Wien*, gezeigt habe, Rückbildung beim Lupus erzielen.

M. Forchhammer (Copenhague). — Sur les cas de lupus vulgaire traités d'après la méthode de M. Finsen, que j'ai eu l'honneur de vous montrer, je dirai seulement deux mots. Nous ne prétendons pas que les malades sont définitivement guéris, mais nous avons voulu vous montrer les résultats plastiques.

M. Hallopeau (Paris). — Parmi les malades que j'ai présentées, il en est une pour laquelle le traitement de Finsen me paraît constituer la seule chance de guérison. Son lupus en effet, depuis onze ans, a été traité constamment par les méthodes les plus actives et aussi par des procédés nouveaux ; nous citerons particulièrement les scarifications linéaires, les cautérisations avec le galvanocautère, les injections de tuberculine, de sérum streptococcique provenant d'érysipèle, de sérum de Maragliano, d'oxy-tuberculine d'Hischfelder, les badigeonnages avec le crayon de chrysarobine ; néanmoins, les altérations, à part quelques améliorations passagères, ont continué à progresser.

M. Ernest Besnier (Paris). — Tous les membres de ce Congrès sont unanimes pour exprimer leur vive admiration à l'égard de la méthode de Finsen dans le traitement de la tuberculose lupique de la peau. Mais cela n'empêche pas de considérer que l'avenir de la médication totale du lupus ne saurait être monopolisé par une méthode quelconque. Voici les malades de Finsen que nous venons de voir. Au milieu des magnifiques cicatrices du visage, nous voyons comme dans toutes les cicatrices lupiques quelques nodules de repullulation. Eh bien, le meilleur moyen de réprimer sûrement, et immédiatement, ces récidives, est une ponctuation galvanique.

Enfin, il est légitime de remarquer que, dans le passé, nous avons guéri un grand nombre de lupiques, avec des cicatrices parfaites, par les anciens procédés, ainsi qu'en témoignent les pièces déposées dans le musée de l'hôpital Saint-Louis. Et il faut bien savoir que dans l'avenir les médecins auront toujours besoin des anciennes méthodes, qu'il faut continuer à perfectionner.

M. Dubreuilh (Bordeaux). — Les résultats de la méthode de Finsen qui nous ont été présentés aujourd'hui sont très remarquables, mais il semble que cette méthode n'est applicable qu'à la peau et non pas aux muqueuses. Pour celles-ci on aide le traitement de Finsen par les méthodes ordinaires dont nous connaissons l'impuissance.

Or, dans le lupus des orifices, le plus fréquent et le plus tenace, la muqueuse est la source de récidives incessantes. Il y a donc là une lacune dans la méthode de Finsen.

M. Hallopeau (Paris). — Comme vient de l'établir M. Besnier, plusieurs moulages de notre Musée montrent en toute évidence que le lupus

peut être guéri soit par les galvano-cautérisations, soit par les scarifications, mais je puis affirmer, d'après mes observations personnelles, que
c'est là malheureusement une exception; le plus ordinairement, les
nodules continuent à repulluler avec une opiniâtreté désespérante.

M. SAALFELD (Berlin). — Seit der 1891 von Oscar Liebreich (Berlin)
eingeführten Lupusbehandlung mit cantharidin sind eine Reihe von Fällen zu Heilung durch diese Methode gelangt. Die meisten zeigen eine
Vernarbung. Durch Prüfung mit dem von Liebreich eingeführten Glas-
druck und mittelst der phaneroscopischen Beleuchtung wurde die Diagnose gesichert und die Heilung constatirt. In dem vorgestellten von
mir Falle ist die Stelle auf der Wange mit einer vertieften Narbe geheilt,
während auf dem Glutæus eine Narbenbildung nicht nachweisbar ist.

ÉTAT ACTUEL DE LA RADIOTHÉRAPIE

par les docteurs E. SCHIFF et L. FREUND

(Vienne)

Les propriétés physiologiques des rayons X, leur mode d'action sur
les tissus vivants, différent de tout ce que nous avons vu jusqu'ici. Le
caractère particulier des modifications qu'ils provoquent dans la peau
a, à juste raison, éveillé l'intérêt des dermatologues. Un grand
nombre de communications et de travaux sont nés de ce phénomène,
et, de toutes parts, on voit surgir des efforts qui tendent à expliquer
les effets dont nous nous occupons.

Vous n'ignorez pas que les rayons X ont été également appliqués
avec succès au traitement d'une série d'affections de la peau, ainsi
que l'admettent quelques-uns des maîtres les plus compétents en dermatologie : Kaposi, Lassar, Neumann, Jadassohn et d'autres.

On ne nous taxera pas d'immodestie si, à cette occasion, nous disons que les premiers essais thérapeutiques furent exécutés et publiés
par nous. Nous croyons être tenus à affirmer ce fait, parce que, à notre
grand regret, nous avons itérativement remarqué que, non seulement
des collègues qui s'occupent cliniquement et expérimentalement de
radiothérapie, et qui doivent par conséquent être au courant de la
littérature spéciale, mais que aussi ceux qui s'en occupent simplement
comme rapporteurs et qui, dès lors, devraient connaître cette littérature, ont, à notre grand détriment, négligé de rendre à la vérité historique l'honneur qui lui est dû. Nous attendons de nos collègues qu'ils
nous traitent avec la même équité que nous avons toujours montrée

pour leurs travaux. Nous nous bornons pour le moment à cette simple parenthèse.

Pour revenir à l'objet de notre communication, nous résumerons les faits actuellement acquis, qui résultent pour nous d'une application de plusieurs années de la radiothérapie.

I. Les indications principales pour l'emploi de la radiothérapie sont les affections de la peau, et parmi celles-ci notamment :

a) Les dermatoses provoquées par des parasites, dans lesquelles, ainsi que Schiff l'a démontré le premier pour le *lupus vulgaris*, l'action des rayons exerce un effet particulièrement favorable.

b) Affections de la peau, dans lesquelles l'élimination des poils constitue un élément essentiel pour la guérison (Freund).

Comme indications spéciales, nous avons signalé les affections du cuir chevelu, favus, trichophyties, ringworm, teignes, pelades, etc., dont quelques-unes sont endémiques dans certains pays, affections qui jusqu'ici se sont montrées très souvent rebelles à tous les moyens thérapeutiques, et où la radiothérapie, par son action rapide et radicale, s'est incontestablement affirmée.

II. En conséquence, les indications dont il s'agit s'appliquent spécialement aux affections suivantes :

a) Lupus vulgaris, mycoses du derme, etc.

b) Hypertrichose, sycosis, favus, herpes tonsurans, teignes, pelades, folliculites, furunculose, acné, etc.

c) Lupus érythémateux.

III. Les expériences recueillies sur un nombre considérable de malades nous permettent de dire qu'une guérison radicale des affections susdites est désormais assurée. Le traitement du sycosis et du favus n'exige que peu de temps (quelques semaines); celui de l'hypertrichose réclame, au minimum, 18 mois d'application d'une méthode systématique d'un traitement principal et subséquent.

La durée du traitement du lupus dépend de l'étendue du mal.

IV. Par le dosage tout d'abord déterminé et indiqué par nous, on peut, dans les affections dont il s'agit, obtenir avec une certitude presque absolue le résultat désiré.

La méthode consiste en ceci : après avoir, au moyen d'une radiation d'essai, pu conclure à l'absence d'une idiosyncrasie particulière, c'est-à-dire d'une susceptibilité anormale de la peau, nous avons exposé au rayonnement les malades journellement, de 5 à 15 minutes, avec un écartement de 5 à 10 centimètres, en protégeant les parties saines par des masques de plomb. Le courant primaire de l'inducteur a 1 à 1 1/2 ampère, 12 volts et 16 interruptions à la seconde.

Comme effet accessoire peu important d'un rayonnement prolongé, nous avons quelquefois observé de petites dépressions atrophiques sous forme de points blancs dans les points correspondant aux follicules. Nous avons également observé des pigmentations de la peau, des conjonctivites, etc. Mais nous insistons sur ce fait que, en suivant rigoureusement les règles posées ci-dessus, nous avons pu constamment éviter toute réaction inflammatoire.

V. Les études faites jusqu'ici nous permettent de dire qu'un grand nombre des modifications que subit la peau, sous l'influence des rayons, ont pour cause l'influence que ces rayons exercent sur le système vasculaire de la peau.

VI. D'après les recherches les plus récentes, entreprises par Freund, il est aujourd'hui certain que, en traitant les affections de la peau au moyen des rayons, les décharges silencieuses des courants de tension accumulées sur l'ampoule jouent un rôle considérable. Freund a étudié l'effet physiologique des étincelles directes, des décharges silencieuses et d'autres rayonnements invisibles, et, à la suite d'un grand nombre d'essais publiés dans les Rapports de l'Académie impériale des Sciences de Vienne, il est arrivé aux conclusions suivantes:

1° Les *étincelles directes*, quelle que soit leur origine, telles que décharges directes venant d'un inducteur ou produites comme effluves de l'appareil d'Arsonval-Oudin, peuvent provoquer la chute du poil des animaux.

2° Les *étincelles directes* peuvent détruire des cultures récentes ainsi que des cultures déjà développées ou arrêter leur progrès. Les expériences ont été faites sur le Staphylococcus pyogenes aureus, le bacille du typhus, de la diphtérie, de l'anthrax, du champignon du Soor, de la tuberculose et de l'achorion Schoenleinii.

3° Cette *action des étincelles directes* est augmentée encore par l'emploi d'une dérivation à la terre prise sur l'objet exposé, par le rapprochement de l'électrode, par des interruptions plus rapides de l'induit, produit par le courant primaire et par l'augmentation de l'intensité de ce dernier courant.

4° Cet effet se manifeste aussi à travers de minces couches de bois, de papier, d'aluminium, d'étain et de peau.

5° Elle s'étend aussi aux microorganismes suspendus dans des liquides.

6° *L'effet physiologique des décharges négatives* est plus intense que celui des *décharges positives*, mais il ne s'exerce que sur une région plus petite.

7° Comme les étincelles directes ne peuvent être employées dans la pratique, Freund a construit un appareil qui semble être très approprié pour les disperser sous forme de décharges invisibles, et il a trouvé que les décharges perdent ainsi quelque peu de leur effet physiologique, mais que, par contre, on évite ainsi bien des inconvénients de l'action des étincelles directes (douleur). Leur terrain d'action est plus grand que celui des étincelles directes, mais leur mode d'action reste le même.

8° D'après ces expériences, les rayons X n'ont qu'une importance physiologique secondaire.

9° Les rayons de Becquerel et les rayons phosphorescents n'exercent non plus aucune action physiologique.

10° Les modifications pathologiques provoquées dans la peau par les décharges directes consistent en hémorragies dans le tissu du derme, en inflammation, et en altérations caractérisées par des vacuoles dans le système vasculaire.

Une nouvelle méthode thérapeutique n'a de raison d'être que lorsqu'elle conduit le traitement dans une voie nouvelle et meilleure que celle d'autres méthodes, ou lorsqu'elle est à même d'abréger la durée habituelle d'un traitement. Ce n'est pas la nouveauté ou l'originalité qui doivent déterminer le médecin à prendre au hasard dans l'arsenal des moyens analogues et des méthodes, tantôt l'une et tantôt l'autre de ces méthodes, mais ce sont leurs divers modes d'action qui lui permettront d'adapter ces moyens aux diverses indications et d'individualiser le traitement.

Lorsque, en partant de ce point de vue, nous comparons la radiothérapie avec d'autres moyens considérés jusqu'ici comme efficaces, nous pouvons dire que dans le sycosis, le favus et d'autres affections inflammatoires ou parasitaires des régions pileuses, nous ne connaissons point de méthode thérapeutique qui, si rapidement et si radicalement, sans aucun pansement et sans aucun autre traitement, puisse guérir ces affections sans gêner aucunement les occupations ou les habitudes du malade.

Nous signalons à nos confrères, notamment à ceux qui habitent des pays où les différentes trichophyties et d'autres affections parasitaires du cuir chevelu règnent endémiquement, cette méthode thérapeutique spéciale, et nous croyons leur avoir ainsi indiqué un moyen de combattre avec succès ces fléaux. En ce qui touche le traitement du lupus par la radiothérapie, nous dirons ce qui suit : Quand il s'agit de petits foyers circonscrits accessibles, nous croyons que leur extirpation avec autoplastie subséquente serait la méthode rêvée. Jamais il ne nous viendrait à l'idée de soumettre un nodule isolé pendant des mois au rayonnement, pour obtenir un résultat que l'on peut atteindre également par d'autres moyens et que, par l'extirpation avec suture consécutive ou autoplastie, nous atteignions en quelques jours. Pour la radiothérapie, nous croyons qu'il faut considérer les cas de lupus ulcéreux qui affectent aussi les muqueuses, ainsi que les tissus non accessibles au bistouri, comme par exemple l'œil et l'oreille. Dans des cas semblables où il a fallu s'abstenir d'opérer, nous avons obtenu des résultats fort favorables; et alors même que, après un traitement de courte durée, nous ne pourrions considérer les malades comme définitivement guéris, au moins pouvons-nous affirmer que nous avons considérablement amélioré leur état; que nous avons restitué leurs fonctions aux organes intéressés et sensiblement amélioré leur aspect. Mais il y a encore d'autres faits dont il faut tenir compte. Beaucoup de malades redoutent les opérations et les souffrances qu'elles entraînent. Nous ne devons pas perdre de vue que ces opérations demandent le plus souvent une anesthésie parfois très prolongée. Indépendamment du danger inhérent à toute anesthésie, l'opérateur, en la prolongeant pendant des heures, assume une responsabilité considérable[1].

En nous référant aux faits ci-dessus, nous notons que les propagateurs des méthodes opératoires eux-mêmes concèdent que même l'extirpation n'offre aucune sécurité absolue, puisqu'on voit survenir des récidives à la périphérie des régions primitivement opérées, dans les parties autoplastiées et même sur d'autres points du corps éloignés de l'origine du mal et qui, en conséquence, exigent de nouvelles opérations.

Mais de plus l'effet esthétique n'est pas toujours favorable. Les rétractions cicatricielles qui se produisent très souvent après la greffe de Thiersch prouvent que cette méthode n'est pas toujours idéale. Nous n'avons nullement l'intention de contester la valeur de la méthode opératoire; il nous faut cependant mettre nos confrères en garde contre une application générale de cette méthode qui négligerait d'individualiser les cas.

Nous comparons à cette méthode le procédé Rœntgen qui, sans emploi d'instrument tranchant, sans causer de douleur, nous fait obtenir des résultats cosmétiques parfaits. Ce procédé, il est vrai, est

1. Die Erfolge der an 74 Lupuskranken ausgeführten Radicalexstirpation aus der Abtheilung des Prof. Ed. Lang. *Wiener med. Presse*, 1900, No. 15-19. Assistant de notre éminent confrère Lang, le docteur Siegfried Reiner avec une sincérité qu'on ne saurait trop reconnaître rend compte d'une issue fatale survenue par suite de l'anesthésie pendant une opération semblable.

beaucoup plus lent et n'offre pas la précision et la rapidité d'une méthode opératoire, mais, par contre, est beaucoup plus doux, n'attaque pas de tissus sains, supprime toute hospitalisation et tout pansement, et, par conséquent, même au point de vue moral, doit être préféré dans bien des cas.

Comparativement à la méthode photothérapique de Finsen, qui réclame un personnel considérable longuement exercé et un outillage très compliqué et dispendieux, ainsi qu'on l'a fait remarquer de divers côtés, il convient de faire ressortir la simplicité de la radiothérapie et d'ajouter que, par ce procédé, on peut dès le début attaquer des parties cutanées étendues, ce qui n'est point possible par la photothérapie, laquelle ne peut agir à la fois que sur des régions très restreintes. Ce qui précède ne nous empêche pas d'ailleurs de reconnaître hautement la valeur de la géniale innovation et des travaux admirables de Finsen.

En ce qui concerne le traitement de l'hypertrichose, il ne pourrait s'agir que d'électrolyse, car cette dernière seule promet des résultats définitifs. Mais si nous comparons ces résultats avec la radiothérapie, au moins nous n'avons pas à redouter, par ce dernier procédé, de voir se produire la défiguration de la peau par des cicatrices ou par des kéloïdes.

Il est vrai que la radiothérapie produit souvent, comme nous l'avons dit plus haut, de minimes dépressions atrophiques; mais celles-ci ne sont reconnaissables qu'à l'œil exercé du spécialiste. Mais ce ne sont pas là les seuls avantages de la radiothérapie. Elle ne cause aucune douleur et ne produit aucune altération nuisible, pourvu que l'on observe les mesures de précaution nécessaires. La radiothérapie débarrasse complètement, en quelques semaines, les parties cutanées, si poilues qu'elles puissent être, et elle offre un résultat que l'électrolyse ne permet d'obtenir qu'après un laborieux travail de plusieurs années. Le traitement subséquent est intermittent et ne réclame la présence du malade que pendant quelques jours à des intervalles déterminés. Le traitement électrolytique, au contraire, exige sa présence d'une façon ininterrompue.

En conséquence, nous conseillons l'électrolyse pour les petites verrues et les nævi pigmentaires pileux; mais pour des hypertrichoses étendues nous recommandons sans hésiter la radiothérapie.

L'INJECTION DE CALOMEL EST-ELLE VRAIMENT EFFICACE
CONTRE LE LUPUS?

par le Docteur Ambrogio BERTARELLI

(Milan)

Lorsque les premières observations cliniques furent publiées sur ce sujet, en 1896, je me souvins de quelques cas que j'avais observés au cours de ma pratique, dans lesquels, par suite d'erreur de diagnostic, j'avais commencé le traitement antisyphilitique par les injections de calomel, sans en retirer aucun avantage — tandis que dans toutes les dermatoses syphilitiques tertiaires j'obtenais toujours un plein et rapide succès par l'emploi de la méthode de Scarenzio — et dans lesquels ensuite j'avais dû me convaincre qu'il s'agissait de lupus, et non de syphiliderme. Ce souvenir me réveilla le soupçon que les conclusions auxquelles étaient arrivés ceux qui fondaient des espérances si vives sur cette nouvelle application des injections de calomel, pouvaient bien être basées sur quelque équivoque. Pourtant, bien que le souvenir de ces observations cliniques, qui m'avaient laissé une profonde et durable impression, surtout à cause de l'erreur diagnostique commise, me rendît incrédule en présence des prodiges thérapeutiques annoncés, je résolus de faire d'autres observations, à la suite desquelles j'ai pu, déjà deux fois, manifester ma manière de voir à propos d'analyses de divers travaux sur ce sujet.[1]

Si je me laisse entraîner à publier maintenant mes observations purement cliniques, après les multiples études cliniques et expérimentales publiées par de nombreux observateurs, parmi lesquels on compte des savants éminents, c'est parce que je croirais très nuisible, pour la pratique médicale, qu'on crût compromise, alors qu'elle ne l'est pas, la valeur diagnostique des injections de calomel dans les cas douteux de syphilis; en outre c'est parce que je crois qu'il n'est pas sans danger d'employer les mercuriaux sur des sujets déjà affaiblis, à crase sanguine assez pauvre, tels que le sont habituellement les sujets affectés de lupus; enfin c'est parce que je crois qu'il est de très grande importance de posséder de nombreuses données cliniques dans une question qui aujourd'hui ne peut être résolue ni d'une manière expérimentale, ni au moyen d'observations histologiques ou bactériologiques.

Je n'insiste pas sur l'utilité de posséder un moyen certain de dia-

1. *Giornale italiano delle malattie veneree e della pelle*, 1897, p. 303, 1898, p. 108.

gnostic, quand on est dans le doute de la nature syphilitique d'une lésion que le médecin est appelé à soigner. Évidemment, si nous pouvions guérir complètement le lupus, comme nous guérissons les syphiloïdermes, par les injections de calomel, nous aurions atteint un but très vivement désiré, nous aurions obtenu un des plus grands triomphes de la thérapeutique; mais, tant que la question qui nous occupe ne sera pas résolue, tant que nous ne serons pas en mesure de savoir si, avec quelques injections de calomel, nous avons guéri un lupeux ou un syphilitique, en soutenant, sans base certaine, cette nouvelle croyance, nous ferons naître une grande confusion, nuisible, au point de vue non seulement pratique, mais encore scientifique, parce que nous aurons enlevé à l'analyse diagnostique l'appui très décisif, qui nous a été donné jusqu'ici par les effets du traitement; appui que nous devons considérer comme très précieux jusqu'à ce que nous puissions nous servir de critériums basés, avec la plus grande sûreté, sur l'observation clinique ou sur l'observation anatomo-pathologique.

Mais bien plus grand encore est le danger au-devant duquel on va, en employant avec trop de facilité, sans les précautions jusqu'ici suggérées, un moyen thérapeutique qui doit avoir des indications précises, bien pondérées. Je me reporte au danger qui peut résulter de l'emploi d'un remède altérant sur des sujets qui ont besoin d'être continuellement reconstitués.

Cantani a dit, depuis longtemps, que le mercure doit être considéré comme un remède éminemment dysplastique; il le considère en outre comme contre-indiqué dans la phtisie pulmonaire, qui accompagne si souvent les lésions lupeuses.

Trousseau et Pidoux reconnurent au mercure des propriétés débilitantes.

Il a été aussi admis, il est vrai, qu'une substance si dysplastique, tandis que dans certains cas elle est éminemment nuisible à la nutrition générale de l'organisme, peut, dans d'autres, rajeunir un corps cachectique, le rendre florissant et plus résistant qu'auparavant : mais il est clair que si cela peut arriver, et cela arrive bien souvent, chez les syphilitiques, cela ne peut pas arriver aussi fréquemment chez ceux qui sont atteints par le bacille de Koch; par conséquent chez ces malades, qui sont bien souvent déjà trop affaiblis, il faudra être très prudent dans l'emploi des remèdes à base de mercure.

Comme démonstration de ce que je viens de dire, qu'il suffise de rappeler combien on a toujours recommandé d'agir avec beaucoup de précautions dans le traitement des syphilitiques tuberculeux, et comment quelques-uns ont tenté l'usage du sublimé corrosif contre la tuberculose, qu'ils ont ensuite abandonné.

A ce sujet, nous considérons comme très intéressantes et s'accordant avec les préceptes de tous les auteurs des traités de thérapeutique, les conclusions auxquelles arriva, après des observations clinico-hématologiques faites avec le plus grand soin, le docteur Verrotti de la Clinique dermo-syphilopathique de Naples, dans ses deux mémoires publiés dernièrement[1].

Cet auteur dit entre autres choses que les injections de calomel ont une action délétère sur le sang, chez les malades atteints de lupus pur et simple, en abaissant le pouvoir hémoglobinique, le nombre des globules rouges, et en produisant de la leucocytose. Il me semble que cela devrait bien faire réfléchir ceux qui voudraient faire des injections de calomel le moyen curatif du lupus.

Et maintenant, comme je n'entends apporter qu'une simple contribution clinique, basée sur des cas jugés par moi très probants, avec leurs résultats négatifs, sans vouloir faire de plus amples raisonnements, je vais exposer très sommairement les cas cliniques, faisant observer que, dans le choix des malades à soumettre à ce traitement, j'eus soin de prendre des lupeux se trouvant dans des conditions générales bonnes, ou tout au moins passables, et surtout sans complications tuberculeuses viscérales; et d'autre part, des lupeux qui ne me laissassent aucun doute, du moins pour la plupart, sur la nature de leurs lésions. Pour cela, je choisis de préférence, autant qu'il me fut possible, des lupeux que je connaissais depuis longtemps, que j'avais soignés déjà plusieurs fois de diverses manières, chez lesquels j'avais obtenu toujours des améliorations partielles, mais jamais la guérison complète et générale et qui, hélas! étaient revenus plusieurs fois demander mes soins.

Ce fut avec un vif plaisir que je reconnus avoir sur ce point les mêmes idées que l'illustre maître Besnier, lorsque je lus ce qu'il conseilla dernièrement, dans la séance du 5 juillet dernier de la Société française de dermatologie et syphiligraphie, précisément au sujet des préceptes qui doivent guider dans le choix des lupeux que l'on veut soumettre à des méthodes thérapeutiques nouvelles.

Il m'arriva plusieurs fois, tant dans ma pratique privée que dans

1. Verrotti. Valore che deve accordarsi alle iniezioni di calomelano nel lupus, *Atti della Società italiana di Dermat. et Sifiligr.*, vol. III. Roma, Tip. Capacini, 1889.
Ematologia della sifilide con speciale riguardo alla diagnostica delle lesioni chirurgiche di dubbia natura, *Giornale Internazionale delle Scienze Mediche*, fasc. 9-10, Napoli 1900, et *Giornale It. delle malattie veneree e della pelle*, fasc. 5, Milano 1900.

celle des hôpitaux, d'avoir recours aux injections de calomel, avant
même d'avoir émis un diagnostic certain de lésion syphilitique, et
de voir mon doute dissipé par le résultat du traitement entrepris.
Jamais je n'eus à me repentir de m'être basé entièrement, pour le
choix des méthodes thérapeutiques consécutives, sur les effets obtenus par les premières injections de calomel. J'observai toujours que,
chez les malades guéris rapidement et complètement par le seul traitement mercuriel ou iodo-mercuriel, on pouvait ensuite arriver — soit
par de nouvelles recherches anamnestiques plus approfondies, soit
par la constatation de nouveaux symptômes, soit en obtenant la guérison complète et durable — à la certitude que j'avais eu affaire à un
organisme infesté par une syphilis héréditaire ou acquise. Par
contre, lorsque les injections de calomel restaient inefficaces, la
marche ultérieure de la maladie cutanée, parfois suivie pendant de
longues années, me donnait la conviction qu'il s'agissait d'un lupus
pur.

Le premier des cas que je vais exposer appartient justement à
cette dernière catégorie, et la malade dont il est question fut soignée
par moi, avant que le sujet qui nous occupe vînt en discussion.

Premier cas. — M... M... paysanne de Gorgonzola, âgée de 47 ans,
entrait à l'hôpital de Milan le 26 juin 1895, pour une grave lésion du nez,
remontant à deux ans. Le sujet était d'une constitution générale assez
bonne, assez bien nourri. Son nez paraissait être le double de l'état normal, le derme était très infiltré, rouge foncé, parsemé de saillies nodulaires également rouges, plutôt dures. Les glandes lymphatiques du cou
et des aines étaient tuméfiées et dures.

Quoique la marche et la morphologie de cette lésion me fissent croire
à première vue qu'il s'agissait de lupus, cependant les antécédents douteux, l'aspect des susdits nodules au nez, qui avaient toute l'apparence de
tubercules syphilitiques, ainsi que la présence de pléiades glandulaires,
me rendirent perplexe dans le diagnostic, et me conduisirent à tenter le
traitement antisyphilitique, avant de recourir aux opérations chirurgicales.

Le 28 juin 1895 fut faite la première injection de calomel, à la dose de
10 centigrammes, et en même temps l'iodure de potassium était administré à raison de 4 grammes par jour.

Dix jours après, je notai une légère diminution de l'infiltration du
derme du nez en général, puis tout rentra dans l'état stationnaire le plus
désolant. Une stomatite d'une certaine gravité ne permit de faire la
deuxième injection que le 5 août, à la suite de laquelle je notai une
nouvelle diminution de l'infiltration, suivie bientôt d'une nouvelle période stationnaire.

Je commençai alors le traitement local, en appliquant une pommade
à l'antrarobine et des cautérisations ponctuées avec le thermocautère.

Le 5 septembre, troisième injection.

Le 8 septembre, la malade sortait de l'hôpital assez améliorée.

Le 29 juin 1896, elle se représente à la consultation de l'hôpital, le nez de nouveau tuméfié par l'infiltration du derme, avec des ulcérations sur l'aile gauche : quatrième injection de 10 centigrammes de calomel.

C'est précisément à cette époque qu'avaient paru les premières relations sur les effets du calomel contre le lupus, et, bien que je ne crusse plus qu'il s'agissait d'une lésion syphilitique, je résolus de continuer le traitement commencé, en nourrissant l'espérance d'obtenir aussi chez cette lupique les bons effets que d'autres disaient avoir obtenus dans des cas semblables, d'autant plus que la malade avait montré qu'elle tolérait fort bien ce genre de traitement, et je fis la cinquième injection de 10 centigrammes de calomel le 22 juillet 1896.

Le 28 septembre 1896, sixième injection de 10 centigrammes.

Le 2 novembre 1896, septième injection de 10 centigrammes.

Le 4 mars 1897, huitième injection de 10 centigrammes.

Le 12 avril 1897, neuvième injection de 10 centigrammes.

A partir du 29 juin 1896, le traitement fut fait avec une certaine irrégularité, parce qu'il était fait à la consultation, et seulement quand la malade pouvait venir de la campagne pour la visite. Dans le même temps j'avais conseillé des lotions avec la solution de sublimé corrosif à 2 pour 1000, et des applications d'une pommade à l'ichthyol et au calomel ; mais, sauf quelques alternatives passagères de diminution et de reprise d'infiltration, aucune amélioration sensible n'était obtenue, de sorte que le 24 mai 1897, lorsque la malade entra pour la seconde fois dans mon service hospitalier, elle avait encore le nez tuméfié, avec le derme infiltré, rouge, parsemé de nodules assez saillants, et ulcéré en de nouveaux points.

Alors, j'eus recours plus activement au traitement local au moyen des scarifications croisées selon la méthode de Vidal, souvent répétées, alternées avec des fomentations de sublimé corrosif en solution à 1 pour 1000. Ce traitement, continué jusqu'au 7 août de la même année, réduisit de beaucoup le volume et la couleur du nez et provoqua la guérison des ulcérations, si bien que la malade voulut quitter l'hôpital, contente de la grande amélioration obtenue.

Mais, malheureusement la pauvre M...M... dut recourir de nouveau à mes soins, pour de nouvelles récidives des lésions au nez en 1898, 1899 et en 1900 ; et aujourd'hui elle est encore dans ma salle, toujours pour des lésions au nez de la même nature, toujours traitée pendant ces dernières années par l'ignipuncture, les fomentations antiseptiques et par des applications de chlorure de zinc en solution aqueuse à 10 pour 100, sur les ulcérations, qui furent répétées plusieurs fois, sur les ailes du nez.

J'ai cru opportun de m'étendre assez longuement sur la narration de ce cas, parce qu'il a été un des rares dans lesquels il sembla pendant quelques jours que les injections de calomel exerçassent une action résolutive sur la dermatose ; mais ensuite, leur inefficacité absolue se révéla par trop clairement, et les améliorations, pourtant toujours limitées et temporaires, furent obtenues non par le traitement mercuriel hypodermique, mais par les traitements locaux anti-lupeux ordinaires.

2ᵉ cas. — G…R… paysanne de Cornaredo, bien connue dans mon service, où elle vint plusieurs fois, pour un lupus vulgaire du visage, du cou et de la fesse gauche, et où elle fut traitée par les cautérisations au thermocautère, les scarifications, les raclages et les applications d'antrarobine, de résorcine, d'acide salicylique, qui donnèrent comme résultats des améliorations, la guérison de certaines localisations, et de fréquentes récidives, dès l'année 1887.

En 1896, à l'âge de 29 ans, tandis qu'elle présentait de nombreuses localisations, quelques-unes en forme de tubercules, d'autres ulcérées, d'autres enfin en forme de simple infiltration plate, elle fut soumise sans aucun avantage à trois injections de calomel de 10 centigrammes chacune, faites à 20 jours d'intervalle l'une de l'autre.

Depuis cette époque la malade est revenue plusieurs fois dans mon service où elle se trouve actuellement depuis un mois, toujours pour de nouvelles localisations, pour des récidives de la même nature dans les anciens foyers. Elle a toujours été traitée avec les moyens locaux habituels, et les reconstituants généraux, sortant chaque fois de l'hôpital avec une amélioration sensible.

3ᵉ cas. — C…G… couturière de Milan, âgée de 55 ans, se présente à la visite le 4 octobre 1896, avec une ulcération à la pointe du nez, entourée d'un halo rouge foncé, reposant sur une forte infiltration, remontant à une année seulement. Le fait de la date récente de la lésion, unie à des antécédents très suspects, me conduisit à employer le traitement anti-syphilitique. Deux injections de calomel de 10 centigrammes chacune ne parvinrent ni à vaincre, ni à modifier la maladie, qui continua ensuite chroniquement, avec des alternatives d'améliorations et de récidives.

Actuellement, après des traitements locaux longs et répétés, Mme C… se trouve dans des conditions assez bonnes, l'ulcération de la pointe du nez est cicatrisée, mais toute la moitié inférieure du nez conserve une teinte rouge foncé et une forte infiltration pâteuse. Les altérations qui se sont présentées à plusieurs reprises ces dernières années, m'ont donné la persuasion qu'il s'agissait de lupus vulgaire.

4ᵉ cas. — R…R… paysan de Brugherio, âgé de 27 ans, entra à l'hôpital la première fois, le 31 décembre 1892, pour de nombreuses localisations, quelques-unes simplement infiltrées, d'autres ulcérées, toutes nettement lupeuses. Une de ses sœurs est morte de tuberculose pulmonaire. A 6 ans et à 10, il eut des ulcères scrofuleux au tronc, qui guérirent en laissant des cicatrices lisses d'un blanc luisant.

Plus tard il fut atteint d'autres lésions nodulaires groupées, de larges infiltrations cutanées, de multiples ulcérations à marche chronique, au visage, au cou, aux jambes et aux pieds. Il subit plusieurs fois le traitement par le raclage, par les pointes de feu, par les scarifications et par les applications d'antrarobine, de résorcine, d'ichthyol, etc.

Il rentra à l'hôpital le 31 décembre 1896, avec de nouvelles localisations de la même nature ; infiltrations, nodules et ulcérations au visage, aux pieds et à la main du côté gauche. L'aspect de son visage était minable et caractéristique par suite de la destruction de la moitié inférieure du nez, de l'ectropion des deux paupières inférieures, de la tuméfaction et de la rougeur de la lèvre supérieure, des cicatrices et des nodules rouges qui le recouvraient.

Les 5, 14 et 28 janvier 1897, on lui fit trois injections de calomel de 10 centigrammes chacune, en se bornant, comme traitement local, à des applications antiseptiques sur les ulcérations, avec des lotions et des fomentations de sublimé à 1 pour 1000. Les ulcérations seules présentèrent une sensible amélioration. Dans tout le reste aucune modifications; au contraire dans quelques points de nouvelles infiltrations du derme furent observées, de sorte que le 8 février on commença à employer les habituelles applications locales, chimiques et chirurgicales, lesquelles mirent le malade en mesure de quitter l'hôpital, dans d'assez bonnes conditions, le 5 avril 1897, toutes les ulcérations étant guéries.

Depuis lors, il se représente de temps en temps pour de nouvelles récidives dans les anciens foyers, tout en continuant à se soigner avec des reconstituants internes et des applications d'anrarobine sur les parties malades, ce qui sert à le maintenir dans des conditions assez bonnes.

5° CAS. — P... G..., paysan de Corsico, a une sœur également atteinte de lupus ulcéreux au visage; il paraît que son père est mort d'une forme lente de tuberculose pulmonaire. Il fut déjà soigné dans mon service hospitalier, où il rentra le 14 janvier 1897, à l'âge de 12 ans, pour un lupus du nez, par des applications chirurgicales répétées. Actuellement son nez, dont les ailes et le lobe sont à moitié détruits, présente une forte infiltration, de la rougeur et diverses petites ulcérations couvertes de croûtes purulentes. Les 17 et 30 janvier et le 10 février, on lui fait trois injections de calomel, la première de 7 centigrammes, les deux autres de 10, à la suite desquelles on note pendant quelque temps une certaine diminution de l'infiltration, suivie à peu de distance d'une grande aggravation. Pour cette raison et aussi parce que le malade fut pris de toux, accompagnée de phénomènes d'infiltration au sommet du poumon gauche, je renonçai à poursuivre l'emploi des injections de calomel.

L'ignipuncture, les applications antiseptiques ordinaires et les reconstituants par voie interne réussirent à améliorer de beaucoup ce malade, si bien qu'il sortait de l'hôpital, dans d'assez bonnes conditions, le 14 avril 1897.

6° CAS. — T... G..., paysan de Sedriano, né en 1892, fut atteint de lésions scrofuleuses dans son enfance. C'est de 1895 que datent les lésions lupeuses pour lesquelles je l'ai soigné plusieurs fois à l'hôpital. Ces lésions consistaient en infiltrations diffuses et nodulaires, ulcérations au nez, — dont le lobe et les ailes étaient rongés en 1899, — aux joues, à la lèvre supérieure, au palais et aux gencives.

Il subit trois injections de calomel en janvier et février 1897, et six autres en novembre et décembre 1897, janvier et février 1900, toutes de 10 centigrammes, sans aucun avantage, et actuellement il est encore tourmenté par des localisations lupeuses. Le peu d'amélioration qui a été obtenu en ces années fut dû aux interventions locales.

7° CAS. — Mme R... G..., de Milan, âgée de 28 ans. Lorsque je la pris en traitement, le 3 novembre 1897, elle avait le nez assez augmenté de volume, au dire de la malade, parsemé de petites plaques larges comme des petits pois, dont quelques-unes étaient plates, à légère infiltration, tandis que d'autres étaient assez saillantes, toutes rouges, quelques-unes recouvertes de légères squames épidermiques; le lobule du nez était tout rouge, peu infiltré, recouvert çà et là de petites écailles grisâtres. La maladie, que j'ai jugée être un lupus érythémato-tuberculeux, remontait alors à sept ans et avait commencé par la plaque d'infiltration plate et diffuse du lobule du nez. Plusieurs traitements avaient déjà été faits sans résultat, par d'autres dermatologues de la ville et d'ailleurs.

Du 25 novembre 1897 au 21 mars 1898, je lui fis six injections de calomel, de 10 centigrammes, mais malheureusement sans aucun résultat. Plus tard, dans la seconde moitié de l'année 1898, j'obtins de bons résultats par des cautérisations à l'électropuncture. En 1899, pourtant je dus noter de nouveaux petits tubercules sur les cicatrices consécutives aux cautérisations et en des points nouveaux.

8° CAS. — R... C..., âgée de 35 ans, de Milan, femme de chambre, rentra en mars 1898 à l'hôpital, qu'elle fréquentait depuis quinze ans, toujours pour la même maladie — lupus tuberculeux ulcéreux — qui date de l'enfance.

Elle fut traitée par de nombreux moyens locaux, en obtenant toujours des résultats d'amélioration et de guérison temporaires. En 1898, lors de son entrée dans mon service, elle avait toute la figure couverte de cicatrices blanches, lisses, luisantes, de nodules rouges et d'ulcérations recouvertes de croûtes.

Cinq injections de calomel, de 10 centigrammes chacune, n'apportèrent aucune amélioration, et alors on dut revenir à l'ordinaire traitement local. Actuellement elle présente encore de nouvelles localisations lupeuses.

9° CAS. — C... M..., institutrice de Milan, après avoir été soignée par moi depuis 1892 pour une grave forme lupeuse au nez et aux joues, en obtenant des alternatives de fortes améliorations et de récidives, revient à mon service en février 1898 ayant alors vingt-huit ans, pour une lésion lupeuse nodulo-ulcéreuse, occupant la lèvre supérieure et le nez, de la glabelle à l'extrémité inférieure, les ailes et le lobe avaient été rongés par le mal. Il y avait autour de cette lésion une forte infiltration dermique rouge foncé, qui s'étendait jusqu'à la moitié des joues et, en haut, au front.

Je commençai aussitôt le traitement par les injections de calomel, à 10 centigrammes. — Les 2 et 18 mars 1898, première et deuxième, le 28 avril, troisième injection, tout en traitant en même temps la lésion avec des lavages et des fomentations de sublimé corrosif en solution à 2 pour 1000.

J'obtins une amélioration si marquée caractérisée par la diminution de l'infiltration et l'aspect plus vif de l'ulcération, que, pensant au moins à une participation de la syphilis dans le développement de cette grave lésion, j'ajoutai au traitement mercuriel de l'iodure de potassium, à raison de deux grammes par jour, médication que Mme C... put supporter à peine pendant un mois et demi. L'amélioration continua ensuite très lentement jusqu'à la cicatrisation de l'ulcération, qui arriva en octobre 1898; mais l'infiltration et la rougeur foncée ne se dissipèrent jamais, quoique pendant les mois de mai, juin, juillet, octobre et novembre je fisse cinq injections de calomel, toujours à 10 centigrammes. Malheureusement, dans le mois de novembre, lorsque je fis la huitième injection, la malade eut une grave récidive des ulcérations au nez, qui s'aggrava toujours davantage, pour ne commencer à s'améliorer que lorsque je décidai de faire des larges applications de nitrate d'argent, tout en continuant le traitement interne reconstituant.

L'amélioration continua ensuite progressivement, mais très lentement, à tel point que la malade, quoique bien près de la guérison, reste encore aujourd'hui en traitement pour une petite ulcération. Dans ces derniers temps, l'infiltration qui existait autour de l'ulcération a beaucoup diminué.

Ce cas se rapproche du premier, par sa marche, mais dans celui-ci également, quelle lenteur dans la cicatrisation, en comparaison à la manière de répondre au traitement spécifique des syphilodermes! Sans compter qu'une ulcération lupeuse peut guérir par le seul traitement local, tel qu'il fut fait dans ce cas pendant huit mois. Il convient aussi de noter la récidive grave qui se produisit très vite.

10e cas. — S... G.... ferblantier de Milan, entrait dans mon service le 25 juin 1899, à l'âge de 14 ans. Étant enfant il fut opéré pour des adénopathies cervicales. Depuis cinq années, il est atteint de la lésion actuelle, consistant en une large plaque rouge, infiltrée, parsemée de nodules également rouges, de cicatrices blanches, quelques-unes rétractiles et chéloïdiennes et de quelques points ulcérés. Cette plaque occupe presque toute la joue droite, le pavillon de l'oreille qui est en partie rongé, la moitié du cou du même côté, et le menton. Il a été soigné à plusieurs reprises, et a obtenu des améliorations partielles et temporaires.

Les 28 juin, 14 juillet et 5 août, je lui fis trois injections de calomel de 10 centigrammes chacune, sans en retirer aucun avantage, de sorte qu'après l'avoir jusqu'alors soigné localement par de simples lavages et des fomentations de sublimé corrosif à 1 pour 1000, le 15 août je crus devoir intervenir avec un traitement local plus énergique.

Je revis ensuite plusieurs fois le malade, que je soigne toujours au moyen des agents thérapeutiques ordinaires, et je constatai les habituelles améliorations alternant avec les non moins habituelles récidives.

11e cas. — A...M... paysanne d'Imbersago, âgée de 57 ans, entre dans mon service le 10 juillet 1899, après y avoir été d'innombrables fois, depuis l'année 1880, pour lupus érythémato-tuberculo-ulcéreux, occupant toute la figure, et ayant rongé en grande partie les ailes du nez. Le reste du corps est tout à fait sain. C'est un sujet très robuste, dont la conformation du squelette est parfaite et la nutrition générale excellente. Pour cette maladie qui l'afflige depuis l'âge de 10 ans environ, elle a été soignée à plusieurs reprises par des scarifications, des pointes de feu et de nombreux topiques. Ce traitement lui procurait des intervalles, parfois assez longs, de bien-être suffisant.

Quatre injections de calomel de 10 centigrammes, faites les 18 juillet, 5, 17 août et 7 septembre 1899, ne modifièrent en aucune façon la marche de la dermatose; au contraire, pendant le traitement, on vit apparaître des nouveaux nodules sur la joue et en quelques points du visage s'accentuer l'infiltration dermique.

L'amélioration commença ensuite à la reprise du traitement local, par les pointes de feu et par les applications d'une pommade à la résorcine à 20 pour 100. Le 20 avril 1900 la malade revint à l'hôpital à la suite d'une de ses habituelles reprises du mal, égale à celles qui se produisaient avant d'avoir fait les injections de calomel.

12ᵉ cas. — R... G... âgé de 9 ans, paysan de Capiate, entré à l'hôpital le 5 juin 1899. Il a souffert à plusieurs reprises de maladies des yeux; c'est un sujet à constitution à peine passable, sans aucun antécédent intéressant et qui puisse aider le médecin dans le choix de la voie à suivre pendant le traitement.

La maladie pour laquelle il est venu à l'hôpital a commencé il y a deux mois seulement, par un petit nodule sur la peau de la base du nez, qui s'ulcéra rapidement; l'ulcération s'étendit ensuite au bord des ailes du nez et à l'intérieur de la narine droite avec une forte érosion de l'aile de ce côté. Aucune autre lésion sur tout le reste du corps; même le système glandulaire ne donne aucun éclaircissement diagnostique.

Le 7 juin, je fis la première injection de calomel, le 17 la deuxième, toutes deux de 5 centigrammes, en employant localement des lotions et des fomentations de sublimé corrosif en solution à 1 pour 1000. Il s'ensuivit une amélioration marquée par une rapide modification des ulcérations.

Le 29 juin, jour où je fis la troisième injection, également de 5 centigrammes, on notait un arrêt dans l'amélioration, suivi bientôt de formation de végétations molles, de fongosités sur le fond des ulcères, et d'infiltrations dans la peau du nez.

Le 14 juillet, quatrième injection, mais celle-ci de 10 centigrammes. Les ulcérations étaient toujours atoniques, végétantes, et le derme du nez était toujours infiltré, rouge. Ces conditions se prolongèrent sans variations jusqu'à la fin du mois; alors je crus devoir ajouter au traitement jusqu'alors employé, un traitement local plus actif, l'ignipuncture. Intérieurement j'administrai le protoiodure de fer. Le traitement local amena une rapide amélioration, si bien que les ulcères étaient tous cicatrisés et que l'infiltration dermique était de beaucoup réduite le 3 septembre, lorsque le petit malade quitta l'hôpital.

13ᵉ cas. — Lorsque C... C... paysan de Casorezzo, âgé de 15 ans, entra à l'hôpital le 14 février 1900, il se disait atteint de la lésion du nez, dont je vais parler, depuis quatre ou cinq mois. Ses parents, qui ne surent donner aucun antécédent précis, disaient qu'il n'était malade que depuis quinze jours. La moitié inférieure de son nez était rouge, fort tuméfiée, à infiltration molle; à l'intérieur tout le cartilage de la cloison était détruit, une vaste ulcération couverte de végétations molles, de fongosités qui l'obstruaient presque complètement, occupait toute la cavité nasale correspondante à sa moitié inférieure. La nutrition générale de l'enfant était insuffisante ; il était profondément anémique.

Je commençai aussitôt le traitement par les injections de calomel, en en faisant une le 17, une le 27 février, toutes deux de 5 centigrammes ; la troisième le 14 mars, de 8 centigrammes, la quatrième le 5 avril, de 10 centigrammes. En même temps je faisais sur les végétations endonasales des lotions de sublimé corrosif à 1 pour 1000, et des applications d'une solution de résorcine, dans l'eau distillée, en parties égales.

L'amélioration fut notable jusque peu après la troisième injection, mais quand toutes les végétations furent détruites et qu'il ne resta que les ulcérations, l'état resta complètement stationnaire, de sorte que, croyant que la résorcine ne pouvait plus suffire, je recourus aux cautérisations avec le nitrate d'argent et le thermocautère, et j'obtins la cicatrisation des ulcérations vers la fin du mois de mai, époque à laquelle il ne restait qu'un peu d'infiltration du derme à la moitié inférieure du nez. Le 6 juin, l'enfant était envoyé aux bains de mer.

Comme on le voit dans la narration sommaire de mes observations cliniques, le lupus vrai et pur n'est jamais guéri par la méthode de Scarenzio, et dans la plupart des cas, il n'en est pas même favorablement modifié. En effet, parmi mes malades, ceux qui offrirent quelque amélioration, toujours fugace et suivie ensuite, soit de l'habituelle marche chronique du lupus, soit de récidives, furent ceux chez lesquels j'avais eu des doutes sur la nature de la maladie au moment où j'en posais le diagnostic, et chez lesquels la maladie, jugée ensuite scrofuleuse, avait une marche moins caractéristique et remontait à peu de temps, tandis que les injections de calomel ne produisirent aucun effet bienfaisant chez tous les vieux lupiques que je connaissais comme tels depuis longtemps, et chez lesquels la symptomatologie et le temps écoulé venaient appuyer, je dirai avec une certitude absolue, le diagnostic du lupus.

Ici, il me paraît nécessaire de noter que, chez tous ces malades, il était naturel de voir une certaine amélioration des lésions se produire dans les premiers temps de leur séjour à l'hôpital ou même d'un traitement suivi à la consultation. En effet, à part un, il s'agissait toujours de sujets pauvres qui devaient travailler, souvent se fatiguer beaucoup, qui se nourrissaient insuffisamment et se soignaient mal, ou ne se soignaient pas du tout.

Au contraire, à peine commençaient-ils le traitement, ils étaient soumis à des pratiques et des pansements antiseptiques soignés qui, par eux-mêmes, suffisent toujours à modifier d'une manière sensible les ulcères et même, quoiqu'en proportion moindre, les infiltrations dermiques. Outre cela, les traitements reconstituants, que je fais suivre à tous les lupiques que je soigne par l'huile de foie de morue simple ou créosotée, des ferrugineux ou des arsenicaux, un régime alimentaire bien meilleur et un genre de vie moins fatigant et plus rationnel, tout en améliorant les conditions générales du malade, modifiaient d'une manière favorable les diverses localisations.

Si cet état de choses est constant pour ceux qui sont soignés à l'hôpital, il ne faut pas croire qu'il manque complètement pour ceux qui sont soignés à la consultation, car ceux-ci, durant la période du traitement, étaient placés dans des conditions de vie, du moins en partie, meilleures que d'ordinaire.

Par ce que j'ai dit, je n'entends point nier que, dans quelques cas de lupus pur, ou d'infiltrations cutanées en général, l'injection de calomel ne puisse produire une certaine modification dans la nutrition générale du malade et dans celle des points affectés. Cela s'expliquerait par l'action dysplastique du mercure, laquelle facilite et hâte la destruction complète, l'oxydation et l'élimination des substances albumineuses anciennes des tissus. On comprend ainsi comment il peut se produire chez quelques lupiques une certaine diminution des infiltrations diffuses, au commencement du traitement mercuriel, suivie de retours au *statu quo* ou même d'aggravation.

Mais, en admettant même ces modifications légères et passagères des tissus, — je n'oserais pas même dire améliorations, — à la suite de quelques injections de calomel, quelle différence entre elles et la modification essentielle, constante et très prompte, que la méthode de Scarenzio apporte dans les lésions tertiaires syphilitiques! « Ce sont les infiltrations et les ulcérations, dit Asselbergs, qui subissent les premières l'influence de ces injections. Cependant il est certain que le tubercule lui-même peut participer à la régression générale. » Mais, dans les syphilodermes tertiaires, tubercules y compris, tout est effacé rapidement après deux ou quatre injections de calomel; et, déjà 10 ou 15 jours après la première injection, la modification est toujours telle qu'elle étonne grandement ceux qui ne sont point habitués à employer souvent la méthode de Scarenzio.

Maintenant, pour moi, le véritable nœud de la question qui nous occupe est celui-ci : est-il vrai qu'on ne doit plus croire à la valeur diagnostique des injections de calomel, à cette valeur si utile dans notre pratique, à cette valeur qui, reconnue et appliquée depuis si longtemps parmi nous, fut si bien démontrée et proclamée par le savant Jullien?

L'autre question, que je ne veux point dire résolue, celle de sa puissance curative dans le lupus et dans tant d'autres maladies non syphilitiques, passe en deuxième ligne pour le moment, à la condi-

tion que les injections de calomel soient employées parcimonieusement et très prudemment. Que l'on continue les expériences et les
études sur une question aussi importante, mais que ces études et ces
expériences soient faites avec les plus grandes précautions, tant au
point de vue diagnostique qu'au point de vue physio-thérapeutique et
qu'elles soient faites par des médecins compétents en la matière, sur
des malades bien étudiés, afin d'éviter le danger d'aggraver l'état du
malade au lieu de le guérir, et le danger d'arriver à des conclusions
aphoristiques erronées. Et jusqu'à ce que cela soit démontré, qu'on
ne laisse pas croire comme une chose dûment jugée, que l'injection
de calomel est le remède spécifique du lupus.

Quant à moi, même après les dernières relations de prétendues
guérisons de lupus, je conserve toujours l'opinion déjà émise, il y a
quelques années, sur ce sujet : je crois avec Fournier, Brocq,
Gaucher, Barthélemy, Verrotti, Melle et bien d'autres que le lupus
n'est point guéri par les injections de calomel, et que dans tous les
cas de ces soi-disant guérisons, il y a eu erreur de diagnostic, et
qu'il s'est agi, non de lupus, mais de syphilis tardive ignorée, ou au
moins de l'union du lupus avec la syphilis tardive ou héréditaire.

On peut bien dire que l'emploi de la méthode de Scarenzio contre
le lupus nous a montré que la syphilis latente occupe un champ
beaucoup plus vaste qu'on ne le croyait ; ainsi maintenant le chapitre « Syphilis ignorée », si bien illustré par le grand Fournier,
acquiert une bien plus grande extension.

Me basant sur mes observations rapportées ci-dessus, et sur tout
ce que j'ai appris dans la longue pratique de plus d'un quart de
siècle de la méthode de Scarenzio, je me sens toujours parfaitement
convaincu que sa valeur diagnostique dans les dermatoses douteuses
reste vive et très valide, car, même dans les cas de lupus cités comme
exemples de résultats extraordinairement heureux par les auteurs
qui soutiennent la nouvelle vertu attribuée au calomel, jamais la
guérison n'est décrite comme complète et durable, jamais on ne signale la marche vers l'amélioration si rapide et continue, qu'on voit
ordinairement dans les cas de syphiloderme.

M. Soffiantini (Milan) — La communication de M. Bertarelli est unilatérale ; il ne faut pas être exclusiviste. Lorsque nous avons à traiter un
lupus, nous devons le faire bénéficier de toutes les méthodes que la
science met à notre disposition. Le traitement par la bouche ou par les
injections intramusculaires doit toujours accompagner le traitement
externe (traitement chirurgical, méthode de Vidal-Besnier, galvano-punc-
ture, etc.).

DE L'ORIGINE NASALE DU LUPUS DE LA FACE

par le docteur W. DUBREUILH.

(Bordeaux)

Le lupus des muqueuses a longtemps passé pour rare et on le considérait comme presque toujours consécutif au lupus de la peau. Bender[1], en 1888, a montré qu'il est au contraire très fréquent et que la maladie se propage plus souvent des muqueuses à la peau qu'inversement. Il me semble que l'on peut aller encore plus loin et dire que le lupus de la face a pour point de départ habituel la muqueuse nasale.

J'ai déjà émis cette opinion en janvier (1896)[2] et quelques mois plus tard elle était énergiquement affirmée par M. Audry[3] qui déclarait que l'immense majorité des lupus de la face a pour foyer des localisations bacillaires sur la muqueuse nasale. Le même sujet a depuis été étudié par MM. Méneau et Frèche[4] dans mon service et par M. Liaras[5] dans le service de M. Moure.

On peut classer de la manière suivante les causes locales et immédiates du lupus de la peau :

1° *Infection de la peau par voie sanguine.* Cette cause est certainement très exceptionnelle, car on ne peut guère y rattacher que le lupus miliaire disséminé éruptif tel qu'il survient à la suite d'une fièvre éruptive, notamment de la rougeole.

2° *Inoculation exogène.* L'inoculation exogène est celle qui se fait de dehors en dedans, soit que le virus provienne du malade lui-même, comme lorsqu'un phtisique s'inocule lui-même ses propres crachats, soit qu'il provienne d'un autre malade. On connaît actuellement des faits assez nombreux de lupus consécutifs à des inoculations tuberculeuses par le tatouage par exemple, ou par le percement du lobule de l'oreille. Ce mode d'infection joue probablement un rôle assez important dans le lupus de la face, car je suis disposé à lui attribuer

1. Max Bender. Ueber Lupus der Schleimhäute. *Viertelj. für Dermatologie*, 1888, p. 801.
2. Dubreuilh et Frèche. Compte rendu de la clinique de Dermatologie, *Archives cliniques de Bordeaux*, janvier 1896.
3. Audry. Note sur le lupus des muqueuses et son importance primordiale. *Journal des maladies cutanées et syphilitiques*, décembre 1896.
4. Méneau et Frèche. De l'origine nasale du lupus de la face, *Soc. française de Dermatologie*, 26 avril 1897.
5. Liaras. De l'infection tuberculeuse par la voie nasale. *Thèse de Bordeaux*, 1899-1900.

les cas assez nombreux de lupus débutant par le centre de la joue sous forme d'un petit nodule unique qui reste assez longtemps stationnaire. Ils sont probablement dus à un bouton d'acné écorché et infecté, soit par les doigts du malade, soit et plus souvent par le baiser d'un phtisique. J'ai observé ce début du lupus par le centre de la joue dans presque un tiers des cas de lupus de la face et il est à remarquer que c'étaient très souvent des malades robustes présentant au minimum les traces d'infection générale.

3° *Inoculation endogène.* C'est celle qui se fait de dedans en dehors par l'ouverture à la peau d'un foyer tuberculeux osseux articulaire ou ganglionnaire. On voit alors le lupus naître autour d'une fistule ou plus tard dans la cicatrice consécutive à l'ouverture du foyer tuberculeux. Dans ce dernier cas la lésion cutanée peut apparaître après la guérison du foyer profond dont elle paraît au premier abord tout à fait indépendante.

4° *Propagation par voisinage d'une lésion des muqueuses.* Il est généralement admis que toutes ou presque toutes les affections inflammatoires des voies lacrymales ont leur origine dans les fosses nasales, celles qui sont de nature tuberculeuse ne font pas exception à cette règle. Du canal lacrymal le lupus peut se propager à la conjonctive ou à la peau. Dans la plupart des cas de lupus de la conjonctive on trouve signalée l'existence d'une dacryocystite ou du lupus des fosses nasales, en dehors, bien entendu, des cas où une grande partie de la face étant envahie, on ne peut plus savoir par quelle voie a été atteinte la conjonctive.

Le lupus de la peau débute très souvent à l'angle de l'œil, soit au niveau de l'ouverture à la peau d'un abcès du sac lacrymal, il s'agit alors d'une véritable inoculation endogène comme dans les cas publiés par Arnozan en 1891[1], et comme je l'ai moi-même observé plusieurs fois; soit même sans effraction à travers la peau, la maladie passe par les points lacrymaux normaux ou incisés et du bord palpébral gagne la peau. Ce mode de propagation est particulièrement fréquent pour le lupus de la conjonctive, mais il n'est cependant pas rare pour le lupus cutané. Je citerai notamment la malade de l'observation 1 d'Arnozan : il y avait un foyer de lupus à chaque angle de l'œil, l'un à droite par ouverture du sac à la peau, l'autre à gauche à la suite d'une dacryocystite sans abcès du sac.

1. X. ARNOZAN. Du lupus de la face consécutif aux lésions tuberculeuses de la muqueuse nasale par l'intermédiaire d'une fistule lacrymale, *Archives d'ophtalmologie*, 1891.

On peut donc admettre que le lupus de la conjonctive et celui qui débute à l'angle de l'œil ont pour origine les fosses nasales.

Le lupus de la face a très souvent pour point de départ apparent le voisinage des narines; d'après mes observations il en est ainsi dans la moitié des cas. Il se montre alors, soit dans la narine, soit en dehors, sur le bord de l'aile du nez ou sur le lobule, mais tout près de l'orifice; plus rarement sur la partie moyenne de la lèvre supérieure. De là le lupus s'étend sur le reste de la face.

Je citerai comme exemples les cas suivants :

Mme L., 35 ans, coryza chronique depuis son enfance, suivi de dacryocystite double ; en 1895, un nodule de lupus à la partie médiane de la lèvre supérieure, guérison après un seul curettage; en 1898, deux petits nodules sur le bord droit du lobule du nez.

Mathilde C., 16 ans. Depuis son enfance mouche beaucoup et ronfle en dormant; à 4 ans, adénopathie cervicale qui persiste encore; à 11 ans, apparition d'un nodule de lupus au bout du nez; à 15 ans, ophtalmie à répétition de l'œil droit qui laisse une taie sur la cornée; actuellement, tout le nez est envahi, l'examen des fosses nasales ne montre rien qu'un foyer lupique probable dans l'arrière cavité.

Raoul L., 10 ans. Depuis six mois, coryza purulent et croûtes à l'entrée de la narine droite; depuis un mois, apparition d'un nodule lupique sur l'aile droite du nez qui, dès le mois suivant, s'étend considérablement. A l'examen rhinoscopique on trouve, à droite, la narine envahie par le lupus, la muqueuse des fosses nasales est pâle, légèrement irrégulière à sa surface, mais sans érosion ni ulcération, ni aucune trace de lupus.

Le lupus cutané de la face est donc habituellement précédé par des lésions nasales et débute au voisinage des points où la muqueuse des fosses nasales se continue avec la peau. Mais cette lésion de la muqueuse n'est pas nécessairement un lupus, c'est-à-dire une lésion profonde, néoplasique et destructive en même temps, s'accusant par du bourgeonnement de la muqueuse, des fongosités et des ulcérations. M. Audry dit avoir trouvé constamment des lésions profondes, mais sans spécifier leur nature. J'ai fait examiner un grand nombre de malades par mon collègue M. Moure et si l'on a souvent trouvé du lupus caractérisé il est beaucoup de cas où l'on a trouvé des lésions non lupiques. On trouve alors la muqueuse pâle, parfois un peu gonflée et irrégulière sur les cornets, plus souvent légèrement atrophiée; elle est tapissée d'un enduit purulent jaunâtre et le malade mouche abondamment un liquide jaune, mais pas de croûtes épaisses comme dans le lupus. Dans quelques cas la muqueuse est atrophiée comme dans l'ozène, mais sans les croûtes et la fétidité de l'ozène. Cette forme particulière de coryza chronique s'observe souvent isolé chez des enfants strumeux, atteints d'adénopathies cervicales tuberculeuses. Il peut se propager aux muqueuses voisines et coïncide souvent avec le lupus. Je citerai les deux cas suivants (Liaras, obs. II et IV.)

Rose G., 15 ans. A 5 ans, coryza et adénites multiples du cou ; à 11 ans environ, un foyer de lupus du menton, qui guérit. Il y a 18 mois, lupus du lobule du nez et peu après de la dacryocystite double suivie de lupus à l'angle interne des deux yeux. L'examen rhinoscopique montre des deux côtés une muqueuse pâle, grenillée, recouverte de petites croûtes jaunâtres ; elle n'est pas saignante, on n'y découvre pas d'ulcérations ; un peu d'atrophie des cornets, particulièrement du côté de la fosse nasale gauche. Un an après on trouvait des lésions lupiques dans les fosses nasales.

Fille de 14 ans. Un foyer de lupus des gencives, un autre sur le cornet inférieur gauche ; la fosse nasale droite paraît saine, sauf un peu d'atrophie du cornet inférieur ; dacryocystite droite, suivie de lupus de l'angle de l'œil. Les lésions nasales ont donc donné naissance d'un côté à un lupus de la muqueuse nasale et de l'autre à une dacryocystite suivie de lupus de l'angle de l'œil.

Cette forme de coryza chronique correspond à l'ancien coryza scrofuleux des auteurs et je ne vois pas d'inconvénient à lui conserver ce nom, étant admis que la scrofule est une forme atténuée de la tuberculose. Il serait intéressant d'établir expérimentalement sa nature tuberculeuse et c'est à quoi s'est attaché M. Liaras, malheureusement sans succès. Les inoculations faites à des cobayes avec le mucus du coryza scrofuleux ont produit diverses infections suppuratives, mais pas de tuberculose.

Je ne puis donc pas fournir la preuve expérimentale de la nature tuberculeuse de cette forme de coryza chronique, mais les preuves cliniques sont assez fortes pour le faire admettre en attendant que les recherches bactériologiques et anatomo-pathologiques aient dit leur dernier mot. Il faut se souvenir que, pendant longtemps, les cliniciens ont été seuls à affirmer la nature tuberculeuse du lupus qui était niée au nom d'expériences mal faites.

Ce coryza scrofuleux est une forme très superficielle de tuberculose des muqueuses ; ce catarrhe tuberculeux peut se transformer sur place en lupus, ou peut se propager au voisinage. Dans le pharynx il détermine une pharyngite scrofuleuse avec atrophie et état vernissé de la muqueuse ou bien du lupus du pharynx et de l'arrière-gorge. Dans les voies lacrymales il produit une dacryocystite que Tavernier[1]

1. Tavernier. De la dacryocystite tuberculeuse considérée comme point de départ du lupus de la peau, de la muqueuse nasale et de la conjonctive palpébrale. *Thèse de Lille*, 1897-1898.

déclare n'être pas distinguable d'une dacryocystite purément inflammatoire, plus rarement un lupus véritable. La conjonctive paraît pouvoir être atteinte de lésions analogues, car les malades atteints ultérieurement de lupus ont souvent eu de la dacryocystite et des ophtalmies à répétition, quelquefois avec des taies sur la cornée; les ophtalmies surviennent donc exactement dans les mêmes conditions que le lupus de la conjonctive.

Le coryza scrofuleux précède et accompagne souvent les adénopathies scrofulo-tuberculeuses du cou. Il me paraît même en être la cause habituelle. Les ganglions lymphatiques ne sauraient être la première localisation de la tuberculose, leur infection suppose la pénétration du virus par quelque part; cette porte d'entrée, en l'absence de toute autre manifestation cutanée, osseuse ou viscérale, ne peut être cherchée que dans les fosses nasales. D'autant plus que c'est toujours par les ganglions situés sur les côtés du cou que débute l'adénopathie tuberculeuse, sauf le cas où une lésion cutanée, pulmonaire ou intestinale évidente détermine une adénopathie autrement localisée. Les ganglions cervicaux tuberculeux et tuberculisés de par les fosses nasales suppurent, s'ouvrent, inoculent la peau et déterminent tous les lupus des régions massétérines, parotidiennes et cervicale. Ces cas de lupus par inoculation endogène qui représentent un sixième environ des lupus de la face, sont donc aussi, mais indirectement, d'origine nasale.

En résumé, il me paraît qu'il faut admettre l'existence d'un catarrhe tuberculeux des muqueuses et particuliérement de la pituitaire. Ce coryza scrofuleux peut se propager aux voies lacrymales; ce n'est pas du lupus, mais une forme plus superficielle de tuberculose; il peut donner naissance à du lupus sur place ou sur la peau avoisinante; il est probablement l'origine de la plupart des adénopathies scrofulo-tuberculeuses.

REPORT OF A CASE OF BLASTOMYCETIC DERMATITIS

by Henry W. STELWAGON.

(Philadelphia)

The case to which I desire to call the attention of the members of this Congress is one which bears close resemblance clinically to other reported cases of this disease, several of which will doubtless be referred to in the papers on this same subject to be presented by my colleagues Dr. James Nevins Hyde and Dr. T. Caspar Gilchrist. This case has interested me much, and when it first came under observation I had no hesitation in expressing the opinion that it was a well marked example of verruciform tuberculosis of the skin, of somewhat extensive development. Photographs of the cases of blastomycetic dermatitis already reported by the gentlemen just named coming under my notice, induced me to believe the case to be one of this rare disease. Histological and bacteriological examinations, and the behaviour and progress of the disease, have confirmed this revised opinion.

It is not, however, my purpose at the present time to go into a discussion of the disease, but merely to present the data of this case and thus add to the as yet scanty literature of the subject one more case to those already reported. The reporting of cases of a rare disease is the essential foundation upon which its status and our future knowledge of its characters must be built. Briefly summarized the case may be described as follows :

The patient, a male aged 49, of English birth, but living in the United States for the past thirty years, came under my care in the Hospital of the Jefferson Medical College of Philadelphia, in april 1899. His occupation up to five years previously had been that of hostler, but since then he had been variously occupied in work of light character. His family history is most excellent. He has two sisters and two brothers living, all over the age of forty, and all healthy; he has two sisters and one brother dead : one sister died when six months old, of cause unknown to the patient, the other sister died from an abdominal operation when aged 16; one brother died of scarlet fever, and the other was killed in an accident. His father died at the age of 47, the exact cause of death not being known; his mother is living at the age of 75. Both on his mother's and father's side the family record as regards freedom from disease and moderate longevity is unexceptionable. He has no knowledge of a single case of tuberculosis in his family, near or remote. He has not, moreover, so far as he knows, ever been brought into contact with any consumptive person. His own general health has always been good. With the exception of the usual children's diseases, and a pneumonia in 1872 from which he made good recovery, he has had no illness. He has never had any venereal disease of any kind; nor has he had any skin eruption till the present disease manifested itself. He is of dark complexion, eyes and hair black, and is of moderate build, and in a fair condition of general health considering that he is poor and to a great extent debarred from making an ample living. He has two children approaching maturity, both in good health; his wife has never had any miscarriages.

The cutaneous disease began in 1897, appearing on the back of the right hand just over the base of the metacarpal bones of the first and second fingers. At this point the skin had been about six weeks previously slightly abraded or scratched by the teeth of a cat. These abrasions amounted to nothing more than superficial scratches, and in the course of ten days or two weeks healed completely. A few weeks later on or about this same region the first evidence of the cutaneous disease presented itself. Another fact which although probably not having any relationship or bearing upon the disease should be mentioned, and that is at this time the patient was the possessor of a dog with the « mange », having here and there loss of hair, which he was in the habit of fondling.

The disease began, as well as the patient can describe, as a small flat pustule or boil; this was accidentally broken open by a knock. It subsequently healed and had in a month or six weeks practically disappeared, excepting a scarcely noticeable flat elevation and thickening. Soon afterward it began to swell and to fill up again, and tended to spread out laterally with a slight surrounding inflammatory border and infiltration. In addition to a central opening, the lesion broke down at two or three other points peripherally, which discharged occasionally spontaneously or upon pressure; subsequently blackish crusts formed over these openings, so that the surface of the disease which now involved an area of about one-and-a-half inches in diameter, was covered here and there with these small blackish crusts, from beneath one or more of which, would exude at times, sero-purulent or serous liquid. It again began to spread, and in the course of some months involved almost the entire dorsum of this hand. A new feature soon presented itself : early in 1898 a slugish shallow absess formation began to present itself on the upper arm close to the shoulder, which at first broke at the central point; filled up again and broke, and later also broke down at two points towards its periphery; the liquid discharged was of a sero-purulent character, as a rule, but occasionaly the exudation would be purely serous. The disease on the hand also took on more rapid action, spreading by lateral extension, extending up to the wrist and verging close on to the fingers. New sluggish cutaneous swellings of superficial nature also presented upon other parts of the arm and forearm, and in this manner the disease gradually progressed. There had never been much pain.

The condition of the patient when he first came under my care was as follows : The disease involved the whole dorsal aspect of the hand and lower wrist, with slight extension on to the fingers, as shown in the accompanying photograph (photograph. N° 1, April, 1899). The surface was elevated and distinctly papillomatous, and discharged, especially upon slight pressure, a sero-purulent liquid from some points, and from others a liquid of a clear, somewhat thick, gummy character. The elevation was considerable, one-fourth to one-half inch, and at the borders there was a rim of slight infiltration gradually falling off and merging into the surrounding healthy tissue. In a few places there was a thin ill formed cicatricial surface. Upon pressure the serous and sero-purulent, sometimes slightly sanious, liquid could be pressed out from between the papillary projections. At this time he had several of the subcutaneous abcess-like formations upon both forearm and arm; one had entirely disappeared, leaving a thin somewhat striated scar; another had practically disappeared leaving slight thickening with purplish brown pigmentation.

These formations, which were of a violaceous or purplish color, would begin, as a rule, about alike ; some slight superficial lumpiness, followed

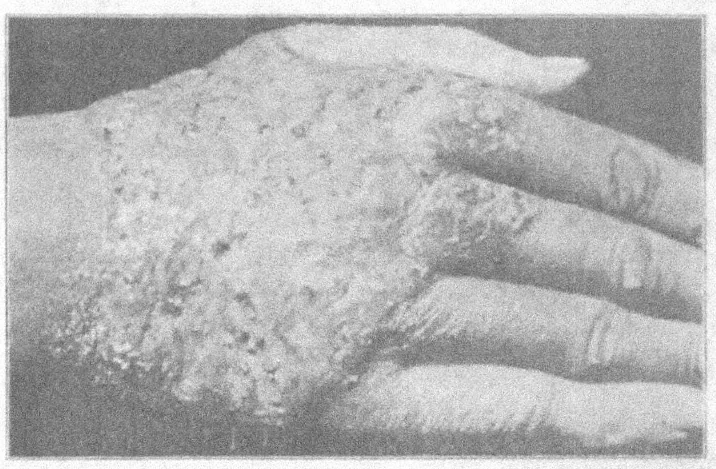

Fig. 1.

by a variable central upheaval, which subsequently broke centrally, and later, as a rule at one or more other points peripherally. In a few of these formations the single central opening alone presented, the lesion filling up several times. On the other hand in a few of these abscess-like lesions, there were a number of openings scattered over its surface, so that it was distinctly cribiform, bearing resemblance to both a small flat carbuncle and also to kerion as seen on the scalp, more especially to the latter. There was never any of the active inflammatory border and base usually seen in carbuncles, but on the contrary the inflammation was of a comparatively sluggish character. Such formations when fully completed were usually of one to two and a half inches in diameter, elevated from the edges toward the centre, with usually an insignificant infiltrated purplish border. The contents consisted apparently of sero-pus and serum, which would come out spontaneously or which could readily be pressed out. The small openings would subsequently crust over with brownish or blackish crusts, and the formation slowly begin to fill again, and again discharge. At times what appeared to be pure serum would ooze out from one or more of these openings. These sluggish flat abscess-like formations would last almost indefinitely, in fact displaying very little tendency to disappear. Some times such a lesion would discharge actively at first and then almost entirely disappear; subsequently resuming a semi-sluggish activity. There was, however, in most of these formations a tendency to gradual healing, but it was slow and irregular with exacerbations of active reformation.

During the past several months a number of such new formations appeared, especially about forearm and the wrist. Occasionally there would be a tendency to accumulation of the contained liquid at two or three places on the dorsal surface of the diseased hand, producing slight swellings, followed by discharge. As a rule, however, the hand had presented continuously its verrucous or papillomatous character, the secretion not collecting, to any marked extent in abscess formation but oozing out almost continuously. This papillomatous tendency was not displayed to any marked extent with the boil-like formations on the forearm and arm, although it was occasionally observed in some parts of the earlier lesions. The back of the hand, in the region of the beginning disease,

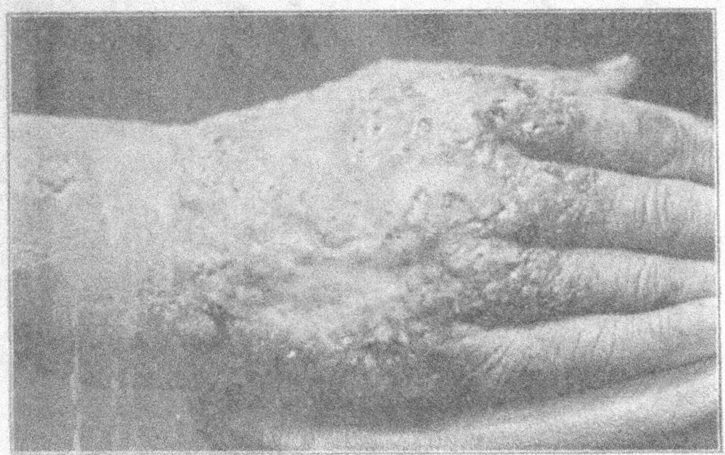

Fig. 2.

showed some slight improvement, so that the patient at the end of ten to twelve months after coming under observation had, upon the whole, improved, as shown in the photograph (photograph n° 2), taken in March 1900, although the improvement was not marked. As this photograph shows, at this time, the hand presented less active disease, but nevertheless it also shows that the disease had extended slightly up the wrist and also further on to the fingers.

Shortly after this date (April 23, 1900), smears and inoculations were made from the liquid of the boil-like formation on the arm and from that which exuded from between the papillomatous projections of the dorsal surface of the hand. The patient would not permit excision of tissue at this period. The report of this examination will be given below. The patient now disappeared. The last of June he again presented himself. There was distinct improvement of the hand, as shown in photograph n° 3, and also of the older formations on the arm and forearm. Places on the back of the hand had healed over, and was covered with thin scar or imperfectly formed epidermic tissue. The papillomatous appearance was however still maintained in the unhealed portions, although probably not to such a pronounced condition as formerly. The sluggish lesions on the arms were still there, and had increased in number, one or two new lesions having presented. The boil-like lesion with its cribiform surface, situated about the middle of the forearm was still actively discharging, if but slightly pressed upon. This formation is shown in photograph n° 3, taken the last of June 1900.

At this time a survey of the disease showed the condition to be now as

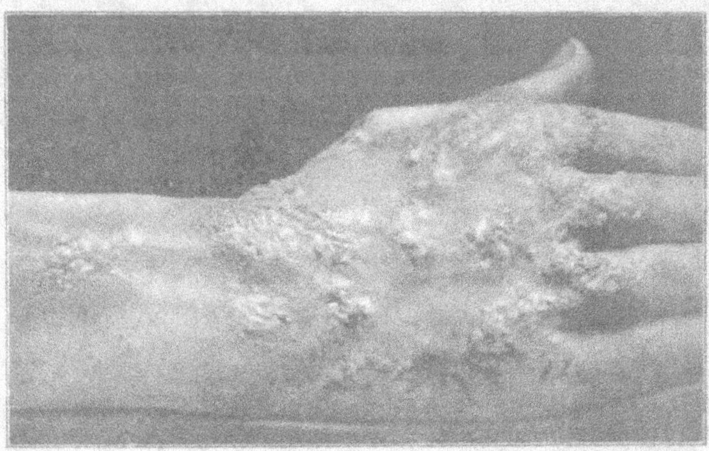

Fig. 5.

follows : There was a flat walnut sized discharging boil-like tumor on the under part of the upper arm, near the axilla; one somewhat smaller over the biceps muscle close to the upper end, which however was about healed; below this was a slight striated scar, the site of the first formation already referred to; on the extensor surface of the arm near the elbow there were two of these formations, healed over but still somewhat elevated; on the outer side of the forearm just below the elbow there was a formation of a similar character to the last named; on the flexor surface of the forearm, there was another of thess formations about one-and-a-half to two inches in diameter, with the cribiform discharging openings, sometimes crusted over which has already been described (photograph n° 4); on the dorsal surface of the forearm there was near the wrist a similar growth, and two small insignificant formations on the flexor side of the wrist. On the dorsal surface of the hand ther were several small boil-like formations with orifices closed over with crusts. At this time more material was obtained for histological and bacteriological examinations. The patient also permitted a few small pieces to be excised. The liquid was taken from the arm lesion and from between the

papillomatous projection of the dorsum of the hand. The examinations
of the material obtained at the two different period mentioned were
made by Dr Randle C. Rosenberger, of the Jefferson Medical College
Laboratories. While to a great extent the findings are about the same,
both reports are, for the sake of completeness here given :

Report on material obtained April 25, 1900 : Specimen : Inoculations
and spreads from back of hand. Spreads were stained with carbol

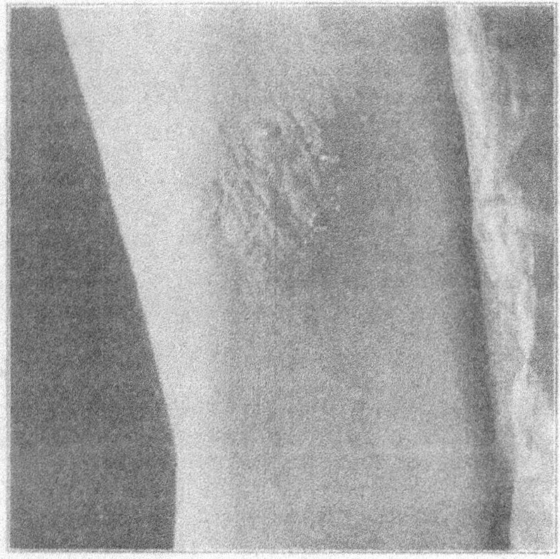

Fig. 4.

fuchsin, methylen blue, gentian violet, and by Gram's method. Histological examination shows numerous polymorphonuclear leucocytes and a
few squamous epithelial cells. Bacteriological examination shows numerous cocci occurring singly, in pairs, in small chains of four to six
elements, and in small groups. They are situated for the most part extra-
cellular, although a few are intracellular. The cocci are no doubt the
ordinary pyogenic cocci (staphylococci. Together with these cocci are
seen in a few slides, *small round and slightly oval bodies which have smaller
bodies projecting from them which appear to be buds, and resemble closely
yeast fungi*. Inoculations were made upon glycerin agar, acid agar,
plain agar, blood smeared agar, blood serum, and glucose agar, and
incubated for 48 hours. Small round discrete colonies, some orange-
yellow, some white, raised above the surface and not tending to
coalesce, developed at the end of this time. Spreads made from each of
these growths showed the organism to be a coccus arranged mostly in
groups or bunches and staining by Gram's method. They correspond

morphologically, tinctorially and biologically to the staphylococcus pyogenes albus and aureus.

Report on material obtained, June 22, 1900 : Specimens consist of (1) spreads, (2) fluid from the lesions, and (3) several small excised masses :

(1) The spreads were stained with gentian violet, by Gram's method, methylene blue, and for tubercle bacilli. Those spreads stained with gentian violet, methylene blue, and by Gram's method, show histologically numerous polymorphonuclear and few mono-nuclear leucocytes and few squamous epithelial cells, and a few shreds of fibrin. Bacteriologically the spreads show numerous micrococci arranged principally in pairs; a few arranged in short chains of 10 to 12 elements (streptococci) and others in irregular bunches (staphylococci). The diplococci are for the most part extracellular, a few being intracellular. *Together with these organisms there are small spherical and slightly oval bodies, a few possessing small projections which correspond to buds. These latter bodies are undoubtedly yeast fungi.* A few bacilli resembling slightly the tubercle bacillus were also seen. Upon staining especially for the tubercle bacillus, however, none were demonstrable.

(2) The fluid of which there were but a few drops, was light yellow in color, clear, and contained no sediment. Examined in the fresh condition a few leucocytes, principally polymorphonuclear were demonstrable. Numerous micrococci and streptococci could also be seen. Inoculations made from this fluid on agar shows a culture consisting of small opaque whitish colonies remaining discrete. Spreads made from these colonies and stained by ordinary methods show a pure culture of staphylococcus pyogenes albus.

(3) Three small masses or shreds of tissue received in 40 per cent alcohol, hand one received fresh. Those from the alcohol were thoroughly dehydrated and embedded in paraffin. Sections were cut and stained with hematoxylin and eosin, gentian violet and by Gram's method, and also for tubercle bacilli. Sections stained with hematoxylin and eosin show the mass to consist of stratified squamous epithelial cells with a large quantity of cellular debris. Sections stained with gentian violet and by Gram's method show numerous micrococci and *a number of the spherical cells similar to those found in the spreads; they are arranged for the most parts in groups and are situated deep down in the tissue.* Sections stained for tubercle bacilli none were demonstrable; but with the counterstain used the spherical cells were again demonstrable. Inoculations were made from the clear discharge from the hand lesion and also from the arm lesion and also the slightly purulent discharge from these parts. These inoculations were made on plain agar, glycerin agar, acid agar, blood serum, blood smeared agar, and glucose litmus agar. Upon all these media colonies of staphylococcus pyogenes aureus and albus were found in pure culture. The small mass of fresh tissue was placed in a glycerin agar tube, and up to 48 hours no growth was demonstrable. It was then removed, macerated in sterile bouillon and again inoculated on glycerin agar. Spreads also made from macerated tissue and stained with gentian violet — this spread shows numerous polymorphonuclear leucocytes, a few squamous epithelial cells

and numerous spherical cells some with distinct buds. They stain homogeneously throughout.

In the judgment of Dr Rosenberger, who made the histological and bacteriological investigations with great care, the fungus cells found are substantially similar to those found in this disease by other observers, although they are somewhat smaller and lack the conspicuous double-contoured edge noted by others. An interesting point, which I wish to emphasize, is that although careful examinations were made for the tubercle bacillus, the results were uniformly negative. The clinical resemblance to tuberculosis verrucosa cutis is indeed striking, but it seems to me that the course and characters of the blasto mycetic disease differ, to some extent, from those of tuberculosis : the repeated boil-like formation, with in some such lesions, the cribiform surface, and the character of the contents and of the discharge from the papillomatous interstices are somewhat unlike tuberculosis of the skin. Its close resemblance also to the tubercular papillomatous syphiloderm should also be mentioned. In the treatment of this case not much is to be said. The man has been irregular in his attendance at the hospital, and has not had the continuous care desirable in such cases. Nevertheless there has been improvement under simple mild antiseptic applications externally, and tonic remedies internally. The external treatment has consisted essentially in frequent spraying with dilute hydrogen peroxide, and boric acid and ichthyol ointments. Small doses of potassium iodide were given in the beginning of our managements of the case, but no improvement was then noted, and the digestion being thereby disturbed this remedy was discontinued.

RELATION DE DEUX CAS D'INFECTION BLASTOMYCÉTIQUE DE LA PEAU CHEZ L'HOMME AVEC UNE ÉTUDE DE LA LITTÉRATURE DE LA BLASTOMYCOSE HUMAINE

par le docteur James NEVINS HYDE (Chicago)

AVEC ÉTUDE ANATOMO-PATHOLOGIQUE DE CES CAS
PAR LE Dr H. T. RICKETTS

Les numéros que l'on trouve dans les deux études de l'infection blastomycétique de la peau chez l'homme qui sont ici présentées, correspondent aux chiffres donnés dans le tableau qui suit et dans lequel on a essayé de réunir tous les cas connus jusqu'ici, avec l'intention de déterminer quelles pouvaient être les conclusions les plus importantes à en tirer.

Tableau des cas d'infection blastomycétique

AUTEURS	N°	SEXE	AGE	PROFESSION	PAYS NATAL	DURÉE DE LA MALADIE	RÉGIONS ATTEINTES
Gilchrist-Duhring	1	M					Dos de la main.
Busse-Buschke	2	F	51		Allemagne.	10 mois.	Face, région tibiale gauche.
Gilchrist-Stokes	3	M	55			11 1/2 ans.	Oreille gauche, face, main, scrotum, cuisse, jambe.
Wells-Senn	4	M	10			11 ans.	Main gauche.
Hessler	5	M				1 an.	Joue.
Hyde-Hektoen	6	M	57	Cultivateur.	Hollande.	3 ans.	Jambe droite, main gauche.
Murphy-Coates	7	F	64				Jambe droite, face, puis cuisse gauche.
Anthony-Herzog	8	M	44	Barbier.	Allemagne.	20 ans.	Face plantaire du pied droit.
Coates	9	M	58	Ingénieur.	Amérique.	1 an.	Lèvre supérieure, paupière supérieure, à droite.
Owens-Eisendrath-Ready	10	F	58			4 ans.	Cuisse gauche.
Brayton, A. W.	11	M	50	Garçon d'étable.	Angleterre.	18 mois.	Index droit, 1re phalange.
Hyde-Ricketts	12	M	55	Fermier.	Amérique.	2 ans.	Côté gauche de la face.
Hyde-Ricketts	13	M	47	Pipe Layer.	Irlande.	2 ans.	Bras droit.
Montgomery-Ricketts	14	M	45	Grain Dealer.		1 an.	Lèvre inférieure.
Montgomery-Ricketts	15	M	58	Charpentier.		4 ans.	Côté gauche de la face.
Montgomery	16	M	55	Charpentier.	Amérique.	7 ans.	Dos, face.
Doyr	17	F	55	Housekeeper.	Angleterre.	1 an.	Face, mains, jambe gauche.

de la peau, chez l'homme.

MALADIES VÉNÉRIENNES ANTÉRIEURES	ANTÉCÉDENTS DE SCROFULE OU DE TUBERCULOSE	TRAITEMENT	RÉSULTATS	CULTURES	RÉFÉRENCES
Aucune .	. . . . . .	. . . .	. . . .	. . . . . .	Duhring's Cutaneous Medicine. Pt. 1, p. 156.
Aucune . .	Scrofule . . .	. . . .	Mort.	Positives.	Monatschft. f. Prakt. derm. Bd. XX., No 6. Samml. Klin. Vortr., Aout, 1891.
Aucune . .	Aucun . . .	. . . .	. . . .	Positives.	Journal of Exp. Medicine, Vol. III, No. 1, 1898.
. . . . . .	. . . . .	Opération plastique.	Guérison. . . .	Positives.	Jour. of the Am. Med. Assn.
Aucune . .	Aucun . . .	. . . .	. . . . . .	Positives.	Indiana Med. Jour., Aug., 1898
Aucune . .	Quatre personnes de la famille mortes de tuberc.	K. I. Curettage . . .	Amélioration peu sensible.	Positives.	British Jour. of Derm'y, No. 129, Vol. 11.
Aucune . .	Aucun. . . .	Excision . . .	Guérison permanente. . .	Positives.	British Journal of Derm'y, No. 129, Vol. 11. Refer.
Aucune . .	Aucun. . . .	K. I. Curettage . .	Amélioration.	Positives.	Journal of Cutaneous and Gen. Ur. Dis., January, 1900.
Aucune . .	Aucun. . . .	Excision de la tumeur de la lèvre, curettage du nodule du doigt . .	Guérison. . .	Positives.	Medicine, February, 1900.
Aucune . .	Aucun. . .	Excision, greffe . .	Guérison. . .	Positives.	Annals of Surgery, Nov. 1899.
Aucune . .	Aucun. . . .	Curettage	Bénéfice temporaire seulement . . .	Positives.	Reprint, April, 1900, Ind. Med. Jour., p. 405.
Aucune . .	Aucun. . . .	K. I.	Amélioration.	Positives.	Rapporté dans ce travail.
Aucune . .	Aucun. . . .	K. I.	Grande amélioration. . .	. . . . . .	Rapporté dans ce travail.
Aucune . .	Aucun. . . .	K. I., Excision . .	Mort.	Positives.	Trans. Am. Derm. Assn., 1900.
Aucune . .	Aucun. . . .	K. I.	Grande amélioration. . .	. . . . . .	Trans. Am. Derm. Assn., 1900.
Aucune . .	Mère tuberculeuse	Opération	Mort.	. . . . . .	Trans. Am. Derm. Assn., 1900.
Aucune . .	Aucun. . . .	Iodure de sodium .	Guérison. . . .	. . . . .	Trans. Am. Derm. Assn., May 1900.

CAS 12. — M. F. S. S. âgé de 53 ans, fermier, résidant à Elburn, Illinois, se présenta, le 15 décembre 1899, pour suivre un traitement. Il nous dit avoir été marié depuis 8 ans et avoir eu deux enfants; sa femme n'a jamais eu de fausse couche, sa santé et celle de sa famille en général a toujours été excellente. Il n'a jamais eu de maladie vénérienne, et n'a jamais fait usage ni de tabac ni de stimulant.

L'histoire de sa famille est satisfaisante; son père qui vit encore est âgé de 56 ans et sa mère, également vivante, est âgée de 53 ans; il a aussi un frère âgé de 29 ans et une sœur âgée de 51 ans. Le premier a souffert d'affections rhumatismales et de troubles urinaires. Il n'a perdu ni frère, ni sœur. Il pèse 155 livres et n'a jamais eu d'indisposition. En août 1899 une sorte de polype nasal lui a été enlevé par un médecin. Depuis 5 ans, il a été occupé, chaque automne, à la manœuvre d'une machine à battre. Son apparence générale est celle d'un homme de bonne santé et de bonnes habitudes.

La présente affection cutanée a commencé il y a environ deux ans, après que la partie supérieure du côté gauche de la face eût été exposée à un froid excessif. À cet endroit, un anthrax se forma alors, et fut ouvert en juillet 1898, mais la blessure qui en résulta ne se cicatrisa pas. Par la suite cette blessure fut pansée par un docteur. Peu à peu l'affection locale s'étendit et en mars 1899 la surface fut de nouveau l'objet des soins d'un autre docteur.

L'amélioration qui en résulta ne fut que de courte durée.

Après examen on reconnut que la région affectée était localisée à la partie gauche de la lèvre inférieure et aux parties adjacentes de la joue et de la tempe. Le tégument était le siège d'une plaie parfaitement définie, s'étendant en triangle irrégulier du milieu du côté gauche du nez à un point situé de niveau avec la partie inférieure de l'aile gauche, d'une part, d'autre part s'étendant au-dessous de l'angle externe de l'œil et montant jusqu'au niveau de l'apophyse externe gauche du frontal. Cette plaie était le siège de nodosités irrégulières entre lesquelles se trouvaient de petits espaces de peu ou point d'importance; quelques-unes de ces nodosités ayant suppuré avaient formé des excoriations superficielles. D'autres nodosités qui ne s'étaient pas modifiées au cours de leur développement étaient fermes. La couleur générale de la plaie était d'un brun rougeâtre. Le malade était relativement peu incommodé par son affection. Le patient désirait du soulagement plutôt à cause de sa difformité et aussi à cause de son incertitude concernant la nature envahissante du mal. Il déclara qu'aucun de ses médecins n'avait été capable de lui nommer sa maladie. Une partie de la peau de la région affectée fut choisie pour être examinée, et le malade mis peu après au traitement par l'iodure de potassium suivant la méthode que nous avions employée dans des cas semblables, c'est-à-dire en donnant par gouttes une solution saturée et augmentant jusqu'à la limite de tolérance. Le progrès fut rapide et très satisfaisant pour le malade. Il faut cependant remarquer qu'il est encore en traitement, et, quoique la plaie ait diminué de dimension, qu'elle ait perdu sa saillie et qu'elle soit beaucoup plus douce au toucher, et d'une couleur moins apparente, elle n'est pas encore complètement guérie.

Les résultats de l'examen bactériologique et pathologique du tissu sont indiqués ci-dessous.

Le pus et le tissu enlevés furent placés dans une solution à 50 pour 100 d'hydrate de potasse. Dans des examens répétés on trouva invariablement un grand nombre d'organismes de levure.

Expériences sur un animal. — Le 4 janvier 1900, une portion de tissu papillaire fut injectée dans l'abdomen d'un cobaye. Des blastomycètes furent trouvées dans un petit morceau de ce tissu déchiqueté avant l'inoculation. Le 10 janvier 1900, l'animal mourut émacié. La nécropsie montra des lésions de péricardite, de péritonite et de néphrite aiguë. Les études spéciales ont fait voir des staphylocoques pyogènes blancs dans tous les organes, excepté dans le sang du cœur et dans les péricardes. Les cultures sont restées stériles.

Recherches expérimentales pour l'isolement de l'organisme pathogène. — Après plusieurs essais infructueux le 26 mars 1900, des expériences furent faites sur simple agar, glycérine-agar, sérum de sang de bœuf, la gélatine, etc. Dans presque tous les tubes des colonies de blastomycètes se développèrent, les cultures les plus belles se produisant sur la pomme de terre et les milieux glucosés et dans les tubes inoculés avec le contenu d'abcès miliaires plutôt que dans ceux inoculés avec les tissus déchiquetés. Le développement se faisait aussi bien dans les tubes tenus dans une étuve que dans ceux placés à la température de la chambre, mais plus rapidement dans les premiers.

Un développement perceptible a été remarqué au bout de 24 heures et, au bout de 48 heures, il était très visible. Les colonies des tubes ont révélé des cellules ayant tous les caractères des blastomycètes. Des cultures en goutte suspendue montrèrent une formation mycéliale et une multiplication par bourgeonnement.

Histologie des lésions. — Couche cornée : on y trouva de l'hyperplasie, de l'exfoliation par lamelles, de nombreux cocci, des bactéries situées entre les lamelles, prenant le Gram. Les cellules morbides de la couche cornée ont généralement la forme de nucleus. Entre les cellules et les lamelles on trouve par places des leucocytes polymorphonucléaires. La disposition fibrillaire disparaît en grande partie au-dessus des foyers d'inflammation active.

Le stratum lucidum n'était pas apparent dans la peau contaminée.

Le stratum granulosum existait, mais avait un développement variable. En quelques places il manquait ; en d'autres, il formait des amas assez étendus, enveloppant assez profondément le rete et les cellules à demi cornées.

Le rete était le siège d'une hyperplasie marquée. Les productions verruqueuses et papilliformes distinctes dans les autres cas, n'étaient pas très nettes dans celui-ci. La surface de la peau était relativement lisse. Des prolongements s'étendaient à différentes profondeurs dans la partie œdémateuse, gonflée et s'infiltraient dans le derme. Les cellules présentaient individuellement d'épaisses granulations, le protoplasme se colorait fortement par l'éosine. Les noyaux prenaient bien les colorants. Excepté dans les cellules superficielles, ils étaient ratatinés, laissant un espace qui les séparait du protoplasma cellulaire. Les épines étaient très saillantes. Dans maints endroits il y avait un début de transformation cornée qui demeurait incomplète, les cellules conservant leurs noyaux.

Plusieurs cellules migratrices, principalement des leucocytes polynucléaires, furent trouvées dans les espaces lymphatiques inter-épithéliaux. On vit alors accidentellement un éosinophile. Par exception, un leucocyte était enfermé dans une cellule épithéliale. Dans les centres d'hyperplasie épithéliale les plus marqués, les leucocytes étaient souvent réunis en larges ondulations comme les abcès intra-épithéliaux. Dans ces abcès il y avait aussi beaucoup de détritus, de fibrine, des cellules épithéliales exfoliées et des corps de cellules répondant à la description des blastomycètes.

Dans le derme, les papilles étaient grandement altérées dans leur forme et leurs dimensions, et en réalité effacées par les foyers d'inflammation aiguë. L'infiltration cellulaire était ici le trait le plus caractéristique. Dans quelques endroits elle était si épaisse qu'on ne pouvait voir aucun véritable élément de derme sans se servir d'une lentille à immersion d'huile de 1-12 de pouce. Dans d'autres foyers, on ne voyait aucun tissu conjonctif ni vaisseaux, le tissu étant composé entièrement de leucocytes et de cellules plasmatiques accidentelles, formant de petits abcès cutanés. Les cellules plasmatiques étaient très nombreuses, particulièrement dans le voisinage des vaisseaux. Les cellules n'étaient pas abondantes là où l'infiltration des leucocytes polynucléaires était le plus intense. Elles étaient plutôt accumulées sur le bord de ces appendices et dans les points plus éloignés des abcès. Les espaces lymphatiques étaient plus dilatés et plus nombreux que d'ordinaire. Tous les vaisseaux sanguins étaient très engorgés et contenaient nombre de leucocytes.

Le tissu connectif était dissocié, les fibres étant enflées, désagrégées et séparées par l'infiltration et par le gonflement.

Les cellules géantes n'étaient pas en nombre considérable.

L'organisme dans les tissus. Sa coloration. — Les essais pour colorer l'organisme n'ont pas réussi spécifiquement. On s'est servi des réactifs ordinaires.

Les blastomycètes ont été trouvés surtout à l'intérieur des abcès miliaires, ou dans l'épiderme ou dans le derme. On ne trouva aucune forme intra-cellulaire excepté dans les cellules géantes. Là elles sont à l'ordinaire comme dégénérées; d'autres étaient tellement changées que leur identité avec les blastomycètes est encore à démontrer. De temps en temps seulement, on voyait un ovale net ou un espace rond, ou deux espaces ronds réunis, ressemblant à une forme-ferment en formation de boutons. Avec ceux-ci néanmoins on trouvait parfois des corps ayant une capsule à double contour et un protoplasme central quelquefois avec des cavités. Quelques-uns étaient en boutons.

On ne voyait que de rares blastomycètes en dehors des abcès, c'est-à-dire dans le tissu connectif sous-cutané ou dans le derme. Aucune ne se trouvait entre les cellules épithéliales sans qu'il y eût un nombre suffisant de leucocytes environnants pour constituer le début d'un petit abcès.

L'organisme, dans ce cas, possédait une capsule à double contour variant d'épaisseur; un espace ou zone, qui n'est pas toujours perceptible, entre la capsule et le protoplasme : un protoplasme central granuleux contenant ou non des cavités et de larges grains. Les formes creuses dans le tissu sont rares. Les formes en boutons sont observées fréquemment.

L'organisme ne possède pas de noyau que l'on puisse démontrer.

Isolement de l'Organisme. — Après plusieurs essais on obtint sans difficulté des cultures pures. Dans les tubes inoculés avec le pus des abcès miliaires on trouva autant de colonies pures de blastomycètes que dans ceux inoculés avec le tissu écrasé. Les milieux suivants furent employés : la glucose, la glycérine et l'agar simple, le sérum sanguin, la pomme de terre, le bouillon naturel et glucosé, et le tournesol. La croissance est en général presque semblable sur tous les milieux solides. A la température de l'étuve, les cultures devinrent visibles dans tous les milieux au bout de 24 heures. En 48 heures, il y avait une augmentation en volume très marquée des croissances. Sur les milieux solides la première apparence était celle d'une large ligne grossièrement granuleuse tout le long de la ligne d'inoculation. Cet état granuleux s'accentua après peu de jours et prit une forme particulière. L'apparence à la surface était celle d'une corde repliée en rond, ressemblant à un tas de vers de terre entortillés, coupés tout le long de la ligne d'inoculation. Après une semaine la saillie au-dessus du milieu était de 1 à 2 millimètres. Les anneaux séparés restaient dehors distinctement et étaient séparés des adjacents par des crevasses irrégulières ; ordinairement une paire de lanières s'étend à une petite distance d'une manière parallèle et étroitement unie. En passant de la portion inférieure moite, à la surface supérieure sèche du milieu de culture, l'apparence vermiculaire changeait graduellement et la culture reprenait l'apparence grossièrement granuleuse. La couleur devenait pâle, d'un blanc sale. A côté de cette croissance centrale, se présentait une croissance latérale, qui ne s'élevait pas au-dessus du niveau du milieu de culture, mais était intimement mêlée à lui, produisant un léger soulèvement de la culture. Un examen approfondi montra que cette portion latérale était formée de lignes très fines rayonnant dans toutes les directions de la croissance centrale. En examinant par transparence des formations encore plus fines, ressemblant à de la fougère ou de la mousse, paraissaient s'étendre des limites de la croissance dont nous venons de parler ; en même temps une croissance basse, très bien marquée, faite de filaments délicats se prolongeait dans la substance des milieux solides qui étaient suffisamment transparents pour permettre cette observation. Au bout d'une semaine ou de dix jours, tout le milieu avait perdu sa transparence. Dans le sérum sanguin le développement était considérablement plus lent que dans les agars et la formation vermiculaire moins prononcée. La croissance la plus abondante se fit sur la pomme de terre en moins de 24 à 28 heures ; en l'espace de moins d'une semaine la surface entière peut être couverte d'une légère substance légèrement colorée, d'environ un sixième de pouce d'épaisseur. La surface ressemblait à celle qu'on a vue dans les cultures sur sérum sanguin. Sur la strie d'ensemencement sur agar et gélatine, une croissance légèrement granulée se montra sur cette strie, beaucoup plus prononcée près de la surface que dans la profondeur du milieu. Sur toute l'étendue de la ligne d'inoculation, de très fins rayons blanchâtres se prolongeaient dans le milieu, s'irradiant vers tous les points de la circonférence. Une croissance abondante se présentait sur la surface du milieu. Des cultures anaérobies dans l'agar et la gélatine ne donnèrent aucune croissance. Dans le tournesol la croissance est lente et, dans le cours d'une semaine, la réaction devient positive et acide.

En *culture en goutte suspendue*, le fait le plus caractéristique fut la formation d'un mycélium isolé et contourné, avec une très faible tendance à lancer les parallèles dans le milieu environnant. Les bords de ces petites masses étaient frangés de nombreux filaments, qui s'étaient hasardés à une courte distance dans le milieu. Près des filaments, on pouvait voir des formes adultes, simples ou accouplées, mais sans étendue remarquable. Ces formes étaient sphériques ou légèrement oblongues. Une capsule distincte apparaissait; généralement on voyait un espace libre à l'intérieur et invariablement un protoplasme central. Ces formes se multiplient par formation de boutons. Les cavités étaient fréquentes. De nombreux éléments ressemblaient à de petites gouttelettes de graisse. Les filaments mycéliens étaient divisés en segments de longueur variée. La capsule et le protoplasme central étaient les éléments essentiels de la structure du mycélium. La séparation en divers segments se faisait par bourgeonnement de la substance capsulaire. Des cavités, de larges grains et des gouttelettes grasses se voyaient dans le protoplasme. Les ramifications étaient ordinaires. Rien ne correspondait à un noyau.

Cas 15. — M. F. M. résidant à Chicago, s'est présenté de lui-même à la clinique, le 25 décembre 1899. Il était âgé de 47 ans, célibataire, n'avait jamais eu de maladies vénériennes. Il était employé à la pose des tuyaux pour une compagnie du gaz. Tous ses organes fonctionnaient bien et il nous a dit que sa santé était en général absolument parfaite. Ce qui n'était pas la moindre parmi les preuves de ce fait, il était capable de faire son travail dans la condition dans laquelle il s'est présenté.

La seule maladie qu'il ait eue est une affection au bras droit, dont il a souffert environ 25 ou 26 mois et pour laquelle il n'a pas eu besoin d'aide pour se soigner.

Ses antécédents sont bons. Son père est mort à 98 ans; sa mère à 96. La famille comptait 13 enfants. Cinq sont morts dans l'enfance et trois après avoir atteint l'âge adulte. Il ignore de quoi ils sont morts. Cinq survivent et n'ont jamais été malades. Il n'y a pas de cas de tuberculose dans la famille. Il a été successivement surveillant, marchand de vins, ouvrier et maître d'hôtel. Il occupe cette situation depuis 6 ans, à Chicago. Ses différentes maladies ont été la rougeole pendant son enfance, la fièvre typhoïde à 18 ans, la variole à 10 ans, des rhumatismes généralisés à 39 ans; une blessure à la tête à 57 ans, suivie d'un érysipèle du cuir chevelu, qui dura deux mois. Il n'a pas souffert de la toux, ni de maux de tête. Il y a 14 ans il a été blessé à l'aine gauche d'un coup de pelle. A la suite il se forma un hématome; la tumeur fut alors ouverte pour permettre l'échappement du sang.

Son apparence générale est celle d'un solide travailleur, sans graisse superflue, avec des muscles maigres mais solides, capables de grande ndurance. Son visage porte des traces de variole. Sur l'os pariétal gauche est une cicatrice, suite de la blessure dont nous avons parlé plus haut. Le cœur et les poumons semblent normaux. Il n'y a pas d'adénopathie.

Les premiers accidents datent de novembre 1897, survinrent à la suite d'une écorchure de l'avant-bras droit par un éclat de bois à 5 pouces au-dessous du coude. La blessure qui s'ensuivit se couvrit d'une croûte, qui plus tard tomba, puis se couvrit d'une autre croûte encore suivie d'une autre, sans cicatrisation. Au bout de peu de mois la plaie avait la largeur d'une petite pièce de monnaie, était suintante, suppurante, douloureuse, sans démangeaison. En six mois la plaie était doublée; au bout d'un an elle mesurait deux ou trois pouces de diamètre; en dix-huit mois elle avait presque atteint ses proportions actuelles.

A l'examen, la plaie a la forme d'une bande nettement limitée d'une largeur d'environ six centimètres aux endroits les plus larges, encerclant complètement le bras d'avant en arrière.

A la partie postérieure du bras la plaie a une très faible hauteur sur la ligne médiane et présente des bords arrondis, comme si la maladie avait progressé de la face antérieure à la face postérieure du bras. La surface affectée est d'une teinte terne rougeâtre, humide dans toute son étendue, sécrétant un liquide séro-purulent; elle forme des granulations et a une odeur répugnante. Sa surface était irrégulière, et on y voyait des îlots de teinte rougeâtre entre les saillies et les dépressions, de granulations fleuries. Çà et là de petites touffes de fausse membrane s'étaient formées.

Les bords de la plaie nettement limités s'élevaient au-dessus du niveau général, surtout du côté de la peau saine, côté où ils étaient à pic. Du côté de la plaie, le bord diminuait progressivement de hauteur pour se confondre peu à peu avec la surface ulcérée. L'articulation du coude, par suite de son immobilisation, était le siège d'une fausse ankylose.

Le malade fut mis au traitement par l'iodure de potassium en augmentant graduellement la dose d'environ cent gouttes de solution saturée, chaque jour. Vers le 5 du mois une amélioration remarquable se produisit, chose qui parut réjouir grandement le malade. L'irritation de la plaie disparut en grande partie, la surface devint plus sèche, les plaies sécrétaient moins, l'odeur disparut en grande partie, la tuméfaction du bras diminua, l'articulation du coude fonctionna plus facilement et les bords de la plaie s'aplanirent réellement. La bordure extérieure et le bord de la partie affectée prit nettement un aspect verruqueux. Un nouvel épithélium mince se forma et couvrit une grande partie de la surface qui était dénudée à l'origine.

Il resta cependant une surface d'un rouge vif et plusieurs surfaces complètement à nu, dont chacune était aussi large que la section d'un œuf de poule et avait une surface peu déprimée, unie, granuleuse et excoriée.

Actuellement le bras du malade est beaucoup mieux, mais n'est pas guéri. Il y a encore quelques excavations peu profondes, visibles à la surface; les bords aplanis, quoique encore un peu élevés, de la plaie montrent encore çà et là une tendance évidente à vouloir reprendre leur

marche. Le traitement local a consisté en lavages à l'acide borique et en
pansements humides, suivis plus tard d'applications de poudre sèches
du même acide et d'applications de crayon de nitrate d'argent faites sur
les ulcérations restantes.

Tissus frais et pus. — Le 25 décembre 1899, le tissu villiforme et le
pus furent examinés dans une solution à 50 pour cent d'hydrate de
potasse avec un objectif immersion dans l'huile de 1/12 de pouce. Des
corps ayant toutes les apparences de blastomycètes furent trouvés en
abondance aussi bien dans le tissu que dans le pus. La seule forme
typique était globulaire et avait une capsule à double contour, sans
structure nette, fortement réfringente et présentant une épaisseur variée
suivant les individus. Le protoplasme central était finement et également
granuleux; il se différenciait d'une manière nette de la capsule, et contenait souvent d'assez volumineux corpuscules de nature différente.
Ceux-ci étaient nets, sans structure visible, fortement réfringents, variant
considérablement en grosseur et en forme et furent reconnus comme des
« vacuoles ». Des globules gras existaient dans beaucoup de corps. Le
caractère principal de cette préparation était la formation de bourgeons.
Aucune zone nette ne séparait la capsule du protoplasme. Le diamètre de l'unique forme adulte était en moyenne de 12 μ.

Le 5 et le 18 janvier, le 16 février, d'autres examens du pus et du tissu
frais furent faits. On trouva le même type d'organisme que dans les
examens antérieurs.

Autre examen le 27 février 1900. La portion centrale de la lésion était
recouverte d'une croûte dense, épaisse, adhérente, d'un blanc rougeâtre, brillante et ayant l'apparence de cuir excepté en trois points bour-
geonnant mentionnés plus haut. Ils étaient humides et n'avaient absolument aucun revêtement épithélial. L'épithélium de la cicatrice s'exfoliait
en minces écailles blanches de dimensions variées. Ici et là on voyait,
affleurant la surface de la plaie, des points blanc jaunâtre, les plus
petits à peine visibles, les plus grands d'un millimètre de diamètre
environ. Ils étaient plus nombreux près de la périphérie de la cicatrice
centrale, c'est-à-dire près du bord verruqueux. Des points semblables
étaient nombreux dans les parties verruqueuses du bord. Chacun en se
rompant laisse échapper une petite goutte d'un pus jaunâtre, plutôt vis-
queux. Le cercle croûteux central s'étend jusqu'à la peau normale en
nombre d'endroits, et est nettement limité par un bord à pic, légèrement
élevé. Une bande de tissu d'environ 3.4 de pouce de largeur s'étend
parallèlement au bord supérieur de la lésion, sur presque toute sa longueur. Ce tissu surélevé, d'un rouge sombre, grossièrement granuleux
(non verruqueux) est couvert de squames sèches. Peu de points présentent une tendance à la production de saillies verruqueuses. Tout le
long du bord inférieur qui n'est pas limité par cette large bande saillante, les foyers verruqueux sont plus nombreux. Chaque groupe consiste
en saillies papilliformes, larges, sèches, de disposition irrégulière et
recouvertes d'épithélium. Une incision dans ce tissu passe dans nombre
de petits abcès. Ce sont les restes du tissu qui, en premier lieu, couvrait
toute la surface de la lésion.

Le pus de plusieurs petits abcès traité par une solution d'hydrate de potasse à 25 pour cent montre beaucoup de corps caractéristiques entourés par une double membrane contournée. Leur protoplasme tantôt finement, tantôt grossièrement granuleux, contient souvent des cavités; d'autres corpuscules montrent différents degrés de bourgeonnement. Ils mesurent de 8 à 14 millimètres de diamètre. Quelques-uns semblent avoir une auréole de substance claire sans structure autour de la capsule et font penser à certaines formes décrites par Busse. Il y a dans ces cellules un grand nombre de corpuscules fortement réfringents. On voit de nombreuses formes plus larges, de 20 à 30 μ de diamètre, qui n'ont pas d'auréole. Les capsules n'ont pas plus de 8 à 14 μ d'épaisseur. Beaucoup de corps fortement réfringents, d'environ 1/4 de μ de diamètre, sont suspendus dans le protoplasme central granuleux. Ils sont dépourvus de structure. On ne trouve dans ce pus aucune des petites formes observées le 3 janvier.

Expériences. — A cinq reprises différentes, de laborieux essais furent faits pour faire pousser l'organisme sur des milieux artificiels. On se servit de l'agar naturel, de glycérine-agar, de glucose-agar, de sérum de sang de bœuf, de gélatine, de bouillon naturel, de bouillon de glucose et de pommes de terre. Un certain nombre de tubes de chaque milieu furent continuellement maintenus à la température de la chambre et d'autres à la température de l'étuve. On se servit du tissu le plus malade et du pus le plus corrompu des abcès miliaires, les tissus ayant été d'abord écrasés dans du bouillon. A chaque inoculation, l'existence de l'organisme fut préalablement démontrée dans le tissu et dans le pus, par l'examen dans l'hydrate de potasse. Dans aucun cas on ne vit se développer de blastomycètes. Dans la plus grande partie des tubes (toujours la majorité) rien ne poussa. Dans les autres, on trouva les bactéries normales de la peau.

Expériences sur des animaux. — Cobaye 1. — Le 3 janvier 1900, un morceau de tissu des bourgeons fut placé sous la peau de l'aine gauche, et une portion du tissu papillaire fut insérée à la même place dans l'aine droite. Les incisions furent pansées au collodion. L'animal mourut le 8 janvier. Il paraissait se bien porter jusqu'à la date de sa mort, si ce n'est qu'il avait un peu maigri. La plèvre gauche contenait un épanchement de sang. Les poumons étaient normaux. Le foie était très gros, avec des plaques rouges et blanches de dégénérescence aiguë. La rate était très large. Les reins étaient augmentés de volume, pâles, et présentaient une dégénérescence aiguë. Dans l'estomac, la membrane muqueuse avait disparu par places et en quelques points la couche musculaire n'existait plus. Les places inoculées présentaient l'effet de traumatismes entourés de désagrégation, et les fragments de tissu inoculés étaient dégénérés.

Les cultures de tous les organes furent stériles.

Cobaye 2. — Le 3 janvier 1900, une inoculation fut faite dans le péritoine avec une portion du tissu papillaire écrasé dans 1 centimètre cube de bouillon simple. L'animal mourut le 11 janvier 1900. On trouva un abcès dans le péritoine au point d'inoculation, contenant des staphylocoques sur une préparation extemporanée. Des cultures donnèrent lieu au développement de staphylocoque blanc. Elles ne renfermaient aucun autre organisme.

Cobaye 5. — Le 27 février 1900, le tissu d'une partie variqueuse fut placé sous la peau au-dessus des ganglions lymphatiques inguinaux. L'animal mourut soudainement le 5 mars 1900. Autopsie : la plaie d'inoculation était cicatrisée. La matière inoculée avait pénétré dans les tissus de voisinage et s'était désagrégée.

Les organes ne présentaient pas de grandes altérations. Les cultures de tous les organes, ainsi que celles de la place de l'inoculation, furent stériles.

Étude histologique. — Le 1er janvier, on enleva sans anesthésie, le tissu verruqueux de la partie supérieure de la lésion qui était très aisé à prélever, y compris l'épiderme, et le sang coula en assez grande quantité.

La section avait été faite perpendiculairement à la surface de la peau sous une faible pression; le fragment ne renfermait qu'une très petite épaisseur de peau. La caractéristique la plus frappante reconnue à l'examen fut le mélange compliqué et apparemment varié du tissu épithélial avec la peau superficielle. Ceci était sans doute dû à ce que la section portait sur les processus verruqueux qui étaient dirigés dans toutes les directions. La disposition de l'épithélium est à peu près celle qu'on peut attendre de l'apparence macroscopique du tissu. La *couche cornée* suit le contour irrégulier du rete. Çà et là il y a des « amas » de cellules cornées, dont les noyaux sont en partie visibles, cellules qui restent à la surface de l'épiderme, ou sont séparés légèrement de ce dernier. Des écailles de cellules cornées sont visibles partout sur la surface. Presque à la jonction avec la couche granuleuse, les fissures sont nombreuses dans la couche cornée et leurs cellules ont de larges noyaux. On n'y trouve pas de *stratum lucidum*. La couche granuleuse varie beaucoup d'épaisseur; dans certains endroits, les cellules ont 5-6 µ de diamètre et possèdent de nombreux grains de kérato-hyaline. Dans les cellules cornées (c'est-à-dire les cellules partiellement cornées), on trouve également des boules relativement larges de substance hyaline.

Le rete forme le principal élément du fond de la préparation, il présente toutes sortes de mouvement giratoire et envoient de tous côtés comme des prolongements. Presque partout le rete, avec sa couche granuleuse, est réuni en îlots irréguliers, laissant une portion de tissu papillaire dans la peau. Les espaces entre les îlots sont remplis de tissu corné en exfoliation. Le protoplasma des cellules du rete est partout finement granuleux et se colore séparément par l'hématoxyline et par l'éosine. La coloration des noyaux est profonde et totale. Aucune dégénération dans les cellules du rete. Partout les pointes sont proéminentes et prennent une teinte distincte. Les cellules de la couche basale sont toujours du type en colonnes. Il y a un assez grand nombre de cellules migratrices dans les espaces inter-cellulaires. Elles sont principalement polynucléaires et accidentellement sont éosinophiles. En quelques places, les leucocytes sont réunis en plus grand nombre, formant de menus abcès. Les cellules du rete qui entourent ces abcès sont aplaties. Il suffit d'un petit nombre de leucocytes dans un endroit pour provoquer des modifications dans les cellules du rete environnant : les pointes deviennent

nent invisibles ou manquent. A leur place, on trouve les leucocytes, des portions de structure épithéliale et des micro-organismes qui ont la forme de blastomycètes. Les coupes comprennent presque exclusivement la portion papillaire. Sa disposition par rapport à l'épiderme a été mentionnée ci-dessus.

La structure cellulaire est assez nette, beaucoup moins cependant que dans chacun des autres cas. Il y a une prolifération marquée du tissu cellulaire. Le nombre de cellules d'infiltration est à peu près égal à celui des cellules fixes proliférées. Dans certains endroits cependant il y a une accumulation épaisse de leucocytes polynucléaires formant des abcès miliaires.

On trouve un petit nombre de globules sanguins. On voit accidentellement des cellules colorées. Des éosinophiles sont présentes dans certains endroits, avec tendance à former des groupes. Le tissu est très vasculaire, les parois des vaisseaux sont très minces et de petites hémorragies sont fréquentes, surtout autour des abcès; on voit une accumulation de globules rouges.

L'organisme vu soit dans la peau, soit dans l'épithélium, présente des caractères uniformes; on le voit séparément sous forme de bourgeons, par paires, par groupes de trois, de six, et même plus. Ils sont toujours entourés de leucocytes, l'amas est si épais qu'il fait croire à un abcès. On n'en voit aucun ni dans ni entre les cellules épithéliales. Chaque élément consiste en une capsule à double contour et en un protoplasme central qui renferme des granulations de dimensions variées. il n'y a pas toujours de vacuoles et on n'en trouve jamais plus de deux dans un seul organisme; elles sont absolument sans structure et ne se colorent jamais. Le protoplasme lui-même se colore, quoique d'une façon inconstante; sur deux éléments, l'un colore facilement, l'autre pas du tout. Dans un groupe, on peut en voir qui se colorent à différents degrés. Autour du protoplasme se trouve ordinairement un espace net qui semble avoir été causé par la rétraction du protoplasme à la suite de la déshydratation. Assez souvent il y a une accumulation de substance complètement amorphe autour de l'organisme et indépendamment de la capsule. Le contour irrégulier de cette matière suggère l'idée qu'elle se développe par action de l'organisme sur les liquides du tissu. Là où il y a un groupe d'organismes, cette matière amorphe sert à les réunir.

Pendant la période de 6 ans finissant avec le milieu de l'été 1900, des cas d'invasion blastomycétique de la peau chez l'homme ont été le sujet de recherches. Pendant ce temps, environ une vingtaine de cliniciens, chirurgiens, dermatologistes, et de pathologistes ont reconnu les lésions de la maladie, ont isolé et reproduit par des expériences la variété spéciale d'organisme-ferment que l'on croit l'agent principal responsable des symptômes observés et ont aussi soigné, par des procédés médicaux et chirurgicaux, les manifestations locales de l'affection. Une étude rapide de la littérature contenant ces recherches, ne sera pas sans intérêt. Nous ne relaterons pas ici les expériences et les autres études sur l'infection blastomycétique des animaux inférieurs faites par les observateurs étrangers, principalement par les savants italiens.

A part une exception, les médecins qui ont rapporté des cas d'infection blastomycétique chez l'homme ont été des auteurs américains et les contributions originales sur ce sujet sont au nombre de dix-sept. Avec les relations présentées à l'Association dermatologique américaine, dans sa réunion de 1900, et celles qui ont été faites depuis, le nombre total des cas s'élève à environ une vingtaine.

Sur dix-sept cas, dans lesquels le sexe est mentionné, quatre ont trait à des femmes, dont deux Américaines; la forte proportion des sujets mâles atteints s'explique assez par ce fait que les hommes sont plus exposés à cette contagion. Il est bon de faire remarquer que les quatre femmes atteintes par la maladie présentaient les lésions de la maladie sur la jambe ou sur la cuisse. La moyenne de l'âge des quinze malades dont les âges sont connus est de 45 ans; le plus jeune a 31 ans, le plus âgé a 64 ans. Les malades étaient occupés à différents travaux, la liste contient des ouvriers, des palefreniers, des coiffeurs, des mécaniciens, des fermiers, des poseurs de tuyaux, des femmes de ménage, des commerçants en grains et des charpentiers. Quinze malades, dont la durée de la maladie a été notée, en avaient souffert 4 ans à 4 ans et demi avant d'avoir été traités. Cette période moyenne est grandement augmentée cependant par l'addition dans la liste d'un cas où le malade avait souffert de l'affection pendant 20 ans avant de demander du secours. L'histoire de plusieurs de ces malades contient une longue liste d'accidents et de maladies, dont aucune n'a de relation spéciale avec la maladie en question.

Dans aucun cas on n'a noté de maladie vénérienne antérieure et dans trois seulement on mentionne ou la scrofule ou la tuberculose dans l'histoire de la famille.

En ce qui concerne les régions envahies, il est bon de remarquer que la face a été atteinte neuf fois, en y comprenant les cas où la joue, la tempe, la paupière et les lèvres étaient atteintes; deux cas des lèvres étant ici inclus, un, pour des raisons que nous retrouverons plus tard présentant des points d'intérêt spécial. La main et la jambe ont été atteintes chacune six fois, la cuisse trois fois, le pied une fois chacun, le scrotum et la face postérieure de la partie supérieure du thorax. Dans cette revue sont compris des cas où chez un seul malade plusieurs parties du corps étaient envahies. Les côtés droit et gauche semblent avoir été également attaqués. Huit de ces

malades furent traités intérieurement par l'iodure de potassium ; la
plupart de ceux qui ont été traités de la sorte ont eu une amélioration
satisfaisante, mais aucun n'a été complètement guéri. Le plus grand
soulagement fut obtenu chez quatre malades par une opération radicale, l'excision ou l'ablation de tumeurs : aucun de ces quatre n'a eu
de récidive de la maladie. Deux cas fatals ont été enregistrés : l'un
est le cas bien connu de Busse, dans lequel une femme antérieurement scrofuleuse, est dite avoir succombé à la suite d'une septicémie
blastomycétique ; l'autre, celui d'un malade qui mourut de tuberculose miliaire peu après la guérison. Dans tous les cas enregistrés,
l'organisme caractéristique a été reconnu et dans douze cas les blastomyces ont été reproduites en cultures. Le parasite a été aussi inoculé aux animaux inférieurs avec des résultats positifs.

Le champ de la clinique est également intéressant et suggestif. Les
points suivants méritent une considération spéciale :

1. Les exemples de maladie cutanée mentionnés jusqu'ici sous le
titre de *dermatite ou dermatose blastomycétique* sont-ils dus uniquement aux changements entraînés par une variété de *levure* qui a
pénétré dans la peau, ou il y a-t-il eu inoculation du nouvel organisme
sur un état morbide existant préalablement ? A cette question, une
réponse a déjà été donnée dans plusieurs revues sur ce sujet, mais
elle ne peut encore être catégoriquement affirmée. On n'a naturellement pas encore reproduit une dermatose chez l'homme par l'introduction expérimentale de blastomyces. Un écrivain seulement a
plus ou moins distinctement assuré que, cliniquement et histologiquement, il serait admissible d'appeler épithélioma le processus morbide dans lequel il reconnaît les blastomyces. Un autre a fait un essai
absurde pour démontrer l'origine syphilitique de la maladie, prétendant que le blastomyces est un résultat naturel de l'acte sexuel

Ces deux opinions trouvent une faible base comme soutien dans le
groupe de cas réunis ici. Chez aucun des six malades que nous
avons examinés, il n'y avait le moindre soupçon de syphilis. Dans
très peu des cas il y avait des lésions cliniques histologiques d'épithélioma. A l'exception de la tumeur saillante de la lèvre, chez le
malade dont l'observation est rapportée par le Dr Montgomery, on
peut dire qu'il y avait une remarquable uniformité dans les formes
essentielles présentées cliniquement ou histologiquement. Le type
rapporté dans mon cas (n° 13 de la liste), semble fournir un meilleur
exemple que celui d'une lésion extrêmement développée, observée sur
la main du malade dont j'ai rapporté l'observation, il y a un an. Dans
tous les autres cas que j'ai vus, tandis que là il y avait une différence

marquée de ce tableau, on remarquait toutefois des ressemblances frappantes dans les détails. On remarquait toujours le bord légèrement saillant, bien net, à pic, composé de petites élévations verruqueuses mêlées à de petites saillies purulentes et dont le pus pouvait être exprimé. Du côté de la peau saine, il y avait toujours un bord échancré d'un rouge bleuâtre, dans lequel un examen attentif révélait des abcès gros comme une tête d'épingle, mais superficiels ; et sur le côté interne de la bordure il y avait une surface humide granuleuse, ou un disque, partiellement cicatrisé, rougeâtre et mou, avec çà et là des surfaces saillantes, formées d'élévations verruqueuses, semblables à celles constatées sur la partie périphérique. Dans la pratique, cette uniformité de type sera de grande valeur pour le diagnostic si ses caractéristiques peuvent être nettement déterminées et établies. Les lésions du bras étaient si nettes dans le cas cité ci-dessus (cas nᵒ 15) que, après une inspection seulement oculaire, mes assistants à la clinique me présentèrent le malade comme atteint de dermatitis blastomycétique.

La distinction entre ce tableau et celui présenté par la tuberculose verruqueuse est beaucoup plus difficile que la différenciation avec la syphilis ou l'épithélioma. Les caractères cliniques de la blastomycose et de la tuberculose de la peau sont d'une ressemblance frappante. Les points de différence sont les suivants :

a) La tuberculose verruqueuse est rarement multiple, plus souvent simple. Sur les dix-sept malades dont les cas sont compris dans la liste ci-jointe, cinq ont présenté des foyers multiples d'invasion et un des malades a eu six parties différentes du corps attaquées par la maladie.

b) La tuberculose verruqueuse a été rarement observée sur la face, région qui, d'après les cas étudiés, est le siège de prédilection de l'infection blastomycétique de la peau.

c) La valeur thérapeutique de l'iodure de potassium administré intérieurement n'a jamais été démontrée dans la tuberculose verruqueuse comme elle est dans l'infection blastomycétique. La signification et l'importance de ce remède dans ce cas justifie une courte digression.

Le mérite de l'emploi de l'iodure de potassium dans les cas de blastomycose revient au Dʳ A. D. Bevan, de Chicago. Après avoir observé soigneusement cinq cas de blastomycose du derme, chez des malades soumis à l'emploi de la plus forte dose tolérée d'iodure de potassium, je suis fermement convaincu des faits suivants :

a) Dans quelques cas le traitement produit le plus brillant résultat

possible ; les saillies verruqueuses s'aplatissent, les zones rouges envi-
ronnantes diminuent, la sécrétion disparaît, l'apparence entière de la
plaie change d'une manière remarquable : au lieu de présenter un caractère dangereux, elle devient plus simple et moins inquiétante.
Dans quelques cas, naturellement, ces résultats sont plus rapides
et plus satisfaisants que dans d'autres.

b) D'un autre côté, il faut soigneusement remarquer que, quoique
le traitement semble avoir pour effet d'empêcher le développement de
l'organisme parasitaire et les ravages qui en résultent, dans aucun
cas jusqu'ici connu, l'administration continue de l'iodure de potassium n'a guéri un malade d'une manière satisfaisante. Sous ce rapport encore, l'invasion blastomycétique de la peau présente le plus
grand contraste possible avec les inflammations de la peau citées
plus haut. La syphilis, en effet, par un traitement convenable, peut
souvent être amenée à une guérison parfaite et à la cicatrisation
complète des parties ulcérées. Le cas qui se rapproche le plus d'une
conclusion satisfaisante est celui du malade enregistré au n° 15 dans
la liste ci-jointe, lequel cas est mentionné comme typique. Le 14 avril
dernier, le bras de cet homme, à l'exception de deux ou trois ulcères
peu profonds et superficiels, dont chacun dépassait à peine les dimensions de l'ongle du doigt, semblait à première vue presque guéri, mais
la cicatrice qui avait remplacé la surface suintante, granuleuse, suppurante, examinée minutieusement, fut trouvée parsemée ici et là de
petits abcès qui sont les caractéristiques d'une invasion blastomycétique de la peau. D'une manière plus formelle que dans ce cas, ce fait
a été démontré chez d'autres malades. Le premier malade (n° 7 de la
liste précédente) dont j'ai rapporté l'histoire, dix mois après l'amélioration qu'il montrait si joyeusement aux étudiants de l'amphi-
théâtre, demandait instamment l'amputation du membre affecté. En
fait, aucun des malades soignés exclusivement par l'iodure de potassium n'a éprouvé le soulagement obtenu par les quatre malades traités
radicalement par la chirurgie.

Revenant à la question de la relation essentielle de la blastomycose
avec les affections avec lesquelles elle a été jusqu'ici confondue, rien
dans les lésions anatomiques qui puisse faire admettre que la blastomycose peut compliquer, aucun processus morbide. Nous avons
trouvé que le pus des microbes existe à proximité des organes sans
les intéresser et il est raisonnable de conclure que les lésions reconnues de sarcome et d'épithéliome peuvent coexister avec les abcès
envahissants du fungus ferment. En même temps, les faits réunis
parlent hautement en faveur d'un processus morbide plus ou moins

défini, dû à l'envahissement de la peau humaine par l'organisme
étudié ci-dessus. Il est clair que, dans cette circonstance, Mafucci et
Sirleo ne regardent pas les changements produits par les blastomycètes comme semblables aux néoplasies trouvées dans le sarcome et
le carcinome. En tout cas, tout essai pour démontrer que les tumeurs
malignes d'un type reconnu et n'ayant pas les symptômes caractéristiques des lésions décrites dans les nombreux cas publiés,
sont liées à l'infection blastomycétique, soit naturellement, soit par
une infection du dehors, ne trouve que peu d'encouragements dans
l'étude comparée des faits.

2. La question du genre d'infection des deux malades dont l'observation est ici mentionnée n'est pas définitivement réglée, mais, par
certains faits d'une importance suggestive, ils apportent un peu de
lumière. Ce n'est pas sans signification que dans un cas rapporté par
le Dr Montgomery et étudié par moi avec lui (cas n° 14 de la liste
apposée) le malade était un marchand de grains, qui, précisément,
se rappela que, avant le commencement de la maladie qui attaqua sa
lèvre inférieure, une pourriture sèche avait envahi une grande partie
du grain qu'il avait manié et avait fait périr un grand nombre de bes-
tiaux. Ce grain, qu'il croit avoir grignoté en examinant la récolte, a
probablement déterminé la maladie par son contact avec la lèvre.
Quant aux régions du corps attaquées par la maladie chez d'autres
malades, les endroits préférés sont la face, puis les membres inférieurs, la main, la jambe ; mais on pense que, dans quelques exemples, la maladie a été transportée par la main sur le pied, le scrotum
et le dos. Ces parties sont d'autant plus disposées à être atteintes de
la maladie qu'elles sont plus exposées à une inoculation accidentelle.
En fait, parmi les huit cas dans lesquels quelques parties de la face
étaient atteintes, la moitié des malades présentaient un grand nombre
de lésions dans d'autres parties du corps, suggérant fortement l'idée
que la maladie est, jusqu'à un certain point, auto-inoculable chez un
même sujet. En tout cas, les faits plaident en faveur de l'introduction
de l'organisme, d'abord soit en quelque endroit de la main ou de la
face d'où il est transporté en d'autres parties superficielles ; ou en
faveur d'un transport de l'organisme, d'abord par l'intermédiaire de la
main à quelque endroit plus accessible, tel que le scrotum, la partie
de la cuisse, la pointe de l'épaule et de l'infection ultérieure de la
main, sur le dos où la peau est plutôt mince qu'à la paume où elle est
plus épaisse.

3. La question de la nature de l'organisme et des changements
que, directement ou indirectement, il peut produire dans les tissus,

a été résolue par les pathologistes. Leurs découvertes s'accordent d'une façon suggestive sur la ressemblance assez frappante des tableaux cliniques sur lesquels nous avons attiré l'attention. Il semble clairement démontré que l'organisme n'est pas toujours de la même grosseur, soit qu'il soit en voie de développement ou qu'il arrive à maturité. Il diffère manifestement lorsqu'il est cultivé artificiellement sur des milieux variés, liquides par exemple, où il produit en général de plus petites formes; mais il diffère aussi dans les différents cas. Le cas type déjà rapporté (cas n° 15) nous donne un grand nombre d'organismes qui, au premier examen extemporané, furent trouvés beaucoup plus grands que ceux trouvés généralement dans les autres cas. Le cas de Hessler est un de ceux dans lesquels l'organisme était beaucoup le plus petit; ce qui fait que, par cette seule raison, à un certain moment, le doute fut jeté sur la nature de la maladie. Hektoen a établi le fait que même une solution d'iodure de potassium de 1 pour 100 a l'effet de réduire les dimensions de l'organisme dans les cultures.

La plupart des observateurs s'accordent à reconnaître le double contour et le bourgeonnement de l'organisme dans ou près des abcès miliaires, dans l'épiderme et principalement dans le rete. Quelquefois les organismes ont été trouvés presque exclusivement à l'intérieur des cellules géantes, mais libres dans le tissu conjonctif avec des cellules inflammatoires autour d'eux. Les changements entraînés dans l'épithélium par la présence de l'organisme consistent en une hyperplasie, souvent avec une croissance exagérée des éléments du rete vers et dans le chorion, avec des modifications secondaires de nature inflammatoire dans toutes les parties de la peau.

ZUR KLINIK UND HISTOLOGIE DES ARSENIK-KREBSES

von Dr. Carl ULLMANN

(Wien)

Die hier demonstrierte Moulage stammt von einer jetzt 37jährigen Patientin und bietet eine, sowohl in Bezug auf ihre Aetiologie als auch in Bezug auf ihren Verlauf seltene Form einer Plantar-beziehungsweise Palmaraffection dar. Es handelt sich um eine sehr beträchtlich ausgebildete Schwielenbildung der Haut, die sich in Folge einer intensiven ungefähr 6jährigen Arsenikmedication entwickelt hatte. Im Jahre 1896 im 8. Jahre des bereits bestehenden Leidens trat auf der ebenfalls etwas hyperkeratotisch gewordenen Gesichtshaut, mitten auf der Stirne ein sich rasch entwickelndes Epitheliom zum Vorscheine; ein halbes Jahr später (1897) entwickelte sich aus einer hartnäckigen Fissur in der Haut der linken Fersengegend ein zweites malignes Cancroid. Ich habe die Patientin, nachdem dieselbe von diesen beiden Epitheliomen durch Extirpation befreit schien, am 25. Februar 1898 in der Wiener K. K. Gesellschaft der Aerzte vorgestellt und verweise hier nur auf das diesbezügliche Protokoll, wo ich zur meine Ansichten über den Fall selbst, sowie über Arsenikdermatosen mim Allgemeinen ohnedies ausführlich niedergelegt habe.

Hier will ich nur erwähnen, dass die Patientin ihr Arsen in Form der *Tinctura Fowleri* in steigenden (bis zu 50 Tropfen *pro die*) und fallenden Dosen und zwar wegen Acne auf anämischer Basis gebraucht und dabei *in toto* circa 1/2 Kilogramm des Medikamentes consumirt hatte. Der Ausbildung der intensiven Melanokeratose waren starke reissende Nervenschmerzen vorangegangen. Die Patientin zeigte wie die meisten von Arsenkeratose Befallenen schon von Jugend auf ausgesprochene Neigung zur Hyperhidrosis. Während das höckerig-warzige, braunrote Neoplasma (Epitheliom) an der Stirnhaut mitten in diffus hyperkeratotischer Umgebung sehr rasch etwa in einem halben Jahre auf circa Bohnengrösse angewachsen, aber dabei nirgend ulcerirt und nur wegen kosmetischer Rücksichten von der Kranken selbst zur Exstirpation bestimmt worden war, und nach dieser letzeren auch nicht mehr recidivirte, war der neoplastische Process an der *Regio calcanea* weit bösartiger und verlangte wegen localer Recidive noch eine zweite und dritte Exstirpation wobei bei der ersten die Haut allein, bei der zweiten ein Theil des *Os calcaneum*, der dritten bereits ein Theil des Unterschenkels zum Opfer fiel. Noch während der Wundvertheilung traten jedesmal die Recidiven auf, trotzdem die Excisionen am Fusse anscheinend radical und von kundiger chirurgischer Hand durch (von Primarius Schnitzler) gemacht worden waren.

Der histologische Befund des Stirnhautkrebses entspricht nicht dem eines gewöhnlichen flachen, gutartigen Epitheliomes dieser Gegend, sondern zeichnet sich durch relativ schmale, regelmässig und parallel angeordnete, tief reichende atypische wuchernde Epithelschläuche aus, die augenscheinlich von dem gewucherten Rete Mal-

pighii dieser Gegend ausgehen[1]. Die Epidermis der Umgebung erwies
sich als relativ zart und wenig keratotisch es hatte übrigens die Keratose bereits überall etwas abgenommen.

Bis heute (fünf Jahre *post exstirpationem*) ist die Narbe von dieser
Exstirpation glatt und zart geblieben.

Das histologische Bild des Fersenhautcaneroides zeigt schon im
zuerst exstirpirten Stücke ebenfalls ein auffallend tiefes Herabrei-
chen der atypischen Epithelwucherung dazwischen zahlreiche Kreb-
szwiebeln, unregelmässig gelagert, und am Rande des Neoplasmas
eine stark ausgebildete entzündliche Zellproliferation, die stellenweise
tief in die Cutis und Subcutis reicht und die Krebszellen begleitet
und umgibt; auffallend reich ist ferner die Gefässbildung. Auch hier
sieht man hie und da das Neoplasma stellenweise deutlich von den
normalen Retezapfen ausgehen.

Ein besonderes, von anderen malignen Carcinomen abweichendes,
histologisches Verhalten der Zellen, der Epithelneoformation selbst
konnte ich also dabei nicht erblicken. Zu behaupten, dass die atypische Zellwucherung hier vielleicht in der Nähe der Schweissporen
zuerst aufgetreten oder dass sie gar von den Ausführungsgängen
derselben ihren Ursprung genommen hätte, dazu habe ich wol kein
Substrat gefunden, wenn auch die Keratose rings um die Follikel
am intensivsten ausgebildet war und zu den typischen Kraterähnlich
erhabenen Grübchen geführt hatte.

Die Cutis ist im Bereiche der Geschwulst beträchtlich rarefizirt
und an manchen Stellen durch die Geschwulstmasse völlig verdrängt.

Ein ganz analoges Verhalten zeigte die zweite sovie von Prä-
paraten von der *Regio calcanea*, wo die Aftermasse nur viel regel-
loser angeordnet ist, zum Theile in vascularisirtes Narbengewebe,
zum Theile bereits in Periost und Knochengewebe hineinreicht.
Mehr also als die histologische Untersuchung erwies das klinische
Verhalten und der Verlauf die besondere Malignität dieses Falles
von krebsiger Neoplasie. Angesichts der besonderen Schmerzhaf-
tigkeit, der frühzeitig vorhandenen entzündlichen Beteiligung und
der Multiplicität der Carcinombildung, die jaur sonst bei der Um-
wandlung von chronischen Hyperkeratosen (*Psoriasis*, *Warzen*, etc.),
in maligne Epitheliome nicht oder wenigstens nicht so intensiv ausgesprochen ist, ist auch für diesen wie für andere ähnliche Fälle (Hutchinson, Cartaz, White, Pozzi, Lane) der Ausdruck Hutchinson's

---

1. Auffallend ist histologisch die klinisch nicht bemerkbare entzündliche zellig
Infiltration an der Grenze und Umgebung der Krebszellen.

Arsenikcancer (1886), gewiss gerechtfertigt. Zur Erklärung dieser diffusen Reizbarkeit der Haut mit ausgesprochener Tendenz zur atypischen Epithel-Zellwucherung mag die bekannte Thatsache führen, dass das eingenommene Arsen vorzugsweise durch die Schweissdrüsen ausgeschieden wird und so als continuirliche, chemische Reizquelle für das Rete Malpighii dient.

SAMEDI 4 AOUT

Première séance

Présidence de M. le docteur L. DUNCAN BULKLEY (de New York).

SOMMAIRE. — Rapports sur les *Causes des infections généralisées dans la blennorrhagie*. Rapporteurs : MM. LESSER, TOMMASOLI, Arthur WARD, BALZER. Discussion : M. FINGER. — Note sur l'infection blenno-rhumatismale et la déformation talonnière du rhumatisme ostéo-fibreux, par M. JACQUET. — Mittheilungen zur Provocation latenter Gonococcen, par M. NEUBERGER. Discussion : MM. NEISSER, BEHREND, JADASSOHN, ROSENTHAL, EHLERS. — Quelques considérations relatives au traitement de la blennorrhagie chronique et présentation d'un nouvel appareil destiné à déterger les glandules de l'urèthre profond, par M. AL. RENAULT.

CAUSES DES INFECTIONS GÉNÉRALISÉES DANS LA BLENNORRHAGIE

RAPPORT

par le professeur LESSER

(Berlin).

Die letzten Jahrzehnte haben gewaltige Aenderungen unserer Anschauungen über die Bedeutung der Gonorrhœ für den Organismus im Allgemeinen gebracht, und den Beginn dieser Wandlung bildet Fourniers' bekanntes, vor dreissig Jahren gesprochenes Wort : *C'est la blennorrhagie, qui fait le rhumatisme blennorrhagique!* Schon Fournier hat in meisterhafter Weise die wesentlichen Erscheinungen des Rheumatismus gonorrhoicus gezeichnet, und im Laufe der Zeit sind dann eine grosse Anzahl weiterer Krankheitserscheinungen bei Gonorrhœ beobachtet, die von dem ursprünglichen Krankheitsherde räumlich getrennt, doch in einem sicheren Abhängigkeitsverhältniss zur Gonorrhœ stehen.

Weniger rasch geschah der zweite Schritt, nämlich die Anerkennung, dass in diesen Fällen wirklich eine Allgemein-Infection des Körpers, mit Metastasen, mit Lokalisationen des Krankheitsprozesses in den verschiedensten Organen, mit Allgemeinerscheinungen, vor allem mit Fieber, eintritt. Aber heute besteht hierüber kein Zweifel mehr; die Beweise hierfür sind auf das sicherste erbracht. Es ist auf der einen Seite gelungen, in unzweideutiger Weise die Gonokokken in den erkrankten Organen nachzuweisen, und andererseits hat Welander's Schüler Ahman den Schlussstein in diese Beweiskette eingefügt, indem er die Gonokokken im Blute nachwies.

Aber offenbar tritt diese Allgemein-Infection doch nur in einer geringen Zahl von Fällen auf; in der grossen Mehrzahl der Fälle bleibt die gonorrhoische Erkrankung auf die Harnröhren- oder Genital-Schleimhaut und auf die mit diesen in direktem Connex stehenden Organe beschränkt. Dass bei den unkomplizirten Gonorrhöen keine Allgemein-Infection eintritt, beweist das Fehlen des Fiebers, und bei gewissen Komplikationen, z. B. bei Epididymitis zeigt das in der Regel vorhandene Fieber einen andern Character als das Fieber bei der Allgemein-Infection. Das Fieber in den ersterwähnten Fällen ist mehr continuirlich oder remittirend, während bei der gonorrhoischen Allgemein-Infection das Fieber meist einen ausgesprochen intermittirenden Charakter hat, so ausgesprochen, dass die Curve eines solchen Falles manchmal auf das Genaueste einer Intermittens-Curve gleicht.

Ich darf hier vielleicht eine kurze Bemerkung darüber einschalten, wie die Intermittenz des Fiebers bei gonorrhoischer Allgemein-Infection erklärt werden könnte. Wie bekannt, sind die Gonokokken ausserordentlich gegen Wärme empfindlich, und diese Erfahrung hat schon Finger dazu veranlasst, als Erklärung für den negativen Befund bei manchen Fällen von gonorrhoischer Allgemein-Infection mit hohem Fieber gerade die Empfindlichkeit der Gonokokken gegen die Wärme heranzuziehen. Die hohe Fieberwärme vernichtet die Gonokokken oder stört ihre Vitalität doch in so hohem Grade, dass sie z. B. in der Kultur nicht mehr angehen. — So kann man sich vorstellen, dass die im Blute kreisenden Gonokokken bei der Allgemein-Infection auf der Fieberhöhe so sehr in ihrer Lebensfähigkeit beeinträchtigt werden, dass sie zum Theil absterben, zum andern Theil im weiteren Wachsthum und in der Abscheidung der Toxine gehemmt werden. Nun sinkt die Temperatur auf die Norm; aber mit diesem Sinken tritt eine Regeneration der noch vorhandenen Gonokokken ein, die nun durch ihre Vermehrung und durch die neu einsetzende Abscheidung der Toxine wieder Fieber hervorrufen, und so geht das Spiel weiter.

Doch ich kehre zu der Thatsache zurück, dass nur in relativ wenigen Fällen von Gonorrhoe Allgemein-Infection eintritt, eine Thatsache, deren Erklärung in hohem Masse wünschenswerth ist sowohl in theoretischer wie in praktischer Hinsicht. Ich habe von dem vorbereitenden Comité den ehrenvollen Auftrag erhalten, ein Referat über die Ursache der gonorrhoischen Allgemein-Infection zu erstatten, aber leider muss ich von vornherein bekennen, dass ich nur äusserst wenig zur Lösung dieser schwierigen Frage beitragen kann.

Zunächst müssen wir uns natürlich die Frage vorlegen: Auf welchen speziellen Vorgängen beruht denn die Allgemein-Infection bei Gonorrhoe? Ich möchte mich hier Souplet[1] anschliessen, welcher vier Möglichkeiten für das Zustandekommen der Allgemein-Infection aufstellt:

1. Durch Invasion der Gonokokken.
2. Durch Misch-Infection.
3. Durch Secundär-Infection, ohne Betheiligung der Gonokokken an der allgemeinen Erkrankung.
4. Durch Toxine.

Wir sind leider noch nicht in der Lage, diese verschiedenen *modi* von einander trennen zu können, vor allem diejenigen Erkrankungen, welche durch Gonokokken und diejenigen, welche lediglich durch die Toxine hervorgerufen sind, schon klinisch unterscheiden zu können. Natürlich kann nur die bakteriologische Untersuchung hier Klarheit bringen und derselben stehen so manche Schwierigkeiten im Wege. Erwähnen möchte ich, dass die Exantheme bei Gonorrhoe durch Toxine hervorgerufen zu sein scheinen; die von Welander in dieser Beziehung gemachten Erfahrungen habe ich in meinen Beobachtungen bestätigen können. Völlig abzutrennen ist jedenfalls die Gruppe der Secundär-Infectionen, die sich an eine Gonorrhoe anschliessende Pyämie; dagegen müssen wir zunächst noch bis zur Möglichkeit einer sicheren Unterscheidung die andern Fälle zusammenfassen und müssen die Trennung, ob die Erkrankung durch Gonokokken oder durch Toxine hervorgerufen ist, einer späteren Zeit überlassen.

Ich habe es nun versucht, den Ursachen, weshalb in dem einen Fall die Allgemein-Infection erfolgt, im andern nicht, vom klinischen Standpunkt näher zu treten und habe das mir zu Gebote stehende Material daraufhin untersucht. Die Resultate sind, wie ich von vornherein bemerken möchte, nicht erheblich und haben nur zur weiteren Bestätigung schon bekannter Dinge geführt.

Nach Ausschluss aller unsicheren Fälle blieben mir 61 Fälle von sicherem gonorrhoischen Rheumatismus, und zwar verstehe ich unter

1. Souplet. La blennorrhagie, maladie générale. *Thèse de Paris*, 1895.

dieser Bezeichnung nicht nur die Fälle von Gelenk-Affectionen sondern alle metastatischen Erkrankungen, also auch die Exantheme, die Nerven-Affectionen u. s. w. Dieselben vertheilen sich auf 46 Männer und 15 Frauen.

Ich gebe zunächst eine Uebersicht über die Lokalisationen der Erkrankungen bei den Männern :

I. Erkrankung der Gelenke (jedes erkrankte Gelenk ist einzeln gerechnet.

1. Kniegelenk.	44
2. Fussgelenk	34
3. Zehengelenk	12
4. Handgelenk.	7
5. Fingergelenk.	5
6. Ellbogengelenk.	3
7. Brustbein	3
8. Hüftgelenk.	3
9. Schultergelenk	2
10. Kiefergelenk	2
	114 Gelenke.

II. Erkrankung der Sehnenscheiden und Schleimbeutel	5
III. Periostitis.	3
IV. Ischias.	3
V. Conjonctivitis rheumatica	10
VI. Exanthem	1

Die Lokalisationen bei Frauen sind folgende :

I. Erkrankung der Gelenke.

1. Kniegelenk	8
2. Fussgelenk	7
3. Ellbogengelenk	4
4. Handgelenk	3
5. Fingergelenk	3
6. Schultergelenk.	1
7. Hüftgelenk	1
	27 Gelenke.

II. Erkrankung der Sehnenscheiden.	3
III. *Pericarditis.*	1
IV. *Exanthem.*	1

Aus dieser Uebersicht über die Lokalisation des Krankheitsprozesses möchte ich nur die Thatsache hervorheben, dass die relative Zahl der erkrankten Gelenke bei Männern nicht unerheblich grösser ist als bei Frauen; denn während bei den Männern auf den einzelnen Patienten im Durchschnitt 2,7 Gelenke entfallen, beträgt diese Zahl bei den Frauen nur 1,8. Das hängt zweifellos mit der schon von Auvergniot[1]

1. AUVERGNIOT. De la mono-arthrite blennorrhagique chez la femme. *Thèse de* Paris, 1890.

festgestellten Thatsache zusammen, dass die monarticuläre Form des gonorrhoischen Rheumatismus bei Frauen sehr viel häufiger ist, als bei Männern. Unter den von mir beobachteten 15 Frauen waren 8 Fälle von monarticulären Erkrankungen, unter den 46 Männern nur 11 Fälle.

Von grosser Wichtigkeit scheint mir nun aber die Thatsache zu sein, dass bei den 46 Männern mit gonorrhoischem Rheumatismus 40 Mal eine Erkrankung der *Urethra posterior* vorhanden war, denn hieraus lässt sich mit Sicherheit der Schluss ziehen, dass bei Erkrankung nur der vorderen Harnröhre die Bedingungen, welche zum Zustandekommen der Allgemein-Infection nöthig sind, im Allgemeinen nicht erfüllt werden. Dass es sich nur etwa um die längere Zeitdauer der Erkrankung handeln könnte, ist von vornherein ausgeschlossen; es müssen ganz bestimmte anatomische Verhältnisse sein, welche das Eindringen der Gonokokken von der Schleimhaut der hinteren Harnröhre oder der Prostata aus erleichtern, aber allerdings werden diese Bedingungen offenbar auch an andern Stellen gelegentlich erfüllt. Ich erinnere hier an die Fälle von gonorrhoischem Gelenkrheumatismus, der sich an eine Conjunctivalblennorrhoe anschliesst. Jedenfalls ist es mir aber wahrscheinlich, dass in erster Linie Lokalverhältnisse dafür massgebend sind, ob die Gonokokken in die Blutbahn gelangen oder nicht. Dass das Eindringen auf diesem Wege stattfinden kann, hat schon Wertheim auf dem gynäkologischen Congress in Wien 1895 nachgewiesen, indem er bei einer *Cystitis gonorrhoica* Thrombose der Blasenvenen und Gonokokken in den Thromben fand.

Nicht unerwähnt möchte ich den bekannten Umstand lassen, dass Kranke, die einmal einen Rheumatismus gonorrhoicus überstanden haben, bei erneuter Infection mit Gonorrhoe relativ oft auch wieder an Rheumatismus gonorrhoicus erkranken. Von 46 Männern waren 24 zum ersten Mal an Gonorrhoe erkrankt, scheiden also für diese Betrachtung aus; von den übrigen 22 waren 10 früher einmal an Gonorrhoe ohne Rheumatismus erkrankt, dagegen 10 hatten vorher bereits einmal Gonorrhoe und Rheumatismus gehabt und 2 hatten mehrfach Gonorrhoe und Rheumatismus gehabt.

Nach meinem Dafürhalten wird es für das Verständniss der Ursachen der gonorrhoischen Allgemein-Infection zunächst darauf ankommen, die speziellen anatomischen, physiologischen oder pathologischen Zustände der Gewebe zu studiren, welche das Eindringen der Gonokokken in die Blutbahn begünstigen.

CAUSES DES INFECTIONS GÉNÉRALISÉES DANS LA BLENNORRHAGIE

RAPPORT

par le professeur P. TOMMASOLI

(Palerme)

I. — J'ai déjà traité la question des infections blennorrhagiques généralisées à plusieurs reprises, à propos des arthrites blennorrhagiques, et plus spécialement en 1895 dans le chapitre *Infezioni blennorragiche* du *Trattato italiano di Patologia e Terapia medica*. Malheureusement, depuis sept ans, j'ai peu de choses à ajouter, presque rien à modifier.

II — Le problème, tel qu'il est posé aujourd'hui, reste toujours triple.

1° Quels sont les parasites qui donnent naissance à ces infections généralisées?

2° Quels que soient ces parasites, leur présence dans la lésion est-elle toujours indispensable pour produire les diverses lésions des infections généralisées, ou les toxines sont-elles suffisantes pour amener ce résultat?

3° Quelles sont les conditions spéciales nécessaires, ou tout au moins favorables pour que les parasites et leurs toxines deviennent capables d'engendrer « les infections généralisées »?

III. — A la première question, répondent déjà — quoique ce ne soit pas encore d'une façon définitive et sans appel — de nombreuses observations microscopiques et bactériologiques. Il résulte de ces observations qu'on doit dès maintenant diviser les infections généralisées dans la blennorrhagie en trois groupes :

1° Les infections gonococciques pures.

2° Les infections mixtes (gonocoques associés à d'autres microbes, staphylocoques, streptocoques, etc.).

3° Les infections non gonococciques.

Dans les infections du premier groupe on peut admettre jusqu'ici, et pour plusieurs motifs, que l'agent vulgaire de la blennorrhagie (le gonocoque) suffit à lui seul et fait tout par lui-même.

Dans les infections des deux autres groupes, la blennorrhagie peut représenter un élément variable suivant les cas :

a) Elle peut — en tant que lésion locale — servir à augmenter le nombre et à renforcer la virulence des autres agents pathogènes (pyogènes) et peut aussi en faciliter l'introduction dans l'organisme.

b) Elle peut — comme source d'intoxication chronique — servir à diminuer la défense générale de l'organisme et favoriser ainsi l'entrée en action des autres agents pathogènes, quelle que soit leur origine (staphylocoque, streptocoque, colibacille, etc.).

c) Elle peut, au contraire, être une simple spectatrice, accusée d'être coupable ou complice, mais en réalité complètement innocente (coïncidences éventuelles).

IV. — En ce qui concerne la deuxième question, on admet aujourd'hui communément que les toxines peuvent suffire à produire les manifestations de l'infection généralisée. Et on l'admet pour deux motifs : 1° parce que souvent les exsudats des lésions blennorrhagiques ont été trouvés amicrobiens ; 2° parce qu'il a été prouvé que les toxines extraites des cultures pures du gonocoque peuvent — comme les toxines des autres agents pathogènes — provoquer les manifestations habituellement déterminées par l'agent pathogène vivant, et en particulier une urétrite. Mais, en ce qui concerne le premier de ces arguments, on n'a pas encore établi si les exsudats des lésions blennorrhagiques à distance étaient *véritablement* stériles, ou si ce ne sont pas seulement les quelques recherches bactériologiques faites sur ceux qui sont stériles. Au sujet du deuxième argument, c'est autre chose de déposer sur la muqueuse urétrale une quantité donnée de toxine ou d'introduire cette toxine dans la circulation. La qualité de la toxine peut se modifier dans les combinaisons auxquelles elle peut donner lieu dans l'organisme ; sa quantité, dans la dilution sanguine, peut devenir insignifiante.

V. — La troisième question est la plus ardue, mais est, au point de vue du but suprême de la médecine, la plus intéressante et c'est sur elle que doit, à mon avis, se concentrer principalement l'attention des vénéréologistes et des pathologistes.

Vis-à-vis des microbes pyogènes, en général — y compris ceux qui interviennent dans la production de la blennorrhagie — l'organisme, lorsqu'il est sain, c'est-à-dire lorsqu'il est en pleine possession de toutes ses énergies vitales, a un mode de réaction véritablement étrange et particulier. Il permet au gonocoque de s'établir en dominateur absolu à la périphérie sur une muqueuse, mais ne lui permet pas de pénétrer jusqu'aux régions cachées des viscères. Il consent à ce que les staphylocoques et les streptocoques vivotent sur toute la surface cutanée et sur les muqueuses des cavités ouvertes, comme le tube digestif, mais en atténue la virulence jusqu'à leur ôter toute nocuité.

Cela veut dire que notre organisme, lorsqu'il est sain, jouit pour ces microbes d'une sorte d'immunité centrale, et peut être considéré comme un sanctuaire impénétrable dont le vestibule ou le péristyle seuls sont plus ou moins accessibles aux parasites pyogènes. Aucun agent pathogène, parmi tous ceux qui peuvent prendre part à une infection généralisée dans la blennorrhagie, ne s'engage dans les voies impraticables qui servent à la circulation des humeurs ou, s'il s'y engage, il y meurt ou s'y atténue et devient stérile.

Voilà ce que l'observation bactériologique journalière nous oblige à admettre. S'il n'en était pas ainsi, tout homme devrait, au moins une fois dans sa vie, être atteint de pneumonie, de fièvre typhoïde ou de staphylococcie, etc., etc.; toute blennorrhagie — de même que tout chancre simple, que tout érysipèle, que toute diphtérie, etc. — devrait comme le font la syphilis, l'impaludisme, la pustule maligne, provoquer une infection blennorrhagique généralisée.

Cela posé, toutes les fois qu'on observe une infection généralisée dans la blennorrhagie, cela signifie que l'organisme humain n'est plus *sain* dans le sens bactériologique du mot, cela veut dire que, pour les agents ordinaires de la blennorrhagie, il a perdu, en tout ou en partie, son *immunité centrale ou sanguine*.

VI. — Par suite, le secret des infections généralisées de la blennorrhagie doit entièrement être recherché ou dans une virulence insolite des agents infectieux, capable de rendre ces agents différents de ce qu'ils sont habituellement, ou dans une condition biochimique insolite de l'organisme, en raison de laquelle les voies humorales sont praticables et le sanctuaire cesse d'être impénétrable : et les causes des infections généralisées de la blennorrhagie ne sont que les causes de ces modifications.

VII. — Quels sont, pour les agents infectieux de la blennorrhagie, ces modifications?

Pour les connaître, il convient de chercher :

1° Dans quels cas une blennorrhagie est plus étendue et plus grave;

2° Chez quels sujets s'observent les infections généralisées de la blennorrhagie.

VIII. — En ce qui concerne le premier point, on observe ordinairement une plus grande gravité ou une plus grande extension de la blennorrhagie pour deux ordres de causes différentes : α) pour des raisons extrinsèques représentées principalement par des fautes d'hygiène auxquelles le malade s'expose, et pouvant être des fautes d'hygiène

corporelle (marches, fatigues, danses), ou des fautes d'hygiène diété-
tique (excès de boisson ou de table), ou des fautes d'hygiène génitale
(érections prolongées, abus de coït, abus de médicaments, etc.) ; b)
pour des motifs intrinsèques, représentés par des conditions générales
de l'organisme, permanentes ou transitoires, que l'hématologie n'a
pas encore dénombrées et définies.

IX. — Pour ce qui concerne le deuxième point, nous savons déjà
que les infections généralisées dans la blennorrhagie se produisent plus
facilement : a) chez les sujets fatigués, chez les débauchés, chez les
sujets peu robustes ; b) chez les sujets qui ont subi l'influence fâcheuse
de quelque agent pathogène capable, par lui seul, de provoquer quelqu'une des manifestations morbides de l'infection blennorrhagique
généralisée (traumatisme, influences rhumatismales, etc.) ; c) chez
les sujets qui présentent des conditions générales spéciales (lymphatisme, alcoolisme, arthritisme, diabète, etc.) que, comme je l'ai dit
plus haut, l'hématologie doit encore dénombrer et déterminer.

X. — Dans tous ces divers cas (VIII et IX), même si la cause est
connue en apparence, il reste toujours un point obscur et caché qui
doit être mis à découvert et éclairé : il reste toujours à savoir pourquoi et en quoi un organisme donné qui est atteint de cystite ou d'arthrite diffère d'autres qui ont ont pu être atteints 20 fois de blennorrhagie sans avoir jamais d'infection généralisée ; il reste toujours à
savoir pourquoi et en quoi est devenu différent de lui-même un organisme qui, à la suite d'un traumatisme ou d'une influence rhumatismale, est pris d'une arthrite blennorrhagique, alors qu'auparavant il
n'en avait pas été atteint.

L'*immunité centrale* dans ces cas est évidemment perdue. L'organisme qui, auparavant, était un mauvais terrain de culture pour les
gonocoques et les microbes qui lui sont alliés, est, au contraire,
devenu un terrain de culture passable ou même bon. Pourquoi?

XI. — La biologie du gonocoque, la biochimie des sujets atteints
de gonohémie sont les sources d'où doit jaillir la lumière.

L'une, d'un côté, nous dit :

1° Que le gonocoque a une prédilection pour un terrain légèrement
acide;

2° Qu'on peut, avec l'urine humaine, préparer un bon terrain de
culture pour le gonocoque.

L'autre, à son tour, nous dit :

1° Que, dans toutes les formes de rhumatisme aigu, qu'elles soient
limitées ou généralisées, l'organisme est probablement en proie à une
dyscrasie acide — c'est ce que fait supposer la réaction acide des

sueurs de ces malades ; — et le microbe d'Achalme et les streptocoques et les staphylocoques qui ont été trouvés dans les lésions dites rhumatismales profitent peut-être de cette dyscrasie ;

2° Que dans le diabète — qui prépare un terrain favorable à la pyogénie — l'alcalinité du sang est toujours diminuée, et souvent on a pu constater dans le sang la présence de l'acide urique, comme j'ai pu le remarquer au cours de mes recherches sur l'eczéma ;

3° Que les pneumonies les plus graves, et celles qui se compliquent — précisément comme la blennorrhagie — d'arthrites, d'endocardites, de péritonites, sont les pneumonies des arthritiques ;

4° Que chez les sujets lymphatiques et chez les arthritiques, — c'est-à-dire les sujets chez lesquels on observe le plus souvent les blennorrhagies graves et les infections blennorrhagiques généralisées — l'alcalinité du sang est, sans erreur, diminuée et on y constate constamment la présence d'acide urique ;

5° Que dans un cas de rhumatisme *blennorrhagique* aigu, observé chez une jeune fille très robuste et dans d'excellentes conditions de nutrition, Petren a constaté dans le sang des cristaux d'acide urique.

Tout cela montre quelle est la biologie du gonocoque et quelle est la biochimie des sujets atteints de gonohémie et d'infections connexes.

Peut-on, maintenant, voir quelque lien entre les conditions de l'une et les conditions de l'autre ?

Le problème des « causes des infections généralisées dans la blennorrhagie » est tout entier là, à mon avis ; mais il faudra encore laisser passer deux ou trois Congrès avant qu'il soit définitivement résolu.

ON GENERALIZED INFECTIONS BY THE GONOCOCCUS

REPORT

By Arthur H. WARD

(London)

The subject, which I have the honour of introducing to the notice of this Congress, is one of considerable importance. The grave and far-reaching results of the generalization of the gonorrhœal infection are well known; they may cause life-long deformities, or have even a fatal issue. The treatment again is far from satisfactory, and this is the question of all others connected with the subject, which I hold to be the most important. I sincerely trust that fresh light may be thrown on this side by the labours of our Congress. I shall hope to offer some considerations with respect to the prevention of these infections, and shall have something to suggest with regard to treatment, though there are few forms of disease more obstinate and difficult to influence. But before coming to the practical side of the matter, I would venture to ask your attention to a consideration of the disease as a whole. The generalisations cannot philosophically be separated from the local conditions, from which they take origin; there is a continual interaction; the persistence of the local infection re-inforces the general condition. We have to consider the whole struggle for life between the gonococcus and the human organism, and from the facts before us to deduce, if possible, our plan of action as to both prevention and cure.

Up till recent times, the question of the generalisation of the gonococcus was one of the obscure problems of pathology, but now there seem to be sufficient data to construct a reasonable theory of the whole process, from the implantation of the microbe, to its metastases in joints and tendons. There can be no doubt that the disease is caused by a specific microbe, the diplococcus of Neisser. Whether this microbe, by its activity, opens the door to other pathological organisms, or whether all the associated inflammations and degenerations are due solely to its specific activity, is still a matter of opinion. The important fact remains, that gonorrhœa and its associated pathological states, are due to microbes and their toxins. Whether the microbes in question are always identical in shape, size, and staining reactions, whether several varieties or only one, are engaged in the work of disease, whether this or that name is to be associated with the organisms in question, does not very much matter to us as surgeons. These details really belong to the bacteriologist, and the laboratory expert. Their investigations are of the greatest use and interest to us, as indications for the direction of our efforts towards the prevention and cure of disease. But to them must be referred the final opinion on their special subjects. This division of labour is rendered inevitable by the ever increasing scope and volume of research, for the time has long gone by when a man could take all knowledge for his province. The utmost the surgeon can hope to do is to keep before his mind an outline of the various researches in progress, and to utilise the facts established for the benefit of his patients. I have therefore no personal excursions into the realms of histology, bacteriology, pathological chemistry, or experimental pathology, to lay before you. But I shall endeavour to synthesize the observations of various experts in the light of clinical experience, and so build up a coherent conception of the life history of the gonococcus in relation to man.

The struggle for life between the invading microbes and the body. — The thesis which I have to develop, and shall hope to justify step by step is as follows : the gonococcus in its process of growth in the human body produces an irritating toxin. This toxin is the direct cause of all the symptoms of the disease. In all cases it is absorbed into the system, where its presence causes systemic degenerations of varying degrees of severity. Gonorrhœa is thus a general toxæmic affection; but the microbes which form the toxin are generally localised on, or around, a mucous tract. The microbic invasion may extend to the organs communicating with the infected tract, or it may penetrate into the tissues, either by direct extension as in the invasion of the peritoneum through the uterus and fallopian tubes, or by a process of growth through the mucous membrane affected. Thence the infection may invade the cellular tissues, the lymphatics and glands, and the vascular system. This invasion is rendered possible by the action of the absorbed toxin upon the leucocytes, which is of a paralysing nature, and prevents the encapsulation of the microbes by these cells. Having reached the circulation, the gonococci may invade the heart and endocardium, or may be carried to the peripheral capillaries. In these they become stranded and grow, producing more toxin, which sets up local inflammations. The microbes invade the joints and are found in the synovial sacs, and also in the pleura and pericardium. They are probably present in the analogous inflammations of the tendons and periostea. The invasion of the organism is favoured by all too-energetic measures directed to the local infection, since they depress the local powers of resistance, and by abrading or lacerating the mucous surface, may directly open the door to the invasion. General treatment must vary according to the general conditions, and will differ when these are referred to toxæmia alone, or to toxæmia complicated by metastases. Local treatment is always required, and should always be free from instrumental, mechanical, or chemical violence.

The toxin of the gonococcus and its absorption. — The existence of this toxin has been demonstrated by J. de Christmas[1], who found that

1. J. DE CHRISTMAS. *Annales de l'Institut Pasteur*, n° 8, Aug. 25th, 1897.

when separated from the culture by filtration, and injected into rabbits, it produced fever, wasting, anæmia and death. Sterile abscesses were formed. When injected into the human urethra, suppurative urethritis followed in four hours. The epithelium was attacked. Gonococci were absent from the discharge, the attack confirved no immunity. Toxins obtained from cultures of other cocci did not excite a similar urethritis. Again, Luithlen[1], using sterilised cultures of this microbe, found that local and general reactions followed their injection into Guinea-pigs. The animals died with signs of toxin poisoning; precipitation showed the presence of toxins. From these facts we may, I think conclude that the acute local inflammations, caused by the growth of the gonococcus on mucous membranes, are directly due to the toxins produced. And that their absorption into the system is the direct cause of the malaise, rise of temperature, and loss of weight, more or less evident in all cases of acute gonorrhœa; and often marked in cases in which a local extension of the infection to the epididymis, or other tract has taken place. In such a case with a larger area of microbic growth, a greater quantity of toxin must be developed and absorbed. I hold indeed, that the local suppuration is direct evidence of toxic absorption, and that the fluid part of the discharge is the osmotic equivalent, and the pus-cells the chemotaxic equivalent, of the irritant absorbed. This view explains the clinical fact, that when epididymitis takes place, the urethral discharge diminishes. In this way : from the urethra the toxin passes into the capillaries by osmosis, and an equivalent of serum escapes. At the same time the cells of the capillary wall are irritated and leucocytes adhere to it; they thus come within the sphere of influence of the toxin, and by chemotaxis are caused to traverse the cell wall, and travel to the surface of the mucous membrane. But when the infection reaches the epididymis much toxin is produced there and is absorbed: this raises the toxin tension in the blood, and diminishes the tendency to osmosis and chemotaxis from the urethra, hence the discharge becomes less. When the infection of the epididymis subsides, the original conditions return, and the urethral discharge re-appears.

But in exceptional cases the general toxæmia may have much more severe results. In prolonged gonorrhœas, in persons debilitated by drink, starvation, or disease, marked anæmia, a toxic degeneration of the blood cells is found. Neisser[2] under systemic intoxications,

1. LUITHLEN. Centralbl. f. Bakt. No. 20, 1898.
2. NEISSER. New-York Med. News, Jan. 13, 1900.

mentions cachexia, nervous affections, optic neuritis, and erythematous, hæmorrhagic, and hyperkeratitic skin diseases. Allard[1] records a case in point, in which multiple neuritis followed a badly treated cases of gonorrhœa, in fifteen days. There was high-stepping gait, with muscular wasting of the legs and fibrillar tremor. Also diminished sensibility, with great pain on pressure, along the sciatic and anterior crural nerves. The knee-jerks were lost, the leg muscles showed incomplete reaction of degeneration. The local infection yielded to treatment, and slow improvement followed the use of electricity. Could there be a more complete clinical picture of a toxic degeneration in a neurotic subject?

Laeleneff[2] states that the toxin of the gonococcus exercises a most destructive action on cellular protoplasm. He draws no distinction, however, between systemic degenerations due to toxic absorption, and the inflammatory changes and secondary fibrosis caused by a local growth of the microbe, whether by direct extension, or by invasion of the organism and metastasis. He considers gonorrhœa to be a general infective disease; but I venture to think, that were this so, the evidence of general infection would be common instead of rare. The toxin is generalised in every case, it is a general toxæmic disease, but beyond causing varying degrees of malaise, fever, anæmia, and cachexia, generally of small moment; this toxæmia rarely produces the alarming series of degenerations set down in his paper; such at least is my experience, with the sturdy and well-fed English race.

The invasion of the tissues by the gonococcus. — Beyond the local extension of the infection, from the mucous tract of origin, to contiguous passages, gland ducts, and the organs in connection with them, the interior of the body may be invaded by direct extension in the female. The peritoneum is reached through the uterus and fallopian tubes. Cushing[3] relates two such cases in which the presence of the gonococcus was demonstrated. He considers that his cases offer a convincing proof of diffuse peritonitis due to this cause. It is either rare, or unrecognised he says, and may depend on a specially receptive condition of the membrane, or on the virulence of the organism. I venture to think that the idea of a special receptivity of the leucocytes to the paralysing effect of the toxin absorbed, is the rational view; since the gonococcus, by continually passing from one organism

1. ALLARD. *Arch. d'Elect. Méd.* Jan. 15, 1900.
2. LAELENEFF. *Vratch*, No. 4, 1898.
3. CUSHING. *Bull. Johns Hopkins Hosp.*, 1899, p. 75.

to another, would, I suggest, attain a fixed virulence, comparable to that acquired by the microbe of rabies when passed through a series of rabbits. Muscatello[1] also quotes a case in point; that of a woman, with old gonorrhœa persisting more or less for five and twenty years. She was admitted to hospital suffering from pyosalpinx and parametritis with severe pain and fever. The pus was evacuated per vaginam. Three days afterwards general peritonitis set in, and the patient died. The pus, both in the tube and in the peritoneal cavity, contained gonococci.

These cases occupy an intermediate position between the local extensions of the infection and the invasion of the tissues through the epithelia. On this question Brewer[2] states that the investigations of Bumm and others, have shown that the gonococci very quickly penetrate the epithelial covering of the mucous membrane, and collect in great numbers in the lymph-spaces of the upper connective tissue layer. He quotes Halstead's theory, to the effect that, although large numbers of microbes do penetrate the tissues, their development takes place at or near the surface of the mucous membrane, and consequently within the reach of injected fluids. Halstead thus tries to account for the clinical fact that the use of antiseptic injections undoubtedly does exert a marked effect on the disease, even when the gonococci are crowding the connective tissue spaces. To my mind it is incredible that this invasion can take place by anything but active microbic growth. I should explain the action of injections, by saying, that they wash away the toxin in the urethra, and check its production there, and thus diminish the amount absorbed. Without its assistance the gonococci already in the tissues, are unable to withstand the onslaught of the phagocytes and are soon destroyed.

The action of the toxin on the leucocytes. — With regard to this inhibition of the phagocytes by toxin Drobny's[3] research is one of great interest.

By a special method of staining, he confirmed the view that the gonococci are often extra-cellular; that is to say are found free, as well as in the pus cells. When they are free, the course of the urethritis is more severe and complicated, than when they are within the cells. Out of 77 cases, 27 had complications, lymphangitis, balanitis, prostatitis, and rheumatism, and in all these 27 cases free gonococci were found. Drobny thinks it possible that the extra-cel-

1. Muscatello. *Il Policlinico.* Aug. 15, 1899.
2. Brewer. *Morrow's Syst. Gen. Ur. Dis.* VI, p. 154.
3. Drobny. *Archiv für Dermat. und Syph.,* Oct. 1898.

lular position of the cocci may be due to paralysis of the leucocytes by toxins, thereby rendering them incapable of surrounding the cocci. He thus confirms the observations of Podrez made in 1885.

This very important observation indicates, I think, the reason why, in exceptional cases, the gonococcus can make its way into the circulation, and so reach the cardiac valves, and more remote situations. In an individual whose phagocytes were exceptionally susceptible to toxic influences, the urethral infection would be imperfectly restrained, and thus become very acute. Much toxin would be formed and absorbed. The invasion of the tissues by the microbe would also be very active, and the resistance of the guardian wall of inflammatory cells imperfect. The microbes would thus grow into the lymphatics and small veins, and by one route or the other gain the circulation. Here the toxin would have preceded them, and already inhibited the leucocytes generally; so the microbes would be enabled to grow on the cardiac valves should they offer a suitable nidus, or might be carried to the peripheral circulation, and there be stranded like sticks and leaves in a back-water, in the looped terminal capillaries of the synovial membranes, and the slender vessels of the periosteal tissues and tendons. The observation of Heiman[1] is of interest in supporting this view. He examined four cases of gonorrhœal arthritis for the microbe, and found it in two of them. One of these was that of a new-born infant, whose arthritis of the wrist occured two weeks after gonorrhœal ophthalmia. The embryonic cells and tissues of a child may well be more susceptible to toxic poisoning than those of an adult. Further, this case shows the possibility of a general infection by the gonococcus arising from a local focus other than the urethra. We have so far been able to trace the microbic invasion from a mucous surface, through the membrane into the subcutaneous tissues and lymph spaces.

According to Brewer (loc. cit.) the lymphatics, and corresponding glands may next be involved. Lymphangitis is more common, and the inflamed vessels can be felt as large cords. There is but slight tendency to suppuration when the glands are affected; when this does occur it is probably due to a mixed infection. There seems no reason to doubt that the lymphatic system may thus be invaded.

The gonococcus in the circulation. — The demonstration of the gonococcus in the blood itself, is the next link in the chain of causation. This is furnished by an observation of Panichi[2] who records

1. HEIMAN. New-York Med. Rec., Jan. 15. 1898.
2. PANICHI. Settimana Med. Aug. 26, 1899.

two cases of gonorrhœal rheumatism, in which good cultures were obtained from the blood. In both the disease was of old standing and the urethral discharge contained numerous gonococci. Agar and human serum formed the culture medium. The microbes were not found in the blood either extra or intra-cellularly. This I suggest may have been due either to the microbes existing in the blood in spore form, or in consequence of their comparative scarcity. Clinical experience shows that, as a rule, the symptoms of gonorrhœal rheumatism are not acute. This suggests the idea that the microbes reach their nidus in sparse showers, and consequently produce but little toxin, and so set up only a chronic form of inflammation.

Such a sparse invasion of the blood might easily escape microscopic detection, although cultures had been successfully obtained.

A much more acute process takes place when the microbes find a nidus in the heart, and the toxæmic symptoms are of corresponding severity in such cases. Ghon and Schlagenhaufer[1] record a case in point. That of a young girl who had been suffering for four weeks with pains in the limbs and other symptoms attributed to influenza. Four days before admission she began to suffer from rigors, which continued on admission to hospital. She was found to be suffering from acute gonorrhœa. Six days later pain in the right foot was followed by gangrene. Systolic murmurs were noted. The patient became rapidly worse and died on the fourteenth day. At the necropsy ulcerative endocarditis with myocardial abscesses were found. The gangrene was caused by femoral embolism. There was an abscess in the peritoneal covering of the posterior surface of the uterus. Gonococci were found in the heart lesion, in the retro-uterine abscess, and in the cervical canal urethra and vagina. The microbe found in the heart was tested by cultivation and eventually by introduction into the human urethra; it was not present in the femoral embolon. The case was notable, in that many of the signs of malignant or pyæmic endocarditis were absent, such as splenic enlargement and septic emboli. There were no typical joint affections. The point of entry of the infection into the blood or lymphatic systems was not determined.

The local effects of the toxin developed in metastases. — The presence of the gonococcus having been thus demonstrated in the blood and on the endocardium, there is no difficulty in understanding that it may occasionally be carried to many regions other than the usual

1. Ghon und Schlagenhaufer. *Wien. klin. Woch.*, n° 21, 1902.

points selected. Leloneff in the paper already quoted, mentions a case of pleurisy with effusion which contained the specific microbe. Here again is a terminal circulation favouring the stranding of the organism. I am not aware that the gonococcus has been demonstrated as present in tendons, periostea, or in the sclerotic coat of the eye, but in the presence of clinical signs similar to those caused by the microbes in the synovial sacs, there seems no reason to doubt that they are also present in the regions named. I hold that it is obvious that any localised inflammation or sclerosis must be due to toxin locally formed by microbic metastases; while degenerative lesions are due to the general toxæmia, whether absorption takes place from a mucous tract, or from such a focus together with secondary metastatic foci. To dermatologists the degenerations indicated by erythematous hæmorrhagic and hyperæmic conditions of the skin, are of most interest. These I suggest must always be due to general toxæmia, whether matastases co-exist or not.

The importance of the action of the toxin on the leucocytes as favouring the invasion of the body, is indicated by the research of de Christmas already quoted. He showed that the gonococcus when injected into human beings and Guinea-pigs, does not give rise to the specific disease, but dies in from twenty-four to forty-eight hours. Hence we may conclude, that for the successful invasion of the body, the gonococcus requires its way to be paved by the absorption of its toxin produced locally. This explains the clinical fact of the necessity of attacking the local disease, and stopping the absorption of toxin from that source, in all cases of gonorrhœal metastases. The toxin so absorbed will have been the cause of the original failure of the leucocytes to bar the invader out and, with its withdrawal, the inhibition of the leucocytes will be lessened, and the destruction of the microbes localised in the joints facilitated. I submit, gentlemen, that the thesis I have brought before you receives much support from the foregoing considerations.

The question of prevention and cure. — The treatment of the metastases of the gonococcus is so unsatisfactory, that perhaps the less said about it the better. Since the microbes are undoubtedly present locally, an internal treatment by a drug of the germicide class is indicated. My belief is that quinine holds out the best hope of benefit. But if this fails, it is well to try mercury, arsenic, or the salicylates. When, on the other hand, toxic degenerations are threatening, a course of treatment directed to the oxidation and elimination of the toxin is indicated. Iodide of potassium internally, with quantities of water, with the idea of washing out the soluble poison; together with baths, massage, exercise, and change of air, with a view to its attenuation by the oxidation promoted by such measures. But it is to the possibility of preventing these disastrous invasions that I wish to strongly draw attention. A good many years ago I saw a case in a London Hospital which first opened my eyes to the dangers of too energetic measures directed to the destruction of the local infection. Briefly it was as follows : A healthy young man of twenty was admitted with acute retention from spasm of the urethra. He was suffering from acute gonorrhœa. A catheter was passed and tied in; the profuse discharge saturated the tapes; the instrument was withdrawn on the third day. On the fifty day attempts were made to pass a metal instrument, which failed owing to spasm, slight bleeding resulted. A soft instrument was subsequently tied in. On the 13th. day, No. 10 English scale was easily passed under ether. On the 20th. day a hammer-toe was amputated; the wound sloughed and cellulitis of the foot supervened; pus was evacuated by an incision. On the 31st. day the foot was improved and the temperature normal. The patient passed No. 10 daily for himself. On the 36th. day he went to a convalescent home. Three days later he developed malaise and a temperature of 105° Fahr., with abdominal pain and a mitral systolic murmur. On the 5th. day temperature was 105° F. The heart sounds were heard all over the chest. The temperature remained very irregular till the 17th. day, when he was better and got up. There was a purulent urethral discharge. On the 22nd. day he had frequent chills with a temperature of 104°. On the 25th. day left epididymitis occurred. On the 27th. day the temperature again touched 105°. There was again a marked systolic bruit with vomiting and emaciation. He again improved but on the 31st. day rigors again occurred. The epididymitis subsided and the urethral discharge reappeared. He again improved and got up. On the 40th. day he relapsed with temperature of 104°, precordial pain and tumultuous action of the heart. After this slow improvement set in; the patient was markedly anæmic. He was sent to the sea-side on the 50th. day suffering from gleet. The treatment was with quinine. This very instructive case I hold to have been one of general infection by the gonococcus. The instrumentation of the urethra gave every facility for the invasion of the tissues, both by depressing the local resisting power, and by epithelial abrasion.

It may be contended of course, that the subsequent conditions were septic and secondary to the cellulitis of the foot, but this itself may have been due to gonococcal infection. Further, the cellulitis had ceased some eighteen days before the general infection developed, while the continued activity of the gonococcus was shown by the urethritis and epididymitis. The general symptoms also were more those of a gonococcal infection of the heart than of a septic endocarditis. Any way this case strongly suggested to me the danger of favouring the generalization of a gonorrhœa, by applying to the urethra any measures calculated to injure or abrade the mucous surface and so weaken its resisting power. Since then I have never permitted any instrument to be passed in the acute stage, nor have I employed high pressure injections or abortive antiseptics. Having realized the danger of causing the generalization of the infection I do not think such energetic measures wise, since through them, a patient may be seriously imperilled or crippled for life. Consequently, I believe, I have seen very few cases of gonorrhœal rheumatism in out-patient practice. I cannot remember ever having seen a case of grave cardiac disease, or of the profound general toxic degenerations quoted by other observers. I have examined the records of two thousand of my cases and find five cases of gonorrhœal rheumatism on admission and seven occurring during treatment.

Two others entered as « rheumatism » and « pain in the ankle » were considered to be true rheumatism and were not specially treated. The remaining twelve were arthritis of knee 3, ankle 1, instep 1, plantar fascia 1, arthritis and sclerotitis 1, pains in joints 1, gonorrhœal rheumatism 4. This works out at ·6 per cent. No prolonged or severe case occurred, but such a condition arising in an out-patient would probably lead him to seek admission to hospital or infirmary, and the case would be missed.

The opportunity for error in statistics, drawn from the fluctuating population of the out-patient department is very considerable, and only the broadest conclusions can safely be drawn from them. As the result of the policy of non-intervention, in the shape of energetic measures such as instrumentation, high-pressure injections, and strong abortive antiseptics, the fact remains, that in only 12 in 2000 cases, generalized infection occurred, and of these, five were present when first seen. I may make a large allowance for error, and still contend that these results are better than those quoted by Besnier and Jullien of 2 per cent and Grisolle 2 8/10ths. per cent; or the statistics of Grisolle quoted by Neisser in which he found 68 cases in 4425, 1 in 65 or 4·5 per cent.

I venture to echo the words of Neisser who writes « It is surely beyond a doubt that the frequency of complications depends on the method of treatment ». I submit that the cases and observations I have brought forward clearly indicate, that any local injury or irritation must favour the growth of the microbe, and increase the production of toxin, which is always absorbed. That this toxic obsorption directly depresses the resisting power of the phagocytes, and favours the invasion of the organism by the gonococcus. In view of the extreme obstinacy of the generalised infection to treatment, we cannot afford to neglect any precaution calculated to minimize the danger of generalization ; and therefore it is of great importance to avoid any local injury of the mucous tract involved. Even in chronic gleet I have once seen epididymitis follow too rapid dilatation of a stricture, and too energetic use of the endoscope ; and epididymitis is a frequent cause of sterility, no small matter. But with due care, my experience is that more vigorous treatment is both necessary and effectual in the chronic forms of gonorrhœa. In general peritonitis the right course seems to lie in immediate laparotomy with free washing out, or continuous irrigation. I have gratefully seized this opportunity of drawing the attention of the profession to the distinction between the always generalized toxæmia of gonorrhœa, and the rarer metastases, and the indications for the corresponding methods of treatment. If at the same time, I have made evident the desirability of gentle local measures during the acute stage of gonorrhœa, my labours will not have been in vain.

CAUSES DES INFECTIONS GÉNÉRALISÉES DANS LA BLENNORRHAGIE

RAPPORT

par le docteur F. BALZER

(Paris).

L'infection est généralisée lorsque le virus de la blennorrhagie, agents pathogènes et toxines, pénètre dans la circulation générale. Cette pénétration se manifeste soit par des symptômes généraux d'infection, soit par des localisations nouvelles de la blennorrhagie, quelquefois par des infections aux allures malignes, véritables pyémies, analogues à celles que peuvent causer le staphylocoque et le streptocoque. C'est ce qu'on appelle ordinairement les *complications générales* ou *métastatiques* de la blennorrhagie, complications qui ont pour point de départ, soit les localisations initiales, soit les localisations secondaires de la blennorrhagie locale.

Les agents pathogènes de l'infection métastatique sont nécessairement ceux de la blennorrhagie, c'est-à-dire le gonocoque avec les toxines qu'il contient ou sécrète. Nous aurons encore à étudier le rôle que jouent les microbes qui primitivement ou secondairement ont été associés au gonocoque et peuvent même parfois jouer le rôle prédominant dans l'infection générale.

Si l'on envisage dans leur ensemble les nombreuses manifestations métastatiques de la blennorrhagie, on se demande si normalement elle constitue bien une affection exclusivement locale. Ces métastases doivent-elles être considérées comme des complications exceptionnelles, ou bien n'existe-il pas dans tous les cas une infection latente qui ne se montre et ne se localise qu'accidentellement dans les cas graves ou chez les sujets spécialement prédisposés?

Cette question a été depuis longtemps posée à propos de l'étude du rhumatisme blennorrhagique. Dans la discussion de la Société des hôpitaux, en 1866, Pidoux, Féréol, Hervieux, Fournier, faisaient ressortir qu'*en dehors de toute complication*, il est fréquent d'observer dans la blennorrhagie un état général caractérisé par de l'anémie vraie[1], avec pâleur, faiblesse, malaise général, amaigrissement, quelquefois même fièvre, signalée par plusieurs auteurs, et qu'il serait juste de rattacher à une infection générale de l'organisme. Féréol, regardant la blennorrhagie comme un catarrhe spécifique de l'urètre, considérait le rhumatisme blennorrhagique comme une manifestation infectieuse ayant la blennorrhagie comme cause et point de départ. Lasègue, Lorain, Fournier, etc., ont soutenu des opinions voisines de celles de Féréol. Affirmée une fois de plus avec éclat, la doctrine française de la spécificité devait être justifiée dans l'avenir pour la blennorrhagie, comme pour la tuberculose et la diphtérie.

En effet, la découverte du gonocoque de Neisser a mis la spécificité de la blennorraghie hors de doute. Agent pathogène de la blennorrhagie, le gonocoque détermine aussi l'infection générale. Cette doctrine a été prouvée par de nombreuses observations dans lesquelles on a démontré le gonocoque : 1° dans la localisation blennorrhagique initiale; 2° dans les localisations métastatiques. Cette démonstration a été faite, non seulement par l'examen microscopique, mais aussi par la culture du gonocoque recueilli dans ces localisations, et même quelquefois par son inoculation à l'homme sain. Mais, dans certains cas, les acci-

---

1. Gravagna. Isotonie du sang chez les blennorrhagiens. *Gazzetta degli Ospedali*, n° 90, 1896.

dents généraux semblent n'être plus sous la dépendance directe du gonocoque, mais produits plutôt par ses toxines. Les symptômes seraient dus à l'*intoxication plutôt qu'à l'infection*.

Avant d'entrer dans l'étude particulière de ces diverses modalités de l'infection générale blennorrhagique, nous devons donc jeter un coup d'œil sur le rôle étiologique que jouent les principaux agents pathogènes :

1° Le gonocoque; 2° ses toxines; 3° les microbes associés au gonocoque.

Nous utiliserons surtout dans ce travail les documents extrêmement nombreux publiés depuis la découverte du gonocoque. Ils se trouvent rassemblés pour la plupart dans les monographies importantes publiées par Souplet, Bosc, Finger, Audry, Verchère, Marcel Sée, Veillon, Guiard[1], etc...

CHAPITRE I.

Rôle pathogénique du gonocoque et des microbes associés dans l'infection générale.

A. LE GONOCOQUE. — Le gonocoque est avant tout un hôte des muqueuses. Les recherches histologiques nous l'ont montré traversant d'abord la couche épithéliale, pénétrant dans la muqueuse, et même dans le tissu sous-muqueux. On voit les gonocoques s'insinuer sous forme de traînées linéaires entre les éléments cellulaires, en formant çà et là des amas plus étendus. Ils arrivent ainsi au voisinage des vaisseaux. Mais leur marche est contrariée par l'exsudation séro-leucocytique qui part des capillaires. Les phagocytes les englobent en nombre plus ou moins considérable et pendant que la lutte a lieu entre le microbe et le protoplasma cellulaire, le courant d'exsudation et de sécrétion tend à repousser les leucocytes chargés de gonocoques, à travers les couches épithéliales en partie dissociées. La situation n'en reste pas moins critique, car les vaisseaux sont entourés de gonocoques libres ou inclus dans les phagocytes. Si ceux-ci trop peu nombreux se trouvent inférieurs à leur tâche, les gonocoques peuvent traverser directement la paroi vasculaire. Ils pénètrent dans

1. SOUPLET. *Th. de Paris*, 1895. — Bosc. *Th. de Montpellier*, 1895. — FINGER. *La blennorrhagie*. Édit. franç., 1894. — AUDRY. *Maladies blennorrhagiques*, 1894. — Marcel SÉE. *Th. de Paris*, 1898. — VEILLON. *Le gonocoque. Ann. de Dermatologie*, 1898, p. 2. — GUIARD. *Les complications locales et générales de la blennorrhagie*, 1 vol. Paris, 1898.

Pour la bibliographie antérieure à 1896, voir les thèses de Souplet, Bosc, et surtout de Marcel Sée, et enfin le recueil bibliographique de Proksch.

le sang, soit à l'état libre, soit inclus dans les globules blancs. Il n'est pas impossible alors qu'un mouvement actif de résorption favorise parfois puissamment l'invasion des gonocoques dans les vaisseaux.

A priori il paraît même jusqu'à un certain point surprenant, en présence de ces rapports de voisinage si étroits entre le gonocoque et les vaisseaux, que la pénétration du gonocoque dans ceux-ci ne soit pas un phénomène ordinaire de la blennorrhagie. Le vaisseau, il est vrai, peut se défendre contre l'invasion. Sa paroi s'enflamme et s'épaissit, le bourgeonnement des éléments cellulaires interstitiels et de l'endothélium tend même à l'oblitérer parfois et facilite la formation de coagulations qui vont s'opposer à toute pénétration nouvelle du microbe.

Passage du gonocoque dans la lymphe et dans le sang. — Les choses se passent souvent ainsi, qu'il s'agisse des vaisseaux sanguins ou des vaisseaux lymphatiques. Quand ces derniers sont en jeu, l'invasion du gonocoque provoque une lymphangite qu'il est souvent facile de reconnaître à la palpation du cordon induré caractéristique[1]. Mais quelquefois aussi le gonocoque pénètre manifestement dans le vaisseau lymphatique sans déterminer une inflammation cliniquement reconnaissable. Les gonocoques entraînés dans la lymphe sont alors arrêtés par la barrière ganglionnaire. L'adénite suppurée qui est la conséquence de cet arrêt (Hansteen, Colombini, Rille, etc...), nous démontre nettement l'existence de l'invasion microbienne, d'autant plus que l'on a pu, dans plusieurs cas, s'assurer de la présence du gonocoque dans le pus de l'abcès. Arrêtons-nous un instant à l'examen de cette petite infection gonococique localisée. Son histoire, que nous ne pouvons pas développer ici, nous démontre nettement plusieurs faits importants : 1° la pénétration indéniable du gonocoque dans la circulation lymphatique ; 2° l'inflammation assez fréquente des parois vasculaires dans le trajet suivi par le gonocoque, et celle du ganglion où il s'est arrêté. Mais ce qui nous intéresse surtout, c'est 3° la possibilité de passage dans les voies lymphatiques sans qu'il y ait d'inflammation appréciable des vaisseaux traversés par le microbe, et enfin la possibilité d'adénites qui suppurent parfois, mais qui peuvent souvent aussi se terminer par résolution.

Nous avons ainsi sous les yeux un tableau raccourci de ce qui peut se passer quand le gonocoque pénètre dans la grande circulation.

---

1. Colombini. *Riforma Medica*, janvier 1898. — Rille. Bartholinitis und Leistendrüsen. *Arch. f. Derm. und Syph.*, 1896, Bd 36, H. 3. — Reale. Contrib. alla patogenesi e dal trattamento delle adenite complic. la blenorragia. *Giorn. ital. delle mal. vener.*, 1899, p. 617.

Nous ajouterons, pour compléter les analogies entre les deux infections par les voies lymphatiques et sanguines, que les microbes pyogènes passent aussi par les vaisseaux lymphatiques et peuvent causer des adénites suppurées à staphylocoques purs, ou bien associés au gonocoques.

L'invasion des gonocoques dans le sang se fait à peu près de la même manière. Arrivés au voisinage des vaisseaux sanguins et engagés dans leurs parois, les gonocoques, comme nous l'avons vu, sont parfois arrêtés par une vascularite oblitérante. Wertheim a pu constater directement la présence des gonocoques dans les parois vasculaires. D'autre part, on a plusieurs fois reconnu l'existence des phlébites capillaires dans les foyers d'inflammation gonococcique. Si ce mode de défense devient insuffisant, ces endo-vascularites pourront devenir le point de départ de l'infection générale. Mais il semble que, le plus souvent, l'infection se fasse, pour les vaisseaux sanguins comme pour les vaisseaux lymphatiques, sans déterminer de lésions profondes dans les points où s'est produite la pénétration des gonocoques.

Gonohémie. — Les localisations métastatiques de l'infection peuvent se traduire par des symptômes de la plus redoutable intensité. Parfois, au contraire, leur atténuation peut être telle que, naturellement, la question se pose de savoir si toutes les infections généralisées de la blennorrhagie sont reconnues.

On s'est occupé surtout des infections malignes, et l'attention a été beaucoup moins fixée sur les cas à manifestations atténuées qu'on explique trop souvent peut-être par l'action des toxines. Malheureusement l'expérimentation sur les animaux ne peut pas nous renseigner sur ce sujet[1]. Le gonocoque inoculé aux animaux (Bumm, Schäffer, Steinschneider) se détruit assez rapidement dans leurs tissus ; les effets locaux et généraux qu'il produit, comme nous le verrons, sont surtout imputables à ses toxines. Il est difficile, même après des traumatismes, d'obtenir chez un animal une arthrite à gonocoques[2].

Chez l'homme, probablement aussi, le gonocoque introduit dans la circulation s'y atténue et s'y détruit le plus souvent. Il ne produit des manifestations générales que dans les cas où l'organisme lui offre un milieu favorable, un point faible, et même une prédisposition spéciale.

La véritable voie d'introduction du gonocoque dans le sang est la

---

1. Henri HAIMAN. Weitere Studien über den Gonococcus. *Arch. f. Derm.*, Bd XLIX-4., p. 127.

2. SORMESTINO. Pathogénie des complications générales de la blennorragie *Giorn. internaz. delle Scienze med.*, 15 octobre 1899.

voie sanguine directe. Les premières recherches de Bumm, Wertheim, Legrain avaient été infructueuses ; mais dans ces dernières années la présence du gonocoque a pu être reconnue dans les vaisseaux à l'autopsie, et on a pu même la déceler dans le sang pendant la vie. Les recherches de Hewes, Thayer et Blumer, Ahman, Jullien et Sibut, Thayer et Lazear, Colombini, Panichi, ne peuvent plus laisser aucun doute à cet égard.

A ces preuves définitives s'ajoutent les nombreuses constatations de la présence du gonocoque dans les principales localisations métastatiques : séreuses articulaires et tendineuses, périoste, cœur, péricarde, plèvre, veines, tissu cellulaire sous cutané.

Il est probable qu'après s'être fixé sur une ou plusieurs articulations, le gonocoque continue à circuler dans le sang pendant un certain temps, et que de nouveaux apports lui viennent, soit du foyer blennorrhagique initial, soit même de nouveaux foyers métastatiques. Nous ne connaissons donc pas la durée de son séjour dans le sang, son abondance et les effets plus ou moins graves de la gonohémie. En tout cas, il ne semble pas que, dans les cas ordinaires de blennorrhagie, la gonohémie soit constante ; elle paraît jusqu'ici n'être que momentanée. Elle se produit au moment des diverses complications métastatiques.

En résumé, si nous voyons aujourd'hui assez nettement le processus de l'infection générale par le gonocoque, il nous est impossible de dire pourquoi cette infection ne se manifeste que dans un nombre relativement peu élevé de blennorrhagies, et, somme toute, nous ne voyons pas la raison déterminante du passage du gonocoque dans le sang. Enfin nos connaissances sur la fréquence de la gonohémie sont très restreintes.

B. GONOTOXINE. — Les premières recherches de Risso, Steinschneider, Finger, Ghon et Schlagenhaufer ont fait admettre l'existence d'un produit toxique que ces auteurs n'ont pas isolé. En effet, le gonocoque fabrique un poison spécifique que l'on peut trouver dans le milieu de culture, et qui est abondant surtout dans le corps même du microbe[2].

1. THAYER et BLUMER. *Bull. of the Johns Hopkins Hospital*, 1895. — AHMAN. Zur Frage von der gonorroischen Allgemeininfection. *Arch. f. Derm. und Syph.*, juin 1898, t. XXXIX, p. 225. — THAYER et LAZEAR. *Journ. of Exper. Med.*, janvier 1899, IV, p. 81. — COLOMBINI. *Giorn. ital. delle mal. vener.*, 1899, p. 212. — PANICHI. Due casi di gonococcemia *La settimana medica*, 26 août 1899.

2. WASSERMANN. *Berliner klin. Woch.*, 1897, n° 52, p. 685. — SCHAEFFER. *Fortschritte d. Med.*, 1897, Bd 15, n° 21, S. 915. — DE CHRISTMAS. *Ann. de l'Institut Pasteur*, 1897, p. 609. — NICOLAYSEN. *Centralblatt für Bact.*, 1897, S. 305. — POMPEANI. Toxine et antitoxine. *Th. de Paris*, 1898. — LAITINEN. Étude sur la biologie du Gonoc. de Neisser. *Central. f. Bakter.*, XXIII, S. 874. — FONSECA-

Recherches de Wassermann. — Wassermann cultive le gonocoque dans un milieu de culture avec addition d'un bouillon de peptone. Si on l'injecte aux animaux avec addition nouvelle d'une certaine quantité de bouillon, ils succombent à une péritonite mortelle en vingt-quatre heures, quelquefois en deux ou trois jours. Dans le cas de mort rapide, on trouve de nombreux gonocoques qui ont continué à se multiplier dans le bouillon injecté. Si l'animal a résisté un peu plus longtemps, les gonocoques sont moins nombreux et paraissent en train de succomber et de disparaître. L'auteur explique la mort de l'animal, non par la multiplication des gonocoques, mais par la dissolution et l'absorption de leurs toxines. En effet, si l'on tue les gonocoques par la chaleur, et si l'on injecte la culture, les animaux succombent également à une péritonite. La mort est certaine si la culture est jeune, mais incertaine si elle est déjà ancienne. Wassermann conclut que la gonotoxine est contenue dans le corps même du gonocoque; elle est mise en liberté par la mort ou la destruction de ce dernier.

Chez l'homme, l'injection sous-cutanée de 10 centimètres cubes de toxine produit une inflammation douloureuse, avec fièvre (38°), frissons, abattement, malaise général, céphalalgie, tuméfaction des ganglions voisins, douleurs musculaires et articulaires. Le tout disparaît en moyenne au bout de deux jours.

Les effets de ces injections de toxine expliquent les douleurs et les tuméfactions articulaires et musculaires fugaces que l'on observe dans certains rhumatismes blennorrhagiques. Peut-être même certaines arthrites, dans lesquelles fait défaut la présence du gonocoque, peuvent-elles s'expliquer par des apports successifs de toxines.

Dans les suppurations enkystées comme, par exemple, celles des trompes, le gonocoque privé d'oxygène et en contact permanent avec ses propres toxines finit par se détruire et par manquer tout à fait. Mais les toxines ne perdent pas pour cela leurs propriétés phlogistiques, et leur absorption provoque la fièvre et des phénomènes inflammatoires. Le gonocoque pourrait manquer pour les mêmes raisons dans les arthrites anciennes. Mais les toxines mises en liberté y persistent, et l'auteur pense même qu'on peut expliquer par leurs propriétés phlogogènes la production des adhérences et des lésions périarticulaires profondes.

Soc. de *Biologie,* juillet 1898. — Gross et Kraus, Congrès international d'Hygiène et de Démographie. *Presse Méd.*, 1898, p. 205. — Scholtz, Beiträge zur Biologie des Gonococcus. *Arch. f. Derm. und Syph.* 1899. — Moltchanow, Ueber das Gonococcentoxin und sein Wirkung auf des Nervensystem. *Münchener med. Woch.*, 1899, 54, S. 1013. — De Christmas, *Annales de l'Institut Pasteur,* 1900.

Gross et Kraus, Nicolaysen, Laitinen, Scholtz, Moltchanoff aboutissent dans leurs recherches aux mêmes conclusions que Wassermann. Pour eux la toxine est contenue dans le corps même du gonocoque; le filtrat des cultures est à peu près inoffensif. L'injection sous-cutanée des gonocoques morts provoque des accidents fébriles et inflammatoires chez les animaux et chez l'homme.

Recherches de De Christmas. — Les premières recherches de Christmas sont en contradiction sur quelques points importants avec celles de Wassermann et des auteurs cités. Selon lui les produits toxiques se trouvent, non seulement à l'origine dans les corps des gonocoques, mais bientôt aussi dans le milieu de culture filtré. Par un véritable processus vital, le corps des gonocoques laisse transsuder une substance toxique, précipitable par l'alcool fort, et que l'on peut même concentrer en l'évaporant à 50° avec un tiers de glycérine. Cette substance est détruite par la chaleur à 70°, à l'état de concentration. Dans l'œil elle produit une inflammation suraiguë qui peut même aboutir à l'ulcération de la cornée. Dans le tissu sous-cutané, son injection produit des abcès; dans la plèvre, une pleurésie purulente; dans le système veineux, des troubles caractérisés surtout par l'amaigrissement et un affaiblissement cachectique auquel l'animal succombe parfois, et qu'il ne surmonte qu'avec une grande lenteur. A l'autopsie, on trouve un *œdème des reins* qui sont mous et augmentés de volume, et des lésions congestives dans les autres viscères. Appliquée sur la muqueuse uréthrale de l'homme, la toxine au bout de deux heures, produit de la douleur, et au bout de quatre heures une vive irritation et même un catarrhe purulent dont l'intensité et la durée dépendent de la quantité de toxine injectée. La réaction très rapide commence parfois à se manifester moins d'une heure après l'injection de la toxine dans l'urèthre; ses effets se manifestent pendant quatre ou cinq jours.

Les recherches de Scheffer, Pompeani, Fonséca, Panichi confirment celles de De Christmas et montrent aussi la présence de toxines dans le milieu de culture filtré. Fonséca a vu l'injection de gonotoxine faite dans le testicule déterminer une inflammation très vive et même la nécrose partielle de cette glande. Les auteurs s'accordent pour reconnaître que les injections répétées de gonotoxine ne produisent pas l'immunisation contre l'infection gonococcique, et sont sans action sur elle[1].

Ajoutons que, dans ses premiers essais expérimentaux, De Christmas

1. PANICHI. *Giorn. ital. delle mal. vener.*, 1899, p. 252.

montre que les injections de la gonotoxine confèrent au sérum de lapin et de chèvre un pouvoir antitoxique qui atténue la perte de poids et l'action phlogogène de la toxine chez les animaux injectés.

Dans un deuxième mémoire qui complète le premier, De Christmas établit que de faibles différences dans la composition du milieu et de petits écarts de température peuvent empêcher la formation de la gonotoxine dans les cultures. Injectée dans le cerveau d'un cobaye adulte avec les précautions nécessaires indiquées par de Christmas, la gonotoxine séparée des gonocoques détermine au bout de trois à quatre heures des secousses, des crampes, du tremblement, une incoordination des mouvements, et bientôt une impotence fonctionnelle avec dyspnée violente suivie de mort la sixième heure après l'injection. Il suffit de 1/500 de centimètre cube de liquide toxique pour produire les phénomènes mortels avec cette vitesse extraordinaire, comparable du reste à la promptitude d'action de la gonotoxine injectée dans l'urèthre humain.

De Christmas, par de nouvelles expériences à l'aide de l'inoculation cérébrale, montre qu'il est possible, à l'aide de doses très faibles, non mortelles, d'arriver à immuniser les animaux de laboratoire contre la gonotoxine.

Enfin l'injection de cette toxine dans le tissu sous-cutané des animaux provoque, ainsi que l'auteur l'avait montré dans son premier travail, la formation d'une substance antitoxique dans le sang. Cette antitoxine neutralise *in vitro* la toxine gonococcique injectée dans la masse cérébrale quelque temps avant la toxine, et elle arrête les phénomènes d'intoxication. L'injection de l'antitoxine dans le système sanguin arrête également les effets de la gonotoxine dans le cerveau.

En résumé, dans la blennorrhagie externe, les effets de la gonotoxine sont associés à ceux du gonocoque. Elle paraît même tenir la place principale dans la genèse de certains symptômes inflammatoires.

Dans l'infection générale, il est possible que le rôle de la gonotoxine puisse être séparé de celui du gonocoque. Il s'exerce peut-être parfois d'une manière prépondérante, sinon indépendante ; en d'autres termes, certaines manifestations sont dues à l'intoxication plutôt qu'à l'infection.

C. Microbes associés ou surajoutés au gonocoque. — Un certain nombre de microbes peuvent être associés au gonocoque dans la blennorrhagie initiale ; ils passent comme lui dans le sang, et peuvent être retrouvés dans les localisations métastatiques.

Dans les affections surajoutées, il faut distinguer celles qui se produisent au moment de la contagion ou pendant la blennorrhagie et qui sont réellement associées à l'infection gonococcique, des infections tardives, qui peuvent se produire dans les derniers temps de la maladie et même indépendamment de la blennorrhagie, par les plaies, par les eschares, etc. On a observé des infections secondaires accidentelles par le staphylocoque, le bacille pyocyanique, par le colibacille (Boinet, Launois, etc.). Les principales modalités de ces infections sont les suivantes :

1° Gonocoque associé avec les staphylocoques pyogènes blanc ou doré; 2° avec le streptocoque; 3° avec le pneumocoque; 4° avec le coli-bacille; 5° avec des microbes divers : diplococci, cocci, bacille pyocyanique, bacilles divers, saprophytes des voies urinaires; 6° avec le bacille de Koch.

Dans certaines infections mixtes à localisation multiples, on peut trouver parfois en certains points le gonocoque seul à l'état de pureté; ailleurs, le gonocoque associé au streptocoque ou au staphylocoque; ailleurs les pyogènes ou le pneumocoque seul[1].

Il se peut que le gonocoque ait joué, lui aussi, le rôle provocateur par rapport aux microbes secondaires et facilité leur diffusion dans l'organisme sans y pénétrer lui-même. C'est ainsi que les microbes pyogènes sont parfois seuls constatés dans les localisations de l'infection générale. Ceci arrive surtout pour le bacille de Koch; le gonocoque est souvent responsable de son appel et de son implantation dans les voies génito-urinaires, ou quelquefois dans d'autres points de l'organisme, notamment dans les jointures constituant des *lieux de moindre résistance* au niveau desquels une tumeur blanche succède à l'arthrite blennorrhagique[2].

Il convient d'ajouter que le nombre des infections secondaires, dans lesquelles le gonocoque semble être absent et avoir laissé la place aux microbes secondaires, est sans doute moins grand qu'il ne paraît d'après les résultats obtenus jusqu'ici. Lorsqu'on ne constate dans une localisation inflammatoire que la présence des staphylocoques ou des streptocoques, cela ne donne pas la preuve péremptoire que le gonocoque ne soit pas intervenu dans l'infection générale. Il peut avoir disparu au moment de l'examen, soit spontanément, soit étouffé par la pullulation des autres microbes; il peut aussi se trouver localisé de façon à échapper à l'investigation microscopique ou bactériologique. Enfin, il peut arriver que, dans ces infections mixtes, le gonocoque

---

1. Fischer, Gnox et Schlagenhaufer. Ophthalmie, arthrite et phlegmons blennorrhagiques. *Arch. f. Derm. und Syph.*, 1894, t. XXVIII, p. 330.

2. Münsam. Beitrage zur Kenntniss der gonorrhoischen Gelenkzündungen. *Mittheilungen aus den Grenzgebieten der Med. und Chir.*, 1897, p. 689.

lui-même soit le microbe secondaire, et qu'il vienne se localiser dans des régions déjà atteintes par des infections anciennes et qui l'appellent en faisant l'office de *locus minoris resistentiæ* (reliquat d'arthrite, endocardite ancienne, adénite, etc..).

A ce point de vue, une question reste encore particulièrement obscure, celle des rapports que peuvent avoir le gonocoque et les agents pathogènes du rhumatisme. Toutefois les auteurs s'accordent à reconnaître que l'infection blennorragique n'atteint pas de préférence les sujets rhumatisants. Il n'est pas prouvé que le rhumatisme vulgaire intervienne pendant la longue durée des polyarthrites, déformantes chroniques, dont l'évolution a tant de ressemblance parfois avec celle du rhumatisme chronique ostéo-fibreux.

La tendance générale est donc aujourd'hui de reconnaître au gonocoque la place prépondérante dans l'infection blennorrhagique généralisée. L'importance des infections mixtes avait été exagérée au début des recherches bactériologiques; on reconnaît que le gonocoque peut réaliser à lui seul les manifestations que l'on avait voulu attribuer aux microbes pyogènes.

Chapitre II

Rôle des localisations initiales de la blennorrhagie dans l'infection généralisée.

A. *Blennorrhagie urétrale de l'homme.* — Dans la blennorrhagie urétrale de l'homme, le danger de l'infection générale augmente en raison directe des complications par propagation aux annexes de l'appareil urinaire et génital[1].

Comme nous l'avons vu, quelques symptômes généraux sembleraient témoigner d'un certain degré d'infection générale, même en tenant compte de l'état de souffrance dans lequel se trouvent les blennorrhagiens, par suite des douleurs, de l'inquiétude, du manque de sommeil, etc.... Il faut admettre aussi que l'absorption d'une certaine quantité de toxine peut contribuer à la manifestation de ces symptômes. D'un autre côté, on ne peut s'empêcher de remarquer les gradations insensibles qui existent dans l'infection générale, depuis les formes graves avec localisations cardiaques et accidents septico-pyémiques, jusqu'aux formes légères dans lesquelles les accidents sont réduits à quelque manifestation articulaire, musculaire ou né-

---

1. Fuchs. Zur Kentniss der Spermatocystitis blennorrhoica und ihre Beziehungen zur Ueberwandung von Bacterien aus der Darm in die Blase. *Arch. f. Derm. und Syph.*, 1898, Bd 45, H. 1.

vralgique, disparaissant facilement en quelques jours, ou même à la seule manifestation de ces symptômes généraux. Les examens du sang qui pourraient éclairer cette question sont encore peu nombreux, et le gonocoque n'a été trouvé dans le sang que dans les cas graves d'infection générale. Nous ne pouvons donc pas dire sûrement que celle-ci existe en dehors des cas où elle se manifeste par des localisations métastatiques.

Quelles sont les causes qui favorisent la pénétration du gonocoque dans le sang? Elles sont ordinairement très obscures. Certaines blennorrhagies envahissent rapidement la surface du canal et pénètrent d'une manière très précoce dans les annexes, dès les premiers jours, sans qu'on remarque parfois une acuité particulière des phénomènes inflammatoires. Il en est de même pour la pénétration du gonocoque dans la circulation.

De la virulence. — Nous venons de voir que vraisemblablement cette pénétration est plus fréquente que ne semblent le montrer les complications générales de la blennorrhagie. Pour expliquer à la fois la gravité qu'elles présentent dans certains cas et leur pathogénie, on invoque assez souvent une propriété de l'agent infectieux qui reste encore mystérieuse, la *virulence*, c'est-à-dire l'état du pouvoir infectieux d'un microbe dans un processus local ou général. On exprime les divers modes d'évolution de ce processus, en disant que la virulence de l'agent pathogène est normale, amoindrie, ou exaltée. L'exaltation de la virulence est manifeste dans les cas suraigus : elle se traduit par la multiplication énorme du gonocoque, par l'intensité des symptômes locaux et généraux de l'infection et par ses tendances envahissantes. Dans le cas de Ahman, le gonocoque fut trouvé dans le sang pris dans une veine du pli du coude, au moment d'un frisson, chez un malade en imminence de complications métastatiques (arthrites des deux poignets et des articulations tibio-tarsiennes). Dans les cas de Paniehi, il s'agissait de deux malades atteints de polyarthrites aiguës, avec gonocoques dans le sang et dans l'urètre. Cet auteur n'a jamais trouvé le gonocoque dans le sang dans les cas de polyarthrite chronique.

Cette exaltation de la virulence peut exister d'emblée et la blennorrhagie prend immédiatement des allures suraiguës, rapidement envahissantes, ou quelquefois un caractère infectieux. On voit ainsi certaines blennorrhagies qui, moins de sept ou huit jours après le jour de la contagion, ont atteint l'urètre postérieur et se compliquent déjà de cystite ou même d'épididymite. Dans d'autres cas à marche également envahissante, le gonocoque pénètre dans le sang dès les premiers jours, et va déterminer des localisations métastatiques. Cela est rare, et, le plus souvent, la blennorragie atteint son maximum d'intensité à la seconde ou à la troisième semaine.

Dans d'autres cas, la virulence n'est pas augmentée et la blennorragie évolue plus ou moins rapidement avec une intensité moyenne ou même amoindrie.

Diverses circonstances peuvent exagérer la virulence et provoquer une extension locale ou générale de la blennorragie : 1° Le passage de celle-ci à une surface muqueuse encore saine, et spécialement *l'envahissement de l'urètre postérieur*. Véritable confluent où aboutissent les canaux prostatiques et déférentiels, l'urètre postérieur peut être considéré comme jouant le rôle de cette zone rhumatogène admise autrefois par E. Besnier. 2° L'invasion des annexes de l'urètre, prostatite, urétro-cystite, déférentite et vésiculite, épididymite. Plus la blennorragie s'étend en surface et gagne les organes parenchymateux, et plus les chances d'infection générale augmentent. L'albuminurie et le rhumatisme blennorragique ont été souvent signalés au cours de ces complications, d'autant plus à craindre que, par leur fait, les gonocoques restent plus longtemps dans l'organisme[1]. 3° Les diverses causes accidentelles d'irritation, traumatismes, fatigues, coït, fautes d'hygiène et de traitement, invasion des microbes secondaires. 4° L'invasion de nouveaux gonocoques, qui viennent parfois remplacer ou stimuler ceux dont la virulence faiblissait sur un terrain accoutumé à leur présence.

Il est incontestable cependant que l'infection générale puisse se produire avec une grande facilité dans des cas de blennorragie encore récente, bénigne, ou dans bien des cas de blennorragie subaiguë ou ancienne, dans lesquels la virulence semble peu accentuée ou même éteinte. Il semble en être ainsi surtout chez les prédisposés, chez ceux qui ont eu déjà des manifestations d'infection générale dans les blennorragies antérieures ; l'intensité du processus initial semble n'avoir chez eux qu'une importance minime. Ajoutons que l'exaltation de la virulence du gonocoque semble plus accentuée dans l'apyrexie et diminuée pendant la fièvre.

D'après les recherches de Drobny[1], elle serait aussi plus forte dans les états de la blennorragie où le gonocoque est libre que dans ceux où il est inclus principalement dans les cellules. Suivant lui, dans le

1. POWANSKI. Recherches sur la blennorragie et ses complications. *Th. de St-Pétersbourg et Lyon médical*, 1895.

1. DROBNY. Ueber die Abhängigkeit der Urethritis von der Localisation der Gonokokken. *Arch. f. Derm. und Syph.*, 1898, Bd 46, H. 1.

premier cas, l'intervention active peut être nuisible en exaspérant l'inflammation ; au contraire, quand les gonocoques sont intra-cellulaires, on pourra faire souvent avec succès un traitement actif sans attendre le stade de décroissance des phénomènes aigus.

L'atténuation de la virulence gonococcique résulte naturellement des conditions opposées à celles de l'exaltation. La localisation prolongée de la blennorragie dans une région déterminée s'accompagne de la diminution progressive de l'inflammation locale. Imprégnés par les toxines, les tissus semblent s'accoutumer à la présence des gonocoques. Ceux-ci ne se développent plus que lentement et dans de faibles proportions. Dans les cavités closes le gonocoque finit même par se détruire complètement.

Prédisposition. — Comme on le voit, les propriétés virulentes du gonocoque ne sont pas indépendantes des qualités du terrain. Sa vitalité, sa prolifération et ses propriétés nocives augmentent suivant le milieu qu'il occupe, suivant les modifications de ce milieu. Bien entendu, elle varie aussi suivant les prédispositions spéciales des individus. Certains sujets sont atteints de rhumatisme blennorragique avec une grande facilité ; mais jusqu'ici on ne peut faire que des hypothèses sur les causes qui favorisent ou déterminent chez eux l'infection générale blennorragique.

Nous savons toutefois que certaines modifications qui surviennent dans les qualités du milieu ont une importance aussi grande que celles qui peuvent survenir dans le gonocoque lui-même. Avec le temps, le milieu peut devenir tout à fait impropre à l'existence du gonocoque qui finit par mourir. Mais tant qu'il résiste, si atténué qu'il puisse paraître par rapport à la région qui le supporte, il est toujours capable, comme l'a dit Wertheim, de manifester qu'il n'a pas perdu son activité, si une circonstance fortuite vient à rendre de nouveau le milieu favorable à sa germination. Il peut en résulter soit une exacerbation locale, soit même une infection générale. Comme l'a dit Jadassohn, on n'est jamais sûr de la perte définitive ou de l'affaiblissement de l'infectiosité d'un processus blennorragique, si chronique qu'il puisse paraître, tant qu'on peut y constater la présence du gonocoque. Wertheim nie même l'affaiblissement de la virulence du gonocoque dans les milieux de culture artificiels.

Tout ceci revient à dire qu'il n'y a pas d'immunisation locale bien certaine produite par la présence du gonocoque. Il y a moins encore d'immunisation générale ; une blennorragie chronique très ancienne, par exemple, reste toujours contagieuse, et elle peut se compliquer

localement d'une épididymite très aiguë, ou bien donner lieu à une
métastase éloignée plus ou moins grave [1].

Toutefois il faut reconnaître que certains faits sont difficilement
explicables. Dans les deux sexes on observe des individus qui paraissent sinon réfractaires à la blennorragie, du moins résistants d'une
manière incompréhensible au pouvoir infectieux du gonocoque. Certains individus guérissent de la blennorragie avec une facilité éton-
nante qui pourrait faire admettre une immunité congénitale de leurs
tissus. D'autres qui ne guérissent pas conservent cependant le gonocoque pendant un temps indéfini en ne présentant que des réactions
nulles ou insignifiantes. Leurs organes présentent pour le gonocoque
une accoutumance extraordinaire qui annihile ses propriétés phlogogènes, à tel point que la blennorragie ne peut être reconnue chez eux
que par des examens microscopiques et aux contagions répétées dont
ils sont les auteurs. Ces cas ne sont pas rares chez l'homme; ils
sont plus fréquents encore peut-être chez la femme. Malgré cette
accoutumance inexplicable, les sujets atteints de ces blennorragies
latentes n'en demeurent pas moins exposés aux infections générales.

Influence du traitement. — Enfin la direction donnée au traitement
de la blennorragie peut incontestablement avoir une influence sur le
développement de l'infection générale. Théoriquement il est indiqué
d'agir aussi vite et aussi énergiquement que possible afin de supprimer, s'il est possible, le foyer initial de la blennorragie. D'autre part,
on a reproché aux méthodes de traitement abortif d'exciter l'inflammation des muqueuses infectées par leur action traumatique et irritante et de favoriser ainsi la pénétration des gonocoques dans les
tissus sous-muqueux et leur passage dans la circulation.

Ce reproche ne saurait être négligé et tous les auteurs sont d'accord pour reconnaître qu'il vaut mieux cesser le traitement local de
la blennorragie pendant la période où elle atteint son maximum
d'acuité. Il est indiqué, au contraire, de poursuivre avec énergie le
traitement local au début de la blennorragie et dès que les symptômes
les plus aigus et douloureux sont calmés. On a ainsi de grandes
chances de couper court à la possibilité de l'infection générale en
obtenant la guérison prompte de la blennorragie initiale.

Pendant l'infection, et par exemple, pendant le rhumatisme articulaire, il faut aussi combattre activement la blennorragie. C'est injuste-
ment qu'on a reproché au traitement local de la blennorragie d'ag-

1. JADASSOHN. Ueber Immunität und Superinfection bei chronischer Gonorrhœ.
Arch. f. Derm. und Syph., 1898, t. XLIII, p. 319.

graver les arthrites ou d'en provoquer de nouvelles. Ce traitement ne peut avoir de fâcheux effets que s'il est mal dirigé ou institué pendant une période trop aiguë de la blennorragie. Mais, si l'on peut attendre d'heureux résultats d'un traitement bien fait, en revanche les fautes dans le traitement local peuvent être très nuisibles.

Pour ce qui concerne le traitement de l'urétrite, les grands lavages suivant la méthode de Janet nous paraissent devoir être le traitement de choix. Les injections n'agissent pas sur toute la surface de l'urètre, et il vaut mieux y renoncer, à moins d'être absolument certain de la localisation de la blennorragie dans l'urètre antérieur. Le permanganate de potasse et les solutions argentiques faibles sont de beaucoup les meilleurs agents thérapeutiques à recommander.

En résumé, pour l'homme, pour la femme, pour l'enfant, le traitement local de la blennorragie est de règle, quelle que soit la localisation. Indiscutable pour l'ophtalmie, ce traitement, en ce qui concerne la blennorragie des organes génitaux de l'homme et de la femme, reste soumis aux règles habituelles et doit être conduit avec une réserve particulière pendant les accidents aigus. Le danger de l'infection générale réside moins dans l'intervention thérapeutique bien dirigée que dans *l'abstention ou même l'expectation trop prolongée*, que nous n'hésitons pas à considérer comme une véritable cause de l'infection générale dans la blennorragie.

B. *Infection généralisée dans la blennorragie des organes génitaux externes de la femme.* — Le rhumatisme blennorragique peut succéder aux diverses localisations de la blennorragie sur les organes génitaux externes de la femme : vulvite, urétrite, bartholinite, vaginite et métrite. Il est plus rare chez la femme que chez l'homme. Rollet, Diday ont insisté sur cette rareté. A l'hôpital de Lourcine, Cullerier n'a vu que 2 ou 3 cas, en 9 ans; Guérin un cas en 4 ans; Martineau, 1 cas en 7 ans; moi-même 2 cas en 5 ans. Les cas paraissent être plus fréquents dans les hôpitaux non spéciaux, et en tenant compte des cas méconnus, on concluera certainement que le rhumatisme blennorragique de la femme n'est pas très rare, mais qu'il est cependant moins fréquent que celui de l'homme. Une statistique d'ensemble de Bornemann, portant sur 271 malades, donne 42 cas chez les femmes et 229 cas chez les hommes. La cause principale de ces grandes différences tient non seulement à la fréquence plus grande de la blennorragie chez l'homme, mais aussi à ce fait que l'urètre de l'homme est l'organe qui se prête plus que tout autre aux exacerbations dans la vitalité du gonocoque et à sa pénétration dans le sang.

Importance de la métrite. — Chez la femme, l'urétrite ne peut pas avoir l'importance qu'elle offre chez l'homme. La vulvite, la vaginite, en raison de leurs surfaces libres et de la résistance des muqueuses, ne peuvent pas fournir au gonocoque un terrain de facile pénétration. Il n'en est pas de même de la glande de Bartholin, organe parenchymateux, dont l'inflammation gonococcique s'accompagne de temps en temps d'infection générale, et il n'en est pas de même surtout de la métrite. La muqueuse du col de l'utérus est par excellence le siège du gonocoque dans la blennorragie des organes génitaux internes de la femme. Le gonocoque peut envahir de là facilement toute la muqueuse de l'utérus. Les recherches de plusieurs auteurs et surtout celles de Wertheim[1] ont montré le gonocoque dans la muqueuse de l'organe, pénétrant dans ces glandes et jusque dans le tissu vasculaire. Récemment Kraus a trouvé 8 fois le gonocoque dans le tissu utérin, sur 11 cas de blennorragie. Dans la blennorragie latente, le col de l'utérus, parfaitement sain en apparence, peut cependant contenir le gonocoque; ces cas ne sont pas rares, ils présentent des difficultés extrêmes pour le diagnostic de la métrite et naturellement aussi des complications générales qui peuvent en être la suite. Ce sont parfois celles-ci qui attirent l'attention du côté des organes génitaux, car plusieurs fois, l'infection blennorragique généralisée s'est déclarée au cours de métrites d'apparence bénigne (Rendu et Hallé, etc).

Rôle des microbes associés. — Outre le gonocoque qui semble bien être l'agent principal des infections locales et générales, on peut rencontrer dans ces infections quelques-uns des microbes qui existent à l'état normal dans les voies génitales externes de la femme. Leur nombre augmente dans des proportions considérables chez la femme enceinte, et surtout dans les lochies de l'accouchée. Les principaux sont les staphylocoques blanc, doré, citrin, et le streptocoque. Ces microbes sont prêts à se joindre au gonocoque; ils peuvent réciproquement faciliter leur diffusion dans les organes génitaux. Dans certains cas l'infection est mixte; dans d'autres il peut y avoir prédominance, soit du gonocoque, soit des staphylocoques ou des streptocoques. Pourtant il semblerait que le gonocoque ne prédispose pas autant qu'on pourrait le croire aux infections mixtes. Wertheim ne nie pas les infections secondaires, mais dans ses recherches sur la blennorragie intra-utérine, il dit n'avoir jamais trouvé que le gonocoque.

---

1. WERTHEIM. Blenn. intra-utérine. *Verhand. der Deutsch. Dermat. Gesellschaft*, 1896, p. 135.

Causes occasionnelles. — Plusieurs causes occasionnelles peuvent exciter la virulence du gonocoque et provoquer une infection générale. Nous citerons en première ligne les *réinfections* qui jouent dans l'utérus le même rôle que dans l'urètre de l'homme. On a incriminé le coït, diverses opérations pratiquées sur le col, l'hystérométrie, etc.

Ces influences d'ordre mécanique ont leur valeur, mais la *menstruation* joue ici un rôle bien plus important. Elle détermine une congestion vasculaire et une hypersécrétion qui favorisent la prolifération des microbes dont le nombre augmente d'une manière manifeste (Peraire, Strogonoff). La muqueuse à ce moment est ainsi beaucoup plus vulnérable et la pénétration des gonocoques dans le sang peut s'effectuer. C'est à ce moment aussi que l'extension locale de la blennorragie se produit et qu'elle peut gagner les annexes, la trompe, l'ovaire, ou le péritoine. Plusieurs cas de péritonite aiguë généralisée (Brose, Cushing, Muscatello) se sont déclarés au moment des règles.

Le danger est encore plus grand au moment de l'avortement ou de l'accouchement. Les recherches contemporaines ont montré que la présence du gonocoque dans la cavité utérine n'est pas un obstacle absolu à la conception (Fristch, Ozenne)[1]. La grossesse peut même évoluer normalement, à la condition que le gonocoque disparaisse de la cavité utérine, au moment de la soudure des membranes caduques. C'est ce qui a lieu dans les cas les plus favorables. Mais, dans d'autres cas, les gonocoques se multiplient dans la muqueuse, ils peuvent envahir d'une manière précoce les membranes elles-mêmes (Saenger); la métrite provoque des hémorragies et l'avortement. C'est à ce moment que l'infection locale ou générale est menaçante.

Il en est de même *a fortiori*, si la grossesse a pu aller jusqu'à son terme. A ce moment surtout se trouvent réalisées toutes les conditions favorables à l'infection : exsudation abondante de sang et de sérum, plaie utérine, béance et dilatation des vaisseaux, laxité des tissus, et quelquefois manœuvres pratiquées au moment de l'accouchement. Lorsque l'infection se produit, elle peut être purement locale, envahir toute la surface de l'utérus, ou bien gagner les annexes, la trompe, l'ovaire, le péritoine. Nœggerath a admis que 75 pour cent des inflammations péri-utérines se produisent au moment de l'avortement ou

---

1. Fu. Une complication rare du curetage de l'utérus, le rhumatisme blennorragique. *Th. de Paris*, 1893.

1. Ozenne. Trois grossesses chez une femme atteinte d'endométrite blennorragique chronique. *Journ. des mal. cut. et syph.*, 1897, p. 162.

de l'accouchement et la plupart des auteurs (Pozzi, Verchère, etc., souscrivent à cette opinion sans la trouver exagérée.

Ce puerpérisme gonorréique peut être simplement gonococcique ou mixte, c'est-à-dire causé à la fois par le gonocoque et par d'autres microbes, notamment les microbes pyogènes. Werstermak (1886) Wertheim, Raymond, etc., ont trouvé le gonocoque à l'état de pureté dans la suppuration des trompes. Il y a été rencontré avec le streptocoque, avec les staphylocoques, avec le pneumocoque, avec le colibacille.

L'extension de la trompe au péritoine se fait ordinairement par voie de continuité, quelquefois aussi par passage direct à travers les diverses couches de la trompe jusqu'au péritoine. Dans la péritonite localisée ou généralisée, nous retrouvons les mêmes infections gonococciques pures ou mixtes.[1]

Enfin dans certains cas, l'infection puerpéro-gonorréique se généralise. Elle a pour suites le rhumatisme blennorragique (rhumatisme des femmes en couches, rhumatisme génital de Lorain) dans lequel l'infection gonococcique peut être absolument pure, quelquefois aussi mixte, causée par le gonocoque et par les microbes pyogènes.

Il peut arriver encore que le gonocoque s'efface devant ces derniers, dont la vitalité s'exalte davantage, et on se trouve alors en présence des manifestations qui caractérisent l'infection puerpérale. Nous n'avons pas à nous arrêter sur cette dernière qui ne rentre pas directement dans notre sujet. Elle mérite pourtant parfois d'être rangée dans les *infections parablennorragiques*, dans lesquelles le gonocoque a appelé les infections secondaires, leur a ouvert des voies de diffusion et de pénétration, et a préparé des infections générales qui auraient peut-être manqué sans lui.

Quant à l'infection générale blennorragique, elle peut, dans ces circonstances, se produire de deux manières : 1° Immédiatement, pendant la diffusion de l'infection gonococcique pure ou mixte, et son extension au péritoine ou aux annexes. 2° Tardivement. On assiste d'abord à la formation des foyers péritonéaux, tubaires ou annexiels. Ces foyers de péritonite se localisent d'abord et, plus tard, ils peuvent donner lieu à des infections généralisées, soit sans cause apparente, soit à l'occasion de l'exaltation de la virulence gonococcique

1. PICQUEVIN. *Soc. obstetr. et gynécol. de Paris*, 11 juin 1896. — MUSCATELLO. *Péritonite diffuse à gonocoques. Policlino*, 15 août 1896. — CUSHING. *Bull. of the Johns Hopkins Hospital*, t. X, n° 98. — BROCQUIN. *Soc. d'obst. et de gynéc. de Bordeaux*, 1897.

provoquée de nouveau par la menstruation, par l'avortement ou même l'accouchement[1].

C. *Infection générale blennorragique chez l'enfant.* — Chez l'enfant, l'infection générale blennorragique peut avoir pour causes l'urétrite, la vulvo-vaginite, et l'*ophtalmie*, si fréquente chez les nourrissons. L'ophtalmie blennorragique de l'adulte peut aussi causer le rhumatisme (Galezowski, etc.), mais c'est surtout chez l'enfant qu'on a relevé la fréquence de cette complication. Debierre, Zatvorniski, Widmark en ont publié des exemples; Lucas en a rassemblé 25 cas, et Haushalter 27.

Ordinairement le rhumatisme apparaît au déclin de l'ophtalmie, à la seconde ou troisième semaine; il occupe fréquemment le genou ou le poignet, quelquefois le cou-de-pied, et sa marche est assez bénigne. Le gonocoque a été constaté à la fois dans l'œil et dans les articulations prises (Weiss et Klingelhœfer).

On a pu observer aussi l'association du gonocoque avec le staphylocoque, et avec le streptocoque (Lucas[2]).

CHAPITRE III

Étiologie des principales manifestations de l'infection générale produites directement par le gonocoque ou par les microbes associés.

RHUMATISME BLENNORRAGIQUE. — La présence du gonocoque dans les synoviales articulaires ou tendineuses atteintes de rhumatisme blennorragique a été constatée dans un grand nombre de cas et l'on peut distinguer plusieurs catégories dans les faits publiés : 1° Démonstration du gonocoque dans le liquide retiré de la synoviale par simple ponction, par les réactions colorantes. 2° Démonstration du gonocoque par examen microscopique de fragments de la synoviale obtenus par excision ou par raclage[1]. 3° Démonstration du gonocoque par les cultures et l'inoculation aux animaux ou même à l'homme,

1. FUCHS. Gonorrhœ und Wochenbett, *Diss. inaug.* Strasbourg, 1897. — MESLOVARY. Le rôle de la toxine du gonocoque dans les infections gonorréiques des organes génitaux internes de la femme. *Annales de gynéc. et d'obstét.*, nov. 1899, p. 483.

2. VIGNALDON. *Th. de Paris*, 1895. — MONTMOUTH. *Thèse de Bordeaux*, 1897. — VANCXEM. *Th. de Paris*, 1896. — YASTCHCLIEF. *Th. de Lyon*, 1898. — WEIS et KLINGELHŒFER. *Klin. Mon. für Aug.*, mars 1898, p. 7. — HAUSHALTER, *Méd. infantile*, 15 déc. 1896. MARFAN, *Gaz. heb. de Méd. et de Chir.*, XLIV, n° 27. MARFAN et EPSTEIN, *Traité des maladies de l'enfance*, de Grancher, Comby et Marfan. — DESTOUNIS. *Th. de Paris*, 1897-1898. — LUCAS. *Brit. Med. Journ.*, 28 janvier 1899. — HALLÉ. *Rev. des Mal. de l'Enfance*, 1900, p. 260.

L'ensemble des faits probants est aujourd'hui trop considérable[1] pour qu'une contestation puisse être élevée et l'on peut même dire que la série complète des preuves microscopiques, bactériologiques et expérimentales a notablement corroboré la valeur des faits anciens dans lesquels les auteurs n'ont pu avoir recours qu'aux recherches microscopiques, ou même cliniques.

En somme, on peut aujourd'hui considérer comme suffisamment démonstratifs de l'infection générale gonococcique les faits dans lesquels la recherche microscopique a nettement démontré la présence du gonocoque : 1° dans les foyers initiaux de blennorragie des organes externes ; 2° dans les foyers internes secondaires, articulations, bourses séreuses, etc.

Les faits d'observation négative sont très nombreux aussi, mais ils ne démontrent pas toujours la non-intervention du gonocoque, pour les raisons suivantes : 1° Le gonocoque peut être présent dans une synoviale articulaire ou tendineuse, sans que l'examen microscopique de la sérosité obtenue par ponction aspiratrice puisse le démontrer. Quelquefois, en effet, il ne flotte pas dans le liquide et reste implanté dans la synoviale ; il ne peut être obtenu alors que par l'excision et le raclage de la synoviale. 2° Il peut avoir disparu totalement dans le liquide si l'examen est trop tardif, car il meurt assez facilement dans les exsudats, comme dans les milieux de culture. 3° Dans certains cas sa présence a pu être marquée par le développement prédominant des microbes pyogènes. 4° Certaines arthrites peuvent avoir été causées uniquement par l'introduction directe d'une certaine quantité de toxines dans l'articulation. 5° Il se pourrait enfin que l'arthrite ou la localisation inflammatoire périphérique symptomatique de l'infection générale ne fût pas directement d'origine microbienne, mais bien d'origine névropathique. D'après cette théorie soutenue notamment par Jacquet, par Jeanselme et par d'autres auteurs, l'infection générale atteindrait d'abord quelquefois les nerfs périphériques, le plus souvent le système nerveux central. Consécutivement apparaissent diverses manifestations à distance, arthrites ou inflammations de forme et siège très divers, véritables troubles trophiques qui sont sous la dépendance des altérations organiques ou dynamiques du système nerveux central.

1. JUNDELL. Arthrite gonorréïque avec gonocoques dans l'exsudat et les granulations articulaires. Arch. f. Derm., t. XXXIX, p. 195. — RUBINSTEIN, Soc. hufelandienne de Berlin, 25 octobre 1899, Gaz. hebd. de Méd. et de Chir., 1899, n° 102, p. 1221. — RINDFLEISCH. Bakteriologische Untersuchungen über Arthritis gonorrhoica. Arch. f. klin. Chir., LV, p. 445.

Cette théorie ne se base pas seulement sur l'impossibilité de trouver le gonocoque dans un grand nombre de cas, mais sur un ensemble important de symptômes spéciaux tels que troubles dysesthésiques, exagération des réflexes, troubles de la nutrition des tissus, contractures et même paraplégie spasmodique, etc. Nous verrons que cette théorie du blenno-rhumatisme névropathique ou myélopathique est invoquée pour expliquer la pathogénie de certaines manifestations de l'infection générale blennorragique.

Époques du début. — Siège de la blennorragie. — Le rhumatisme blennorragique peut se manifester dans toutes les formes et à toutes les périodes de l'urétrite. Nasse[1] le signale assez fréquent au début. Il a été signalé aussi pendant la période d'incubation, avant même l'apparition de l'écoulement. Griffon a rapporté une observation de rhumatisme blennorragique pré-urétritique[2].

J'ai moi-même signalé un cas dans lequel un traitement abortif au nitrate d'argent, couronné de succès en ce qui concerne l'urétrite, n'avait pas empêché dans la même semaine l'apparition d'un rhumatisme qui présenta tous les caractères de l'infection blennorragique. Le siège de l'urétrite n'a donc pas une importance pathogénique absolue; toutefois, chez l'homme, c'est surtout au moment du passage de l'inflammation de l'urètre antérieur dans l'urètre postérieur que se déclarent les signes de l'infection générale.

Dans un cas de *balanite à gonocoques*, sans urétrite, Macaigne et Finet ont observé une synovite tendineuse du poignet à gonocoques. Il n'est donc pas étonnant de voir le rhumatisme blennorragique se déclarer chez l'homme dans les urétrites les plus légères et dès leur début.

Si l'on considère le nombre des cas de rhumatisme blennorragique, auxquels il faut joindre ceux d'albuminurie, de conjonctivite dite rhumatismale, et peut-être les cas dans lesquels il existe seulement des symptômes généraux, anémie, amaigrissement, affaiblissement, fièvre, etc., on est au moins porté à penser que l'infection générale est plus fréquente que ne pourraient le faire penser les apparences habituelles des cas de blennorragie.

Causes prédisposantes. — Toutes les causes d'exacerbation de l'urétrite favorisent en même temps l'infection générale : fatigues physiques, équitation, bicyclette, danse, surmenages de causes diverses, coït, boissons excitantes et alcooliques, etc.

1. Nasse, Die gonorrhoischen Entzündungen der Gelenke, etc... *Klin. Vortrage Volkmann.* n° 181.
2. Griffon, Synovite blennorragique. *Presse méd.*, 15 janvier 1898.

Il faut tenir grand compte aussi des *prédispositions individuelles* : certains individus semblent voués d'avance au rhumatisme blennorragique qui les atteint à chaque récidive de la blennorragie, et qui prend parfois chez eux des allures de chronicité plus accusée que chez d'autres sujets.

L'infection générale atteint de préférence certains tissus de substance conjonctive, les synoviales, les séreuses des tendons, les membranes de l'œil, etc. Le gonocoque a été démontré dans les inflammations des gaines tendineuses de la jambe, du pied, du poignet, par plusieurs auteurs (Jundell, Ahman, Macaigne et Finet, Jacobi et Goldmann, Griffon).

Les *périostites blennorragiques* s'observent surtout aux doigts, aux orteils, à la clavicule, au calcanéum. Parmi les articulations, la plus fréquemment atteinte est celle du genou ; la surface étendue de cette articulation favorise sans doute la fréquence de cette infection. Les localisations habituelles de l'infection générale blennorragique sont aussi celles de la plupart des autres infections microbiennes. Ces infections atteignent de préférence les tissus de moindre résistance au premier rang desquels se placent les séreuses qui sont le siège habituel de l'infection générale blennorragique.

Étiologie des formes diverses. — Nous sommes encore mal renseignés au sujet des causes qui créent chez les malades les nombreuses variétés de rhumatisme blennorragique, hydarthrose, arthrite aiguë séro-fibrineuse, arthrite suppurée, arthrite phlegmoneuse, arthrite ankylosante.

Les variations dans la virulence du gonocoque jouent certainement un rôle important que l'on peut apprécier dans certains cas très bénins, ou au contraire très aigus, à manifestations multiples, portant à la fois sur les articulations, l'endocarde ou d'autres séreuses. Il faut tenir aussi compte en pareil cas, non seulement de l'intensité de l'urétrite ou des localisations secondaires de l'infection, mais la virulence peut se mesurer aussi parfois à la gravité des signes généraux de l'infection, anémie, affaiblissement et amaigrissement rapides. Ces signes peuvent, du reste, s'observer parfois sans autre cause apparente que l'urétrite elle-même.

La suppuration[1] dans les arthrites peut être due au gonocoque, quelquefois aussi à une infection mixte produite par les microbes pyogènes, streptocoques ou staphylocoques, seuls ou associés au gonocoque. On a signalé aussi l'intervention du pneumocoque.

1. KÖNIG. Ueber gonorroische Gelenkentzündung. *Deutsche med. Woch.*, 1898, p. 47. — MARTEL. Recherches bactériologiques dans le rhumatisme blennorragique. *Lyon médical*, 14 août 1898.

L'étiologie reste obscure pour le rhumatisme blennorragique chronique, pour la forme ostéo-périostique hypertrophiante, et pour la forme assez fréquente décrite sous le nom de polyarthrite déformante progressive pseudo-noueuse (Fournier, Doamaral)[1]. Malgré leur grande ressemblance avec celles du rhumatisme noueux, les lésions qui se produisent dans cette forme dépendent certainement de la blennorragie. Fournier les a vues apparaître chez des malades qui n'étaient ni rhumatisants, ni goutteux. La multiplicité des atteintes est une cause très nette de la tendance du rhumatisme blennorragique à se fixer sur les petites jointures. La polyarthrite déformante succède ainsi à plusieurs récidives. Il en est de même pour certaines arthrites ankylosantes, notamment pour l'ankylose vertébrale. Les recherches tentées pour trouver le gonocoque dans les petites jointures sont peu nombreuses et n'ont donné jusqu'ici que des résultats négatifs.

Les formes chroniques s'accompagnent souvent d'atrophies musculaires dans la région dépendant des articulations atteintes. Certaines atrophies musculaires se produisent parfois à distance, sans rapport bien net avec les jointures affectées (Oudin), circonstance qui donne à penser que le système nerveux central intervient dans la pathogénie de ces amyotrophies et sans doute aussi dans celle des arthropathies elles-mêmes. Cette interprétation a été admise par Jacquet[1] pour la *talalgie* chronique, ou blenno-rhumatisme ostéo-fibreux avec véritable ostéite hyperostosante, ayant son maximum à l'insertion du tendon d'Achille. Cette talalgie, qui varie dans ses degrés depuis la simple douleur persistante jusqu'à l'hyperostose plus ou moins marquée, serait une forme du blenno-rhumatisme myélopathique. Elle survient au cours de rhumatismes accompagnés de phénomènes nerveux, et presque toujours chez des sujets à profession nécessitant la station verticale prolongée. Ajoutons que, suivant Liaros et Hobbs[2], l'hyperostose blennorragique du calcanéum ne se produit ordinairement que lorsque l'infection blennorragique s'est reproduite dans la bourse séreuse calcanéenne à l'occasion de plusieurs blennorragies.

Quant aux récidives, elles s'expliquent par la prédisposition générale évidente chez certains sujets, et par la prédisposition locale créée par les lésions résultant des atteintes antérieures, lésions qui affaiblissent

---

1. LEREDOULLET et BERNARD. Deux cas d'ankylose d'origine blennorragique. *Arch. gén. de Méd.*, avril 1800. — DOAMARAL. *Th. de Paris*, 1891. — Ch. ACHARD. Application des rayons de Röntgen à l'étude d'un cas de rhumatisme déformant d'origine blenn. *Soc. des Hôpitaux*, 1899. — PELISSE. Récidives dans le rhumatisme blenn. *Th. de Paris*, 1899.

1. JACQUET. Talalgie blennorrhagique. *Soc. des Hôp.*, 5 mars 1897.

2. LIAROS et HOBBS. *Soc. de Médecine de Bordeaux*, 18 janvier 1897.

encore la résistance des articulations ou des tissus périarticulaires.

Cet affaiblissement de la résistance peut être provoqué aussi par le *traumatisme* qui favorise parfois sur le membre atteint la localisation de l'infection blennorragique.

ENDOCARDITE BLENNORRAGIQUE. — PYÉMIE BLENNORRAGIQUE. — La plupart des observations publiées avant la découverte du gonocoque de Neisser ont trait à des cas d'affections cardiaques venant compliquer le rhumatisme blennorragique. Ces observations n'en conservent pas moins une incontestable valeur qui n'a fait qu'augmenter à mesure que les recherches bactériologiques ont établi solidement la nature blennorragique du rhumatisme et des cardiopathies blennorragiques.

Dans les premiers faits observés après la découverte du gonocoque Martin (1882), Weckerle (1886), Wechselbaum (1887), Ely, His, Councilmann, etc... ne mentionnent que la recherche microscopique du gonocoque dans les lésions de l'endocarde.

Les recherches plus récentes (Rendu et Hallé, Finger, Ghon et Schlagenhaufer, etc.), multiplient les preuves convaincantes[1] : recherche microscopique du gonocoque dans les divers foyers de blennorragie, culture du gonocoque, et quelquefois même expérimentation avec les produits de culture sur les animaux ou sur l'homme. Dans quelques cas on a même pu reconnaître le gonocoque dans le sang. La série des preuves démontrant l'infection gonococcique du cœur est donc complète.

L'inflammation que le gonocoque détermine dans l'endocarde est surtout purulente. Il perd beaucoup de sa vitalité sous l'influence de la fièvre et peut même succomber aux températures de 39 et 40 degrés, tandis que les microbes pyogènes résistent. Le processus déterminé par ceux-ci est donc plus grave, et en effet, il y a des endocardites blennorragiques qui guérissent (Jaccoud, Litten[1], Potain[3]).

Mais à côté de ces cas favorables qui sont nombreux, on a observé des cas où le gonocoque déterminait comme les microbes pyogènes une *pyémie* dite *blennorragique* ou *gonococcique* pouvant conduire à la mort. Des gangrènes, des foyers inflammatoires remplis de gonocoques et consécutifs à des embolies parties du cœur sont observés dans les reins ou dans le poumon, dans les tissus sous-cutanés, mus-

---

1. RENDU et HALLÉ. Un cas d'infection blennorrhagique généralisée. *Ann. de Gynécol.*, 1898, t. II, p. 179. — GHON et SCHLAGENHAUFER. *Wien. klin. Woch.*, 1898, t. XXIV, p. 580. — BARNCOL, *Th. de Paris*, 1896. — ABRAMS. Un cas d'endoc. blenn. *New-York med. Journ.*, 29 août 1898.

1. LITTEN. Endocardite et ses rapports avec d'autres maladies. *Versammlung deuts. Naturforscher u. Aerzte.* Wiesbaden, avril 1900.

3. POTAIN. *Bulletin médical*, 15 décembre 1899.

culaires, etc.[1]. Ces endocardites blennorragiques sont, en effet, tantôt
végétantes, tantôt ulcéreuses, tantôt végétantes et ulcéreuses à la
fois, et deviennent facilement le point de départ d'embolies.

Ces endocardites prennent ce caractère de malignité dans les cas
où la virulence du gonocoque est exaltée. Elles peuvent atteindre
même le cœur droit, tandis que les endocardites bénignes occupent
seulement le cœur gauche.

D'autres microbes peuvent s'associer au gonocoque dans l'endocardite blennorragique : on a cité le pneumocoque (Leyden), les staphylocoques, le streptocoque, certains cocci mal définis (Finger, Ghon
et Schlagenhaufer, Jullien).

Enfin l'endocardite développée au cours de la blennorragie ne contient pas toujours le gonocoque; elle est due à une infection surajoutée, indépendante, spécialement dans les cas de pyémie. C'est le streptocoque qu'on a rencontré ordinairement (Lœb)[2], quelquefois les staphylocoques.

L'endocarde intact peut être atteint, mais les lésions d'endocardite
ancienne constituent une véritable cause prédisposante pour l'infection gonococcique.

L'endocardite, suivant Siegheim[3], est assez fréquente chez la
femme, mais suivant Guiard, elle est plus fréquente chez l'homme.
Elle a été observée aussi chez l'enfant (Chiniso et Isnardi).

Les principales localisations de la blennorragie, urétrite chez
l'homme et métrite chez la femme, en sont l'origine habituelle, mais
on a pu la voir coincider avec diverses complications, orchite, prostatite, pelvi-péritonite, bartholinite, etc. Elle a été observée quatre jours
après la blennorragie; c'est le plus bref délai; généralement elle se
montre dans la période aiguë. Dans quelques cas on l'a observée au
bout de plusieurs mois et même dans des cas très anciens.

Dans le plus grand nombre des cas, l'endocardite a paru accom-

1. WHITE. Endoc. maligne. *The Lancet*, 29 février 1896. — BROWN. Un cas
d'infection blennorrhagique mortelle. *Journ. of cut. dis.*, juin 1898. — GHON et
SCHLAGENHAUFER. Endoc. à gonoc. *Wiener klin. Woch.*, 1898, n° 24, p. 580. —
BURG. Endocardite ulcéreuse avec pyélo-néphrite à gonocoques. *Med. Rec.*,
25 avril 1896. — DUCOUDROY. Endoc. blenn. *Gaz. clinique de Bellinac*, n° 4, 1896. —
WHITE. A clinical lecture on gonorrhoeal malignant Endocarditis. *Guy's Hospital
Journ.*, II, 1896. *The Lancet*, 29 février 1896. — ZWANSKI et BARCMAN. Endocarditis
gonorrhoica mit Embolie der Arter. fossae Sylvii, centralen Schmerzen, und
Œdem. *Wiener med. Woch.*, 1898, n° 8 et 9. — FRAENKEL. Endoc. gonorrhoica. *Inaug.
Diss.* Leipzig, 1894. — SINGER. Ueber Gonococcen-Pyämie. *Wien. med. Presse*,
1896, n° 51-52. — ROBINSON. Systemic Infection from Gonorrhea. *Medic. News*,
29 août 1896. — COMBEMALE. Un cas de pyohémie blennorragique. *Bull. méd. du
Nord*, 26 juin 1898. — ASAHARA. Métastases de la blennorragie. *Th. de Berlin*, 1898.

2. LOEB. *Deutsch. Arch. f. klin. Medic.*, t. LXV, p. 411.

3. SIEGHEIM. *Zeitschr. f. klin. Med.*, Bd 34, p. 5 et 6.

pagner le rhumatisme blennorragique, ce qui a été jadis une grosse cause d'erreur à l'époque où sa spécificité était mise en discussion. Le rhumatisme étant déjà l'indice d'une infection généralisée, cette coïncidence s'explique trop facilement pour qu'il soit nécessaire d'insister. Mais elle n'est pas nécessaire et les cardiopathies peuvent exister seules, sans que l'on constate de manifestations articulaires. On a aussi vu le rhumatisme succédant à l'endocardite.

L'endocardite blennorragique maligne se complique assez fréquemment de *myocardite* et d'épanchement péricardique séreux. La *péricardite à gonocoques* a été signalée (de Beurmann).

PHLÉBITE. — Plusieurs cas de phlébite ont été observés chez l'homme et chez la femme, ordinairement au cours du rhumatisme blennorragique. La véritable cause paraît être l'infection gonococcique du sang, mais jusqu'ici les recherches bactériologiques font défaut. Dans un cas, Tédenat a rencontré le gonocoque dans la veine[1]. Gouget a admis deux modes pathogéniques : 1° phlébite des petits vaisseaux partant du foyer initial de la blennorragie et quelquefois de foyers métastatiques et se propageant jusqu'aux grosses veines ; 2° phlébite par infection générale.

PLEURÉSIE. — Niée autrefois par Talamon, la pleurésie blennorragique a été observée dans des cas assez nombreux. La recherche du gonocoque a donné des résultats positifs dans quelques cas (Chiaiso et Isnardi, Mazza, Félix Bertrand, Bordoni-Uffreduzzi[2]). On a trouvé aussi dans la plèvre le gonocoque associé ou pneumocoque (Cardile).

ABCÈS SOUS-CUTANÉS. — Le gonocoque ne fait que traverser le sang et ne s'y multiplie pas ; il va se fixer dans divers tissus et assez fréquemment dans le tissu cellulaire sous-cutané où il produit parfois des abcès. Ces métastases gonococciques véritables ont été plusieurs fois signalées et notamment par Saldi, Lang, Horwitz, Bujwid, Hockmann, Meyer, Rendu, Almqvist, Scholtz, Raymond, Petit et Pichevin, Rivet, etc. Il s'agit de véritables abcès phlegmoneux, dont le pus rougeâtre renferme le gonocoque à l'état de pureté. Ces abcès, moins dangereux que ceux que déterminent les microbes pyogènes, leur ressemblent tout à fait. Ils peuvent aussi siéger dans le tissu musculaire (cas de Bujwid), dans la parotide (Colombini), dans des ganglions cervicaux (Petit et Pichevin).

Les abcès sous-cutanés peuvent être indépendants de toute mani-

1. STRATICOPOULO, *Th. de Montpellier*, 1888. — GOUGET, *Méd. moderne*, 14 décembre 1895. — LOR et MONTEUX, *Rev. génér. de path. interne*, 1898, p. 98. — D'ACHEUX, *Th. de Paris*, 1898.

2. MAZZA, *Congrès International de Médec.* Rome, 1897. — Félix BERTRAND, *Th. de Paris*, 1896. — CARDILE, *Clinica Medica*, 1899, n° 9.

festation éruptive; on les a vus aussi coïncidant avec de l'albuminurie (Colombini), avec des pétéchies et avec d'autres éruptions. Dans
un cas d'érythème noueux, Scholtz a vu une des nodosités s'abcéder
et le pus examiné contenait des gonocoques. Le fait est à relever,
d'autant plus qu'on rapporte ordinairement cette forme d'érythème à
l'action des toxines[1].

CHAPITRE IV

Étiologie des manifestations de l'infection générale
dues soit au gonocoque, soit à ses toxines.

A côté des manifestations dont nous venons de parler, se place une
autre série de manifestations de l'infection générale, dans lesquelles
le rôle étiologique du gonocoque est moins direct, ou bien n'a pas
pu être jusqu'ici démontré.

1. — NÉPHROPATHIES PAR INFECTION GÉNÉRALE BLENNORRAGIQUE. — L'albuminurie n'est pas rare au cours de la blennorragie, ainsi que l'a dit
depuis longtemps Rayer. Elle peut s'observer pendant le rhumatisme
blennorragique, et Peter, Laxcey[2] la considéraient comme déterminée
par une localisation de rhumatisme sur le rein. En 1892, nous avons
montré avec Souplet la fréquence relative de l'albuminurie dans les
blennorragies compliquées d'orchite, et obtenu dans un second travail avec Jacquinet en 1893[3], la confirmation des résultats précédemment publiés. Depuis cette époque, Géraud, Colombini, Goldberg, Stoyanchoff, Mankiewicz, Caspary, Lewek[4], sont arrivés à des
conclusions peu différentes des nôtres. Il existe une albuminurie
vraie, observée à peu près exclusivement chez l'homme, distincte de
la néphrite ascendante, et produite certainement par l'infection générale blennorragique. Habituellement passagère et de peu de gravité,
cette albuminurie s'accompagne parfois d'anasarque généralisée et
peut persister pendant plusieurs semaines.

Sa fréquence pendant l'orchite et surtout au début de celle-ci est
remarquable, l'invasion d'un organe parenchymateux favorise évidem-

1. PETER et PICHEVIN. Adénite cervicale suppurée à gonocoques, Journal des
Mal. cutanées et syph., 1896, p. 419. — ALMQVIST, Phlegmon d'origine blennorrhagique, Arch. f. Derm. und Syph., 1899, p. 49. — RIVET, Gaz. méd. de Nantes, 1899.
— COLOMBINI, Un caso notevole d'infezione gonoc. generalizzata, Giorn. Ital. delle
mal. vener., 1899, p. 212. — SCHOLTZ, Loc. cit.
2. LAXCEY, Th. de Paris, 1879.
3. BALZER et SOUPLET, Ann. de Derm. et de Syph., 1892, p. 113. — BALZER et JAC-
QUINET, Semaine médicale, 1893, p. 411.
4. GÉRAUD, Arch. de méd. militaire, octobre 1892. — GOLDBERG, Monatshefte f.
prakt. Dermat. XXIII, p. 405. — COLOMBINI, Supplemento al Policlino, 1897. —
STOYANCHOFF, Th. de Paris, 1897. — LEWEK, Inaug. Diss., Berlin, 1898.

ment la diffusion dans le sang du gonocoque ou de ses toxines ; elle peut se produire, d'une manière générale, au moment d'une aggravation dans l'état général ; on l'a observée plusieurs fois au cours du rhumatisme blennorrhagique ; et enfin elle se produit quelquefois dans l'urétrite non compliquée.

Il est impossible de dire actuellement si elle est due à l'infection temporaire du sang, à une élimination des gonocoques ou à l'élimination de la gonotoxine par le rein. Dans ses expériences sur la gonotoxine, De Christmas a noté la congestion et la tuméfaction des reins ; d'autre part, les gonocoques apportés par embolie dans les cas d'endocardite blennorrhagique donnent lieu à des abcès du rein qui ont été observés plusieurs fois (Asahara, etc.). Mais l'infarctus rénal, même produit par un caillot contenant des gonocoques, ne peut être comparé à l'apport dans le rein des gonocoques circulant dans le sang pendant l'infection.

En résumé, il y a des probabilités pour que l'intoxication soit la cause principale de l'albuminurie, mais on ne peut pas nier non plus la possibilité de la néphrite gonococcique.

II. — DERMOPATHIES BLENNORRHAGIQUES. — Les manifestations cutanées de la blennorrhagie paraissent appartenir exclusivement à l'homme. Elles peuvent se montrer dès le début de la blennorrhagie ou dans les cas chroniques. On les a signalées surtout pendant la période aiguë, vers la quatrième semaine.

Il est difficile, dans l'état actuel de la science, de dire si elles sont causées par le gonocoque, par une infection mixte, ou parablennorrhagique, ou par des toxines. Le gonocoque n'a été recherché, ni dans les tissus, ni dans le sang.

Érythèmes. — Les érythèmes blennorrhagiques présentent un polymorphisme assez marqué : papules ou petites macules simples, papules surmontées de vésicules miliaires, petites bulles hydroïques (cas de Tenneson), érythème scarlatiniforme, érythème noueux. Leurs allures donnent à penser qu'elles sont causées par les toxines. Elles ont été aussi expliquées par l'infection du système nerveux qui réagirait en produisant à distance des érythèmes angio-neurotiques. Il ne serait pas impossible, toutefois, que des éruptions à marche résolutive comme celles dont nous nous occupons fussent produites directement par le gonocoque. Nous rappellerons le cas d'érythème noueux, observé par Scholtz, dans lequel une nodosité s'abcéda et donna issue à du pus gonococcique[1].

1. BUSCHKE. Exanthèmes de la gonorrhée. *Arch. f. Derm. und Syph.*, 1899, XLVIII, p. 189-56.

Purpura. — Cependant quelques-unes d'entre elles, notamment celles qui s'accompagnent de purpura et d'hémorragies par diverses voies, sont dues à l'action directe des microbes, soit probablement du gonocoque, soit d'une infection mixte. Dans ces cas on a noté, presque toujours, d'autres manifestations infectieuses graves, arthrites, synovites, endocardite[1], albuminurie, semblables à celles du rhumatisme blennorrhagique.

Dans le cas qui nous est personnel avec Lacour[2], nous avons trouvé dans le sang, avec une grande facilité, le staphylocoque blanc qui existait en même temps dans l'urètre. Des recherches plus complètes auraient peut-être fait trouver aussi le gonocoque dans le sang.

Cornes cutanées. — L'interprétation pathogénique des *cornes cutanées* ou *hyperkératoses d'origine blennorrhagique* ne peut pas non plus être donnée d'une manière certaine[3].

Les recherches anatomo-pathologiques nous montrent qu'il s'agit d'une *dermo-papillite hyperkératosante* (Chauffard). Elle siège surtout aux extrémités, mais aussi dans d'autres parties du corps et même au cuir chevelu. Elle laisse après elle une macule pigmentée qui persiste pendant un certain temps.

Cette affection remarquable se produit ordinairement de trois à cinq semaines après le début de la blennorrhagie. Elle peut récidiver ainsi que Vidal l'a vu dans un cas, Jacquet dans deux cas, dans deux blennorrhagies successives, Jacquet et Ghika dans trois blennorrhagies avec rhumatisme. Elle a été aussi observée chez la femme et chez l'enfant. On a noté enfin sa coïncidence avec le rhumatisme blennorrhagique articulaire ou non articulaire (iritis dans un cas). Le gonocoque a été recherché dans les cas de Vidal et de Chauffard, notamment par Sabouraud, mais sans succès.

Le malade de Chauffard qui avait eu déjà une première blennorrhagie compliquée de rhumatisme, fut pris à la seconde blennorrhagie de nouveaux accidents infectieux avec azoturie intense, adynamie et émaciation telles que sa vie parut en danger. Au cours des arthropathies survinrent des lésions d'hyperkératose au gland, aux cuisses, dans le dos et à la plante des pieds. Chauffard était disposé à expliquer

1. LITTEN. *Soc. de méd. de Berlin*, 10 déc. 1894.
2. BALZER et LACOUR, *Ann. de Derm.*, 1894, p. 1015.
3. ROBINSON. *Medic. News*, 29 août 1896.
4. VIDAL. *Ann. de Derm.*, 1895, p. 5. — JEANSELME. *Ann. de Derm.*, 1895, p. 525. — JACQUET. *Soc. méd. des hôp.*, 22 janv. 1897. — CHAUFFARD. *Soc. méd. des hôp.*, 25 avril 1897. — LE DAMANY. *Presse médicale*, 1898, p. 72. — ROBERT, *Th. de Paris*, 1898. — LAGNOIS, *Soc. méd. des hôp.*, 21 juillet 1899.

ces lésions par l'intoxication résultant de la virulence extrême du gonocoque.

Une observation de Launois se rapproche beaucoup de celle de Chauffard et montre bien l'aggravation progressive des lésions produites par la multiplicité des infections blennorrhagiques :

Homme de 40 ans, 1re blennorrhagie à 20 ans, avec orchite et cystite ; 2e blennorrhagie à 30 ans, avec arthropathies multiples qui guérissent promptement ; 3e blennorrhagie à 33 ans, arthrite du pied et du genou avec atrophie considérable des muscles des membres inférieurs qui ne guérissent qu'au bout de cinq mois ; 4e blennorrhagie à 34 ans, mêmes localisations avec persistance plus grande des accidents ; 5e blennorrhagie en décembre 1898 : arthropathie aux articulations tibio-tarsiennes, amaigrissement considérable, escarre sacrée, arthropathies aux épaules, au coude droit, au poignet gauche qui sont très tuméfiés avec hypertrophie des extrémités osseuses, ainsi qu'au genou droit et aux pieds ; les régions tibio-tarsiennes sont volumineuses, les orteils très volumineux sont déjetés au dehors. En outre, atrophie des muscles des membres inférieurs avec conservation de la contractilité électrique, exagération des réflexes rotuliens et conservation de la sensibilité cutanée. Sur le bord interne des gros orteils, productions cornées volumineuses et étendues, saillies coniques sur le dos du pied. L'examen du pus de l'urétrite ne montre plus le gonocoque, mais bien le coli-bacille.

Pour Jacquet, dont l'opinion est adoptée par Jeanselme, Launois, etc., l'hyperkératose d'origine blennorrhagique doit s'expliquer par un trouble trophique dont il faut chercher la pathogénie dans des lésions du système nerveux produites par l'infection blennorrhagique et probablement par les toxines du gonocoque. Il met en relief, à l'appui de cette théorie, l'ensemble des caractères suivants : l'aspect des lésions et leur symétrie, les troubles nerveux qui les accompagnent ordinairement ; amyotrophies, modifications des réflexes qui sont exagérés ou diminués, modifications de la sensibilité.

La manière de voir de Jacquet s'appuie évidemment sur de bons arguments, toutefois il convient d'observer que jusqu'ici la dermite hyperkératosante blennorrhagique, affection encore assez rare, a été peu signalée dans les cas où la moelle épinière semble le plus directement atteinte par l'infection générale blennorrhagique.

III. — LOCALISATIONS OCULAIRES MÉTASTATIQUES DE LA BLENNORRHAGIE. — La plus fréquente est la *conjonctivite* qui peut se rencontrer non seulement dans les cas où la blennorrhagie se complique d'arthropathies, d'où la dénomination souvent employée de conjonctivite rhumatismale blennorrhagique, mais aussi dans les cas où elle se limite à l'urètre. Sa fréquence est beaucoup plus grande chez l'homme que chez la femme. Viennent ensuite l'*aquo-capsulite*, l'*iritis* avec ses diverses formes, la *dacryo-adénite*, la *ténonite*, la *névrite optique*[1], ces trois dernières tout à fait rares.

L'aquo-capsulite et l'iritis, dans les cas graves, peuvent s'accompagner d'hémorragies ou d'épanchement de pus dans la chambre antérieure. Jusqu'ici il a été impossible de savoir si le gonocoque intervient directement dans la pathogénie de ces localisations[?]. Dans un cas Morax a constaté la présence du gonocoque dans le pus de la conjonctivite métastatique. Son observation, d'un haut intérêt, est demeurée unique. Mais il faut remarquer que les localisations oculaires graves, parfois isolées, coïncident aussi fréquemment avec le rhumatisme (statistiques de Fournier, 15 fois sur 59 cas), affection qui paraît si souvent produite directement par le gonocoque.

Dans l'état actuel de nos connaissances, on ne peut que se livrer à des suppositions. L'avenir nous apprendra si le gonocoque peut s'atténuer assez par son passage dans le sang et par son séjour dans les membranes de l'œil, pour se détruire sur place, ou bien si l'inflammation des membranes de l'œil doit être expliquée seulement par l'action des toxines.

IV. — LOCALISATIONS DE L'INFECTION GÉNÉRALE SUR LE SYSTÈME NERVEUX PÉRIPHÉRIQUE. NÉVRALGIES. — Les relations des névralgies avec la blennorrhagie ont été signalées par Everard Home (1803). Fournier a nettement démontré le lien qui unit la sciatique à la blennorrhagie; il l'a montrée fréquemment associée au rhumatisme blennorragique, et se produisant quelquefois indépendamment de toute autre complication. Elle se montre surtout au déclin de la blennorrhagie. Observée de temps en temps chez l'homme, elle est exceptionnelle chez la femme. On a signalé encore les névralgies crurale, lombo-abdominale, faciale (Pick), etc.[2].

Il semble bien que la névralgie soit directement produite par une lésion dérivant de l'infection générale et portant sur le tronc des nerfs. Lesser a admis que certaines névralgies, accompagnées de fièvre, doivent être considérées comme de véritables métastases de gonocoques analogues aux affections articulaires, mais que par contre la polynévrite blennorrhagique provient sans doute de l'action des toxines[3].

1. LIPSKI, *Th. de Paris*, 1896.
2. HILBERT, *Memorabilien für prakt. Aerzte*, 1896, p. 385.
3. LUSTGARTEN, Manifestations nerveuses de la blenn. *Th. de Paris*, 1898.
4. LESSER, Ueber Ischias gonorrhoica. *Deuts. Dermat. Congress.*, mai 1898.

D'autres névralgies, comme l'a admis M. Mauriac, peuvent avoir pour point de départ des reliquats d'inflammation blennorrhagique localisés provenant d'urétrite et de périmétrite, de prostatite, d'épididymite et s'accompagnent de souffrances pénibles et très rebelles. Un traitement local bien dirigé parvient quelquefois à en triompher, mais elles persistent souvent, sans qu'on puisse en reconnaître le point de départ.

Polynévrites. — Les incertitudes sont grandes aussi, quand il s'agit d'expliquer la pathogénie des polynévrites périphériques. Ces accidents peuvent avoir lieu de bonne heure, pendant la période aiguë de la blennorrhagie. Pour expliquer la localisation de l'infection sur les nerfs périphériques, on a fait remarquer l'influence de la profession: il s'agit presque toujours de malades que leur travail oblige à être debout toute la journée. La fatigue, le surmenage peuvent donc appeler l'infection du côté des nerfs périphériques. Il est à remarquer aussi que ces névrites périphériques sont ordinairement précédées d'arthropathies et qu'elles débutent dans les membres qui en ont été affectés. Le fait pourtant n'est pas constant et l'on a parfois noté des signes de faiblesse des membres affectés avant l'apparition des arthrites[1].

C'est là tout, et nous faisons une hypothèse assez probable, il est vrai, en attribuant ces polynévrites aux effets des gonotoxines. Les recherches micrographiques et bactériologiques, en effet, jusqu'à présent sont peu nombreuses. Nous avons à mentionner celles de Molitchanoff qui présentent un grand intérêt et dont nous parlerons un peu plus loin. Nous devons seulement faire remarquer, dès à présent, que cet expérimentateur a toujours constaté l'association des névrites périphériques avec les lésions de la moelle.

Dans un certain nombre de faits chez l'homme, la névrite a été observée, au contraire, à l'état plus indépendant au moins en apparence, car l'anatomie pathologique fait défaut. Il semble en être ainsi pour le cas d'Allard et Meige[2], dans lequel il s'agissait d'une polynévrite périphérique des membres inférieurs, pour le fait récemment observé par Kienböck dans lequel il s'agissait chez une femme atteinte d'urétrite blennorrhagique, d'une névrite du nerf cubital avec atrophie des muscles innervés par le nerf, atrophie des muscles de l'épaule, et

<hr>

1. WELANDER. La gonorrhée compliquée de polynévrite. *Nordiskt med. Arkiv,* VIII, 8. — LEVY Accidents nerveux au cours des arthropathies blennorrhagiques. *Th. de Paris,* 1897. — NANNYN-ERBER. Ueber Neuritis gonorrhoica. *Zeitschrift für prakt. Aerzte,* 1898, n° 11 — KUCHARZEWSKY Un cas de blenn. compliquée de rhumatisme avec troubles nerveux et iridocyclite. *Progrès Médical,* janvier 1900.

2. ALLARD et MEIGE. *Journal de Méd. et de Chir. prat.,* 1898, p. 211.

douleurs à la pression au niveau des troncs nerveux du bras gauche.

Nous avons vu qu'il existe des névrites affectant le nerf acoustique et le nerf optique (Panas, Campbell, Hilbert, Fromaget, Kienböck[1]), habituellement dans des cas de blennorrhagies graves, compliquées de rhumatisme.

V. LOCALISATIONS DE L'INFECTION GÉNÉRALE SUR LE SYSTÈME NERVEUX CENTRAL. MÉNINGOMYÉLITE. — Les anciennes observations d'Everard Home, de Stanley[2], de Gull, concernent des cas de méningo-myélite résultant de l'infection blennorrhagique. Cette méningo-myélite peut être limitée à la région dorso-lombaire comme dans les observations de Hayem et Parmentier (1888). Une autopsie de Dufour (1889)[3] a démontré la réalité de cette méningo-myélite avec ramollissement de la moelle épinière. Plusieurs autres cas en ont été encore publiés; dans l'un d'eux, Barrié a trouvé une méningite avec le staphylocoque blanc. Il est fort probable que le gonocoque puisse se localiser sur la moelle comme sur les articulations, le cœur ou les séreuses. Quelques examens du liquide céphalo-rachidien ont été faits, sans démontrer l'existence du gonocoque.

Il faut remarquer que parfois les troubles d'origine médullaire sont survenus après la guérison de l'urétrite, au cours du rhumatisme aigu ou subaigu qu'elle avait provoqué. Ces paralysies post-urétritiques peuvent-elles être expliquées par la théorie de Charcot, ou bien par une infection partie des articulations encore affectées?

D'après la théorie de Charcot, dans certains cas les paralysies ont pour point de départ l'irritation des extrémités nerveuses, dans les articulations, dans les aponévroses, dans les séreuses des tendons, des ligaments, et surtout des bourses séreuses du talon et de l'extrémité des métacarpiens.

Cette irritation, transmise par les nerfs au centre spinal, y détermine secondairement des lésions d'ordre dynamique, ou même des lésions organiques dans quelques cas. Le début des accidents est marqué ordinairement par des phénomènes médullaires, tels que

1. CAMPBELL. *Ann. d'oculistique*, janvier 1896. — FROMAGET. *Ann. de la Policlin. de Bordeaux*, janvier 1899. — KIENBÖCK. Névrite blennorrhagique. *Club Méd. de Vienne*, 23 mai 1900.

2. STANLEY. *Med. Chir. transact.*, 1835, p. 260.

3. DUFOUR. *Th. de Paris*, 1889. — CIPRIANI. Mielite da infezione blennorrhagica. *Riv. clin. e ter.*, mars 1896, n° 3. — BARRIÉ. *Th. de Paris*, 1894. — BLOCH. Zur Kenntniss der gonorrhoischen Gelenks und Nervenerkrankungen. *Arch. f. Derm. und Syph.*, 1899, t. XLVIII, p. 349. — LUCANE. *The Lancet*, 23 juillet 1898. — FRÜHLINGER. Blenn. aiguë et méningite cérébro-spinale mortelle. *Deutsche med. Woch.*, 2 juillet 1898. — A. RENAULT. *Bull. de la Soc. franç. de Derm.*, 1899, n° 7. — DUVAL. *Th. de Paris*, 1899. — BOUVIER. *Th. de Paris*, 1899. — BOINET. *Ann. de Derm.*, 1899, p. 1004. — MILIAN. *Presse médicale*, 1899, p. 201.

douleurs fulgurantes, et symptômes de paraplégie spasmodique; bientôt après surviennent les troubles trophiques, pied plat, valgus douloureux, atrophies musculaires ayant quelquefois une tendance à s'étendre à presque tout le membre affecté, d'abord le pied et la jambe, puis la cuisse. L'impotence fonctionnelle ainsi créée est une des formes les plus communes de la paraplégie d'origine blennorrhagique.

D'autre part, il paraît aujourd'hui bien certain que l'infection blennorrhagique peut agir directement sur la moelle par ses microbes ou par ses toxines. On a signalé un assez grand nombre de cas dans lesquels il n'existait pas d'affection articulaire antérieure à la paralysie. Des amyotrophies sans arthropathies ont été observées (Oudin, Barthélemy, Limasset)[1]. On peut se demander avec Paul Raymond si certaines d'entre elles ne dépendent pas des lésions des cornes antérieures qui ont pu être directement produites par l'infection blennorrhagique elle-même[2]. Cette hypothèse nous semble notablement corroborée par les expériences tentées sur les animaux.

Enfin, à côté des arthrites dues à l'action directe du gonocoque, des microbes associés ou des toxines microbiennes, il existerait des arthropathies d'origine névropathique, des arthralgies, des névralgies, divers troubles de la sensibilité. Ces divers accidents, ainsi que les amyotrophies qui accompagnent si souvent les arthropathies, doivent être rangés avec elles dans le groupe des *troubles trophiques* évoluant sous l'influence des lésions du système nerveux. Ces manifestations sont remarquables par leur généralisation, leur symétrie. Elles sont dues à la localisation du poison blennorrhagique sur la moelle ou sur les nerfs périphériques. Dans sa récente thèse sur une forme myélopathique de blenno-rhumatisme, Limasset[3] admet que les toxines du gonocoque de Neisser peuvent agir directement sur le système nerveux; elles y produisent des lésions, ou peut-être simplement des troubles dynamiques, car ces accidents évoluent ordinairement vers la guérison, ce qui peut faire douter de l'existence d'altérations profondes du névraxe.

Les expériences de Moltschanof, dont nous avons parlé plus haut, ont démontré nettement sur les animaux que le virus gonococcique est capable de créer dans le système nerveux des altérations nettes et bien définies. Dans l'intoxication aiguë (chez la souris), des lésions

1. BARTHÉLEMY. *Ann. de Derm.*, 1895, p. 1124.
2. SOUPLET. *Th. de Paris*, 1895. — GUIARD. *Les complications de la blennorrhagie*, 1 vol. Paris, 1898, p. 478 (avec Bibliographie).
3. LIMASSET. *Th. de Paris*, 1900.

très nettes dans les cellules, surtout des cornes antérieures : destruction des corps de Nissl, chromatolyse, lésion des noyaux, quelquefois vacuoles; toujours hyperémie accentuée du cerveau et de ses méninges, souvent hémorragies dans la substance grise; rien dans les nerfs, ni dans les muscles. L'intoxication chronique (lapins et cobayes), obtenue par une forte dose ou par des injections répétées de doses non mortelles de toxine, s'accompagne de phénomènes de paraplégie incomplète et progressive. Les lésions anatomiques sont prononcées surtout chez le cobaye : dans les cellules des cornes antérieures de la moelle, l'auteur note, au bout de douze heures, le gonflement des corps de Nissl, des modifications très marquées de la substance chromatophile, le déplacement excentrique du noyau. Ces lésions s'accentuent encore au bout de vingt-quatre heures, et en trois jours aboutissent à la vacuolisation dans de nombreuses cellules; celles-ci peuvent s'atrophier déjà à la fin de la première semaine. Les cellules des ganglions intervertébraux sont altérées plus tard; à la fin de la première semaine ou dans le courant de la deuxième, chromatolyse, puis vacuoles. Les lésions varient d'ailleurs suivant les doses de toxine injectée. Elles disparaissent peu à peu, mais les vacuoles persistent parfois jusqu'au quatrième mois. Dans tous les cas existent une hyperémie nette des substances blanche et grise de la moelle, des méninges, et souvent des hémorragies, près du canal central.

A un degré moins accusé existent des lésions des nerfs bulbaires et de l'écorce cérébrale (atrophie variqueuse des prolongements protoplasmiques des cellules). L'intoxication chronique produit enfin une névrite dégénérative (segmentaire péri-axile de Gombault) portant sur les nerfs périphériques, surtout sur les nerfs des membres postérieurs. Cette névrite se répare vers la cinquième semaine. Ces altérations du système nerveux et des nerfs périphériques sont à peu près semblables chez les cobayes et les lapins, mais évoluent plus lentement chez ces derniers.

Les effets de la gonotoxine sont considérablement augmentés dans leur intensité, si on lui associe les injections de la toxine du streptocoque, on trouve après la mort une vacuolisation colossale de presque toutes les cellules des cornes antérieures et postérieures de la moelle. Dans les méninges cérébrales et dans le cerveau, lésions d'hyperémie, hémorragies, altérations vacuolaires des cellules, des noyaux du bulbe et de l'écorce cérébrale.

Il est évident que ces intéressantes expériences imposent de grandes réserves dans l'énoncé des théories pathogéniques. La localisation des lésions observées dans les cornes antérieures de la moelle, dans les ganglions intervertébraux, dans les nerfs périphériques, les lésions concomitantes des méninges et de l'écorce cérébrale, peuvent servir à expliquer bien des phénomènes qui se passent chez l'homme, du côté du système nerveux central, des nerfs et des muscles. Ces notions nous obligent à attendre des observations chez l'homme plus complètes que celles qui ont été recueillies jusqu'ici[1].

Quoiqu'il en soit, les accidents méningo-médullaires ont été observés surtout chez les jeunes gens. Spillmann et Haushalter[2] en ont signalé deux cas chez la femme. Ils se montrent à toutes les périodes de la blennorrhagie, quelquefois au déclin, mais surtout à la période aiguë. Chez l'homme, l'infection a presque toujours paru avoir pour point de départ l'urétrite, et on a noté l'explosion des accidents à l'occasion d'une exaltation de la virulence provoquée dans certains cas par des excès de coït ou de boissons.

Ce qu'il faut noter aussi, ce sont les améliorations qui se produisent dans certains cas, par le fait du traitement de l'urétrite, ou encore les aggravations qui ont lieu, si l'urétrite elle-même devient plus intense. L'urètre, foyer primitif de l'infection, reste toujours le point de départ possible de nouveaux apports des agents pathogènes, gonocoques ou toxines. Aussi le traitement bien dirigé et prompt de l'urétrite a-t-il la plus haute importance dans ces cas. Les paraplégies peuvent guérir en même temps que l'urétrite ou peu de temps après ; elles peuvent récidiver avec une nouvelle blennorrhagie, faits qui démontrent encore leur véritable origine.

Localisations cérébrales de la blennorrhagie. — Dans les expériences sur les animaux que nous avons déjà signalées, Moltchanow signale les altérations survenues du côté de l'encéphale : hyperémie du cerveau et des méninges, hémorragies dans la substance grise, chez les animaux qui succombent rapidement aux injections de gonotoxine. Dans les cas d'intoxication chronique, atrophie variqueuse des prolongements de quelques cellules de l'écorce. Les lésions sont beaucoup plus accusées dans les cas d'intoxication mixte par les toxines du gonocoque et du streptocoque et s'accompagnent d'hyperémie et d'hémorragies.

Chez l'homme, les autopsies sont rares jusqu'à présent. Dans le cas de Pitres, il existait un ramollissement cérébral très étendu en surface et en profondeur sur le territoire de la sylvienne gauche ; abcès dans le rein gauche. Pas d'examen bactériologique.

1. MOLTSCHANOFF. Ueber das Gonococcentoxin und seine Wirkung auf das Nervensystem. *Münch. med. Woch.*, 1er août 1899, p. 105.
2. SPILLMANN et HAUSHALTER. *Rev. de Méd.*, 1891, p. 651.

Les accidents observés jusqu'ici pendant la vie ont été le délire, passager dans quelques cas, et ne durant que quelques jours (Bonnet), prolongé dans d'autres cas pendant un mois (Bourdon). Les accidents cérébraux surviennent ordinairement au cours d'un rhumatisme blennorrhagique ; on a même pu noter parfois une certaine alternance entre les accidents cérébraux et les arthropathies, celles-ci paraissant disparaître au moment où la localisation cérébrale s'affirme.

Sous le nom de *folie blennorrhagique* (Vidart, Venturi, Cullerre, Cascella[1], Cognetti de Martiis), on a décrit des manifestations affectant le caractère d'une véritable manie aiguë avec agitation, hallucinations, fureur, ou bien d'un état de lypémanie avec stupeur. Ces accidents ont coïncidé parfois avec le rhumatisme blennorrhagique, mais ils ont évolué parfois sans rhumatisme. La récente observation publiée par Cascella est un exemple remarquable de psychopathie d'origine infectieuse ou toxi-infectieuse au cours de la blennorrhagie. A propos de quatre blennorrhagies successives, le même individu fut interné dans un asile, les deux premières fois avec des accidents de lypémanie et de confusion mentale ; les deux autres fois avec délire, incohérence, agitation maniaque et fureur. Les accidents cérébraux guérirent en même temps que l'urétrite et semblaient, par conséquent, sous la dépendance d'un apport incessant de toxines absorbées dans l'urètre.

Dans un cas de Pitres[2] dont nous avons déjà parlé, le malade âgé de cinquante-neuf ans, fut pris au cours d'une blennorrhagie aiguë, d'arthropathies du poignet et du coude droit, et le même jour d'une attaque d'apoplexie. Dans un autre cas, Pitres a observé encore une hémiplégie brusquement survenue au cours d'une blennorrhagie sans rhumatisme.

Ces faits très remarquables doivent appeler l'attention des observateurs sur tous les accidents cérébraux qui peuvent survenir au cours de la blennorrhagie, mais jusqu'à présent les investigations anatomiques et bactériologiques ont été insuffisantes. L'avenir nous apprendra comment et dans quelle mesure l'infection blennorrhagique peut intéresser les méninges et l'encéphale. Les expériences si remarquables de De Christmas ont montré récemment que la gonotoxine

1. Vidart, *Th. de Paris*, 1875. — Venturi. *Riforma Medica*, n° 1891, 95-96. — Cullerre. Note sur la folie infectieuse d'origine blennorrhagique. *Vendée médicale*, 1er mai 1894. — Cognetti de Martiis, Pazzia blenorragica, *Gazzetta degli Ospedali e delle cliniche*, 29 février 1896. — Cascella. *Riforma Medica*, 1900, t. II, p. 39.

2. Pitres, Accidents cérébraux au cours de la blennorrhagie. *Revue neurologique*, 15 août 1894, p. 441.

est un poison des plus énergiques du système nerveux central. Il est vraisemblable que c'est par une intoxication blennorrhagique localisée sur le cerveau que s'expliquent les accidents si curieux que nous venons d'énumérer.

En résumé, le gonocoque de Neisser, agent pathogène de la blennorragie des muqueuses, est aussi l'agent pathogène de l'infection générale. Celle-ci est le résultat de la pénétration directe du microbe dans la circulation et de l'absorption des toxines du gonocoque.

Les recherches expérimentales nous montrent que l'intoxication joue un rôle considérable dans la genèse des manifestations de l'infection, mais en clinique, l'insuffisance des recherches sur l'homme nous oblige à une grande réserve pour définir la part qui revient à l'infection gonococcique et celle qui revient à l'intoxication.

Certaines localisations de la blennorrhagie, comme l'urétrite postérieure, favorisent manifestement la production de l'infection générale. Mais la cause déterminante du passage du gonocoque dans le sang n'est pas encore démontrée.

Les observations sont encore insuffisantes aussi pour définir le rôle des infections secondaires. Le rôle prépondérant et direct semble devoir être de plus en plus reconnu au gonocoque. Il existe peut-être dans des localisations attribuées jusqu'ici aux toxines.

DISCUSSION

M. LE PROFESSEUR FINGER (de Vienne). — Ich mache darauf aufmerksam, dass anatomische Differenzen in dem Verhältniss der Capillaren zum Epithel der Urethra und Prostate, die sich anatomisch nach reiffen lassen, Ursache sein können für die specielle Deposition des Einzelnen für eine entfernte Complication.

NOTE SUR L'INFECTION BLENNO-RHUMATISMALE
ET LA DÉFORMATION TALONNIÈRE DU RHUMATISME OSTÉO-FIBREUX

par le docteur L. JACQUET

(Paris)

Il semble, à la lecture des rapports sur l'infection blennorrhagique généralisée envisagée dans ses causes, qu'on s'accorde à regarder comme indiscutable la nature infectieuse du rhumatisme qui lui est si souvent associée.

Or, il n'en est point ainsi — non pas que je veuille nier le moins du monde la gonohémie, qui est certaine, et je suis de ceux qui ont constaté dans les jointures la présence du gonocoque de Neisser; mais il est assuré cependant qu'on le trouve très rarement, et en très petit nombre eu égard aux lésions, parfois énormes, qu'on l'accuse d'avoir produites. Il y a donc lieu de se demander, si dans certains cas tout au moins, la lésion incriminée, l'arthrite, par exemple, ne serait pas une lésion infectée, plutôt qu'une lésion *infectieuse*.

D'autre part, il ressort pour moi d'une étude déjà fort longue, portant à l'heure actuelle sur plus de 100 observations personnelles, que le rhumatisme blennorrhagique ne présente en ses symptômes ou son évolution, rien de spécifique, ni même peut-être de spécial, contrairement à l'opinion classique généralement admise.

Je ne puis indiquer ici, même en résumé, les résultats de ces recherches; je vais me borner à vous en exposer un point particulier, en prévenant que les conclusions qu'on en peut tirer sont susceptibles d'être généralisées.

La talalgie blennorrhagique, très exactement indiquée par Swediaur, a été décrite excellemment au point de vue clinique par divers auteurs et entre autres par le professeur A. Fournier. Je pense avoir contribué, par mes publications antérieures, à fixer sa nature véritable que beaucoup ont méconnue, en l'attribuant à la présence d'hygromas des bourses rétro ou sous calcanéennes. Elle est due, en réalité, au rhumatisme tantôt purement fibreux, tantôt ostéo-fibreux, et hyperostosant. On voit alors se former, à l'insertion du tendon d'Achille, une saillie arrondie ou ovalaire, parfois très notable, et douloureuse à la pression.

Cette hyperostose a paru succéder en divers cas à un gonflement phlegmoneux de la région calcanéo-tibiale, auquel succède une période remplie par l'hyperesthésie profonde du membre inférieur en son entier (nerf sciatique, nerf crural et muscles); puis enfin une période où l'hyperostose persiste à l'état indolore.

Elle est quelquefois simple, mais le plus souvent double; on ne l'observe guère que chez des sujets tarés par hérédité et ayant personnellement subi des infections et intoxications multiples, un surmenage prolongé. Elle paraît infiniment plus fréquente chez l'homme que chez la femme, et affecte de prédilection les sujets à travail pénible, exigeant la station prolongée, tels les boulangers, hommes de peine, valets de pied, etc.

J'ai cru longtemps qu'elle était spéciale au rhumatisme des blennorrhagiques et elle y est fréquente en effet; mais je l'ai observée depuis de manière certaine chez des sujets n'ayant jamais eu de chaude-pisse aussi minime soit-elle.

Elle existe seule ou accompagne d'autres manifestations du rhumatisme ostéo-fibreux, et d'autres hyperostoses, siégeant toujours aux points d'activité ossificatrice maxima, par exemple les épiphyses, celle du fémur notamment, les malléoles ; vous pouvez voir sur les pièces que je vous soumets que ces hyperostoses affectent des caractères très analogues à ceux des arthropathies tabétiques.

Mais l'hyperostose calcanéenne ne semble pas correspondre à un point d'ossification très active et sa pathogénie m'était inexplicable, lorsque me trouvant au musée du Capitole à Rome, et regardant un Apollon archaïque, je fus frappé par l'existence d'une saillie calcanéenne très analogue à celle de ces malades. Dès lors, j'examinai à ce point de vue un grand nombre d'antiques, le *Faune* de la villa Hadrien, le *Coureur de Lysippe*, le *Discobole*, la *Vénus* du Capitole et trouvai constamment ce mode de conformation. Bref, il n'est pas un seul exemplaire de la statuaire antique chez qui, plus ou moins notable, je ne l'aie constatée, et vous pouvez la voir, fort remarquable, sur ces moulages faits d'après le gladiateur *Borghèse* et la Vénus *Medici*.

L'exactitude des artistes grecs à suivre la nature, ne permet pas de douter que cette saillie osseuse n'existât chez les sujets sains, et il est probable qu'elle s'est produite au cours des siècles par la pression incessante de la lanière postérieure des sandales sur le calcanéum.

La forme de la chaussure ayant changé, elle a lentement disparu. On la voit pourtant encore chez quelques personnes saines et elle se réveille sous l'influence de certaines conditions pathologiques encore obscures : ce serait là un exemple de passage d'une énergie ossifiante *potentielle*, à l'état *actuel*.

En résumé, cette forme de rhumatisme ostéo-fibreux n'est point spéciale à la blennorrhagie, contrairement à ce qu'on a pu croire. Je tends d'ailleurs à penser qu'il n'y a pas de rhumatisme cliniquement spécial à cette infection ; dans l'ensemble, le blenno-rhumatisme ne diffère par rien d'essentiel du rhumatisme général, et toutes les formes rhumatismales, articulaires ou non, peuvent s'observer en toutes les infections, ou à leur suite.

Le rhumatisme est pourtant exceptionnellement fréquent dans l'infection blennorrhagique, cela n'est pas niable, mais cela me paraît tenir, non à la qualité particulière de cette infection, mais à ce que, plus et mieux que les autres, elle permet de continuer la vie active, et par suite la fatigue fonctionnelle de l'appareil locomoteur.

Et je crois d'autre part, que certaines lésions rhumatismales, telles que l'ostéite ossifiante, peuvent s'éveiller, non seulement aux points d'activité physiologique *maxima* d'aujourd'hui, mais même en des points où elle a été jadis active, et où elle sommeille aujourd'hui.

MITTHEILUNGEN ZUR PROVOKATION LATENTER GONOCOCCEN

von Dr NEUBERGER.

(Nürnberg.)

In der gerade neuerdings in Deutschland häufig ventilirten Frage : „Gonorrhoe und Ehekonsens" stehen wohl die meisten Urologen auf dem Neisser-Jadassohn'schen Standpunkt, dass es sehr häufig nicht gelingt, sämmtliche Filamente eines mit einer früheren Gonorrhoe behafteten Patienten zum Schwinden zu bringen und dass man dem Patienten trotzdem die Ehe gestatten kann, wenn zahlreiche mikroskopische Untersuchungen einen auf Gonococcen negativen Befund ergeben hatten. Auch ich vertrete durchaus diesen Standpunkt und habe schon zu verschiedenen Malen (Strassburger Dermatologen Congress, 1898, Münchener Naturforscherversammlung, 1899) auf Grund eigener Untersuchungen dieses hervorgehoben. Meine Ansicht ist nur insofern von der Neisser-Jadassohn's abweichend, als ich die Zahl der postgonorrhoischen Fälle beschränkt wissen will, da ich durch meine Untersuchungen zu Resultaten gekommen bin, die strikte beweisen, dass es öfters gelingt, in Fällen, die man anfangs und lange Zeit zu den postgonorrhoischen Katarrhen gerechnet, schliesslich noch Gonococcen aufzufinden neuer Absatz. In der Frage der Eheconsenses spielen nun die Provokationsmethoden eine bedeutende Rolle. Seitdem Neisser darauf hingewiesen, dass es manchmal durch irritirende Ausspülungen mit Sublimat gelingt, mit der dadurch hervorgerufenen profusen Secretion Gonococcen wieder mikroskopisch zum Nachweis zu bringen, nachdem dieses zuvor nicht gelungen war, hat diese Methode allgemeinen Anklang gefunden und findet in fast sämmtlichen einschlägigen Lehrbüchern und Abhandlungen Erwähnung. Ausser dem Sublimat fällt, wie aus der Litteratur ersichtlich, auch dem *Argentum nitricum* dieselbe Rolle zu, und neuer dings hat Finger[1] vorzugsweise das *cuprum sulfuricum* als ein fast untrügliches Provokationsmittel hingestellt.

Ich habe nun schon seit Langem eingehende Untersuchungen über den Wert und die Bedeutung der verschiedenen Provokationsmethoden angestellt und möchte Ihnen heute kurz die Ergebnisse mitteilen. Eine eingehendere Veröffentlichung behalte ich mir für später vor.

Zunächst ein Wort über die Provokationsmethode im Allgemeinen resp. was verstehen wir überhaupt unter Provokation? Als Provokation bezeichnen wir die Hervorrufung eines artificiell erzeugten Reizzustandes in einer an und für sich nur geringe Secretion resp. mehr oder weniger Filamente aufweisenden chronisch entzündeten Urethra. Durch die Irritation kommt es zu einer heftigen profusen Secretion und in dem Secrete lassen sich leicht zahlreiche Gonococcen, die vorher nicht nachweisbar waren, auffinden.

Wir wissen, — und dieses war schon vor dem Inkrafttreten der Neisser'schen Provokationsmethode mit Sublimat bekannt, — dass manchmal durch Excesse in baccho, durch Cohabitationen bei Patienten, deren Gonorrhoe schon als völlig geheilt galt, wieder zu cruenten Recidiven des Processes kam. Hier handelte es sich auch um nichts anderes als um Provokationen latenter Gonococcen, und wenn diese einfachen Methoden durch die oben erwähnten chemischen Methoden vermehrt wurden, so lag dieses einfach daran, dass die Cohabitationsmethode vom moralischen Standpunkte aus vom Arzte nicht immer gut geheissen werden konnte, die erstere Methode, das heisst die sogenannte „Bierprobe", nicht immer positive Resultate zeitigte.

Geben nun die chemischen Methoden günstigere Resultate? Man sollte *a priori* vermuten, dass dem so wäre. Ich muss nun erklären, dass ich auf Grund meiner Untersuchungen diese Ansicht nicht teilen kann. In einer Reihe von Fällen, wo ich die verschiedenen Agentien anwandte, wo ich nach einander Argentum nitricum, Sublimat und Cuprum sulfuricum als Irrigationen oder Guyon'sche Instillationen in Gebrauch nahm, gelangt es mir nicht, Gonococcen zu provociren, — und dieses waren Fälle, wo mir spätehin gelegentlich der Nachweis von Gonococcen glückte (ohne dass inzwischen eine neue Infektion stattgefunden haben konnte). Andererseits habe ich eine Anzahl ähnliche Provokationsversuche angestellt bei mit chronischer Gonorrhoe behafteten Patienten, deren Filamente noch Gonococcen ent-

1. FINGER. Die moderne Therapie der Gonorrhoe, *Wiener Klinik*. 1900, Heft 1.

hielten, ohne dass es zur Provokation von Gonococcen kam. Wohl stellten sich fast immer bei der Anwendung dieser Methoden profuse Secretionen ein, aber selbst die exaktesten mikroskopischen Untersuchungen liessen Gonococcen vermissen. Es hatte ja eigentlich auch gar nicht so exakter und zeitraubender Untersuchungen in diesen Fällen bei positivem Ausfall der Methoden bedurft, denn hier verlangt man ausser der profusen Secretion ein so reichliches Auftreten von Gonococcen, dass sofort gewissermassen bei der ersten Durchmusterung des Präparates die Gonococcenhaufen sichtbar werden.

Meine Untersuchungen haben also ergeben, dass in manchen Fällen chronischer Gonorrhöe die Provokationsmethoden im Stiche lassen, so dass also die Bedeutung der Provokationsmethoden nicht überschätzt werden darf.

Eine weitere Form der Provokationsmethoden sind nun die mechanischen Methoden, von der einfachen Bougierung an bis zur Oberländer'schen Dilatation. Es ist bekannt, dass gelegentlich einmal nach einer einfachen Sondierung mit einer Metallsonde eine Irritation der Harnröhre auftritt und Gonococcen wieder zum Vorschein kommen, deren Abwesenheit man vermutet hatte. Auch nach Oberländer'schen Dilatationen können solche Zufälle eintreten, was am Deutlichsten aus einer Veröffentlichung von Touton[1] hervorgeht. Wenn ich nun auch zugebe, dass oft auch die Oberländer'schen Dilatationen als Provokationsmethode betrachtet, negative Resultate ergeben, das heisst keine Gonococcen provociren, trotzdem solche noch vorhanden sind, so muss ich doch andererseits erklären, dass diese Methode doch unbedingt Anspruch auf Würdigung verdient, was ich um so mehr betonen möchte, da ich den Oberländer'schen Dilatationen in therapeutischer Hinsicht durchaus nicht das Wort reden kann.

So ist es mir in einigen Fällen, wo sämmtliche andere Methoden fehlschlugen, durch Oberländer'sche Dilatationen gelungen, profuse Secretionen mit mikroskopisch nachweisbaren zahlreichen Gonococcenhaufen herbeizuführen.

Hier möchte ich eine casuistische Mitteilung anreihen, die zweifelsohne grosses Interesse darbietet.

Ein Patient consultirte mich behufs Ehekonsenses. Er will im vorigen Jahre eine langwierige, hartnäckige Gonorrhoe gehabt haben. Vor Kurzem habe er sich einem Specialcollegen vorgestellt, der ihn aber für völlig gesund erklärt habe. Meine Untersuchung ergab auch durchaus nor-

1. Touton. Ueber Provokation latenter Gonococcen. *Zeitschrift für pract. Aerzte*, 1898, Heft 19.

malen Befund. Keine Secretion. I. und II. Urinportion klar und ohne Flocken. Palpation der Prostata ergab nichts Abnormes. III. Urinportion klar ohne Filamente. Eine am anderen Tage von Neuem vorgenommene Untersuchung ergab gleichen Befund, so dass ich den Patienten für durchaus gesund erklären musste. 8 Tage später stellte sich mir der Patient wieder vor, da er sich angeblich noch nicht gesund fühle. Ich hielt den Patienten für einen Neurastheniker, teilte ihm dieses mit und wiederholte die Untersuchung. Der Befund war der gleiche, nur fühlte ich bei der Prostatamassage im rechten Prostatalappen eine kleine erbsengrosse Verdickung, die auf Druck etwas empfindlich war und mir zweifelsohne bei den früheren Untersuchungen entgangen war. Nach der Massage zeigte der daraufhingelassene Urin (III. Portion) auffallenderweise eine ganze Anzahl kleinerer und grösserer Filamente, deren mikroskopische Untersuchung eine grosse Anzahl Leucocythen, aber keine Gonococcen ergab. Der Patient wurde daraufhin öfters mit Prostatamassage und Irrigationen behandelt, ohne dass eine Aenderung sich einstellte. In dem aus der Prostata exprimirten Secret waren trotz häufiger Untersuchungen Gonococcen nicht aufzufinden. Ich schlug nun dem Patienten Oberländer'sche Dilatationen vor, um auf das erbsengrosse Infiltrat der Prostata von der Harnröhre aus einzuwirken. Nach der ersten Dilatation fühlte sich der Patient angeblich subjektiv wohler, ich nahm daher nach 5 Tagen eine neue Dilatation vor. Am vierten Tage nach dieser zweiten Dilatation erschien der Patient von Neuem, da sich plötzlich profuse Secretion aus der Urethra eingestellt hatte. Die mikroskopische Untersuchung ergab massenhaft Gonococcen.

Die Erklärung dieses Falles dürfte meines Erachtens nicht schwer fallen, zumal wenn man sich der von Finger[1] veröffentlichten Fälle von Prostatitis glandularis erinnert. Auch in diesem Falle befanden sich in dem Prostatainfiltrat latente Gonococcen, die weder durch Prostatamassage und Irrigationen, noch durch Excesse in baccho oder Cohabitationen (sehr selten und nur mit Praeservativ!) zum Vorschein kommen. An eine neue Infektion war nicht zu denken, da der durchaus wahrheitsliebende Patient schon seit Wochen keinen Coitus vollzogen hatte.

Meine Herren! Aus alledem, was ich Ihnen bisher berichtet habe, geht zur Genüge hervor, dass auf dem Gebiete der Provokationsmethoden noch nicht Alles geklärt ist und noch viele Untersuchungen notwendig sind, um weitere Fortschritte zu erzielen. Ich glaube nicht, dass wir die Provokationsmethoden entbehren könnten, da gerade sie bei positivem Ausfall den mikroskopischen Nachweis, der Gonococcen erleichtern resp. ermöglichen.

Und gerade bei chronischen Gonorrhoen sind zur Zeit die mikro-

1. FINGER. Casuistische Beiträge zur Bedeutung der Prostatitis gonorrhoica glandularis. Archiv f. Dermat. u. Syphilis, 45. Bd.

skopischen Untersuchungsmethoden den Kulturmethoden überlegen, was meines Erachtens wohl auch für die Zukunft der Fall sein dürfte.

Zum Schluss, meine Herren, gestatten Sie mir noch über ein Ergebnis zu berichten, das allerdings nur indirekt mit dem heute besprochenen Thema im Zusammenhange steht. Es ist mir bisher in drei Fällen durch eine kleine Modifikation der von Crippa'schen[1] Methode gelungen, Gonococcen in den Filamenten der *pars anterior urethrae* nachzuweisen, wo zahlreiche vorangegangene Untersuchungen (auch Provokationsmethoden), stets negative Befunde ergeben hatten. Wie Sie wissen, führt von Crippa ein Bougie à boule in die Harnröhre ein und untersucht das dem Bougie anhaftende Secret.

In obigen drei Fällen fand sich nun kein dem Bougie à boule anhaftendes Secret vor, hingegen fanden sich in dem nach dem Auswischen mit dem Bougie à boule entleerten Urin ein oder mehrere kleine zarte Fädchen, in denen mikroskopisch zahlreiche Gonococcenhaufen in alveolarer Anordnung nachweisbar waren. Wenn auch die Zahl der Fälle noch sehr gering ist, so glaube ich doch diesem Befund eine Bedeutung beilegen zu müssen.

DISCUSSION

M. le professeur NEISSER (Breslau). — Ich schliesse mich den Ausführungen Neuberger's an betreffs der Wichtigkeit der Provocation; auch ich erkenne den grösseren Werth der *mechanischen* Methoden an, glaube aber nicht die Dilatation der Knopfsonde vorziehen zu sollen. Die *chemischen* Mittel besitzen den Vortheil, die andern Bacterien, die die Erkennung der Gonococcen erschweren könnten, zu beseitigen.

Was die Entstehung generalisirter Gonorrhoe-Metastasen betrifft, so betont er die Wichtigkeit der Behandlung der acuten Gonorrhoe in den frühesten Studien, vorausgesetzt dass vernünftige antibacterielle Methoden angewandt werden.

M. le professeur BEHREND (Berlin). — Ich glaube, dass es ganz unmöglich ist, in dieser Frage eine Einigung zu erzielen, nachdem über dieselbe schon so oft discutirt worden ist, ohne dass dies gelungen wäre; ich möchte nur nicht den Anschein entstehen lassen, als ob die provocatorische Behandlung keine Gegner hätte. Ich halte die provocatorische Aetzung für *unerlaubt*, weil sie den Patienten in einen Krankheitszustand versetzt und *überflüssig*, weil, wie Herr Neuberger selber sagt, das Resultat trotz vorhandener Infectionsfähigkeit in Bezug auf das Vorhandensein von Gonococcen negativ ausfallen kann. Im günstigsten Falle kann die provocatorische Behandlung nur beweisen, dass Gonococcen vorhanden sind, und wenn man wissen will, ob Jemand wirklich frei von Gonococcen ist, kann es für die Anhänger dieser Methode erforderlich sein, eine Person

1. von CRIPPA. Ueber das Vorkommen der Gonococcen im Secrete der Urethraldrüsen. *Wiener Med. Presse*, 1894.

zu wiederholten Malen dieser Schädigung auszusetzen, ohne auch dann ihm wirklich ein definitives Urtheil aussprechen zu können. Namentlich aber halte ich die sogenannte Bier- und Coitusprobe von Finger für ganz unzulässig; die letztere kann überhaupt nur das Resultat haben, dass eine gesunde Frau mit Gonorrhoe infecirt war.

M. le professeur JADASSOHN (Berne). — Les méthodes provocatrices que j'ai employées ne m'ont jamais donné des conséquences fâcheuses. Cependant on doit avouer, en théorie, que le cas peut se présenter, quoique avec une extrême rareté. Je ne tiens pas à l'épreuve de la bière, et je n'employerais jamais celle du coït. Je ne me sers de la méthode chimique que dans les cas où il y a beaucoup d'autres bactéries que les gonocoques. Les seules méthodes que je trouve nécessaires sont l'expression avec la bougie à boule, le massage de la prostate et des vésicules spermatiques. D'après mon expérience, je ne peux pas croire, avec M. Neuberger, que l'on trouve souvent des gonocoques dans le contenu des glandes de l'urèthre antérieur, lorsqu'on n'en trouve pas dans les filaments. Je fais usage de l'expression avec la bougie à boule seulement comme agent provocateur. Quant aux cultures, on a naturellement raison de les employer autant que possible, mais, à mon avis, il est faux et dangereux de croire que 2 ou 3 cultures donnent des résultats aussi certains que 10 ou 12 examens microscopiques. La permission du mariage chez les hommes atteints d'urétrite chronique ne peut être donnée qu'après des examens et des provocations nombreuses. Même dans ces conditions, on ne peut pas donner une garantie absolue; mais jusqu'ici je n'ai jamais eu connaissance d'avoir commis des erreurs dans cette matière. Un seul malade m'est revenu avec une uréthrite récidivante aiguë, après avoir infecté sa femme. Quoique je n'eusse pas trouvé chez lui de gonocoques, je lui avais dit avant son mariage qu'il courait les risques d'infecter sa femme. Il m'a affirmé avoir toujours employé le condom, qui s'était déchiré une fois, après quoi l'acte avait été interrompu.

Il est beaucoup plus difficile de déclarer non infectieuse une uréthrite qui était gonococcique peu de temps auparavant qu'une uréthrite qui était chronique depuis des mois ou des années. Je crois que la plupart des erreurs qui ont été commises dans cette matière se rapportent à des cas d'uréthrite relativement récente et ne renfermant plus de gonocoques depuis quelques semaines.

Le cas de M. Neuberger est tout à fait unique; les commémoratifs ne me semblent pas absolument certains.

M. ROSENTHAL (Berlin). — Ich bin nur ein bedingter Anhänger der Provocationsmethode, da sie unter Umständen den Kranken schädigen kann. Die Logik ist, die unschädlichen Untersuchungsmethoden weiter auszubilden, und hier lieferte ich die Kultur ein zufriedenstellenderes Resultat. In vielen Fällen — die Arbeit ist noch nicht abgeschlossen — fand ich auf Serum-Agar ein positives Resultat, wo das Mikroskop im Stich liess. Schon nach 24 bis 48 Stunden gelingt es, durch einen Blick das Resultat festzustellen, während Neisser oft 6 bis 8 Tage lang, wie er aussprach, mikroskopisch untersuchen musste, um dasselbe zu erreichen. Die Methode ist einfacher als man gewöhnlich glaubt.

M. EHLERS. — Je ne me sers jamais de la méthode de provocation dite provocation par le coït, car elle est superflue. J'expose au malade qu'après la maladie l'urèthre a besoin de repos et de convalescence et je lui défends d'exercer le coït pendant 2 ou 3 mois. Ce temps suffit largement pour éveiller chez le malade le désir d'avoir des rapports sexuels et il bravera ma défense en sauvant ma responsabilité.

M. le professeur NEISSER (Breslau). — Herr Rosenthal hat mich missverstanden; ich vermeide die Provocation nicht, sondern ich halte sie für unentbehrlich und habe nicht in einem einzigen Falle einen Schaden gesehen.

Die Cultur ist ein Ersatz für die mikroskopische Untersuchung, aber nicht für die Provocation. Letztere soll das Untersuchungsmaterial schaffen, und darin liegt ihr Wert und ihre Ueberlegenheit vor den gewöhnlichen Secretuntersuchungen.

Herrn Ehlers erwiedere ich : nie empfehle ich die Bier- und Coïtusprobe; wir haben bessere und aesthetischere.

QUELQUES CONSIDÉRATIONS RELATIVES AU TRAITEMENT
DE LA BLENNORRHAGIE CHRONIQUE
ET PRÉSENTATION D'UN NOUVEL INSTRUMENT DESTINÉ A DÉTERGER
LES GLANDULES DE L'URÉTHRE PROFOND

par le docteur Alex. RENAULT

(Paris)

Personne d'entre vous ne me contredira en m'entendant rappeler que la guérison complète de la blennorrhagie chronique est d'une difficulté trop souvent insurmontable.

En dépit des traitements les plus rationnels et les mieux conduits, du régime le plus sévère, la goutte matinale ne disparaît pas, des filaments gros et opaques persistent dans l'urine, s'y précipitent et cela, malgré la dilatation du canal, s'il y a rétrécissement, les grands lavages avec des solutions de toutes sortes, les instillations répétées. Je ne parle pas du traitement interne, toujours impuissant en pareil cas.

Pourquoi cette ténacité? la cause intime nous en échappe encore.

Entre les blennorrhagies chroniques, qui disparaissent sans retour et celles qui défient les ressources de notre art, nous ne trouvons ni dans l'examen clinique de la goutte, ni dans celui des filaments, non plus que dans les ressources que nous offrent, par l'entremise du microscope, l'histologie et la bactériologie, la raison de nos échecs.

Qu'il s'agisse en effet d'écoulements susceptibles de guérison, ou au contraire incurables, sous le miscroscope, la composition histologique de la goutte n'apparaît pas différente. Mes nombreux examens me permettent de l'affirmer.

Vous découvrirez régulièrement : 1° des cellules épithéliales, plutôt discrètes et variables de configuration. La forme pavimenteuse est celle qui prédomine.

2° Des filaments de mucus.

3° Des leucocytes polynucléaires en nombre considérable, soit uniformément répartis, soit groupés en amas.

Là, peut se borner tout ce que nous montre le microscope : de microbes, vous n'en verrez aucun.

D'autres fois, ceux-ci pullulent, soit sous forme de bacilles de longueur et de diamètre variables, soit sous forme de cocci, divers également, sans qu'on puisse, dans l'état actuel de la science, attribuer aux espèces qui constituent cette flore, un état civil indiscutable. Il est probable que plusieurs d'entre elles sont des saprophytes.

Quoiqu'il en soit, on n'arrivera à les spécifier qu'après de très longues et très patientes recherches d'isolement, de culture et d'inoculation aux animaux.

Au milieu de ce monde d'infiniment petits, le gonocoque peut exister et être facilement reconnaissable. Le plus souvent, il est impossible de le découvrir et dans les cas où vous rencontrez quelques diplocoques, rappelant par le volume et la forme en grains de café, le germe de Neisser, il ne vous est pas permis de dire si vous vous trouvez en présence de gonocoques vrais, ou de pseudo-gonocoques, attendu qu'il existe des formes semblables chez des sujets, que la blennorrhagie n'a jamais atteints. Il y a bien l'épreuve du Gram : mais elle est précaire, quand il s'agit de diplocoques isolés, difficiles à retrouver dans une préparation.

Au point de vue bactériologique, l'examen des filaments ne vous en apprendra pas davantage. Comme la goutte, ils peuvent être riches en microbes, ou au contraire stériles. Dans l'hypothèse de flore microbienne, les éléments que vous découvrirez, ressemblent, à s'y méprendre, à ceux de la goutte. Comme dans la goutte également, les gonocoques y sont tout à fait exceptionnels.

Quant à leur structure histologique, les filaments sont composés presque exclusivement de leucocytes polynucléaires, serrés les uns contre les autres et n'admettant dans leurs interstices que de rares cellules épithéliales.

Fait à noter, les filaments que l'on trouve souvent dans les urines de sujets, guéris depuis une longue série d'années de blennorrhagies antérieures ou même que la blennorrhagie n'a jamais effleurés, peuvent avoir même structure histologique que ceux dont la nature morbide est indéniable.

On a dit (et l'hypothèse est des plus rationnelles) : la cause de nos échecs tient à l'état de la prostate. Ses nombreuses glandes restent infectées. Le professeur Finger, qui a eu le grand mérite d'attirer sur ce point l'attention des observateurs, déclare qu'on ne doit accorder le mariage aux blennorrhagiques qu'après expression de la prostate et examen minutieux du liquide, qui en émane. Car, dans la plupart des cas, le toucher rectal ne révèle aucun signe de prostatite.

Assurément, cette investigation peut fournir des résultats précieux. Si vous avez la chance de découvrir le gonocoque dans la parcelle de liquide prostatique, soumise au microscope, sans hésitation vous interdirez le mariage, mais très rarement il en sera ainsi.

Presque invariablement, vous ne trouverez au sein de ce liquide que de rares cellules épithéliales pavimenteuses à gros noyau, quelques leucocytes polynucléaires et des microbes : cocci ou bacilles, dont la valeur séméiologique ne pourra être déterminée ; souvent même, vous ne découvrirez aucune flore microbienne, de telle sorte que le tout se réduira à quelques éléments anatomiques disséminés.

Malgré des examens négatifs, il est fort à craindre néanmoins que la goutte uréthrale ne soit virulente, puisque Finger déclare avoir observé des infections post-conjugales, même dans des cas, où les filaments avaient disparu et où l'urine était redevenue parfaitement claire.

C'est que, d'une part, en dépit des remarquables travaux de Wertheim, nous connaissons à peine les formes de dégénérescence du gonocoque, et encore moins leur degré de virulence ; d'autre part, nous avons à compter avec la toxine de ce microbe, que les recherches persévérantes de M. le Dr de Christmas ont bien mise en évidence dans ces dernières années.

Pour en revenir à la goutte, il n'est pas douteux, dans les écoulements anciens, que son point de départ ne soit l'urètre postérieur. La nécessité, pour la mettre en évidence, de presser le canal du plus loin possible, la présence de filaments dans le second verre d'urine attestent la réalité de cette localisation.

Les recherches anatomiques du professeur Finger en fournissent une preuve irréfutable.

Avant que l'hyperplasie conjonctive, qui se produit dans l'urétrite postérieure ne se soit transformée en tissu de cicatrice et n'ait étouffé les glandes, il y a une phase très longue, pouvant s'étendre à plusieurs années, pendant laquelle cette même hyperplasie conjonctive s'accompagne de desquamation épithéliale et de catarrhe des glandes urétrales.

C'est pendant cette phase que presque tous les malades viennent consulter. Or, nous savons combien sont riches en glandes les deux portions qui constituent l'urètre postérieur, à savoir : la portion membraneuse et la portion prostatique.

On y trouve d'abord des follicules, beaucoup plus abondants dans la portion membraneuse que dans la région prostatique.

Mais la première de ces portions est riche surtout en glandes en grappe. Ces glandes, décrites par Littre en 1700, occupent toute la périphérie de la portion membraneuse de l'urètre, sans être cependant uniformément réparties. Le plus grand nombre d'entre elles siège à la paroi supérieure.

Ce sont aussi des glandes en grappe qui viennent s'ouvrir à la surface de la portion prostatique de l'urètre. Ces glandules, très bien décrites par Sappey et Henry Thompson, considérées au point de vue du volume et de l'importance, doivent être divisées en deux groupes : l'un, antérieur, l'autre, postéro-latéral. Le groupe antérieur renferme des glandes de petit calibre et peu abondantes. Le groupe postéro-latéral, au contraire, est beaucoup plus riche et est constitué par des glandes volumineuses, dont les orifices sont surtout évidents sur les côtés du verumontanum.

Toutes ces glandes sont tapissées par des cellules épithéliales de configuration variable. Dans les utricules, c'est l'épithélium pavimenteux ou polyédrique que l'on rencontre ; les canaux excréteurs sont revêtus d'épithélium prismatique ou cylindrique à cils vibratiles.

Il est quasi certain que, dans les blennorrhagies anciennes, le gonocoque ou ses toxines se cantonnent dans ces glandules et y constituent de multiples foyers d'infection fort difficiles à détruire.

Aussi l'indication thérapeutique est-elle de trouver un procédé qui soit de nature à libérer ces glandes et à en tarir la sécrétion.

La difficulté est encore augmentée de ce fait que l'épithélium qui tapisse les conduits excréteurs et les utricules est en desquamation continuelle, ainsi que l'attestent les moules filamenteux contenus dans l'urine. Ce sont ces moules que Fürbringer a désignés sous le nom de filaments en virgule, en raison de leur aspect extérieur. Ces bouchons épithéliaux, se détachant de la paroi, obstruent la lumière des glandules et doivent rendre presque impossible la pénétration des liquides modificateurs, introduits dans l'urètre par les lavages.

C'est, selon toute probabilité, à la présence de ces bouchons obturateurs que l'on doit attribuer l'incurabilité de tant de blennorrhagies anciennes.

Pénétrés de cette idée, les spécialistes s'efforcent depuis plusieurs années de trouver des moyens capables de déterger les glandules de l'urètre profond. C'est dans ce but que l'on pratique le massage de la prostate par le rectum, préconisé surtout par le professeur Finger.

Avant d'avoir recours à ce procédé, il est nécessaire d'explorer la prostate par le toucher rectal. C'est ainsi que l'on peut constater dans un certain nombre de cas des inégalités de volume, des bosselures, des points douloureux, qui constituent des preuves indéniables de la prostatite chronique, source permanente de la goutte matutinale des vieux blennorrhagiques.

Il est non moins indispensable de se rendre compte par le cathétérisme du calibre urétral. Si celui-ci est normal, on peut avoir recours d'emblée aux moyens destinés à assécher le canal. Y a-t-il le moindre rétrécissement, la moindre stricture, la dilatation s'impose d'abord. Aucun espoir à fonder sur les lavages curateurs, si les diverses parties de l'urètre ne possèdent pas leurs diamètres physiologiques.

Ces conditions réalisées, le massage de la prostate peut être mis en œuvre. C'est un moyen très rationnel, que quelques auteurs, trop enthousiastes, considèrent même comme infaillible, quand on le fait suivre de lavages modificateurs. Ainsi Sterne écrit dans la *Revue médicale de l'Est*, à la date du 8 mars 1899, qu'au bout de trois semaines de traitement, la guérison est certaine : 60 succès sur 60 malades. C'est une statistique idéale.

J'ai essayé consciencieusement le massage de la prostate, et je suis loin d'avoir été aussi heureux. Il m'est arrivé de réduire l'écoulement à une goutte incolore, que la pression seule du canal mettait en évidence, mais je ne suis pas parvenu à la supprimer complètement. Ce desideratum a-t-il lieu de surprendre? Non, assurément, quand on se rend compte de la disposition des parties.

Le massage rectal n'exprime que les glandules de la partie postérieure de la prostate; son action sur les glandes des parties latérales est déjà beaucoup plus limitée; elle doit être nulle sur celles de la partie antérieure et en outre sur l'élément glandulaire de la portion membraneuse, dont les auteurs ne semblent pas se préoccuper.

Il est donc naturel qu'on ait cherché à réaliser par le canal même le massage de l'urètre profond.

Dans ce but, divers instruments inspirés par les dilatateurs d'Otis ou d'Oberlander ont été imaginés.

Un des plus parfaits est dû au D' Lohnstein de Berlin. Son instrument permet de combiner à la fois la dilatation et le lavage. Par la forme et par le principe de sa construction, il rappelle le dilatateur d'Otis. La distension du canal est produite par quatre tiges à ressort, dont l'une des extrémités est fixe, tandis que l'autre est mobile. Quand on fait jouer l'instrument, ces deux extrémités se rapprochent et forment un fuseau, qui écarte progressivement les parois du canal.

Lohnstein procède alors à un lavage avec une solution médicamenteuse, destinée à modifier l'état de la muqueuse.

Lorsqu'il présenta son instrument au Congrès dermatologique de Breslau en 1894, le D' Scharff, de Stettin, lui objecta le défaut de résistance des tiges. Il prétendit que, dans les cas d'infiltrats tant soit peu durs, ce dilatateur mis en mouvement, prenait la forme d'une vis irrégulière, au lieu de se disposer en fuseau comme l'annonce son auteur.

Scharff enfin ajouta que telle était la cause des échecs qu'il avait eu plus d'une fois l'occasion de constater.

L'instrument que j'ai l'honneur de mettre sous vos yeux, et qui a été construit sur mes indications, par M. Aubry, me paraît tout à fait à l'abri de ce reproche.

Il se compose :

1° D'un long tube canule, légèrement courbé au bout, de façon à pouvoir être introduit aisément dans l'urètre postérieur ;

A l'une de ses extrémités, il est divisé en six parties, susceptibles de s'écarter pour produire la dilatation. En outre, il porte sur sa longueur deux traits de ligne, qui correspondent à l'étendue moyenne de chaque urètre;

2° D'une olive percée de trous rétrogrades. Cette olive est destinée à faciliter le passage dans l'urètre d'un liquide de lavage, que l'on introduit à l'aide d'une seringue par une autre olive, placée à l'extrémité libre de la canule.

3° Sur le côté de la canule, d'un tube qui sert à l'évacuation du liquide injecté.

4° D'un écrou prisonnier à vis, qui, en tournant à droite, attire l'olive en arrière et fait développer l'extrémité du tube en une circonférence de 36 millimètres, soit 12 millimètres de diamètre.

Pour démonter et nettoyer l'instrument, il suffit de tourner la petite vis, tête de violon, qui se trouve près de l'écrou et le retient, de prendre ensuite entre les doigts les deux olives terminales et de les dévisser en tournant à gauche.

Le dilatateur se trouve de la sorte divisé en trois pièces, que l'on peut aisément stériliser dans l'eau bouillante.

Voici maintenant comment je procède dans la cure d'une urétrite rebelle. Dans tous les cas, qu'il y ait rétrécissement ou non, j'ai recours d'abord, en prenant toutes les précautions antiseptiques d'usage, à la dilatation du canal, que je pousse jusqu'à l'introduction facile de la bougie en gomme, n° 22 (filière Charrière).

Cette dilatation est nécessaire pour le passage de mon instrument qui correspond au n° 21 de la filière. En outre, ses effets sont toujours favorables.

La distension progressive, non seulement restitue au canal sa sou-

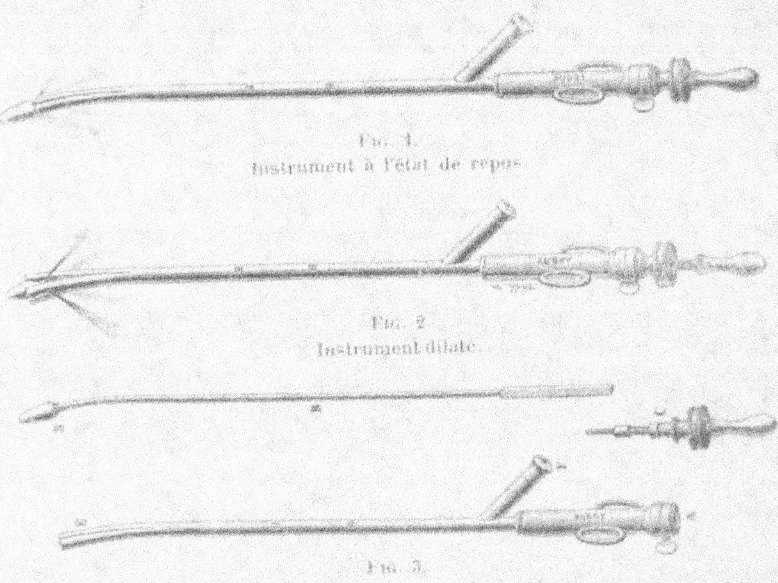

Fig. 1.
Instrument à l'état de repos.

Fig. 2.
Instrument dilaté.

Fig. 3.
Pièces de l'instrument démonté.

A. Corps de la sonde. — B. Tube porte-olive, s'introduisant entre les branches de l'extrémité de la sonde. — C. Écrou à double vis, se mettant dans la partie A du corps de la sonde. — D. Olive, percée à sa base de six trous rétrogrades pour le lavage de l'urètre. — E. Branches de l'extrémité de la sonde, divisée en six sections pouvant se développer. — F. Embout évacuateur du liquide qui a lavé l'urètre.
Les chiffres 12 et 16 sur le corps de la sonde indiquent les longueurs respectives des deux urètres.

plesse, mais encore exerce à la surface de la muqueuse une sorte de massage, qui aide au dégorgement des nombreuses glandules infectées.

Ce traitement préparatoire achevé, après lavage du prépuce, du gland et irrigation de l'urètre antérieur avec l'eau boriquée tiède, j'introduis mon instrument, préalablement stérilisé dans l'eau bouil-

lante et enduit d'huile phéniquée à 1/20, jusque dans l'urèthre postérieur.

Je dilate alors avec prudence, en imprimant de gauche à droite
deux à trois quarts de tours à l'écrou extérieur. J'arrive ainsi à une
distension de 27 à 30 millimètres de circonférence, calibre moyen
maximum, obtenu par MM. Guyon et Campenon, dans leurs recherches sur l'extensibilité de l'urèthre. L'opération doit être lente, de
façon à ne pas provoquer de douleurs. J'interroge du reste à chaque
instant le malade sur les sensations qu'il éprouve.

La dilatation opérée, je pratique un lavage à l'eau boriquée, que je
renouvelle plusieurs fois, à l'aide d'une seringue, introduite dans
l'ouverture placée à l'extrémité de l'instrument.

Le liquide, après avoir lavé l'urèthre postérieur, en sortant par les
trous de l'olive, s'écoule par le tube latéral, situé près de l'extrémité
libre, en entraînant de temps à autre des filaments, qui émanent
selon toute probabilité des glandules de l'urèthre.

Il y a lieu de réitérer la dilatation deux ou trois fois en divers
points de l'urèthre profond, afin d'exprimer autant que possible toutes
les glandes muqueuses.

Pour cela, après avoir ramené l'instrument à son plus petit
volume, en tournant l'écrou de droite à gauche, on l'enfonce ou on
le retire, selon le point que l'on veut distendre. Après chaque dilatation, on renouvelle le lavage à l'eau boriquée.

L'opération est achevée, on retire alors l'instrument du canal et le
malade reçoit immédiatement sans sonde un grand lavage uréthro-
vésical. Le lavage est destiné à modifier la surface des glandes, préalablement détergées par la dilatation. Je me sers ordinairement de la
solution au permanganate de potasse, d'abord très diluée au 1/5000.
Mais on peut user de solutions au protargol ou au nitrate d'argent,
de 25 centigr. à 1 gr. pour 1000.

Autant que possible la température de la solution doit être de
40° centigrades. On a démontré depuis longtemps l'influence favorable de la chaleur sur la résorption des vieux infiltrats et d'autre
part Callari, en 1897, a insisté sur l'action microbicide des hautes
températures, surtout en ce qui concerne le gonocoque, dont la vitalité cesse à 59 degrés.

La dilatation de l'urèthre postérieur sera renouvelée deux fois par
semaine environ. Mais tous les jours, dans l'intervalle, le malade
recevra un grand lavage au permanganate ou au protargol, dont la
concentration sera progressivement augmentée. Si l'on emploie la
solution de nitrate d'argent, le lavage n'aura lieu que tous les 3 ou

4 jours. Il est nécessaire de procéder avec prudence et de tâter la susceptibilité du patient, qui ne doit ressentir que des picotements très supportables à l'occasion de la première miction. C'est du reste pour prévenir toute irritation qu'il est utile de prescrire un grand bain tiède le lendemain de chaque dilatation.

S'il survenait des envies fréquentes d'uriner, indices d'une irritation du col vésical, il faudrait suspendre le traitement et recourir aux émollients, jusqu'à ce que tout soit rentré dans l'ordre.

Rarement, dans la pratique, on dépasse la solution de permanganate à 1/2000. Elle suffit à réaliser la dessiccation du canal.

On peut rencontrer des malades, chez lesquels la pénétration de l'instrument dans l'urèthre postérieur soit difficile à cause d'un spasme uréthral. Une injection préalable de cocaïne, à 25 ou 50 centigrammes pour 100 suffira pour triompher de cet obstacle.

Une objection, à laquelle je m'attends, est celle-ci : c'est que les extrémités des branches dilatatrices doivent, en s'écartant, blesser quelquefois la muqueuse.

Quand on tourne lentement l'écrou extérieur, cet accident n'est pas à craindre. Si cependant on s'apercevait que le liquide de lavage revient sanguinolent, bien que le malade n'ait accusé aucune douleur au moment de la distension, il faudrait moins dilater, en renouvelant l'opération.

Je déclare du reste que dans les cas où un suintement sanguin s'est produit, il n'en est résulté aucun inconvénient ultérieur.

Maintenant quels résultats m'a fourni l'emploi de cette nouvelle méthode ?

L'instrument, tel que vous le voyez, étant de date toute récente, en raison des divers perfectionnements qui ont dû lui être apportés, pour le rendre d'un maniement facile, j'en suis à la période d'expérimentation et il serait contraire à la probité scientifique d'émettre des conclusions fermes.

J'ai essayé mon procédé sur sept malades, atteints de blennorrhagies chroniques, durant de cinq mois et demi à cinq ans.

Les malades en question avaient épuisé tous les moyens connus : remèdes internes, grands lavages, instillations.

Je puis dire que chez tous l'effet a été rapide, c'est-à-dire qu'il y a eu atténuation, voire même disparition provisoire de la goutte, diminution des filaments au point de vue du nombre et de la densité. Mais cinq d'entre eux ont manqué de persévérance et ont abandonné le traitement avant d'en avoir épuisé les effets.

Chez le sixième, qui avait une blennorrhagie de six mois, avec prostatite, causant une pesanteur insupportable au périnée, il est resté de la goutte une légère humidité du canal, mais la pesanteur périnale avait totalement disparu au moment où il a cessé de me voir.

Quant au septième, atteint à la fois de syphilis et d'une blennorrhagie de deux ans, dix expressions de l'urèthre profond, suivies chacune d'un lavage avec une solution de nitrate d'argent, allant de 1/1000 à 1/500, ont fait disparaître la goutte et les filaments opaques de l'urine. Il ne persiste que de rares filaments en suspension, et si l'on ne peut dire que le canal soit constamment sec, il ne se produit une humidité légère qu'à l'occasion d'un écart de régime. Cet état durait depuis cinq mois, lors de la dernière visite du malade.

Je vous le répète encore, je ne suis encore qu'à la période d'essai. Je crois mon instrument destiné à réaliser un progrès réel dans la cure de la blennorrhagie chronique, parce que, en désobstruant les glandes, il s'attaque directement à la cause, qui entretient la pérennité de l'écoulement.

J'ai l'honneur de vous convier à en faire usage. En rapprochant les séances de dilatation, en modifiant les solutions médicamenteuses, il est possible que l'on arrive à des résultats plus rapides et plus complets que ceux que j'ai obtenus.

Deuxième séance.

Présidence de M. le professeur LANG (de Vienne).

LA DESCENDANCE DES HÉRÉDO-SYPHILITIQUES

RAPPORT

par J. HUTCHINSON

(Londres)

Although a few cases have recently been placed on record in which the evidence seemed to imply transmission from a parent herself the subject of inherited taint to her offspring, they have been so few and are so beset with fallacies that we ought probably to discredit them. They would imply the persistence of the virus in an active form but in a wholly latent condition for twenty years or more. Now although there are some very remarkable facts in reference to the late manifestation of hereditary taint yet there are none which support the belief that its subjects continue to be capable of conveying the disease to others by contagion. If they were so we should probably often see examples of it. Now it is very improbable that a taint which has ceased to be effective as a contagion should still continue so as a cause of inherited transmission. We must not however feel too confident on this point especially remembering what we have been obliged by numerous facts to admit as regards the long persistence of the possibility of transmission by mothers. In all the cases in which third-generation-transmission has been alleged such transmission has I believe been through the mother and not the father. Again however we must insist that the fallacies are well nigh insuperable. It is never certain that one or other parent of the third-generation-infant may not have suffered from the disease in its acquired form. A very instructive example of the need for caution in this matter has recently occurred to myself. A woman brought to the

London Polyclinic an infant suffering from inherited taint in a severe form. She also brought a boy seven years old who had suffered in the same way. She was herself the subject of the taint as shown by her physiognomy, her teeth, and the fact that she had passed through an attack of keratitis. Her husband denied having ever suffered from primary disease and neither he nor his wife bore any evidences of it. At the conclusion of the enquiry however and just when all hope of explanation seemed to have vanished the wife admitted that she had not long after her marriage been for some months under Hospital treatment for sores on her genitals. It will be seen that if this case had been accepted as one of transmission to the third generation we should have had an instance of a wife liable to bear tainted children (as proved by its occurrence in two, with an interval of seven years) living with her husband during the whole of this period but never infecting him. A similar halo of improbability surrounds all the other narratives. Why did the husband in frequent intercourse with a syphilitic wife escape infection? It would appear that although we must with a view to our characters for philosophic caution admit thatt all things are possible, we mays think as practical surgeons, very wisely hold in doubt the statement that syphilis may be transmitted to the third generation.

LA DESCENDANCE DES HÉRÉDO-SYPHILITIQUES

RAPPORT

par le professeur Benjamin TARNOWSKY

(St-Pétersbourg)

En abordant la question de la descendance des familles syphilitiques, je trouve indispensable de mentionner les difficultés qui surgissent toutes les fois qu'il s'agit d'établir l'influence héréditaire et de caractériser les données qui firent l'objet de mes observations. C'est surtout une tâche toujours très compliquée que celle de déterminer l'influence de la syphilis à la troisième génération.

Dans le cas le plus simple, un individu de la troisième génération syphilitique subit une hérédité complexe, se résumant dans l'influence de six personnes les plus proches : son père et sa mère, ses aïeux paternels et maternels.

Inutile d'insister sur les difficultés que présente, d'une part, l'historique de six personnes au point de vue de leur hérédité ; d'autre part la nécessité d'exclure chez ces individus les circonstances défavorables ayant pu les influencer en dehors de la syphilis, afin de pouvoir rattacher exclusivement à la syphilis les arrêts de développement et les signes de dégénérescence observés à la troisième génération.

La question se complique encore davantage, toutes les fois que la première et la deuxième générations produisent des croisements de race par voie de mariage.

Ce n'est qu'une connaissance intime de tous les membres d'une famille syphilitique qui permet à l'observateur de se reconnaître dans les influences héréditaires si compliquées que subit la troisième génération syphilitique.

Une observation suivie et prolongée des représentants de la troisième génération est également nécessaire pour préciser toutes les dystrophies propres à cette dernière, certaines anomalies n'apparaissant qu'à l'époque de la puberté, d'autres plus tard encore, tels que l'azoospermie par exemple, l'utérus rudimentaire ou bien encore l'hystéro-épilepsie, les perversions sexuelles, etc.

Une autre circonstance a influé sur le choix des observations citées dans ce travail et m'a obligé à ne parler que de celles qui se rapportent aux individus dont la vie, au point de vue de la santé, m'est parfaitement connue. C'est que les enfants nés de parents syphilitiques héritent d'une certaine immunité envers la syphilis, — c'est un fait bien connu et clairement formulé par la loi dite de Profeta.

Bien que cette loi présente certaines exceptions réunies par le professeur Finger dans son récent travail sur la syphilis héréditaire, néanmoins elle existe dans la majorité des cas et se confirme surtout dans les premiers mois de la vie d'un enfant, comme je me permettrai d'ajouter.

Un enfant né d'une mère syphilitique et ne présentant aucun symptôme de la maladie héréditaire, ne prend la syphilis, ni au contact de sa mère, ni à celui *d'autres malades*. Malheureusement cette *immunité héréditaire* n'est que *temporaire*.

Ce n'est que dans les cas extrêmement rares qu'elle persiste pour la vie ; généralement elle cesse durant l'enfance et surtout à l'âge de la puberté. A cette époque, un jeune homme né d'une mère syphilitique, redevient apte à contracter la syphilis. Cette contamination nouvelle d'un individu né de parents syphilitiques, je propose de la désigner par abréviation : *syphilis binaire* ou syphilis binaria.

Il est incontestable que la syphilis binaire apporte une grande confusion toutes les fois qu'il s'agit de préciser l'influence héréditaire de la syphilis des aïeux sur leur descendance.

Hâtons-nous d'ajouter que, par elle-même, la syphilis binaire présente maintes déviations de la marche habituelle de la syphilis et produit souvent des *formes atypiques*, comme j'ai eu l'occasion de le démontrer dernièrement [1].

Dans la syphilis de la troisième génération qui nous occupe actuellement, il arrive souvent que la *syphilis binaire*, acquise pendant l'enfance, est considérée non comme une nouvelle contamination, mais bien comme une syphilis héréditaire simple. Cette méprise est couramment observée dans la population rurale.

Une particularité à noter dans la syphilis rurale en Russie, c'est l'extrême fréquence de la contagion extra-génitale (*syphilis insontium*); cette dernière atteint le chiffre énorme de 75 pour 100 et se remarque surtout parmi les enfants.

En outre, il est à noter que les malades ne sont généralement pas soumis à une médication appropriée au début de la maladie et que, dans la grande majorité des cas, le traitement est également insuffisant ultérieurement.

Lorsque dans ces circonstances, un enfant né de parents syphilitiques présente à sa naissance des dystrophies caractéristiques et plus tard contracte à nouveau la syphilis, cette dernière ne manquera pas d'être attribuée à l'hérédité qui paraît flagrante grâce aux dystrophies, surtout si le médecin ne constate pas le symptôme initial et s'il ne voit le malade qu'à une époque plus éloignée de la contamination. Reconnu syphilitique héréditaire grâce à ses dystrophies, cet enfant sera classé à tort dans la catégorie de la *deuxième génération* habituelle, c'est-à-dire sans complication, et l'influence qu'il exercera à son tour sur la descendance, c'est-à-dire sur la *troisième génération*, sera tout autre que celle produite par une syphilis héréditaire à proprement parler.

De même, un individu né de parents syphilitiques et contractant la syphilis après avoir atteint l'âge de puberté n'aura pas une syphilis acquise habituelle, mais bien une *syphilis binaire*. L'influence qu'il exercera sur sa descendance sera tout autre que celle qu'occasionne une syphilis acquise ou bien une syphilis héréditaire simple.

Toutes ces circonstances et surtout la difficulté de préciser dans la masse des observations de syphilis rurale les cas de syphilis binaire et de les distinguer des cas simples de syphilis de la deuxième et de

---

1. *Société Russe de Syphil. et Dermat.* Séance de mars 1900.

la troisième générations — écueil également reconnu par les médecins de district qui ont bien voulu me prêter leur gracieux concours et me communiquer leurs observations — cette difficulté, dis-je, me force à m'en tenir dans le présent travail, exclusivement, à mes propres observations.

Le nombre de ces observations, malheureusement, n'est pas considérable, mais du moins elles sont parfaitement exactes, surtout au point de vue de la pureté de la 3e génération syphilitique. Mes observations embrassent l'histoire familiale de 25 hommes syphilitiques ayant épousé des femmes saines, qui leur donnèrent des enfants, et ces derniers, à leur tour, des petits-enfants. J'ai observé ces familles pendant des dizaines d'années, et j'en connais intimement tous les membres. L'histoire de ces familles est excessivement instructive, et je me propose d'en relater un jour les détails. Actuellement je me borne aux principales conclusions se rapportant aux 2e, 3e et 4e générations syphilitiques.

Mes observations sont prises dans la population urbaine, parmi la classe instruite et aisée.

Tous les membres de ces familles furent soumis à une médication mercurielle et iodurée, tant à la 1re génération, qui présentait des symptômes de syphilis acquise, qu'à la 2e génération, atteinte de syphilis héréditaire; de sorte que mes conclusions concernant la 3e génération ont pour objet une génération ascendante syphilitique traitée par le mercure ou l'iode. J'ajouterai encore que je n'ai pas trié et choisi mes observations en parcourant mes notes; je mettais simplement de côté toutes celles qui comptaient plusieurs générations, et ce n'était ni l'exclusivité, ni la rareté du fait, mais bien l'exactitude de l'observation qui me servait de critérium. Je ne me suis pas arrêté exclusivement aux représentants de la 2e et de la 3e générations, qui, d'une façon ou d'une autre, étaient atteints de syphilis, comme le fait le Dr Barthélemy[1]. Je consigne toutes les grossesses, toutes les naissances et je compare l'action pernicieuse de la syphilis de la 2e et de la 3e générations non seulement chez quelques-uns des représentants pris à part, mais bien la vitalité de toute la famille prise en entier.

Ces différents points de départ expliquent peut-être, en partie, pourquoi mes conclusions diffèrent de celles des autres observateurs.

De 25 familles, il fut exactement établi dans 24 que la syphilis avait été contractée par le mari avant le mariage. Dans 19 cas, la femme resta indemne de syphilis; dans 5, elle fut infectée.

[1] *Annales de Dermat.*, 1897, p. 868.

Dans 25 familles, où toutes les conceptions furent soigneusement notées, il y eut 155 grossesses.

Ces 155 grossesses de la 1re génération syphilitique donnèrent :

    Fausses couches et mort-nés . . . . 57 = 36 2 0/0
    Enfants vivants . . . . 98 = 63 2 0/0

De ces 98 enfants nés vivants, 40 se marièrent et produisirent à la 2e génération soigneusement suivie 131 grossesses.

Toutes les grossesses de la 2e génération aboutirent à des fausses couches ou à des enfants mort-nés . . . . 41 = 31,2 %
    Enfants vivants. . . . . 91 = 69,4 %

Ne nous arrêtant que sur ces données parfaitement authentiques, nous aurons :

    1re génération, fausses couches et mort-nés 36 2 0/0
    2e génération, — 31 2 0/0
    1re génération, enfants vivants 63 2 0/0
    2e génération, — 69 4 0/0

Il en résulte avec évidence que la syphilis acquise des parents agit plus pernicieusement sur leur progéniture que la syphilis de la 2e génération, c'est-à-dire la syphilis héréditaire.

En réalité, la différence est encore beaucoup plus grande, car certaines familles de la 1re génération, dont les grossesses aboutissaient exclusivement à des fausses couches, des mort-nés ou des enfants mourant dans la première année de vie, ne purent donner une 2e génération capable de se marier et d'engendrer à son tour une 3e génération. De semblables générations ont été exclues de ce travail[1], tandis que dans la 2e génération j'ai tenu compte de tous les mariages sans exception et de toutes les grossesses, indépendamment du résultat — mort-nés ou enfants vivants[2].

En comparant les enfants vivants de la 2e et de la 3e génération, on

---

1. Le nombre moindre de grossesses dans les 40 familles de la 2e génération, comparativement aux 25 familles de la 1re génération, s'explique, du moins en partie, par la durée d'observation de ces deux catégories. Dans la 1re génération que je suivais depuis l'époque du mariage (pas moins de 20 ans) était comprise toute la période de fécondité, tandis que les familles de la 2e génération ne purent être observées que durant quelques années de mariage, ce qui est loin d'épuiser la période de fécondité des conjoints. Une autre raison pour laquelle la progéniture est moins nombreuse chez la 2e génération, est que les dystrophies sexuelles sont assez fréquentes dans cette génération, circonstance qui entrave notablement la reproduction de la race, comme nous le verrons incessamment.

2. Cette omission explique le pourcentage minime de fausses couches et de mort-nés, dans nos observations, relativement aux grossesses de la 1re génération, chiffre qui se réduit à 37,7 0/0.

se convainct surtout de l'action beaucoup moins pernicieuse qu'exerce la syphilis héréditaire sur la 3e génération.

Des 98 enfants vivants de la 2e génération, je possède des renseignements exacts sur 91, dont 49,4 pour 100 présentaient des symptômes de syphilis héréditaire et des dystrophies diverses. Or, pour 81 enfants vivants de la 3e génération, on ne comptait que 19,7 pour 100 de symptômes et de dystrophies analogues.

En un mot, la 2e génération syphilitique, comparée à la 3e génération, accuse un nombre *deux fois et demi* plus considérable de dystrophies et de symptômes de syphilis héréditaire.

Nous arrêtant un moment sur les symptômes que présentent ces deux générations, nous signalerons que, sur 91 observations de la 2e génération, 42 mentionnaient des symptômes de syphilis héréditaire, soit 15,18 pour 100, et 33 des dystrophies manifestes, soit 36,26 pour 100.

Nos 81 cas de 3e génération ne présentaient que 2 fois des symptômes de syphilis héréditaire, soit 2,46 pour 100, et 14 fois des dystrophies, soit 17,25 pour 100.

En analysant les observations de la 3e génération qui accusent des symptômes de syphilis héréditaire, on en vient à se persuader que ces symptômes sont toujours dus à la *syphilis binaire* des parents, c'est-à-dire que les symptômes de la syphilis héréditaire ne se rencontrent à la 3e génération que lorsqu'une infection syphilitique est *contractée proprio motu* par les individus de la 2e génération.

Au contraire, un représentant de la 2e génération pure, sans complication, c'est-à-dire sans nouvelle infection, n'ayant que celle qui lui a été transmise par voie d'hérédité, tout en présentant des symptômes de syphilis héréditaire manifeste, ne transmettra pas à sa descendance (3e génération) la syphilis héréditaire.

Je citerai, en deux mots, un exemple de chaque catégorie.

Un jeune homme (Obs. Ier) né d'un père syphilitique, développement intellectuel obtus, sens génésique exhaussé, contracte la syphilis à l'âge de 18 ans et se marie dans le courant de l'année. La syphilis suit un cours très bénin, se réduisant pendant les premiers 8 mois à quelques plaques dans le gosier, qui ne se répétèrent plus. Sa femme, restée indemne de syphilis, fit 3 fausses couches, eut un 4e enfant, un garçon, présentant des dystrophies manifestes, et accusant à l'âge de 9 ans des gommes multiples.

Une syphilis héréditaire pure, comme je viens de dire, même dans les cas très rares où un adulte présente des symptômes de la période *infectante* (syphilis héréditaire tardive), ne produira pas de symptômes de syphilis héréditaire à la 3e génération.

Sous ce rapport, nous possédons un exemple très instructif (Obs. XIII). Un syphilitique héréditaire, que j'ai observé dès sa naissance, eut, à l'âge de 24 ans, une syphilis papuleuse de la paume des mains et une kératite bilatérale. Sept ans plus tard, à l'âge de 31 ans, il se maria ; au bout de 9 mois, sa femme accoucha d'une fillette parfaitement saine, sans dystrophies apparentes et sans symptômes de syphilis héréditaire.

Pour ce qui est des exemples de pères et de mères hérédo-syphilitiques, présentant des gommes multiples au moment de la conception ou de la grossesse, et mettant au monde une progéniture indemne de tout accident syphilitique, nous ne les citerons pas, vu leur extrême fréquence, quoique nous en possédions de très beaux exemples[1].

Ajoutons que, même dans les cas où le père et la mère provenaient tous deux de parents syphilitiques, les enfants naissaient sans présenter de symptômes syphilitiques (v. Obs. XXII).

En un mot, 55 familles de la 2ᵉ génération, dans lesquelles le père ou la mère, ou les deux à la fois, accusaient soit des symptômes de syphilis héréditaire, soit des dystrophies diverses, ou étaient indemnes de toute anomalie, donnèrent 105 grossesses, sans un seul enfant présentant des symptômes de syphilis héréditaire.

Les observations que j'ai recueillies me donnent le droit de conclure que la syphilis acquise par la 1ʳᵉ génération ne se transmet pas à la 3ᵉ génération, ni directement, ni en sautant une génération, et ne produit pas chez la 3ᵉ génération les accidents habituels de la syphilis héréditaire.

Tous les cas de syphilis héréditaire à la 3ᵉ génération, d'après nos observations, s'expliquent exclusivement par la *syphilis binaire*, c'est-à-dire par une nouvelle infection syphilitique extra-utérine, acquise par la 2ᵉ génération.

Dans nos 9 observations de syphilis binaire, 5 personnes se marièrent et eurent 26 grossesses. Sur ce nombre il y eut 16 fausses couches et mort-nés, soit 61,5 pour 100.

Or, dans les familles de la 1ʳᵉ génération syphilitique, nous relevons pour 155 grossesses une perte de 51,6 pour 100 — enfants succombant avant l'âge de 17 ans, donc 10 pour 100 de moins que chez les précédents.

J'en conclus que la syphilis binaire exerce une influence beaucoup plus pernicieuse sur la descendance directe, c'est-à-dire sur la 3ᵉ génération.

1. Obs. VIII, XV, XVII et XIX.

Cette différence ressort encore davantage lorsque l'on compare la 3ᵉ génération pure avec la 3ᵉ génération entachée de syphilis binaire des parents.

Une 3ᵉ génération pure nous donne en fait d'enfants morts avant l'âge de 1 an. . . . . 33,3 pour 100

La 3ᵉ génération entachée de syphilis binaire. . . 54,5   —

Ce qui fait une différence de près du double.

La 2ᵉ génération présentait des symptômes de syphilis héréditaire et des dystrophies dans. . . . . 49,4 pour 100

La 3ᵉ génération entachée de syphilis binaire. . . . 60,0   —

Une 3ᵉ génération pure donne en fait de dystrophies. . . . . 11,2[1]   —

Une 3ᵉ génération compliquée de syphilis binaire donne en fait de dystrophies. 60,0   —

Je pense 1° que la syphilis binaire exerce sur la 3ᵉ génération, au point de vue de la vitalité de l'enfant, une action beaucoup plus pernicieuse que la syphilis de la 1ʳᵉ génération sur la 2ᵉ, et qu'elle produit une descendance bien plus chargée au point de vue héréditaire que la 2ᵉ génération syphilitique pure ; 2° que la syphilis binaire est une des causes principales de la dégénérescence de la population dans les localités entachées de la syphilis endémique, dite syphilis rurale, surtout dans certaines provinces de la Russie.

En outre nous admettons nécessairement que la 3ᵉ génération peut offrir des symptômes de syphilis héréditaire dans les cas exceptionnels, où les représentants de la 2ᵉ génération se marient avec des individus entachés de syphilis acquise.

Parmi les observations que je cite à l'appui de ce travail, il y a un mariage semblable resté stérile (obs. XVI).

Il s'ensuit, qu'en dehors de la syphilis binaire et des mariages de représentants de la 2ᵉ génération avec des individus ayant une syphilis acquise, la 1ʳᵉ génération syphilitique exerce sur la 3ᵉ génération une action beaucoup plus faible que celle qu'elle exerce sur la 2ᵉ génération.

Cette influence plus bénigne se traduit par une diminution du nombre de fausses couches et de mort-nés ; par un affaiblissement de

---

1. Des 81 enfants vivants de la 3ᵉ génération (sur lesquels nous possédons un historique détaillé) nous excluons 10 enfants nés de parents qui avaient contracté la syphilis binaire ; il reste 71 enfants vivants de la 3ᵉ génération pure. De ces enfants, 8 ont des dystrophies.

D'un total de 14 enfants dystrophiques de la 3ᵉ génération nous soustrayons 6 enfants dystrophiques et présentant des symptômes de syphilis héréditaire nés de parents qui avaient contracté la syphilis binaire ; il reste 8 enfants dystrophiques, ce qui équivaut à 11,2 0/0.

la mortalité des enfants en bas âge de la 3e génération ; par l'absence
de symptômes de la syphilis héréditaire et par le petit nombre de
dystrophies à la 3e génération.

L'étude comparative des dystrophies de la 2e et de la 3e générations
dans une même famille confirme surtout l'affaiblissement de l'action
de la syphilis sur la 3e génération.

Dans ces deux générations, le plus grand nombre de dystrophies se
montre sur les dents et les oreilles. Mais, tandis qu'à la 2e génération les dystrophies dentaires prennent la forme de dents de Hutchinson, de microdontisme, ou qu'il y ait absence congénitale des incisives latérales supérieures, etc., nous ne trouvons à la 3e génération
de ces mêmes familles que des érosions dentaires, une implantation
défectueuse et une carie prématurée des dents.

Les oreilles de la 2e génération sont souvent mal ourlées (oreilles
dites de Morel), d'autres fois complètement difformes. Dans la 3e génération de la même famille, nous ne constatons plus des défectuosités
aussi marquées et tout se résume dans la plupart des cas à des
oreilles mal plantées.

Les dystrophies graves de la 2e génération, comme par exemple
l'infantilisme, la microcéphalie, la persistance du trou de Botal,
ainsi que d'autres arrêts de développement, ne se renouvellent généralement plus dans les mêmes familles à la 3e génération. On peut en
dire autant de la maladie de Basedow, de la polysarcie congénitale,
de l'épilepsie infantile qu'on observe à la 2e génération.

En un mot, les dystrophies de la 2e génération, tant anatomiques
que fonctionnelles, ne se transmettent pas à la 3e génération sous
forme de dystrophies identiques[1].

Pour ce qui est des dystrophies anatomiques et fonctionnelles des
organes sexuels, je ne puis encore établir de comparaisons, parce que
plusieurs des jeunes gens de la 3e génération n'ont pas encore atteint
la puberté, époque où l'on voit généralement poindre les déviations
du type normal.

Je me permettrai de souligner que les dystrophies sexuelles de la
2e génération, tout en passant souvent inaperçues, jouent en fait un
rôle important dans la dépopulation. Dans nos observations, qui

---

1. En en exceptant toutefois l'hystérie et la neurasthénie que j'ai eu l'occasion
d'observer dans deux générations d'une même famille. Et encore faut-il ajouter
que la neurasthénie et l'asthme bronchique chez deux jeunes enfants de la 3e génération ont été notés dans une famille (Obs. IV a) où la mère de ces enfants
était elle-même hystérique et avait un père syphilitique. Son mari était neurasthénique, indemne de syphilis, issu d'une famille névropathe et avait un oncle
et une tante aliénés.

embrassent 74 individus de la 2e génération, dont les plus jeunes ont 17 ans, chez 7 personnes (dont 4 hommes et 3 femmes), il existe des dystrophies sexuelles qui les rendent inaptes à perpétuer leur race; or, 7 sur 74 équivaut à 9,4 pour 100. Ces dystrophies consistent chez les femmes en un développement rudimentaire de l'utérus, chez les hommes en azoospermie, en frigidité complète et en 2 cas de perversion sexuelle.

En général, parmi les dystrophies de la 3e génération, je n'ai pas eu l'occasion d'observer de particularités spéciales, témoignant de leur provenance, tandis que pour la 2e génération nous avons des signes qui leur sont propres, tels que l'infantilisme, les dents de Hutchinson, l'aplatissement de la base du nez, le crâne natiforme. Surtout lorsqu'elles sont réunies, ces dystrophies témoignent sans erreur la syphilis au moins chez l'un des parents de la personne observée. Ces stigmates si caractéristiques font complétement défaut à la 3e génération, ou bien on n'en retrouve qu'un seul, en dehors du groupement habituel, ce qui les prive de leur signification diagnostique.

En un mot, autant que j'ai pu l'observer, la syphilis de la 3e génération ne présente pas de style dystrophique spécial, comme l'a si bien dit le docteur Edmond Fournier, et les dystrophies éparses qu'elle présente quelquefois ne lui donnent pas « l'empreinte de provenance ».

A la 4e génération syphilitique, l'action dystrophique faiblit encore davantage, peut-être même toute influence cesse-t-elle totalement.

Trois jeunes filles de la 3e génération syphilitique[1] épousèrent des hommes sains, eurent 9 grossesses, dont 8 donnèrent de beaux enfants indemnes de toute dystrophie, du moins durant les premières années de l'enfance.

En observant 3, et quelquefois 4 générations syphilitiques d'une même famille, et connaissant de près l'historique des membres de chaque famille, on en arrive nécessairement à conclure que c'est la syphilis de la 1re génération qui exerce l'action héréditaire la plus pernicieuse sur la génération la plus proche, c'est-à-dire sur la 2e génération syphilitique.

Dans ces conditions, la maladie se transmet à la 2e génération par voie héréditaire, se traduit par un nombre considérable de fausses couches, de mort-nés et d'enfants périssant dans la première année de vie; elle donne en outre un grand nombre d'individus stériles (extinc-

1. Obs. XVIII, XX et XXIII.

tion de la race) et occasionne en plus une multitude de dystrophies plus ou moins graves.

De nos observations, il ressort que du total des enfants issus de la 1re génération 22 pour 100 seulement restèrent indemnes de symptômes syphilitiques apparents et ne présentèrent pas de traces de la transmission héréditaire, ni de dystrophies évidentes soit anatomiques, soit fonctionnelles.

Ayant pour ainsi dire épuisé toute sa puissance nocive sur sa descendance la plus proche, sur la 2e génération, la syphilis agit d'une façon beaucoup moins pernicieuse sur la 3e génération. Nous voyons sensiblement décroître le nombre des fausses couches et des enfants mort-nés ; la maladie cesse de se transmettre sous la forme de syphilis héréditaire ; les dystrophies perdent leur aspect caractéristique et leur fréquence diminue notablement, si bien que parmi la 3e génération 55 pour 100 d'enfants naissent vivants et sains, indemnes de dystrophies et sans porter la moindre trace de l'hérédité morbide de leurs parents.

Finalement, dans les familles qui, en dehors de la syphilis, ne présentent pas d'autre hérédité défavorable, *la 4e génération redevient normale*.

Cet affaiblissement successif de la virulence de l'hérédité syphilitique est brusquement entravé toutes les fois qu'intervient une nouvelle infection syphilitique contractée par la descendance, et surtout lorsqu'elle est acquise par la 2e génération syphilitique.

Dès que la *syphilis binaire* apparaît dans une famille, le nombre des fausses couches augmente, ainsi que celui des mort-nés et des enfants périssant en bas âge, les symptômes de la syphilis héréditaire apparaissent chez les représentants de la 3e génération, la fréquence des dystrophies croît de cinq à six fois ; en un mot l'action nocive de la syphilis retentit douloureusement sur la 3e génération et dépasse, dans une proportion double et même triple, l'effet habituel produit par la syphilis de la 1re génération sur la 2e génération.

Dans les villes, on observe rarement une semblable complication, due à une nouvelle infection syphilitique contractée par l'un des membres d'une famille syphilitique. Je ne l'ai rencontrée que dans 9 pour 100 de mes observations[1]. Aussi la dégénérescence des familles syphilitiques à leur 3e et 4e générations est généralement un fait exceptionnel. Tout au contraire, dans les mariages entre les individus de la

---

1. Sur 100 enfants vivants de la 2e génération, nous avons eu à noter 9 cas de *syphilis binaire*.

2° ou de la 3° génération syphilitique avec des conjoints parfaitement sains, ces derniers apportent un correctif puissant, une amélioration constante dans les familles syphilitiques, les assainissent, de sorte qu'en définitive vers la 4° ou 5° génération il en résulte une famille moyenne normale eu égard au nombre des grossesses et de la viabilité des enfants.

Voilà ce qui explique comment la syphilis peut exister depuis tant de siècles, sans amener ni la dégénérescence de la population d'une grande ville, ni l'extinction de la race d'un grand pays.

Dans les campagnes, parmi les travailleurs de la population rurale, parmi certaines peuplades conquises, dans les endroits éloignés des centres civilisés, où les mœurs sont grossières, la promiscuité habituelle, et l'assistance médicale nulle, la syphilis contribue promptement à la dépopulation, en donnant une 2° génération faible et malingre, qui contracte à son tour fréquemment la syphilis binaire, exerce par suite une influence d'autant plus pernicieuse sur la 3° génération, et finit par amener la dégénérescence complète de toute une famille.

La mortalité des enfants, et la stérilité des adultes aidant, on en arrive à constater l'extinction de toute une commune, triste certitude facile à acquérir parmi les peuplades conquises des frontières et dont nous possédons des exemples.

En ajoutant à tout ce qui vient d'être dit l'influence de l'infection syphilitique acquise de la 3° et de la 4° générations[1], influence qui n'a pas encore été suffisamment étudiée, en y ajoutant en outre une autre condition défavorable, celle de l'alcoolisme, si fréquent dans notre population rurale, et surtout parmi les peuplades conquises de la Russie, on admettera sans conteste que la syphilis représente un facteur puissant de la dépopulation.

Mais, en même temps, la possibilité de voir disparaître, grâce à des circonstances favorables, l'action nocive de la syphilis sur la descendance de la 4° et surtout de la 5° génération, nous donne la certitude que l'assainissement de la population par rapport à la syphilis peut être effectué au moyen de mesures opportunes et efficaces, et cela dans un temps relativement court.

1. C'est ainsi que mon illustre confrère et ami, M. le professeur Mierzejewski, m'a communiqué une observation personnelle : Aïeul syphilitique, affection gommeuse des os du crâne. Son fils n'eut pas de symptômes syphilitiques évidents ; marié, mort à l'âge de 30 ans, laisse une fille. Cette fille (5° génération) scrofuleuse dès l'enfance, présente un *lichen pilaris* prononcé; rougeur du nez, dents espacées. Elle épouse un homme atteint d'une syphilis récente; il l'infecte dès la première année du mariage. La syphilis suivit chez elle son cours habituel. Elle n'eut jamais de grossesse (utérus rudimentaire?). Le mari mourut de paralysie générale progressive.

Cette certitude doit décupler nos forces dans la lutte contre la syphilis, ce fléau implacable de l'humanité actuelle.

Conclusions.

1). L'influence héréditaire de la syphilis acquise se manifeste avec le plus de vigueur sur la 2e génération des syphilitiques et produit un grand nombre de fausses couches, de mort-nés, d'enfants périssant pendant les premiers mois de vie, d'enfants accusant des manifestations de syphilis héréditaire, ou bien encore présentant des dystrophies soit anatomiques, soit fonctionnelles.

2). L'influence de l'hérédité syphilitique décroît notablement à la 3e génération et se traduit par un chiffre beaucoup plus faible de fausses couches, d'enfants mort-nés, ou périssant durant la première année de la vie; par une absence de manifestations syphilitiques héréditaires chez les individus de la 3e génération, et finalement par une diminution notable des dystrophies, aussi bien en nombre qu'en intensité.

3). La syphilis acquise de la 1re génération ne se transmet pas à la 3e génération sous forme de manifestations connues, propres à la syphilis héréditaire. De même l'immunité vis-à-vis du virus syphilitique ne se transmet pas par voie héréditaire à la 3e génération.

4). Les parents — le père ou la mère — qui présentent des symptômes syphilitiques héréditaires, soit au moment de la conception, soit au courant de la grossesse, ne transmettent pas à leurs enfants la syphilis sous forme héréditaire.

5). Nous n'avons pas eu à noter dans nos observations la transmission de la syphilis par voie héréditaire en sautant une génération, c'est-à-dire la transmission des grands parents aux petits-enfants, les enfants des premiers étant restés indemnes de symptômes syphilitiques.

6). Une 2e génération de syphilitiques n'ayant aucune manifestation de syphilis héréditaire et ne présentant pas de dystrophies produit généralement une lignée bien portante. Notons que les dystrophies qu'on observe quelquefois chez ces enfants peuvent dépendre souvent d'une hérédité morbide complètement étrangère à la syphilis.

7). Les dystrophies de la 2e génération syphilitique ne sont pas toujours transmises à la 3e génération sous forme de dystrophies identiques.

8). Les enfants nés de parents syphilitiques héritent d'une certaine immunité envers la syphilis (loi de Profeta); mais cette immunité héréditaire de la 2ᵉ génération n'est que temporaire ; généralement (sauf de rares exceptions) elle cesse dès l'enfance, ou à l'âge de la puberté.

9). A cette époque l'individu, tout en étant né de parents syphilitiques, redevient capable de contracter la syphilis. Cette nouvelle contamination constitue ce que je désigne sous le nom de *syphilis binaire* (syphilis binaria), et qui est fréquemment observée surtout dans la syphilis rurale.

10). La *syphilis binaire*, provenant d'une nouvelle contamination, ne doit être confondue ni avec la syphilis héréditaire simple, ni avec la syphilis acquise ordinaire.

11). La *syphilis binaire* présente maintes déviations de la marche habituelle de la syphilis acquise, et produit souvent des formes atypiques. L'influence qu'exerce la syphilis binaire sur la descendance sera tout autre que celle que produit une *syphilis acquise*, ou bien une *syphilis héréditaire simple*.

12). La syphilis héréditaire de la 3ᵉ génération est généralement due à la *syphilis binaire*, c'est-à-dire à une nouvelle infection syphilitique contractée par les individus de la 2ᵉ génération.

13). La 3ᵉ génération peut également accuser des symptômes de syphilis héréditaire, dans les occasions, assez rares du reste, où les représentants de la 2ᵉ génération épousent des individus atteints de syphilis acquise.

14). La *syphilis binaire* exerce sur la 3ᵉ génération une influence beaucoup plus nocive que la syphilis de la 1ʳᵉ génération sur la 2ᵉ. L'accroissement de la nocivité de l'influence héréditaire exercée par la syphilis binaire sur la 3ᵉ génération se résume par : *a*, un nombre considérable de fausses couches, de mort-nés, et d'enfants périssant durant la première année de vie; *b*, par des symptômes de syphilis héréditaire à la 3ᵉ génération, avec une augmentation énorme des dystrophies (6 fois plus fréquentes) et un nombre beaucoup plus faible d'enfants normaux.

15). Les dystrophies sexuelles de la 2ᵉ et de la 3ᵉ générations syphilitiques, dystrophies anatomiques et fonctionnelles, jouent un rôle important dans la dépopulation des familles syphilitiques.

16). Une des raisons principales de la dégénérescence rapide qu'on observe dans la syphilis endémique, surtout dans la population rurale, est certainement due à la *syphilis binaire*.

17). Les dystrophies observées à la 3ᵉ génération ne présentent ni par elles-mêmes, ni par leur groupement, aucune particularité distinctive indiquant leur provenance syphilitique héréditaire.

<table>
<tr>
<th colspan="1">1re GÉNÉRATION</th>
<th colspan="8">2e GÉNÉRATION</th>
<th rowspan="3"></th>
<th colspan="8">3e GÉNÉRATION</th>
<th colspan="5">4e GÉNÉRATION</th>
</tr>
<tr>
<th>SYPHILIS ACQUISE</th>
<th colspan="8">HÉRÉDITÉ SYPHILITIQUE PREMIÈRE</th>
<th colspan="8">HÉRÉDITÉ SYPHILITIQUE SECONDE</th>
<th colspan="5">HÉRÉDITÉ SYPHILITIQUE TROISIÈME</th>
</tr>
<tr>
<th>Nombre des familles.</th>
<th>Nombre des grossesses.</th>
<th>Fausses couches et mort-nés.</th>
<th>Enfants vivants.</th>
<th>Enfants morts avant l'âge de 2 ans.[1]</th>
<th>Syphilis héréditaire.</th>
<th>Dystrophies anatomiques et fonctionnelles.</th>
<th>Enfants normaux.</th>
<th>Nombre d'individus de la 2e génération s'étant mariés.</th>
<th>Nombre des grossesses.</th>
<th>Fausses couches et mort-nés.</th>
<th>Enfants vivants.</th>
<th>Enfants morts avant l'âge de 2 ans.</th>
<th>Syphilis héréditaire.</th>
<th>Dystrophies anatomiques et fonctionnelles.</th>
<th>Enfants normaux.</th>
<th>Nombre d'individus de la 3e génération s'étant mariés.</th>
<th>Nombre de grossesses.</th>
<th>Fausses couches et mort-nés.</th>
<th>Enfants vivants.</th>
<th>Syphilis héréditaire et dystrophies.</th>
<th>Enfants vivants.</th>
</tr>
<tr>
<td rowspan="3">25</td>
<td rowspan="3">157</td>
<td rowspan="3">53</td>
<td rowspan="3">100</td>
<td rowspan="3">26</td>
<td rowspan="3">12</td>
<td rowspan="3">55</td>
<td rowspan="3">22[2]</td>
<td rowspan="3">40</td>
<td>3e syphilis binaire.[3]</td>
<td>26</td><td>12</td><td>14</td><td>4</td><td>2</td><td>4</td><td>4</td><td>·</td>
<td>·</td><td>·</td><td>·</td><td>·</td><td>·</td>
</tr>
<tr>
<td>3e 2e génération indemne.</td>
<td>105</td><td>29</td><td>77</td><td>6</td><td>·</td><td>10</td><td>51</td><td>5</td>
<td>9</td><td>1</td><td>8</td><td>·</td><td>8</td>
</tr>
<tr>
<td>Total.</td>
<td>131</td><td>41</td><td>91[4]</td><td>10</td><td>2</td><td>14</td><td>55[5]</td><td>5</td>
<td>9</td><td>1</td><td>8</td><td>·</td><td>8</td>
</tr>
</table>

1. Enfants morts avant l'âge de 2 ans, présentant des symptômes cérébraux, de la cyanose, une diarrhée incoercible ou morts sans cause apparente.
2. Aucun détail sur 7 enfants.
3. La syphilis binaire fut constatée chez 9 individus dont 5 se marièrent.
4. Dont un cas de jumeaux.
5. Pas de détails sur 10 enfants.

18). L'influence héréditaire pernicieuse de la *syphilis acquise par la
1re génération* se manifeste surtout sur la 2e génération; elle faiblit
notablement à la 3e; diminue encore davantage à la 4e et semble
ensuite cesser complètement.

SUR LA DESCENDANCE DES HÉRÉDO-SYPHILITIQUES

RAPPORT[1]

par le professeur E. FINGER

(Vienne)

1. Au point de vue théorique on doit admettre la possibilité de la
transmission de l'hérédité de la syphilis non seulement à la première
génération, mais aussi à la deuxième et peut-être encore à d'autres,
de sorte qu'on peut voir survenir chez les enfants, et indépendamment
les unes des autres, les trois conséquences suivantes de la syphilis
contractée par les parents : *a*) syphilis virulente vraie; *b*) troubles syphilotoxiques, dystrophiques; *c*) immunité.

A) *Hérédité de la syphilis virulente, vraie à la deuxième génération.*

2. Quoiqu'il faille admettre théoriquement ce mode d'hérédité
comme possible, il faut d'autre part faire remarquer que jusqu'à présent il n'a pas été absolument démontré.

3. Pour que l'hérédité à la deuxième génération soit évidente, il
importe que les cas qui s'y rapportent répondent aux postulats suivants : *a*) la syphilis héréditaire d'un des procréateurs doit être
constatée d'une manière indubitable; *b*) la possibilité de la syphilis
acquise à la deuxième génération doit être complètement exclue; *c*)
la nature héréditaire de la syphilis à la troisième génération doit être
hors de doute.

4. Pour que la syphilis héréditaire à la deuxième et à la troisième
génération soit incontestable, ses symptômes doivent apparaître à la
naissance ou peu après. Les cas de syphilis tertiaire tardive ne sont
pas probants, car alors on peut toujours se demander s'il s'agit d'une
syphilis héréditaire ou d'une syphilis acquise dans la première
jeunesse.

1. Le rapport in-extenso a été publié sous le titre : Ueber die Nachkommenschaft
der Hereditär-Syphilitischen in *Wiener klinische Wochenschrift*, 1900, nos 17 et 19.
L'étendue de ce travail n'a permis d'en reproduire ici que les conclusions.

5. Il est difficile d'exclure la syphilis acquise à la deuxième génération (infection du procréateur sain, réinfection du procréateur hérédo-syphilitique), car cette exclusion ne repose que sur des arguments
négatifs. On ne peut guère résoudre cette question d'une manière
strictement scientifique, attendu que dans chaque cas il est impossible, même à l'observateur le plus consciencieux, de formuler sous
une forme objectivement inattaquable la conviction qu'il a acquise
d'une façon subjective par la connaissance des cas isolés.

6. Si l'on se place au point de vue des postulats ci-dessus, la plupart des observations (24) connues jusqu'à présent sont susceptibles
d'objections ; cependant quelques-unes (Nunn, Mensinga, Hutchinson)
sont particulièrement frappantes. Ces mêmes observations ne sont pas
une preuve absolue et on ne pourrait regarder comme probant qu'un
cas qui évoluerait d'après le type suivant : mère indubitablement hérédo-syphilitique mettant au monde un enfant atteint de syphilis héréditaire ; très peu de temps après la naissance de l'enfant, le mari,
père de l'enfant, est infecté de syphilis en dehors du mariage.

B) *Hérédité des troubles syphilotoxiques, dystrophiques à la deuxième
génération.*

Il est encore plus difficile de résoudre cette question que la première,
attendu que la notion du trouble syphilotoxique, dystrophique, même
avec l'hérédité à la première génération, n'est pas jusqu'à ce jour
nettement précisée et circonscrite. Malgré les travaux importants
qu'elle a suscités, cette question n'est pas encore élucidée, et cela
pour les raisons suivantes :

a) Ces dystrophies n'ont rien de caractéristique au point de vue de
la syphilis.

b) On observe des dystrophies analogues dans des familles où
toutes les conditions étiologiques font défaut et où manquent spécialement la syphilis, la tuberculose, l'alcoolisme, le saturnisme.

c) Les dystrophies de ce genre, si elles sont de nature syphilitique,
devraient apparaître tout particulièrement chez les enfants hérédo-syphilitiques vrais. Or, jusqu'ici, il n'y a, au contraire, qu'un petit
nombre d'enfants qui, outre une syphilis héréditaire vraie, présentent
des dystrophies, tandis qu'un nombre beaucoup plus considérable
d'enfants sont atteints de dystrophies, sans présenter de symptômes
appartenant à la syphilis héréditaire vraie.

7. Quoique des troubles généraux de nutrition, débilité, vitalité insuffisante, infantilisme, s'observent incontestablement comme conséquence de l'action syphilotoxique chez les enfants nés de parents
syphilitiques, il faut cependant, si on considère comme syphilotoxiques

certaines dystrophies partielles particulièrement rares, se demander jusqu'à quel point il est permis de conclure du *post hoc* au *propter hoc*. Il s'agit de savoir si de semblables altérations ne se seraient pas produites si la syphilis avait fait défaut chez les ascendants.

8. Quant à la question de l'hérédité des dystrophies à la deuxième génération, il faut pour apprécier chaque cas ne pas perdre de vue les mêmes objectifs que pour le groupe précédent : 1° il faut que la syphilis héréditaire soit constatée d'une manière absolue dans la deuxième génération ; 2° il faut éliminer d'une façon absolue la possibilité de la syphilis acquise à la deuxième génération (infection du générateur sain, réinfection du générateur syphilitique); 5° il faut également éliminer la possibilité d'une syphilis acquise prématurément par la troisième génération.

9. Cette dernière condition, élimination de la possibilité de la syphilis acquise par la troisième génération, est nécessaire, parce que dès maintenant une série d'observations démontrent que les troubles dystrophiques qui se développent chez l'enfant n'ont pas seulement pour origine la syphilis héréditaire, mais aussi la syphilis contractée de bonne heure, pendant l'allaitement, et qu'ils peuvent par suite faire croire à tort à une dystrophie héréditaire.

10. Considérés à ce point de vue, les cas connus jusqu'à présent (34 cas) méritent, il est vrai, toute notre attention, mais ils ne fournissent pas une preuve absolue. En particulier, l'élimination de la possibilité de la syphilis acquise par la deuxième génération présente les mêmes difficultés que dans le premier groupe, celui de l'hérédité de la syphilis vraie à la deuxième génération.

11. Relativement à l'hérédité des dystrophies chez les descendants, hérédité supposée syphilitique, il paraît résulter de nos connaissances actuelles ce fait, que de générations en générations ces dystrophies deviennent plus rares et plus bénignes. Par contre, la polyléthalité, la procréation d'enfants non viables persistent assez invariablement dans les deuxième et troisième générations.

12. Il résulterait de ce qui précède que l'action de la syphilis sur les descendants a moins pour effet de produire la dégénérescence de la race que de la diminuer, de la décimer.

C) *Transmission de l'immunité absolue et relative aux descendants de syphilitiques.*

15. Depuis très longtemps on admet que les descendants de parents syphilitiques possèdent une immunité absolue ou relative contre l'infection syphilitique. Cette hypothèse repose sur plusieurs constatations : a) sur cette constatation que la syphilis, là où elle règne de-

puis longtemps d'une manière endémique, présente une évolution notablement plus bénigne ; *b)* sur l'observation que la syphilis transportée à des peuples jusque-là indemnes de cette affection présente au début des manifestations graves : *c)* sur l'interprétation qui attribue les cas sporadiques de syphilis maligne au développement de la syphilis chez des individus dont les ascendants étaient indemnes de syphilis depuis plusieurs générations ; *d)* sur ce fait, que les mères atteintes de syphilis à la période contagieuse n'infectent pas leurs nouveau-nés lorsqu'ils sont nés sains (Loi de Profeta).

14. Ces constatations, si dignes d'attention qu'elles soient, ne fournissent cependant pas de preuves scientifiques incontestables de la transmission héréditaire de l'immunité, et on peut leur donner une autre explication satisfaisante.

15. On connaît par contre une série de faits qui démontrent que la transmission héréditaire de l'immunité, en tant qu'elle existe, ne se produit que d'une manière inconstante et restreinte, ce qui porte à croire que la théorie de l'immunité héréditaire de la syphilis reposerait sur la tradition, plutôt que sur une démonstration scientifique, et devrait être revisée à fond.

16. Ces faits sont les suivants : *a)* dans la syphilis acquise l'immunité est souvent temporaire ; on observe des réinfections qui seraient peut-être encore plus fréquentes si des raisons sociales et autres : la prudence, la routine, le mariage et ses équivalents, l'âge, l'impotence, ne s'opposaient pas à la réinfection : *b)* il y a beaucoup de cas dans lesquels des enfants hérédo-syphilitiques (17), ou dystrophiques par toxines syphilitiques (57), ou des enfants tout à fait sains nés de parents syphilitiques (29) ont pris la syphilis : *c)* dans ces cas, on ne constate pas souvent une immunité absolue même en partie relative, ni une évolution particulièrement bénigne de la syphilis.

17. Ce fait que, chez un certain nombre d'enfants nés de parents syphilitiques, l'immunité, si toutefois elle existe, cesse à la puberté, à l'âge où l'on est apte à la procréation, est pour nous une preuve que ces individus ne peuvent pas transmettre l'immunité à leurs enfants et à leur postérité. Les descendants de parents syphilitiques n'ont donc pas besoin de posséder une immunité absolue ou relative.

18. Mais les faits mentionnés ci-dessus, si on les compare aux preuves qui militent en faveur de la transmission héréditaire de l'immunité contre la syphilis, doivent nous imposer le désir de savoir si nous avons le droit de rester fidèles à l'aphorisme de la durée illimitée, c'est-à-dire perpétuelle, de l'immunité dans la syphilis acquise ou à la thèse de la transmission héréditaire de l'immunité.

SUR LA DESCENDANCE DES HÉRÉDO-SYPHILITIQUES

RAPPORT

par le docteur L. JULLIEN,

(Paris)

Considérations préliminaires

Un sujet contracte le mal syphilitique et le communique héréditairement à ses enfants ; ceux-ci peuvent-ils à leur tour le transmettre à leur descendance ? Si cette dernière échappe à la virulence et à la lésion proprement dite, ne peut-elle présenter des stigmates spéciaux marquant l'empreinte infectieuse, et en leur absence ne se pourrait-il pas que le mal dégénéré s'accusât par une dystrophie banale, un vice de formation, une anomalie, une monstruosité ? Autant de problèmes que comporte la descendance des *hérédo-syphilitiques*, et sur lesquels, après avoir établi le bilan de nos connaissances, nous essaierons de jeter la lueur de quelques nouveaux faits, non sans craindre de rester au-dessous d'une tâche aussi ardue, si nombreuses sont les inconnues, tant est grande la complexité de la question.

Avant d'entreprendre ce travail, bien convaincu du vieil adage : *ars tota in observationibus*, j'ai adressé un appel à tous les spécialistes pour qu'ils me fissent connaître le résultat de leur expérience. Qu'il me soit permis de remercier ici les très nombreux correspondants qui m'ont honoré d'une réponse, fait part de leur opinion, donné des conseils, indiqué des sources peu connues de renseignements.

Je tiens à nommer ici ceux de mes confrères qui m'envoyant des faits précis m'ont fourni la matière première indispensable, et à les assurer de toute ma gratitude. Ce sont MM. Bianchi, Bogdan, Caliari, Étienne, Filaretopoulo, Hallopeau, Hamonic, Lemonnier, Le Pileur, Moncorvo, Moreira, Ogilvie, Pernet, Pisenti, Spillmann, Suarez de Mendoza, Tardif, Török et Troisfontaines.

Toutefois, si importante qu'ait été cette contribution, elle fût restée insuffisante pour établir la conviction sur les nombreux points en litige et permettre des statistiques suffisamment fournies, si je n'avais cru devoir m'étayer de tous les cas produits antérieurement. Je n'ignore pas que c'est une chose redoutable que d'apporter un fait nouveau, et je pense en toute sincérité qu'il n'en est pas un qui puisse résister à ce qu'on appelle une critique rigoureuse.

De très bonne foi un contradicteur réduit en poussière les exemples que l'on croyait inattaquables. Ce qui console, c'est que ces arguties sont vite oubliées si la vérité est contre elles : les faits confirmatifs se multiplient, un jour vient que la discussion tombe d'elle-même, et la question est résolue *de plano*.

Depuis 1898, date de mon premier travail sur *l'hérédité seconde en syphilis*, la question est loin d'être restée stationnaire ; un grand pas a été fait par la publication de la thèse d'Edmond Fournier où se trouvent commentés des faits positifs de la plus haute importance, et ces faits sont signés de noms jouissant d'une autorité incomparable. Nous devons rendre grâce à MM. les professeurs Fournier, Lannelongue, d'avoir pris nettement position dans le débat, en nous apportant non seulement le verdict de leur expérience, mais l'éloquente garantie d'une conviction irréductible.

Un argument décisif nous est encore fourni par les *ophtalmologistes*, qui ont tant contribué déjà à la connaissance de la syphilis héréditaire directe. Car il est évident que si l'on arrivait à reconnaître un signe irrécusable de syphilis congénitale, le diagnostic de l'hérédité première chez les parents, et par suite la preuve de l'hérédité seconde chez nos petits sujets, seraient aisés à faire. Or ce signe nous a été dévoilé par Galezowski et par Antonelli, auxquels s'est vite ralliée la majorité des observateurs. Les stigmates rudimentaires du fond de l'œil semblent aujourd'hui devoir prendre place dans le syndrome héréditaire et nous leur devons un contingent de faits considérable.

En regard de ces appoints il nous faut mentionner des objections et des résistances.

Hutchinson, qui, dès 1876, publiait un fait positif, est revenu plus tard sur son interprétation première, et se montre aujourd'hui réfractaire au principe même de l'hérédité seconde. Je ne puis m'empêcher de reproduire les lignes décourageantes en lesquelles il a jugé la question dans son *System of Surgery* en 1896 : « There is not the slightest evidence of syphilis being even transmitted to the third generation. Too gloomy a view of the effects of inherited syphilis should not be gathered from the account just given. »

Même manière de voir chez George Ogilvie qui s'en est expliqué au cours d'un important mémoire ou plutôt d'un réquisitoire contre les faits publiés jusqu'ici, auxquels il refuse la moindre valeur.

Citons encore comme partageant la même opinion Buret de Paris et Carl Hochsinger de Vienne. Nous devons à ce dernier, entre autres travaux sur la syphilis héréditaire, une observation intéressante, complexe, mais inutile, de transmission apparente de la syphilis à la troisième génération.

La transmission de la syphilis par hérédité seconde ne peut être que le fait de circonstances assez rares. Dans l'immense majorité des cas les syphilitiques, traités ou non, se marient après un certain laps pendant lequel la maladie a subi une sorte de déchéance et a cessé d'être transmissible en nature.

Le nombre des syphilitiques héréditaires directs représente donc déjà une minorité. A plus forte raison faut-il nous attendre, si nous cherchons à nous rendre compte de leur progéniture, à nous trouver en face de cas réellement exceptionnels. L'infection s'use et disparaît avec des délais variés, je n'en veux pour preuve que les exemples assez nombreux aujourd'hui de jeunes hérédos ayant contracté à leur tour la syphilis ; Le Pileur a cité un des premiers cas de ce genre, et moi-même j'ai donné des soins à un jeune homme très authentiquement héréditaire, et qui contracta vers l'âge de 20 ans un chancre syphilitique avec toutes ses suites habituelles.

Si rare qu'on la suppose, la transmission discutée n'a rien que de très admissible au point de vue de la clinique et de la pathologie générale. Nous savons tout d'abord que chez les syphilitiques la puissance de la transmission héréditaire n'a, pour ainsi dire, pas de limite. N'avons-nous pas des cas avérés de virulence transmise après 12 , 15, 16, 18 ans et même 20 ans (Campbell, Weil, Henoch) ? On a dit qu'à l'âge du tertiarisme l'hérédité n'était plus à craindre. Erreur funeste : l'âge de la vérole est facteur d'hérédité, mais en fonction de l'intensité virulente, de la persistance de ses effets, de la survivance des lésions : en d'autres termes un sujet qui souffre d'exostoses, de gommes, d'ulcères, c'est-à-dire sur les tissus duquel florit le syphilome, est apte à transmettre la syphilis.

Ce point me semble de la plus haute importance, car si je montre que les hérédo-syphilitiques peuvent rentrer et rentrent quelquefois sans distinction possible, dans la catégorie des tertiaires, et qu'ils y figurent à un âge où ils sont aptes à procréer, j'aurai prouvé par cela même la possibilité pour ces sujets de transmettre héréditairement leur mal, c'est-à-dire la réalité théorique de l'hérédité seconde.

Or les exemples confirmatifs de ces vues ne sont pas à chercher, j'en ai cité de caractéristiques et leur nombre pourrait être indéfiniment accru.

Eh bien, ce que les vues *a priori* indiquent, ce que le raisonnement fait prévoir, l'observation l'a prouvé. Des praticiens, des cliniciens, des spécialistes, des savants partis de points de vue très différents, ont eu l'attention attirée par des faits qu'ils ne pouvaient expliquer que par le mécanisme de l'hérédité seconde. Aucun de ces faits n'a été recueilli pour grossir le contingent des preuves nécessitées par un travail d'ensemble, car de monographie sur la question, il n'y en a pas eu jusqu'ici.

Tous ces faits connus ou *inédits* j'ai tenu à les présenter en bloc ; réunis en faisceau, ces arguments cliniques se soutiennent et se renforcent, l'un éclaire l'autre, et celui-ci complète celui-là.

Il ne nous semble pas possible qu'en envisageant ces exemples dont quelques-uns offrent des conditions de certitude absolue une conviction inébranlable ne s'impose pas à l'esprit. En voyant ces signatures si variées, les unes presque inconnues, les autres dès longtemps estimées et devant lesquelles on est habitué à s'incliner, les plus sceptiques se diront que tant d'observateurs de bonne foi arrivant à la même conclusion n'ont pu se tromper, et ils y liront la preuve d'un courant de plus en plus fort, entraînant l'opinion générale des médecins vers cette nouvelle conquête de la syphiligraphie.

Si l'on attendait pour conclure que le hasard nous servît des observations idéales et complètes dans tous leurs détails, la question risquerait de rester longtemps stationnaire. Nous pensons que cette rigueur excessive serait déplacée, et qu'il est parfois, je ne dis pas seulement permis, mais avantageux et même indispensable de s'affranchir de réserves aussi étroites. L'étude approfondie des cas, la comparaison et l'analogie venant en aide à l'expérience clinique suppléeront à plus d'une lacune, et même incomplets, même imparfaits, la somme de probabilité qui se dégage de nos documents suffira, je n'en doute pas, pour faire masse et équivaloir à la certitude.

J'ai suivi pour les classements de ces observations l'ordre alphabétique qui m'a semblé le plus pratique et non le moins équitable, et je me suis attaché à établir, dans la mesure du possible, une rédaction uniforme et très claire, de façon qu'au premier coup d'œil on puisse apprécier et juger.

Observations.

Obs. I, II, III, IV. — Antonelli in *thèse de Paris*, 1897, p. 171, 172, 175, 180.

Obs. V. — Antonelli (*loc. cit.*, p. 181).

Obs. VI. — Atkinson (de Baltimore) in *Archives of dermatology*, 1877, p. 100.

Obs. VII. — Barthélemy (*Thèse d'E. Fournier*, p. 553).

Obs. VIII. — Barthélemy (*Thèse d'E. Fournier*, p. 552).

Obs. IX. — BARTHÉLEMY (*Thèse d'E. Fournier*, p. 333).

Obs. X. — BARTHÉLEMY (*Thèse d'E. Fournier*, p. 332).

Obs. XI. — BARTHÉLEMY (XIIe *Congrès de médecine*, Moscou, 1897).

Obs. XII. — BIANCHI (Aurelio) (*Communication inédite de l'auteur*).

I. Paysanne de la Romagne, infectée par un nourrisson de l'hôpital des Enfants Trouvés de Florence; chancre du sein, plaques multiples; pas de traitement; mari bien portant. Plusieurs enfants sont nés ensuite.

II. Un de ces enfants est resté d'apparence saine, a été militaire, n'a pas eu de maladie vénérienne et s'est marié avec une robuste paysanne d'une parfaite santé.

III. Ce couple a plusieurs enfants, dont un seul, l'aîné, a été examiné à la Clinique des enfants de Florence, à l'âge de 11 ans.

Nez épaté, dents en mauvais état, tête grosse, articulations volumineuses. Il est amené pour une tumeur osseuse du tibia droit, en son milieu grosse comme un œuf de poule, et attribuée à un coup. La rate est très grosse. Dans l'incertitude du diagnostic on donne les frictions mercurielles et l'iodure de potassium. En moins d'un mois le traitement spécifique fit disparaître la lésion et diminuer considérablement la rate.

Obs. XIII. — BŒCK (*Annales de Dermat.*, 1889, p. 782).

Obs. XIV. — BOGDAN (*Observation inédite, communiquée par l'auteur*).

I. Dimitri A., mort à 50 ans d'une gomme syphilitique du cerveau, ayant une perforation palatine.

La femme vit encore et est bien portante. Elle a eu 5 enfants.

II. 2 seulement vivent : Maria A., présente un nez syphilitique, une exostose du tibia gauche, et se marie avec George G. indemne de tout accident vénérien, 3 grossesses.

Nicolas A. (18 ans) a un nez syphilitique et subit une trachéotomie pour sténose spécifique.

III. Les 3 grossesses de Maria A. ont donné :

1° Avortement;

2° Mort-né;

3° Enfant vivant, Georges, qui présente à l'âge de 4 ans du psoriasis syphilitique, classique, plantaire et palmaire.

Obs. XV, XVI et XVII. — CALLARI (*Observation inédite*).

I. Jacob M. se marie en 1858 et donne la syphilis à sa femme. En 1896 attaque de paraplégie spastique. En 1899 paralysie progressive, troubles de la statique, de la mémoire, du langage.

Sa femme a 4 avortements en 10 grossesses; actuellement cicatrices de gommes et douleurs ostéocopes.

II. 1°, 2°, 3°, 4° : 4 avortements à 5 mois, coup sur coup;

5° En 1865, garçon, né à 7 mois, mort à 5 mois avec symptômes de syphilis héréditaire, psoriasis syphilitique;

6° Fille née en 1865, à terme, faible, se marie en 1888 et a 6 grossesses, vivante;

7° Fille née en 1866, à terme, faible, se marie en 1889 et meurt de cardiopathie en 1896;

8° Fille née en 1868, à terme, faible, se marie en 1896, vit encore;

9° Garçon né en 1870, avec rachitisme et scrofule, mort à 3 mois;

10° Fille lymphatique, rachitique, avec tuberculides cutanées, troubles de la menstruation, céphalalgie, leucoplasie :

III. 1° L'enfant n° 7 mariée en 1888 a :

  1° et 2°, 2 enfants, dont une fille, rachitiques, lymphatiques, vivants;

  3°, 4° et 5°, 3 avortements à 4 mois;

  6°, 1 garçon rachitique, macrocéphalique, vivant;

2° L'enfant n° 8 se marie en 1889, et a :

  1° Une fille lymphatique et rachitique;

  2° Un garçon;

3° L'enfant n° 3 a :

  1° et 2°, 2 enfants rachitiques du sexe féminin.

Obs. XVIII. — CAUBET (*Thèse d'E. Fournier*, p. 345).

Obs. XIX. — COLLIN (in *Dict. Dechambre*, article *Syphilis*, p. 563).

Obs. XX. — DAVASSE (*La Syphilis, ses formes, son unité*, Paris, 1865, p. 367).

Obs. XXI. — DEZANNEAU (*Annales de Derm.*, 1888, p. 162).

Obs. XXII et XXIII. — DUBREUIL (*Thèse de Paris*, 1880).

Obs. XXIV, XXV, XXVI, XXVII, XXVIII. — VON DÜRING Weitere Beiträge zur Lehre von der hereditärer Syphilis im *Deutsche medicinische Wochenschrift*, 1897, n° 15, p. 195, obs. I.

Obs. XXIX. — FILARETOPOULO (*Observation inédite communiquée par l'auteur*).

I. Aucun renseignement sur la première génération.

II. Homme manifestement héréditaire, tête volumineuse, dents d'Hutchinson, cicatrices d'ulcérations du voile du palais, destruction de la cloison, nez aplati.

Pas de renseignement sur sa femme (?).

III. Enfant de 9 ans, garçon ayant souffert d'une kératite interstitielle qui fut guérie par 12 injections de thymolo-acétate de mercure de 0,05. Adénite scrofuleuse, légère scoliose rachitique.

Obs. XXX, XXXI, XXXII, XXXIII, XXXIV, XXXV, XXXVI. — FOURNIER (*Thèse d'E. Fournier*, p. 333-341).

Obs. XXXVII, XXXVIII, XXXIX. — GALEZOWSKI (*Soc. franç. de dermat. et syph.*, 1895, p. 458).

Obs. XL. — GASTOU (*Annales de dermatologie*, 1895, p. 568).

Obs. XLI — GIBERT (*Thèse d'E. Fournier*, p. 335).

Aucun renseignement.

Obs. XLII. — GILLES DE LA TOURETTE (*Thèse d'E. Fournier*, p. 343).

Obs. XLIII. — HALLOPEAU (*inédite*).

I. Grand'père maternel syphilitique.

II. Mère bien portante, dents typiques d'Hutchinson; amène 2 enfants à la consultation de l'hôpital Saint-Louis.

III. 1° Garçon de 31 ans, avorton, taille exiguë, membres d'enfant, attribut du féminisme, presque pas de barbe, cataracte double, nanisme dentaire, ulcération persistante au niveau des malléoles de l'une des jambes ;

2° Fille, avorton, taille exiguë, membres d'enfant, cataracte double, microdontisme. Depuis 4 ans ulcération des orteils et du dos de l'un des pieds. Un orteil a été amputé, il y a 2 ans, pour une ulcération, qui s'est reproduite sur les autres.

OBS. XLIV. — HAMONIC (*Observation inédite*).

I. Homme syphilitique, soigné pour une perforation palatine définitive.

II. Un fils bien portant, âgé aujourd'hui de 32 ans, né avec un bec-de-lièvre complexe, gueule-de-loup, marié depuis un an.

III. Enfant âgé d'un mois, paraissant bien portant, atteint d'un bec-de-lièvre simple avec légère fissure du rebord maxillaire.

OBS. XLV. — HAMONIC (*idem*).

I. Homme qui contracte la syphilis et se soigne pendant 1 an.

II. 1°, 2° Deux enfants morts en bas âge, l'un avec ictère, l'autre de convulsions.

3° Homme âgé aujourd'hui de 30 ans, marié, neurasthénique avec tic facial. Pas de renseignement sur la femme.

III. Du couple précédent naissent deux enfants.

1° Enfant âgé aujourd'hui de 5 ans, dents d'Hutchinson, urine au lit la nuit, légère scoliose, nervosité.

2° Garçon âgé de 2 ans, très nerveux, hydrocèle gauche, testicule gauche atrophié et épididyme correspondant induré.

OBS. XLVI. — HAMONIC (*idem*).

I. Un homme, ayant contracté la syphilis, contagionne sa femme.

II. Cette dernière a 7 grossesses :

1°, 2°, 3°, 4°, 5°, 6° Enfants morts soit avant terme, soit à terme, soit en venant au monde.

7° Un garçon, âgé aujourd'hui de 22 ans, contracte la syphilis par un chancre pénien fort grave, et prend une maîtresse syphilitique.

III. De ce couple atteint de part et d'autre de syphilis acquise naît un enfant rachitique avec ophtalmie, kératite ulcéreuse, psoriasis palmaire, tumeurs adénoïdes, défaut de développement, fontanelle antérieure non oblitérée.

OBS. XLVII. — HAMONIC (*idem*).

I. Homme très fort, atteint de syphilis et longtemps traité par le mercure et l'iodure.

II. 5 enfants morts à des âges différents.

Un 4°, âgé aujourd'hui de 27 ans, soigné à plusieurs reprises pour des poussées d'ecthyma qui guérissent par l'iodure de potassium, a un enfant d'une maîtresse.

III. Enfant âgée de 2 ans, fille, présente un pouce surnuméraire et une monoplégie brachiale congénitale ; le bras est atrophié et les muscles absolument rétractés.

OBS. XLVIII et XLIX. — HAMONIC (*idem*).

I. Homme âgé de 65 ans atteint de syphilis acquise ancienne, soigné par Hamonic depuis 1882 pour des accidents nerveux de toutes sortes, et des attaques épileptiformes ; aujourd'hui presque gâteux.

A contaminé sa femme, âgée aujourd'hui de 50 ans, tout à fait inférieure au point de vue intellectuel, et qui présente aussi des attaques épileptiformes.

II. Le couple a eu 7 enfants :

1° Enfant âgé aujourd'hui de 29 ans, avec psoriasis palmaire double, ayant résisté à tout depuis sa naissance.

2° Fille morte à 12 ans de diphtérie, ganglions cervicaux.

3° Garçon mort à 8 ou 10 mois de cholérine.

4° Garçon, âgé de 24 ans, d'intelligence très bornée.

5° Fille âgée de 22 ans, sourde par otite scléreuse double.

6° Fille âgée de 21 ans, longtemps, jusqu'à 15 ans, urina la nuit au lit.

7° Fille qui a 20 ans strumeuse, avec adénites cervicales répétées, lèvres hypertrophiques, très souvent ulcérées, angines fréquentes, amygdales grosses, vitiligo de la face.

III. 1° La fille n° 5 mariée depuis 2 ans et demi a un garçon de 8 mois bien portant jusqu'ici, malgré adénopathie cervicale et dents incisives irrégulières.

2° La fille n° 6 mariée depuis 2 ans a une fille de 4 mois, chétive, très nerveuse et qui a des convulsions.

Obs. L. — HEWETSON (*Annales de Dermatologie*, 1894, p. 159).

Obs. LI. — JACQUET (*Bulletin Société française Dermat.*, 1895, p. 570).

Obs. LII. — L. JULLIEN (inédite).

I. Employé de magasin, de petite taille mais bien portant. Aucun renseignement sur le début d'une syphilis certainement fort ancienne et qu'il ignorait. En 1898 l'infection est soupçonnée et démontrée par Perrin (de Marseille) auquel sont présentées des syphilides tardives de la nuque, rapidement guéries par le traitement.

Épouse une femme tout à fait saine.

II. 2 filles sont nées de cette union :

1° L'aînée est petite, disgracieuse, sans aucune harmonie dans les traits, le développement a été difficile, l'enfance maladive, nerveuse et hystérique ; âgée aujourd'hui d'une trentaine d'années, elle va bien.

2° La plus jeune, moins atteinte et moins disgraciée que la précédente, mais très petite, pas jolie et aussi maladive. Le teint de la peau est terne, sale et comme terreux ; dents mal plantées ; en 1895 mariée à un homme jeune et bien portant.

III. A eu jusqu'ici 2 grossesses.

1° Avortement sans cause.

2° Enfant âgé de 5 ans, sur lequel nous n'avons pas de renseignements.

Obs. LIII. — KING (*Annales de Dermat.*, 1894, p. 275).

Obs. LIV. — KLIAX (in Neumann, *Traité de la syphilis*, p. 686).

Obs. LV. — LANNELONGUE (*Thèse d'E. Fournier*).

Obs. LVI. — LASCHKEWITSCH (*Vierteljahrschr. f. Dermat.*, 1878).

Obs. LVII. — LE PILEUR (*Observation inédite*).

I. M. V. contracte la syphilis 2 ans avant son mariage et se marie sans demander conseil, se croyant guéri. A présenté de nombreux accidents, surtout comme troubles circulatoires, encore vivant, asthmatique.

Sa femme saine au moment du mariage, a été soumise à un traitement spécifique après son premier enfant; actuellement très bien portante, n'a jamais, à la connaissance de l'auteur, présenté aucune tare syphilitique.

II. 1° Fausse couche (non observée, en province).

2° Fausse couche à Paris, le médecin reconnaît l'influence de la syphilis et institue un traitement.

3° Fille J., ressemble au père, née avec accidents syphilitiques; un traitement intensif est prescrit à la mère qui nourrit l'enfant. L'enfant s'élève malgré un rachitisme très prononcé (mâchoires, rachis jambes) irido-kératite à 15 ans, cédant au traitement mercuriel. Se marie avec un homme sain.

4° Fille ressemble à la mère bien portante, trop grande, nerveuse et n'ayant présenté comme accidents d'adolescence que de la chloro-anémie.

5° Fille ressemble à la mère, infantilisme, macrodontisme, dentition retardée, à 14 ans a ses dents de lait, bien portante n'a pas de rachitisme.

6° Fils bien portant, asthme congénital.

7° Fausse couche de 5 mois après laquelle le traitement est repris.

8° Fille, à terme, bien portante, asthme congénital.

III. La fille J. a pour descendance un enfant bien portant, mais qui présenta à la naissance un peu de tendance à l'hémophilie.

Obs. LVIII et LIX. — Le Puaux (*Observation inédite*).

I. M. A. se marie 3 ans après avoir pris la syphilis, autorisé par Ricord; meurt à 76 ans d'un cancroïde.

La femme n'a jamais rien eu d'apparent en fait de syphilis.

II. 1° Une fausse couche de 2 mois, enfant macéré.

2° Fille M., née à terme, avec syphilides, première atteinte d'une irido-kératite à 4 ans, rachitisme assez prononcé (mâchoire et rachis), se marie à 22 ans (santé délicate) avec un homme parfaitement sain, meurt après 7 ans de mariage avec une surdité due à une otite double, irido-kératite 2 mois avant la mort, survenue par pneumonie (?).

3° B., Fille saine morte accidentellement à 52 ans, après mariage avec un homme sain.

III. — Descendance de M.

1° et 2° Fausses couches.

3° et 4° Enfants morts en bas âge, accidents infantiles.

Descendance de B.

1° Fille très bien portante.

2° Garçon très bien portant.

3° Un garçon mort 5 mois après sa mère de la diphtérie maternelle.

IV. La fille 1° de Mme B. se marie à 20 ans avec un homme sain et a actuellement 2 enfants bien portants, très intelligents.

Obs. LX. — Moncorvo (*Observation inédite*).

I. Accidents bien accusés de syphilis chez le mari, contagionné avant son mariage. Il eut depuis des éruptions, des céphalées et des douleurs ostéocopes.

Femme n'ayant jamais présenté de symptômes spécifiques, morte subitement après avoir eu 5 enfants de son unique union.

II. Du couple précédent naît une fille, aînée de plusieurs frères et sœurs, qui présente au plus haut degré les stigmates de la vérole (papules érosives, coryza, otorrhée, conjonctivite, alopécie, retardement physique, dystrophie dentaire, etc.)

Épouse un homme âgé de 17 ans, bien portant sauf une orchite passagère, sans lien de consanguinité.

III. 1° Un enfant naît au 7° mois, fort chétif, rabougri, coryza précoce. Cheveux rares, faciès vieillot, peau sèche, âpre et exubérante, engorgements ganglionnaires multiples, développement physique tardif suivi plus tard de gigantisme (notamment des membres inférieurs), évolution intellectuelle très lente, caractère bizarre, inaptitude au travail.

2° Après un traitement spécifique fait à la mère pendant la grossesse, naît à terme un enfant mâle avec toutes les apparences de la santé, et qui livré à une nourrice syphilitique, ne tarde pas à contracter l'infection.

3° 4° et 5° La mère n'ayant plus voulu reprendre le traitement eut 5 autres enfants entachés des signes de l'hérédité : rachitisme, retardement intellectuel, bizarrerie de caractère.

Obs. LXI. Moncorvo (*idem*).

I. Un homme ayant contracté la syphilis avant son mariage, épouse une femme saine.

Ils ont 9 enfants.

II. Le 4° de ces enfants présente les symptômes suivants, coryza, rhagades aux commissures labiales, otorrhée, syphilides ecthymateuses; a eu des gommes, rachitisme avec déformation et productions ostéophytiques aux diaphyses des humerus et des tibias, dystrophie dentaire, polyadénopathie.

Épouse une femme d'apparence saine.

III. 2 avortements.

3 enfants nés à terme, mais chétifs, à la peau sèche, avec coryza dès les premières semaines et engorgements ganglionnaires, évolution dentaire retardée (chez les deux premiers) et marche fort tardive.

Obs. LXII. — Moncorvo (*idem*).

I. Un homme contracté la syphilis avant son mariage, chancre dur, éruption roséolique, et suit un traitement presque nul.

Se marie à 21 ans avec une femme quelque peu rachitique, fille d'un père syphilitique.

Ils ont 3 enfants.

II. Le premier de ces enfants est chétif dès sa naissance (coryza, otorrhée), pâle, peu musclé, dentition et marche en retard; pendant les 2 premières années : syphilides ecthymateuses confluentes aux membres et à la région lombo-fessière, hallucinations nocturnes, dystrophie des dents de la 2° dentition; polyadénopathie périphérique.

Épouse une femme solidement constituée et toujours bien portante.

III. 1° et 2° Avortements peu après le mariage, puis

3° Fausse couche à 8 mois (fœtus rabougri).

4° Enfant très peu développé à sa naissance, avec alopécie, coryza, ganglions occipitaux, rétro-maxillaires, susépitrochléens et inguinaux engorgés. Dentition tardive, pâle, maigre, peu musclé. Érosion dentaire, rachitisme généralisé.

Irritation cérébrale manifeste.

5° Enfant très faiblement constitué, polyadénopathie, succombe peu après sa naissance à une bronchite capillaire.

Obs. LXIII. — Moncorvo (*idem*).

I. Un homme atteint de céphalées très intenses, avec exostoses multiples, douleurs ostéocopes, cicatrices jambonnées sur les membres inférieurs. Il dit avoir contracté la syphilis quelque peu avant son mariage.

Épouse une femme à peu près saine.

II. Un fils présente des stigmates dystrophiques de l'hérédo-syphilis : rachitisme, marche retardée, odontopathie atrophique, engorgements ganglionnaires multiples datant de la première enfance ; pendant sa première année eut coryza, conjonctivite, otorrhée, alopécie, croûtes au cuir chevelu, éruptions papuleuses répétées, onyxis avec perte de quelques ongles.

Marié à une femme faible, mais ne portant aucun signe de syphilis.

De ce couple résultent :

III. 1° Un avortement.

2° Fillette chétive à sa naissance, cheveux rares et fins, teint légèrement violacé, efflorescences papuleuses éparses sur la région lombo-sacrée et les cuisses. Ces éruptions débutent après le 8° mois. Dents incisives aux bords coupés en scie.

3° Garçon, moins atteint que sa sœur, avec alopécie fronto-temporale, dents vicieusement implantées, genu valgum, jambes faibles.

Obs. LXIV. — Moncorvo (*idem*).

I. Le mari souffrant de céphalées très intenses avec des exostoses multiples aux os longs, et douleurs ostéocopes, cicatrices jambonnées sur les cuisses et les jambes. On sait qu'il a contracté une syphilis assez grave avant son mariage.

II. Un fils soigné dans le service de Moncorvo pour stigmates dystrophiques, marche retardée, odontopathie atrophique, engorgements ganglionnaires multiples datant de la première enfance. Pendant sa première année : coryza, conjonctivites, exostoses, alopécie, croûtes au cuir chevelu, éruptions papuleuses répétées, onyxis, avec perte d'ongles.

Femme faible, mais sans aucun signe de syphilis.

III. 1° Un avortement.

2° Fillette chétive à sa naissance, cheveux rares, teint violacé, efflorescences papuleuses éparses sur les régions lombo-sacrées et les cuisses ; ces éruptions débutent après le 8° mois ; dents en scie.

3° Un garçon moins atteint que la précédente, alopécie temporale, dents vicieusement plantées, rachitisme, genu valgum.

Obs. LXV. — Moreira (*Observation inédite*).

I. Homme syphilitique mort tabétique ; sa femme fut en proie à des manifestations tertiaires graves et conserve des cicatrices orbiculaires pigmentées; fut guérie par l'iodure.

II. Fille du couple précédent, chétive, avec prognathisme accusé du maxillaire inférieur, ogivalité de la voûte palatine, stigmates dentaires et oculaires; 3 grossesses, pas de renseignements sur son mari.

III. 3 enfants avec les manifestations suivantes :

1° Un garçon âgé de 6 ans, petite taille, tête grosse, bosses pariétales très développées, jambes incurvées, dystrophie dentaire. Les dents n'ont commencé à pousser qu'à 2 ans, sont presque toutes cariées.

2° Garçon microcéphalique, mort à 6 semaines de convulsions.

3° Garçon, 4 ans, tout petit, taille 55 centimètres, malformations osseuses multiples, crâne difforme, front proéminent et étroit, dystrophie des dents qui sont profondément érodées, stigmates oculaires, plaque d'atrophie chorio-rétinienne.

Obs. LXVI. — Moreira (*idem*).

I. Homme mort de cachexie syphilitique, gomme fongo-syphilitique, laryngo-sténose.

La femme morte d'apoplexie.

II. Leur fils âgé de 33 ans, front asymétrique, nez camard, dystrophie dentaire. Onyxis, syphilides cutanées et coryza à l'âge de 10 ans.

Se marie avec une femme bien portante qui a 3 grossesses.

III. Résultat des 3 grossesses :

1° et 2° Avortement.

3° Garçon âgé de 3 ans, macrocéphalique, ne marche pas encore, cryptorchide. Les dents n'ont commencé à pousser qu'à près de 2 ans et demi, presque toutes cariées aujourd'hui. Écoulements d'oreilles abondants, incontinence d'urine, nocturne et parfois diurne.

Obs. LXVII. — Moreira (*idem*).

I. Un homme syphilitique avec des cicatrices pigmentées d'ulcérations gommeuses, genou gauche volumineux par tuméfaction du fémur.

Sa femme morte de dystocie.

II. Fille du couple précédent, âgée de 26 ans, femme chétive, complètement édentée au maxillaire supérieur; en bas il ne reste que les vestiges des incisives, les canines et une petite molaire cariée. Les canines portent des sillons transversaux profonds et multiples; kératite interstitielle bilatérale, 2 grossesses.

Père très bien portant.

III. Résultat des 2 grossesses :

1° Enfant âgée de 8 ans, naine, mesurant 92 centimètres de taille, tête très volumineuse, front étroit, saillant, asymétrique, bosses pariétales asymétriques; genu varum.

2° Accouchement prématuré à 7 mois; fille morte de convulsions à 2 mois.

Obs. LXVIII. — Moreira (*idem*).

I. Homme syphilitique avec déterminations gommeuses rebelles et récidivantes.

La femme est bien portante, mais a eu plusieurs avortements.

II. Leur enfant âgé de 20 ans, avec front bombé asymétrique, nez camard, triade d'Hutchinson, cicatrices arrondies et polycycliques des lèvres, du nez et lombo-fessières, kératite interstitielle à 12 ans.

Mère, pas de renseignements de maladie, 7 grossesses.

II. Renseignements sur les 7 grossesses.

1° Accouchement prématuré, 7 mois, fille morte à 19 mois, de convulsions.

2° et 3° Avortement.

4° Accouchement à 7 mois, garçon mort à 18 mois de convulsions.

5° Avortement.

6° Garçon, âgé de 5 ans, petit, tête grosse, front olympique, jambes incurvées, dystrophie dentaire et auriculaire.

7° Fille, âgée de 3 ans 1/2, scaphocéphalie, rachitisme manifeste, stigmates oculaires, convulsions.

Obs. LXIX. — George Ogilvie (*Observation inédite*).

I. F. M., médecin de marine, souffrit pendant de longues années de syphilis grave et mourut de syphilis cérébrale.

Femme de santé précaire, mourut d'une maladie de cœur.

II. Mme F. M., eut de nombreuses grossesses et beaucoup de fausses couches avant et après la maladie de son mari.

Deux rejetons vivent aujourd'hui.

1° Mme D., âgée de 34 ans, eut dans son enfance une réelle histoire de syphilis reconnue et traitée; à 14 ans, double kératite interstitielle. Dents déformées et gâtées avec les entailles caractéristiques. Au moment de l'observation, tumeur osseuse sur le côté gauche du nez, choroïdite extensive de tout le fond des deux yeux avec décoloration des disques, strabisme externe de l'œil gauche.

Mariée à 22 ans à un artiste exempt de tare vénérienne, homme tranquille et sobre.

III. Un garçon vu à 11 ans, âgé aujourd'hui de 17 ans, a toujours été en bonne santé, ses dents sont particulièrement bien développées.

Obs. LXX. — George Ogilvie (*idem*).

I. Homme qui passe pour avoir été de mauvaises mœurs.

II. 1° Femme F. L. Enfance maladive, à 12 ans, presque aveugle, dents difformes, gâtées, avec les entailles les plus typiques; observée à 40 ans, porte un grand trou au palais, le nez aplati, la trace de rhagades péri-labiales.

A épousé, à 20 ans, un charpentier d'une force et d'une santé exceptionnelles.

2° Une sœur plus jeune, affectée comme la précédente.

III. Mme F. L. n'a jamais eu de fausse couche, a 2 enfants, deux garçons, de 12 et 8 ans, gros et de constitution robuste, n'offrant aucune trace de maladie ou de dégénérescence.

Obs. LXXI. — George Ogilvie (*idem*).

I. S. W., entraîneur, 34 ans, se marie en 1886, nie avoir eu la syphilis, mais semble l'avoir prise après la naissance de son troisième enfant dans un voyage en Hongrie.

La femme, dans les dernières années de sa vie, eut beaucoup à souffrir du côté de la peau, du gosier, des os.

II. Elle eut 5 grossesses.

1°, 2° et 3° Tous sains, avant le voyage en Hongrie.

4° Fausse couche.

5° Garçon D. W., à 16 ans double kératite interstitielle et typique, dents d'Hutchinson, bien guéri par le mercure et l'iodure, pas de rechute.

III. Deux enfants D. W., ayant 4 ans et 2 ans 1/2, de santé robuste, sans aucune trace de dégénérescence.

Obs. LXXII. — Pernet (*British Journ. of Dermat.*, 1899, p. 459).

Obs. LXXIII. — Pisenti (*Le stigmate oftalmoscopische rudimentali della sif. ered. atavistica e di terza generazione*, Perugia, 1890).

Obs. LXXIV. — Spillmann et Étienne (*Annales de Dermat.*, 1894, p. 502).

Obs. LXXV et LXXVI. — Spillmann et Étienne (*Revue médicale de l'Est*, janvier 1895).

Obs. LXXVII. — Spillmann et Étienne (*Observation inédite*).

I. Parents non observés, morts jeunes, ne laissant qu'un enfant né en 1855, nie absolument avoir eu un chancre, avec une bonne foi évidente.

Depuis l'âge de 18 ans est atteint de lésions ulcéreuses de la gorge qui n'ont jamais cessé. En 1890, ulcération profonde du voile du palais considérée comme lupus. Diagnostic rectifié à la Clinique de Nancy, et transformé en celui de syphilis ulcéreuse; pas de réaction par la lymphe de Koch. En 1895, sténose rhino-pharyngée complète, destruction de la luette, piliers en rideaux, perforation de la voûte, vastes lésions ulcérocroûteuses circinées du front et du cuir chevelu, larges plaques circinées semblables sur le tronc. Guérison complète par le thymol-acétate de mercure.

Marié à 19 ans, en 1874, à une femme qui n'a jamais présenté d'accidents suspects, ni fait de fausse couche.

III. Un enfant né en 1885, observé à 14 ans : bosses frontales très développées, kératite et otite, dents implantées irrégulièrement.

Obs. LXXVIII. — Stremginski (*Annales de Dermat.*, 1899, p. 702).

Obs. LXXIX. — F. Suarez de Mendoza (*Inédite*).

I. Homme appartenant à la classe aisée de la société, originaire des Antilles, dit avoir eu un accident primitif à 20 ans, plus tard souffrit beaucoup de douleurs qualifiées rhumatismales, et que soulageait l'iodure de potassium, se maria à 29 ans.

De ce couple résultèrent :

1°, 2°, 3° Fausses couches.

4° Enfant à terme, mais chétif, à peau squameuse, rachitique.

5° Trois ans plus tard, un enfant très bien portant, père du sujet dont il va être question et qui se maria avec une femme absolument exempte de toute lésion spécifique et particulièrement comme de l'auteur.

IV. Enfants du couple précédent :

1° Fausse couche de 5, 6 mois.

2° Fillette vue à l'âge de 15 ans; aspect vieillot, incisives supérieures et inférieures traversées de sillons transversaux, canines atrophiées, palais en ogive, microcéphalie. Est amenée pour une irido-choroïdite double avec synéchies considérables et vision si mauvaise que l'enfant distingue à peine de son œil droit, le meilleur, à 2 mètres les gros caractères de

l'échelle optométrique visible à 50. Ses yeux étaient malades depuis l'âge
de dix ans. En l'examinant on découvre sur la jambe gauche une ulcération datant de 4 ans et offrant tous les caractères d'une gomme ulcérée.
Aucune lésion aux organes génitaux, l'enfant était vierge. L'iodure administré autrefois pour des adénites sous-maxillaires cervicales avait paru
produire de l'amélioration, puis avait été suspendu pour ne pas fatiguer
l'estomac, alors l'état des yeux s'aggrava ; tous les symptômes disparurent
à la suite de la reprise du traitement et de son emploi prolongé pendant
4 mois.

L'année suivante, 2 rechutes furent également maîtrisées par le traitement mixte. La malade guérit complètement et se maria.

3° Un garçon bien portant, mais d'aspect vieillot, actuellement vivant.

4° Une fillette bien portante et comme le précédent.

IV. La fillette n° 2 grandit, se maria et eut 2 enfants sains.

Obs. LXXX. — Tanret (*Inédite*).

I. Ch. prend la syphilis à 25 ans, pas de traitement immédiat, il ignore
la nature de sa maladie, se marie 4 mois après et contamine immédiatement sa femme, qui pendant quelques mois eut des accidents formidables.

II. 1° et 2° Fausses couches à 5 et 6 mois.

3° Fille venue à 7 mois et vivant grâce à un traitement antisyphilitique
enfin donné, s'élève difficilement, fort souffreteuse jusqu'à 15 ans, finalement se développa et épousa à 19 ans un homme sain, eut 5 grossesses.

III. 1° Fausse couche à 6 mois.

2° Garçon qui meurt à 5 mois de cause indéterminée.

3° Fille née à 8 mois. Vers l'âge de 4 ans convulsions répétées en dehors
de toute tare héréditaire nerveuse, de toute cause objective nette. Ces
convulsions ont cessé sous l'influence du mercure avec une rapidité
extrême. Se marie à 20 ans, avec un homme sain, ami personnel de l'auteur ; elle a 2 grossesses.

IV. 1° Fille née à terme, meurt à 5 ans d'athrepsie (mercure plus coupable que la syphilis).

2° Enfant à terme, n'a jamais été soumise au traitement spécifique ; a
aujourd'hui 15 ans. C'est une grande nerveuse qui fait probablement de
la tuberculose.

Obs. LXXXI et LXXXII. — Tanret (*Inédite*).

I. F., mort aujourd'hui, a contaminé sa femme à 21 ans. Celle-ci, bien
connue de l'auteur, a aujourd'hui le nez en lorgnette, des gommes frontales et de l'onyxis.

II. Cette femme eut 5 grossesses.

1° Fausse couche.

2° Fille avant terme, vivante aujourd'hui, mais qui n'a pu être examinée,
mariée à un homme sain.

3° Fille née à terme, vivante, non examinée, mariée à un homme sain.

III. Enfants de la fille n° 2.

1° Enfants à terme, fille aujourd'hui âgée de 10 ans, et qui est en traitement depuis 2 ans par les injections pour une kératite parenchymateuse des deux yeux, est en voie absolue de guérison, on peut se per-

mettre un examen ophtalmoscopique qui dénote des traces de choroïdite.

2° Enfant venu à terme, a eu récemment de l'irido-cyclite légère.

La fille n° 5 a 2 enfants.

1° Garçon avec bec-de-lièvre.

2° Un autre enfant à terme qui vient de naître sans tare apparente.

Obs. LXXXIII. — TARDIF (*Inédite*).

I. Grands-parents : syphilis contractée par le grand-père et soignée pendant 2 mois.

II. 1° Fausse couche.

2°, 3° et 4°, enfants à terme, dont 2 filles. Une d'elles se marie à un homme que l'auteur croit sain, et a une grossesse.

III. Enfant à terme, âgé aujourd'hui de 14 mois, n'a pas encore de dents, et est né avec une cataracte double (opéré par le Dr Chevallereau).

Obs. LXXXIV. — TARNOWSKY (*Thèse Ed. Fournier*).

Obs. LXXXV. — TÖRÖK (*Observation inédite*).

I. Grand-père atteint de syphilis avérée, porte aujourd'hui une leucoplasie buccale.

II. Sa fille, âgée de 25 ans, traitée dans son enfance pour des accidents syphilitiques, actuellement sans symptômes.

III. Ses enfants complètement sains.

Obs. LXXXVI, LXXXVII, LXXXVIII. — TÖRÖK (*Idem*).

I. Homme âgé de 65 ans, ayant contracté la syphilis avant de se marier, traité pour des manifestations tertiaires il y a 12 ans.

II. 3 enfants.

1° Fils aîné, a eu une coxalgie dans son enfance, mort de diabète il y a environ 4 ans.

2° Fils cadet sain.

3° Fille lymphatique, très léger degré de macrochilie de la lèvre inférieure.

III. 1° L'enfant n° 1 a des enfants sains.

2° L'enfant n° 2 a des enfants sains.

3° La fille n° 3 a un enfant sain avec un petit nævus pigmentaire de la joue gauche.

Obs. LXXXIX. — TÖRÖK (*Idem*).

I. Grand-père mort de paralysie générale. Sa femme eut une syphilis tuberculeuse circinée de la région gutturale.

II. Une fille (femme d'un médecin) hérédo-syphilitique (?) actuellement sans symptôme.

III. Enfants sains.

Obs. XC. — TROISFONTAINES (*Observation inédite*).

I. Homme qui a contracté un chancre du gland en 1876 et présente ensuite les accidents les plus caractéristiques (adénopathie, roséole, plaques muqueuses), meurt en 1885 d'accidents cérébraux certainement spécifiques. Timidement soigné par les internes de l'hôpital où il était domestique.

Marié à une femme qui mourut en 1895, réputée syphilitique, mais sans constatation certaine d'accidents spécifiques.

II. Fille née en 1878, marche tard est de taille petite, avec des dystrophies dentaires; à 9 ans le nez s'effondre; en même temps gommes sur les jambes, séjour à l'hôpital, y est rentrée depuis à 8 reprises pour des récidives des gommes ulcérées des jambes, toujours traitée et guérie par l'iodure.

Sur son mari pas de renseignement.

III. Fille, née le 11 janvier 1890, à terme, bien conformée, poids 3 kil. 200, sans lésion cutanée. Commence à dépérir vers la 3e semaine. On constate peau terne, sale d'aspect, air vieillot, coryza typique, larmoiement, et sur les extrémités inférieures, les plantes des pieds, les mollets, les cuisses, les fesses, érythème accentué; syphilides lenticulaires papuleuses au front et dans les sillons nasojugaux; agitation, insomnie, cris pendant la nuit; très rapidement améliorée par l'usage de la liqueur de van Swieten; actuellement état satisfaisant.

Obs. XCI, XCII et XCIII. (Docteur X... *Communiquée par un de mes collègues des hôpitaux désirant ne pas être nommé.*)

I. Grand-père certainement syphilitique traité par des fumigations de cinabre avant et après son mariage.

II. Il a 5 enfants, 3 garçons bien constitués et bien portants.

III. L'un des fils a 4 enfants parfaitement sains. Un autre en a 5 également bien portants. Un troisième a un seul enfant atteint de kystes congénitaux du cou.

Examen des observations

Gravidité, fécondité chez les hérédo-syphilitiques.

La déduction que nous tirons de ces faits dans leur ensemble est relative à l'influence prépondérante du terrain maternel; nos observations, en effet, mentionnent 61 mères hérédos et 340 pères seulement. Rien de plus conforme aux lois ordinaires de l'hérédité syphilitique où l'on voit la part ovulaire l'emporter de beaucoup sur la part spermatique, le fils du syphilitique échapper parfois, souvent même, aux conséquences de l'infection, tandis que l'enfant de la syphilitique y est presque fatalement voué.

Cependant je ferai remarquer que 8 de mes observations sont négatives, ce sont celles de Hewetson, Ogilvie, Spillmann, Török, qui nous montrent une descendance d'hérédos parfaitement exempte de toute réminiscence infectieuse, et là encore la prédominance numérique est du côté féminin; nous comptons, en effet, huit pères et cinq mères seulement comme représentant le premier échelon de l'hérédité qui s'en est tenue là.

Mais voici la série des fausses couches, la plus grave assurément des échéances de l'infection atavique; sur 27 cas ayant fourni un total de 62 fausses couches ou accouchements prématurés, c'est 18 fois la mère et 8 fois seulement le père qui apporte le germe de mort.

La balance reste égale quand il s'agit d'apprécier le rôle respectif des géniteurs hérédos ayant donné le jour à des syphilitiques en puissance de lésions; 14 fois chaque sexe est passible de la responsabilité sur 28 cas.

Dans la lignée de nos enfants d'hérédos, les sexes sont également représentés sur un total de 88 rejetons dont le sexe est indiqué, j'en compte en effet 45 mâles et 45 du sexe féminin.

En ce qui concerne la fécondité des ménages entachés de l'hérédité seconde, nous nous trouvons en face des résultats les plus disparates : je les transcris tels quels, tout en faisant remarquer que beaucoup de ces unions étant de date récente n'en sont qu'à leur commencement et que telles qui sont notées pour une grossesse au moment où l'observation est recueillie, iront peut-être à 8 ou 10 avec le cours des années.

Quoi qu'il en soit, voici l'ensemble de mes résultats :

Ménages à	1 grossesse	32	32
—	2	16	32
—	3	17	51
—	4	11	44
—	5	3	15
—	6	1	6
—	7	5	35
—	8	1	8
—	11	1	11
—	15	1	15
	Totaux. . .	88	249

Ce qui nous donne au total 249 grossesses pour 88 ménages, soit en moyenne 2,8 enfants par couple, ce qui représente une moyenne minima insuffisante pour nous permettre de conclure que l'hérédité seconde influe véritablement sur le phénomène de la conception.

On a récemment englobé la tendance à la gemelli-parité parmi les conséquences possibles des fécondités infectieuses. Sur ce point nos statistiques sont particulièrement négatives : sur un minimum de 249 grossesses, nous ne comptons que 5 gémellaires, encore est-il bon de noter que la même femme, une malade de Pernet, compte pour 4 jumeaux. Le phénomène semblerait avant tout dépendre d'une prédisposition individuelle.

Pathologie de la descendance de l'hérédo-syphilitique.

Mort du fœtus. — *Avortement.* — De tous les accidents qui peuvent frapper une génération, le plus grave est celui qui l'empêche de naître, c'est aussi le plus fréquent chez les descendants des hérédo-syphilitiques.

L'avortement revêt ici les caractères habituels de l'avortement syphilitique, et ne se distingue pas de celui que nous observons dans la génération qui précède : même interruption brusque d'une grossesse normale en apparence, même constat d'un décès intra-utérin remontant à plusieurs jours, parfois plusieurs semaines. « L'enfant était tout rabougri, noir comme de l'encre » disent les témoins. Même répétition déconcertante chez des jeunes femmes que l'on croit de santé parfaite et auprès desquelles on multiplie vainement toutes les précautions du confort et de l'hygiène ; même modification facilement obtenue par le traitement spécifique ; ce dernier est-il suspendu, même réapparition des séries malheureuses. Il serait oiseux de prolonger le parallèle, c'est à croire que l'on écrit l'histoire lamentable et si connue de l'hérédité première.

Dans l'observation si remarquable de Spillmann, où nous voyons 15 grossesses se succéder, 5 sont interrompues par une fausse couche : les 2e, 7e, 9e, 12e et 14e.

Pernet observe 5 avortements sur 7 grossesses dans un ménage où la femme est une hérédo-syphilitique typique, Callari 4 sur 10.

Dans les faits de Fournier, Barthélemy, Moncorvo, nous notons 5 fausses couches isolées ou précédant la naissance d'enfants tarés, et c'est précisément ce qui nous dicte impérieusement notre interprétation quand il s'agit de qualifier étiologiquement ces hécatombes : si la série des fausses couches est interrompue, c'est par l'apparition d'un de ces êtres qui succombent peu après avoir vu le jour, sans cause apparente autre qu'une sorte d'insuffisance de vie, ou bien par la venue normale d'un enfant marqué du cachet diathésique. Toutes nos observations en font foi, et nous avons le droit de dire : un fait confirme l'autre, ceci prouve cela, les avortements reconnaissent la même cause que la maladie des enfants, leur navrante succession est tellement dans le caractère de l'hérédité syphilitique, qu'on ne saurait la mettre en doute.

Voici les chiffres que nous fournissent nos 94 observations :

Nombre de grossesses		256
Avortements	57 }	77
Mort-nés	20 }	
Avant terme, vivants	5 }	179
À terme, vivants	176 }	
	Total	256

77 morts sur 256, c'est-à-dire 30 pour cent.

Le tiers des grossesses entachées de l'hérédité seconde aboutissent à la mort du produit de la conception.

Je sais bien quelles incertitudes régnent encore sur le pourcentage des avortements évalué tour à tour fort différemment par Mme Lachapelle, Hufeland, Velpeau. Aussi ne veux-je m'en rapporter qu'au livre récent de Ribemont-Dessaigne (1897) dont l'autorité ne saurait être contestée. D'après différents auteurs, y est-il dit, page 158, on observerait un avortement sur 5 ou 6 grossesses ; cette proportion est certainement exagérée. Nombre de femmes, 4 sur 5 au moins, mènent toutes leurs grossesses à bien et accouchent à terme ou près du terme.

Il était intéressant de savoir à quelle époque de la grossesse il faut redouter l'accident fatal. Sur ce point nos renseignements sont assez vagues, car le plus souvent les auteurs se bornent à inscrire avortement, sans en indiquer la date.

Voici néanmoins les chiffres que nous pouvons établir :

```
Avortements à 2 mois. . . . . . . . . . . . . . . . . . . .   9
     —       3   —   . . . . . . . . . . . . . . . . . . .   4
     —       4   —   . . . . . . . . . . . . . . . . . . .   2
     —       5   —   . . . . . . . . . . . . . . . . . . .   5
     —       6   —   . . . . . . . . . . . . . . . . . . .   5
     —       8   —   . . . . . . . . . . . . . . . . . . .   9
            date indéterminée . . . . . . . . . . . . . .  28
                                                      ______
                                        Total. . .   58
```

Ces données montrent que le danger est surtout grand pendant les 5 premiers mois.

Quant aux mort-nés ils méritent une mention spéciale. A côté de ceux qui naissent morts, il faut compter ceux qui meurent en naissant. Faiblesse du cœur, ralentissement des mouvements respiratoires ? Cœur et poumons sont pourtant parfaitement sains, et l'autopsie ne révèle rien ; c'est plus haut qu'il faut chercher, dans les centres qui régissent toute fonction, et qui sont dépourvus de la dose d'activité suffisante pour animer les instruments de la vie.

On se rappellera que dans l'hérédité première syphilitique, l'apparition du mort-né marque l'acheminement vers les naissances régulières, elle succède à la série noire des avortements qu'elle clôture et c'est au moment où tous se réjouissent du résultat obtenu à la vue d'un enfant qui a traversé sans obstacle les 9 mois de la période intra-utérine, que la vie se suspend en lui, par une sorte de débilité naturelle.

Dans notre statistique nous comptons 20 mort-nés sur 256 grossesses. Il est entendu que nous ne faisons pas entrer dans cette catégorie les enfants qui ont dépassé le premier jour, nous n'y comprenons que les mort-nés proprement dits ; 8 de ces cas, relatés dans une observation de Tarnovsky, concernent la même mère qui, ayant mené à bien 11 grossesses, eut en outre une enfant hystéro-épileptique, un tuberculeux et un goîtreux venus par la suite.

Au contraire, dans nos 4 autres le mort-né précéda les avortements. Dans le cas de Caubet 2 fausses couches lui succédèrent, et une dans celui de Pisenti : nous appelons l'attention sur cette circonstance insolite.

L'hérédité seconde, comme la première, subit avec une remarquable discipline l'influence du traitement spécifique, et l'on peut dire que si la cause des avortements a été soupçonnée, et pour peu qu'on se soit attaché à la combattre on est à peu près sûr d'en triompher, nombre de nos observations en font foi. Mais elles prouvent non moins que cette bienfaisante thérapeutique n'assure la préservation future qu'au prix d'une persévérante continuation.

Lésions syphilitiques proprement dites. — Les faits que nous avons colligés nous montrent les différentes étapes et localisations du produit spécifique sur les téguments, sur le squelette, sur les viscères.

a) L'enfant vu par Boeck naît avec une syphilide évidente, exanthème maculo-papuleux, aux cuisses, aux fesses, à la joue, plaques rouges et luisantes sur les faces plantaires et palmaires.

Moncorvo signale les efflorescences papuleuses éparses sur les régions lombo-sacrées et les cuisses, apparaissant au huitième mois. Spillmann constate une éruption fessière à six mois.

Chez la fillette vue par Troisfontaines, c'est au cinquième que débutent sur les extrémités inférieures, les plantes des pieds, les mollets, les fesses, un érythème accentué ; en même temps se montrent des syphilides lenticulaires, papuleuses au front et dans les sillons naso-jugaux. Tout cela disparaît par la liqueur de van Swieten.

Et voici le petit sujet dont le cas est relaté par Bogdan et qui présente à l'âge de quatre ans un psoriasis syphilitique classique plantaire et palmaire.

Atkinson voit chez deux frères : roséole, érythème plantopalmaire, érosions scrotales et péri-anales en même temps que les lésions de cachexie qui conduisent l'un d'eux au tombeau.

Enfin avec les sujets observés par Boeck et King, l'un atteint de rhagades prélabiales, l'autre de plaques muqueuses, se complète la série des accidents superficiels appartenant à la période secondaire.

b) Les accidents destructifs ne sont pas moins bien établis. Qu'ils soient désignés sous le nom de plaie ou d'ulcère, c'est toujours le même processus qu'ils accusent, celui du produit syphilomateux envahissant une portion plus ou moins grande des téguments, et se nécrosant avec une rapidité variable. Nous sommes tenus à la plus grande réserve vis-à-vis du cas de Spillmann, où il est dit qu'une fillette de cinq ans mourut à la suite d'accidents buccaux à évolution rapide ayant entraîné la destruction des joues et des lèvres. Il est possible qu'il s'agit de syphilis, mais nous ne pouvons éliminer l'hypothèse du noma, et mieux vaut tenir le cas pour douteux. Nous en dirons autant des ulcérations présentées par le malade d'Hallopeau (observ. XLIV), sur la nature desquelles nous ne serions fixés qu'à la suite d'un traitement spécifique décisif. Au contraire certains ne peuvent laisser prise au doute.

Suarez de Mendoza guérit promptement avec les spécifiques une ulcération de la jambe gauche datant de quatre ans, et offrant tous les caractères d'une gomme ulcérée. Dureuil voit disparaître même une vaste ulcération de la peau recouvrant le genou, que le traitement spécifique guérit en très peu de temps, et Spillmann a noté une destruction ulcérative totalement indolore du voile du palais.

Nous reconnaissons là les propres caractères de la syphilis, son temps d'apparition, ses lieux préférés, son évolution, dont triomphe si aisément la thérapeutique quand elle est bien dirigée.

c) Le squelette n'est pas indemne; Boeck découvre une périostite au tibia chez un nouveau-né, et l'exemple le plus remarquable nous est fourni par le malade de Dureuil, que ses parents amenèrent à la consultation de Fournier pour une tumeur blanche due en réalité à la syphilis.

Les pseudo-tumeurs blanches syphilitiques sont bien connues depuis les travaux de Richet, et dans le cas présent aucun doute ne peut exister sur la nature de l'arthropathie qui se développa chez le petit Léon, fils d'hérédo-avéré.

C'est aussi un cas de ce genre qui attira l'attention de Davasse, chez une fillette qui avait les téguments du genou labourés d'ulcérations livides, perdit des séquestres et plus tard eut une carie des os propres avec un effondrement nasal. Mais le cas le plus intéressant est assurément celui de Laskewitsch, qui voyant un enfant de treize ans paralysé des quatre membres à la suite d'un pseudo-mal cervical, soupçonna la syphilis et eut le bonheur d'amener la guérison en deux mois par le traitement mercuriel.

Signalons enfin une tumeur du tibia, ostéome ou gomme, observée par Bianchi à la Clinique de Florence, et qui céda en quelques semaines aux frictions et à l'iodure de potassium.

d) En abordant le groupe des affections viscérales, je ne puis me défendre d'une impression que partageront certainement ceux qui voudront bien parcourir les observations ci-annexées.

Un nombre considérable de nos fils d'hérédo sont atteints du côté du cerveau, souffrent par le cerveau, meurent par le cerveau. Ce sont les bizarres de caractère, les retardés dans le développement intellectuel, les convulsifs, les faux épileptiques, les méningitiques, sans parler des pauvres êtres qui restent idiots ou indéfiniment arriérés. La plupart sont comptés comme des affaiblis, des stigmatisés, des prédisposés, mais qui fera le départ exact des lésions proprement dites, des gommes ou des scléroses dans ce triste amas? Je soupçonne que les cadres de la syphilis cérébrale vraie ont été rétrécis plus qu'il n'est convenable et que l'avenir amènera quelque retour dans ce sens.

Que penser, par exemple, du cas d'Hamonic, de cette fille née avec une monoplégie brachiale, le bras atrophié et les muscles rétrécis? Gomme ou sclérose *infiniment probable*, mais que l'on ne peut affirmer. Quoi qu'il en soit je ne puis retenir ici que les cas dans lesquels l'origine héréditaire ayant été reconnue, voire soupçonnée, le traitement mercuriel ou ioduré eut raison des accidents.

Aucun fait n'est plus significatif à cet égard que celui de Spillmann où nous voyons une fillette travaillée par des « fausses méningites », dans la première enfance, présenter à huit ans des troubles mentaux que le professeur de Nancy eut la bonne inspiration de soumettre aux frictions mercurielles; à dix-huit ans elle était guérie. Même observation, nous lisons encore à propos d'une sœur de cette malade : à onze ans, céphalée violente, continue, guérie par le mercure, puis, toujours dans la même famille, c'est un garçon de quinze ans, atteint de céphalées continuelles toujours améliorées par l'iodure.

Voici encore le cas de Dezanneau qui témoigne dans le même sens. Après deux fausses couches, la femme d'un hérédo met au monde un fils qui meurt au bout de sept mois d'accidents cérébraux, puis un autre qui, à l'âge de vingt-trois ans, est frappé d'une hémiplégie dont il est guéri par l'iodure de potassium. Rien n'est donc mieux établi que cette vulnérabilité de l'encéphale chez nos hérédo de deuxième génération.

Un seul cas nous met en présence d'une pneumopathie, celui de Collin (de Saint-Honoré-les-Bains). Ce cas est tout à fait caractéristique par les circonstances qui l'accompagnèrent. Depuis sa naissance

le sujet aurait présenté du coryza, des rhumes, puis des bronchites
capillaires, il avait l'aspect d'un petit vieillard et, sous l'influence
d'une excitation provoquée par une cure sulfureuse, des accidents
éruptifs de signification indubitable s'étaient montrés. Au moment
où la phtisie était admise par tout le monde, et l'enfant condamné
à une fin misérable, Collin intervint et donna le traitement qui
guérit.

Enfin une spléno-mégalie considérable, constatée au phonendoscope
par Bianchi, dans le cas rapporté par cet auteur, prouve que la rate,
si sensible à la syphilis acquise, ne l'est pas moins au cours de l'infection héréditaire.

e) Les lésions oculaires occupent une place importante. Sous pré-
texte qu'elles font partie de la triade d'Hutchinson, on a tendance
aujourd'hui à les ranger parmi les stigmates, tout au moins parmi les
troubles parasyphilitiques. Or, il est certain qu'elles ne répondent
nullement au signalement des uns ni des autres, et que, depuis surtout que sont bien connues les kératites de la syphilis acquise elles
doivent prendre place dans le cadre de manifestations purement
syphilitiques qui ressortissent au processus syphilomateux et disparaissent par les spécifiques. Or, en processus actif ou en reliquat, ces
lésions sont fréquemment notées dans nos observations; qu'on se
reporte aux faits de Spillmann et Étienne Moreira, Moncorvo, Pisenti,
Filaretopoulo, Stremginski, Tardif, et l'on y verra consignés des
détails qui reproduisent en petit le tableau de la syphilis héréditaire
directe à tous les stades de son processus.

Au même titre que les kératites figurent les troubles du corps vitré
et les choroïdites accompagnées ou non d'iritis (Suarez de Mendoza, Stremginski).

Manifestations dérivées secondairement de la syphilis. — Comme
dans l'hérédité première, l'ensemble des manifestations dérivées
secondairement de la syphilis, sans être de la syphilis directe, proprement dite, est considérable. Le nom de parasyphilis, qui leur a été
donné par Fournier est assez compréhensif pour qu'il y ait intérêt
à le conserver, mais il faut bien savoir que leur classement est pour
le moment prématuré, et plus d'une de détermination équivoque
feront vraisemblablement retour au groupe des lésions purement
syphilitiques ou des stigmates. Qu'il soit bien entendu que nous comprenons sous ce vocable les maux auxquels la syphilis semble ouvrir
la porte sans qu'elle les produise directement, et qui répondent aux
trois conditions suivantes : être étiologiquement, mais non morpholo-

giquement dépendants de la syphilis, pouvoir survenir sous l'influence d'autres infections, enfin, résister à l'action des antisyphilitiques habituels.

Il convient de noter d'abord la débilité générale de la constitution qui rend l'existence de ces petits êtres fort précaire. Les décédés en très bas âge s'ajoutent en grand nombre aux mort-nés. Dans ma petite statistique je ne trouve pas moins de 29 enfants morts ainsi prématurément, et dont l'existence peut se compter par fractions bien minimes quelques minutes, quelques jours, peu de mois ou très peu d'années : quelques minutes (1 cas); 5 jours (2 cas), 21 jours, 1 mois (3 cas), 1 mois 1/2, 2 mois (6 cas), 3 mois, 5 mois 1/2, 4 mois, 7 mois, 1 an, 1 an 1/2 (5 cas), 2 ans, 2 ans et 2 mois, 3 ans, 4 ans, 12 ans; absence d'indication précise (2 cas).

Encore convient-il d'observer que bon nombre des sujets portés comme survivants n'avaient pas encore doublé le cap périlleux de la première enfance, et que sans nul doute ils figureraient parmi les morts, si les renseignements portaient sur une période plus étendue.

Les causes de cette léthalité ne sont pas toujours indiquées avec précision : parfois les auteurs n'en disent rien ; parfois, comme dans un cas de Fournier, il est écrit que l'enfant a succombé sans maladie, et rien ne peut mieux déceler la fragilité de ces misérables ; elle s'accuse également par leur singulière prédisposition aux affections du système nerveux ; sur 50, nous en voyons 11 succomber tant aux méningites qu'aux convulsions, puis viennent les indispositions qui attaquent le premier âge, bronchite, tuberculose, scarlatine, péritonite, etc. Ne semble-t-il pas que nous dressions le bilan de poly-léthalité touchant les rejetons directs des syphilitiques ?

Comme ces derniers les nôtres sont fauchés par le fléau des méningites, ils sont sans résistance en face des agressions virulentes ou banales, ils ont de l'impétigo, des écoulements d'oreille, des adénopathies, des caries osseuses et dentaires, ils subissent toutes les infections de passage, meurent en grand nombre de tuberculose et, suivant l'énergique expression populaire, « ils ramassent tout ce qu'ils rencontrent », le plus souvent pour y succomber, et leur faiblesse native s'accuse par une vulnérabilité identique.

Que notons-nous comme causes ordinaires de morbidité chez nos hérédos grandissants et devenus adultes ? C'est toujours le cortège des encéphalopathies : convulsions, épilepsie, hystéro-épilepsie, nervosité, idiotie, gâtisme, et cela dans une proportion considérable. Hamonic et Moreira ajoutent un trait au tableau en signalant l'incontinence nocturne d'urine, et dans un autre cas d'Hamonic un enfant de deux ans présente une monoplégie brachiale datant de la naissance avec un bras atrophié et les muscles absolument rétractés. Le tableau est complet, je pense.

Puis viennent les affections rachitiques des os, qui ont toujours passé pour avoir plus qu'une parenté avec la syphilis. Les beaux travaux de Parrot sont encore dans l'esprit de tous. Il avait cru pouvoir ranger le rachitisme parmi les purs symptômes de la diathèse héritée; il n'est pas douteux aujourd'hui que son interprétation d'un fait absolument vrai et bien observé n'ait fait fausse route, mais elle n'a fait que dépasser la mesure de la vérité; et sa manière de voir, éclairée et rectifiée par les travaux de ses successeurs rallie aujourd'hui tous les syphiligraphes. Nous trouvons le rachitisme signalé dans la descendance des hérédo-syphilitiques par Moncorvo, Callari, Moreira, Gibert, et ce qui est particulièrement caractéristique, c'est qu'il alterne avec les avortements, et qu'il coïncide avec le coryza, les malformations dentaires et autres tares significatives de la spécificité. A ce point de vue les deux hérédités marchent de pair.

La scoliose est également indiquée dans une de nos observations (Hamonic), et je ne pense pas qu'il y ait trop de témérité à la ranger parmi les conséquences indirectes de la syphilis, en compagnie du rachitisme. Cependant je ne le fais qu'avec réserve, étant données les obscurités qui entourent encore l'histoire clinique, et surtout étiologique de cette grave ostéopathie.

On comprendra que je reste également dans le doute sur l'interprétation qu'il convient de donner aux lésions de l'appareil sexuel (hydrocèle, atrophie testiculaire, induration de l'épididyme) vues par Hamonic chez un enfant de deux ans, et qui peuvent aussi bien ressortir au processus scléro-gommeux de la tuberculose qu'à celui de la syphilis.

A commencer par le coryza, les affections des voies respiratoires sont fréquentes; avec l'inflammation aiguë ou chronique de la muqueuse nasale, il faut aussi noter la rhinite atrophique (Pisenti), et Gradenigo n'hésite pas à dénoncer la propension de nos hérédos aux végétations adénoïdes de l'arrière-pharynx. Il ne s'agit bien entendu que de prédispositions; et il en est de même pour les lésions à l'appareil broncho-pulmonaire, bronchite chronique, dilatation des bronches et phtisie. Beaucoup de sujets ainsi que je l'ai dit plus haut, succombent en très bas âge ou dans l'adolescence à la tuberculose.

Stigmates dystrophiques. — Le fils de l'hérédo est rarement d'habitus normal, dans la plupart des cas il est indiqué comme grêle, atrophié, malingre, dans un état de rabougrissement général (Fournier), la taille est petite. Moreira voit un garçon de quatre ans qui ne mesure que 55 centimètres, et une petite fille de huit ans qui ne dépasse pas 92. Parfois les différentes parties du corps sont inégales et asymétriques. Chez l'enfant vu par Lannelongue, le côté droit l'emporte sur le côté gauche. Barthélemy constate une autre variété de disproportion, buste petit avec fémurs très allongés, et Moncorvo un véritable gigantisme des membres inférieurs. Je ferai encore observer que l'âge peu avancé de la plupart de nos petits enfants restreint fatalement le nombre de ceux qui sont ainsi frappés. Quelle proportion plus grande n'en aurions-nous pas, si nous pouvions nous les représenter tous à l'état adulte! En effet la *croissance* est essentiellement irrégulière, généralement lente, fort tardive. Et naturellement il en est de même de la *marche* : à trois ans un des petits sujets ne marchait pas encore, à quatorze ans et demi une fillette aux formes graciles ne présente aucun vestige de seins, elle n'a pas de règles, elle est restée enfant (Fournier).

Le *crâne* semble réunir au maximum toutes les déformations les plus caractéristiques de l'hérédité : oblitération tardive des fontanelles (Hamonic), microcéphalie, macrocéphalie, tête énorme, scaphocéphalie, bosses frontales exagérées, front saillant, front olympique, front proéminent et étroit, bosses pariétales très apparentes, trop développées, défaut de concordance et d'harmonie entre les différentes régions de la boîte crânienne : et comme conséquence face déformée, asymétrique, nez camus (Pisenti), palais en ogive (Pernet), exostose médio-palatine (Jacquet).

Que dire du *cerveau* et de ses fonctions?

Il va de soi que l'état normal sous ce rapport est l'exception ; nous lisons en effet, dans nombre de cas que l'évolution s'est faite lentement, que l'enfant est endormi, inapte au travail, incapable d'application ou de raisonnement, presque idiot, complètement idiot, idiot et gâteux, de caractère bizarre. La plupart parlent tardivement ; à huit ans le petit malade de Spillmann ne parlait pas encore ; parfois ils conservent des troubles persistants de la parole. Inversement à côté des apathiques il faut compter avec les excités, les impulsifs, ceux qui présentent de l'hyperactivité mentale, avec irritation cérébrale, nervosité, idées érotiques, crises spasmodiques, épilepsies.

Les *malformations dentaires* sont la règle. Presque toujours l'évolution se fait attendre, jusqu'à deux ans, deux ans et demi, puis l'implantation est irrégulière, vicieuse et incomplète, les dents sont petites, écartées, dit Barthélemy, une canine manque (Lannelongue), « dents de Parrot, dents d'Hutchinson, infantilisme dentaire », ces expressions se retrouvent dans la grande quantité de nos observations. Ajoutons la défectuosité de la substance même qui constitue les organes de la mastication : dents déformées, striées, en scie, érodées, et enfin leur vulnérabilité, dents fragiles et promptes à la carie.

L'œil est le siège de stigmates presque inévitables, tellement inévitables que, au dire de quelques ophtalmologistes, ils se retrouvent dans tous les cas où on les cherche. Malheureusement cette recherche n'est pas toujours très facile et le commun des syphiligraphes y est inhabile.

Antonelli n'a pas trouvé de différence notable entre ces stigmates observés chez les hérédos directs père et mère, et ceux observés chez leurs enfants victimes de l'hérédité seconde. Tout au plus pourrait-on présumer que la syphilis se trouvant arrivée chez ces derniers à un état particulier d'atténuation, les stigmates sont eux-mêmes plus rudimentaires dans l'hérédité atavistique. La marbrure chorio-rétinienne plus ou moins diffuse et pouvant aller jusqu'à l'albinisme, la pigmentation grenue, la teinte ardoisée par plaques, constituent un ensemble très justement comparé aux états leuco-mélanodermiques ou plus exactement dyschromiques des téguments cutanés.

Ne quittons pas l'œil sans noter les cataractes congénitales ou précoces, dont nous avons recueilli 5 cas, un de Tardif et 2 de Hallopeau. Si l'on veut bien se rappeler à quel point l'étiologie de la cataracte congénitale est restée jusqu'ici hésitante, on ne manquera pas d'accorder à ces faits une importance doctrinale considérable.

Deux mots sur le système cutané qui ne saurait échapper à la souillure générale. S'il n'est pas le siège de lésion caractérisée, on peut dire que le tégument est de mauvaise qualité, terne et comme d'aspect sale et vieillot, dans un cas on signale le teint jauni. Les cheveux sont notés comme rares, clairsemés, grêles et secs et tombant facilement, donnant lieu à des alopécies localisées, temporales ou en autres régions. Souvent la peau trahit le vice de conformation du système vasculaire. Moncorvo indique la teinte violacée chez un de ses malades, Barthélemy la nervosité et l'acrocyanose.

Anomalies, malformations, monstruosité. — Si l'influence tératogénique des géniteurs infectieux était encore à démontrer après les beaux travaux de Gley et Charrin, il suffirait pour s'en convaincre de parcourir nos observations. Notre contribution est modeste, mais suffit à mettre en évidence une série de vices de conformation très significative, surtout si l'on veut bien se souvenir qu'il ne s'agit que de l'hérédité seconde, et qu'il faut une singulière persistance des influences toxiques, pour qu'elles se poursuivent à une si tardive échéance.

Sur nos 95 cas, nous comptons : 1 cas d'hémophilie (Le Pileur), 4 cas de nævus (Troisfontaines, Caubet, Török), 1 cas de kyste congénital du cou (D^r X), 1 cas de malformation de l'iris (Fournier), 1 cas de cryptorchidie et 1 cas de polydactylie (Hamonic), 2 cas de bec-de-lièvre (Hamonic et Tardif), 1 cas de monstruosité complexe (Caubet) et 1 cas d'amputation congénitale (Gastou).

Le système vasculaire est lieu d'élection pour la syphilis, il eût été bien surprenant qu'il fût épargné par ses suites, l'hémophilie, les nævi et les kystes congénitaux du cou attestent qu'il n'en est rien, tant pour les vaisseaux sanguins que lymphatiques.

C'est chez une petite fille déjà mentionnée pour une monoplégie brachiale congénitale, qu'Hamonic recueillit son observation de polydactylie ; il s'agissait d'un pouce surnuméraire, difformité qui, comme on sait, se rencontre environ une fois sur 1000 naissances.

La cryptorchidie est moins rare, mais je la considère comme une conséquence si ordinaire de l'hérédité première que je ne suis pas étonné de la rencontrer à cette place.

Je m'arrêterai davantage sur le bec-de-lièvre. Dans le cas d'Hamonic, il était accompagné d'une fissure du rebord maxillaire, et fut vu chez un enfant d'un an, paraissant bien portant. Le père de cet enfant était né lui-même avec un bec-de-lièvre complexe et une véritable gueule de loup, et était fils d'un syphilitique portant une perforation palatine. Si, comme nous le pensons, il est admissible de rapporter la difformité du père hérédo à l'influence syphilitique, sa transmission héréditaire est un fait extrêmement frappant, car elle montre l'altération du genre indéfiniment transmise, le caractère anormal devenu définitif et la race à jamais compromise par la goutte de virus syphilitique répandue dans l'organisme ancestral.

Enfin c'est un véritable monstre que Caubet nous décrit comme fruit d'une 4e grossesse chez une hérédo-syphilitique.

Reste le cas d'amputation congénitale « au-dessous de l'articulation du coude gauche, écrit Gastou, le bras se termine par un véritable moignon, on dirait que l'enfant a subi une véritable amputation, tellement la cicatrice est nette, comme si elle eût été formée de lambeaux savamment taillés ; l'enfant est venu au monde ainsi. »

Ce n'est pas ici le lieu de discuter la nature de cette singulière malformation, mais je ne puis manquer de faire remarquer que son origine virulente est assez généralement admise aujourd'hui.

Considérations théoriques, conclusion.

On sait aujourd'hui que les microbes sécrètent des humeurs appelées toxines, qui amènent des modifications dans la vie des éléments anatomiques. Les infections qui en résultent et qui s'accusent par une altération du protoplasma cellulaire, sont transitoires ou persistantes, et la syphilis, dont le principe est essentiellement diffusible et durable, mais qui est susceptible d'amendement spontané, peut prendre place parmi les unes et les autres. Beaucoup de nos malades, un nombre sans doute plus grand que nous pensons, éliminent complètement le virus et le fait nous est attesté par le chiffre relativement élevé des réinfections. Chez ceux-là il ne saurait être question d'une souillure dont ils ont réussi à se libérer, et l'hérédité n'existe à aucun degré. Leurs rejetons en sont tellement exempts que nous les voyons à leur tour contracter la vérole, s'ils s'y exposent, et subir l'infection, contre laquelle ils ne présentent aucune immunité.

Mais en regard de ces favorisés, une classe de sujets nombreuse existe dont les tissus restent indéfiniment imprégnés, en conséquence il se fait dans leurs cellules sexuelles l'apport de fluides morbides constituant l'hérédité en puissance, laquelle s'établira fatalement si les germes ne sont pas neutralisés par leur lutte avec les éléments sains et plus vigoureux fournis par l'autre sexe au cours de la fonction génératrice.

Ce qui est vrai pour la syphilis acquise l'est pour la syphilis héréditaire, toujours à la merci d'une atténuation soit spontanée soit thérapeutique ou d'une exacerbation évolutive, et s'il est admis que l'atténuation l'emporte pour l'ordinaire, il n'est pas moins exact que la persistance, même le réveil, du vice hérité rend explicable sa transmission par hérédité seconde, car la complexité de la masse héréditaire ne vient pas seulement des additions successives que reçoivent, à chaque génération, les attributs ataviques mais aussi des soustractions qu'ils subissent (Debierre).

L'étude de l'hérédité physiologique nous apprend que les caractères spécifiques d'une race se transmettent de génération en génération soit par continuité soit par alternance. Toutes les cellules d'un organisme en formation étant le dérivé de l'œuf fécondé renferment une parcelle de nucléine du noyau embryonnaire en lequel se trouvent concentrés tous les attributs des géniteurs et peuvent être considérées comme l'expression objective des plasmas ancestraux ; ce sont, comme on l'a dit, les biophores qui portent en eux les tendances héréditaires. L'être qui commence est la résultante de ces biophores entrant en lutte les uns avec les autres, les plus forts triomphent et se manifestent, les autres restent latents, à l'état potentiel, mais s'ils ne sont pas exprimés, ils ne pourront pas moins se transmettre. Ce mécanisme qui permet de comprendre que le fils ressemble à son grand-père et pas à son père, et qui est constamment accepté par les éleveurs, est surtout mis en évidence par l'étude de la tératologie, où l'on voit le caractère anormal s'effacer pendant une ou plusieurs générations, puis reparaître.

Par cette considération, dont il y aurait sans doute témérité à appliquer toutes les conséquences à l'évolution d'une maladie virulente, nous concevons que le fils du syphilitique resté exempt de l'infection, puisse dans une certaine mesure la transmettre à sa descendance, mais ce n'est là qu'une indication, un soupçon qui, je me hâte de le dire, n'a reçu encore de la clinique qu'une confirmation équivoque. De même nous comprenons fort bien que l'immunité qui consiste essentiellement dans une modification telle des éléments anatomiques et de leur réaction vitale, que l'organisme devient un mauvais terrain de culture pour les agents pathogènes et un contrepoison pour leurs toxines, nous comprenons, dis-je, la transmission possible de cet état. Oui, cela est scientifiquement admissible, mais en tous cas cette immunité ne peut compter comme un caractère fixe retenu puisque j'ai déjà dit que les fils de nos syphilitiques n'en jouissent pas; à plus forte raison, devons-nous rejeter l'idée d'une atténuation et même d'une disparition de la syphilis dans les milieux très frappés jadis, cette hypothèse n'étant nullement démontrée.

Je ne puis terminer ce chapitre sans rappeler les expériences mémorables de Gley et Charrin apportant dans les problèmes que nous examinons le verdict de la bactériologie. Nous savons que par l'administration de poisons morbides à des animaux, ils ont reproduit toute la série des avortements, phénomènes morbides et malformations observés chez les fils de syphilitiques, et bien que leur étude ne concerne pas l'hérédité seconde, nous ne doutons pas que leurs principaux résultats ne lui soient applicables. Nous pensons aussi que les faits expérimentaux signalés par Straus et Chamberland à propos de la bactéridie charbonneuse, Netter à propos du pneumocoque, Chantemesse, Widal, Eberth à propos du bacille typhique et qui attestent le passage des éléments morbides à travers le placenta, régissent l'évolution du virus syphilitique aussi bien à la deuxième qu'à la troisième génération. Et quant aux humeurs il est entendu qu'elles ne rencontrent aucun obstacle et qu'elles n'ont point à forcer le filtre fœtal qui leur est largement ouvert.

Histologie, embryogénie expérimentale, pistochimie et bactériologie marchent donc complètement d'accord avec la clinique sur tous les points que nous venons d'examiner, et rendent compte des différences si grandes que nous avons découvertes dans l'évolution de l'hérédité seconde. Quelles particules morbides sont entrées en jeu, le virus avec ses éléments figurés, reliquats des infections périmées, toxines et sérum adultérés? A quelle époque du développement embryonnaire ont-ils fait irruption dans l'œuf, et en quelle quantité? Se sont-ils diffusés dans toutes les parties du nouvel être, ou leur détermination a-t-elle été localisée et retenue dans un système, un appareil, un organe? Quelles résistances ou quelles associations ont-ils rencontrées dans l'organisme conjoint mâle ou femelle, sain ou malade? Autant de circonstances qui, pouvant graduer, modifier et diversifier infiniment les nombreux facteurs du problème, multiplient d'autant les variétés du résultat éventuel que prépare l'œuvre créatrice. Conçoit-on en effet la complexité des phénomènes, à peine entrevus jusqu'ici, qui vont présider à l'élaboration du nouvel être, et régler la lutte des germes et le conflit des diathèses?

Si la bactérie a pu se frayer un passage, c'est la syphilis avec ses efflorescences, ses tumeurs, ses ulcères. Ce sont les cas les moins fréquents, ainsi que la théorie le faisait prévoir et comme la pratique le confirme. Ce sont aussi les moins intéressants, car la syphilis s'y montre ce qu'elle est ailleurs, et, une fois la lésion établie, nous ne voyons guère de différence éventuelle entre celle de la syphilis acquise ou de l'infection héritée tant au premier qu'au second degré, infection grave ou légère, le plus souvent superficielle et transitoire, imprégnation fruste et comme effacée, insuffisante pour mettre par la suite le sujet à l'abri d'une contagion syphilitique virulente nouvelle, mais apte à troubler sa génèse et à masquer sa contamination ancestrale.

Mais voici la syphilo-toxine aux prises avec l'être en développement et en incessante transformation. Suivant l'époque à laquelle il est atteint, l'intensité, le degré de généralisation de l'intoxication, la résistance qu'elle rencontre, le type dystrophique va se diversifier en d'infinies variétés depuis la mort de l'œuf, depuis la tare organique universelle et la dystrophie totale (monstruosité, infantilisme, nanisme, gigantisme) jusqu'aux manifestations monosystématiques (rachitisme, faiblesse intellectuelle, épilepsie, idiotie, folie, troubles de l'innervation sympathique, cyanose, ramollissement osseux, empoisonnement thyroïdien, myxœdème, troubles de la circulation lymphatique, adénopathies, ectasies), ou mono-organiques (insuffisance viscérale pul-

monaire, hépatique, rénale ou cardiaque) ou même la simple déviation
l'anomalie d'un organe ou d'une partie d'organe.

Aucun auteur n'avait vu cette para-hérédo-syphilis de seconde génération avant Barthélemy ; dans son beau mémoire du Congrès de Moscou, cet observateur en a noté les faces diverses et ce n'est que justice de mentionner ici tous les emprunts que je lui ai faits.

Pour conclure je voudrais que tous mes lecteurs fussent bien pénétrés de la pensée que pour reconnaître une transmission de troisième
génération, il n'est pas nécessaire de trouver roséole ou plaques muqueuses. Non, la portée de notre argumentation est plus haute et notre
vision s'est élargie, il ne s'agit plus de savoir si le virus de l'aïeul
s'est transmis en nature au petit-fils, mais si ce dernier présente des
tares et quelles elles sont, si ce dernier diffère d'un sujet normal et
bien portant et en quoi. Que chacun regarde autour de soi et note
avec exactitude et sans parti pris ; les syphilitiques sont légions, qui
de nous n'en connaît un nombre considérable, parmi ses relations,
ses ainis, ses proches ? Qui de nous n'est à même de recueillir de
précieux et démonstratifs exemples cliniques ? Car ce n'est pas dans
le cabinet, moins encore à l'hôpital, que la moisson se présentera
la plus abondante, mais au cours de la vie et dans la mêlée sociale
où chacun de nous trouve son milieu d'observation.

On a lieu de s'étonner qu'un si vaste champ soit resté jusqu'ici
terra ignota, mais on voudra bien réfléchir qu'en l'absence d'une impulsion doctrinale les médecins, même les spécialistes, avaient des
yeux pour ne point voir et des oreilles pour ne pas entendre. Les faits
dont nous parlons et auxquels nous adjurons tous nos confrères de
s'intéresser ne sont nouveaux que parce qu'ils ont été méconnus et
systématiquement répudiés, élagués des statistiques. Il appartient à
chaque médecin, à chaque praticien de faire aujourd'hui son enquête
personnelle sur ces problèmes fondamentaux et de grossir d'un contingent particulier le dossier général des faits recueillis à la clarté
des théories et de l'expérimentation modernes. Alors la syphilis nous
apparaîtra ce qu'elle est en réalité, la grande corruptrice des individus, la cause latente et tenace de dégénérescence pour leur descendance.

DISCUSSION

M. Hallopeau (Paris). — Nous avons observé récemment deux faits
de syphilis à la seconde génération qui nous paraissent dignes d'être
mentionnés.

Il s'agit de deux jeunes gens, frère et sœur, âgés de 50 et 31 ans ; tous
deux peuvent être considérés comme des avortons ; leur taille est très

petite ; leurs membres inférieurs ont le volume de bras d'enfants ; leurs cheveux sont clairsemés ; leur aspect est vieillot ; leur crâne est volumineux ; leurs dents sont mal développées ; leur voix est enfantine.

Mais les altérations qui attirent le plus l'attention, chez tous deux, sont, d'une part, des cataractes doubles, d'autre part, des ulcérations persistantes des membres inférieurs : les cataractes se sont développées depuis peu d'années ; elles abolissent presqu'entièrement la vision.

Les ulcérations occupent surtout les orteils ; elles persistent depuis plusieurs années sans tendance à la cicatrisation ; elles ont nécessité chez la jeune fille l'amputation de trois orteils.

Cette opération n'a pas empêché les ulcérations de récidiver dans leur voisinage immédiat et de s'étendre aux autres orteils ainsi qu'au dos du pied.

En présence de cet ensemble symptomatique, nous avons cherché la syphilis. Nous n'en avons pas trouvé trace chez le père, mais nous avons constaté chez la mère l'encoche semi-lunaire et l'obliquité des incisives de la mâchoire supérieure qui appartiennent à la dent de Hutchinson.

Enfin, on nous a assuré que le grand-père maternel des jeunes gens a été atteint de syphilis.

Il ne nous paraît pas douteux que cette syphilis du grand-père n'ait été la cause des troubles si graves de nutrition qu'ont subi ces malades. S'il en est ainsi, il faut compter les cataractes précoces et les ulcérations persistantes des pieds parmi les manifestations de l'hérédo-syphilis à la seconde génération.

M. le professeur Boeck (Christiania). — Je veux mentionner que nous avons dernièrement observé dans la clinique de Christiania deux nouveaux cas de syphilis héréditaire à la seconde génération : deux jeunes mères mariées sont venues nous présenter leurs enfants atteints d'une syphilis héréditaire des plus évidentes. Les jeunes mères, n'ayant aucune idée de cette maladie affreuse, furent stupéfiées et terrifiées en comprenant la situation.

Or en regardant la face de ces deux jeunes mères, nous avons trouvé les traces indubitables d'une hérédité syphilitique chez elles-mêmes, les cicatrices autour de la bouche si caractéristiques. Et l'une de ces jeunes femmes avait en outre les dents de Hutchinson. Une de ces jeunes femmes est allée chez sa mère (la grand'mère), et cette malheureuse grand'mère a confié alors à sa fille, qu'elle avait été atteinte de la vérole quatre ans avant la naissance de sa fille (la jeune mère). L'autre grand'mère ne voulut pas avouer au commencement ; mais malheureusement elle était venue nous consulter six semaines auparavant pour une syphilis tertiaire de très vieille date. Mais ces deux cas sont défectueux en ce sens que nous n'avons pas pu examiner les deux pères de ces enfants. Les deux grand'mères ne voulaient pas que leurs filles confiassent ce secret à leurs maris.

M. le professeur Pellizzari (Florence). — J'avais été prié de faire aussi un rapport sur la question de la descendance des hérédo-syphilitiques; et si j'ai renoncé à cet honneur c'est parce que je n'aime à travailler que sur des sujets sur lesquels je puis apporter des faits positifs et personnels; et je n'étais pas dans ces conditions. Je tiens tout de même à dire mon opinion sur le sujet.

Je suis parfaitement d'accord avec les trois rapporteurs sur l'influence que la syphilis héréditaire peut avoir pour diminuer le pouvoir de reproduction chez les hérédo-syphilitiques, comme du reste il arrive pour tous les rejetons d'une race dégénérée. Je crois aussi possible que certaines malformations se transmettent de génération en génération, attendu qu'on l'observe pour des causes bien moins importantes qu'une maladie constitutionnelle comme la syphilis.

Mais si je trouve juste qu'on range ces derniers faits dans la question de la *descendance* des hérédo-syphilitiques, il ne me semble pas aussi logique qu'on parle dans ces cas de *véritable syphilis à la troisième génération*.

Telle étant ma conception, on comprendra facilement que je ne puisse pas admettre avec mon cher ami M. le docteur Jullien, que les fils des hérédo syphilitiques puissent présenter de véritables manifestations syphilitiques dans la stricte signification du mot, justiciables d'un traitement spécifique, etc. Je sais bien qu'il peut arriver de rencontrer des cas qui peuvent être interprétés comme probants en son sens; mais je me défie de tous les cas que je n'ai pas moi-même observés et suivis, et je doute souvent de ce que je vois moi-même, si je ne puis dans l'observation arriver jusqu'au fond.

Quant à la question de l'immunité des hérédo-syphilitiques, je suis de l'opinion des trois rapporteurs; c'est-à-dire je crois non seulement qu'elle va diminuant avec l'âge, mais aussi qu'elle est en relation avec l'importance des manifestations qu'ils ont présentées.

Et comme mon cher ami le professeur Tarnowsky a parlé incidemment de la marche anormale de la syphilis acquise chez les hérédo-syphilitiques, je tiens à en rapporter un cas très intéressant.

J'ai connu une dame qui fut contaminée par son premier mari syphilitique et qui eut de ce premier mariage des fausses couches et des enfants syphilitiques.

Restée veuve, elle se remaria avec un ami à moi, parfaitement sain, et eut de ce second mariage trois garçons qui sont aujourd'hui des hommes, peut-être un peu bas de stature, mais ne présentant absolument aucun stigmate de syphilis héréditaire.

Le second de ces fils, il y a une dizaine d'années contracta un chancre qui, en raison de ses apparences extérieures et du fait qu'il n'avait été suivi d'aucune manifestation spécifique, fut considéré comme un chancre mou. Il était, ce jeune homme, tellement sûr de lui qu'il allait se fiancer. Mais comme il souffrait de temps en temps d'accidents articulaires, que sa profession de marin fit rapporter à une origine rhumatismale, on l'envoya dans une station thermale. A la suite de ces cures, dernièrement, il lui survint un groupe de tubercules sur le dos, que son frère plus jeune (qui est médecin) suspecta de nature syphilitique, et pour lequel il lui conseilla de venir me consulter. Je trouvai le diagnostic exact, et le traitement mercuriel en démontra la justesse.

Dernièrement le troisième fils (le médecin) vint aussi me consulter pour une petite érosion comme une lentille qu'il avait sur le feuillet muqueux du prépuce. Ce n'était absolument rien et n'existait que depuis deux jours ; mais il me pria d'en faire l'extirpation pour cette raison, que, bien que s'étant considéré comme jouissant, en raison de la maladie de sa mère, d'un certain privilège contre la syphilis, cette fois il savait que la femme avec laquelle il avait eu des rapports avait certainement donné la syphilis à plusieurs de ses amis, et il avait peur.

Je fis l'excision, bien qu'avec peu d'enthousiasme ; mais dans les deux ou trois jours suivants survinrent d'autres érosions par ci par là, et je lui conseillai d'attendre. Ces érosions prirent chacune la forme de chancres papulo-érosifs, avec peu de réaction dans les glandes. Depuis ce moment, il ne s'est plus produit aucune manifestation apparente : et je vous assure que j'ai examiné bien souvent et attentivement le sujet. Mais il maigrissait, il maigrissait tous les jours de plus en plus : si bien qu'à la fin j'ai commencé à le traiter ; et c'est seulement le mercure qui l'a remis en bonne santé.

A propos du premier fils, je me suis demandé si, au cas où il se serait marié un an avant que les tubercules se fussent présentés, et où il aurait eu un enfant porteur de manifestations syphilitiques, nous n'aurions pu penser à une syphilis à la troisième génération.

M. le professeur TROISFONTAINES (Liège). — L'observation que j'ai communiquée à M. Jullien et qu'il a citée dans son rapport, serait absolument concluante, si on pouvait assurer avec toute certitude que le père supposé est bien le père réel, chose toujours impossible. Le grand-père a contracté un chancre peu d'années avant la naissance de sa fille et est mort vers 40 ou 45 ans de syphilis cérébrale. La fille présente différents stigmates caractéristiques, mesure seulement 1 m. 45 et est d'une laideur exceptionnelle. Elle a présenté depuis l'âge de 9 ans des gommes successives aux membres inférieurs. Depuis 40 ans, elle a été soignée différentes fois à la clinique universitaire de Liège par l'*iodure seul*. A 19 ans elle a eu un enfant qui, à trois mois, a eu les symptômes les plus nets de la syphilis héréditaire (dépérissement, agitation et cris nocturnes, érythème, papules frontales, coryza, etc.) et qui a guéri par l'usage de la liqueur de van Swieten.

Le père de cet enfant est un homme qui s'est marié à 22 ans, qui en a 27 et ne présente, pas plus que sa femme, aucun signe de syphilis. La femme n'a eu ni grossesse ni fausse couche.

Celle-ci est si complètement persuadée de la paternité de son mari qu'elle a été la marraine de l'enfant en question et depuis cette époque l'a même recueilli complètement chez elle.

M. AUBRY (Toulouse). — Je ferai remarquer qu'il est nécessaire d'être très prudent sur ce sujet ; car si l'on admet une hérédité syphilitique de troisième génération, on va troubler un très grand nombre de vérolés dont on connaît l'état d'esprit.

D'autre part, il faut se souvenir que les syphilitiques sont essentiellement menteurs, et qu'on n'est guère autorisé à s'appuyer sur des dénégations ou même des aveux de malades pour admettre des faits si extraordinaires.

M. BARTHÉLEMY (Paris). — La question de la descendance des héré do-syphilitiques ne peut être élucidée que par les médecins qui ont la chance d'observer plusieurs générations de la même famille. C'est pour cela que nous sommes si heureux des précieux renseignements que peuvent apporter à cette question toute nouvelle et dont l'enquête doit être ouverte longtemps encore, des maîtres comme Fournier, Tarnowski, Besnier, ayant une grande expérience de la médecine et de l'observation exacte. Qu'il me soit permis de rappeler que le premier mémoire paru sur la question est celui que j'ai publié à Moscou au Congrès de 1897, sur les troubles de nutrition qui surviennent chez les enfants nés de parents ayant dépassé la période secondaire ou contagieuse de la syphilis.

Il ne s'agit donc pas de transmission de syphilis ou d'accidents spécifiques directs et contagieux, mais de dystrophies, soit associées et multiples, soit uniques et isolées. Car aucune de ces dystrophies n'est fatale, n'est constante; parfois il peut ne pas y en avoir; mais ce résultat négatif ne prouve pas qu'il n'y en ait pas dans d'autres cas dont nous ne pouvons pas encore expliquer le mécanisme. Dans l'hérédo-syphilis directe, il y a parfois un seul phénomène anormal; quelquefois il y en a beaucoup; j'ai montré dans un certain nombre d'observations que l'hérédo-syphilis pouvait être mono-symptomatique. Il doit en être ainsi à plus forte raison dans l'hérédité seconde qui est forcément déjà atténuée et souvent modifiée par la bonne constitution de l'un ou de l'autre parent qui sert de correctif. Il n'est donc pas étonnant qu'on trouve des cas où les descendants d'hérédo-syphilitiques sont bien constitués; mais cela ne prouve nullement que ce soit la règle, ni surtout que les dystrophies et les troubles organiques ne puissent être les conséquences de l'hérédo-syphilis première. Et à ce propos, il faut une question préjudicielle : On a parlé de troisième, de quatrième génération... il faut, avant de commencer, bien s'entendre sur les mots. Une syphilis est acquise; elle transmet soit une seconde syphilis, soit des troubles dystrophiques, si bien étudiés par Hutchinson, par le professeur Fournier et par Edmond Fournier. Mais ce n'est là qu'une première génération; on n'a pas logiquement le droit de dire que c'est déjà une syphilis de seconde génération; ce n'est encore que la première; et les dystrophies qui peuvent résulter de la syphilis du grand-père dans la constitution du petit-fils sont seulement des accidents de seconde génération vraie. Dans l'hérédité syphilitique directe, il y a même une foule de notions qui nous font encore absolument défaut. Exemple : un père nettement syphilitique a plusieurs enfants : le premier enfant est si peu syphilitique qu'à 22 ans il a contracté la syphilis pour son propre compte; or, lors de sa conception, le père était encore sous l'influence du traitement mercuriel, mais cette cure fut insuffisante; la protection cessa et le deuxième enfant, qui est une belle jeune fille très sage et très soignée, n'a pas contracté la syphilis, même accidentelle; je l'ai vue et observée médicalement presque constamment. Or, à l'âge de 20 ans, une gomme foudroyante se montra à la jambe, typique, caractéristique, constatée par M. le profes-

seur Fournier. Les autres enfants furent sains, parce que la puissance de
transmission de la syphilis s'use et s'épuise aussi par le temps. On voit
donc combien existent d'inégalités dans l'hérédité syphilitique directe.
A bien plus forte raison, l'hérédité syphilitique de seconde génération est
encore plus inégale; mais redoublons d'attention dans nos observations et nous verrons que certainement cette influence dystrophique
existe. Il faut seulement rassembler les cas et voir leur fréquence et
leur intensité pour pouvoir se faire une idée de la fréquence ou des
lois qui président au développement de ces accidents héréditaires. Ce
qu'il faut bien savoir, c'est que, certainement, la syphilis, non seulement dans la première, mais encore dans la seconde génération, rend la
constitution plus fragile, rend souvent les organes plus vulnérables, en
un mot contribue puissamment à la déchéance de l'individu et de la race.
Je ne puis entrer ici dans le détail des faits qui sont résumés par cette
proposition.

En somme les descendants des hérédo-syphilitiques sont des sujets
fragiles, des débiles : en voulez-vous un exemple marqué ? Voyez cette
fillette de 17 ans, elle est infantile, gracile, petite, mignonne, les chairs
molles, les ongles minces, les cheveux rares, les dents petites et peu
résistantes. Elle a peu d'appétit; elle n'a pas de force; elle est pâle; elle
est faible. — Ce qui domine, c'est la fragilité de son organisme, la vulnérabilité de ses tissus : les dents sont petites et minces; la peau même
est amincie et diminuée dans sa résistance, dans sa contexture, dans
ses appendices. Les os de tout le squelette sont petits, minces, peu
robustes. Le crâne est inégal et bosselé. Le système nerveux participe à
la dystrophie générale. Il y a de l'impressionnabilité, de la timidité, de
la puissance minime, aussi bien intellectuelle que génitale; le sujet adulte
reste puéril. Le caractère est bizarre, emporté, timide, ou scrupuleux ou
inconscient à l'excès.

Tous sont de petite nature, physique ou morale : les uns sont mou-
ches du coche, se croient très importants; les autres ont la névrose de
ne pas pouvoir rester en place : un autre sera pour le moins incapable
de tout effort; bref, déséquilibrés, nerveux, névrosés plutôt et aptes à
toutes les causes de destruction.

La croissance est ralentie; en tout cas, l'organisme pèche par un point
quelconque.

Si beaucoup de sujets se trouvent dans le même cas, la race est vulnérable, fragile, affaiblie, déchue, même en dehors de tout signe spécial;
et pourtant ce résultat déplorable n'est dû qu'à la syphilis. Et cela peut
ensuite se transmettre de génération en génération : d'autres fois, il y a
seulement un seul organe atteint, mais toujours le même de génération
en génération. La syphilis n'est pas seule à créer cette déchéance; mais
elle est un facteur fort important; avis à qui de droit.

CONTRIBUTION A L'ÉTUDE DES DYSTROPHIES
DE L'HÉRÉDO-SYPHILIS DE 2ᵉ GÉNÉRATION

par le docteur Edmond FOURNIER

(Paris).

J'ai cherché à compléter l'étude que j'avais commencée il y a deux ans sur la descendance des hérédo-syphilitiques, et ajoutant aux documents d'alors ceux que j'ai pu retrouver depuis, je me propose de vous dire quels sont les résultats auxquels m'ont permis d'aboutir ces dernières recherches.

J'ai pu réunir 45 observations. A coup sûr cela est peu et ne saurait constituer un ensemble concluant, démonstratif; mais quand on songe à la difficulté qui existe à recueillir des observations complètes sur les individus de trois générations successives, ce chiffre de 45 prend de l'importance; quand, d'autre part, on voit la ressemblance de chacune de ces observations avec sa voisine, le résultat similaire auquel chacune d'elles aboutit, on ne peut s'empêcher de soupçonner l'influence d'une même cause commune, l'ingérence d'un même facteur capable de provoquer tous ces résultats parallèles et similaires.

Toutes les observations qui ont servi de base à ce travail ne sont pas complètes, irréprochables; à certaines il manque un ou plusieurs facteurs et on pourrait en réfuter la valeur absolue, s'il n'en existait à côté plusieurs autres chez lesquelles tous les éléments réunis constituent un type parfait, inattaquable, formant ainsi un point de comparaison, un soutien pour celles que les difficultés inhérentes à ce sujet ont laissées incomplètes.

J'ai trouvé 18 de ces observations complètes, auxquelles aucun facteur ne fait défaut, dans lesquelles les trois générations ont leur histoire, et je veux pour exemple vous en citer une au hasard.

OBSERVATION (professeur Fournier) :
    I. Grands-parents syphilitiques.
    II. Mère hérédo-syphilitique mariée à individu sain.
    III. Enfant présentant : dystrophies dentaires multiples; dystrophies cuspidiennes, érosions en sillons; retard de développement; réduction extrême de la taille; infantilisme; bosses pariétales, asymétrie faciale; strabisme; pupille ovalaire.

Dans un certain nombre d'autres, l'histoire des grands parents fait défaut. Une telle observation est à coup sûr moins complète: elle a pourtant encore une grande valeur lorsque l'individu de la seconde génération est un hérédo-syphilitique notoire, avéré, lorsqu'on sait qu'il tient la syphilis de ses ascendants qu'on n'a pu voir ; et lorsqu'on sait enfin que cet individu hérédo-syphilitique a pour conjoint un individu exempt de toute syphilis acquise.

Dans un 3ᵉ groupe, j'ai réuni plusieurs observations moins complètes encore, dans lesquelles, sans connaître l'histoire des grands parents, on se trouve en présence d'un hérédo-syphilitique et de sa descendance, mais sans savoir si le conjoint de cet hérédo-syphilitique est ou non entaché lui-même de syphilis acquise.

Ces dernières observations sont sujettes à caution, j'en conviens ; mais elles sont peu nombreuses et je crois pouvoir les réunir à mon travail sans crainte d'en fausser par trop les résultats.

Voici le résultat auquel le dépouillement de toutes ces observations a abouti.

I. Dans 18 observations complètes, où l'histoire des grands parents et des parents était connue, où l'on peut suivre pas à pas la descendance, je trouve pour 19 familles, 85 grossesses dont 2 jumelles qui se sont terminées de la façon suivante :

25 fausses couches dont 2 jumelles ; 25 fœtus.
50 enfants mort-nés, ou macérés, ou morts dans les premières semaines.
50 enfants vivants.

II. Dans 6 observations incomplètes, où un hérédo-syphilitique avéré a pour conjoint un individu sain, je trouve pour 6 familles 22 grossesses, terminées de la façon suivante :

9 fausses couches.
6 enfants mort-nés ou morts en bas âge.
7 enfants vivants.

III. Dans 21 observations incomplètes, où l'on ne connaît qu'un seul facteur, c'est-à-dire dans lesquelles on ne connaît que le parent hérédo-syphilitique, je trouve pour 21 familles 38 grossesses terminées de la façon suivante :

9 fausses couches.
3 enfants mort-nés.
26 enfants vivants.

En additionnant tous ces chiffres, on arrive au résultat suivant :

46 ménages hérédo-syphilitiques ont eu 145 enfants dont voici le dénombrement :

43 fausses couches.
59 enfants mort-nés ou morts en tout bas âge.
65 enfants vivants.

ou pour mieux dire :

145 grossesses fournissant { 82 morts. / 63 enfants vivants.

Avant d'aller plus loin, je vous ferai remarquer immédiatement quelle effroyable mortalité frappe la descendance de ces hérédo-syphilitiques. 82 morts sur 145, quel chiffre éloquent pour cette thèse ! 57 pour 100 de morts, voilà qui montre suffisamment quelle influence pernicieuse pèse sur ces familles ; influence pernicieuse qui n'a d'égale comme gravité que celle qui pèse sur la descendance des syphilitiques, sur les hérédo-syphilitiques de première génération.

Cette influence si nocive ne s'arrête pas là ; elle se poursuit sur les survivants et leur imprime une série de stigmates, de dystrophies, de lésions en tous points semblables à celles de l'hérédité prime.

Les chiffres que j'ai pu réunir ne sont pas encore assez nombreux pour me permettre de comparer la nocivité de cette hérédité seconde avec celle de l'hérédité prime.

Néanmoins, dès à présent, d'après ces quelques observations, il me serait permis de croire que cette influence est plus désastreuse encore ici que dans l'hérédité prime.

En effet, parmi les 63 enfants survivants, deux seulement semblent avoir complètement échappé à cette influence si néfastement désastreuse et encore est-il bien sûr que ces deux enfants soient restés indemnes dans l'avenir ? Et puis, que deviennent ces deux exceptions, ces deux enfants indemnes, vis-à-vis des 54 autres, tous porteurs de stigmates, tous dystrophiés, ayant tous des tares importantes, faisant pour la plupart de ces enfants des infirmes, des estropiés, des incapables vis-à-vis de la société ?

Cette influence dystrophique d'hérédité seconde se conserve même parfois assez vigoureusement accentuée pour réaliser ce qui est le comble de la dystrophie, à savoir la monstruosité. Comme exemple, je rappellerai le cas du Dr Caubet, dans lequel l'hérédité seconde réalise un monstre véritable à monstruosités aussi multiples que possible, à savoir : bec-de-lièvre, pied bot, absence de luette, imperforation de l'uréthre, malformations des oreilles, des orteils et des doigts ; nævus.

A la vérité, en présence de ce résultat désastreux, il ne faudrait pas préjuger de la valeur absolue de mes chiffres et de l'influence meurtrière de cette hérédité seconde.

Mes observations sont trop peu nombreuses ; et puis que deviendraient-elles en comparaison d'autres chiffres qui me manquent, de toutes les autres observations non publiées, non recueillies, où cette hérédité sans doute ne se traduit que par des symptômes légers ou inappréciables, ou même très certainement est restée inoffensive.

En l'état actuel des choses, cette comparaison est impossible à faire, et je ne puis que vous soumettre aujourd'hui la valeur absolue de mes chiffres avec leur brutalité vraiment terrifiante.

Mais, si je ne puis comparer mes observations à d'autres plus consolantes, il n'en reste pas moins acquis ce fait de 46 ménages hérédo-syphilitiques donnant naissance à 145 enfants, dont 65 seulement survivent, tous plus ou moins tarés, plus ou moins infirmes, à l'exception prodigieuse de deux d'entre eux.

Je ne puis faire ici l'énumération de tous les stigmates que présentent ces 61 enfants ; ils sont à peu de chose près les mêmes que ceux des hérédo-syphilitiques de première génération. Peut-être sont-ils encore plus nombreux ici ; et qu'il me suffise de dire que sur ces 61 enfants, j'ai pu relever un minimun de 108 lésions.

Le tableau suivant est une longue énumération de ces dystrophies ; il comprend des stigmates de tout ordre : dentaires, oculaires, auriculaires, osseux ; — des dystrophies multiples, telles que dystrophies intellectuelles, cardiaques, crâniennes ; — des malformations, telles que pied-bot, bec-de-lièvre, imperforation de l'urèthre, amputation d'un membre, luxation de la hanche, etc., etc.

Je veux dire seulement que parmi toutes ces lésions il en est de plus fréquentes que d'autres et, suivant leur ordre de fréquence, je trouve en première ligne et pour le même chiffre les stigmates oculaires et dentaires, puis les malformations crâniennes, puis les lésions osseuses des membres et du tronc, puis les manifestations syphilitiques, telles que syphilides ulcéreuses et gommes, puis les retards de développement et l'infantilisme, puis les dystrophies intellectuelles et l'idiotie ; puis l'épilepsie et l'hystérie, puis l'athrepsie et l'aspect décrépit et vieillot, les stigmates auriculaires, les malformations cardiaques, etc., etc.

Ce long martyrologe, s'il fallait vous le lire, vous ferait passer en revue toute une série d'observations semblables que je joins à ce dossier, mais dont je vous épargne la lecture. Je ne pourrais que vous montrer 45 fois de suite une histoire bâtie sur le même modèle et aboutissant à un résultat identique.

Cette lecture, sans nul doute fastidieuse, de ces faits qui sont la base même de ce travail, aurait pourtant l'avantage de vous montrer, preuves en mains, combien l'influence dystrophique et meurtrière de la syphilis se poursuit à travers plusieurs générations et frappe aussi cruellement les enfants de la troisième génération que ceux de la seconde.

Aussi à la question posée aujourd'hui dans ce Congrès : Quelle est la descendance des hérédo-syphilitiques? je me crois autorisé à répondre ceci : Pour un certain nombre de cas qu'il serait impossible encore de préciser, mais que j'ai tout lieu de croire assez élevé, la descendance des hérédo-syphilitiques est une descendance amoindrie, abâtardie, affectée de stigmates, de dystrophies nombreuses qui font de tous ou de presque tous ces hérédo-syphilitiques à la seconde puissance des non-valeurs pour la société et des infirmes pour la race.

TABLEAU GÉNÉRAL

De 46 ménages hérédo-syphilitiques sont issues :

143 grossesses terminées par { 45 fausses couches.
39 enfants mort-nés ou morts en bas âge.
65 enfants vivants.

Sur ces 65 enfants j'ai pu relever les dystrophies suivantes :

Stigmates dentaires.	19 cas.
Stigmates oculaires.	13
Malformations crâniennes et microcéphalie.	11
Lésions osseuses et rachitisme.	11
Retard de développement et infantilisme.	6
Dystrophie intellectuelle et idiotie.	5
Epilepsie et hystérie.	4
Aspect décrépit et vieillot.	4
Stigmates auriculaires.	3
Malformations cardiaques.	3
Asymétrie.	3
Convulsions, nervosisme.	2
Pied bot.	2
Incontinence d'urine.	1
Effondrement des os du nez.	1
Exagération du réseau veineux.	1
Bec-de-lièvre.	1
Luxation de la hanche.	1
Imperforation de l'urèthre.	1
Malformations des doigts et des orteils.	2
Amputation de l'avant-bras.	1
Malformations des oreilles.	1
Atrophie de la langue.	1
Dilatation des bronches.	
Naevus.	
Glossite exfoliatrice	} 5
Tuberculose.	
Goitre.	

108 cas.

OBSERVATIONS

Iᵉ Groupe.

Obs. I. — (M. le docteur Barthélemy), thèse inaugurale[1]. Obs. 584.
  1° Grand-père maternel syphilitique.
  2° Mère hérédo-syphilitique mariée à un individu sain.
  3° Enfant âgé de 5 ans ; retard de développement ; tête volumineuse ;
    asymétrie crânienne et faciale ; exagération du réseau veineux ; dents
    petites, déformées, striées.

Obs. II. — (M. le docteur Étienne), thèse inaugurale. Obs. 589.
  1° Grand'mère paternelle syphilitique.
  2° Père hérédo-syphilitique marié à femme saine.
  3° 5 fausses couches ; 2 enfants morts en bas âge ; 8 enfants vivants sur
    lesquels je note : céphalées intenses ; anomalies dentaires multiples ;
    implantation vicieuse ; stries profondes ; troubles de la parole ; trou-
    bles mentaux ; démence ; hystérie.

Obs. III. — (M. le professeur Fournier), thèse inaugurale. Obs. 590.
  1° Grands parents syphilitiques.
  2° Mère hérédo-syphilitique mariée à individu sain.
  3° Enfant dystrophié ; réduction de la taille ; infantilisme ; retard de
    développement ; bosses pariétales ; asymétrie faciale ; strabisme
    externe ; pupille ovalaire ; dystrophies dentaires ; érosions en sillons ;
    dystrophies cuspidiennes.

Obs. IV. — (M. le docteur Gastou), thèse inaugurale. Obs. 222.
  1° Grand'mère syphilitique.
  2° Mère hérédo-syphilitique mariée à individu sain.
  3° Enfant présentant une amputation congénitale de l'avant-bras et
    une glossite exfoliatrice marginée.

Obs. V. — (M. le docteur Caubet), thèse inaugurale. Obs. 596.
  1° Grand'mère syphilitique.
  2° Mère hérédo-syphilitique mariée à individu sain.
  3° 4 grossesses terminées par :
    1° Enfant mort-né.
    2° Fœtus macéré.
    3° Fausse couche.
    4° Enfant monstrueux mort à 5 jours, présentant les malformations
      suivantes : bec-de-lièvre ; pied bot ; imperforation de l'urèthre ;
      absence de luette ; malformations des oreilles, des doigts, des
      orteils ; nævus.

Obs. VI. — (M. le professeur Tarnowsky), thèse inaugurale. Obs. 597.
  1° Grand-père syphilitique.
  2° Père hérédo-syphilitique marié à femme saine.

1. Éd. Fournier. Stigmates dystrophiques de l'hérédo-syphilis. *Thèse de
Paris*, 1898.

3° 11 grossesses terminées par :
  8 enfants mort-nés.
  1 enfant hystéro-épileptique.
  1 enfant tuberculeux.
  1 enfant affecté d'un goitre.

Obs. VII. — (M. le professeur Pinard), thèse inaugurale. Obs. 225.
  1° Grand-père syphilitique.
  2° Mère hérédo-syphilitique a eu de deux maris sains :
    1° 1 enfant mort-né.
    2° 4 fausses couches.
    3° 1 enfant vivant, présentant différents stigmates d'hérédo-syphilis.

Obs. VIII. — (M. le professeur Lannelongue), thèse inaugurale. Obs. 52.
  1° Grand-père syphilitique.
  2° Mère ne présentant pas de stigmates apparents, et mariée à un individu sain.
    1° 2 fausses couches.
    2° Enfant vivant, tout petit, microcéphale, idiot ; convulsions ; crâne scaphocéphale ; malformations dentaires ; érosions ; dents de Hutchinson ; implantation vicieuse ; absence d'une canine ; asymétrie du corps, etc.

Obs. IX. — (M. le docteur Pernel), *British Journal of dermat.*, n° 154, V.
  1° Grand-père syphilitique.
  2° Mère hérédo-syphilitique mariée à individu sain.
  3° 7 grossesses terminées par :
    1° Enfant mort à 5 jours.
    2° Avortement.
    3° Avortement à 6 mois de 2 jumelles.
    4° Enfant vivant, petit, grêle, endormi ; pas intelligent ; palais ogival ; strabisme convergent bilatéral.
    5° Avortement.
    6° Avortement de 2 jumeaux.
    7° Avortement.

Obs. X. — (M. le docteur Jullien), thèse Armenteros. Obs. 38.
  1° Grand-père syphilitique.
  2° Mère hérédo-syphilitique mariée à individu sain.
  3° 2 grossesses dont :
    1 avortement.
    1 enfant vivant, non examiné.

Obs. XI. — (M. le docteur Suarez de Mendoza), thèse Armenteros. Obs. 19.
  1° Grand-père syphilitique.
  2° Père ne présentant pas de stigmates apparents et marié à femme saine.
  3° 4 grossesses terminées par :
    1° Fausse couche.
    2° Fille vivante microcéphale, d'aspect vieillot ; ayant des érosions dentaires ; des canines atrophiées ; palais ogival ; une irido-choroïdite double et une gomme ulcérée de la jambe.
    3° Enfants vivants, d'aspect vieillot.

Obs. XII. — (M. le docteur Davasse), thèse Armenteros. Obs. 4.
 1° Grand'mère syphilitique.
 2° Mère ne présentant pas de stigmates apparents et mariée à un individu sain ; a eu :
 3° 7 grossesses terminées par :
  1° 6 enfants morts en bas âge.
  2° 1 enfant vivant, rachitique, avec lésions osseuses suppuratives multiples et élimination de séquestres. Carie des os et effondrement du nez ; dystrophies dentaires.

Obs. XIII. — (M. le docteur Dureuil), thèse Armenteros. Obs. 7.
 1° Grand'mère syphilitique a eu 10 enfants, dont 7 morts, 1 bien portant et 2 hérédo-syphilitiques, A et B.
 2° A. Père hérédo-syphilitique marié à femme saine.
 3° A'. 8 grossesses terminées par :
  1° 2 fausses couches.
  2° 5 enfants morts en bas âge dont 3 de méningite.
  3° 1 enfant présentant des arthropathies syphilitiques multiples ; hyperostoses des extrémités tibiales et fémorales ; épanchement articulaire ; ulcérations gommeuses.
 2° B. Mère hérédo-syphilitique mariée à individu sain.
 3° B'. 4 grossesses terminées par :
  1° 2 fausses couches.
  2° 2 enfants morts en bas âge.

Obs. XIV. — (M. le docteur Vasilieff).
 1° Grand-père syphilitique.
 2° Père mort paralytique général, marié à femme saine.
 3° 2 grossesses terminées par :
  1° Fille âgée de 25 ans, petite, étriquée ; présentant un front bombé ; une tête petite, mal formée ; des exostoses costales et humérales ; des tumeurs maxillaires et une malformation du bassin ayant nécessité une basiotripsie.
  2° Fils névropathe.

Obs. XV. — (M. le docteur Lemounier).
 1° Grand-père syphilitique.
 2° Père hérédo-syphilitique marié à femme saine.
 3° 2 grossesses terminées par :
  1° Fils, âgé de 27 ans, admirablement constitué, mais présentant : gomme nasale ; sarcocèle ; testicule petit ; lobule adhérent.
  2° Fils âgé de 24 ans ; pas de stigmates ; mais ulcérations spécifiques des jambes.

Obs. XVI. — (M. le professeur Fournier).
 1° Grand-père syphilitique.
 2° Père ne présentant pas de stigmates apparents, marié à femme saine.
 3° Enfant de 16 mois présentant : sarcocèle ; périostose frontale ; spina ventosa.

Obs. XVII. — (M. le docteur Barthélemy).
 1° Grand-père syphilitique.

2° Père hérédo-syphilitique marié à femme saine.
3° Deux grossesses terminées par :
   1° Fille de 18 ans (vierge), a eu des gommes syphilitiques de la ma-
      melle gauche ; prises d'abord pour tuberculose mammaire puis
      guéries par le traitement spécifique.
   2° Fille de 15 ans, prodigieusement infantile, naine, affectée d'un
      rhumatisme noueux déformant congénital.

Obs. XVIII. — (Personnelle), thèse inaugurale. Obs. 393.
   1° Grand-père syphilitique.
   2° Mère hérédo-syphilitique mariée à individu sain.
   3° 2 grossesses terminées par 2 morts en bas âge.

II° Groupe.

Observation I. — (M. le docteur Gibert), thèse inaugurale, Pl. 335.
   1° Mère hérédo-syphilitique mariée à individu sain.
   2° Quatre enfants présentant : courbures des os longs, déformation du
      crâne et tous signes manifestes de rachitisme. L'un est atteint
      d'idiotie.

Obs. II. — (M. le professeur A. Fournier), thèse inaugurale. Obs. 391.
   1° Mère hérédo-syphilitique mariée à individu sain.
   2° 5 grossesses terminées par 5 avortements.

Obs. III. — (M. le professeur A. Fournier), thèse inaugurale. Obs. 392.
   1° Mère hérédo-syphilitique mariée à individu sain.
   2° Quatre grossesses terminées par :
      1° 2 fausses couches.
      2° 1 enfant mort en bas âge.
      3° 1 enfant bien portant.

Obs. IV. — (M. le docteur Gilles de la Tourette), thèse inaugurale. Obs. 395.
   1° Père hérédo-syphilitique marié à femme saine.
   2° 6 grossesses terminées par :
      1° 2 fausses couches.
      2° 2 enfants morts en bas âge.
      3° 1 enfant mort à 12 ans de péritonite.
      4° 1 enfant vivant, débile et très nerveux.

Obs. V. — (M. le docteur Dezanneau), thèse Armenteros. Obs. 16.
   1° Père hérédo-syphilitique marié à femme saine.
   2° 3 grossesses terminées par :
      1° 2 fausses couches.
      2° 1 enfant mort à 7 mois de méningite.

Obs. VI. — (M. le docteur Atkinson), thèse Armenteros. Obs. 15.
   1° Mère hérédo-syphilitique mariée à individu sain.
   2° 2 grossesses terminées par :
      1° Enfant vivant : éruption périanale.
      2° Enfant mort à 8 mois ; présentait : éruption roséolique ; coryza ;
         érosions périanales ; aspect vieillot ; érosions scrotales, etc.

III· Groupe.

Observation I. — (M. le docteur Barthélemy), thèse inaugurale. Obs. 385
  1° Mère hérédo-syphilitique, affectée de rhumatisme chronique; issue d'un père-syphilitique.
  2° Enfant maigre, disproportionné avec buste court et fémurs très longs. Acrocyanose; etc.

Obs. II. — (M. le docteur Barthélemy), thèse inaugurale. Obs. 386.
  1° Mère hérédo-syphilitique.
  2° Enfant lymphatique; dents mal plantées, petites, écartées, bouleversées; écoulement chronique des oreilles; pharynx granuleux; catarrhe nasal; dilatation des bronches.

Obs. III. — (M. le docteur Barthélemy), thèse inaugurale. Obs. 587.
  1° Mère hérédo-syphilitique, affectée de pseudo-rhumatisme polyarticulaire.
  2° Enfant venue avant terme, idiote et gâteuse.

Obs. IV. — (M. le docteur Barthélemy), thèse inaugurale. Obs. 388.
  1° Père mort paralytique général, issu d'un père syphilitique.
  2° Enfant épileptique.

Obs. V. — (M. le professeur Pinard), thèse inaugurale. Obs. 394.
  1° Mère hérédo-syphilitique issue d'un père syphilitique, très probablement.
  2° Six grossesses terminées par :
    1° 1 enfant mort au bout de quelques minutes.
    2° 4 fausses couches.
    3° 1 enfant vivant affecté de syphilides ulcéreuses.

Obs. VI, VII et VIII. — (M. le docteur Galezowski), thèse Armenteros. Pages 57 et suiv.
  1° Un parent est un hérédo-syphilitique issu lui-même de père ou de mère syphilitique.
  2° Enfants affectés de kératite et de dystrophies du fond de l'œil; choroïdite atrophique avec pigmentation caractéristique.

Obs. IX. — (M. le docteur Antonelli), thèse Armenteros. Obs. 28.
  1° Mère hérédo-syphilitique.
  2° Quatre grossesses terminées par :
    1° 2 fausses couches.
    2° 2 enfants vivants, présentant des stigmates ophtalmoscopiques avérés (altérations papillaires, vasculaires et pigmentaires).

Obs. X, XI et XII. — (M. le docteur Antonelli), thèse Armenteros. Obs. 29, 30, et 31.
  1° Mère hérédo-syphilitique dans les 3 observations.
  2° 3 enfants présentant tous des stigmates ophtalmoscopiques avérés.
  3° 1 mort à l'âge de 1 an.
  4° une fausse couche.

Obs. XIII. — (M. le docteur Jacquet), *Bulletin de la Soc. franç. de dermat. et de syph.* 1895. P. 570.

1° Mère hérédo-syphilitique affectée d'une arthropathie déformante des genoux.

2° Deux enfants dystrophiés : stigmates dentaires ; malformations crâniennes ; tibias incurvés ; exostose médio-palatine.

Obs. XIV. — (M. le docteur Guérin).

1° Mère hérédo-syphilitique très vraisemblablement et mariée à un individu sain.

2° 5 grossesses terminées par :

1° 2 fausses couches.

2° 2 enfants présentant : stigmates dentaires ; dents d'Hutchinson ; céphalées ; kératite interstitielle ; surdité ; ulcération à la face, etc.

3° 1 enfant sain.

Obs. XV. — (M. le docteur Braquehaye). *Annales de dermat.*, 1898, p. 1105.

1° Père hérédo-syphilitique, issu d'une femme ayant eu un chancre syphilitique du sein.

2° Fille atteinte d'une luxation congénitale de la hanche.

Obs. XVI. — (M. le docteur Antonelli).

1° Père hérédo-syphilitique.

2° Fils présentant : malformations dentaires ; nez effondré ; stigmates ophtalmoscopiques avérés ; crâne volumineux ; pied bot.

Obs. XVII. — (M. le docteur Strzeminski).

1° Père hérédo-syphilitique avéré.

2° Enfant de 10 ans présentant les stigmates suivants : kératite parenchymateuse ; coloboma de l'iris ; immobilité des yeux en dehors ; astigmatisme ; dégénérescence pigmentaire des rétines ; affaiblissement de l'ouïe ; atrophie de la moitié de la langue, etc.

Obs. XVIII. — (Personnelle).

1° Mère tabétique par hérédo-syphilis.

2° 2 grossesses terminées par :

1° Enfant mort à 4 mois de méningite.

2° Enfant présentant : érosions dentaires ; bosses frontales ; sarcocèle ; malformations cardiaques et maladie bleue.

Obs. XIX. — (Personnelle).

1° Père hérédo-syphilitique avéré.

2° Enfant, Suz. F., affectée de : dystrophie cérébrale ; incontinence d'urine ; rétrécissement de l'artère pulmonaire.

Obs. XX. — (M. le docteur Stremginski). *Annales de dermat. et de syph.*, 1897, p. 702.

1° Père hérédo-syphilitique.

2° 2 enfants affectés de kératite et de choroïdite ; lésions guéries par traitement spécifique.

Obs. XXI. — (M. le docteur Klein), thèse Armenteros. Obs. 25.

1° Mère hérédo-syphilitique ; issue d'un père syphilitique.

2° Enfant affecté de kératite parenchymateuse.

LUNDI 6 AOUT

Première séance.

Présidence de M. le professeur C. PELLIZZARI (de Florence).

SOMMAIRE. — Rapports sur *Les Pelades*. Rapporteurs : MM. LASSAR, PAVLOFF, NORMAN WALKER, MIBELLI, SABOURAUD. Discussion : MM. JACQUET, JADASSOHN, HALLOPEAU, KAPOSI, SCHIFF, BALZER. — Pelade ou pseudo-pelade des sujets syphilitiques, par M. Alfred FOURNIER.

LES PELADES

RAPPORT

par le professeur O. LASSAR.

(Berlin).

Wenn mir von seiten des geehrten Organisationskomités die Aufgabe gestellt ist, an dieser hervorragenden Stelle meine Erfahrungen über die Peladen zum Ausdruck zu bringen, so darf ich darin eine Anerkennung meiner Bestrebungen zur Einführung einer rationellen Therapie der Haarkrankheiten erblicken. Haben sich dieselben auch ursprünglich zunächst nur auf die Behandlung der allgemeinen Alopecia pityrodes furfuracea decalvans erstreckt, so liessen sich die dort gewonnenen Ergebnisse doch bald für die Alopecia areata gleichfalls anwenden. Die Aerzte hatten bis dahin überhaupt keinerlei sichere Mittel gekannt, um den Haarleiden zu begegnen. Alle Vorstellungen, soweit überhaupt der Gegenstand ihr Interesse erregte, beschränkten sich auf allgemeine Begriffe. Wohl gab es eine Menge von zufällig und empirisch zusammengehäuften Medikamenten, aber das Vertrauen zu ihnen fehlte. Der Haarverlust im allgemeinen galt für eine unabweisbare regressive Metamorphose, meist früher oder später eintretende Alters-Erscheinung, die, durch Krankheits- und Schwächungsvorgänge begünstigt, als praematura bezeichnet wurde, wenn sie in verhältnismässig jungen Jahren auftrat. Praematur jedoch ist jede Alopecie. Der Mensch kann das höchste Alter erreichen, ohne kahl zu werden, wenn ihn nicht pathologische Zwischenfälle dazu bringen. Weitaus die überwiegende Mehrzahl aller Glatzen entsteht in frühen Jahren. Bei der grossen Verbreitung der in Betracht kommenden Leiden werden eben viele Personen mit der Zeit kahl. Die Mehrzahl der Ueberlebenden teilt dieses Schicksal. Hier ist genau dasselbe Sachverhältnis geltend, wie bei der Zahncaries. Alle einem trägeren Stoffwechsel unterworfenen Epithelialgebilde sind Zerstörungsprozessen mehr als andere Gewebe ausgesetzt. Nur eine ausgebildete Prophylaxe und Therapie kann dagegen schützen.

Unter diesen Zerstörungsvorgängen hat die Alopecia areata, die Pelade en aires, das Interesse der letzten Jahrzehnte namentlich deswegen in Anspruch genommen, weil die Theorien über ihre Aetiologie sich schroff entgegenstehen. Die traditionelle Auffassung, die sich gewöhnt, alle unerklärlichen, scheinbar idiopathischen Krankheitsformen auf eine supponierte Alteration im Nervensystem zurückzuführen, wurde abgelöst von der Vorstellung, dass es sich um parasitäre Einnistungen handelt. Wäre es gelungen, durch Uebertragung experimentell das Leiden hervorzurufen, so bedurfte einer weiteren Diskussion nicht. Da dies aber nicht der Fall gewesen, der einzig exacte Beweis mithin mangelt, so neigen die zur Vermittlung prädisponierten Autoren der Deutung zu, dass beide Formen der Erkrankung vorkommen mögen. Ein Teil der Fälle solle demnach neurotischen, der Rest mikroorganischen Ursprungs sein. Man kann diese Meinung achten, ohne sie zu teilen. Denn wenn auch ganz vereinzelte casuistische Vorkommnisse dafür zu sprechen scheinen, dass eine Trophoneurose dieser Art existieren könne, so fehlt bislang jedwedes Entscheidungsmoment, welches dem in Wirklichkeit vorkommenden Einzelfall gegenüber einen Anhalt dafür giebt, ob derselbe der einen oder der anderen Kategorie zuzuweisen sei. Wo eine sonstige Mitbeteiligung des Nervensystems unerkennbar bleibt, wo keinerlei bestimmte Nervenbahnen die Ausbreitung bestimmen, überall dort wird die Neuropathologie im Stiche lassen. Die Regellosigkeit der Eruptionen, das Springende der Ausbreitungsart, die Unabhängigkeit von jeder Symmetrie, die Generalisation auf alle übrigen haartragenden Stellen des Körpers — alle diese Momente tragen nicht dazu bei, eine nervöse Grundlage des Leidens wahrscheinlich zu machen. Gewiss giebt es multiple Neuritiden auf allgemeiner Ursache. Man braucht noch nicht an die Existenz eines besonderen, im Zentralorgan befindliches Sitzes für die trophische Regulierung des Haarwachstums zu appellieren. Aber alle anderen peripheren Erkrankungen des Nervensystems zeigen auch sonst noch Symptome, welche die Mitbeteiligung desselben erkennen lassen. Diese fehlen bei der einfachen Alopecia areata gänzlich.

Die bakteriologisch-histologischen Untersuchungen haben auf die Frage nach der Natur des Leidens eine allerseits befriedigende Antwort noch nicht erteilt. Die gefundenen und eventuell bedeutungsvollen Mikroorganismen müssen ihre spezifische Pathogenität erst erweisen. Dagegen deutet die ärztliche Beobachtung auf Verschleppbarkeit und Infektiosität hin.

Gesunde Personen jeden Lebensalters und jeder Lebenslage werden von zuerst einem, dann sich mehrenden Flecken der Haarlosigkeit befallen. Jede Stelle gleicht der vorhergehenden genau. Eine einheitliche Physiognomie beherrscht das ganze Leiden. Abgesehen von Verschiedenheiten in der Schnelligkeit und Ausdehnung der Ausbreitung, giebt es keine erkennbaren Unterschiede zwischen den verschiedenen Fällen. Demnach müssen sie sämtlich einer gleichgearteten, einer und derselben Ursache entstammen. Jedenfalls liegt eine genau begrenzte Krankheitsindividualität vor, eine pathologische Entität sui generis. Zwar kann ein Organ des Körpers von den verschiedensten Angriffspunkten aus lädiert werden, ein und dasselbe Organ den Ausdruck heterogener Unterlagen bilden. Jedoch stellen sich bei weiterem Eingehen in die Materie jedes Mal Unterschiede heraus, wie sie für Alopecia areata vollständig mangeln. Der eine Fall beginnt wie der andere, besteht aus dem gleichlautenden Vorkommnis und verläuft ohne irgend eine Komplikation.

Solche ganz typische Erscheinung in unisoner Wiederholung von Person zu Person, begünstigt durch den nahen oder indirekten Verkehr der Befallenen, in vielen Orten und von den verschiedensten Beobachtern als Massenerkrankung gesehen, weist auf eine ausserhalb des eigenen Organismus entstandene, an den zufällig getroffenen Einzelnen herantretende Veranlassung hin. Mechanischer Art kann dieselbe nicht sein. Dagegen spricht die progressive Energie, der wechselnde Bestand, das Kommen und Gehen von Einzel-Herden, der unbestimmte Verlauf. Chemische Einwirkung von so unbegrenzt langer Dauer kann nur angenommen werden, wenn das Agens Gelegenheit findet, sich (wie etwa in Saftbahnen oder Verdauungs-Tractus) fortwährend neu zu bilden. Auch ist wohl anzunehmen, dass ausser dem Haarausfall noch irgend eine andere Art von Gewebereiz auf chemische Läsionen folgen müsste. Kurz, unter allen inadaequaten Gewebeschädlichkeiten besitzt nichts so viel Wahrscheinlichkeit, wie die Annahme eines Virus mikroorganischer Natur.

Vielfach begegnen wir in ärztlichen Kreisen der Annahme, dass sich in den letzten Jahrzehnten die Ausdehnung der Peladen immer mehr vermehrt habe. Was zu Ende der siebziger Jahre noch als eine ungemeine Seltenheit erschien, ist jetzt allen Aerzten geläufig. Jedoch liegen bestimmte Angaben hierüber nicht vor. Auch würden die Eindrücke und Zahlentabellen einzelner Beobachter nicht als beweiskräftig betrachtet werden können. Der Zuwachs in der Clientel der Einzelnen kann auf vielen Zufälligkeiten beruhen. Während früher die mit Alopecia behafteten Personen auf Hilfe bei Aerzten nicht rechnen durften, finden sich jetzt sogar „Spezialärzte für Haarkrankheiten". Dass das Beobachtungsmaterial derselben sich verhältnismässig vermehrt, ist anzunehmen. Erzielt dann der eine mehr Erfolge als der andere, so wird möglicherweise das Zahlenverhältnis der Haar- (vorwiegend der Areata) Patienten sich den anderen Kranken gegenüber verschieben. Stets aber ist das gesamte Beobachtungsfeld des Einzelnen zu gering, um daraus bindende Schlüsse zu ziehen. Einige Dutzend Fälle mehr oder weniger, wie sie einer kleinen Epidemie oder anderen Zufälligkeiten entstammen können, verschieben das Bild ganz erheblich. Dieses Sachverhältnis habe ich aus meinem eigenen Krankenmaterial leicht feststellen können. Zu diesem Zweck wurden die Aufzeichnungen aus dem vergangenen Dezennium 1890-1899 zusammengestellt. In diesem Zeitraum betrug der Zahlenzuwachs von neu hinzugetretenen, früher meinerseits nicht behandelten Patienten aller Art in Summa **104 965 Personen**. Hierunter befanden sich mit Alopecia areata behaftete Patienten im Summa **1427 Personen**. Es kam also auf 72 Personen eine Alopecia areata oder circa. 1,4 pro Hundert. In den öffentlichen Sprechstunden verteilte sich während der verschiedenen Jahre die Frequenz folgendermassen :

<pre>
1890 je eine Alopecia areata auf 75
1891   —   —   —   93
1892   —   —   —   91
1893   —   —   —   78
1894   —   —   —   89
1895   —   —   —   75
1896   —   —   —   72
1897   —   —   —   92
1898   —   —   —   53
1899   —   —   —   68
</pre>

Im Mittel eine Alopecia areata auf je 77,8.

Die Privatkonsultationen erwiesen ein verhältnismässig etwas grösseres Kontingent, da in den besser gestellten Ständen mehr und früher auf die lediglich entstellende Affection Acht gegeben wird. Doch blieben die Schwankungen unter sich ebenso unbedeutender und wenig regelmässiger oder gar entscheidender Art wie oben

    1890 je eine Alopecia areata auf 55 Personen.
    1891   —   —   —   68   —
    1892   —   —   —   54   —
    1893   —   —   —   72   —
    1894   —   —   —   57   —
    1895   —   —   —   58   —
    1896   —   —   —   62   —
    1897   —   —   —   46   —
    1898   —   —   —   60   —
    1899   —   —   —   58   —

Im Durchschnitt je eine Alopecia areata auf sechzig Personen.

Prozentualisch berechnet, ergeben diese Zahlen folgendes :

Jahreszahl :	öffentliche Patienten :	private Patienten :
1890	1,55 pCt.	1,90 pCt.
1891	1,08 —	1,47 —
1892	1,09 —	1,87 —
1893	1,28 —	1,59 —
1894	1,12 —	1,76 —
1895	1,35 —	1,75 —
1896	1,59 —	1,61 —
1897	1,09 —	2,17 —
1898	1,88 —	1,67 —
1896	1,66 —	1,72 —
J. S. durchschnittlich 1,259 pCt.		1,729 pCt.

Nimmt man aus diesen beiden Prozentsätzen das Mittel, so ergiebt sich 1,458 pCt., also wiederum etwa 1,4 pro Hundert. Von dieser Durchschnittsziffer entfernt sich wesentlich keine der angegebenen Frequenz-Zahlen. Auch lässt sich weder ein besonderes Steigen noch Fallen erkennen. Die Zahlen gehen inmitten ziemlich constanter Relation anscheinend willkürlich hin und her. Es lässt sich ein wissenschaftlicher Schluss nicht erheben. Trotzdem es sich um ein volles Dezennium und eine Gesamtsumme von über hunderttausend Patienten gleichbleibender Kategorien und fast 1 1/2 Tausend Fälle derselben Affection handelt, sind für eine statistische Unterlage die Zahlen wohl zu gering, um eine besondere Gesetzmässigkeit ergeben zu können. Auch ist zu bedenken, dass die Verhältnisse in Bezug auf Oertlichkeit, Persönlichkeit der Aerzte und der Patienten und eine Reihe ganz äusserlicher Nebenumstände überall ganz verschiedene sein müssen. Ein sicheres statistisch verwertbares Material vermag deshalb nur auf dem Wege der Enquête gewonnen zu werden. Diese Umfrage wäre bei den Fachgenossen aller Kulturländer anzustellen. Das hierfür zu entwerfende Schema aber müsste sich auf die zukünftige Beobachtung beziehen. Retrospective Angaben dieser Art sind von geringerem Wert als Aufzeichnungen, die direkt bei der Beobachtung zu bestimmten Zwecken gemacht werden. Ein Zeitraum von fünf Jahren wäre bereits ausreichend zu diesem Zweck, und das Ergebnis würde auch für andere international-medizinische Erhebungen als Beispiel dienen können.

In anderer Beziehung lässt sich wohl aus kleineren Zahlen eine Reihe von Schlüssen ziehen. Ich habe deshalb Eintausend Fälle von Alopecia areata in Bezug auf das Alter durchmustert und dabei gefunden, dass die Verteilung der Fälle den verschiedenen Lebensjahren durchweg entspricht. Es kamen darunter vor:

1 Jahre	0 Fälle	10 Jahre	21 Fälle	20 Jahre	22 Fälle
2 —	2 —	11 —	23 —	21 —	31 —
3 —	3 —	12 —	24 —	22 —	36 —
4 —	9 —	13 —	19 —	23 —	41 —
5 —	6 —	14 —	20 —	24 —	36 —
6 —	7 —	15 —	26 —	25 —	39 —
7 —	12 —	16 —	24 —	26 —	38 —
8 —	15 —	17 —	23 —	27 —	28 —
9 —	22 —	18 —	25 —	28 —	27 —
		19 —	36 —	29 —	31 —

1. Jahrz. 74 Fälle   2. Jahrz. 251 Fälle   3. Jahrz. 239 Fälle

30 Jahre	45 Fälle	40 Jahre	16 Fälle	50 Jahre	10 Fälle
31 —	25 —	41 —	8 —	51 —	3 —
32 —	20 —	42 —	11 —	52 —	1 —
33 —	26 —	43 —	5 —	53 —	2 —
34 —	20 —	44 —	6 —	54 —	2 —
35 —	36 —	45 —	10 —	55 —	1 —
36 —	21 —	46 —	13 —	56 —	1 —
37 —	18 —	47 —	4 —	57 —	
38 —	28 —	48 —	9 —	58 —	1 —
39 —	20 —	49 —	2 —	59 —	1 —

4. Jahrz. 256 Fälle   5. Jahrz. 82 Fälle   6. Jahrz. 25 Fälle

60 Jahre	1 Fall	
61 —	0 —	
62 —	0 —	
63 —	0 —	
64 —	1 —	
65 —	0 —	
66 —	0 —	
67 —	0 —	
68 —	1 —	
69 —	0 —	

7. Jahrz. 3 Fälle

Zusammenstellung:

1. Decenium	74
2.	251
3.	329
4.	256
5.	82
6.	25
7.	3
Sa.	1000

Die meisten Fälle (329) fallen somit auf das Alter zwischen 20 bis

50 Jahren, die wenigsten auf das Greisenalter. — Nach Jahren und
Frequenz geordnet folgen sich mit :

```
    5 Fällen   60 — 70 Jahre
   25   —      50 — 60   —
   74   —       1 — 10   —
   82   —      40 — 50   —
  251   —      10 — 20   —
  256   —      30 — 40   — } zusammen also 816 von
  529   —      20 — 30   — }    10 bis 40 Jahren.
```

Die Geschlechter zerfallen in :

```
  705 männliche } von Alopecia
  297 weibliche }    areata
  ————————————
 1000 Fälle.
```

In Bezug auf die Stände lassen sich Unterschiede nicht erkennen.
Befallen wurden in bunter Reihenfolge : Schiffer, Kaufleute, Klemp-
ner, Maurer, Goldschmiede, Aerzte, Sattler, Maler, Handarbeiter,
Friseure, Schlächter, Gastwirte, Tischler, Dienstmädchen, Vergolder,
Secretäre, Dachdecker, Militärs (sowohl einfache Soldaten, wie Offi-
ziere), Kutscher, Hutmacher, Zinngiesser, Lederarbeiter, Postbeamte,
Schuhmacher, Schneider, Kellner, Schüler, Studenten, Bahnbeamte,
Gärtner, Conditoren, Landwirte, Böttcher, Graveure, Polizeibeamte,
Hausfrauen, Kinder, Schlosser, Metalldreher, Büchsenmacher, Haus-
diener, Uhrmacher, Buchdrucker, Förster, Bildhauer, Kellnerinnen,
Mechaniker, Lehrer, Photographen, Kinderfräulein, Zimmerleute,
Bankbeamte, Bierverleger, Musiker, Buchbinder, Zeichner, Zahn-
techniker, Apotheker, Kupferschmiede, Schuldiener, Köche, Köchin-
nen, Heilgehilfen, Maschinenbauer, Bierbrauer, Artisten, Blumen-
händler, Schmiede, Tapeziere, Seeleute, Gürtler, Schauspieler
beiderlei Geschlechts, Bäcker, Verkäuferinnen, sowie Vertreter aller
höheren Berufsarten und sonstigen Stände oder Gesellschaftsklassen.
Alles dies spricht dafür, dass Personen der verschiedensten Beschäf-
tigung und jedenfalls jeder Lebenslage ohne Auswahl befallen werden
können. Hiermit dürften auch alle Beobachter anderer Länder und
Zeiten übereinstimmen. Unmöglich ist es anzunehmen, dass eine
besondere Veranlassung oder umgekehrt eine hervorragende Wider-
standskraft einzelner Individuen bestehe. Hier waltet offenbar ein
zufälliges Schicksal, wie bei vielen anderen Krankheits-Vorkomm-
nissen gleichfalls. Die Gelegenheit zu erkranken, die Combination
der den Ausbruch begünstigenden und ohne Zuthun des Befallenen
zusammentreffenden Umstände bedingen das Entstehen. Die wesentlichste Gelegenheitsursache besteht jedenfalls im Besuche der Fri-

seur- und Barbier-Geschäfte und dies stimmt mit der Bevorzugung des männlichen Geschlechts, sowie dem vorwiegenden Befallensein derjenigen Lebensjahre, in denen die Fürsorge um die äussere Erscheinung eine besondere Rolle spielt. Dazu kommt, dass der atypische Fortschritt in jedem Einzelfall etwas rein Zufälliges hat. Manchmal geht derselbe in rapider, stürmischer Weise vor sich. In wenigen Wochen, auch in Tagen, tritt vollständige Generalisation ein, die Haare am ganzen Körper werden geradezu vernichtet. Dann wieder bleibt ein einzelner Kahlfleck monate- und jahrelang bestehen, um später einmal unvorhergesehener Weise langsamer oder schneller zur weiteren Ausbreitung zu gelangen. Beobachtet man dieses Kommen und Gehen, das spontane Erlöschen einzelner Eruptionen, den erneuten Ausbruch des anscheinend schlummernden, latenten Leidens, den ungewissen Ausgang entweder in teilweise und gänzliche Regeneration oder in totalen Haarverlust, so tritt eine ungemeine Uebereinstimmung mit allen Flechtenarten und Dermatomycosen in das Auge. Immer wieder dasselbe Bild. Ich vermag nicht in die Aufstellung verschiedener Classificationen einzustimmen. Vielmehr hängt die Form des Einzelfalles lediglich von der Ausbreitungsart ab. Wie es trotz aller Modificationen in Bezug auf äussere Erscheinungsform nur eine Psoriasis, nur einen Lichen ruber, nur eine Syphilis giebt, so existiert, meines Ermessens, auch nur eine klinische Form der Alopecia areata. Ihre Varietäten sind ganz äusserlicher Art und können im Laufe der Jahre auch bei einer und derselben Person zum Ablauf gelangen.

Die Begründung der Aetiologie erhebt sich leider noch nicht über mutmassliche Wahrscheinlichkeiten. Die neuropathische Auffassung hat mehr und mehr an Boden und Anhängern verloren. Sis würde auch an sich nichts beweisen, ehe nicht eine vorhergehende Alteration der etwa erkrankten Nervengebiete oder eine Mitbeteiligung des Nervensystems in irgend einer Form dargethan ist. Selbst die in der Litteratur niedergelegten, vereinzelten Vorkommnisse, welche jene Deutung unterstützen könnten, kommen gegenüber der grossen Menge alltäglicher, ohne jede andere Erscheinung als den Haarprozess auftretender Einzel- und namentlich Massen-Fälle nicht in Betracht. Eine epidemische oder nur endemische Nervenerkrankung mit Ausschluss aller anderen Symptome als den fleckförmig, allmählich um sich greifenden Haarausfall giebt es sicherlich nicht. Dazu kommt die Lokalisation. Dieselbe ist an keinerlei vorgezeichnete Nervenbahnen gebunden. Sie kann sich unilateral, bilateral, universell gestalten, müsste also im Falle einer direkten Abhängigkeit vom

Nervensystem entweder eine grosse Anzahl peripherer Nervenstämme oder ein ausschliesslich für das Haarwachstum existirendes Centrum betreffen. Beides ist gleich unwahrscheinlich, bildet aber für Aufrechterhaltung von der nervösen Natur der Alopecia areata die unumgängliche Voraussetzung.

Die parasitäre Theorie ist die in jeder Beziehung allen analogen Verhältnissen am meisten homogene. Die contagionistische Auffassung wird durch das Auftreten in Familien, Schulen, Internaten, Kasernen, durch die gruppenweise Etablierung der Krankheitsherde, die Beziehung zu Barbierstuben und Haarschneiden in übereinstimmender Art erwiesen. Dazu kommt die Verbreitungsart, welche nur mit einer vor sich gehenden Autoinoculation zu erklären ist. Da nun fast alle von Person zu Person direkt oder indirekt verschleppbaren Krankheitssustände auf parasitären Einnistungen beruhen, so liegt kein gegründeter Zweifel vor, dass auch die Peladen sich als bacterielle Affection erweisen werden. Ehe nicht aktiv durchgeführte Experimente den Beleg geliefert haben, ist dieser Beweis jedoch nicht erbracht. Entgegen steht demselben leider der Umstand, dass sämtliche uns zu Gebote stehende Versuchstiere immun zu sein scheinen. Wenigstens sind bis jetzt alle Uebertragungsversuche negativ ausgefallen. Endlich bleibt noch die Möglichkeit offen, dass eine fremdartige, bislang unerwartete Ursache gefunden werde, welche eine toxische Hemmung des Haarwuchses an Ort und Stelle bewirkt, ohne sich schliesslich als lokale Bacterien-Entwickelung zu erweisen.

Bis die pathologischen Fragen über die eigentliche Entität der Pelade zur Lösung gelangt sind, gilt es die befallenen Personen zu kurieren. Dies muss einstweilen ganz unabhängig von der theoretischen Auffassung geschehen. Massgebend können hierfür nur ärztliche Erfahrungen sein. Diese aber sind persönlicher Natur und jeder Einzelne kann uns berichten, was er selbst beobachtet hat. Die Fachgenossen werden dann mit der Zeit nicht ermangeln, Bestätigung, Ergänzung oder Widerspruch laut werden zu lassen. Ich selbst habe mich vor nunmehr zwanzig Jahren der Behandlung der Haarkrankheiten zugewendet. Ausgehend von der Auffassung, dass es sich bei der gewöhnlichen Alopecie um eine Verunreinigung handeln müsse und hierin durch meine — allerdings neuerlich durch Herrn Saalfeld in ihrer Beweiskraft angezweifelten — Tierversuche unterstützt, stellte ich mir eine dem damaligen Stande der Wissenschaft entsprechende « antiparasitäre » Behandlung zusammen. Die Pathologen sind zwar neuerdings vielfach ungewiss geworden, ob es überhaupt möglich sei, Parasiten, sobald sie sich einmal den Geweben einverleibt haben, noch zu vertilgen. Die dermatologische Praxis aber zeigt alltäglich, dass es sehr wohl gelingt, das Absterben lebendiger Krankheits-Erreger zu bewirken. Deshalb war es von vornherein nicht unwahrscheinlich, dass eine etwaige oberflächliche, in den Drüsen-Ausführungsgängen und den Haartaschen befindliche örtliche Noxe von solchen Medikamenten erfolgreich getroffen werde, welche im stande sind, ganz im allgemeinen Krankheitserreger oder deren Produkte unschädlich zu machen. Hierzu konnten nur Mittel genommen werden, deren Anwendung sich mit den Ansprüchen des alltäglichen Lebens vertrug. Alle durch Geruch oder Farbe auffallenden Präparate hätten die Durchführbarkeit der Anwendung wesentlich eingeschränkt. Die Auswahl fiel deshalb auf eine Kombination, die meinen deutschen Kollegen meist geläufig ist und sich einer gewissen Popularität erfreut. Viele Aerzte wenden sie an, die Recepte wandern von Hand zu Hand, Apotheker treiben einen allerdings nicht legalisierten Handel mit den Mitteln. Friseure bedienen damit ihre Kunden und lassen es an missbräuchlicher Reklame nicht fehlen. Das Publikum kennt die Kur ganz ohne dessen zu thun unter dem Namen des Autors und benützt dieselbe innerhalb der Familie ohne besondere Anweisung. Jedenfalls ein Zeichen für die mehrfach erprobte Verwendbarkeit und die Unschädlichkeit des Verfahrens. In der That gelingt es mit seiner Hilfe, den Haarausfall bei den meisten Vorkommnissen pathologischer Art zum Stillstand zu bringen. Damit ist alles geschehen, was unsere Kunst vermag. Ueberall wo die Haarwurzeln in ihrer Triebkraft noch nicht erloschen sind, kommt es trotz aller Epilation mit Wegfall der krankhaften Hinderung zum Wiederwachstum. Wo aber der Follikel verödet und narbiges Bindegewebe lückenausfüllend an die Stelle der Drüsenepithelien getreten ist, da kann kein Haar wieder wachsen. Je früher die Therapie eingreift, um so sicherer der Erfolg. Nach fieberhaften Krankheiten und Puerperium, bei syphilitischer und mercurieller Alopecie, bei den seborrhoischen und pruriginösen Formen, nach Pommaden-Irritation, bei Pityriasis capitis furfuracea und auch bei sonst ganz symptomenlosen Enthaarungskrankheiten ist die Methode während der letzten Jahre von mir selbst, meinen Schülern und Kollegen in vielen Tausenden von Fällen benutzt worden. Die Receptvorschriften dürften deshalb Allen wohl genügend geläufig sein. Nur der Vollständigkeit halber gebe ich sie für ausländische Herren Kollegen kurz wieder, um so lieber als sie in den neuen grossen französischen Lehrbüchern eine Erwähnung nicht gefunden haben.

Die Grundlage der Behandlung besteht in täglich erfolgender,

mehrere Minuten dauernder Einschäumung des Haarbodens mit
starker Theerseife), Abspülung und Abtrocknung. Dann werden nach
einander 2 p. m. Sublimatlösung, absoluter Alkohol mit Zusatz von
$\frac{1}{2}$—1 pCt. Naphtol und endlich 2 pCt. Salicylöl in die Haarwurzeln
imprägniert. Für den zu erzielenden Erfolg entscheidender ist die
Vorschrift, diese an sich einfache Prozedur durch ein geschultes und
verantwortliches Personal ausführen zu lassen. Sonst pflegt die
Energie und Consequenz bald nachzulassen, und das Verfahren gelangt
in ungerechten Misscredit. Da sich aber bei stricter Anwendung die
günstigen Erfolge mehr und mehr in den Vordergrund stellten und
die Verordnung in der Mehrzahl aller Fälle eine an Gewissheit gren-
zende Zuversicht begründete, da ausserdem durchgreifende andere
neue Methoden nicht bekannt geworden sind, so war es gegeben, in
Ermangelung sonstiger Vorschläge die Areata ebenso zu behandeln
wie die vulgäre, seborrhoische Alopecia pityrodes. Dies geschah und
zwar mit sichtlich günstigem Einfluss. Während die Affection sonst
rücksichtslos um sich greift, wohl aber und zu einmal von selbst
heilen mag (wie wenigstens mehrere Autoren dies angeben), so bleibt
doch stets und überall die Prognose sich selbst überlassener Fälle *ad
malum* vergens, um so ungünstiger, je lebhafter der Zerstörungs-
prozess und je schneller der Verlauf des Umsichgreifens vor sich
geht. Desto augenscheinlicher ist der Nutzen einer Theer-Sublimat-
Cur. In allen frischeren Fällen, die mehrere Wochen oder Monate
nicht überdauert haben, steht das bis dahin progressive Leiden wie
auf Commando still. Je eher die Behandlung beginnt, um so sicherer
ihre Wirkung. Dies ist auch plausibel, denn es kommt vor allem
darauf an, das haarzerstörende Agens zu treffen. Hat sich dasselbe
verbreitet und vermehrt, im Gewebe heimisch gemacht und zahlreiche
Punkte besetzt, so ist ihm schwerer beizukommen; dies ist nicht
anders wie bei anderen Leiden vergleichbarer Art. Die Behandlung
mit den genannten Waschungen aber, so günstig sie wirkt, reicht
nicht immer aus. Dann kann sie verschiedentlich verstärkt werden.
Ueberzeugt von dem bactericiden oder doch antitoxischen Character
des Leidens habe ich eine Reihe von gleichsinnigen Massnahmen
combiniert, welche sich trotz ihrer anscheinenden Mannigfaltigkeit
und Umständlichkeit in einer klinisch eingerichteten Anstalt oder
von eingeübtem Wärterpersonal überall durchführen lassen. Ein Teil
derselben entspricht der bei Sycosis und Psoriasis üblichen Therapie.
Zuerst werden die kahlen Stellen mit Schälpaste (Rp. β-Naphtol 10,0,
Sulfuris sublimati 40,0, Vaselini flavi 25,0, Saponis viridis 25,0)
bestrichen. Nach einem Zeitintervall von 5 bis 30 Minuten (dasselbe

wiederholt sich bei den folgenden Applicationen und muss nach der zur Verfügung stehenden Zeit eingeteilt werden) wird die Schälpaste trocken abgewischt und 25 pCt. Chrysarobin-Lanolin mit Borstenpinsel in die Haut eingetragen. Hierauf folgt die Einpinselung von Theeröl (Ol. Rusci, Ol. fagi āā 10,0 Spiritus diluti, Ol. Olivar. āā 10,0) und dieses wird mit Theerseife abgeschäumt. Nachdem nun die haarlosen Stellen und ihre Umgebung mit Sublimatlösung und Naphtol-Alkohol bearbeitet sind, wird ein 2 proc. Salicyl-Vaselin oder Oel zur Einfettung benutzt. Die Sublimat-Naphtol-Waschungen können des Abends noch einmal wiederholt werden. Nachts wird 10 proc. Terpentin-Salbe aufgetragen. Dieselbe wird entweder mit Lanolin bereitet oder besser mit Pferdekammfett (Adeps colli equini), einem alten, wie es scheint, nicht unnützen Volksmittel zur Beförderung des Haarwuchses. Ausserdem kann noch die galvanische Behandlung in täglichen Sitzungen hinzugefügt werden, deren Einfluss jedenfalls ein günstiger, wenn auch kein sehr augenscheinlicher genannt werden darf. Die Application der Jodtinctur, die Benutzung des Formalins sind hierbei nicht ausgeschlossen, obgleich ich selbst, trotz mehrfacher Anwendung, noch nicht Gelegenheit gefunden habe, mich von einer eclatanten Wirksamkeit des letzteren zu überzeugen. Anders steht es mit der Finsen'schen Lichttherapie, welcher wohl jedenfalls ein grosser Teil der Zukunft gehört. Heute schon als ein wesentlicher Fortschritt der Therapie erkennbar, ist ihre weitere Ausbildung und Verwendbarkeit gewiss nur eine Frage der Zeit. Wir alle heissen sie als eine prinzipielle Bereicherung unserer Anschauungen willkommen und werden seinerzeit gern um ihre praktische Einführung bemüht sein. Ihr Erfolg giebt einen, wenn auch nicht ausgesprochenen, jedoch indirekt höchst wahrscheinlichen Beweis für die Natur der Krankheitsursache ab und wird voraussichtlich wesentlich dazu beitragen, die noch bestehenden Fragen nach der Natur der Alopecia areata zu beantworten.

So gelange ich denn zum Schlusswort: Mir ist es bislang nicht gelungen, mehr als eine einzige Pelade (die Alopecia areata) kennen zu lernen, deren Varietäten und Modificationen sich im weiteren Verlauf als Stadien und Gradunterschiede einer und derselben Affection erwiesen haben. Dem seiner Natur nach progressiven Leiden kann lediglich durch solche Massregeln begegnet werden, wie sie sich bei Dermatomycosen und bacillären Erkrankungen der Haut auch sonst bewährt haben. Von ihrer frühzeitigen Anwendung hängt die Prognose ab. Diese gestaltet sich bei Vernachlässigung ungewiss und verbessert sich direkt im Verhältnis zur Anwendung derjenigen Mittel, von denen

man sich nichts anderes als eine bactericide, antiparasitäre, anti-
toxische Wirkung versprechen und vorstellen kann. In diesem Sinne
stimmen alle, wenigstens von mir als wirksam erprobten Heilmethoden
überein und legen die Folgerung nahe, dass die Pelade eine auf
eigener Keim- und Verbreitungsfähigkeit beruhende Noxe sein muss,
deren Vertilgung im Gewebe unsere Aufgabe bildet. Mit Beseitigung
und Unschädlichmachung der Krankheitsursache geht das Wiederwachstum des durch den pathologischen Einfluss in seiner Existenz
bedrohten Organteiles von selbst vor sich, so weit seine Regenera-
tionsfähigkeit nicht durch Zerstörung der functionellen Drüssenappa-
rate zum Erlöschen gebracht ist. Somit vereinigt sich ärztliche
Erfahrung und Therapie zu einem Krankheitsbilde, dessen Vollen-
dung von der Entdeckung des gesuchten ätiologischen Moments
erwartet werden darf.

LES PELADES

RAPPORT

par le professeur PAVLOV.

(St-Pétersbourg.)

Les affections de la peau présentent même de nos jours beaucoup
de cas qui, soit par l'absence complète de notions précises sur leur
étiologie, soit, et c'est l'essentiel, en raison des manières tout à fait
contradictoires d'envisager cette dernière, causent au médecin et
même au spécialiste expérimenté de grandes difficultés, surtout quand
il s'agit de la solution des questions purement pratiques.

Il en est ainsi de l'affection du système pilaire qui porte en France
le nom de « pelade » et qui, dernièrement surtout, a été soigneusement analysée par les dermatologues français.

On sait que l'opinion la plus généralement acceptée sur l'étiologie de cette maladie la considère comme une maladie infectieuse
pouvant produire dans certaines conditions une contagion par le contact. Cette doctrine est aujourd'hui soutenue avec beaucoup de force
non seulement par l'école française, mais aussi par quelques représentants d'autres écoles. Cependant malgré toute une série de travaux
exécutés dans cette direction, travaux très intéressants et importants,

cette doctrine ne peut être considérée comme complètement établie, ce que nous devons avouer en jugeant l'affaire tranquillement et sans parti pris. C'est pourquoi nous nous expliquons facilement qu'une autre école d'auteurs, s'appuyant sur leurs observations personnelles et sans crainte de passer pour arriérés, attribue à la maladie en question une origine complètement différente.

Ces auteurs, parmi lesquels on peut citer quelques-uns de première valeur, n'ayant pour guide que ce que la clinique peut fournir et en partie les faits accumulés par l'expérience, ne voient en cette maladie que l'effet exclusif du système nerveux et nient catégoriquement son caractère infectieux.

On ne peut certainement attribuer à ces contradictions quelque influence plus ou moins importante sur la thérapeutique de la maladie, car sa durée, autant qu'on peut en juger en se fondant sur les renseignements dont nous disposons à présent, est également variable et ne dépend pas de ce que le médecin a pris pour la base de son traitement la théorie parasitaire ou la théorie nerveuse.

Mais lorsqu'il s'agit de la prophylaxie, la différence entre deux doctrines exposées est très loin d'être sans importance, car une fois le caractère contagieux de cette maladie admis, naturellement surgit la question de l'isolement des malades pour empêcher la contagion. Il est vrai que les partisans de cette dernière théorie reconnaissent que, les chances de la contagion étant assez faibles, tous ceux qui sont en contact avec le malade ne sont pas atteints à moins que quelques conditions favorables pour la contagion et qui sont jusqu'à présent complètement inconnues ne soient réalisées.

Mais si restreinte que soit la possibilité de la transmission, elle ne peut cependant, me semble-t-il, ne pas avoir aux yeux de ceux qui l'admettent quelque influence sur l'efficacité des mesures à prendre pour prévenir la contagion. Cela serait sans doute bien facile, si l'on connaissait aussi les conditions favorables à l'infection, ce qui n'est malheureusement pas. C'est pourquoi, je dois le répéter, il est encore impossible d'essayer d'établir les mesures nécessaires.

En acceptant ce point de départ et se prononçant pour l'isolement dans l'intérêt de ceux qui entourent les malades, nous courons risque de léser involontairement mais quelquefois d'une manière sensible les intérêts des malades en les mettant dans une position très embarrassante. Quelques exemples tout simples, que la vie réelle nous offre en abondance, suffiront pour appuyer cette thèse.

Un jeune homme qui entre dans une école militaire est atteint de la pelade. Le médecin de l'établissement s'adresse à moi en qualité de spécialiste, en me priant de me prononcer sur la possibilité de l'accepter sans préjudice pour les autres. Dans un autre cas un des élèves de l'internat se trouve malade; immédiatement on se demande s'il peut rester au milieu de ses camarades, ou bien s'il doit être isolé pendant sa maladie. Et chacun de nous peut citer certainement des exemples analogues tirés de sa pratique.

Ces questions, dont le sens pratique est clair à tout le monde, prennent encore plus d'importance lorsqu'on se rappelle que, quel que soit le mode de traitement, la maladie dure souvent plusieurs mois et quelquefois plusieurs années. Ces exemples quotidiens prouvent mieux que tous les raisonnements la nécessité impérieuse de chercher une conclusion positive à l'étiologie de la « pelade » et de résoudre ainsi la question de la nécessité des mesures prophylactiques recommandées par les partisans de l'origine parasitaire.

Aussi doit-on féliciter le Comité d'organisation d'avoir mis sur le programme des travaux de ce Congrès la question de la « pelade ». Que chacun ici donne son obole sous la forme de nouveaux faits observés ou bien de la critique des théories contemporaines de cette maladie, et il sera possible peut-être, grâce aux efforts communs, d'éclairer du moins la voie que nous devrons suivre dans nos recherches futures, si nous ne pouvons résoudre à fond les questions qui nous intéressent.

Ayant accepté avec une reconnaissance profonde la proposition du Comité d'organisation de faire un rapport sur ce sujet, j'avais principalement en vue, à part mes impressions et observations personnelles, d'expliquer comment cette question se présente chez nous en Russie, autant que je puis m'en rendre compte par la littérature et par un entretien avec quelques médecins qui ne sont pas étrangers à cette question. Je ne veux pas fatiguer votre attention par l'exposé détaillé de la littérature de cette question, car cela n'entre pas dans mon but et ne serait que la répétition superflue de ce que chacun de nous sait parfaitement bien.

Ordinairement, en généralisant les théories actuelles sur l'étiologie de la pelade, il est d'usage de dire que sous ce rapport il n'y a pas d'accord et que toutes les opinions émises jusqu'à présent peuvent être divisées en trois groupes, dont chacun a un certain nombre de représentants. Ceux du premier groupe croient que la pelade est une maladie *parasitaire*, contagieuse dans certaines conditions. Les partisans du groupe suivant, qui est aussi nombreux, nient son origine parasitaire et par conséquent son caractère contagieux et considèrent les altérations produites par cette maladie comme étant sous la dépendance du système nerveux trophique ou vasomoteur et font de la maladie une tropho ou angionévrose.

Enfin au troisième groupe appartiennent ceux qui, désirant concilier les deux premières manières de voir, admettent que, sous le nom de pelade, il faut comprendre une maladie qui, se traduisant par le même tableau clinique, peut avoir une double origine, *être sous la dépendance du système nerveux ou être le résultat de la contagion*. La connaissance approfondie des travaux des auteurs appartenant à ces trois groupes nous persuade cependant facilement que cette division, reconnue par tout le monde, ne correspond pas complètement à la réalité. S'il est facile, sans doute, de trouver un nombre considérable d'auteurs qui appartiennent sans restriction au deuxième, ainsi qu'au troisième groupe, il est peu probable qu'on puisse en trouver qui regardent la pelade comme une maladie purement parasitaire. Sabouraud même, ce partisan éminent de l'origine parasitaire et de la contagiosité de la pelade, doit être plutôt classé dans le troisième groupe, car après avoir séparé la pelade décalvante et la pelade ophisiaque (ce que la plupart des auteurs ne considèrent pas comme exact) il montre, par ce fait même, la dualité de l'origine de cette maladie.

Il me semble donc que, avant d'analyser ces diverses opinions, nous devons poser la question suivante : n'existe-t-il que la pelade nerveuse ou peut-on observer aussi des cas de pelade d'origine contagieuse ou infectieuse?

Il est vrai que mes propres observations, comme on verra plus loin, sont contraires à cette seconde proposition, mais, d'autre part, quelques considérations, dont j'aurai l'honneur de parler plus loin, ne me donnent pas le droit de nier complètement la possibilité d'une pelade de cette origine.

Ces remarques faites, je passe à mes observations personnelles en tâchant de montrer où en est la question de pelade chez nous en Russie, autant qu'on peut en juger d'après la littérature.

En premier lieu, il me paraît indispensable de noter que l'affection du système pilaire, connue en France sous le nom de « pelade » porte en Russie, exclusivement, le nom de « alopecia areata ». Malheureusement, il ne m'est pas possible de présenter ici des données plus ou moins exactes sur la fréquence de cette maladie en Russie. Dans la plupart des cas, elle n'est pas notée comme forme clinique spéciale. Quant aux travaux qui existent dans la littérature médicale, bien que très peu nombreux, ils concernent presque exclusivement la casuistique de cette maladie.

Cependant quelques considérations fondées sur les entretiens avec des médecins des hôpitaux et des écoles, des médecins militaires et des spécialistes, me font croire que cette maladie est bien plus fréquente qu'on ne pourrait juger d'après les données de la littérature. Mes observations personnelles me convainquent qu'elle n'est déjà pas très rare à Pétersbourg. Il m'est arrivé d'observer de 10 à 15 cas par an, ce que fait pour la durée de ma pratique à peu près 150 cas. Comme je les observais tantôt dans ma pratique privée, tantôt à la Clinique, dans des Policliniques ou à l'hôpital de Kalinkine, je ne peux en présenter une relation détaillée et je dois me contenter de déductions de caractère général.

Au point de vue clinique, les cas que j'ai vus correspondent complètement aux cas de pelade décrits par les auteurs français, ce dont j'ai pu m'assurer pendant mes visites aux consultations de l'hôpital Saint-Louis. Parmi tous les cas que j'ai observés, je n'en ai vu que trois qu'on pourrait attribuer à la pelade décalvante, et encore elle s'était développée consécutivement à la pelade vulgaire; tous les autres présentaient le type de cette dernière. D'après mes observations, il ne me semble pas utile de considérer la pelade ophiasique comme une forme clinique spéciale, car je l'ai vue chez des adultes comme chez les enfants, souvent en même temps que la pelade vulgaire. D'après ce que j'ai pu lire, mon opinion est conforme à celle de la plupart des auteurs, y compris les auteurs français.

Aussi je décrirai sous la dénomination d'alopecia areata ces trois formes différentes : pelade vulgaire, decalvante et ophiasique.

Pour ce qui concerne la division des malades par âge, sexe et position, je peux dire que la plupart des cas se rapportent aux enfants et aux sujets âgés de moins de 20 ans; puis ils deviennent de plus en plus rares et le malade le plus âgé que j'aie vu, cette année, n'avait que 48 ans. Dans l'enfance, le sexe ne joue pas, semble-t-il, un rôle important, car on rencontre la maladie chez les garçons comme chez les filles, tandis qu'à l'âge mûr l'homme en est sûrement plus souvent atteint que la femme. Je dois décidément dire, pour ce qui regarde la position sociale des malades, que, dans les classes instruites, chez les enfants, surtout parmi les écoliers, on rencontre l'alopecia areata plus souvent que dans les classes inférieures.

Un interrogatoire précis des malades sur le développement de leur maladie et les conditions de leur vie, ainsi que sur l'état des personnes qui les entouraient au moment du début de la maladie, ainsi que les observations faites pendant le cours de la maladie ne m'ont pas permis une seule fois d'attribuer le développement de la maladie à la contagion. Cette dernière ne s'observe même pas dans les cas

que lui offrent les conditions les plus favorables. Il m'est arrivé de
voir souvent des malades qui, pour une raison quelconque, n'ont consulté un médecin que quelques mois après le commencement de la
maladie, sans avoir pris aucune précaution. Ils étaient en contact très
étroit avec les personnes qui les entouraient sans leur transmettre
leur maladie. Il ne m'est arrivé qu'une seule fois d'apprendre par une
malade qu'elle connaissait un cas de la même maladie chez une de
ses connaissances, qu'elle ne faisait que rencontrer une fois par mois
dans une famille. Dans tous les autres cas, la maladie — et elle durait
parfois quelques mois — était restée ordinairement tout à fait spora-
dique. De sorte que jusqu'à présent je n'ai pas eu l'occasion de voir
une diffusion épidémique ni de cas de contagion, quoique, je répète,
ni les malades, ni moi, nous n'ayons pris aucune précaution. Les données de la littérature russe, ainsi que les communications orales des
médecins, surtout de ceux qui observent des écoliers de différents
âges dans les établissements fermés ou dans les familles, arrivent au
même résultat. Au XIIe Congrès international de médecine tenu à
Moscou, le Dr Manassein, qui possédait sous ce rapport une quantité
de matériaux, dit que le développement de cette maladie était très
rare dans des écoles militaires, ainsi que parmi les militaires mêmes,
et que les cas qu'il avait pu observer ne s'étaient pas propagés.
M. N. P. Tcherepnine, médecin consultant du département des Insti-
tutions de S. M. l'Impératrice Marie m'a autorisé à dire que, d'après
ses observations qui remontent à 7 ans, les cas d'alopecia areata
sont assez rares dans les écoles de ce département; bien que dans
cette maladie on ne pratique aucun isolement des malades, on n'a,
jusqu'à présent, observé aucun cas de contagion. Enfin les plus éminents représentants russes de la dermatologie, MM. Polotebnov, Pos-
pelov, Gay et d'autres n'admettent pas la contagion de l' « alopecia
areata. »

Je dois cependant mentionner que je suis parvenu à rencontrer
dans mes lectures quelques faits dans lesquels les auteurs, après
avoir vu deux cas simultanés ou successifs dans la même famille,
affirment la possibilité de la contagion, mais ces cas séparés, certes,
ne peuvent pas avoir la signification déterminative.

Ainsi, en me basant sur tout ce que j'ai dit, je puis affirmer que
en Russie où les conditions de contagion de la maladie par les coiffeurs et leurs instruments, ne sont pas moins faciles, à mon avis,
qu'à l'étranger, on n'en connaît jusqu'ici aucun cas.

Examinons à présent ce que nous avons pu déterminer au sujet de
l'étiologie de cette maladie. Ici, faisant quelques pas en avant, je me

permets de dire que l'étude clinique détaillée de cette maladie montre presque toujours une subordination des phénomènes propres à cette maladie aux divers troubles du système nerveux.

Ce qui nous a mené à cette conclusion, c'est non seulement la présence simultanée, chez les malades atteints d'alopecia areata, de symptômes d'ordre indubitablement nerveux, mais encore, ce qui est très important, c'est le parallélisme, si on peut s'exprimer ainsi, qu'on observe presque toujours entre eux et qui est parfois très prononcé. Presque toujours ces symptômes se développent en même temps que l'alopecia areata, ou bien cette dernière se joint à eux quand ils atteignent le plus complet développement. On peut observer des coïncidences, même à la fin de la maladie, où la réapparition des cheveux est étroitement liée à la disparition ou à la diminution plus ou moins prononcée des symptômes qui dépendent indubitablement de certains dérangements du système nerveux. Il y a sans doute des cas où l'enquête la plus scrupuleuse et la plus minutieuse, tout en excluant toute possibilité de contagion, ne permettait pas de les considérer positivement comme d'origine nerveuse. Ces cas-là ne peuvent cependant, me semble-t-il, contredire l'opinion que j'ai émise sur l'origine de l'alopecia areata, du moins autant que je puis en juger d'après mon observation. Il va sans dire que ces cas étaient aussi rares que ceux où l'on pouvait constater avec plus ou moins d'évidence l'influence du système nerveux; en outre, il faut noter qu'il ne s'agissait dans ces cas-là que d'enfants. Tout le monde connaît cependant les difficultés qu'il y a à recueillir des commémoratifs concernant les maladies des nerfs même chez les grandes personnes sans parler des enfants. En parlant ici de l'absence des causes, je sous-entends seulement celles qui ont une influence directe sur la chute des cheveux et dont la suppression entraîne la guérison de la maladie. Le même état général qu'on observe ordinairement chez ces malades, qui se manifeste par un dérangement de tout le système nerveux ou par une plus grande irritabilité, etc., et qui est héréditaire ou acquis, existait dans tous ces cas.

Ainsi toutes nos observations prouvent d'abord que l'alopecia areata n'atteint que des gens qui ont une certaine susceptibilité du système nerveux. Lorsque la technique de la recherche des différentes maladies du système nerveux sera améliorée, nous pourrons étudier l'alopecia areata plus en détail, mais, en attendant, il faut avouer qu'elle ne nous présente rien de caractéristique et ne montre que ce que l'on observe ordinairement chez les personnes atteintes de troubles trophiques.

La cause principale qui, à condition qu'il existe quelque maladie nerveuse, détermine le développement de l'alopecia areata, n'est pas la même dans tous les cas, comme on peut en juger *a priori* et comme le prouvent mes observations et celles qui sont dispersées en assez grand nombre dans la littérature russe et étrangère. A mon avis, il ne sera pas difficile de se convaincre de l'exactitude de cette assertion, si on se rappelle sans prévention des observations cliniques et les modifications des cheveux et de la peau, consécutives à l'alopecia areata. Pour ce qui est de ces modifications, personne ne doute actuellement que les altérations des cheveux pendant l'alopecia areata ne soient des altérations atrophiques consécutives aux altérations des parties correspondantes de la peau. Ce fait exclue complètement la possibilité de l'existence dans les cheveux de parasites spécifiques quelconques. Les altérations anatomiques de la peau, de même sans avoir rien de caractéristique, présentent une certaine série de symptômes qu'on ne peut expliquer, vu l'absence de causes extérieures et visibles, que par des troubles trophiques. Qu'est-ce qui provoque ces altérations dans la peau même? La dermatologie contemporaine s'efforce, comme l'on sait, de les expliquer par l'influence d'un certain microorganisme qui, dit-on, se développant dans la peau et agissant par ses toxines, y provoque des troubles nutritifs. En ce qui regarde ces microorganismes, on ne peut, jusqu'à présent, leur attribuer le rôle de causes spécifiques de la maladie. Ceux qui ont été signalés par différents auteurs, y compris celui découvert en dernier lieu par Sabouraud, ne peuvent pas prétendre, sous ce rapport, à une signification sérieuse, malgré le profond respect qui est dû aux investigateurs. A tout ce que je viens de dire, je dois ajouter que M. Sosinsky a fait dans ma clinique une étude bactériologique des cheveux et des squames dans 10 cas d'alopecia areata. Dans 2 de ces cas, il a obtenu des résultats tout à fait négatifs, les cheveux, ainsi que les squames, étaient complètement stériles. Dans les 8 autres, précisément dans ceux où l'on observait la séborrhée en même temps que l'alopecia areata, il obtint en culture pure des cocci qui ressemblaient par leurs qualités aux staphylococcus pyogenes aureus et albus. L'inoculation de ces cultures aux lapins produisit dans un cas une alopécie circulaire, accompagnée cependant du développement manifeste d'une dermatite, qui se traduisait par la rougeur des parties alopéciques qui commençaient à desquamer.

Considérant les résultats négatifs des recherches bactériologiques faites par différents auteurs dans un grand nombre de cas, je puis déclarer qu'ils s'accordent à merveille avec l'observation clinique. En effet, l'absence de lésions épidémiques, ainsi que l'absence de transmission de la maladie en Russie nous permet déjà *a priori* de douter du caractère contagieux de la maladie, d'autant plus que l'observation clinique détaillée de nos malades nous permet d'expliquer le développement de l'alopecia areata d'une toute autre manière. En présence de troubles trophiques d'un caractère ou d'un autre, sommes-nous obligés de chercher la cause de ce trouble exclusivement au point même où il se produit, c'est-à-dire, dans le cas présent, dans la peau? Je me permets de dire qu'une telle opinion serait bien étroite en comparaison avec nos connaissances actuelles et correspondrait peu à ce que nous montrent la clinique et la pathologie expérimentale. Nous savons que les troubles trophiques de la peau non seulement peuvent dépendre de causes locales, mais se montrent souvent à une certaine distance de la partie atteinte et, par conséquent, ne se produisent pas directement, mais par l'intermédiaire de parties éloignées du système nerveux. Il n'est pas nécessaire, me semble-t-il, de m'étendre sur la possibilité de cette origine des altérations de la peau dans les maladies en général et dans l'alopecia areata en particulier: la pathologie expérimentale et la clinique nous offrent des données très suffisantes. Il faut cependant mentionner les recherches récentes de V. Mibelli, de Moskalenko et Fer-Grégoriantz. Sans parler des expériences du premier de ces auteurs, qui sont généralement connues, je me permets de mentionner seulement les résultats des travaux des deux derniers auteurs. En se basant sur une série d'expériences sur des chiens et des chats, conduites d'une façon tout à fait scientifique, ils ont obtenu les résultats suivants : 1) l'extirpation du ganglion cervical chez les chiens et les chats peut produire une alopecia areata, c'est-à-dire la chute de cheveux par plaques tout à fait typiques qui s'étendent progressivement. 2) La section des racines de deux côtés produit aussi l'alopecia areata. 3) La lésion des nerfs périphériques produit également l'alopécie, mais pas une alopécie typique ou arrondie. 4) Le siège des lésions dans l'alopecia areata paraît être le ganglion rachidien. Les auteurs disent encore que l'alopecia areata se développe plus rapidement chez les jeunes animaux; que les chats sont plus impressionnables à cette maladie, et qu'enfin après la section bilatérale des racines, l'atrophie était complète et les cheveux cessaient définitivement de croître.

Ces recherches expérimentales prouvent donc indubitablement que l'alopecia areata peut se développer à la suite de lésions de certaines parties du système nerveux. Si la reproduction expérimentale de l'alopecia areata est possible, pourquoi ne pas se baser sur elle pour expliquer le développement de cette maladie chez l'homme? Pourquoi ne pas supposer que, comme dans les autres maladies trophiques de la peau, la cause, sans résider dans le tégument, siège dans différentes parties du système nerveux? Il est vrai qu'alors nous sortions des données fournies par l'expérience qui provoque le développement de l'alopecia areata par la lésion de certaines parties déterminées. Cependant il est indispensable de le faire pour accorder les résultats expérimentaux avec les données de la clinique. Les expériences n'ont d'importance que parce qu'elles apportent la preuve que l'alopecia areata peut être la conséquence d'une affection du système nerveux en général, mais elles ne peuvent en aucune manière nous servir de base pour expliquer tous les cas observés. Elles n'expliquent peut-être que les cas où l'alopecia areata se développe à la suite de nevrites périphériques ou de différentes lésions des nerfs périphériques, mais elles restent impuissantes à expliquer la plupart des autres cas. Comment pouvons-nous, par exemple, expliquer les cas (je ne parle ici que de ceux qui sont complètement démonstratifs au point de vue clinique et dont il y a beaucoup d'exemples dans notre littérature), où la maladie se développe sous l'influence de différentes causes psychiques, comme l'effroi pendant un orage, chez les épileptiques, chez les hystériques, dans la maladie de Basedow, dans le cours des nevrites, des myélites, etc.? Il est évident qu'en considérant les résultats expérimentaux, nous devons dire que, dans tous les cas de cet ordre, l'affection n'est pas sous la dépendance du système nerveux périphérique, mais des centres nerveux. Dans quelques cas il s'agit de troubles d'un caractère plus ou moins fonctionnel, dans d'autres il s'agit plutôt de lésions anatomiques. Mais ce n'est pas tout; nous devons admettre encore comme possible le développement de l'alopecia areata d'une façon réflexe à la suite d'irritations de territoires sensitifs éloignés. On ne connaît pas beaucoup de cas de cette catégorie, mais cependant il en existe qui sont suffisamment démonstratifs pour appuyer l'hypothèse que nous venons d'émettre.

Sans compter le cas bien connu d'Isaac, dans lequel la maladie se développa chez un officier quelques jours après l'extraction d'une dent et dans lequel l'alopécie fut précédée d'un violent mal de tête du même côté, je peux citer encore ceux de Rodionoff qui observa deux garçons atteints d'alopecia areata et porteurs l'un d'un tænia solium et l'autre d'un tænia mediocanellata. Dans les deux cas les cheveux commencèrent à repousser aussitôt après l'expulsion du parasite. Je peux ajouter encore deux cas de ma propre pratique qui, à mon avis, sont sous ce rapport complètement démonstratifs. Le

premier se rapporte à un officier atteint de neurasthénie chez lequel
il se développa en un jour une plaque alopécique de la grandeur d'un
rouble en argent, à la suite de la dilatation forcée d'un rétrécissement
faite sans le chloroforme. L'autre cas est encore plus intéressant. Il
s'agit d'un soldat neurasthénique porteur d'une plaque d'alopecia
areata qui, depuis 2 ans environ, conservait la même dimension (une
pièce de 50 kopeks). L'incision d'un bubon chancreux de l'aine provoqua une douleur assez violente, et quelques jours après l'alopécie
prit un accroissement considérable. Comme la plaie ne se cicatrisait
pas, il fallut gratter les granulations qui la recouvraient, et quelques jours après cette opération plusieurs nouveaux foyers d'alopécie
apparurent sur la tête du malade. La culture des cheveux et des
squames donna des colonies de staphylococcus.

Ainsi, en nous basant sur ce que je viens de dire, la comparaison
entre les résultats expérimentaux et les observations cliniques conduit involontairement à cette conclusion que l'alopecia areata qui,
anatomiquement, est toujours le résultat de troubles trophiques de
la peau, ne peut pas être identique dans tous ces cas, puisque différentes causes peuvent la produire. Il nous est impossible d'énumérer
toutes ces causes ici, et il n'y a même pas nécessité de le faire. Nous
admettons donc que les diverses causes de l'alopecia areata agissent
tantôt sur des nerfs périphériques, tantôt sur les centres, tantôt enfin
par voie réflexe.

Il nous semble que cette façon de voir au sujet de l'alopecia areata
répond bien à la réalité.

Une théorie n'est satisfaisante que quand elle répond à toutes les
questions que pose la pratique. Il semble que la nôtre est incomplète
sous ce rapport, qu'elle devient insuffisante pour les cas qui ont fait
croire aux auteurs français et à d'autres que l'alopecia areata est
d'origine parasitaire. Il me semble cependant qu'un tel reproche
adressé à la théorie précédente est au moins très prématuré et en tout
cas peu essentiel.

Que pouvons-nous dire à propos des cas dont nous venons de
parler? Je doute qu'on veuille en nier l'existence. On peut dire, je
crois, qu'on observe parfois, non précisément une épidémie d'alopecia
areata, mais 2 ou 3 cas de cette maladie survenant successivement
dans un temps assez court. Mais est-ce que ces cas doivent faire admettre la possibilité de la contagion? Ne voyons-nous pas parfois une
telle diffusion dans des maladies pour lesquelles on ne peut absolument pas parler de contagion. Sans doute nous avons affaire alors à des
cas d'alopecia areata se développant sous l'influence de causes iden-

tiques agissant simultanément ou successivement sur beaucoup de personnes, et ces causes peuvent être différentes de celles qui interviennent dans les cas isolés. Je puis citer un fait personnel de ce genre. Un jeune homme, excessivement nerveux, bègue, appartenant à une famille très nerveuse, atteint d'une alopecia areata typique, vient me consulter et m'apprend que son frère est atteint de la même maladie, ce qui m'étonne; mais la suite de l'interrogatoire m'apprit que son frère habitait Moscou, qu'il ne le voyait pas depuis longtemps, et que la maladie s'était développée chez les deux frères peu de temps après la mort inattendue de leur père. Il est évident qu'ici la même cause psychique produisit simultanément le même effet sur les deux frères qui avaient la même prédisposition héréditaire. Ce cas est très instructif et montre combien il faut être prudent en recueillant les commémoratifs.

Il va sans dire que nous ne pouvons pas expliquer par ces causes psychiques les cas où la maladie se développe dans le même local chez plusieurs personnes qui n'ont pas de liens de parenté ou d'autres relations étroites, mais même alors on peut donner une autre explication sans faire intervenir des parasites. Pourquoi ne pas supposer que dans ces cas il s'agit d'un empoisonnement par quelque substance toxique, introduite dans l'économie avec quelque aliment altéré. Une telle supposition ne peut pas, à mon avis, paraître étrange, parce qu'on peut observer des faits analogues dans diverses autres maladies, telles que la pellagre; enfin on connaît quelques cas où l'alopecia areata s'est développée sous forme de cas isolés dans le cours de néphrites ou sous l'influence de médicaments pris à l'intérieur et auxquels on peut attribuer une origine toxique. Enfin il me paraît possible d'expliquer de la manière suivante le caractère contagieux de cette maladie : les bacilles ou les autres agents pathogènes produisent des toxines qui pénètrent dans l'organisme et, agissant sur les centres nerveux, peuvent produire l'alopecia areata. Mais, pour cette supposition comme pour la précédente, il faut des preuves cliniques, et précisément ces preuves font défaut jusqu'ici. Ne pouvant nier les cas d'alopecia areata se développant d'une façon épidémique, nous devons renoncer à les expliquer et attendre que l'étude précise de ces épidémies qui se développeront dans l'avenir, étude qui devra être faite non seulement au point de vue bactériologique, mais à tous autres points de vue, ait fourni des données plus précises sur ce sujet. Il semble que le travail de Jacquet ait ouvert une nouvelle voie de recherches.

LES PELADES

by NORMAN WALKER

(Edinburgh).

It will of course be understood that I do not profess to speak with the voice of British Dermatology, the views which I put forward I alone am responsible for.

Work on the subject of Alopecia areata at present necessarily very largely concerns itself with the views so ably and so emphatically put forward by M Sabouraud, and the original work I have done has been largely on his lines, for the other theories of the disease are such as are concerned with statistics and the interpretation thereof, in which the bias of the individual mind is strongly pronounced.

The nerve theory which has so long and still holds so widely in our country particularly among general Physicians has in my opinion been long ago satisfactorily dealy with by Buechner, whose diagram of the distribution of the cutaneous nerves shows quite clearly that at any rate all cases of Alopecia areata cannot be due to nerve influence. I think however that even the most ardent partisan of the infective theory will admit that there are occasionally cases which are apparently dependent in some way on nerve influence, whatever that may be. These cases are I believe fairly easily distinguished from the great majority of the cases in which I am unable after to find evidence of any nervous influence which will stand the application of the most rudimentary logic. In these case the patches are very frequently irregular in shape, the skin is smooth and glossy and there are rarely any of the typical „!" hairs. Amoung the thirty odd cases which I have most carefully investigated only one has appeared to me of this type and I leave to the neurologistes the task of explaining what particular form of nerve influence it is wich leads to the sudden falling out of the hair over the area of distribution of a particular nerve.

There are two theories held by prominent dermatologists in London to which it is proper that I should allude. M. Hutchinson regards Alopecia areata as a sequel of ringworm, irrespective of the interval which has elapsed, and indeed goes further in relating an outbreak of this disease to an attack of ringworm in some member of the patients family.

Examining my cases with this theory and omitting all allusion to cases previously under my notice in which I have often enquired as to the previous presence of ringworm I find that my first case, a man of 56, had ringworm 15 years ago, that case 4 gave a history of a « mangy » dog in the house which " mange " was possibly ringworm (this case will appear in another category), that case 25 was a girl of 14, one of a family of eleven children nine of whom had had ringworm. After scarlet fever she developed Alopecia areata. The was put to sleep with a brother, the only one remaining who had not had ringworm and he developed Alopecia areata.

No 27 a boy aged 8 is said to have had ringworm of the scalp severely three years ago which was cured in seven weeks. In case 29 a girl aged 14 the patient's step-brother now aged 24 had ringworm 15 years ago, — four years before the patient was born!

Dr Crocker's theory is even more startling, for he regards most of the cases diagnosed as Alopecia areata as really examples of unrecognised ringworm. I have repeatedly followed his directions to examine hairs from beyond the margin of the disease, where he says the fungus is more readily found and I have never succeeded in my search. I quite admit that cases of ringworm are sometimes diagnosed as Alopecia areata but I hope not by me.

There remains then the infective theory for which there has long been a strong clinical backing and to which great interest has recently been directed by M. Sabouraud's brilliant work. I think I only do my duty to my native country in pointing out that Dr Thin many years ago made observations in this direction, observations which do not appear to have had that recognition which they merited.

Clinically my cases have the following facts apparently supporting this theory.

Case 1 on remarking on the presence of the disease to his barber was informed that four or five of his regular customers were suffering from the same disease. The interest I displayed in the case so impressed the patient that he called on the Barber « with a club » and I was very nearly involved in a lawsuit on the matter. Case 4 was a boy attending a school where three other boys had the diseas. The mother of case 8 had Alopecia areata before the patient was born. The patient was 27 years of age and had had the disease for five years. This is obviously a mere coincidence. Case 12 a boy of 17 had had the disease for five years and in the last six months his most intimate friend has developed the disease. Case 20 aged 17 in whom the present attack had lasted seven months had a previous attack eight years ago. Case 25, already referred to, communicated the disease to a brother who slept with her or to put it more cautiously he too contracted the disease.

Cultivation. — It will not be necessary for me to go into the older work which has been done in this connection : M. Sabouraud's work, whether his conclusion be correct or not, holds the field and on his line, I have directed my investigations.

I have used the media which he recommends and have endeavoured to carry out his directions accurately.

Of my cases I have noted the presence of a distinct amount of oily seborrhoea in over 70 0/0 in the remainder it was definitely noted as not present.

For various reasons cultures were not made in every case but these reasons did not involve any selection of cases.

Seventeen out of my first 29 consecutive case were subjected to a most careful and complete bacteriological examination.

I have been much impressed by the number of tubes which after inoculation of a hair remained perfectly sterile. Often made without any special precautions, in many cases there has been absolutely no growth, although we are led to understand by the surgeons that the skin is always teeming with organisms. Examined by a modified Gram's method practically every case showed the presence of organisms in some of the hairs and curiously this was also the case in the one of my series in which I am inclined to admit the mysterious nerve influence. The hairs from this case however did not give rise to any growth on Sabouraud's medium.

Sometimes they were only present in very small amount but when numerous they were arranged closely around the neck of the hair. They were most numerous and most typical in a case which was not by any means typical. The patient a woman of thirty five had suffered repeatedly from sudden diffuse falling out of the hair. The scalp was wet with grease and scattered all over were typical exclamation hairs. Though a contradiction of terms it seems to me that it might be described as a case of diffuse Alopecia areata. She was first under my care two years ago and I then noted the presence of the organisms on her hairs and I was fortunately able to lay hands on her again when I found only a moderate degree of improvement had taken place in her condition.

Briefly to sum up the results of my cultures, I obtained in all the growth which Sabouraud describes as the Porcellain one. This varied in amount, sometimes being very vigorous and in others very feeble. I cannot say that the growth bore any definite relation to the severity of the case though in cases which were nearly well it was usually slight.

There were curiously few impurities in the cultures, the staphylococcus aureus was only once present, the S. Albus 5 or 4 times and the S. citreus cereus twice.

As the requisite time drew near I anxiously awaited the appearance of Sabouraud's brick red growth but in only two of my cases did it appear and I was no able to get sub-cultures of it. One of these was from a seborrhoeic cocoon the other a typical case of Alopecia areata.

In cultures from seborrhoeic scales and cocoons the same porcellain growth has almost always occurred but in only the one mentioned has the brick red growth developed. Control experiments from apparently healthy scalps proved in the great majority of instances sterile and did not show the porcellain growth.

Though I have not succeeded in getting Sabouraud's red growth all my cases have developped an equally striking one. After a period of 14-28 or more days each of them has developed a deep brownish black colour apparently due to the growth another organism.

I intend to utilise the time still remaining before the Congress to more fully study this phenomen which has only come under my notice in the last few days as my cultures reached the apparently necessary age. Now, I can only say that it appears to fill in Scotland the place which the brick red organism fills in France that like it it is present in growths made from seborrhoeic scales and from comedones and that it is not identical with M. Sabouraud's organism. It grows in gelatin at first down the stab as a white growth and then sudden liquefaction of the whole takes place.

I do not put forward this organism as a claimant for the honour of being the cause of Alopecia areata; when I accepted the invitation to share in the opening of this discussion I was lead to understand that I was expected fully to exercise any critical faculties which I might possess, I have followed as carefully as I could the directions laid down in the most recent work on the subject, and the results which I have obtained I place before you without comment.

LES PELADES

RAPPORT

par le professeur V. MIBELLI

(Parme).

L'alopecia areata, quale si osserva in Italia, corrisponde perfettamente, pei suoi caratteri clinici, alle descrizioni dei principali autori
classici, da Bateman in poi.

È malattia facilmente diagnosticabile; e soltanto quei medici che
difettano della più elementare istruzione dermatologica possono com-
mettere l'errore di scambiarla con la tricofizia, o con certe forme di
alopecia circoscritta, che molto a proposito il Sabouraud ha descritto
minutamente a parte.

I caratteri clinici positivi che specializzano questa forma di alopecia
sono : la sua distribuzione ad aree figurate circoscritte, l'atrofia della
radice dei peli, e la fragilità dello scapo pilare atrofico, per cui spesso,
prima della caduta, il pelo si rompe a breve distanza dal follicolo,
costituendo un piccolo moncone a forma di punto ammirativo (*poil
peladique* di Sabouraud). Un altro carattere è affatto negativo, ma
non per questo meno importante degli altri, e consiste nella mancanza
assoluta di qualsiasi altro fenomeno morboso in corrispondenza delle
aree alopeciche.

L'alopecia areata il più delle volte guarisce entro un termine più
o meno lungo, e guarisce anche spontaneamente senza cura alcuna.
Non di rado però recidiva, anche dopo mesi ed anni dall'avvenuta
guarigione completa, e può recidivare più volte di seguito. Sono rari
i casi, nei quali alla alopecia areata tiene dietro calvizie totale e irri-
mediabile.

L'applicazione di sostanze irritanti sulle chiazze alopeciche ne
affretta la *restitutio in integrum* : fra queste, l'acido fenico puro, usato
con le dovute cautele, mi ha sempre dato i migliori resultati.

Per quello che risulta dalle mie osservazioni e da relazioni avute
con altri colleghi, esiste in Italia una sola forma di alopecia areata, e
niente giustifica la distinzione, proposta dal Sabouraud, di un'alopecia areata di Celso, da un'alopecia areata di Bateman.

L'alopecia areata che si osserva in Italia corrisponde a quella che
il Sabouraud chiama « *Pelade ophiasique*, di Celso » ; con questo però

da notare che le stesse chiazze, con gli stessi caratteri assegnati dal Sabouraud a questa forma, noi le troviamo, non soltanto in *occipitio*, *ad aures*... *ad frontem*, ma in qualsiasi parte del cuoio capelluto, e non soltanto in bambini prima della pubertà, ma in tutte le età della vita indistintamente.

Stando alla mia personale osservazione, non si osserva in Italia quella forma di alopecia areata, che Sabouraud ha chiamato (secondo me, poco giustificatamente) col nome di Bateman, o meglio *Pelade séborrhéique*.

Gli ammalati di alopecia areata, che io osservo giornalmente da 15 anni a questa parte, non sono per lo più seborroici, e le loro chiazze alopeciche non presentano quei caratteri clinici e batterioscopici, che il Sabouraud assegna alla seborrea grassa.

Per le mie personali osservazioni, io debbo, dunque, confessare che non conosco l'alopecia areata seborroica del Sabouraud, e che mi è impossibile attribuire all'infezione seborroica quella forma di alopecia ad aree, che ho già ricordata e che è la sola a me nota.

Riconosco io pure che la infezione seborroica rappresenti il fattore determinante dell' « alopecia prematura seborroica » comune, a tutti nota, e ammetto che essa possa anche determinare delle alopecie circoscritte; ma, se non m'inganno, l'alopecia areata vera, l'alopecia areata classica, non è già la « pelade séborrhéique » di Sabouraud, ma l'alopecia areata di Celso, quindi l' Area Celsi ».

Di questa alopecia areata, o *area Celsi* in senso classico, il Sabouraud ha illustrato dapprima la forma ofiasica; ma dalle sue successive pubblicazioni in proposito già si capisce com' egli si trovi condotto ad allargare il quadro clinico di questa, e il contingente numerico dei casi, a scapito della *pelade séborrhéique* (che è la *pelade* di Sabouraud, e non la *pelade* di Bateman).

L'alopecia areata, così intesa, non è affatto una malattia contagiosa.

Nessuno può più pensare oggi che essa sia una malattia parasitaria crittogamica, una volta stabilito in modo indiscutibile, che in essa i peli cadono essendo prima colpiti da atrofia, e quindi per malattia primaria del territorio piligeno; il che è quanto dire in modo tutto diverso da quel che si verifica nelle malattie crittogamiche del pelo, ove la caduta di questo è un fatto secondario, contingente e non necessario. Nessuno può più sostenere oggi la natura parasitaria dell' alopecia areata, dal momento che le ricerche fatte in circa 60 anni hanno sempre dato un resultato negativo in questo senso, o se lo hanno dato positivo, una sana critica ha sempre dimostrato che si trattava di errori di diagnosi.

Se l'alopecia areata non è una malattia parasitaria, può essere questione tuttavia se essa non sia una malattia *microbica*, nel senso più ristretto che ha oggi questa parola.

Questo concetto è a tutta prima acceptabile, in quanto si può intendere anche *a priori* come una cagione microbica possa agire direttamente e primitivamente sul territorio piligeno: tanto più che la stessa cagione microbica potrebbe esercitare un'azione tossica, capace di uccidere il pelo e di rendere il territorio piligeno temporaneamente sterile, fintantoché essa agisce.

Lo stesso concetto è accettabile anche perchè sostenuto dalle analogie. Tutti sanno infatti che vi sono alopecie microbiche, tossi-infeziose, e puramente tossiche.

Essa è infine accettabile perchè può costituire come il punto di partenza di una teoria conciliante sulla patogenesi dell'alopecia areata. Se infatti si ammette che sieno in causa specie batteriche, ognuno sa come la patogeneità di queste sia subordinata a condizioni svariatissime, esterne ed interne, dell'organismo colpito: onde logicamente si può prevedere che, o un determinato complesso di tali condizioni, od una di esse particolarmente, sieno necessarie al determinarsi dell'alopecia. Pertanto, ammessa la teoria microbica, non scemano punto di valore tutte le osservazioni, raccolte con indirizzi differenti, sulla etiologia clinica dell'alopecia areata.

Ma, se in fatto una cagione microbica, o tossica, o tossi-infeziosa, è capace di dar luogo ad alopecie in forme diverse, nell'ipotesi che agenti di uno stesso ordine cagionino anche l'alopecia areata, qual'è la condizione speciale che quivi determina la caduta dei peli ad arce limitate?

La ragione di questo fatto si deve ricercare nel sistema nervoso.

Che alterazioni del sistema nervoso entrino nella patogenesi dell'alopecia areata, è dimostrato dalla clinica e dagli esperimenti sugli animali. — A questi ultimi portai anch'io, un tempo, il mio contributo —. E, siccome i fatti positivi, acquisiti dalla osservazione clinica e dall'esperimento, dimostrano che una lesione nervosa può effettivamente essere seguita da vere alopecie ad arce, non si può dire che sia una semplice ipotesi il porre in causa il sistema nervoso nella patogenesi dell'alopecia areata.

A me sembra che il problema della patogenesi dell'alopecia areata si presenti posato sugli stessi termini di quello della patogenesi dell'herpes zoster.

Anche lo zoster, come l'alopecia areata, può tener dietro alle più svariate cagioni occasionali, come semplici azioni traumatiche, influenze stagionarie, infezioni, intossicazioni, o malattie primitive del sistema nervoso : e d'altro lato, nella maggior parte dei casi non si riesce a scuoprire, e neppure a sospettare quale sia la cagione determinante.

Anche nel zoster dati positivi, clinici ed anatomo-patologici, (certo qui più importanti che nell'alopecia areata) hanno dimostrato che l'alterazione cutanea è secondaria ad un'alterazione nervosa; ma nella maggioranza dei casi questa dimostrazione non si può dare : e tuttavia è ormai universalmente ammesso che la malattia sia dovuta ad una lesione nervosa, centrale o periferica, avveratasi in un punto qualunque di un neurone sensibile (Blaschko).

Ma la lesione nervosa da sola non basta a spiegare tutto il meccanismo patogenetico del zoster: per lo che oggi va sempre più guadagnando terreno l'ipotesi, che questa malattia sia primitivamente provocata da una infezione, o da un'intossicazione, a cui si attribuisce un'azione patogena elettiva sul sistema nervoso.

Le ricerche di Head hanno fatto conoscere che la fascia eruttiva del zoster si forma in certe aree di pelle (zone dolorose di Head), che lo stesso autore, ha pazientemente determinate, e che rappresentano altrettanti territori di espansione di filamenti nervosi sensitivi speciali per la sensibilità dolorifica e termica.

Anche al cuoio capelluto, alla faccia, al collo, lo stesso Autore è riuscito a limitare analoghe zone cutanee. Non possiamo ancora dire con esattezza se queste zone corrispondano alle sedi più frequentemente colpite dalla Alopecia areata: ma sarà, d'ora innanzi, per la Clinica un compito non trascurabile quello di ricercare se questa corrispondenza esista di fatto, come a me sembra probabile.

Intanto però, tenuto conto che l'elemento infettivo-tossico e l'elemento nervoso sono i soli che la ricerca scientifica dimostra utilizzabili a spiegare la patogenesi della malattia, la semplice considerazione della sua distribuzione ad aree limitate ci conduce ad ammettere, come ipotesi più probabile, che analogamente a quanto si è ammesso pel zoster, anche.

Questa teoria è lungi dall'essere oggi dimostrata; nondimeno essa è la sola che possa conciliarsi coi fatti più disparati che la Clinica ci mette innanzi giornalmente: da ciò si deduce un argomento di più per avvalorarla e per renderla accettabile.

LES PELADES

RAPPORT

par le docteur SABOURAUD

(Paris)

Presque tous les médecins et beaucoup de dermatologistes appellent indistinctement pelades, comme le vulgaire, toutes les aires alopéciques survenant brusquement sur une surface normalement velue.

De l'ensemble des affections qui peuvent se présenter ainsi je distrairai :

1° *Les alopécies infectieuses*, de cause générale (syphilis, typhoïde, fièvres éruptives, cachexies, etc.);

2° *Les alopécies cicatricielles traumatiques*;

3° *Les alopécies cicatricielles* consécutives à des lésions inflammatoires diverses : acné nécrotique, variole, varicelle, acné kéloïdienne, pseudo-pelade de Brocq, folliculites décalvantes, favus, lupus érythémateux; impétigo contagieux phlycténulaire (streptocoque), impétigo folliculaire ou furonculeux de Bockhart (staphylocoque) etc...

4° *Les alopécies diffuses progressives* dues à la calvitie vulgaire (séborrhée grasse microbacillaire et eczéma séborrhéique de Unna).

A mon avis, nous devons définir les pelades comme constituées par des aires alopéciques d'apparition soudaine non précédées de traumatismes ou de lésions inflammatoires quelconques.

Même en restreignant ainsi la définition de la pelade, l'ensemble des cas qu'elle englobe n'est pas à mon avis univoque.

On peut dans la pelade décrire au moins deux types cliniques différents :

1° La pelade ophiasique (de Celse).

2° La pelade séborrhéique (de Bateman).

1. *Pelade ophiasique de Celse.* — Début plus fréquent dans la seconde enfance. Localisation occipitale ordinaire. Extension bilatérale. Symétrie fréquente : « bi (genus arearum) vero quod a serpentis similitudine ὄφιασις appellatur, incipit ab occipitio; duorum digitorum latitudinem non excedit; ad aures duobus capitibus serpit, quibusdam etiam ad frontem, donec se duo capita in priorem partem comittant » (CELSE, *De re medica*, VI).

La limitation de cette pelade est ordinairement faite suivant des arceaux qui se coupent. Les plaques secondaires naissent à une petite

distance du bord de la plaque initiale et se réunissent à la première
par disparition de la bordure de cheveux qui les séparent. Les
plaques secondes à distance sont ordinairement amorphes, sans
forme définie. Sur les surfaces déglabrées, peau lisse, amincie, atrophiée, variqueuse, dépigmentée ; quelquefois épaisse, spongieuse,
d'apparence œdématiée et grasse. Les bordures des plaques en extension sont signalées par une bordure large de cheveux cassés, bruns,
de couleur acajou, ou par une bordure plus mince de cheveux isolés,
cassés, ayant la forme de points d'exclamation d'imprimerie.

Il existe des formes diverses de cette maladie : des formes atypiques à localisation frontale ou sus-auriculaire primitive, des formes
unilatérales, des formes graves, serpigineuses, à plaques multiples,
quelquefois diffuses, des formes très extensives, généralisées, totales.

Ces formes peladiques très étendues, très rebelles s'accompagnent
souvent de lésions unguéales : ongles *grêlés*, rarement infiltrés d'air.
D'autres s'accompagnent de plaques de *canitie* précédant l'alopécie
ou coexistant avec elle. La parenté de ces cas avec le vitiligo semble
cliniquement indiscutable.

L'étiologie et la pathogénie de la pelade ophiasique sont de tous
points inexpliquées. L'*hérédité* des formes graves est certaine (9 observations) quoique inconstante. Début après chocs nerveux graves :
coups de feu, amputations traumatiques, gelures des extrémités,
chutes, etc... Coexistence de tares nerveuses (tics, chorée), de malformations (pieds plats, genu valgum, scoliose), de troubles de nutrition (adipose généralisée des enfants). Le plus souvent l'ophiasis
débute sans cause appréciable. Aucune flore microbienne particulière
n'a pu être mise en évidence sur la surface de ses plaques. Jamais
depuis l'ouverture de l'École Lailler (1897) aucun cas de contagion
ne s'y est produit. (Les pelades sont mélangées aux favus.) Et dans
toute la série de mes observations j'ai seulement observé *un cas de
coexistence chez la femme et chez le mari* (sans consanguinité). C'est
le seul cas que j'aie vu de cette forme où la contagion puisse être mise
en cause nettement.

La durée moyenne de cette pelade chez l'enfant est de 15 à 20 mois.
Rarement elle présente moins de 6 mois de durée. Elle peut persister
indéfiniment (persistance totale ou incomplète).

L'influence heureuse de la puberté est très fréquente et certaine
(*Sæpe per se finitur*. CELSE). La guérison est la règle. De même les
récidives ultérieures partielles, sans cause apparente ou après une
infection générale (syphilis), un traumatisme, etc...

Cette pelade existe chez l'adulte et n'est même pas très rare chez lui. Elle peut se présenter chez lui avec tous ses caractères ou bien se montrer moins parfaite en ses symptômes que chez l'enfant.

Traitement. « Maintenir perpétuellement les surfaces malades en état d'irritation légère » (Vidal). Rasage, brossage, applications irritantes : acide acétique, lactique, phénique, ammoniaque, sulfures, chlorure de méthyle, vésications, cautérisations, actions des rayons chimiques du spectre (Finsen).

II. *Pelade séborrhéique.* — Age moyen 15-45 ans. Contagion possible, assez souvent probable, très rarement certaine, mais quelquefois évidente (6 cas). Début par un aire unique de 2 à 5 centimètres de diamètre, ronde ou ovale, *toujours régulière.* Les cheveux qui tombent sont entiers ou fragmentés à 3 ou 4 millimètres au-dessus de la peau. Le tronçon qui demeure et tombe plus tard est progressivement atrophié par sa base et prend la forme d'un point d'exclamation d'imprimerie. Sur la plaque constituée, la zone d'extension périphérique est *toujours* signalée par un ou plusieurs rangs de ces cheveux de forme spéciale. L'expression de la peau de la plaque entre deux ongles fait sourdre entre des gouttelettes de sueur des filaments de matière séborrhéique.

Après cinq ou six semaines on peut voir apparaître de nouvelles plaques (secondes) identiques en tous leurs caractères à la plaque maîtresse (primitive) : orbicularité, déglabration totale, bordure de cheveux massués, surface grasse, etc., et diversement réparties sur le cuir chevelu.

L'examen microbiologique de ces surfaces montre dans tous les orifices pilaires, dès que leur poil semble malade, l'existence de la lésion élémentaire de la séborrhée grasse.

Au 1/3 supérieur du follicule existe un cocon de lames cornées imbriquées contenant au milieu de matière grasse une colonie compacte du microbacille décrit par Unna et Hodara dans le comédon comme étant le microbe spécifique de l'acné[1].

Cette infection microbienne existe dans tous les orifices pilosébacés de la séborrhée grasse qui au visage précède l'acné polymorphe et au

___

1. Microbacille de 1/2 μ de large, de 1 μ de long, existant en unités isolées au sommet de la colonie, en pelotons mycéliens enchevêtrés dans le fond de l'utricule *séborrhéique ou peladique.* Sa coloration par la thionine donne ses dimensions réelles, la coloration par le violet méthyle double ses proportions en colorant son enveloppe. La culture en est délicate mais toujours positive aisément sur une gélose (1,50 0/0 peptone, 2 0/0 glycérinée (4 0/0), acide (5 gouttes acétique cristal, pour 1000). Elle se présente après une semaine (à 37°) comme un cône de 1 millim. 1/2 de saillie à la surface de la gélose. Ce cône est d'un brun rose. Il naît souvent au centre d'une colonie de staphylocoque blanc, dont il est facile de le séparer en attendant la mort des cocci (28 jours).

cuir chevelu précède et accompagne la calvitie séborrhéique. Comme cette infection microbacillaire toujours identique et toujours pure est partout où on la rencontre suivie de la chute du poil dans le follicule duquel se loge la colonie microbienne, *on peut*, sans que l'expérimentation en ait donné encore de preuve absolue et définitive, concevoir cette espèce de pelade comme une attaque aiguë et localisée de calvitie, c'est-à-dire d'alopécie séborrhéique.

Les faits que je rappelle ici sont certains, les conclusions qu'on en peut tirer demeurent discutables tant que l'expérimentation ne les aura pas justifiés davantage.

La durée moyenne de cette forme de pelade varie de deux mois à dix mois, quelquefois moins, rarement plus; la guérison est précédée de la disparition des colonies microbiennes.

Le traitement qui dans cette forme de pelade m'a donné constamment les meilleurs résultats est le même qui dans le traitement de l'alopécie séborrhéique m'a toujours le mieux réussi : applications quotidiennes de pommades contenant de l'huile de cade 5-10 pour 20 grammes et un sel de mercure 1 pour 20; on peut y associer le soufre, l'acide pyrogallique, l'acide chrysophanique, l'ichtyol, la résorcine, etc....

III. *Pelade de la barbe.* — La pelade de la barbe n'est pas une entité morbide spéciale, elle peut certainement accompagner la pelade ophiasique chez l'adulte, elle accompagne peut-être aussi la pelade séborrhéique.... En tout cas elle diffère de toutes les autres localisations peladiques par des mœurs et des caractères spéciaux.

1º Souvent les taches peladiques de la barbe *ne sont pas alopéciques*. Sur leur surface le poil est aminci, décoloré, mais il persiste et en conservant la barbe sans la raser on peut suivre sur la longueur de chaque poil l'atrophie progressive, la décoloration, puis la recoloration et la reprise du diamètre normal sur le même poil sans qu'il soit tombé. Les poils blancs sur une plaque peladique de la barbe ne sont donc pas la certitude d'une guérison prochaine.

2º Les taches peladiques de la barbe à égalité de dimension guérissent d'une façon générale beaucoup plus lentement que les mêmes taches au cuir chevelu sur le même sujet. Règle générale presque sans exception.

3º Aucun traitement quelconque ne me paraît avoir sur la marche, la gravité, la guérison d'une plaque peladique de la barbe une influence quelconque.

IV. *Contagion de la pelade.* — J'ai vu un seul cas dans lequel la pelade *ophiasique* m'a paru procéder d'une contagion. La pelade *sébor-*

délique dans certains cas *rares* m'a paru contagieuse manifestement. Pour prouver cette proposition, j'ai dû écarter tous les cas de contagion apparente qui pouvaient s'expliquer par consanguinité ou hérédité (pelade chez deux frères, ou chez la mère et l'enfant). Ces cas sont déjà rares ; parmi eux, les uns semblaient héréditaires, les autres nés de contagion probable.

Je n'en retiens aucun, pas même, en faveur de la contagion, le cas que j'ai vu trois fois de père ou mère n'ayant présenté de tache peladique qu'après la pelade de leur enfant.

Je ne considère comme prouvant la contagion que les cas de concomitance de pelade sur le mari et la femme. J'en ai réuni 7 cas. Ces 7 cas triés entre tous sont figurés par l'observation générale suivante :

« L'un des conjoints présente depuis quelques semaines une ou plusieurs taches peladiques observées depuis leur début, caractéristiques en leur forme et en tous leurs [symptômes lorsque apparaît chez l'autre conjoint une tache alopécique ayant l'aspect absolu, les dimensions, la forme, les symptômes élémentaires et ultérieurement l'évolution de la pelade la plus classique. »

Bien que les cas inverses avec absence de contagion entre mari et femme soient extrêmement nombreux, je considère les faits précédents comme rigoureusement probants. La pelade est rarement contagieuse, mais elle l'est quelquefois. Je n'ai jamais pu suivre la filiation de plus de deux cas authentiques.

V. *Les épidémies de pelade.* — Je n'ai jamais pu contrôler l'existence d'une seule épidémie de pelade bien qu'ayant fait dans ce but plusieurs longs voyages.

Journellement j'ai vu désigner par des médecins sous le nom d'épidémies de pelade des épidémies de teigne tondante ou encore des épidémies d'impétigo contagieux ayant causé des aires alopéciques lesquelles prennent une apparence épidémique au moment de la chute simultanée des croûtes impétigineuses. Lorsque j'ai commencé l'étude de ce sujet, cette erreur facile m'est arrivée à moi-même. Depuis lors, partout où l'on m'a signalé une épidémie de pelade que j'ai pu voir, ce n'était pas une épidémie de pelade.

VI. *Étiologie.* — J'ai commencé l'étude de la pelade en 1894, et l'ai poursuivie depuis lors. Plus nombreux ont été les cas que j'ai soumis à l'étude (environ 1500), moins je me suis trouvé capable de poser des conclusions étiologiques fermes à leur sujet. Il me paraît aujourd'hui impossible que toutes relèvent d'une même et unique cause, que l'on suppose d'ailleurs cette cause externe et parasitaire ou interne.

dystrophique et indépendante de tout facteur contagieux. Et à côté des cas où la contagion de mari à femme semble positivement indiscutable, il y en a d'autres où l'influence de causes générales profondes paraît difficile à mettre en doute.

Récemment M. le docteur Jacquet vient de publier une étude sur l'urologie des pelades graves. Même en limitant ma critique autant que le sujet même de ce travail, il ne me semble point que ses parties déjà parues soient à l'abri de la discussion.

Les cas qui ont servi à ces analyses sont surtout des cas de pelade généralisés, par eux-mêmes exceptionnels, à côté desquels existent des formes bénignes peut-être de tous points différentes.

Les cas de pelade « vraie et contagieuse » ne paraissent nullement avoir fixé l'attention de l'auteur. Si rares qu'ils soient, ils existent et ils ont dans le sujet une importance considérable. Ne pas les avoir rencontrés ne les rend pas négligeables. Les méconnaître au profit d'une théorie dystrophique de la pelade est un défaut symétrique à celui qui ferait toutes les pelades parasitaires et contagieuses indistinctement.

Ces réserves faites, je considère que la voie dans laquelle mon savant collègue s'est engagé, si elle est suivie, pourra fournir sur l'étiologie de certaines pelades de forme grave des indications importantes.

D'où que nous vienne la lumière sur cette question, elle sera très bienvenue. Je ne vois pas jusqu'ici que ni mes travaux ni ceux des autres soient d'une importance décisive dans le sujet.

Conclusions.

1° On doit écarter du tableau nosographique de la pelade les alopécies qui ne sont que le reliquat de lésions antérieures et disparues.

2° On doit conserver le nom de pelade aux seules alopécies en aires, cliniquement spontanées, qui ne sont précédées d'aucune lésion préalable.

3° Même en se conformant à cette règle, il est probable que nous confondons encore sous le nom commun de pelade plusieurs maladies différentes.

4° J'en distingue deux formes principales :

I. *La pelade ophiasique* (de Celse) : plus fréquente et plus nette chez l'enfant. Début occipital, extension circonférentielle au cuir chevelu, marche lente, guérison à la puberté. Hérédité certaine. Contagion infiniment rare si elle existe.

II. *La pelade séborrhéique* (de Bateman) : adulte, âge moyen, plaque initiale suivie à distance de plaques secondes.

Toutes plaques orbiculaires. Infection séborrhéique microbacillaire de leur surface. Contagion rare encore mais possible et certaine.

5° La forme, le siège, l'âge, la microbiologie, la thérapeutique me semblent séparer ces deux formes morbides.

Bien que la démonstration expérimentale de leur séparation absolue et définitive soit également impossible pour l'une comme pour l'autre de ces deux maladies, bien que certains cas cliniques, faute d'un critérium expérimental reconnu, ne puissent se classer dans l'une ou l'autre de ces deux catégories, la séparation des pelades en deux classes, l'une de cause locale, l'autre de cause générale me paraît vraie. Je me trouve donc ramené en somme à la classification ancienne des pelades en pelade parasitaire et pelade non parasitaire, dite nerveuse.

6° Je considère ce sujet comme l'un des plus obscurs de la dermatologie, et l'un de ceux où, en l'absence de techniques expérimentales nouvelles, cette obscurité persistera le plus longtemps.

DISCUSSION

M. L. JACQUET (Paris). — La question de la contagion, je le vois, sert de pivot à la discussion sur la nature de la pelade. Or il est un élément qu'il ne faut pas perdre de vue ici : c'est l'extrême fréquence de cette maladie. Cela entraîne *forcément*, par la seule loi des nombres, un certain pourcentage de coïncidences. Et cela suffit à rendre suspecte une contagion dont ces cas, que l'on reconnaît rares, seraient seuls à faire la preuve. — Le simple hasard, on l'oublie trop, amène les plus singulières rencontres. En voici un exemple topique : j'ai été atteint, il y a deux ans, d'une aire peladique correspondant au trou mentonnier du côté droit. Un an après, mon frère a été atteint d'une aire unique siégeant, *du même côté, exactement au même point*. Faut-il admettre de par ce cas, non seulement un microbe de la pelade, mais encore un microbe spécial à cette localisation ? J'ajoute maintenant que mon frère habite Limoges ; moi, Paris et que nous ne nous étions pas vus, lors de l'éclosion de sa pelade, depuis près d'un an.

Je considère cependant comme très possible l'existence d'une infection pilo-sébacée amenant une déglabration en aires ; il y aurait ainsi place pour une pelade *microbienne*, beaucoup plus rare que la pelade non parasitaire. Mais ce parasite, s'il existe, est à démontrer, cultiver et inoculer, et quant à celui de M. Sabouraud, je continue, avec plus de force encore que jadis, à nier son action tant dans la pelade que dans la séborrhée et la calvitie — renvoyant pour l'exposé des faits sur lesquels je base mon opinion au mémoire en cours de publication dans les *Annales de dermatologie*.

Qu'il me soit permis cependant d'ajouter quelques mots au sujet de la séborrhée.

On trouve à mon avis, dans ce qu'on sait de la physiologie de l'appareil pilo-sébacé, des notions très importantes pour la pathogénie des maladies de cet appareil et tendant à exclure la conception microbienne. Ainsi :

Envisageant d'ensemble l'évolution biologique de ce système on trouve : 1° une première phase utérine où son activité se traduit par l'effusion active de sébum, la pousse et la *chute* des poils, l'évolution du système génital et mammaire, la mamelle n'étant d'ailleurs qu'un aggloméral de glandes sébacées. Dans le dernier mois de la vie fœtale, cette phase est à son apogée, chacun connaît la poussée mammaire des nouveau-nés, et l'on peut voir sur le nez, le menton surtout, les pores sébacés très manifestes, centrés d'un point blanc. Ce point blanc n'est autre chose que l'extrémité visible d'un cylindre de sébum, qu'on peut, je m'en suis récemment assuré, évacuer par la pression sous forme d'un mince filament vermicelliforme.

2° Peu après la naissance et jusqu'à la puberté commence une deuxième phase caractérisée par la léthargie relative des appareils, génital, mammaire et sébacé. La peau de l'enfant en effet est peu grasse.

3° Aux approches de la puberté s'éveille, *pari passu*, l'activité parallèle de l'appareil génital, des mamelles — témoin dans les deux sexes la mammite des adolescents — et du système sébacé, corrélative d'ailleurs d'une recrudescence de l'activité du système pileux (aisselle, pubis, barbe, poil du tégument). A ce moment le microbacille de l'Unna-Hodara envahit les glandes où il trouve un milieu de culture favorable, mais rien, puisque jamais son inoculation directe n'a produit la séborrhée, n'autorise à le considérer comme *séborrhéigène*, tandis que la simple logique oblige à le croire sébophile ou séborrhéicole, puisqu'on assiste simplement chez l'adolescent à une répétition de la poussée multi-glandulaire qu'on avait observée fort comparable chez le fœtus, *sans aucune intervention* de sa part.

M. le professeur JADASSOHN (Berne). — Quant à la contagiosité de la pelade je ne veux pas parler de tous les cas de pelade chez des enfants de la même famille. Mais je crois devoir communiquer le fait suivant : Dans la chambre des petites filles de ma clinique, une enfant de 11 ans est entrée le 8 février 1900 ; elle avait 3 grandes plaques d'alopecia areata vulgaire. Pendant le mois de mai 2 filles de la même chambre, une de 14 ans et une de 8 ans, ont été trouvées atteintes de plaques de pelade tout à fait récentes et typiques. C'est le premier cas de contagion presque indéniable que j'ai pu observer dans la clinique et — ce qui est très curieux — il y avait à peu près 15 enfants dans cette chambre et les deux filles atteintes de pelade pendant leur séjour à l'hôpital occupaient les lits voisins du lit de la première enfant. La première enfant était traitée sur 2 plaques avec la chrysarobine, sur la troisième plaque avec les rayons Rœntgen ; les deux premières étaient déjà presque tout à fait guéries quand la dernière (absolument pareille) était encore en pleine activité.

M. HALLOPEAU (Paris). — Il y a onze ans, au Congrès international de thérapeutique, j'émettais l'opinion, d'accord avec M. Besnier, que la pelade vulgaire est une maladie contagieuse et par conséquent parasitaire ; depuis lors, mes observations m'ont confirmé dans cette manière de voir qui me paraît de toute évidence ; je suis donc surpris de voir deux de nos collègues les plus autorisés soutenir une opinion opposée.

En pareille matière, les faits positifs priment tous les faits négatifs. Or, nous avons observé à maintes reprises des faits pour lesquels la démonstration peut être considérée comme établie : plusieurs fois, par exemple, nous avons vu des employés travaillant dans un même cabinet présenter consécutivement des plaques de pelade dans la région occipitale ; or, ils nous ont appris qu'il leur arrivait fréquemment de s'étendre dans des fauteuils en appuyant leur tête sur le dossier ; ces jours derniers nous avons vu un père et un fils qui offraient ces mêmes localisations : n'est-il pas des plus vraisemblable, pour ne pas dire certain, que le dossier du fauteuil sert d'intermédiaire ? On peut s'expliquer de même par la souillure des parois des voitures, et surtout des compartiments de chemins de fer, la fréquence de la pelade sur les parties latérales du cuir chevelu.

Les exemples de conjoints atteints successivement de la pelade ne sont pas exceptionnels : nous en connaissons plusieurs exemples. Pour ce qui est des épidémies de collèges ou de bataillons, elles nous paraissent au-dessus de toute contestation : pour nous en tenir à notre observation personnelle, nous pouvons dire que, dans une maison d'éducation, une semblable épidémie a atteint, pendant plus d'une année, un nombre relativement considérable de pensionnaires. Le fait que souvent la pelade s'est manifestée après l'emploi de la tondeuse est encore en faveur de la transmission. Il en est de même de la fréquence de la pelade chez les médecins ; nous en connaissons pour notre part dix qui ont contracté cette maladie à l'hôpital Saint-Louis ; on pourrait donc dire que, pour nous dermatologues, c'est la plus contagieuse de toutes les maladies de la peau. L'augmentation du nombre des cas de pelades, l'irrégularité de leur distribution géographique plaident dans le même sens ; cette augmentation de fréquence peut s'expliquer surtout par l'extension des voyages en chemins de fer et l'emploi de la tondeuse.

Peut-on admettre que l'agent pathogène de cette maladie est déterminé ? Nous ne le pensons pas et nous sommes heureux de constater que M. Sabouraud ne considère plus comme scientifiquement démontré qu'il s'agisse du bacille de la séborrhée.

Avec MM. Jacquet et Pavlow, je ne regarde pas comme établi que la pelade de forme ophiasique diffère par sa nature de la pelade vulgaire. Or, nous avons vu maintes fois des cas hybrides : si donc, comme il est avéré, on ne trouve pas le fin bacille d'Unna et Sabouraud dans cette forme clinique de pelade, c'est là un nouvel argument contre la théorie qui rattache à l'invasion de ce microbe la pelade vulgaire. Suivant nous l'agent infectieux de la pelade est encore à trouver. Nous ferons remarquer en dernier lieu que les résultats du traitement de la pelade sont en faveur de sa nature parasitaire, car toutes les médications reposent sur l'emploi de moyens qui rendent le cuir chevelu impropre au développement de contage ou sont parasiticides. Parmi les premiers nous mentionnerons l'emploi du vésicatoire liquide et les piqûres appropriées de M. Jacquet ; parmi les seconds les badigeonnages avec la solution concentrée d'acide phénique, les préparations lactiques, les lotions camphrées, soufrées et mercurielles, et enfin, en première ligne, le crayon de chrysarobine suivant la formule de notre collègue Galewsky ; elle n'a qu'un inconvénient, c'est de colorer en rouge des régions parfois étendues : il y a lieu de rechercher si des succédanés ne pourraient être employés sans présenter ces inconvénients et avec les mêmes résultats.

M. le professeur KAPOSI (Vienne). — Je veux insister encore sur ce fait que j'ai la conviction de la *non-contagiosité* de l'Alopecia areata. Cette conviction est très nécessaire pour avoir le courage de prendre une décision comme médecin dans les familles, au sujet des enfants qui vont à l'école, etc. Mais j'attire l'attention sur les cas endémiques que l'on a observés en France, dans des pensionnats, des casernes, etc., qui étaient des cas d'Alopecia areata, et non pas des cas d'Herpes tonsurans non diagnostiqués. J'ai observé une série semblable dans un orphelinat près de Vienne. On n'a trouvé aucun microbe et je ne connais pas la cause de ces cas endémiques. Il m'a paru que les aires étaient moins régulièrement discoïdes et plutôt irrégulièrement oblongues. Je ne saurais rien dire de plus sur ces cas.

M. SCHIFF (Vienne). — Vu l'impossibilité de conclure sur la question de la pathologie des pelades dans cette séance, je veux seulement faire remarquer que peut-être le traitement nous viendra en aide. En exposant les personnes atteintes d'affections parasitaires du cuir chevelu aux rayons X (Roentgen), je suis arrivé à un résultat définitif favorable dans un très bref espace de temps. Il est probable que les effets favorables obtenus par M. Finsen dans l'alopécie en aires tiennent à ce que cette affection est aussi d'origine parasitaire.

M. BALZER (Paris). — En présence des divergences qui se manifestent au sujet de la contagiosité de la pelade, je crois qu'il est indispensable de dire ici quelques mots de la question des certificats. Jusqu'ici nous avons été d'une sévérité exagérée : nous refusons les certificats qui nous sont demandés par les écoles, et il en résulte un grave préjudice pour les enfants. Je crois qu'à l'avenir, bien que la question ne soit pas tranchée par notre Congrès, nous devrons nous montrer moins rigoureux. Lorsque les circonstances cliniques (aspect de la pelade, conditions étiologiques, résultats du traitement et durée du traitement) nous le permettront, nous pourrons reconnaître fréquemment qu'il n'y a pas d'inconvénient à permettre la rentrée de l'enfant dans l'école.

PELADE OU PSEUDO-PELADE DES SUJETS SYPHILITIQUES

par le professeur A. FOURNIER

(Paris)

Dans toute question clinique, il est deux points qu'il faut toujours tenir écartés, indépendants, à savoir : le fait et l'interprétation à lui donner. Ce sera encore le cas ici.

Le fait sur lequel je désire appeler l'attention est patent, irrécusable ; il s'impose. Controversable, éminemment controversable au contraire est l'interprétation qu'il convient de lui appliquer.

I

Le fait, c'est la production sur des sujets syphilitiques d'*aires de dépilation circonscrite absolument peladiques d'aspect.*

Il n'est pas rare, en effet, et je m'étonne que cela n'ait pas été remarqué plus tôt, qu'au cours de la syphilis (spécialement dans ses premières années et avec un très fort maximum pour la seconde[1]) il vienne à se produire sur le cuir chevelu (ou bien plus rarement dans la barbe) des îlots de dénudation pilaire à surface absolument chauve, à surface « bille de billard » suivant l'expression consacrée, et je me répète à dessein, tout à fait peladiques d'apparence ; — îlots bien nettement circonscrits et faisant brutalement contraste avec l'état d'intégrité ou de quasi-intégrité de la chevelure ou de la barbe ambiante ; — îlots de configuration cerclée ou quelque peu ovalaire ; — en un mot, îlots d'objectivité non pas seulement peladoïde, mais réellement peladique, j'insiste à nouveau et à dessein sur ce point.

En l'espèce, ces îlots se présentent avec les quelques particularités suivantes, qu'il peut y avoir intérêt à relever.

1° Ils sont très peu nombreux. Le plus souvent et de beaucoup on n'en compte qu'un ou deux, quelquefois trois, bien rarement davantage.

2° Généralement ils sont et restent petits, limités, ne dépassant guère

1. Voici ce que m'a fourni, à ce point de vue, le dépouillement de mes observations.

Échéance d'invasion de plaques peladiques.

Au cours de la	1re	année	après l'infection. . . .	5 cas
—	2e	—	—	25 —
—	3e	—	—	2 —
—	5e	—	—	3 —
—	6e	—	—	5 —
—	7e	—	—	2 —
—	8e	—	—	3 —
—	9e	—	—	2 —
—	10e	—	—	3 —
—	11e	—	—	3 —
—	12e	—	—	1 —
—	13e	—	—	1 —
—	14e	—	—	2 —
—	19e	—	—	1 —
—	24e	—	—	1 —
			Total. . . .	59 cas.

l'étendue d'une pièce d'un franc, en moyenne; — donc, peu extensifs de nature.

3° Ils sont peu durables, à de rares exceptions près. Traités ou même non traités (car j'ai vu nombre de malades ne pas s'en inquiéter ou, les considérant comme des phénomènes syphilitiques, ne leur opposer que le traitement interne de la syphilis), ils disparaissent en quelques mois (5 à 6 mois environ).

4° En revanche, ils sont sujets à récidives après disparition complète. Sur une soixantaine de cas, j'en compte huit où se sont produites une ou plusieurs récidives (au nombre de 3, 4 et 5) et cela à intervalles variables de à 2, 3, 4, voire 7 années.

On va me dire : « Mais ce que vous décrivez là, c'est la variété d'alopécie syphilitique que vous-même avez décrite de vieille date et baptisée du nom d'*alopécie en clairières* ».

Non, répondrai-je. L'affection dont il s'agit n'est pas l'alopécie en clairières, mais bien un état peladique ou peladoïde très différent de cette dernière, et cela pour tout un ensemble de raisons dont il suffira d'énumérer les suivantes.

Ainsi :

1° L'alopécie en clairières a toujours des clairières très multiples (une quinzaine, une vingtaine, une trentaine ou plus), tandis que l'état peladique ou peladoïde en question n'a (sauf exceptions) que des foyers rares (2 ou 3 en moyenne) et souvent même un seul.

2° Les clairières syphilitiques n'ont jamais la configuration bien définie, systématique, arrondie, des dépilations peladiques; elles sont tout au contraire, irrégulières, amorphes.

3° De plus, elles ne sont jamais absolument dénudées, radicalement chauves, à la façon des dénudations peladiques; toujours elles conservent quelques cheveux oubliés.

4° L'alopécie en clairières coïncide toujours avec un état d'éclaircissement général de la chevelure, tandis que le propre des placards peladiques est de contraster avec un état d'intégrité de la chevelure ambiante.

5° L'alopécie en clairières constitue une manifestation du premier âge de la syphilis; c'est même le plus ordinairement un accident de syphilis secondaire jeune; tandis que l'état peladique ou peladoïde tout particulier que j'ai en vue pour l'instant a des échéances d'apparition bien autrement tardives.

6° Enfin, elle n'est pas sujette à récidives, et à récidives multiples, comme l'est ce dernier.

Donc, pas de confusion possible entre ces deux états. Très certainement non, il ne s'agit pas ici de la variété d'alopécie syphilitique dite

en clairières. L'affection innominée que je signale particulièrement à
l'attention de mes collègues est bel et bien un état peladique ou pseudo-
peladique qui ne saurait être assimilé aux alopécies usuelles et connues de la syphilis, et j'en affirmerai l'individualité, l'autonomie, en
disant ceci comme conclusion à ce premier point d'ordre clinique :

*Il n'est pas rare qu'au cours de la syphilis, spécialement dans ses pre-
mières années, il se produise un état peladique ou pseudo-peladique de
la chevelure ou, plus rarement, de la barbe, état tout à fait assimilable
comme objectivité clinique aux dépilations de la pelade.*

Voilà le fait. Et ce fait, je le répète, me paraît incontestable, de par
les exemples nombreux qui se sont présentés à mon observation.

II

Second point : interprétation.

Qu'est-ce que le singulier état en question, consistant, somme toute,
en ceci : d'une part, un terrain syphilitique, et d'autre part, une dépilation partielle d'apparence peladique? Comment apprécier cet état,
le comprendre, l'interpréter?

C'est ici que je n'affirmerai plus rien ; c'est ici que, loin d'affirmer,
j'hésiterai, et que, perplexe, indécis, je n'aurai rien de mieux à faire
dans ma détresse que d'en appeler aux lumières de mes collègues.

Raisonnons cependant. — En l'espèce, trois interprétations (et rien
que trois, me semble-t-il) se trouvent en présence. Ainsi :

1° Il est possible que le fait dont nous cherchons l'explication consiste tout simplement en ceci : une simple *coïncidence*, à savoir une
pelade accidentellement développée sur un sujet syphilitique, et cela
sans le moindre rapport de causalité entre la syphilis et la pelade.

2° Il est possible que cet état peladique ou peladoïde ne soit qu'une
simple *modalité encore inconnue ou restée méconnue des alopécies
syphilitiques.*

3° Enfin, il est possible encore que ce soit là une *pelade vraie* développée par une influence syphilitique, à la façon dont tant de symptômes ou de syndromes, tels que le tabes, la paralysie générale, la
neurasthénie, etc., dérivent originairement de la syphilis, c'est-à-dire
que ce soit là une *pelade parasyphilitique*, comme on dit actuellement.

Entre ces trois hypothèses à laquelle s'arrêter?

Il serait prématuré, certes, de prendre parti pour l'une ou pour
l'autre ; c'est entendu. Et cependant il me semble d'ores et déjà qu'il
en est une vraiment peu admissible, à savoir la première, celle qui
tend à expliquer les faits en question par un simple hasard de coïncidence.

C'est bientôt dit : « affaire de hasard, coïncidence fortuite ». Sans nul doute la syphilis ne préserve en rien de la pelade, et, parmi les syphilitiques qui viennent à être affectés de pelade, il en est forcément un certain nombre pour lesquels cette pelade n'est qu'une coïncidence tout éventuelle. Mais en est-il de même pour tous? Je ne le crois pas, et de cela voici mes raisons.

D'abord, c'est qu'en vérité on rencontre trop fréquemment la pelade ou l'état peladoïde en question chez les sujets syphilitiques pour que le hasard seul rende raison du fait. Il convient de se méfier d'un hasard qui se répète trop souvent. Une roulette qui amènerait certain numéro avec une persistance obstinée deviendrait bientôt une roulette à probité suspecte. Eh bien, c'est le cas ici, et c'est un sentiment du même ordre qui, pour ma part, m'a conduit à penser ceci : Vraiment il y a *trop* de syphilitiques qui deviennent peladiques pour que ce soit là un pur effet de hasard ; il faut que la syphilis soit pour quelque chose en cette affaire. D'ailleurs, je vois bien dans ma clientèle privée autant de sujets blennorrhagiques, que de sujets syphilitiques. Eh bien, je n'ai jamais constaté rien de semblable chez mes malades affectés de blennorrhagie.

En second lieu, ce n'est pas sur tous les syphilitiques indifféremment que se produit l'état peladoïde en question. Tout au contraire il semble avoir ses préférences et choisir ses sujets. Ainsi je trouve dans mes notes que, sur 60 cas, il a frappé 11 fois des sujets d'un certain ordre, d'un ordre tout spécial, à savoir des *sujets nerveux*, des névropathes, des neurasthéniques, des neurasthéniques « frisant le tabes », etc. A n'en citer qu'un exemple, un de mes clients, syphilitique depuis 10 ans, a présenté depuis lors 4 crises de pelade crânienne, crises assez légères et ayant presque toujours guéri *sponte sua*. Or, ce malade est un grand nerveux qui, coïncidemment, n'a cessé d'être affecté de symptômes nerveux d'une multiplicité déconcertante : asthénie, défaillances, douleurs de tout genre, voire douleurs en éclair, paresthésies, fourmillements, engourdissements, amblyopie, dilatation pupillaire, paralysie de l'accommodation, chute de plusieurs ongles, onyxis « en moelle de jonc », plaque lichénoïde du mollet, etc., etc. Aussi bien, en présence de ce cas comme d'autres cas analogues, est-on vraiment autorisé à se demander s'il n'existe pas un rapport, une connexion entre cette diathèse nerveuse et l'état peladoïde, c'est-à-dire, si, au lieu du hasard, ce ne serait pas une prédisposition nerveuse qui servirait parfois d'origine à une pseudo-pelade de certains sujets syphilitiques.

Mais, le hasard exclu, si l'influence syphilitique est pour quelque chose en cette affaire comme étiologie ou pathogénie, comment donc agit-elle, et qu'est-ce donc en somme que cette pelade ou pseudo-pelade des sujets syphilitiques?

C'est ici que surgissent à leur tour les deux autres interprétations précitées, et c'est non moins ici que va s'embarrasser l'homme à qui vous faites l'honneur de l'écouter.

D'après l'une de ces hypothèses, il ne s'agirait que d'un mode spécial de l'alopécie syphilitique.

C'est-à-dire qu'aux deux modes actuellement connus d'alopécie dérivant de la vérole (alopécie diffuse et alopécie en clairières) il faudrait en ajouter un troisième dans lequel la dépilation prendrait objectivement la modalité peladique. Auquel cas cette dépilation ne serait qu'une *alopécie syphilitique peladoïde.*

Ou bien, d'après une autre et dernière hypothèse, cette dépilation serait l'analogue de ces nombreux états (d'ordre nerveux pour la plupart) qui dérivent de ce qu'on appelle aujourd'hui l'influence para-syphilitique. C'est-à-dire qu'à l'instar de la neurasthénie, du tabes, de la paralysie générale, des dystrophies héréditaires, etc., etc., elle dériverait de la syphilis comme cause, sans être syphilitique de nature. Bref, ce serait une *pelade* ou un *état peladoïde parasyphilitique.*

Je ne m'arrêterai pas à discuter (car ce serait discuter à vide) ces deux hypothèses.

L'une et l'autre, à coup sûr, pourraient trouver des arguments en leur faveur; mais l'une et l'autre également ne sauraient résister par des preuves décisives aux objections qu'elles ne manqueraient pas de soulever. Il n'est que trop évident que la question est neuve et ne saurait être mise au point que par une longue enquête ultérieure.

Je me résumerai donc en disant ceci :

Ce que j'ai vu, ce que je sais, ce que j'affirme, c'est qu'il se produit assez fréquemment sur les sujets en puissance de syphilis un état peladoïde (si ce n'est peladique) qui semble bien n'être pas explicable par une simple rencontre fortuite de la syphilis et de la pelade.

Mais qu'est-ce que cela? Une pelade vraie ou une pseudo-pelade? Une alopécie syphilitique de modalité peladoïde? Ou bien une pelade (vraie ou fausse) d'origine parasyphilitique? — Je n'en sais rien.

Deuxième séance.

Présidence de M. le docteur UNNA, de Hambourg.

SOMMAIRE. — De la trichoptilose, par M. E. SPIEGLER. — La répartition géographique des favus dans la province de Rome, par M. CIARROCCHI. — Recherches sur l'achorion, par M. TRUFFI. Discussion : MM. UNNA, TRUFFI. — Sur le polymorphisme des champignons parasites des teignes et en particulier du microsporum du cheval, par M. E. BODIN. Discussion : MM. BALZER, SABOURAUD. — Lésions expérimentales histologiques produites par la culture du trichophyton tonsurans, par M. STRAVINO. — Sur l'aplasie moniliforme des poils, par M. CIARROCCHI. — Contribution à la pathologie du chancre induré ; les vaisseaux sanguins et lymphatiques, par M. EHRMANN. — Étiologie et anatomie pathologique des lymphangites, blennorrhagiques, syphilitiques et vénériennes, par M. NOBL.

DE LA TRICHOPTILOSE

par le docteur E. SPIEGLER,

(Vienne).

D'après mes recherches, la trichoptilose (fendage des cheveux), observée chez des femmes à chevelure longue, est provoquée par un bacille qui a les propriétés suivantes : Mouvements spontanés, formation de spores, liquéfaction de la gélatine. Inoculé par piqûre sur agar, il donne une culture en forme d'ombilic plat ; inoculé en traînée sur agar, il donne un gazon blanc et sec avec formation de rides au centre ; au bout de quelques jours, peau de moisissure et sédiments ; il ne coagule le lait qu'au bout de quelques jours ; sur la pomme de terre, il forme une croûte jaunâtre et humide. Coloration de Gram positive et négative. Les bacilles ont 5 à 6 μ de longueur et 1 μ de largeur.

Outre cette espèce, d'autres se sont développées par la culture de quelques cheveux sur agar avec des différences minimes au point de vue morphologique et des cultures ne possédant cependant aucun pouvoir pathogène pour les cheveux, tandis que les cultures décrites ci-dessus peuvent aussi provoquer la trichoptilose sur des cheveux sains.

On pouvait de nouveau extraire le bacille de ces cheveux et le cultiver.

La nature mycotique de la trichoptilose, qui pouvait être supposée d'avance et qui est prouvée par ces examens, est du reste en conformité entière avec les faits cliniques connus, surtout avec l'opiniâtreté de la maladie chez les sujets atteints, puisqu'un cheveu infecte toujours l'autre.

On ne peut admettre qu'elle a pour origine « des perturbations de nutrition » puisque des personnes bien ou mal nourries, ayant des cheveux secs ou gras sont également atteintes par la maladie. L'affection se distingue au point de vue clinique et surtout bactériologique de la trichorrhexis nodosa.

L'affection, comme je l'ai déjà dit, s'observe seulement chez les femmes à chevelure longue. Elle manque donc chez les hommes. Elle ne peut s'y fixer à cause de la coupe fréquente des cheveux.

La seule thérapeutique convenable est la coupe fréquente, si possible, de tous les cheveux malades pendant un temps plus ou moins long.

J'étudierai dans un travail plus détaillé cette affection et le bacille qui la provoque.

SUR L'APLASIE MONILIFORME DES POILS

par le docteur G. CIARROCCHI

(Rome)

On ne connaît en Italie qu'un seul cas de cette singulière et rare affection des poils, celui de Breda, publié dans la *Rivista Veneta di Scienze Mediche*, en 1887. Ce cas, du reste, n'appartient pas aux cas vraiment typiques de l'aplasie moniliforme, bien qu'il en représente une variété intéressante.

Même dans la littérature des autres pays on ne trouve rapportés qu'un petit nombre de ces cas. Le premier, et le plus exactement décrit, est celui de Karsch, publié en 1846, et dont Simon, Spiess et Landois examinèrent les poils. Viennent ensuite les cas de Wilson (1868), de Luce (1879), de Walther Smith (1879), de Unna (1881), de Thin (1882), de Burg (1885), de Mc Call Anderson (1885), de Lesser (1885), de Payne (1886), de Hallopeau (1890), d'Archambault (1890), de Sabouraud (1892), de Hudelo (1892), de Tenneson (1892), de Vallace Beatly et Alfred Scott (1892), de Galloway (1896), de C. Fox (1898), de Jeanselme (1897), de Jamieson (1898), de Gilchrist (1898).

Dans le cas que j'ai observé il s'agit d'un enfant de deux ans; tous ses parents, d'après les renseignements donnés par sa mère, ont les cheveux et les poils normaux, ainsi que ses trois petits frères ; un seul oncle paternel est chauve dès sa naissance, et il paraît qu'il est affecté de la même anomalie que l'enfant, mais je n'ai pu le constater, cet homme habitant hors de Rome.

La mère de l'enfant affirme qu'il est né avec les cheveux normaux, et qu'il les a perdus peu à peu quelques semaines après sa naissance; ils furent remplacés par quelques poils plus grêles, secs, courts et déformés. La mère, après avoir attendu en vain deux ans que la chevelure normale réapparaisse, s'est décidée à amener l'enfant à l'hôpital de San-Gallicano.

L'enfant est sain, et de bonne constitution, mais un peu pâle : la peau de son visage et en général de tout son corps est sèche, terne, elle ressemble à une peau au premier degré d'une ichthyose xérodermique. En effet, outre la fonction des glandes sébacées qui est diminuée, on constate au toucher une certaine rudesse de la peau, et sur la surface d'extension des membres supérieurs et inférieurs et à la nuque une légère kératose pilaire.

Ce qui frappe surtout c'est l'absence presque absolue des cheveux; on rencontre seulement quelques dizaines de cheveux bruns, grêles, ne dépassant pas 3-4 centimètres de longueur au sommet de la tête et le long de la ligne inter-pariéto-frontale; tout le reste du cuir chevelu est uniformément chauve, mais pas tellement qu'on ne puisse voir des traces des poils; on aperçoit au contraire partout sur la surface du cuir chevelu une faible quantité de petits poils, ne dépassant pas 3, 5 ou 10 millimètres de longueur, grêles, secs, irrégulièrement disposés, et qui attirent tout de suite l'attention.

Par-ci par-là, la surface de la peau, rude au toucher, à cause de la présence de petits grains papuloïdes, du centre desquels émergent des morceaux très courts des poils, rappelle à un observateur superficiel l'aspect d'une peau trichophytique; en d'autres régions, surtout vers les tempes et derrière les oreilles où les cheveux, tout en étant très courts, atteignent cependant près de 1 à 1 1/2 centimètre de longueur et sont un peu plus touffus, leur aspect fait penser à première vue à une myriade de petites lentes déposées le long de la tige des cheveux.

Mais l'examen plus attentif donne immédiatement la conviction qu'on se trouve en présence d'un cas tout extraordinaire et étrange : les cheveux, en effet, apparaissent, même à l'œil nu, composés de nombreux segments, les uns plus obscurs les autres plus clairs, très régulièrement alternés, les obscurs renflés, les clairs plus minces; les renflements sont disposés à distance parfaitement égale comme les perles d'un collier et leur diamètre transversal au niveau des points les plus gros paraît au moins deux fois plus large que celui des points plus minces.

Les renflements ne sont pas produits par une substance déposée autour des cheveux, comme cela arrive, par exemple, dans la trichomycose noduleuse, et leur production ne doit pas être attribuée à l'éclatement des éléments propres du poil, comme dans la trichorrexis nodosa, puisque l'examen démontre à l'évidence tant à l'œil nu qu'au microscope, que les renflements sont constitués seulement par la substance propre du poil.

L'épidermicule apparaît beaucoup plus épaisse dans les segments étranglés ; le pigment est à peu près également distribué partout, bien que les différents poils soient plus ou moins pigmentés.

En général, les poils moniliformes de l'enfant sont tous grêles : même les plus épais présentent un diamètre inférieur au diamètre normal des cheveux d'un enfant de deux ans ; on voit aussi une grande différence de diamètre entre les divers poils moniliformes, de sorte qu'on peut en voir même qui sont aussi minces que des follets ; ces derniers poils ont aussi régulièrement un aspect moniliforme avec des renflements et des étranglements réguliers, comme les poils plus épais.

Voilà quelques mesures des cheveux de dimensions variées.

DIAMÈTRE DU POIL	LONGUEUR DU POIL EN CENTIMÈTRES	NOMBRE DES RENFLEMENTS
Minimum	5 1/2	8
	6	9
	5	6
	5	7
Médium	9	14
	9	13
	10	12
Maximum	11	15
	10	15
	9	12
	8	11

Tous les poils moniliformes indistinctement sont très fragiles ; avec une légère traction on en peut casser des dizaines d'un seul coup, sans provoquer aucune douleur ; en frottant légèrement sur le cuir chevelu avec un morceau de toile, on peut recueillir une quantité de débris de poils ; aussi les manipulations nécessaires pour une préparation microscopique suffisent parfois à les rompre.

C'est à cause de cette fragilité que les cheveux sont très courts, et plusieurs d'entre eux sont recourbés en crosse, ou sont pliés ou à moitié cassés, et toujours ces modifications correspondent aux points étranglés.

La section de cassure est ordinairement régulière, ou bien elle montre des irrégularités légères ; on n'observe jamais la véritable forme en balai comme dans la trichorrexis nodosa, cela serait du reste impossible vu la minceur du point brisé.

Au milieu des poils moniliformes dont nous venons de parler, on aperçoit clairement à un examen attentif, par-ci par-là, des petits points noirs qui émergent du centre de petites élévations papuloïdes squameuses ; au microscope ces points noirs se montrent constitués chacun par un ou plusieurs poils moniliformes enroulés plusieurs fois sur eux-mêmes et entourés de cellules épithéliales cornifiées. J'ai réussi à voir dans chacun de ces poils jusqu'à dix ou douze replis, correspondant toujours aux sections étranglées.

Au milieu des poils qui sont moniliformes depuis leur émergence jusqu'à leur extrémité, on en rencontre aussi un certain nombre qui ne le sont pas sur toute leur longueur; une portion de leur tige en effet est moniliforme, l'autre tout à fait régulière. Cependant, en examinant ces poils au microscope, on voit que la partie qui semble régulière à l'œil nu est, elle aussi, un peu irrégulière dans son diamètre transversal.

Aux sourcils on voit aussi quelques poils moniliformes : les cils sont complètement épargnés; sur le reste de la surface cutanée l'enfant est tout à fait glabre.

Cette maladie vraiment singulière et très rare présente plusieurs problèmes qui jusqu'ici ne sont pas encore exactement résolus :

L'aplasie moniliforme des poils est-elle une maladie parasitaire?

Les nodosités se forment-elles dans la tige après sa sortie du follicule, ou bien sont-elles déjà formées dans la racine?

Proviennent-elles d'un vice de conformation des parois folliculaires mêmes, ou plutôt la papille serait-elle mal conformée, ou sa fonction serait-elle rendue intermittente par une influence nerveuse trophique agissant d'une manière intermittente?

Ces alternatives de l'influence trophique s'exercent-elles également et d'une façon simultanée sur toutes les papilles?

Combien de temps faut-il pour la formation d'un renflement et d'un étranglement?

Le processus est-il, par hasard, lié à quelques influences externes?

Voilà autant de questions que j'ai tâché de résoudre, soit en étudiant les cheveux pendant leur croissance, soit en examinant histologiquement un fragment du cuir chevelu de mon malade.

Mes recherches ont abouti aux résultats suivants :

1° L'aplasie moniliforme n'est pas une maladie parasitaire comme on l'a affirmé: je n'ai réussi, en effet, à trouver aucun parasite, les banaux exceptés, ni dans les cheveux, ni dans les follicules. On pourrait, du reste, admettre *a priori* qu'il ne s'agit pas d'une affection parasitaire en considérant le type familial de l'affection, sa durée ordinaire pendant toute la vie, la régularité presque géométrique de la formation des nodosités, l'absence démontrée de la contagion, etc.

2° Les renflements nodulaires ne se forment pas dans la tige, après que le poil est sorti du follicule, mais les poils sortent avec leurs nodosités. Les coupes verticales de la peau, que j'ai examinées, m'ont fait voir en effet plusieurs follicules contenant des racines des poils : chacune d'elles présentait 2, 3 et même 4 nodosités.

3° Ces racines ont la même structure que la tige; leur épidermicule est notablement épaissi dans les points correspondant aux étranglements; ces derniers ne contiennent pas de cellules de la moelle et contiennent peu d'écorce; au niveau des nodosités le poil a une structure presque normale et contient des bulles d'air, le pigment est uniformément distribué, seulement dans quelques-uns des points étranglés il paraît tout à fait disparu. Les follicules, pour la plus grande partie, sont cylindriques avec leur sac fibreux et leurs gaines épithéliales presque normales, ils ne présentent pas comme la racine des poils une disposition ondulée, mais leur calibre est partout normal, de sorte que, au niveau des étranglements, il reste des espaces vides. D'autres follicules ont une cavité si large, que la racine entière tant au niveau des nodosités qu'au niveau des étranglements, n'a aucun contact avec les parois folliculaires, et dans certains points la racine arrive même à se replier en crosse dans la cavité folliculaire. Dans les follicules, il n'y a pas trace de kératose, ni d'autres lésions qui puissent donner une explication suffisante de la formation des nodosités.

La présence de 2, 3 et même 4 nodosités dans la racine, et la conformation du follicule, telle que je viens de la décrire, démontrent à l'évidence que l'hypothèse de Behrend, selon laquelle la formation des renflements nodulaires dépendrait de la pénétration de l'air dans le follicule, n'est pas conforme à la réalité des choses.

4° Il faut donc, à mon avis, rechercher l'explication du phénomène dans le fonctionnement irrégulier des papilles : au fond du follicule, en effet, les poils sont déjà déformés. Les conditions histologiques de la peau, cependant, ne peuvent pas nous donner la raison du fait, les papilles étant partout bien conformées ; il doit donc s'agir d'une influence nerveuse trophique intermittente, s'exerçant sur la papille, sans que cette influence provoque des modifications anatomiques visibles au microscope.

5° Il semble que cette alternative d'influence nerveuse trophique s'exerce d'une façon contemporaine sur toutes les papilles, de sorte que, dans le même espace de temps, se produisent les renflements nodulaires, et immédiatement après les étranglements.

Dans une de mes coupes on voit, en effet, trois papilles surmontées de trois nodosités.

Mais il n'est pas prudent de se prononcer définitivement sur cette question, et il est nécessaire de faire plusieurs biopsies, à différentes époques, et peut-être à des heures différentes du jour et de la nuit, pour s'assurer de la valeur de cette hypothèse.

6° Je me suis attaché également à une autre question, qui n'est pas encore résolue, qui cependant est d'une grande importance, et qui peut servir aussi à éclairer la question précédente, c'est celle qui a trait au temps employé pour la formation d'une nodosité. Pour y parvenir, j'ai procédé de la manière suivante : j'ai rasé les cheveux de l'enfant dans une certaine zone du cuir chevelu ; sept jours plus tard, j'ai rasé de nouveau et j'ai examiné les poils coupés, pour voir combien de nodosités s'étaient formées pendant ce temps-là. J'ai répété cette expérience plusieurs fois et à des époques diverses, et j'ai pu constater que dans l'espace de 24 heures se produisent ordinairement une nodosité et un étranglement.

Il semble donc qu'il faudrait admettre que dans l'espace de 24 heures la papille produise une nodosité et un étranglement : par conséquent il faudrait croire à la possibilité d'une influence trophique périodique alternant *in plus et in minus* dans le cours d'une journée solaire.

Est-ce que, par hasard, cette alternative serait influencée par la période de la veille et du sommeil, ou ne devrait-on pas attribuer une importance à l'action de la lumière et de l'obscurité qui alternent elles aussi dans les 24 heures?

Des recherches ultérieures pourront jeter une nouvelle lumière sur ce point, et je me réserve de les continuer sur l'enfant en question.

RECHERCHES SUR L'ACHORION

par le docteur TRUFFI

(Pavie)

En janvier dernier, j'ai fait à la Société de médecine de Pavie une communication sur une forme pléomorphique de l'achorion. Depuis lors, j'ai poursuivi mes recherches sur 25 cas de teigne faveuse, dont un de kérion typique.

La méthode que j'ai employée pour la culture de l'achorion a été la méthode classique de Král, dans laquelle j'ai substitué ensuite, pour la séparation des spores du godet, l'eau distillée stérilisée à l'acide silicique.

J'ai toujours obtenu dans les boîtes de Petri un seul et même champignon complètement identifiable à l'achorion décrit par Král. Le transport des colonies jeunes provenant de la germination d'une seule spore dans des tubes ou des flacons d'Erlenmeyer, contenant de la gélose peptonisée (2 à 5 pour 100), m'a donné presque toujours des échantillons parfaits du champignon très soigneusement décrit par

Král. Exceptionnellement, j'ai obtenu des colonies dans lesquelles le développement ne se faisait pas dans la profondeur du milieu nutritif, mais était plus abondant à la surface, où on pouvait remarquer la formation d'un disque plus ou moins développé et saillant, à centre gris jaunâtre, presque poudreux, entouré de prolongements profonds en feuilles de fougère plus ou moins caractéristiques.

Ce fait, exceptionnel dans ces conditions, devenait extrêmement fréquent, lorsqu'on avait ensemencé, au lieu d'une colonie jeune, provenant d'une seule spore, une colonie vieille ou dérivée d'un groupe de spores et développée rapidement, ayant atteint la surface de la mince couche de gélose, ou même quand le milieu, sur lequel on avait transporté la colonie, était un milieu sucré (glucose, ou mannite, ou maltose 4, peptone granulée de Chassaing 1, gélose 1,50, eau distillée 100).

Mais le type de culture obtenu n'a pas été toujours absolument le même; car le développement aérien était quelquefois représenté seulement par une plaque centrale ou par des anneaux concentriques très peu élevés sur la surface de la gélose, quelquefois, au contraire, par un disque de la couleur de la pâte de carton, plus ou moins profondément sillonné et saillant au-dessus du niveau du milieu nutritif; quelquefois les rayons périphériques profonds étaient très développés; d'autres fois, ils faisaient presque complètement défaut.

Mais, quel que soit le type présenté par la nouvelle culture, elle se modifiait toujours. Les modifications étaient dues à ce qu'il se produisait de nouveaux centres de végétation jaunâtres, lisses, ayant presque l'aspect de la cire, et qui, en se développant au centre ou plus fréquemment à la périphérie de la culture primitive, pouvaient, en augmentant de volume, la recouvrir presque complètement. Les nouveaux centres de végétation peuvent conserver longtemps leur aspect lisse, luisant; mais généralement ils se recouvrent d'un duvet blanc, rare, très court.

D'autres fois, sans que précède la modification dont nous venons de parler, se forment sur les colonies des disques punctiformes de duvet blanc, court, très serré, qui s'agrandissent rapidement.

Toutes ces modifications, qui peuvent apparaître à partir du vingtième jour, sont plus fréquentes et se développent plus rapidement dans les colonies obtenues en ensemençant des morceaux de godet ou de poil, ou bien sur des milieux sucrés. J'ai pu quelquefois isoler la forme jaunâtre lisse et obtenir des cultures brillantes, saillantes au-dessus du milieu de culture, quelquefois cérébriformes ou vermiculaires.

Mais le type n'est pas constant; dans les transports successifs, la culture reprend rarement le type primitif, plus fréquemment elle donne lieu à la forme duveteuse blanche.

Cette dernière forme, qu'on peut obtenir en ensemençant le duvet des centres blancs de végétation que je viens de décrire, se développe rapidement sur tous les milieux de culture, mais plus abondamment sur les milieux sucrés que sur les milieux seulement azotés. La culture sur gélose peptonisée ou sucrée se présente sous la forme d'un tapis duveteux, blanc, uniforme ou avec un petit bouton central; le développement dans la profondeur est faible. Cette forme pléomorphique de l'achorion pousse très vite aussi dans la gélatine en la liquéfiant très rapidement, tandis qu'on sait que l'achorion commun ne liquéfie la gélatine que très lentement.

J'ai cherché à inoculer à la souris ces colonies duveteuses; mais mes tentatives ont échoué.

J'essayai alors d'inoculer le champignon sur mon bras, et j'ai vu, après une très longue période d'incubation, naître un godet typique qui grandit très rapidement. Les rétrocultures de ce godet m'ont donné non pas la forme primitive de l'achorion, mais bien la forme duveteuse pléomorphique. Ainsi je n'ai pu obtenir que des colonies duveteuses en partant des inoculations positives que j'ai obtenues sur le lapin et sur le cobaye. Sur ce dernier animal, je n'ai pas pu produire de vrais godets, mais seulement une forme qui rappelait des trichophyties d'inoculation.

Quelquefois en cultivant la forme blanche duveteuse à la température du laboratoire (12°-15°) sur de la gélose peptonisée ou glucosée j'ai réussi à obtenir des colonies qui montraient un retour aux caractères du type primitif. Dans quelques unes de ces colonies et dans des colonies poussées en dehors du contact de l'air, j'ai rencontré de très nombreux corps jaunes granuleux de Král.

Il semble que l'achorion dans sa vie saprophytique éprouve un besoin très vif d'oxygène, et que les variations des caractères de ses cultures soient justement en rapport avec ce besoin d'oxygène, qui fait passer le champignon graduellement d'une croissance presque exclusivement profonde à une croissance plus abondante, presque exclusivement aérienne.

Les variations ne se bornent pas aux caractères macroscopiques, elles portent aussi sur les organes de fructification.

C'est ainsi que l'on voit que, tandis que dans les colonies primitives de l'achorion on trouve seulement des spores mycéliennes, dans la forme pléomorphique on rencontre une fructification par des spores aériennes disposées latéralement aux hyphes et même des grappes très semblables à celles des trichophytons.

Ces spores, que l'on peut voir dans les cultures en goutte, ainsi que dans des préparations extemporanées du duvet des colonies sur milieux solides, sont d'ordinaire piriformes ou ovales allongées; elles ont un diamètre longitudinal de 4 à 9 µ. et un diamètre transversal de 2,5 à 5 µ; leur contour est simple, le protoplasma dense, homogène.

Quelquefois j'ai pu démontrer des spores semblables dans des colonies qui représentaient des formes de transition.

De mes recherches, il ressort que :

1° Il y a une seule espèce d'achorion du favus humain.

2° L'achorion est un champignon qui présente un pléomorphisme cultural très marqué. Ce fait explique les différences morphologiques que quelques auteurs ont cru suffisantes pour distinguer plusieurs espèces ou variétés ;

3° De toutes les colonies on peut obtenir une forme blanche duveteuse, qui diffère par beaucoup de caractères de la forme primordiale.

Cette forme duveteuse peut, suivant toute probabilité, être identifiée avec l'achorion « de Quincke, l'achorion eutithryx, l'achorion atakton, l'achorion radians de Unna, et avec un achorion décrit par Ingianni.

Elle présente, en raison de ses caractères macroscopiques, de la propriété de liquéfier la gélatine très rapidement et de se développer mieux sur des milieux sucrés que sur des milieux seulement peptonisés, et de sa fructification, bien des ressemblances avec les trichophytons et les microsporum, surtout avec les formes pléomorphiques que l'on peut aisément obtenir de ces champignons.

Cette ressemblance ressortira mieux des préparations que je montrerai tout à l'heure.

DISCUSSION

M. Unna (Hambourg). — Je ne suis pas convaincu de l'identité des différentes formes d'achorion, attendu que j'ai pu, il y a plusieurs années, par inoculation de deux espèces différentes d'achorion *sur la même jambe d'un collègue, obtenir deux espèces de godets, complètement différentes cliniquement.*

M. Sabouraud (Paris). — Je crois, avec M. Bodin, qui doit d'ailleurs donner des détails plus complets sur la question, que chaque champignon favique est susceptible de formes pléomorphiques qui sont capables de causer des lésions différentes.

M. Turri (Pavie). — Je connais très bien les travaux de M. Unna sur l'achorion, mais j'ai pu obtenir beaucoup des types décrits par luimême, en partant d'une colonie dérivée d'une seule spore. C'est la preuve qu'il ne s'agit là d'espèces diverses, mais de faits de pléomorphisme.

SUR LE POLYMORPHISME DES CHAMPIGNONS PARASITES DES TEIGNES
ET EN PARTICULIER DU MICROSPORUM DU CHEVAL

par le docteur E. BODIN

(Rennes).

J'ai fait sur le polymorphisme du *Microsporum* du cheval une série de recherches que je me propose de résumer ici et j'espère montrer, par cet exemple, qu'il y a un grand intérêt, non seulement au point de vue mycologique mais encore au point de vue dermatologique, à reprendre dans ce sens l'étude des champignons parasites. Jusqu'ici, en dehors des travaux récents de MM. Matruchot et Dassonville sur les formes supérieures des parasites des teignes et de l'étude que j'ai faite du polymorphisme du *Microsporum* du cheval, aucune recherche méthodique et spéciale n'a été publiée sur ce point particulier de l'histoire des teignes. Les faits de polymorphisme sont cependant connus et ont frappé tous les observateurs dès les premières cultures de teignes qu'ils ont suivies ; j'ajouterai même qu'il n'y a pas un seul travail de parasitologie cutanée où se trouve nettement précisé ce qu'il faut entendre par pléomorphisme des mucédinées.

Il n'est donc pas inutile, avant que j'expose les résultats de mes expériences, de fixer une fois pour toutes cette notion du polymorphisme des champignons, afin que toute confusion ultérieure soit évitée.

Pour bien comprendre ce qu'est ce polymorphisme, il faut s'adresser aux mycologues de profession, aussi ne puis-je faire mieux que d'emprunter ici aux travaux récents de M. Matruchot[1] et de M. Beauverie[2] où l'on trouvera tout le détail et toute la bibliographie de la question.

Le premier fait important qu'il importe de ne jamais perdre de vue dans l'étude des hyphomycètes, c'est qu'on admet généralement aujourd'hui, après les travaux de Tulasne, de de Bary, de Van Tieghem, de Brefeld, que ces hyphomycètes ne sont que des formes inférieures de champignons plus élevés, principalement d'Ascomycètes et de Basidiomycètes.

On est, par suite de ce fait, en droit de se demander si le groupe

---

1. L. Matruchot, Recherches sur le développement de quelques mucédinées. *Thèse de la Faculté des sciences de Paris*, 21 juin 1892.

2. G. Beauverie. Études sur le polymorphisme des champignons. *Ann. de l'Université de Lyon*, 1899.

des hyphomycètes possède une véritable autonomie, et la plupart des mycologues répondent à cette question par la négative.

La tâche de l'observateur doit donc toujours être de chercher à rattacher une forme inférieure à un champignon supérieur en variant l'observation et l'expérimentation de toutes les manières possibles, puisque c'est la forme supérieure qui seule permettra une classification définitive.

Il ne faudrait pas croire que là se borne le polymorphisme des champignons. Prenons en effet ce seul groupe des hyphomycètes dont l'autonomie est si discutable et nous verrons que chaque espèce peut s'y présenter sous plusieurs formes différentes et, pour mieux fixer cette notion, citons un exemple: le *Penicillium glaucum*, cette moisissure si répandue et si connue de tous, peut, lorsqu'elle végète dans certaines conditions, prendre ces formes qui ont été décrites autrefois comme espèces sous le nom d'*Hygrocrocis*, *Hygrocrocis* et *Penicillium glaucum* ne sont donc pas deux espèces de mucédinées, mais seulement deux formes inférieures d'une seule et même espèce de champignons que Van Tieghem place parmi les Périsporiacées.

Les hyphomycètes nous offrent ainsi deux polymorphismes; l'un dans lequel l'hyphomycète passe d'une forme imparfaite à une forme supérieure, l'autre dans lequel ce même hyphomycète peut revêtir plusieurs formes inférieures. Il convient enfin d'y ajouter une troisième sorte de polymorphisme, car une forme donnée de mucédinée n'est pas absolument immuable dans tous ses caractères et, sous l'influence des variations de milieu, cette forme peut varier dans d'assez larges proportions. Il s'agit alors d'un polymorphisme mal fixé dont MM. Matruchot et Beauverie ont donné de curieux exemples et que M. Beauverie appelle polymorphisme anormal[1].

Ce rapide résumé suffit, je crois, pour établir que la description d'un hyphomycète, même en tant que champignon imparfait, ne saurait avoir de réelle valeur que si elle fait connaître les diverses formes qu'il peut revêtir et dans quelles mesures ces formes elles-mêmes peuvent varier. Maintenant que voilà nettement précisée cette question du polymorphisme, voyons ce que nous savons à ce sujet pour le *Microsporum* du cheval. D'abord, il faut bien se rappeler que personne n'a encore trouvé la forme parfaite des *Microsporum*, pas plus d'ailleurs que celle des *Trichophyton* et des *Achorion*. Des travaux récents ont toutefois fait avancer la question dans cette voie; ils sont dus à MM. Matruchot et Dassonville[2] qui ont procédé, comme l'in-

1. BEAUVERIE. *Loc. cit.*
2. MATRUCHOT et DASSONVILLE. Sur un nouveau *Trichophyton* produisant l'herpès

dique l'un de ces savants, pour l'étude des champignons. Lorsque l'on ne peut obtenir une forme supérieure en partant d'un hyphomycète ou inversement quand on ne peut, en partant d'un champignon supérieur, obtenir un hyphomycète, on peut néanmoins se faire une idée de la place qu'occupe cet hyphomycète parmi les champignons supérieurs en le comparant aux autres formes inférieures dont l'état parfait est connu et en le rangeant à côté de celles avec lesquelles il présente le plus d'analogies. En comparant ainsi les cultures de *Trichophyton* et de *Microsporum* à celles de *Ctenomyces serratus*, MM. Matruchot et Dassonville ont démontré l'extrême ressemblance des formes conidiennes ou inférieures de ces champignons. Ils en concluent que *Microsporum* et *Trichophyton* se rattachent aux Gymnoascées parmi les Ascomycètes et qu'ils appartiennent plus particulièrement au genre *Ctenomyces*. Tel est à l'heure actuelle l'état de nos connaissances sur les formes supérieures des *Microsporum* et des autres parasites des teignes.

Voici maintenant l'exposé de ce que j'ai observé relativement au polymorphisme du *Microsporum* du cheval en tant que mucédinée, exposé que je ferai aussi succinctement que possible en laissant dans l'ombre les faits qui ne sauraient avoir de conséquences au point de vue de la parasitologie cutanée et qui ne relèvent que de la mycologie pure.

On se rappelle que j'ai isolé de l'herpès contagieux du poulain et de certaines lésions cutanées de l'homme contaminé par des chevaux atteints d'herpès, un champignon qu'il est possible, en raison de ses caractères généraux, de rattacher aux *Microsporum*. Or, en étudiant les cultures de ce *Microsporum* du cheval et en les soumettant à diverses influences, j'ai prouvé que ce parasite peut revêtir, dans son état d'hyphomycète, trois formes différentes qui semblent au premier abord bien nettement séparées : la forme *Endoconidium*, la forme *Acladium*, la forme *Oospora*.

1° *Forme Endoconidium*. — C'est celle sous laquelle j'ai découvert le parasite, car c'est elle que l'on obtient constamment en cultures lorsque l'on part d'une lésion épidermo-pilaire animale ou humaine contenant des filaments mycéliens sporulés. Possédant un appareil végétatif très analogue, sinon semblable à celui des autres *Microsporum*,

du cheval. *C. R. de l'Acad. des sciences*, août 1898. — Sur la position systématique des *Trichophyton* et des formes voisines dans la classification des champignons. *C. R. de l'Acad. des sciences*, 5 juin 1899. — Sur les affinités du *Microsporum*. *C. R. de l'Acad. des sciences*, 10 juillet 1899. — Sur le *Ctenomyces serratus* Eidam comparé aux champignons des teignes. *Bull. de la Soc. mycol. de France*. t. XV, 4e fasc., 1899, p. 305.

cette forme *Endoconidium* donne des cultures qui sont constamment glabres et qui prennent sur l'agar au moût de bière un aspect caractéristique, revêtant l'apparence d'un gâteau continu, plus ou moins plissé et d'une belle teinte ocre jaune tirant sur le rouge. Cette forme est inoculable au cheval chez lequel elle reproduit des lésions d'herpès contagieux.

2° *Forme Acladium*. — Que l'on soumette les cultures de cette forme *Endoconidium* à une température constante de 35 degrés environ sur un substratum nutritif riche en matériaux azotés organiques, et l'on obtiendra aisément en quelques semaines une forme nouvelle, la forme *Acladium* qui se reconnaît d'autant mieux que ses cultures, toujours blanches et duveteuses, tranchent d'une façon très nette sur les gâteaux glabres que donne la forme *Endoconidium*. Cette nouvelle forme du parasite se caractérise, au point de vue morphologique, par la production de petites conidies se disposant comme chez les *Acladium* et par là elle se rattache tout à fait intimement aux *Microsporum* chez lesquels ce mode de fructification est habituel.

La forme *Acladium* offre cette particularité d'être, dans les conditions habituelles des cultures des laboratoires, parfaitement fixe sur tous les milieux nutritifs usuels. Il est donc impossible, sur ces divers milieux, d'opérer le retour de cette forme à la forme *Endoconidium* dont elle naît avec facilité. Ce retour est possible cependant, mais il faut pour cela abandonner les milieux de culture artificiels et recourir au milieu animal vivant. En effet l'inoculation de la forme *Acladium* reproduit sur le cheval et sur le cobaye des lésions de tondante dans lesquelles les poils malades sont engainés par un étui de sporules semblables à celles de l'herpès contagieux du poulain. Or j'ai dit tout à l'heure qu'en ensemençant les spores d'une lésion pilaire d'herpès contagieux, on obtient constamment la *forme Endoconidium* du parasite. Théoriquement nous devons donc, en semant sur l'agar des spores provenant d'une tondante expérimentale causée par l'inoculation de la forme *Acladium*, obtenir une culture de la forme *Endoconidium* et c'est ce que l'expérience confirme. J'ai pu ainsi plusieurs fois passer de la forme *Endoconidium* à la forme *Acladium* et revenir de celle-ci à celle-là après passage sur le cobaye.

Ce fait mérite d'attirer tout particulièrement l'attention, car il montre que le passage par le milieu animal vivant, toujours si complexe, est seul susceptible d'opérer pour une mucédinée parasite ce que les milieux artificiels les plus variés ne peuvent déterminer : c'est un fait nouveau dont il est bon de se souvenir, car il pourra trouver ultérieurement son application dans l'étude d'autres parasites.

3° *Forme Oospora*. — Passons maintenant à la troisième forme du parasite, à la forme *Oospora* qui est certainement la plus curieuse et celle qui donne lieu aux déductions générales les plus importantes. Tout à l'heure j'ai indiqué que, dans les conditions habituelles des laboratoires, la forme *Acladium* reste bien fixe. Mais si l'on soumet ces cultures à certaines conditions dont les principales sont : l'aération suffisante, l'épuisement du milieu nutritif, la dessiccation lente à une température inférieure à 25 degrés, la variation quotidienne de la température reproduisant les oscillations thermiques qui proviennent de la succession des jours et des nuits, on arrive à obtenir une troisième forme du champignon qui se traduit par l'apparition, sur les cultures blanches duveteuses, affaissées, de petits îlots plâtreux arrondis, tantôt isolés, tantôt entourés de cercles concentriques. Isolée sur tous milieux, cette nouvelle forme donne des cultures très particulières que j'ai vues jusqu'ici absolument fixes et dont les caractères se rapprochent singulièrement de ceux des cultures de certains *Streptothrix*. Voici déjà des caractères spéciaux bien éloignés de ceux des deux autres formes du *Microsporum*, mais si l'on étudie les cultures au microscope les différences frapperont encore plus l'observateur. En effet, les dimensions, la structure et les caractères morphologiques de cette forme permettent de la rattacher au genre *Oospora* et de la ranger, parmi les *Oospora*, dans ce petit groupe connu sous le nom de *Streptothrix* et dont les parasites du pied de Madura, du farcin du bœuf, de la pseudo-tuberculose d'Eppinger, de l'actinomycose, sont les représentants les plus connus.

Et que l'on ne s'y trompe pas, il ne s'agit pas ici d'analogies plus ou moins éloignées, mais de similitudes si grandes à tous les points de vue que l'on peut considérer la forme *Oospora* du *Microsporum* comme l'un des types les mieux caractérisés de ce groupe des *Streptothrix*.

Ces faits semblent tout d'abord fort surprenants, mais, à bien envisager les choses, on voit qu'il en existe en mycologie qui s'en rapprochent singulièrement.

Ainsi M. Beauverie [1], dans l'étude qu'il a faite du *Botrytis cinerea*, signale la naissance, dans les cultures âgées et épuisées de cette mucédinée, de formes spéciales remarquables par l'exiguïté de leurs dimensions et la disposition fréquente de leurs sporules en chapelets à l'extrémité des hyphes.

A ces formes il donne le nom de *formes sporidifères* et il fait remarquer que des faits semblables ont été signalés chez la *Peziza tube-*

1. Beauverie. *Loc. cit.*

rosa, chez la *Peziza sclerotiorum*, chez les *Sordaria* par de Bary et chez la *Stromatinia linhartiana* par Prillieux. Étant données les conditions dans lesquelles apparaît la forme *Oospora* du *Microsporum* du cheval, je crois qu'il est possible d'établir une certaine analogie entre elle et ces formes sporidifères dont parle M. Beauverie.

Jusqu'ici j'ai vu la forme *Oospora* constamment fixe et je n'ai pu en opérer le retour à la forme *Acladium* dont elle provient; c'est encore là un fait qui ne doit pas nous surprendre car les travaux mycologiques en fournissent plus d'un exemple.

Quant à ce qui est de l'action pathogène de cette forme *Oospora*, elle est bien nette ; MM. Le Calvé et Malherbe[1] ont en effet dans un certain nombre de cas de tondantes équines *spéciales* retrouvé dans les lésions épidermo-pilaires cette forme *Oospora* à laquelle ils ont donné le nom de *Trichophyton minimum*[2] et ils ont pu, par l'inoculation expérimentale des cultures, reproduire des lésions semblables de tondante sur le cheval, le chien et le cobaye.

L'action pathogène de cette forme *Oospora* se trouve donc bien nettement confirmée par ces recherches qui en outre ont mis en lumière un fait nouveau digne d'attirer l'attention. L'affection causée chez le cheval par la forme *Oospora* du *Microsporum* diffère en effet au point de vue clinique de l'herpès contagieux du poulain, et elle offre une allure peladoïde qui la fait ressembler singulièrement à la dermatose occasionnée par le *Dermanyssus gallinae*.

Tels sont les faits que j'ai démontrés au sujet du polymorphisme du *Microsporum* du cheval; ils comportent un grand intérêt, non seulement au sujet de l'histoire de ce parasite, mais encore en parasitologie générale, car on peut en tirer plusieurs déductions.

D'abord ces faits nous montrent combien une mucédinée parasite peut être pléomorphe dans ses formes inférieures, puisque un même hyphomycète, le *Microsporum* du cheval, peut prendre trois formes différentes que l'on prendrait certainement pour trois espèces distinctes si l'on n'avait la notion du lien qui les relie les unes aux autres.

J'ai pu ensuite retirer de cette étude une méthode de retour d'une forme à l'autre d'un champignon par passage sur l'animal vivant, méthode qui pourra recevoir ses applications utiles dans les recherches

---

1. Le Calvé et Malherbe. Sur un Trichophyton du cheval à cultures lichénoïdes. *Arch. de parasit.*, 1899, p. 218, et *Arch. de parasit.*, octobre 1899, et *Arch de parasit.*, 15 mai 1900.

2. Voir sur ce point E. Bodin. Note additionnelle sur la forme *Oospora* du *Microsporum* du cheval. *Arch. de parasit.*, 1899, p. 000.

ultérieures sur le polymorphisme des autres parasites cryptogamiques.

Enfin les faits relatifs aux inoculations de la forme *Oospora* du *Microsporum* et à la tondante qu'elle détermine sur le cheval ont une importance très grande parce qu'ils établissent que deux affections cliniquement différentes chez le même animal peuvent être causées par deux formes d'un seul et même parasite, le *Microsporum*. Je ne veux point tirer de là une conclusion qui serait trop hâtive, mais il est évident que l'on peut se demander après cela si la question de la pluralité des teignes est tout à fait tranchée et si la vérité n'est pas beaucoup plus simple à ce sujet que nous le pensons aujourd'hui.

Et si maintenant, laissant de côté l'histoire des teignes, nous envisageons les faits de polymorphisme du *Microsporum* du cheval au point de vue de la parasitologie en général nous en tirerons encore des déductions intéressantes.

La découverte de la forme *Oospora* de ce *Microsporum* vient en effet nous montrer que les parasites de l'actinomycose, du farcin du bœuf, du pied de Madura, ne sont pas si éloignés qu'on le pense des champignons des teignes puisque tous ces hyphomycètes peuvent, à un moment donné, revêtir des formes appartenant à un même groupe de mucédinées. Rapprochons maintenant ces faits de ceux que j'ai signalés relativement aux formes qui relient étroitement les *Achorion* aux *Trichophyton*[1] et nous verrons qu'il existe entre tous les champignons des mycoses, des relations étroites, dans leur état de mucédinées du moins.

En outre nous verrons que la forme *Oospora* du *Microsporum* n'est pas sans valeur pour la classification des parasites. On sait en effet que, malgré les belles recherches de MM. Sauvageau et Radais[2], certains auteurs continuent à ranger les *Streptothrix* parmi les bactéries: or nul fait plus que celui que j'ai observé pour le *Microsporum* du cheval n'est susceptible de faire cesser toute erreur à ce sujet puisque l'un des types les mieux caractérisés de ces *Streptothrix* est précisément la troisième forme du *Microsporum* du cheval, lequel est une mucédinée avérée.

On voit donc que les recherches que j'ai faites sur le polymorphisme du *Microsporum* du cheval, qui semblaient ne devoir comporter qu'un intérêt purement mycologique, donnent lieu à d'importantes déductions tant au point de vue général qu'au point de vue dermatologique. Aussi la conclusion qui me semble s'imposer maintenant

1. E. BODIN. Sur les Favus à lésions trichophytoïdes. *Soc. de Biologie*, 1896.
2. SAUVAGEAU et RADAIS. *Ann. de l'Institut Pasteur*, 1892.

c'est qu'il est indispensable de reprendre au point de vue du polymorphisme l'étude de toutes les mucédinées parasites que nous connaissons.

DISCUSSION

M. BALZER (Paris). — Au sujet de cette question du polymorphisme des champignons dans les teignes, je demande à faire part au Congrès de quelques constatations que j'ai faites plusieurs fois, par le simple examen microscopique, il est vrai. Dans le sycosis, je n'ai jamais vu varier la forme du champignon, et j'ai toujours trouvé le tricophyton géant. Mais dans la teigne, et notamment dans deux cas bien présents à ma mémoire, où j'avais constaté pendant plusieurs mois la forme microsporique, j'ai vu à un moment donné le tricophyton géant se substituer à la forme précédente. Ces cas curieux m'intriguent beaucoup et je serais heureux d'obtenir à ce sujet les explications de mes collègues.

M. SABOURAUD (Paris). — Je répondrai à M. Balzer :

1° Il existe des exemples d'inoculation du microsporum Audouïni des animaux à la barbe de l'adulte ;

2° En vérité les noms de microsporum, mégalosporon désignent une forme parasitaire qui n'est pas distincte seulement par la dimension des spores de parasite qui sont un peu variables, mais par la structure même du parasite. Ainsi le microsporum a un mycélium intra-capillaire qui est plus caractéristique que sa spore.

Il n'y a pas de changement dans la nature du parasite, la culture en fait foi — mais des modifications minimes dans la dimension de spores du parasite.

LÉSIONS EXPÉRIMENTALES HISTOLOGIQUES
PAR LA CULTURE DU TRICHOPHYTON TONSURANS

par le docteur Antoine STRAVINO

(Naples).

L'étude des hyphomycètes a été l'objet de recherches assidues et d'examens spéciaux de la part des dermatologistes. Et, en effet, nous connaissons à fond la manière de vivre et de se propager de ce parasite, les lésions qu'il provoque sur la peau, son traitement préventif, tandis que le débat est encore ouvert pour savoir s'il y a unicité ou pluralité de types.

Un champ encore inexploré est celui qui se rapporte aux effets pathogènes, provoqués sur le sang et sur les tissus par l'inoculation de cultures trichophytiques.

Avant d'entrer dans l'exposé du sujet sur lequel j'ai fait des expériences, on sait qu'il faut, pour la recherche du parasite, faire l'examen microscopique des cheveux et des poils, des squames épidermiques, des rognures d'ongles, c'est-à-dire de toutes les parties où le parasite peut faire son nid avec ses *filaments* et avec sa série de *spores* ou de *gonidies*. Il faut d'abord laver avec de l'alcool et du savon la tête ou le tissu sur lequel se trouve le trichophyton ; puis, après en avoir constaté la présence, on fait un nouveau lavage avec de l'eau stérilisée et de l'alcool, et l'on transporte avec une anse de platine le cheveu ou le poil dans de petits flacons stérilisés fermés par un bouchon d'ouate.

Je me dispenserai d'entrer dans la discussion de la classification botanique du trichophyton ; je n'examinerai ni les détails des éléments qui le composent, ni — comme je viens de le dire — la question de l'unicité ou de la pluralité des types, parce que de savants dermatologues italiens (Majocchi, Campana, Mibelli, Ducrey, Carruccio et autres) et étrangers (Sabouraud, Unna, etc.) y ont déjà apporté de très belles contributions ; mais j'aborderai la question des inoculations.

On peut exécuter des expériences d'inoculations des cultures sur l'homme et sur les animaux, en prenant le produit des cultures et en le transportant sur la peau : on peut ainsi en obtenir quelquefois un résultat négatif ou bien, d'autres fois, un résultat positif. — L'inoculation peut produire chez l'homme, vers le troisième jour, une zone rouge saillante qui s'élargit petit à petit. Puis on a une plaque rouge de forme circinée, c'est-à-dire un cercle dans lequel le centre est pâle, tandis qu'à la périphérie il y a formation de vésicules et de squames : les cheveux et les poils en sont envahis à tel point qu'ils tombent. — A mesure que le processus avance, on peut voir apparaître les produits pyogènes dans les vésicules et en suivre les procédés suppuratifs. — On voit donc que la culture du trichophyton provoque des modifications de la peau, lesquelles vont des processus irritatifs jusqu'aux processus inflammatoires les plus avancés avec leurs résultats désastreux. — Étudions-en maintenant les effets sur la circulation et sur les tissus.

J'ai pu enlever avec une pince, à quelques malades qui venaient à mon dispensaire, des poils et des cheveux, que j'ai cultivés, suivant les méthodes nécessaires, sur des terrains nutritifs appropriés ; j'en présente trois exemples, où j'ai obtenu des cultures positives.

Albert Fl..., atteint de trichophyton depuis vingt mois. Localisation du parasite dans les poils de la barbe.

Examen microscopique positif. Développement de colonies ayant l'aspect d'un flocon blanc. Les colonies se développent en couvrant le poil d'où elles proviennent.

Joachim Sor..., malade depuis quinze mois. Trichophyton des cheveux. Examen microscopique positif : on voit des spores isolées et en série, quelques-unes dans le cheveu. Après les avoir lavés dans de l'alcool et de l'eau distillée stérilisée, on les transporte dans de l'agar à la glycérine. — Résultat positif.

Pasqua Ven..., quinze ans, malade depuis deux ans. Tricophyton des cheveux et de la peau du cou. Examen microscopique positif : on voit dans les cheveux des spores de différentes grandeurs — culture sur l'agar-peptone-maltose.

Je me suis servi de ces cultures que j'ai étendues avec de l'eau stérilisée et je les ai inoculées à plusieurs lapins à des doses variant d'un demi-centimètre cube à 2 centimètres cubes en faisant quelques injections dans le tissu cellulaire sous-cutané, d'autres dans la veine auriculaire, d'autres encore en trépanant le crâne et en injectant dans la cavité sous-arachnoïdienne.

Quelques-uns des lapins sur lesquels j'ai fait des expériences ont eu de l'élévation de la température ; d'autres des troubles de la motilité ; d'autres enfin sont morts. — De ceux qui ont succombé, j'ai fait l'autopsie, et j'ai gardé quelques morceaux pour en faire l'étude histologique. — Ces morceaux furent fixés dans une solution saturée de sublimé, où ils restèrent 24 heures, puis dans de l'eau ou de la teinture d'iode pour en ôter l'excès de sublimé. — D'autres morceaux ont été fixés dans l'alcool et le liquide de Müller. — Les premiers furent inclus dans de la paraffine, puis colorés au picrocarmin de Bizzozzero et de Friedländer, et les autres à l'hématoxyline. — Les organes examinés furent le foie, les reins, le cœur, l'estomac et la peau.

EXAMEN HISTOLOGIQUE :

Le foie. — Il se présente un peu augmenté de volume, d'une couleur tendant au jaune grisâtre, le système capillaire développé. — On remarque une légère augmentation du tissu connectif périacineux avec infiltration parvicellulaire. — Il y a dilatation du système vasculaire sanguin (capillaires) et, par conséquent, diminution relative des zones hépatiques voisines. Les cellules sont dans quelques points diminuées de volume, dans d'autres atrophiées, dans quelques autres détruites.

Reins. — On y constate des lésions vasculaires avec altérations des épithéliums sécrétants, mais dans les glomérules on remarque des altérations inflammatoires. — Le tissu connectif interstitiel de la substance corticale est légèrement augmenté, de même que celui du côté limitant, entre la partie corticale et la partie médullaire. — Dans l'épithélium des *tubuli contorti* on remarque aussi une légère atrophie des éléments cellulaires.

Cœur. — Au milieu des fibres musculaires du cœur, on trouve une grande quantité de sang infiltrée, qui sépare et écarte les faisceaux musculaires. Ce sang extravasé est, sur quelques points, réuni en grande abondance, tandis que, sur d'autres, il est à peine appréciable et seulement visible au microscope. — Les fibres musculaires cardiaques ne montrent point d'altérations importantes ; de même, les altérations inflammatoires des parois vasculaires, et la modification qualitative et quantitative du courant de plasma qui se fait vers les tissus *ont eu pour origine les lésions des capillaires.*

Considérations. — Le trichophyton introduit dans la circulation expérimentalement a produit dans les organes du lapin quelques altérations appréciables à l'examen microscopique. Il n'y a aucun doute qu'il n'ait exercé une action toxique sur la nutrition des cellules, en en modifiant les échanges nutritifs, d'où l'inflammation du tissu interstitiel du foie et du rein et l'atrophie des éléments parenchymateux. Et les conséquences fâcheuses des lésions de ces organes sont évidentes, parce que la cellule hépatique assure la nutrition des tissus, protège l'économie, soustrait aux tissus les produits nuisibles qui seront éliminés par la bile, règle la thermogenèse, fonctions complexes dont les troubles sont la source de graves accidents ; enfin, l'action protectrice du foie fait défaut. — Ainsi, l'inflammation du rein détermine la rétention des éléments de l'urine et l'accumulation dans le sang des produits des échanges organiques. Mais l'action la plus nuisible a été exercée par la culture du trichophyton sur les vaisseaux capillaires du cœur, lesquels ont subi comme une espèce de désorganisation de leur paroi, de sorte que cette dernière, cédant à la pression du sang, s'est rompue en plusieurs endroits, ce qui a produit cette énorme hémorragie du myocarde. — En présence de ces lésions, on peut conclure sans aucun doute « *que la culture du trichophyton a une action toxique sur l'organisme du lapin* ».

LA RÉPARTITION GÉOGRAPHIQUE DU FAVUS DANS LA PROVINCE DE ROME

par le docteur G. CIARROCCHI

(Rome).

La carte ci-jointe fait partie d'une étude que je suis en train d'achever sur les dermatomycoses faveuse et trichophytique, au point de vue hygiénique, prophylactique et thérapeutique.

Elle se rapporte aux enfants atteints de favus, provenant de la province de Rome, traités à l'hôpital dermatologique de S. Gallicano pendant le xixᵉ siècle.

L'hôpital S. Gallicano fondé en 1725 pour les maladies de la peau, et particulièrement pour les teignes, a été sans interruption le centre unique, et généralement connu, pour la cure des teigneux de la province de Rome.

On a donc pu extraire de ses registres des chiffres précis et véridiques pour une étude sur la répartition géographique du favus dans cette province.

Mes recherches, outre qu'elles sont basées sur des faits positifs, offrent aussi la garantie d'avoir pour base un riche matériel, et de comprendre tout un siècle.

Le nombre des faveux de la province de Rome soignés à l'hôpital S. Gallicano pendant le xixᵉ siècle s'élève à 5574.

Le nombre de teigneux est indiqué sur la carte pour chaque centre habité, selon la part qui lui appartient, par des disques de trois dimensions différentes : les plus grands représentent un groupe de 10 teigneux, les disques moyens représentent un groupe de 5, et les petits disques représentent un seul teigneux.

Pour plus de clarté j'ai dessiné, à côté de chaque centre habité, sa configuration et sa grandeur, et j'ai indiqué le nombre de ses habitants ; j'ai cru superflu de délimiter les confins territoriaux de chaque centre habité, les paysans de la province romaine habitant pour la plus grande partie dans les centres.

Ma carte relève les deux faits suivants :

a) La province de Rome, quant à la distribution géographique du favus, peut être nettement divisée en deux parties, séparées l'une de l'autre par le Tibre, c'est-à-dire, la partie sud-est, et la partie nord-ouest. Les cas de favus soignés à S. Gallicano pendant le xixᵉ siècle proviennent pour les 9/10 de la partie sud-est de la province : c'est là un véritable foyer exactement et fort bien délimité.

b) Dans ce foyer, la maladie n'est pas uniformément et proportionnellement répandue selon la densité de la population et l'importance des centres d'habitations, le foyer étant au contraire constitué par autant de foyers mineurs.

Les notes relatives aux faveux qui ont servi à établir ma carte ont mis en évidence ce qui suit :

1° La grande majorité des faveux provient de la campagne et des petits centres habités de la province : les teigneux provenant de la ville de Rome représentent une minorité notable.

2° Pour presque tous les teigneux de la ville de Rome, on peut démontrer, ou bien que le favus a été acquis hors de la ville, ou bien que les malades habitent dans les faubourgs, ou dans des parties très rapprochées de la campagne, ou bien qu'ils ont pris le favus de teigneux venus de la campagne à Rome.

3° Le foyer limité à la région sud-est de la province de Rome ne représente pas un phénomène passager en rapport avec quelque cause accidentelle, mais c'est un fait constant, démontré par l'affluence continuelle et tout à fait prépondérante à S. Gallicano des malades de cette région pendant tout le XIX° siècle. Cela (bien que, pour des raisons diverses faciles à comprendre, l'affluence soit variable, et quelquefois d'une manière extraordinaire, d'une année à l'autre) est prouvé par le tableau page 441 dans lequel est indiqué par groupes de dix ans chacun, depuis 1850, le nombre des faveux reçus à S. Gallicano provenant de quelques centres de la province.

4° Les faveux de S. Gallicano sont de préférence des enfants, à peu près 2/5 de garçons et 1/5 de filles, de l'âge de 2 à celui de 15 à 18 ans. Les adultes, pour raison de discipline, n'ont jamais été accueillis à l'hôpital ; mais il n'est pas rare de voir s'en présenter à la consultation de l'âge de 20 à 50, même jusqu'à 70 et 80 ans, qui sont atteints de favus depuis leur enfance.

5° Dans l'histoire de chaque faveux on peut en général constater qu'il a été contagionné par un autre membre de sa famille ou par quelqu'un de sa connaissance. La répétition lente des cas de favus chez plusieurs membres de la même famille à des époques successives pendant une longue série d'années, voire même pendant deux ou trois générations, et dans plusieurs branches d'une même famille, se présente très fréquemment à l'observation.

Je citerai, entre autres, un exemple classique ; dans la première moitié de ce siècle deux frères faveux furent admis à S. Gallicano ; ils avaient acquis la maladie de leurs parents faveux ; à des années d'intervalle, 7 fils du premier et 6 de l'autre ont été admis à l'hôpital pour être guéris du favus : le dernier d'eux se trouve encore à l'hôpital.

Voilà donc plus d'un demi-siècle et peut-être plus d'un siècle de contagion lente du favus d'un membre à l'autre d'une même famille !

Des faits que nous venons d'exposer résultent logiquement les corollaires suivants :

a) Si dans la province de Rome le favus existe depuis des siècles, la cause en est la permanence obstinée d'un foyer limité à la zone sud-est de la province.

b) La ville de Rome et la vaste zone nord-ouest de sa province seraient presque exemptes du favus si ce foyer permanent du sud-est

COMMUNES	TEIGNEUX				
	De 1850 à 1859	De 1860 à 1869	De 1870 à 1879	De 1880 à 1889	De 1890 à 1899
Albano Laziale	16	9	5	9	25
Castel Madama	15	14	29	22	4
Marino	8	5	11	9	5
Tivoli	10	8	10	10	14
Frosinone	22	51	74	28	40
Ceccano	2	—	6	79	29
Ferentino	8	8	12	51	16
Paliano	7	10	5	17	2
Piglio	14	29	11	18	8
Piperno	—	5	4	27	15
Sgurgola	—	6	18	41	12
Viterbo	—	9	15	4	14
Soriano	—	—	5	2	40
Vignanello	5	5	10	5	3
Segni	12	15	12	9	10
Velletri	7	8	22	25	11
Civitavecchia	4	—	4	6	8
Corneto	2	—	5	1	14

n'existait pas. De là la contagion se répand facilement au nord-ouest et même à Rome, par l'intermédiaire surtout de la population nomade, qui travaille dans l'*Agro Romano*.

c) S'il est vrai que les conditions du terrain, la cohabitation avec les animaux domestiques, l'état spécial des habitations même, peuvent donner quelque valeur à l'hypothèse, que la cause de la permanence du foyer faveux dans le sud-est réside dans les rats, les souris, les chats, les chiens, les poules, les porcs, les bœufs faveux ; si tout cela peut être un facteur probable, il n'est pas moins vrai que les observations sus-mentionnées font conclure que la cause presque exclusive est la contagion directe d'un homme à l'autre.

d) Si la maladie a persisté jusqu'aujourd'hui, la cause n'en est pas la *quantité* de la contagion, car ordinairement il n'a pas été présenté par an plus de 1, 2, 3 ou 4 demandes d'admission à l'hôpital de n'importe quel pays de la province ; mais la cause repose absolument dans la *qualité* de la contagion : contagion lente, faible, quelquefois même étrangement inoffensive, car on peut observer dans une famille un enfant faveux sans qu'il donne sa maladie à ses frères, et même un mari qui ne la communique pas à sa femme ; contagion dont un individu faveux dès son enfance peut garder le germe jusqu'à son extrême vieillesse, mais contagion qui multiplie inexorablement ses victimes.

De sorte qu'un petit nombre de sujets faveux âgés peuvent suffire pour entretenir pendant des dizaines et des dizaines d'années un foyer dans n'importe quel centre habité.

e) L'élimination de plusieurs cas isolés pourra faire obstacle à l'extension du foyer faveux dans une région donnée, mais on ne réussira pas à le détruire ; la preuve manifeste en est S. Gallicano même, qui, bien qu'ayant délivré la province dans ce siècle de 5574 faveux, a laissé cependant presque intact le foyer dont nous nous occupons.

Il est donc clair que, dans les régions où existe quelque foyer faveux, outre qu'on doit isoler et soigner dans un hôpital spécial les cas les plus graves et les plus urgents, il faut encore en même temps paralyser ces quelques vieux cas, qui maintiennent d'une façon permanente la contagion dans un centre quelconque, en organisant des traitements *obligatoires* sur place.

Avec les progrès de l'hygiène publique moderne, et avec les connaissances exactes qu'on a sur la nature et la marche de cette contagion, il est permis d'espérer que bientôt le favus disparaîtra de l'Europe. C'est aux dermatologistes à éclairer les pouvoirs publics ; c'est pourquoi j'ai cru utile de revenir sur ce sujet devant ce Congrès, en terminant par les paroles mêmes par lesquelles notre très regretté collègue M. H. Feulard commençait son rapport sur ce même sujet à l'occasion du deuxième Congrès international de dermatologie et de syphiligraphie tenu à Vienne en 1892 : « S'il est des questions qui méritent avant tout d'être étudiées et discutées dans les Congrès internationaux, ce sont celles qui ont trait à certaines maladies contagieuses, plus ou moins répandues suivant les divers pays, et pour la prophylaxie et la guérison desquelles il est grandement utile de comparer ce qui se passe chez chacun, et les résultats obtenus par les divers systèmes employés. »

CONTRIBUTION A LA PATHOLOGIE DU CHANCRE INDURÉ :
LES VAISSEAUX SANGUINS ET LYMPHATIQUES

par le docteur EHRMANN

(Vienne).

Afin d'acquérir une idée générale sur l'anatomie pathologique du chancre induré, je pratique depuis plusieurs années l'injection des vaisseaux lymphatiques et sanguins du prépuce.

Je ne puis discuter en détail les questions dont il s'agit ; je dois plutôt me restreindre à vous expliquer quelques dessins et préparations et vous indiquer les conclusions que j'en tire.

Vous voyez ici une coupe du prépuce au point où la lame externe se continue avec la lame interne, vous voyez la partie excoriée, vous voyez les papilles et la couche épineuse de l'épiderme élargis à la périphérie. L'élargissement correspond exactement à la sclérose naissante. En même temps les vaisseaux lymphatiques s'allongent. Mais dans la partie excoriée ils ne forment plus des lacets, mais un réseau épais dont les branches sont énormément dilatées à la surface et comprimées par l'infiltration dans la profondeur. Puis ils deviennent plus rares et les lymphatiques sont isolés et dilatés en cul-de-sac.

Ici l'on peut constater un fait très important qui n'a pas encore été signalé : quelques vaisseaux lymphatiques paraissent remplis, bourrés de leucocytes mononucléaires, de lymphocytes.

En analysant ces faits nous arrivons à la conclusion, que le virus syphilitique, après avoir pénétré dans le derme, s'étend vers la périphérie, en formant soit une sclérose initiale d'une dureté cartilagineuse, soit un chancre parcheminé, soit un œdème induré ; car on trouve l'infiltration du corps papillaire parfois limitée en bas par une couche de fibres élastiques et serrée entre cette couche et le réseau superficiel élastique normal, ce qui produit la forme lamelleuse et cartilagineuse. Parfois l'infiltration dépasse cette couche élastique, ainsi se produit l'œdème induré.

D'abord dans le corps papillaire l'infiltration entoure les vaisseaux sanguins et lymphatiques indifféremment, mais à la partie profonde de la sclérose initiale l'infiltration se propage le long des vaisseaux lymphatiques presque exclusivement. Cette masse cellulaire enveloppe les vaisseaux lymphatiques dont les plus gros peuvent être perçus sous la peau par la palpation.

Les troncs des artères et des veines sont pour la plupart libres de l'infiltration.

Puis on trouve des bandes d'infiltration autour de divers organes; les troncs nerveux, les muscles lisses, les corpuscules de Pacini toujours accompagnés par une infiltration des vaisseaux sanguins de nouvelle formation constituant un réseau très fin. Cela prouve que le virus syphilitique se propage aussi par les fentes du tissu connectif et il marque sa trace partout par une formation de capillaires sanguins.

Feu le regretté Auspitz et puis Koch, élève de Jadassohn, ont mis en doute que la marche du virus se fasse par l'intérieur des voies lymphatiques mêmes. Mes recherches prouvent *que les vaisseaux eux-mêmes contiennent le virus.*

M. Cornel Beck a démontré dans mon laboratoire, que dans l'œdème induré les vaisseaux lymphatiques et leurs manchons d'infiltration sont enveloppés dans une gaine commune de fibres élastiques. Mais plus tard, j'ai trouvé deux couches différentes de fibres élastiques autour des vaisseaux lymphatiques. Les vaisseaux lymphatiques sont entourés à l'état normal d'un réseau de capillaires sanguins qui pénètrent presque jusqu'à l'endothélium. Or ces vaisseaux forment l'infiltration par l'émigration des leucocytes, et cette infiltration est enveloppée dans un réseau élastique très fin en forme de corbeille. Puis nous trouvons une seconde couche d'infiltration, celle qui forme les nodosités et qui parfois est aussi entourée d'une seconde couche élastique.

La première couche résulte de la présence du virus syphilitique qui pénètre dans les lymphatiques et produit une émigration des leucocytes par chémotaxis, mais le virus lui-même est contenu dans les vaisseaux lymphatiques.

On trouve dans cette couche, qui forme les nodosités, un fait très remarquable, que j'ai déjà mentionné. Les petites ramifications des vaisseaux lymphatiques dans les nodosités sont remplies, *bourrées* de lymphocytes. Ces ramifications pénètrent dans la couche interne en s'abouchant dans les grands vaisseaux.

Or, je ne doute pas que les formations que j'ai décrites soient causées par le virus syphilitique progressant dans les vaisseaux lymphatiques fins qui s'abouchent dans les vaisseaux lymphatiques plus gros.

De plus je trouve les mêmes formations dans la substance corticale des ganglions syphilitiques correspondants.

Les nodosités présentent un ramollissement déjà observé par Koch, qui a prétendu qu'il s'agit d'une destruction gommeuse précoce, mais

dans mes préparations on voit que ce ramollissement provient de
l'involution des capillaires sanguins de nouvelle formation. On voit
le réseau capillaire se raréfier et par suite il se produit une dégénérescence graisseuse, mais non la nécrose sèche, qu'on trouve dans les
gommes vraies. C'est la même chose qui se passe à la surface ulcérée
du chancre induré.

Pour continuer mes recherches, j'ai pratiqué la cataphorèse électrique du sublimé sur le chancre induré de la manière que j'ai déjà
décrite. Or on voit la sclérose diminuer de jour en jour en commençant par l'induration superficielle et l'on peut palper les vaisseaux
lymphatiques, qu'on ne pouvait pas sentir auparavant. Par cette
méthode les plus grandes scléroses initiales disparaissent dans l'espace
de 8 à 10 jours. J'emploie cette méthode comme traitement abortif de
la syphilis; j'en rendrai compte plus tard, quand le nombre des cas
traités par elle sera plus grand. Maintenant, je crois dans deux cas
avoir arrêté, coupé la syphilis par ce procédé.

ÉTIOLOGIE ET ANATOMIE PATHOLOGIQUE DES LYMPHANGITES
BLENNORRHAGIQUES, SYPHILITIQUES ET VÉNÉRIENNES

par le docteur G. NOBL

(Vienne).

En étudiant les lésions anatomiques qui caractérisent les altérations
produites dans les vaisseaux lymphatiques au cours des maladies vénériennes, j'ai abordé un de ces terrains spéciaux qui n'ont été que très
faiblement éclaircis jusqu'à présent. Il est vrai que l'on connaît depuis
bien longtemps la fréquente participation du réseau lymphatique aux
altérations vénériennes; on sait que son rôle principal est de propager
le virus dans toutes ses formes; la description du tableau clinique
des maladies vénériennes, blennorrhagiques et syphilitiques qui dépendent des vaisseaux lymphatiques, a été faite dans tous ses détails.
Mais, quant à leur étude anatomique, elle n'atteint pas le niveau des
expériences cliniques.

Excepté quelques contributions casuistiques, où sont traitées superficiellement les altérations vénériennes des vaisseaux lymphatiques,
autant que je suis au courant de la littérature spéciale, je ne pourrais citer que quelques recherches, qui ont trait à des faits isolés.

Cependant ces travaux s'occupent seulement de la sclérose syphilitique du cordon lymphatique et même en ce qui concerne cette dernière, les résultats auxquels ils arrivent sont très différents.

Autant que je sache, la lymphangite de la verge qui apparaît dans la *blennorrhagie*, dans le *chancre simple* et dans la *balano-posthite*, n'a pas encore été étudiée; en tout cas il est certain qu'on n'a pas fait de recherches histologiques bien étendues et assez systématiques.

Assurément, c'est la difficulté de recueillir les matériaux anatomiques, qui forme la cause principale des lacunes que présente la science dans cette direction.

La plupart des altérations lymphatiques qui ne se montrent presque toujours qu'au *début* des maladies vénériennes, sont très aiguës, et reviennent bientôt à l'état normal, sans laisser aucune trace. Par conséquent, ce n'est que très rarement et par hasard, que l'anatomie trouve des pièces propres à l'examen. En outre, ce sont seulement des cas extrêmement rares qui nécessitent une intervention chirurgicale par laquelle on pourrait extraire les vaisseaux affectés.

Pourtant, l'occasion d'extirper les cordons lymphatiques inflammatoires se présente de temps en temps dans les cas où leur altération morbide est associée à un phimosis et quand il y a des indications suffisantes pour opérer celui-ci.

Il y a plusieurs années déjà que je suis en état de profiter chaque fois que l'occasion se présente, de la combinaison dont je viens de faire mention. Ainsi pour obtenir les vaisseaux lymphatiques morbides de la verge, j'enlève le plus souvent possible, aussi bien ces vaisseaux que le plexus coronaire correspondant, à partir du sillon, jusque dans la région du tiers moyen du pénis. On peut ajouter cette opération insignifiante tout simplement à la plaie de la circoncision et il est facile de dégager les vaisseaux tuméfiés, compris dans le tissu cellulaire lâche et parcourant la partie dorsale de la verge.

Ce qui est remarquable, c'est que malgré l'importance de ces voies lymphatiques du pénis, dont le rôle est de conduire la lymphe de la plupart des tissus de cet organe, leur extirpation ne cause aucun préjudice. D'ailleurs ce phénomène s'explique suffisamment par la disposition topographique de ces vaisseaux lymphatiques.

Ce sont donc les matériaux considérables recueillis de cette manière qui m'ont permis de faire ce qui, jusqu'à présent, a été presque tout à fait négligé, c'est-à-dire de poursuivre l'étude histologique et étiologique de l'altération *blennorrhagique*, *vénérienne* et *syphilitique* des vaisseaux lymphatiques. J'étendis aussi mes recherches sur la forme peu fréquente de lymphangite, qui accompagne la balano-posthite.

Avant d'exposer succinctement les résultats de mes expériences à cette honorable assemblée, je crois que pour mieux comprendre ce qui suit, il est nécessaire de rappeler en quelques mots les rapports topographiques et anatomiques des voies lymphatiques en question.

Nous savons, par d'anciennes recherches et par les expériences récentes d'injections très remarquables exécutées par Zeissl et Horowitz, que le pénis est pourvu de plusieurs voies lymphatiques superficielles et d'un vaisseau profond, si nous faisons abstraction des réseaux très fins et de petits troncs qui parcourent le tégument même. Les voies superficielles sont sous-cutanées et couvrent la tunique albuginée, tandis que le vaisseau profond se trouve sous cette tunique et près de la veine dorsale de la verge.

Par une piqûre superficielle sur la ligne médiane du frein, on provoque le gonflement d'un réseau très mince, aussi bien dans le frein que dans son voisinage immédiat. En même temps, deux petits troncs, l'un à droite et l'autre à gauche, montent du frein vers la partie dorsale du pénis. Ces troncs lymphatiques sont situés à 1 ou 2 centimètres en arrière de la couronne du gland et ils forment souvent un seul tronc à la partie dorsale ou bien chacun d'eux se dirige séparément vers le mont de Vénus. Les vaisseaux lymphatiques qui partent du frein, parcourent la partie dorsale presque sur sa ligne médiane et ce n'est qu'au niveau du pubis qu'ils s'infléchissent subitement à droite ou à gauche et en bas vers le ganglion lymphatique, dans lequel ils se rendent.

En outre, des deux côtés de la partie dorsale du membre viril, ordinairement il y a encore, deux, trois ou quatre troncs lymphatiques plus volumineux, qui peuvent se réunir aux vaisseaux médians sur la région pubienne ou se confondre entre eux et puis former des troncs indépendants, qui se dirigent vers les ganglions inguinaux.

Ce qui nous intéresse encore, ce sont le réseau radiculaire infiniment riche et à mailles étroites et puis un vaisseau coronaire qui entoure le sillon balano-préputial et qui, tous les deux, se remplissent de la lymphe venue du frein. Sous l'influence de différents processus morbides du gland, ces parties présentent très souvent des altérations importantes.

Le vaisseau profond se dirige du sillon coronaire vers la symphyse, en parcourant le milieu de la surface du pénis, pour se rendre tantôt dans les ganglions inguinaux, tantôt dans les ganglions du bassin.

Dans le nombre incomparablement le plus grand des cas, ce sont les troncs dorsaux superficiels que les maladies vénériennes attaquent; c'est pourquoi mes études se rapportent surtout à ces derniers.

Je décrirai d'abord l'altération des voies lymphatiques, observée au cours de la *blennorrhagie*.

Dans tous les cas j'ai pu établir que c'est la tunique interne de ces vaisseaux qui est principalement atteinte, tandis que les altérations inflammatoires de la couche adventice sont bien moins importantes. Les processus de prolifération et les phénomènes inflammatoires exsudatifs occupent la tunique interne dans les lésions très récentes, après deux ou trois jours déjà. La continuité de l'endothélium plat est interrompue, ses éléments cellulaires sont rejetés l'un sur l'autre, de manière à former une sorte de piles amassées à intervalles irréguliers. Le tissu conjonctif sous-endothélial est aussi relaxé et c'est de lui que partent des paquets fibrillaires très fins, lesquels en pénétrant par l'endothélium augmenté et en prolifération, se dirigent vers l'intérieur du vaisseau. Là, ils se rassemblent en un réseau finement réticulé de consistance inégale, dont les mailles étroites renferment, parsemées d'une manière compacte, des cellules endothéliales proliférées, des lymphocytes à grands noyaux et des leucocytes polynucléaires. Donc, le calibre des vaisseaux est presque toujours réduit par cette couche prolifique inflammatoire, et il ne reste plus que d'étroites fentes irrégulièrement dentelées. Et ces dernières sont aussi remplies en partie par plusieurs traînées de granulations qui les traversent partout.

Dans les lésions plus anciennes, on voit aussi un écartement modéré des mailles du tissu conjonctif de la tunique interne de nouvelle formation dont les éléments cellulaires sont disposés par couches.

Cependant, comme on peut le voir dans des coupes faites en série, la prolifération de la membrane interne, qui vient d'être décrite, n'offre nullement une disposition régulière. Au contraire, les altérations inflammatoires diffèrent beaucoup dans les diverses parties des vaisseaux : entre autres elles montrent des foyers qui ne se trouvent souvent que sur une portion de la paroi interne.

Quand la lésion est intense, les vaisseaux sont presque complètement obstrués par places et occupés par une endo-lymphangite uniforme ; dans d'autres régions, la masse d'exsudat thrombosant paraît provenir de plusieurs foyers pariétaux partiellement attaqués.

De même, lorsque la lésion dure plusieurs jours, les altérations inflammatoires de la paroi interne diffèrent de la disposition décrite. En ce cas, j'ai trouvé souvent dans les vaisseaux dorsaux très élargis, une couche d'exsudat dans le voisinage immédiat de la partie sous-endothéliale de la tunique interne. Dans cette couche fibrineuse les cellules endothéliales ont totalement disparu.

Cette couche coagulée, sous forme d'un réseau très épais, revêt l'intérieur des vaisseaux comme un ruban et, vers la partie interne restée large, se termine par un bord mince, tranchant et condensé. Les cellules inflammatoires sont logées dans cette partie fibrineuse, disposées par bandes et par foyers, et forment des chaînes épaisses et larges à la limite de la tunique interne, de plus en plus irrégulières vers l'intérieur du vaisseau. Quant à ce dernier, il est rempli par des globules de pus polynucléaires et par de nombreux lymphocytes contenus dans la fibrine très fine.

Dans les endroits plus altérés, le revêtement fibrineux traverse toute la largeur des vaisseaux, comme une couche homogène, en forme de larges ponts. Dans l'intérieur il ne reste donc plus que des fentes irrégulièrement limitées et remplies de cellules de pus.

Quant à la tunique moyenne et aux couches plus profondes de la tunique interne, elles réagissent très peu aux altérations précédentes, elles ne présentent guère de traces d'inflammation. Ainsi, les longues cellules émigrantes, inflammatoires, avec leurs noyaux très fragmentés, s'insinuent de tous côtés entre les faisceaux musculaires grêles et dissociés de la couche interne. La tunique moyenne, qui se présente comme une bande mince, reste dans son état normal, si l'on fait abstraction de l'abondance des mitoses dans les cellules du tissu conjonctif.

Les couches conjonctives qui enveloppent les vaisseaux prennent une vive part au processus inflammatoire ; mais comme les altérations de la membrane interne, cette péri-lymphangite est très variable.

Par la croissance rapide des cellules du tissu conjonctif, dont se composent les paquets circulaires des fibrilles, par l'immigration intense des cellules rondes à un ou à plusieurs noyaux, par la relaxation des fibres musculaires lisses, la membrane adventice est devenue un manchon considérable : il surpasse de quatre et même de plusieurs fois la grosseur normale. Les longues cellules fusiformes prolifiques du tissu conjonctif sont irrégulièrement disposées et se multiplient rapidement par mitose. On ne voit que rarement une limite nette entre les couches du manchon accrues par l'inflammation, et le tissu conjonctif sous-cutané voisin.

Dans la plupart des cas, les fibrilles externes de la membrane adventice et le tissu conjonctif limitrophe sont intimement unis et l'infiltration inflammatoire s'étend habituellement dans cette union.

Ainsi, les limites externes sont marquées seulement par le plus grand nombre des vaisseaux capillaires qui forment un réseau anastomotique et entourent les voies lymphatiques. Les riches éléments élastiques de leurs parois semblent au contraire s'être raréfiés et donnent naissance à des fibrilles onduleuses discontinues, tantôt grêles, tantôt plus larges, le plus souvent isolées, qui parcourent les couches infiltrées.

Quant aux éléments qui constituent l'infiltration, leur répartition n'est pas égale partout. Les amas inflammatoires de cellules rondes s'accumulent dans diverses régions sous forme d'épaisses bandes de plasmomes qui occupent le plus souvent les zones les plus périphériques de la couche adventice, et ces bandes sillonnent cette membrane concentriquement, en forme de segments d'arc. Il arrive souvent que l'infiltration des cellules rondes présente une autre disposition ; elles peuvent être disséminées en petit nombre et régulièrement dans toutes les couches de l'adventice jusqu'à la tunique moyenne, elles peuvent même être inégalement distribuées.

Le fait suivant doit être particulièrement relevé : n'importe où les cellules granuleuses se réunissent pour former des agglomérations qui couvrent le tissu fondamental, jamais elles n'ont de tendance à se transformer en cellules de pus.

Les vaisseaux capillaires nourriciers, grossis, dont le nombre augmente déjà dans cette région, sont enveloppés de minces bandes d'infiltration et, en général, sont remplis de sang.

Plus loin, autour des voies lymphatiques atteintes, on n'observe aucune participation au processus inflammatoire, ni de la part des dernières ramifications des artères, ni de la part des veines, quoique celles-ci soient nombreuses et volumineuses. De même, les tissus qui entourent ces vaisseaux sont libres de toute infiltration.

Au point de vue étiologique, il est particulièrement important pour cette forme de la lymphangite blennorragique et pour l'interprétation du processus pathogénétique, de relever le fait suivant : parmi les nombreuses lymphangites examinées, je n'ai réussi jusqu'à présent que trois fois à constater indubitablement l'existence des gonocoques, dont j'ai contrôlé l'identité par différentes colorations.

Il est vrai que dans plusieurs autres cas, il y eut des traces de l'invasion des gonocoques, mais elles étaient trop faibles pour servir à démontrer la nature spécifique de la lésion.

Dans les observations mentionnées, les gonocoques siégeaient dans les leucocytes polynucléaires, et avaient une disposition typique intracellulaire au milieu des zones supérieures de prolifération de la tunique interne, vers l'intérieur des vaisseaux. Et de là, des cellules chargées de bactéries d'une part pénétraient jusqu'à l'intérieur, et, d'autre part, on pouvait les poursuivre jusque dans les couches granulaires plus profondes de la tunique interne. Outre ces leucocytes pourvus de dix à douze gonocoques chacun, on peut encore poursuivre de minces chaînes de bactéries libres, qui, par places, s'introduisent dans les couches sous forme de languettes. Mais ni ces microbes libres, ni les globules purulents qui en renferment, ne pénètrent dans la couche sous-endothéliale de la membrane interne.

Il semble que les micro-organismes ne s'accumulent pas en grande quantité dans les vaisseaux lymphatiques, car on ne les rencontre qu'accidentellement et en examinant un grand nombre de pièces.

En outre, les nombreux cas observés ne m'ont jamais montré de microbes pyogènes, ni d'autres organismes pathogènes; de même les cultures faites dans cette direction m'ont donné un résultat négatif.

Afin d'exécuter toutes les recherches que demanderait la science actuelle pour affirmer la nature blennorragique d'une lésion, je ne me suis pas contenté de la constatation microscopique des gonocoques; j'ai aussi essayé de les cultiver. Pour ces recherches, faites avec toutes les précautions nécessaires, j'ai employé des vaisseaux lymphatiques atteints d'inflammation blennorragique, coupés en menus morceaux que j'ai disséminés sur les milieux usuels. Et ceux-ci restèrent complétement stériles. Cependant en cultivant d'autre part les vaisseaux affectés sur des terrains propres à la culture des gonocoques, comme l'agar à l'urine et l'agar au sérum sanguin, je ne suis pas parvenu jusqu'ici non plus à obtenir un résultat positif, pas plus qu'avec le microscope; mais cela ne peut surprendre si on considère les difficultés de ces essais.

Il était déjà plus que vraisemblable que les gonocoques prenaient aussi une part importante à la provocation des lésions des voies lymphatiques, depuis que nous savons que la lymphadénite inguinale suppurative peut être de nature exclusivement blennorragique. Les expériences incontestables de Hansteen et de Colombini démontrent que ces bactéries ne peuvent se diriger vers les ganglions correspondants qu'en passant par les voies lymphatiques de la verge. D'ailleurs il n'est pas étonnant du tout que les gonocoques puissent parcourir si souvent ces voies sans les infecter, si l'on considère qu'il y a un rapport analogue entre le conduit spermatique et l'épididymite blennorragique.

Quant à cette dernière, les expériences de Gross ont prouvé qu'elle peut avoir une origine purement blennorragique et cependant les conduits déférents, qui transportent le virus infectieux, semblent être très souvent dans un état absolument normal.

D'ailleurs, ni pour le canal déférent, ni pour les voies lymphatiques, la question concernant leur infection par l'agent transporté ne peut être considérée comme résolue.

On doit supposer que de légères infections endothéliales peuvent se produire sans provoquer d'importantes altérations des tissus : ces infections échapperaient donc à l'observation clinique.

L'impossibilité de constater dans plusieurs de mes observations les gonocoques dans les couches enflammées des vaisseaux, me permettrait de conclure que, dans ces cas, la lymphangite pourrait s'expliquer par l'action lointaine des toxines microbiennes, passées dans le courant lymphatique. Je tire cette conclusion en gardant toute réserve, quoiqu'elle soit très vraisemblable, si l'on considère qu'il arrive souvent de trouver le pus blenorrhagique de l'adénite suppurée complètement dépourvu de germes.

De même, dans aucun cas je n'ai rien pu trouver qui me permette d'expliquer l'origine de la lymphangite par une infection mixte. Aussi bien l'observation attentive de mes nombreuses pièces, que l'expérience mentionnée, m'ont donné un résultat absolument négatif.

Quoique ceci n'entre pas dans le cadre de l'exposé actuel, je dois mentionner en passant que j'ai toujours trouvé dans un état normal, aussi bien les gros troncs veineux de la couche cellulaire sous-cutanée, que leurs fines ramifications qui occupent le même tissu que les voies lymphatiques ; c'est-à-dire que je n'y ai jamais observé de gonocoques. Même constatation pour les vaisseaux capillaires situés au voisinage des voies altérées.

Je résumerai de la façon suivante les conclusions que l'on peut déduire des constatations précédentes :

1° *L'altération des troncs lymphatiques causée par la blennorragie urétrale aiguë de l'homme représente une lymphangite proliférante indépendante et c'est principalement la couche endothéliale et le tissu conjonctif sous-endothélial de la tunique interne qui sont affectés. A ces lésions, il se joint toujours des phénomènes inflammatoires prolifératifs des couches externes.*

2° *La cause de cette inflammation des vaisseaux, qui présente surtout le caractère d'une endo-lymphite, est une infection endothéliale spécifique, produite, dans certains cas, par des gonocoques. Et la conséquence de cette infection est l'hyperplasie inflammatoire de la paroi du vaisseau.*

3° *En ce qui concerne les lymphangites assez nombreuses qui rentrent dans notre cadre et dans lesquelles les gonocoques font défaut, il faut admettre, comme cause possible, l'influence des toxines microbiennes.*

4° Il semble que les micro-organismes pyogènes ne contribuent jamais à provoquer l'inflammation lymphatique blennorragique aiguë. On ne peut jamais constater dans les tissus affectés la symbiose entre ces micro-organismes et les gonocoques, à la période aiguë de la blennorragie.

5° On ne peut attribuer la propagation du virus blennorragique qu'aux vaisseaux lymphatiques, les voies sanguines centripètes présentant toujours un état normal.

Je passe maintenant à la description des lésions anatomiques qui forment la structure fondamentale de la *prétendue sclérose syphilitique du cordon lymphatique*. Les lésions dont je vais m'occuper maintenant ont déjà été soumises à l'étude histologique, quoique seulement dans des cas individuels et par intervalles. Le premier auteur qui étudia l'anatomie d'un tel cordon lymphatique, fut Bassereau qui, dans un cas, trouva que les vaisseaux sanguins de la partie dorsale du pénis ne présentaient aucune altération et qui décrit un vaisseau lymphatique fistuleux comme « un vaisseau hypertrophié, à parois dures et épaisses, diminuant de volume vers son extrémité pubienne et allant se perdre dans les ganglions inguinaux droits, tandis que son extrémité se terminait dans le tissu qu'avait occupé l'induration du chancre. » A cette étude se joignirent les observations anatomiques détaillées, faites par Verson dans un cas, par Biesiadecki dans deux cas, par Auspitz et Unna dans un cas et par Neumann dans six cas, auxquels on peut ajouter les récentes recherches d'Ehrmann. Quoique le nombre des anatomistes qui se sont occupés de la pathologie du cordon lymphatique syphilitique soit très restreint, les résultats auxquels ils sont arrivés, diffèrent pourtant beaucoup l'un de l'autre. Ainsi, Bassereau, Verson, Biesiadecki et d'autres admettaient que l'altération n'avait pour cause que les vaisseaux lymphatiques, dont les parois sont affectées ; tandis que Auspitz et Unna rejettent toute connexion entre ce qu'on nomme le cordon lymphatique et les vaisseaux lymphatiques. Suivant les recherches anatomiques de ces derniers auteurs, il s'agit d'une induration du tissu conjonctif qui entoure les vaisseaux de la partie dorsale du pénis ; cette induration, qui serait causée par la sclérose, peut provenir de la membrane adventice des vaisseaux lymphatiques, c'est pourquoi elle suit le trajet du cordon dorsal de la verge. Il paraît que cette opinion est actuellement encore partagée par Unna. Quant à Neumann, il est persuadé que les voies lymphatiques spécifiquement altérées contribuent seules à former le cordon lymphatique, tandis que les artères et les veines restent absolument normales. Selon Kouhneff, les vaisseaux sanguins et lymphatiques contribueraient également à la formation du cordon.

En ce qui concerne les résultats de mes propres investigations, ils peuvent former un ralliement et une transition entre toutes ces opinions si diverses et si opposées. Mais pour les questions principales, ils me permettent d'avoir une opinion différente et par conséquent de prendre une position à part.

J'ai réussi à étudier douze cas (ce qui forme une quantité relativement assez grande) dans lesquels j'ai presque toujours suivi les cordons lymphatiques jusqu'au pubis et jusqu'à la région des ganglions inguinaux. Occasionnellement, à la suite de différentes opérations, j'avais extrait ces cordons environ de la partie moyenne de la verge, sans omettre l'affection initiale, ni les vaisseaux lymphatiques radicaux de la région voisine.

Le matériel ainsi obtenu représentait presque toutes les variétés de l'induration en cordon, variant depuis le fil mince, uniforme et droit, jusqu'à une réunion de cordons gros, larges, cylindriques, formant des plexus. C'est ainsi que j'ai pu étudier comparativement tous les détails et en poursuivre l'étude jusqu'à leur origine.

Si l'on observe d'abord les lésions dans les parties qui, au toucher, sont molles et flexibles, situées immédiatement auprès du chancre induré et qui constituent l'origine des cordons encore en formation, on remarque déjà, à cette période, d'importantes altérations. Et ce sont les altérations de ce territoire collectif, en apparence normal, situé entre le chancre et l'induration du tissu dorsal qui sont propres à éclairer la pathogénie du cordon.

En examinant les couches de l'épiderme vers les parties profondes, on ne remarque qu'une très faible prolifération dans les tissus.

Dans le tissu conjonctif sous-cutané, lâche, finement ondulé et constitué par des fibres minces, les noyaux se multiplient lentement et s'accumulent par places, en formant des amas arrondis ou des bandes. Les troncs veineux superficiels, plus gros, sont remarquables par leurs parois plus dures, et, dans la membrane adventice, ils sont entourés par des traînées de cellules proliférées rarement disséminées. Les petits rameaux artériels et les capillaires dilatés sont gorgés de sang ; leur endothélium est moins aplati, la forme de ce dernier change, il devient çà et là plus polygonal, large et tuméfié.

A mesure que l'on pénètre dans les parties profondes de la couche collagène, on la voit s'épaissir de plus en plus, ses fibrilles deviennent plus larges et se rapprochent les unes des autres, on voit une prolifération plus intense des éléments cellulaires fixes. Ceux-ci traversent d'une part les lacunes et les mailles du tissu conjonctif d'une manière diffuse, irrégulière, et d'autre part, ils s'infiltrent dans les couches et entre les amas fibrillaires, en remplissant les espaces, sous forme de chaînes régulières. Les vaisseaux se distinguent d'une façon nette du tissu environnant, moins riche en cellules, aussi bien par leur enveloppe épaisse de cellules d'infiltration, que par la différence bien visible de leur structure ; aussi, distingue-t-on les vaisseaux l'un de l'autre, même dans ces couches où la prolifération de tous les éléments est plus intense.

La plus grande partie de cette région est occupée par les réseaux capillaires et les fins rameaux sanguins qui nourrissent les troncs lymphatiques plus volumineux et qui, sur les coupes transversales et obliques, sont entourés d'épais et larges anneaux d'infiltration. Dans l'endothélium cubique et saillant des rameaux plus gros, les éléments commencent à se multiplier, leurs espaces sont pénétrés par places par des leucocytes polynucléaires.

La zone d'infiltration péricapillaire se compose de plusieurs rangées concentriques formées de cellules granuleuses aplaties et polygonales. Les vaisseaux sanguins plus volumineux, aussi bien les artériels que les veineux, ont les parois uniformément augmentées de volume, mais celles-ci ne présentent pas de couches cellulaires inflammatoires de nouvelle formation.

Dans cette partie intermédiaire du tissu, ce sont déjà les vaisseaux lymphatiques qui présentent l'altération la plus saillante. Ces vaisseaux forment de grands foyers d'infiltration, ronds, épais, à limites nettes et ce n'est qu'après une analyse exacte, au moyen de différentes colorations, qu'on parvient à distinguer les vaisseaux lymphatiques de ces amas de cellules. Cependant la prolifération et l'infiltration n'ont pas altéré également toutes les couches de ces vaisseaux ; c'est le tissu conjonctif des membranes adventice et interne qui est le plus atteint. Presque toujours, l'intérieur des vaisseaux est complétement obstrué par la prolifération excessive de l'endothélium et par le développement des couches sous-endothéliales de la tunique interne. Les cellules endothéliales multipliées, ayant perdu leur disposition régulière, se reconnaissent encore à leur protoplasma clair et transparent, à leur ressemblance avec les cellules épithéliales et à leur gros noyau rond. Ces endothéliums se trouvent dans le treillage étroit formé par les travées de tissu conjonctif qui relient les parois à l'intérieur des vaisseaux, que l'on peut poursuivre vers les couches circulaires de fibrilles de la membrane interne et qui comprend aussi des cellules fusiformes très ramifiées.

Quant aux cellules inflammatoires infiltrées, en général, on n'en trouve pas beaucoup dans cette zone d'oblitération.

Cependant, la cause de la grande augmentation de volume des vaisseaux lymphatiques et de l'induration des cordons doit être cherchée principalement dans l'infiltration et le développement excessif de la membrane adventice et de la zone collagène qui entoure les vaisseaux.

Les parties constituantes de ces vaisseaux, comme les faisceaux musculaires et les éléments élastiques, sont réduites à des débris fibreux, en forme de filaments ou recourbés, irrégulièrement disséminés, qui souvent sont détruits au milieu de la matière infiltrée. En tout cas, elles sont insignifiantes par rapport à la multiplication et au développement extraordinaires des fibrilles collagènes et à l'accumulation considérable des cellules granuleuses.

La grande augmentation de volume des fibrilles collagènes force les traînées cellulaires qui ont pénétré dans les intervalles à se ranger en forme de sillons. Et cette disposition se modifie dans les parties externes du tissu conjonctif lâche ; on y voit irrégulièrement disséminées les cellules prolifiques, en toiles d'araignée, les cellules rondes renfermant peu de protoplasma et des grands noyaux et les leucocytes polynucléaires. Ces derniers plasmomes, en pénétrant dans la couche fibreuse onduleuse, sont plus rares et à la périphérie ils sont disposés par petites masses.

Pour comprendre les altérations produites dans le cordon, on peut se guider sur la description histologique que je viens de faire et sur l'aspect que présente la couche sous-cutanée dorsale dans les cas — pas très rares sans doute — où la sclérose de la membrane préputiale interne ou du sillon n'est pas suivie immédiatement de l'induration dorsale.

Si, en remontant de la portion voisine de la sclérose vers la partie supérieure du tronc de la verge, on examine systématiquement les coupes transversales des tissus dans les cordons cylindriques, peu volumineux et mobiles, souvent on peut remarquer que les diverses parties qui composent le cordon sont isolées les unes des autres et étudier séparément ces dernières.

Dans cette variété de lésion, dont la constitution n'est pas toujours uniforme, les vaisseaux lymphatiques sont couchés au milieu des mailles fibreuses du tissu sous-cutané gonflées et augmentées ; ces vaisseaux épaissis, sont entourés de gros amas de matière infiltrée. Les capillaires voisins sont ouverts, enveloppés de larges enveloppes cellulaires et rangés l'un tout près de l'autre et puis, par places on voit de longues colonnes de faisceaux musculaires lisses formant le noyau de l'infiltration cellulaire.

En général, les masses infiltrées para-lymphangitiques et péri-lymphangitiques surpassent de beaucoup le diamètre des vaisseaux grossis et se confondent avec les amas cellulaires périmusculaires et les zônes infiltrées des capillaires. Mais l'infiltration ne se fait pas concentriquement aux vaisseaux ; disposée en forme de bonnets, elle est souvent disposée en secteur dans les couches de l'adventice, d'où partent des bandes plus minces qui entourent les vaisseaux.

Dans de pareilles pièces, on aperçoit encore distinctement la stratification des voies lymphatiques, quoiqu'elles soient recouvertes d'épaisses couches d'infiltration. Les altérations les moins développées siègent dans la tunique moyenne élargie ; celle-ci n'est que faiblement envahie par les cellules proliférées et se distingue toujours de la membrane interne par une couche distincte de fibres transversales.

Il semble que les altérations de la tunique interne résultent de la prolifération des éléments de ses parois, c'est-à-dire de l'endothélium et du tissu conjonctif fibrillaire sous-endothélial ; à cela, il faut encore ajouter les processus exsudatifs des parois contiguës.

Ordinairement, cette endo-lymphangite proliférante conduit d'une manière ou de l'autre à l'oblitération plus ou moins prononcée ou même complète. Tantôt l'intérieur des vaisseaux, fermé partiellement par les masses accumulées et accrues de l'endothélium, par les saillies, les mailles et les brodures de la couche sous-endothéliale et par les amas homogènes fixés ça et là, ne présente plus que des fentes dentelées ou des lacunes croisées partout. Tantôt les fibrilles porteurs des cellules forment un réseau à mailles étroites dans tout l'intérieur des vaisseaux, et les lacunes qui persistent sont remplies par les cellules endothéliales proliférées. Il arrive souvent que l'épaisseur de cette couche cellulaire obstruante empêche d'apercevoir le réseau fibrillaire ; alors la limite du côté de la paroi du vaisseau est marquée par une mince zone claire.

Par l'énumération des formes précédentes, je n'ai point épuisé les différents états histologiques, qui peuvent naître de l'inflammation proliférante de la tunique interne des vaisseaux lymphatiques. Ainsi souvent on voit se répéter une disposition semblable à l'endartérite oblitérante syphilitique de Heubner. Le bord endothélial élargi et en voie de développement, a pénétré souvent jusqu'au centre du vaisseau, tantôt rond tantôt ovale, et il est séparé des fibrilles amincies, très ramifiées de la membrane interne, par une zône large formée de cellules d'inflammation. Dans ces cas, la lumière du vaisseau est indiquée seulement par une fente à bords inégalement rapprochés, bordée et souvent traversée par des saillies en voie de développement.

Dans d'autres cas les fibrilles qui proviennent de la couche sous-endothéliale prennent une part considérable au processus morbide. Ces fibrilles se détachent d'un point quelconque de la paroi du vaisseau, en entourent l'intérieur sous forme de chaînes en se développant, repoussent l'espace libre interne vers un côté de la paroi. En outre, cet espace est encore réduit par une zone de prolifération. Outre la structure absolument conjonctive de la couche d'oblitération de la tunique interne, j'ai constaté dans mes pièces une forme singulière de l'endo-lymphangite oblitérante.

La couche obturatrice de la tunique interne, qui avait causé l'oblitération complète des vaisseaux, était percée, dans la partie centrale, de trois à cinq orifices ronds, à contours nets. Ces orifices, qui se trouvaient très près l'un de l'autre, étaient revêtus par l'endothélium et semblaient plutôt être des capillaires de nouvelle formation.

Marchand, Rumpf, Oppenheim et d'autres ont trouvé la même disposition dans la syphilis des vaisseaux artériels de la base du cerveau.

Dans les cas observés par moi, l'explication suivante me semble admissible. Ces orifices remplis de cellules endothéliales et limités par de fortes bordures fibreuses proviendraient des espaces persistant entre les prolongements en forme de pont de la tunique interne, espaces qui s'arrondissent par suite de la prolifération et de l'élargissement progressifs des travées.

Les couches qui enveloppent les vaisseaux lymphatiques et passent peu à peu dans la couche conjonctive environnante participent au processus morbide d'une manière beaucoup plus active que la membrane interne. La périlymphangite proliférante conduit à la formation de gaines extrêmement larges, dont les limites externes, dans les cordons qui ne sont ni trop gros ni trop durs, se distinguent encore d'une manière nette des couches infiltrées périphériques, de consistance plus lâche. Des faisceaux collagènes longitudinaux, dont la grosseur atteint celle des forts cordons, sont disposés concentriquement et entourent les zones marginales adventices d'infiltration des vaisseaux; et ces zones s'unissent pour former, dans une section transversale, des fibrilles indurées, inégalement divisées, mais nulle part des couches ininterrompues. L'infiltration, en général péricapillaire, disposée en séries qui disparaissent peu à peu, s'étend le long des interstices des tissus, au-dessus de cette couche marginale épaissie.

Par sa nature et sa disposition, l'infiltration qui se produit dans les membranes adventices des vaisseaux lymphatiques et dans le tissu conjonctif environnant, est absolument semblable à celle qui constitue le chancre induré. De même que dans ce dernier, le rapport entre le plasmome et le tissu conjonctif fibrillaire de nouvelle formation et en voie de développement, est soumis à de multiples variations, se traduisant par une induration plus faible ou plus intense, de même la force et la configuration des cordons dorsaux indurés dépendent du rapport entre l'infiltration cellulaire et la charpente conjonctive interstitielle de nouvelle formation.

Tandis que, dans un certain nombre de cas, j'ai vu les cellules rondes rangées par séries, par chaînes épaisses, s'infiltrer en si grande quantité dans les couches de l'adventice, dans la couche périvasculaire et autour des capillaires, que les mailles et les lacunes relaxées du tissu conjonctif ne formaient plus que de fines arêtes et que le fibrome nouvellement formé semblait constituer un fin réseau autour des cellules infiltrées, dans d'autres cas, c'est l'induration fibreuse qui l'emportait nettement sur l'infiltration cellulaire.

Là on voit les filaments de la charpente conjonctive à grosses mailles, s'unir pour former des travées dures, très larges, qui prennent une coloration foncée, et entre lesquelles les séries infiltrées sont comprimées en étroites bandes.

Les capillaires comprimés sont entourés par de larges cordons de tissu collagène comprenant une faible couche de cellules et s'unissant à la périphérie des vaisseaux lymphatiques, pour constituer de grosses rangées qui les enveloppent. Ces dernières sont limitées d'une façon nette du côté du tissu cellulaire sous-cutané voisin, tissu qui n'est pas compris dans le processus morbide.

Dans ces cas peu développés encore, l'existence des fibres élastiques peut toujours être bien démontrée dans toutes les couches, ce qui facilite beaucoup l'orientation.

Mais, même si l'on excepte les variations individuelles, ces éléments participent encore de la manière la plus diverse à l'altération. Dans les couches basales de la membrane interne, dans la portion intermédiaire à la tunique moyenne et dans les parties les plus internes de l'adventice, on remarque souvent encore un réseau délicat, élastique, circulaire, adhérent partout et formé de fibrilles finement onduleuses, rangées parallèlement. De ce réseau partent de très fines branches, qui accompagnent le réticulum entre les séries de cellules infiltrées. Puis, disséminées dans les couches des vaisseaux et formant des chaînes lâches, interrompues, on voit souvent de grosses fibrilles élastiques former comme une toile sur de courtes distances, autour de quelques faisceaux collagènes isolés ; et puis, dans d'autres régions, surtout dans les couches élargies de l'adventice, elles s'unissent pour former des bouquets épais isolés. Dans les vaisseaux nourriciers nettement visibles de l'adventice, on voit aussi des éléments élastiques, rudimentaires, indépendants. Les couches sous-cutanées moins intéressées, situées au voisinage médiat, sont parcourues par de forts paquets et des bouquets de tissu élastique.

Les altérations, que j'ai décrites jusqu'ici pour les cordons modérément développés, se voient au niveau des lésions considérables, dans lesquelles, près du chancre initial, on peut poursuivre, au milieu du tissu cellulaire sous-cutané, le long de la partie dorsale du pénis, des cordons noueux, très durs, renflés en plusieurs points et atteignant la grosseur d'un porte-plume.

Tandis que, dans les cas de faible développement des cordons, on peut, par la présence des lacunes du tissu restées moins attaquées, différencier nettement les éléments qui forment les cordons, malgré l'épaisseur très considérable des bordures d'infiltration ; au contraire les parties indurées cylindriques, gigantesques, dont il est question, semblent formées d'une colonne épaisse et uniforme de matière infiltrée.

Déjà à l'œil nu les coupes transversales des pièces montrent, au milieu d'une zone claire et rare, un foyer ovale ou circulaire, à limites nettes, de couleur foncée, d'épaisseur égale et allant de la grosseur d'un pois à celle d'un haricot.

L'examen microscopique nous apprend que l'énorme foyer d'infiltration, dur, est limité d'une façon nette, du côté du tissu cellulaire sous-cutané, par une zone fibreuse, dure et large ; et de là des arêtes fibreuses, qui s'amincissent peu à peu, s'avancent vers le foyer morbide. Ce n'est que par des colorations combinées permettant de voir la structure, que l'on peut analyser la structure en apparence uniforme, qui, au premier coup d'œil, semble n'être composée que d'une infiltration énorme de cellules et d'une formation conjonctive.

De même que dans les cordons lymphatiques plus fins, le grand vaisseau lymphatique dorsal, gonflé par l'infiltration excessive dans l'adventice, constitue là aussi le noyau du cordon, auquel s'ajoutent les séries des plasmomes, serrées dans les lacunes du tissu, les colonnes de tissu conjonctif augmentées d'épaisseur, avec les capillaires infiltrés et les faisceaux musculaires. Là où la formation des vaisseaux est plus faible, c'est l'énorme prolifération des faisceaux collagènes qui devient plus importante, et lorsqu'elle est devenue assez considérable elle s'étend uniformément jusqu'à la périphérie des cordons, interrompue par les séries de cellules d'infiltration.

Les larges amas d'infiltration qui bordent les capillaires fortement rétrécis s'unissent pour constituer de larges travées adhérentes, qui, de leur côté, se joignent à celles du voisinage. Les grands rameaux veineux, situés en dehors de ces cordons et souvent soudés à ceux-ci, ne présentent aucune altération, à l'exception de l'adhérence partielle de leurs parois à la couche externe du cordon.

Lorsque le vaisseau lymphatique dorsal est double ou lorsque le plexus radiculaire participe à la formation du cordon, c'est aussi toujours un seul tronc qui forme le centre d'un foyer propre d'infiltration, de la façon décrite; cependant les foyers séparés par des zones marginales plus claires se rassemblent aussi en un tronc commun.

Si, pour finir, je compare maintenant les rapports anatomiques que j'ai esquissés d'une façon concise, je parviens à ériger les propositions suivantes, relatives à la prétendue *sclérose syphilitique du cordon lymphatique* :

1° *L'induration en cordon de la partie dorsale du pénis, qui se développe fréquemment dans la syphilis récente et que l'on peut poursuivre, en général, depuis le chancre jusqu'au pubis, et de là aux ganglions de la région, résulte toujours d'une lésion complexe des tissus sous-cutanés.*

2° *Avec le tissu cellulaire sous-cutané lâche, ce sont les voies lymphatiques dorsales et surtout le réseau capillaire nourricier qui les entoure, qui participent principalement à cette formation pathologique, tandis que les vaisseaux sanguins sous-cutanés, plus gros, sont absolument normaux.*

3° *La lésion des grands vaisseaux lymphatiques dorsaux occupe surtout la membrane adventice et la membrane interne et donne naissance à la périlymphangite proliférante spécifique, ou bien à une endolymphangite oblitérante.*

4° *Les capillaires qui constituent le cordon forment le point de départ des zones d'infiltration proliférantes qui, comme les séries conjonctives accrues et indurées, se déposent en couches autour des vaisseaux lymphatiques, ces derniers formant l'axe.*

5° *L'infiltration néoplasique et inflammatoire, déposée dans les éléments du cordon, est absolument conforme au caractère et à la structure du chancre induré.*

6° *Pour expliquer la pathogénie de l'altération, on peut admettre, semble-t-il, que le point de départ est dans les couches conjonctives péricapillaires et que les matières spécifiques venues des voies lymphatiques provoquent sur place une inflammation proliférante, qui s'étend ensuite aux vaisseaux lymphatiques et au tissu interstitiel.*

Pour compléter le cadre de cette communication provisoire, je dois encore mentionner brièvement les altérations qui caractérisent la *lymphangite vénérienne*, survenue au cours du chancre simple, tout en laissant entièrement de côté les lésions complexes résultant du développement des chancres des vaisseaux lymphatiques.

Dans la plupart des cas, l'affection se borne à la formation d'un cordon de volume variable, mobile dans la couche cellulaire sous-cutanée, entre le chancre et les ganglions correspondants; cette affection peut encore se traduire extérieurement par des bandes rouges d'injection dans le tégument de la verge; et, dans la plupart de ces cas, l'altération principale dépend seulement du vaisseau lymphatique.

En pareils cas, le processus inflammatoire s'est emparé presque exclusivement de la paroi interne, qui présente des altérations avancées. La couche endothéliale et les couches conjonctives voisines de la membrane interne se sont transformées en une masse granuleuse proliférante, qui, comme une couche interne nouvelle, sous forme d'une large lisière, borde inégalement la lumière du vaisseau. Des masses d'exsudat fixées seulement à de certains endroits et comprenant des globules de pus amassés en grande quantité dans une fine charpente fibrineuse proéminent dans la lumière du vaisseau qui est souvent devenue excentrique.

On peut poursuivre l'infiltration dense de leucocytes, depuis le bord interne de la zone de prolifération, jusqu'aux couches profondes, au niveau desquelles les cellules passent ensuite dans les mailles d'une sorte de grille à fibrilles écartées et deviennent plus rares. Cette charpente haute de tissu conjonctif, riche en cellules fusiformes, est visible jusqu'aux cordons collagènes circulaires, qui limitent la couche moyenne du vaisseau lymphatique. Les globules purulents, irrégulièrement disséminés dans les couches supérieures de prolifération, s'accumulent en petits amas arrondis entre les travées conjonctives, dans des cavités uniques qui peuvent aussi être situées plus profondément. Mais là aussi les éléments cellulaires présentent une coloration plus intense de leur noyau et ne montrent aucun phénomène destructif, ce qui, d'ailleurs, peut être dit de la zone marginale d'infiltration toute entière, dans laquelle on ne voit non plus aucun signe de destruction. Les fibres élastiques de la couche interne semblent être complétement détruites et tout au plus on rencontre des faisceaux élastiques, uniques, pelotonnés, dans la région de transition vers la couche moyenne.

Les altérations de la tunique moyenne se bornent à un élargissement modéré des fibrilles et à une légère diapédèse de leucocytes, lésions qui occupent aussi, à un degré à peine plus considérable, les couches conjonctives périvasculaires. Les vaisseaux propres de l'adventice dont la largeur a augmenté sensiblement et dont l'endothélium est devenu plus lâche sont entourés de cellules d'infiltration.

Les vaisseaux plus fins du voisinage, fortement distendus, sont pleins de sang et dilatés, mais ne présentent aucune lésion de leurs parois.

De même le tissu cellulaire lâche, où circulent les vaisseaux lymphatiques enflammés, ne participe au processus morbide que par ses fibres, qui sont gonflées et œdémateuses.

Dans la plupart des cas, la couche interne proliférée est parsemée de micro-organismes. A la surface de l'exsudat ce sont tantôt des amas de streptocoques, tantôt des formations bacillaires qui, disposées en gazons et en chaînes ramifiées, pénètrent dans les couches granuleuses supérieures, et s'étendent le long des mailles de la substance de support, sans jamais pénétrer dans les leucocytes. Les couches basales de la paroi interne contiennent très peu de ces amas de micro-organismes et les couches moyenne et externe en sont complètement dépourvues. Cependant, j'ai eu l'occasion d'examiner des cordons qui semblaient être dépourvus de toute invasion microbienne.

De ce qui précède, on peut déduire les propositions suivantes qui déterminent la *formation du cordon lymphatique vénérien, simple, non compliqué* :

1° *La formation du cordon inflammatoire de la verge, qui s'observe au cours du chancre simple, résulte d'une infection inflammatoire du vaisseau lymphatique dorsal.*

2° *Le processus qui se passe surtout dans la paroi interne du vaisseau, fortement tuméfiée, doit être désigné sous le nom d'endolymphangite exsudative.*

3° *Étiologiquement, l'inflammation des vaisseaux est causée par les micro-organismes spécifiques du chancre simple, mais aussi par les micro-organismes pyogènes ordinaires qui, absorbés par la voie lymphatique, parviennent dans les vaisseaux nourriciers, dont ils causent l'inflammation productive et exsudative.*

MARDI 7 AOUT

Première séance.

Présidence de S. Exc. le docteur ZAMBACO-PACHA, de Constantinople.

SOMMAIRE. — Rapport sur *les leucoplasies.* Rapporteur : M. PERRIN. Discussion : MM. ZAMBACO-PACHA, GAUCHER, DUBREUILH, DU CASTEL, BALZER, PETERSEN, NEKAM, SAALFELD. — Des relations de la leucoplasie buccale avec la syphilis et le cancer, par M. Alfred FOURNIER. — Nouvelles recherches sur les « langues blanches », leucoplasies, syphilis, cancer, par MM. T. BARTHÉLEMY et G. JACQUES.

LES LEUCOPLASIES

RAPPORT

par le docteur Léon PERRIN

(Marseille).

INTRODUCTION

Les leucoplasies n'ont pas échappé au travail de révision et d'analyse que la dermatologie a subi dans toutes les parties de son domaine depuis une vingtaine d'années. C'est à M. Ernest Besnier, notre éminent maître, que revient l'honneur d'avoir, en 1891, remis cette question à l'ordre du jour dans une monographie magistrale, annexée à la traduction des leçons du professeur Kaposi. Il a montré qu'une enquête nouvelle et complète était indispensable et quels étaient les points obscurs, contestés et contestables dans l'histoire des *leucokératoses.*

Ce sont ces points obscurs et litigieux que nous mettrons en lumière, que nous devrons discuter dans ce rapport ; après avoir rappelé rapidement quels sont les faits acquis et acceptés.

Dans une première période purement graphique et clinique, les premiers auteurs étudient les plaques blanches de la muqueuse buccale, au point de vue clinique, sous les noms de maladies déjà connues et classées, tels que : *psoriasis buccal, ichthyosis, tylosis linguæ.* Dans une seconde phase éclectique et anatomo-pathologique, la

maladie est séparée de toutes celles avec lesquelles elle avait des
analogies : c'est à cette époque que le professeur Schwimmer, pour
faire cesser toute confusion, propose la dénomination de *leucoplaquia
buccalis*, à laquelle E. Vidal substitue le terme plus euphonique de
leucoplasie, et M. E. Besnier celui plus explicite de *leucokératose*,
pour bien spécifier que « le caractère élémentaire, supérieur et commun qui réunit naturellement toutes les affections blanches des
muqueuses, c'est le trouble de la fonction épithéliale, — kératose,
dyskératose, hyperkératose ; — anatomiquement elles sont toutes des
kératoses et objectivement des kératoses blanches ».

Les termes de leucoplasie et de leucokératose sont aujourd'hui
classiques : ils ne servent qu'à désigner, à titre banal, des manifestations identiques d'une forme particulière d'irritation chronique de
certaines muqueuses, reconnaissant les causes les plus diverses. Ils
ne préjugent pas la nature de l'affection, ne mettant en relief que le
phénomène clinique essentiel du processus.

Ainsi comprise, la leucoplasie n'est plus qu'un syndrome qui peut
être la résultante des causes les plus variables et avoir des sièges
divers. Elle ne constitue pas une entité morbide, une maladie unique,
mais doit être considérée comme un symptôme représentant un mode
de réaction de l'épithélium à des irritations mécaniques. Il existe des
leucoplasies distinctes par leur nature, leur marche, leur origine,
leur terminaison, mais ayant toutes un caractère commun : la plaque
blanche — identité ou unicité de la lésion et multiplicité des
causes.

Les deux caractères anatomo-pathologiques essentiels de cette
lésion sont, dans tous les cas, la sclérose dermique et la transformation d'un épithélium pavimenteux ou cylindrique en épiderme épais,
corné. Les leucoplasies ne siègent pas, en effet, seulement sur les
muqueuses dermo-papillaires ; si elles sont plus fréquentes sur la
muqueuse bucco-linguale, elles se rencontrent également dans les
régions vulvaire, préputiale, balanique, à l'anus, dans l'appareil
urinaire, sur les muqueuses du rectum et de la trachée rétrécies, sur
le larynx, la pituitaire, dans l'oreille moyenne, etc., etc.

Le caractère étiologique qui réunit tous ces faits est le suivant :
c'est presque toujours au cours d'une inflammation chronique provoquée ou entretenue par des irritations répétées et prolongées que
se produit la lésion épithéliale.

Quelle qu'en soit la cause, quel qu'en soit le siège, l'affection est
chronique, tenace, rebelle, incurable pour certains et peut dégénérer
en cancer.

Tels sont les points sur lesquels l'accord existe dans l'histoire des leucoplasies.

I. *Y a-t-il plusieurs espèces de leucoplasies*, que nous confondons sous un même terme, lequel signifie seulement un aspect anatomique?

II. *Toute leucoplasie peut-elle se transformer en épithélioma?*

III. *Cette transformation est-elle fatale, ou bien existe-t-il parmi les leucoplasies des formes bénignes qui ne deviendront jamais épithéliomateuses, qui sont des sortes de papillomes bénins, et à côté de celles-ci, y a-t-il des leucoplasies graves d'emblée, même quand elles ne sont que leucoplasiques à l'œil et au microscope; leucoplasies qui sont pourtant des épithéliomas passant à leur début par cette forme, l'aspect leucoplasique étant le premier stade, la première forme de l'épithélioma?*

IV. *Enfin, comme déduction thérapeutique : si ces épithéliomas au stade leucoplasique ne peuvent être distingués des leucoplasies bénignes, le traitement chirurgical, l'exérèse totale de la plaque leucoplasique, quand elle est possible, n'est-elle pas de toute nécessité*, comme certains auteurs, et nous-même l'avons conseillé (*Annal. de dermat.*, novembre 1891, De l'utilité de l'intervention chirurgicale précoce dans les leucokératoses)?

Tels sont les problèmes qui seront discutés ici, en même temps que seront étudiés les rapports de la leucoplasie avec la syphilis.

Avant de les aborder, les caractères essentiels des plaques leucoplasiques doivent être rapidement rappelés, pour rechercher d'une part s'il existe des symptômes permettant de distinguer les leucokératoses qui se terminent par l'épithélioma et d'autre part quels sont la fréquence et l'aspect des leucoplasies de provenance syphilitique.

CARACTÈRES CLINIQUES DES PLAQUES LEUCOPLASIQUES

Après un stade de début érythémateux où les papilles altérées marquent des taches rouges granuleuses, se forment des plaques nummulaires blanc bleuâtre, puis lactescentes, enfin d'un blanc laiteux, nacrées même. Cette coloration spéciale constitue la physionomie de la lésion. De dimensions variables, de forme arrondie ou ovalaire, isolées ou multiples, limitées ou diffuses, ces plaques sont souvent légèrement saillantes, quelquefois de niveau avec la muqueuse, plus rarement légèrement déprimées. Leur surface est tantôt lisse, unie, tantôt chagrinée, grenue, rugueuse, irrégulière, et, à un degré plus marqué, hérissée de petites saillies acuminées, dures, cornées, pour arriver à avoir l'aspect franchement papillomateux.

A la palpation toute plaque leucoplasique présente une résistance plus accusée que celle de la muqueuse normale, et si la lésion est un peu ancienne, on sent une surface parcheminée, résistante, sèche, présentant une induration manifeste, et enfin, dans l'état papillomateux, les excroissances coniques et cornées sont rudes au toucher, comme les papilles de la langue du chat.

Suivant le siège de la leucoplasie, il peut se produire de la desquamation au niveau des plaques; mais, si des lambeaux épidermiques sont dans certains cas éliminés ou enlevés par lamelles, dans d'autres ils sont adhérents et, pour les arracher, il faut exercer une certaine violence, encore ne viennent-ils que minces et déchiquetés.

Les plaques leucoplasiques, indépendamment de leur couleur spéciale et de leur surface lisse ou saillante, présentent de plus à leur niveau soit seulement des plis, des rides et des sillons, soit des altérations plus ou moins profondes, de petites exulcérations, des fissures, des craquelures et enfin de véritables ulcérations.

Tels sont les caractères essentiels des lésions leucoplasiques au point de vue objectif. Suivant leurs sièges sur les diverses muqueuses, suivant leurs causes, elles présentent des modifications variées, aussi pourrait-on à l'infini multiplier les types cliniques. Tous les degrés peuvent exister et il est, pour ainsi dire, impossible de rencontrer deux leucoplasies absolument semblables. Aussi notre but n'est-il pas d'insister sur les divers aspects des plaques blanches, dont les descriptions ont été faites et bien faites par de nombreux auteurs. L'étude de la pathogénie est autrement intéressante et toute d'actualité, surtout au point de vue des rapports de la leucoplasie avec la syphilis, c'est elle que nous allons aborder dans le chapitre suivant.

NATURE ET PATHOGÉNIE DES LEUCOPLASIES

C'est toujours au cours d'une inflammation chronique provoquée et entretenue par des irritations prolongées et réitérées que la lésion épithéliale se produit. Tel est le caractère étiologique qui réunit tous les faits de leucoplasie.

Qu'il s'agisse de leucokératoses bucco-linguale, vulvaire, préputiale, anale, laryngée, de l'appareil urinaire, etc., etc., l'influence de l'inflammation chronique apparaît avec évidence. C'est elle que l'on constate dans les glossites, dans les laryngites chroniques, dans les rétrécissements de l'urètre, du rectum et de la trachée, dans les cystites avec ou sans calculose, dans les urétéro-pyélites, etc.

Il est inutile dans un travail du genre de celui-ci, qui doit avoir essentiellement pour but d'ouvrir une discussion, de passer en revue tous ces faits qui ne font qu'établir ce qui est admis aujourd'hui, à savoir que la leucoplasie ne doit pas être considérée comme une entité morbide, mais qu'il y a des états leucoplasiques, développés le plus souvent sur une muqueuse dermo-papillaire, quelquefois sur une muqueuse cylindrique. Quel que soit le siège de cette muqueuse, l'influence d'une excitation lente et continue, concentrant son action sur les mêmes parties, produit à la longue une inflammation chronique et fait naître des plaques blanches.

Pour la cavité buccale, nous devons ne pas nous tenir à une esquisse rapide des conditions pathogéniques de la leucoplasie; les agents d'irritation locale sont, en effet, multiples, ils peuvent exister isolément; mais le plus souvent, ils n'agissent qu'à raison d'une prédisposition particulière tenant à l'état général ou à des maladies antérieures, la *syphilis* en particulier.

Causes locales. — Parmi les causes excitantes locales, la plus active est incontestablement l'abus du tabac; les autres sont les excès des mets épicés, des alcools, les aspérités dentaires, les dentiers mal faits, le manque d'hygiène, certaines professions, celle de souffleurs de bouteilles, par exemple, etc. Pour le tabac, ce n'est pas seulement la fumée chaude, mais encore les principes toxiques qui sont propres au tabac, qui produisent l'inflammation de la muqueuse. Nous avons, en effet, observé un cas de plaque leucoplasique végétante, développée dans le sillon gingivo-jugal d'un individu qui ne faisait usage que de la chique. Ces faits sont rares; ce qui est banal, c'est que sous l'influence de la brûlure chronique et du contact irritant de la nicotine, les plaques blanches affectent d'abord les parties sur lesquelles se porte plus directement le jet de fumée que l'aspiration fait sortir du tuyau de la pipe, du cigare ou de la cigarette, le fumeur ayant pris l'habitude de placer pipe ou cigare toujours du même côté; celui-ci s'altère le premier, ou est toujours plus altéré que les autres régions de la bouche.

Il serait intéressant de savoir si les Orientaux qui fument le narguilé sont exposés autant que nos fumeurs à la leucoplasie. Dans le narguilé, on sait, en effet, que la fumée partant du fourneau où brûle le tabac arrive refroidie par un long tuyau qui traverse parfois une couche d'eau parfumée. L'enquête que nous avons faite à ce sujet n'est pas assez complète pour que nous puissions nous prononcer.

Quoi qu'il en soit dans l'usage du tabac, la cavité buccale soumise à un contact irritant habituel finit après un temps plus ou moins long à être atteinte de leucoplasie qui peut dégénérer en cancer.

L'effet qui se produit dans ce cas trouve ses analogies dans beaucoup d'autres circonstances, et pour d'autres parties du corps où l'on voit spécialement l'épithélioma succéder à des irritations locales réitérées. Le cancer des ramoneurs, très commun du temps de Pott, qui l'a décrit, et qui était attribué par ce chirurgien à l'irritation produite par la suie, provenant de la combustion de la houille, et accumulée dans les plis du scrotum, représente un cas pathologique analogue.

Causes générales. Terrain. — Le tabac est donc une cause des plus actives et des moins contestables de la leucoplasie bucco-linguale : beaucoup de fumeurs ne présentent cependant aucune lésion buccale malgré l'intensité et la durée de leur habitude. Il faut, en effet, pour créer une maladie deux facteurs : une cause prédisposante et une cause efficiente, ou si l'on veut un terrain et une graine. La graine ici ne paraît pas être un microbe ou une toxine comme dans d'autres maladies, mais un irritant quelconque, le tabac en premier lieu, puis l'alcool, les aliments épicés, une dentition en mauvais état, etc., etc.... Le terrain peut être préparé soit par l'hérédité, soit par une mauvaise hygiène, soit par des affections acquises; parmi celles-ci la *syphilis* occupe le premier rang.

Hérédité. — L'hérédité est très nette dans certains cas : c'est ainsi que nous avons observé deux frères, petits fumeurs, qui arrivés vers la quarantaine ont vu apparaître des plaques blanches sur la face interne des joues (chez l'un la dégénérescence épithéliomateuse s'est produite). Dans un autre fait, le fils d'un leucoplasique, opéré à trois reprises pour des plaques hyperkératosiques, a eu, sous l'influence des excès de tabac et de dégustation d'alcools, une sorte de leucoplasie aiguë de toute la cavité buccale, qui n'a disparu que par la cessation absolue du tabac, de l'alcool et une cure à Saint-Christau. Il serait assez facile de trouver des observations semblables.

Quant aux manifestations morbides que l'on peut retrouver assez fréquemment chez les leucoplasiques ou chez leurs ascendants, ce sont : la lithiase biliaire, la gravelle, la dyscrasie acide, l'oxalurie, le diabète, la goutte, l'obésité, ces affections complexes auxquelles on a donné le nom de rhumatisme chronique, de rhumatisme abarticulaire (névralgies, migraines), asthme, bronchites, emphysème, certains troubles gastro-intestinaux, etc., etc.... Mais que ces manifestations existent ou non, dans le plus grand nombre de faits de leucoplasies buccales, c'est une syphilis antérieure plus ou moins ancienne que l'on rencontre ordinairement.

Rapports de la leucoplasie avec la syphilis. — Cette question de la leucoplasie dans ses rapports avec la syphilis est l'une des plus com-

plexes et a été à différentes époques résolue de diverses manières.
C'est ainsi que Baumès, Sigmund en 1865, Kaposi en 1866 faisaient
de la leucoplasie une manifestation constante de la syphilis; après
les travaux du professeur Fournier sur les glossites tertiaires syphilitiques, la leucoplasie a été isolée de la syphilis. M. Kaposi, longtemps
fidèle à la théorie syphilitique, renonçant dans la dernière édition de
son livre à cette interprétation exclusive, admet une variété non
syphilitique. Aujourd'hui si tous les auteurs sont d'accord pour
déclarer que la leucoplasie peut exister en dehors de la syphilis, il est
indiscutable cependant que la syphilis s'observe très fréquemment
dans les antécédents des malades atteints de leucoplasies. *Y a-t-il
dans les leucoplasies une variété qui ressortit à la syphilis; quelle est sa
fréquence; présente-t-elle des caractères particuliers; le traitement
spécifique a-t-il une action sur son évolution?*

Tel est le problème qui doit être posé et discuté.

Pour essayer de le résoudre, il faut étudier séparément les diverses
localisations des leucokératoses bucco-linguales.

Pour les joues et les lèvres, il est incontestable qu'en dehors de
toute autre condition pathogénique le tabac peut, par l'irritation
locale qu'il produit, faire naître chez presque tous les fumeurs des
plaques leucoplasiques plus ou moins marquées, le plus souvent
lisses, blanchâtres, ardoisées, mais qui deviennent chez un certain
nombre saillantes, hyperkératosiques; elles siègent non seulement au
niveau des commissures, mais encore se prolongent plus ou moins
loin sur la face interne des joues, sur les lèvres. Ce sont *les plaques
nacrées commissurales*, bien décrites par M. A. Fournier. On retrouve
bien chez quelques-uns de ces malades des antécédents de syphilis
plus ou moins ancienne, mais ces faits sont trop peu nombreux pour
que l'on puisse établir un rapport de causalité entre la syphilis et la
leucoplasie. C'est ainsi que dans 64 cas de leucoplasies bucco-linguales que nous avons observées *avec antécédents certains, avérés de
syphilis*, nous n'avons trouvé que 11 cas de leucokératoses des lèvres
ou des joues, et encore dans quelques-uns de ces cas la langue était
atteinte en même temps. Tandis que sur 58 faits de leucoplasies
bucco-linguales, *sans syphilis antérieure* nous avons constaté 23 fois
la localisation aux lèvres et aux joues (11 fois exclusivement aux
lèvres, une fois aux lèvres et aux joues, 5 fois aux commissures et à
la face interne des joues, 8 fois enfin la langue était atteinte en même
temps que les lèvres et les joues). Il semble donc que, pour la leucoplasie labio-jugale, la syphilis n'a pas une influence pathogénique
manifeste.

Il n'en est plus de même pour la leucoplasie localisée à la langue : dans nos 64 *cas de leucokératoses bucco-linguales présentant des anté-cédents de syphilis*, nous en avons relevé 53 qui siégeaient exclu-sivement à la langue, ou dans lesquels, en même temps qu'à la langue, existaient quelques plaques lisses, superficielles, non mena-çantes, aux lèvres ou aux commissures et aux joues. Sur ces 53 cas de leucoplasies linguales, 11 fois la syphilis (en dehors de l'état leuco-plasique de la langue) était encore en activité sur d'autres régions (sarcocèle, syphilide palmaire psoriasiforme, syphilide tuberculo-gom-meuse, etc.). Dans les 42 autres cas restant, la syphilis était certaine par les commémoratifs ou des cicatrices anciennes.

Ces faits permettent, il nous semble, de conclure que dans la leuco-plasie linguale la syphilis a une action pathogénique certaine; quand elle existe dans les antécédents de malades atteints de leucoplasie, c'est à la langue que sont localisées les plaques blanches, si bien que cette localisation doit toujours faire rechercher les antécédents syphilitiques; on les trouve dans le plus grand nombre des cas.

La syphilis peut produire la leucoplasie linguale en dehors de toute autre cause, même indépendamment de l'abus du tabac. A la période secondaire, elle a été étudiée et bien décrite par le professeur Four-nier; à une période plus avancée, les faits doivent être divisés en deux groupes. Un premier groupe comprend les glossites scléreuses leuco-plasiques, syphilitiques directement par l'objectivité, ce sont les *leucoplasies syphilitiques* (E. Besnier). Dans un second groupe, de beaucoup le plus important et qui comprend le plus grand nombre des cas, les leucoplasies sont développées chez des anciens syphili-tiques; très certainement l'affection ressortit à la syphilis d'une façon ou d'une autre, elle est de provenance syphilitique; elle rentre dans la catégorie des affections dites parasyphilitiques — *leucoplasies parasyphilitiques* —. A ce dernier groupe doivent être rattachés les cas très rares d'ailleurs de leucoplasies observées chez des syphili-tiques héréditaires.

Dans les leucoplasies parasyphilitiques, en même temps qu'une syphilis antérieure plus ou moins ancienne, plus ou moins éteinte, on trouve d'autres causes d'irritation, en premier lieu l'abus du tabac et souvent aussi d'autres excitants de la muqueuse buccale. Ce sont les cas les plus ordinaires, ils se rencontrent presque exclusivement chez l'homme. A ce dernier point de vue, ces faits sont comparables à ce qui s'observe dans le tabes, la paralysie générale, qui se produisent chez les syphilitiques. Comme ces scléroses spécifiques du système nerveux central, les scléroses linguales leucoplasiques sont particulières à l'homme. D'ailleurs, on sait que les lésions syphilitiques de la langue, réellement spécifiques, sont rares chez la femme; la leucoplasie parasyphilitique s'observe aussi exceptionnellement chez elle.

Ces diverses considérations permettent de résumer l'étiologie de la leucokératose linguale en quelques propositions.

A). *La syphilis à elle seule peut produire la leucoplasie linguale.*

B). *La syphilis et le tabac en sont les causes les plus fréquentes, les plus ordinaires.*

C). *Le tabac seul est la cause prédominante des leucoplasies labiales, commissurales, des joues. Il peut aussi indépendamment de la syphilis les produire sur la langue*, mais ces cas sont peu nombreux relativement à ceux où la syphilis et le tabac se retrouvent dans les antécédents des leucoplasiques.

Ceux chez lesquels on ne retrouve ni la syphilis, ni le tabac sont en petit nombre : chez quelques-uns les plaques blanches se développent par le contact répété de dentiers mal faits, de mauvaises dents dans certaines professions, chez les verriers, etc....

Ces derniers faits sont rares, et on est porté à attribuer presque toutes les glossites à la syphilis ou à l'irritation produite par le tabac; M. Brocq a cependant attiré l'attention sur toute une catégorie de glossites qui dépend presque toujours de troubles de l'estomac survenant chez des arthritiques. Dans ces glossites chroniques non syphilitiques et non tabagiques, il se forme sur la langue et en même temps sur les joues des filaments blanchâtres qui se rapprochent de l'aspect de la leucoplasie des fumeurs. Il y a aussi une exagération assez prononcée des sillons normaux qui ne sont cependant pas aussi marqués que dans la glossite syphilitique. En outre, on voit se produire, à intervalles très rapprochés, de petites ulcérations qui se développent surtout au contact des aspérités dentaires et s'accompagnent de douleurs très vives. A mesure que ces lésions évoluent, elles altèrent la muqueuse linguale qui se rétracte et devient cicatricielle.

Ces faits constituent en quelque sorte des états *préleucoplasiques*. Le point important de leur histoire, bien mis en relief par M. Brocq, est leur liaison avec l'état du tube digestif; ces malades sont de plus sujets à des poussées congestives du côté de la langue, sans raison apparente. Autant au point de vue pratique qu'au point de vue pathogénique, ces glossites sont importantes à connaître. Car, si, croyant à la syphilis, on administre le traitement spécifique, on les aggrave en raison des altérations des voies digestives qu'on détermine; si, au contraire, incriminant le tabac, on se contente de supprimer son usage, on n'obtient rien parce qu'on n'a pas soigné l'état gastrique. Enfin s'il s'agit d'une forme hybride, c'est-à-dire d'une glossite syphilitique avec altération du tube digestif, il arrive qu'après avoir obtenu une amélioration par le traitement spécifique, on voit bientôt, si l'on continue le traitement, l'état s'aggraver. Il y a donc une distinction très utile à faire au point de vue pratique, pour ces cas hybrides, entre les deux phases du traitement : dans la première, on doit combattre la syphilis et dans la seconde l'arthritisme qui tient sous sa dépendance la plupart de ces glossites.

En passant en revue les conditions pathogéniques des leucoplasies, nous trouvons que, dans toutes, l'influence de l'inflammation chronique apparaît avec évidence. Que devient alors la conception de la leucoplasie, dite *essentielle*, *idiopathique* de Bazin, Debove, Schwimmer, etc.? Ces faits sont, croyons-nous, à reprendre, car nous savons aujourd'hui que le lichen plan peut réaliser, en dehors de la syphilis et du nicotinisme, le tertiarisme lingual, la glossite leucoplasique même parcheminée. Morel-Lavallée a, en effet, montré (*Soc. française de dermat.*, 1899, p. 409 et 11 janvier 1900) dans une observation des plus intéressantes que le lichen plan peut rester limité à la langue ou coexister avec d'autres lésions buccales, à savoir la leucoplasie commissurale, en triangle, quelques grains blancs sur les joues. On devra donc dans les observations, où on ne retrouve aucune cause de glossite chronique, rechercher avec soin s'il n'a pas existé un lichen plan chez les malades ou dans leur entourage immédiat.

ANATOMIE PATHOLOGIQUE

C'est dans ce chapitre que devront être mis en lumière et discutés les problèmes les plus intéressants dans l'étude des leucoplasies, que nous avons posés au début de notre rapport :

Toute leucoplasie peut-elle se transformer en épithélioma?

Cette transformation est-elle fatale, ou bien existe-t-il parmi les leucoplasies des formes bénignes qui ne deviendront jamais épithéliomateuses, qui sont des sortes de papillomes bénins, et à côté de celles-ci y a-t-il des leucoplasies graves d'emblée, même quand elles ne sont que leucoplasiques à l'œil et au microscope; leucoplasies qui sont pourtant des épithéliomas passant à leur début par cette forme; l'aspect leucoplasique étant le premier stade, la première forme de l'épithélioma?

Avant d'aborder ces questions, qui ont été dans ces dernières années l'objet de travaux importants[1], nous rappellerons rapidemen

1. HALLÉ. *Annales des maladies des organes génito-urinaires*, juin et juillet 1896.

les caractères anatomo-pathologiques sur lesquels tout le monde s'entend.

Quelle que soit la cause de la production d'une plaque blanche, on constate au niveau de cette plaque, au point de vue microscopique, des lésions épithéliales et des lésions dermiques. Les lésions épithéliales sont caractérisées par la kératinisation et même l'hyperkératinisation des éléments superficiels de l'épithélium; par la formation d'un plan plus ou moins régulier de cellules remplies de gouttelettes réfringentes, c'est la couche de cellules à éléidine; en un mot par la transformation de l'épithélium en épiderme, la cutisation de la muqueuse. Les lésions dermiques consistent en une infiltration cellulaire qui aboutit à la sclérose.

Sclérose dermique, transformation d'un épithélium pavimenteux ou cylindrique en épiderme corné, épais, tels sont, dans tous les cas de leucoplasies, les deux caractères anatomo-pathologiques essentiels.

Ces caractères ne se rencontrent pas toujours avec une netteté parfaite; souvent même il en manque un ou plusieurs. Tantôt l'épithélium pathologique a tous les caractères typiques de l'épiderme normal; tantôt sa structure est irrégulière; il évolue vers la kératinisation par un processus anormal. L'éléidine peut persister jusque dans les couches superficielles de l'épithélium sans pouvoir aboutir à la kératinisation vraie[1]. Dans d'autres cas, au contraire, l'éléidine fait plus ou moins défaut au-dessous de la couche cornée. Il faut donc savoir que des lésions cliniquement et indiscutablement leucoplasiques ne se présentent pas toujours au microscope avec les caractères classiques assignés par Leloir à la leucokératose. Elles offrent parfois seulement une hyperkératinisation exagérée sans couche à éléidine distincte; parfois, au contraire, une assise de cellules fortement granuleuses sans cornification marquée; l'on ne saurait pourtant, en l'absence de l'un de ces caractères importants, révoquer l'existence d'une leucoplasie indubitable par ailleurs (Cestan).

Ces aspects atypiques sont les plus fréquemment observés soit que d'emblée la kératinisation affecte une marche irrégulière, soit que la longue durée de l'affection en soit la cause directe. Leur connaissance permet de discuter les théories émises sur la transformation épithéliomateuse.

Il en existerait deux variétés de dégénérescences néoplasiques :

— E. CESTAN, Archives générales de médecine, juillet et août 1897. — LE DENTU. Revue de chirurgie, décembre 1896.

1. PERRIN. Congrès internat. de dermatologie, Paris, 1889.

l'une papillomateuse de pronostic bénin, l'autre épithéliomateuse
ayant la gravité du cancer.

Dégénérescence papillomateuse. — La dégénérescence papillomateuse se borne à l'hypertrophie papillomateuse simple qui fait presque
partie intégrante de toute leucoplasie : c'est plutôt l'exagération d'un
caractère normal de la leucokératose. Ce papillome bénin existe, en
réalité, au point de vue anatomo-pathologique à côté de l'hypertrophie
papillaire banale étalée et circonscrite que tous les auteurs ont signalée habituellement dans la leucoplasie. Ces papillomes simples sont
même capables de récidiver (Pilliet) sans être déjà pour cela en dégénérescence épithéliale.

On doit pourtant, au point de vue de la bénignité de ces néoplasies,
tenir compte des réserves et de l'opinion de E. Vidal et Trélat,
appuyée sur des faits précis. Pour ces auteurs, ce papillome soi-disant
bénin n'est qu'une forme de transition, l'état papillomateux confine
à la transformation épithéliomateuse, il en est ordinairement le début
ou au moins le degré intermédiaire. Dans une masse papillomateuse
opérée par Trélat, Latteux constata des globes épidermiques.

Dégénérescence épithéliomateuse. — L'épithélioma pourrait se développer de deux façons différentes. Dans la première, la leucoplasie cède
progressivement la place au cancroïde par dékératinisation régres-
sive ; c'est l'épithéliomisation des ulcérations et fissures au niveau des
régions dékératinisées. Dans la seconde, l'épithélioma peut naître
directement des globes épidermiques apparaissant au milieu des cellules cornées.

Le premier mode pathogénique de l'épithélioma leucoplasique a
été très bien décrit par Leloir : l'épithélioma ne débuterait jamais au
niveau des surfaces hyperkératinisées, c'est-à-dire franchement leucoplasiques, mais au contraire sur les régions dékératinisées. Il se produirait dans une première phase des exulcérations ou fissures de la
couche cornée qui desquame en certains points ; cette ulcération
provoque une irritation considérable des couches sous-jacentes et
enfin la prolifération désordonnée des éléments du corps de Malpighi.

L'épithélioma ne serait qu'un simple *accident* causé par les modifications pour ainsi dire mécaniques de la plaque cornée (ulcérations
ou fissures). Les rapports de la leucoplasie avec le cancer seraient
donc *indirects.* Le développement de l'épithélioma, d'après la théorie
de Leloir, implique, en effet, un travail préparatoire absolument
inverse dans son essence de celui qui représente la caractéristique de
la leucoplasie : donc l'hyperkératinisation sauverait beaucoup de leu-

cokératoses de la dégénérescence épithéliomateuse. Ce processus néoplasique est admis par tous les auteurs, c'est celui que l'on observe le plus fréquemment : l'exfoliation, les fissurations, les crevasses au niveau des plaques étant elles-mêmes très fréquentes.

Le second mode pathogénique de l'épithélioma leucoplasique est, semble-t-il, plus rare; il a été étudié par MM. Hallé, Le Dentu, Cestan et nous-même. Ici l'épithélioma se développe aux dépens de globes épidermiques apparaissant dans la couche cornée, sans qu'il y ait eu d'ulcérations préalables de la plaque blanche.

Les faits que nous avons publiés en 1889 [1] et en 1891 [2] et deux inédits que nous avons été heureux de fournir à M. Cestan [3] montrent bien que la dégénérescence peut être le résultat des modifications anatomiques qui s'opèrent dans la plaque leucoplasique. M. Le Dentu [4] dans son mémoire, sur six examens microscopiques dont cinq révèlent les lésions décrites par Leloir, en rapporte un particulièrement intéressant par l'apparition de globes épidermiques au sein des couches épithéliales non dékératinisées. A ces faits il faut joindre les constatations histologiques importantes de Stanziale [5], celles qui ont été signalées dans les leucoplasies de sièges divers : vulvaires par Pichevin et Petit [6]; des muqueuses urinaires par Hallé [7]. Si, de plus, on veut bien se rappeler les aspects atypiques que la leucoplasie peut affecter d'emblée, on pourra conclure avec M. Le Dentu que l'épithélioma se rattache par une filiation directe à la leucokératose, qu'il en représente la phase terminale, et qu'il ne peut pas être considéré comme un simple accident causé par la dékératinisation, l'ulcération ou la fissuration de la plaque cornée — Hallé met bien en relief cette opinion quand il écrit « que si le revêtement néoformé a bien la constitution générale de l'épiderme cutané normal et montre des cellules stratifiées évoluant vers la kératinisation, là s'arrête l'analogie. Le revêtement pathologique, en effet, présente des caractères anormaux particuliers : son épaisseur, sa desquamation abondante, les formations interpapillaires de sa couche profonde, où les cellules présentent de la périphérie au centre l'évolution épidermique, lui donnent un aspect singulier qui éveille l'idée de prolifération atypique, et fait penser au néoplasme. Et de fait ne retrouve-t-on pas dans ces formations pro-

1. L. Perrin. Congrès internat. de dermat., Paris, 1889.
2. L. Perrin. Ann. de dermat., 1891.
3. E. Cestan. Loc. cit.
4. Le Dentu. Loc. cit.
5. Stanziale. Giorn. ital. delle mal. ven., décembre 1894.
6. Pichevin et Petit. Congrès internat. de gynécologie, Genève, 1896.
7. Hallé. Ann. des mal. des voies urin., juin et juillet 1896.

foudes, aberrantes et pénétrantes de l'épiderme pathologique, ce caractère de désorientation cellulaire, regardé aujourd'hui comme presque spécifique des néoplasies épithéliales? Il est des cas, certes, où la limite entre la simple métaplasie épithéliale inflammatoire bénigne, et la véritable prolifération néoplasique est bien difficile à fixer.... »

Hallé a vu encore, dans une de ses observations, coïncider avec un cancroïde typique et limité des lésions profondes du reste de la muqueuse vésicale, lésions de deux degrés différents. En certains points, c'est la leucoplasie typique : un revêtement épais, à caractères épidermiques, recouvre un derme chroniquement enflammé, papillaire et vascularisé; ailleurs, au-dessous du revêtement épithélial transformé, le derme infiltré de lobules et de boyaux épithéliaux multiples, indépendants, au milieu desquels on distingue des globes épidermiques. Leucoplasie simple, leucoplasie compliquée d'infiltration épithéliale néoplasique du derme; vrai cancer diffus en nappe; cancroïde bien caractérisé, profondément ulcéré : ces trois lésions distinctes coexistent dans cette même vessie, on est en présence dans cette pièce de trois degrés, de trois âges coexistants, d'un même processus.

D'après ces faits et ces considérations il semble permis de penser qu'il existe des relations pathologiques entre l'inflammation chronique, la leucoplasie et le cancroïde. L'inflammation chronique débute; elle se complique de transformation épidermique de l'épithélium ; cet épithélium pathologique peut être à son tour le point de départ d'un épithélioma ; et il existe entre la leucoplasie bénigne, lésion inflammatoire de surface, et le cancroïde, lésion maligne profonde, des altérations intermédiaires. *Telle paraît être dans ces cas la filiation probable des lésions qui conduisent de l'inflammation chronique à l'épithélioma en passant par la leucoplasie.*

S'agit-il bien, en pareil cas, de lésions inflammatoires banales, développées sous l'action des irritants cellulaires? Des influences spéciales, d'agent pathogène ou de terrain, n'interviennent-elles pas ici pour orienter l'inflammation chronique vers la leucoplasie et le cancroïde? Cette hypothèse, comme le dit Hallé, vraisemblable d'ailleurs, nous ramène à la question encore irrésolue de la pathogénie du cancer.

Quoi qu'il en soit, aux questions controversées posées au début de ce rapport, les faits que nous avons exposés nous permettent de répondre que :

I. — *Toute leucoplasie peut évoluer soit vers le néoplasme bénin, le papillome, lequel dans certains cas peut dégénérer, soit vers le néoplasme malin, l'épithélioma. Dans ce dernier cas, la dégéné-*

rescence cancéreuse se fait au niveau d'une fissuration — processus le plus fréquent — ou par transformation *in situ* des éléments leucoplasiques.

On ne doit donc pas considérer la dégénérescence cancéreuse comme un simple accident de la leucoplasie, mais bien plutôt comme un stade évolutif ultime de celle-ci. C'est l'opinion de MM. E. Besnier, Fournier, Hallé, Le Dentu, Cestan, Dubreuilh; celui-ci terminait, en effet, son rapport sur les kératoses en concluant que « l'épithéliome n'est pas un accident ou une complication des leucokératoses, c'est un de leurs modes évolutifs, c'est leur aboutissant non pas constant, mais naturel, et une plaque de leucokératose doit être considérée comme un cancer en puissance. C'est du reste la conclusion à laquelle est arrivé Perrin et qu'il a transportée dans le domaine thérapeutique en conseillant d'opérer largement sans attendre que le cancer soit devenu évident. »

Toute leucoplasie ne se transforme pas, atalement en épithéliome.

Nous devons maintenant rechercher quelle est la fréquence de cette transformation maligne; ses causes; les symptômes qui permettent de distinguer les leucoplasies qui se terminent par l'épithélioma; si les leucoplasies de provenance syphilitique sont plus exposées que les autres au cancer; enfin quel est le traitement des leucoplasies soit à la période pré-épithéliomateuse, soit à la période épithéliomateuse.

Telles sont les questions que nous allons discuter. Elles ont été l'objet de notre attention dans nos publications antérieures[1] en 1891 et en 1896[2]. Depuis cette époque, MM. Le Dentu[3] et Cestan[4] ont repris cette étude en apportant un certain nombre de statistiques et de faits nouveaux.

FRÉQUENCE DE LA TRANSFORMATION MALIGNE DES LEUCOPLASIES

Pour M. Barthélemy, on n'est pas en droit de désigner la leucoplasie sous le nom d'affection précancéreuse; dans sa statistique, 4 malades seulement sur 55 ont subi la dégénérescence épithéliomateuse. La terminaison par le cancer serait en somme une exception Ce n'est pas là l'opinion d'un grand nombre de dermatologistes. Schwimmer accuse, pour la transformation maligne des plaques

---

1. Perrin. Sur l'utilité de l'intervention chirurgicale précoce dans les leucokératoses, *Annales de dermat.*, 1891.
2. Perrin. 5e Congrès internat. de dermal., Londres, 1896.
3. Le Dentu. *Loc. cit.*
4. E. Cestan. *Loc. cit.*

blanches, la proportion de 4 sur 20, Leloir de 8 sur 35, soit 20 à 25 pour
100, Debove de 8 sur 24, Morris de 14 sur 27, R. Weir de 31 sur 68,
soit 45 à 50 pour 100 ; c'est la fréquence admise par Vidal.

Dans les faits de leucoplasies que nous avons observés, et qui sont
au nombre de 132, nous avons noté 58 fois la dégénérescence. Ces
132 cas se répartissent ainsi : 3 de leucoplasies balano-préputiales,
5 vulvaires (dont deux dégénérés) ; restent 124 cas de leucoplasies
bucco-linguales dont 56 se sont terminés par le cancer.

Ces statistiques si différentes les unes des autres ne peuvent donner
que des indications relatives sur la fréquence de la dégénérescence
des plaques ; il faudrait, en effet, connaître exactement tous les faits
rapportés par chaque auteur, savoir si tous les cas légers sont compris
dans ces statistiques, ou si, au contraire, négligeant ceux-ci, on n'a
tenu compte que des cas d'intensité moyenne et grave. Quant à nous,
nous avons relevé tous les cas qui se sont présentés à notre observation, nous basant sur ce fait que la leucoplasie est une affection de
longue, souvent de très longue durée, et qu'un grand nombre de ces
cas longtemps portés dans les statistiques comme bénins, peuvent,
10, 20 ou 30 ans après, subir la dégénérescence épithéliale.

Si les statistiques des dermatologistes ne peuvent arriver à établir
d'une façon précise la fréquence de cette dégénérescence, celles des
chirurgiens laissent aussi à désirer. L'écart de leurs chiffres est trop
grand pour permettre de savoir quelle est la proportion exacte des
cancers qui ont été précédés de leucoplasies, soit que cette recherche
n'ait pas été faite systématiquement dans tous les cas, soit qu'arrivées
à une période ultime les traces de la leucoplasie aient disparu.

Quoi qu'il en soit, il faut, croyons-nous, admettre avec Trélat et
Vidal que la transformation maligne est plus fréquente qu'on ne le
pense généralement ; on doit adopter l'opinion de Butlin[1] qui écrivait
en 1885 : « Je soupçonne fort que la fréquence de cette terminaison,
loin d'avoir été exagérée, a été très « sous-cotée », et que les écrits des
dix ou vingt années à venir montreront une bien plus grande proportion de cancers leucoplasiques que ne l'ont fait ceux des dix dernières années.... »

Causes de la dégénérescence maligne. — Toutes les leucoplasies,
ainsi que le montre l'étude anatomo-pathologique, peuvent aboutir à
l'épithélioma.

La continuation de l'action des causes irritantes de tout ordre et
particulièrement de l'usage du tabac, de l'alcool, etc., action qui a

[1] BUTLIN. *Diseases of the tongue,* 1885, p. 145.

provoqué l'apparition des plaques blanches, exerce une influence manifeste sur leur dégénérescence maligne. Que l'on ajoute à ces agents prolongés et réitérés d'irritation locale, l'absence de tout traitement hygiénique, des cautérisations, des interventions intempestives, l'âge du malade, etc.... on aura alors toutes les conditions favorables au développement de l'épithélioma.

Ces faits ne sont pas contestables et ne peuvent être niés pour les leucoplasies, alors qu'ils sont admis dans des cas analogues, tels que l'envahissement par le cancer des cautères anciens, ou de vieilles cicatrices lupiques.

Dégénérescence des leucoplasies de provenance syphilitique. — La question qui prête à discussion, et n'est pas résolue, est celle de l'influence d'une syphilis antérieure, sur l'échéance de la transformation épithéliomateuse. *Les leucoplasies de provenance syphilitique sont-elles plus exposées que les autres au cancer? La syphilis aboutit-elle au cancer en passant par la leucoplasie?*

Pour essayer de résoudre ce problème, nous n'examinerons que les leucokératoses de la cavité buccale. Dans notre statistique, les leucoplasies localisées à la langue, avec antécédents avérés de syphilis, sont au nombre de 53. 10 seulement ont subi la transformation maligne. Dans les leucoplasies, sans syphilis antérieure, sur 25 cas localisés à la langue, 9 se sont terminés par l'épithélioma. Ces chiffres pris en bloc sembleraient établir que, si la syphilis a une action pathogénique certaine dans la détermination de la leucoplasie sur la langue, elle n'en a pas une très marquée sur sa dégénérescence.

Mais cette remarque doit être précisée et discutée: il faut à cet égard, comme nous l'avons fait dans le chapitre consacré aux rapports de la leucoplasie avec la syphilis, distinguer dans les leucoplasies de nature syphilitique celles que l'on devrait désigner sous le nom de *glossites tertiaires leucoplasiques* et celles, les plus nombreuses, qui ont été groupées dans la catégorie des *leucoplasies parasyphilitiques*.

Glossites tertiaires leucoplasiques. — Dans notre statistique, nous n'avons relevé aucune de ces glossites qui ait abouti à l'épithélioma. Leurs caractères cliniques et anatomo-pathologiques peuvent expliquer ce résultat.

Dans ces cas, en effet, la lésion est le plus souvent diffuse, s'accompagne habituellement de l'hypertrophie de l'organe; les plaques blanc grisâtre, ardoisées, minces, unies, lisses, à surface régulière ou légèrement rugueuses et parcheminées, n'arrivent pas ordinairement à être très saillantes, cornées, hyperkératosiques, papillomateuses; elles sont, au contraire, plutôt déprimées, parcourues par des

rides ou de nombreux sillons plutôt que par des fissurations, des
crevasses. Ce que l'on constate le plus souvent sur ces langues, ce
sont des îlots érosifs développés soit sur les frontières, soit même au
centre des placards leucoplasiques, soit souvent sur la muqueuse
linguale, qui, dépouillée des plaques blanches, est restée d'un rouge
très vif, lisse, luisante, tendue, dépapillée. Celle-ci a cet aspect principalement sur la partie antérieure du plateau dorsal de la langue,
formant en cette région comme une sorte de fer à cheval dont la con-
cavité postérieure est occupée par des plaques et dont la partie antérieure convexe, limitant les bords et la pointe, est largement étalée,
mollasse et conserve l'empreinte des dents. Quant aux érosions, ce sont
de petites érosions de surface, irrégulièrement découpées, déchique-
tées sur les bords ; elles sont d'un rouge vif, quelquefois saillantes,
comme un gros bourgeon charnu, ayant la dimension d'une lentille ou
d'un pois. D'autres fois, elles sont de niveau avec les parties voisines,
surtout quand elles siègent sur la muqueuse lisse et dépapillée, elles
peuvent enfin être déprimées. Saillants ou déprimés, quand ils siègent
sur les plaques leucoplasiques, ces îlots érosifs paraissent être
comme bridés, étranglés par celles-ci. Cette disposition permet de
concevoir que leur cicatrisation se fait très difficilement, qu'ils persistent longtemps ; une fois guéris ou même pendant leur cicatrisation, d'autres apparaissent presque continuellement dans le voisinage
des premiers. Quoique peu douloureuses, ces érosions gênent la
parole et la mastication, mais il est exceptionnel, si toute cause d'irritation est supprimée, qu'elles se transforment en ulcérations, s'indurent, s'épithéliomatisent.

Leucoplasies parasyphilitiques. — L'aspect des *leucoplasies parasyphilitiques* est tout autre : il est dû aux conditions pathogéniques
multiples qui ont présidé à leur développement. Indépendamment,
en effet, d'une syphilis antérieure, plus ou moins ancienne, on constate presque toujours dans ces leucoplasies l'abus du tabac, l'influence de l'alcool, des aliments épicés, souvent d'une mauvaise dentition ; ce sont, en un mot, d'anciens syphilitiques, gros fumeurs,
souvent buveurs, manquant d'hygiène, de soins de propreté, autant
par négligence que par incurie. Dans ces leucoplasies, les plaques
peuvent être limitées, rarement uniques, le plus souvent multiples, et
quelquefois étalées, recouvrant la langue dans le tiers antérieur de sa
face dorsale qui semble enveloppée comme dans une carapace d'un
blanc éclatant. Ces plaques sont dures, résistantes, épaisses, irrégulières, verruqueuses, végétantes, quelquefois fissuraires, ulcératives,
présentant des mamelonnements, des excroissances papillomateuses,

Ces plaques doivent être considérées comme suspectes, ce sont ces fissures profondes, ces ulcérations qui s'indurent plus ou moins rapidement et qui indiquent que l'épithéliomatisation est déjà faite.

Les caractères objectifs que présentent les leucoplasies parasyphilitiques nous autorisent à croire que la syphilis ne paraît pas avoir une influence manifeste sur la transformation maligne des plaques. Celle-ci paraît due aux irritations locales prolongées et réitérées chez d'anciens syphilitiques.

Le fait d'ailleurs paraît être confirmé par ce qui se passe dans la leucokératose avec antécédents syphilitiques des lèvres et des joues. Sur 11 de ces cas que nous avons observés nous n'en avons relevé que 2 qui aient subi la transformation épithéliomateuse; tandis que, sur 56 cas de leucoplasies des joues et des lèvres, non précédées de syphilis, 14 se sont terminés par l'épithélioma.

Symptômes pouvant faire craindre la dégénérescence maligne. — Ces diverses considérations sur les causes de la fréquence de la dégénérescence nous ont conduit à montrer que cette dégénérescence atteint principalement, mais non toujours sans doute, les leucoplasies à muqueuse épaissie, dure, rugueuse, parcheminée, cornée, végétante et craquelée, plutôt que les plaques minces à surface régulière, non fissurées, non ulcérées. C'est d'ailleurs l'opinion exprimée depuis longtemps par Clarke, Tilbury Fox, Lailler; pour ces auteurs, des diverses variétés de psoriasis buccal, la tylose aux plaques dures, cornées, verruqueuses, très adhérentes, souvent fissurées ou craquelées se transforme surtout en épithélioma. C'est aussi l'opinion de Vidal, Trélat, ainsi que celle de M. E. Besnier qui estime que toutes les fois où l'on constate une plaque papillomateuse « langue de chat » il est malheureusement probable que l'épithéliomatisation est faite.

ÉPITHÉLIOMA LEUCOPLASIQUE

Une fois développé, l'épithélioma leucoplasique peut revêtir les aspects divers du cancroïde vulgaire, mais ce qui l'en distingue, comme l'a fait remarquer Cestan, ce sont souvent des traces de plaques kératosiques à la surface ou au voisinage des ulcérations et l'existence de nombreux foyers épithéliomateux que nous-même avons signalés dans un certain nombre de faits publiés. Ces foyers sont constitués par la dégénérescence de plaques leucoplasiques siégeant soit sur la même région, la langue par exemple, soit sur une région voisine, telle que les lèvres.

La connaissance de cette multiplicité de lésions épithéliomateuses a une très grande importance : on sait, en effet, que dans le cancer vulgaire, non précédé de leucoplasie, l'ulcération est habituellement unique, et que c'est là un bon signe diagnostique avec les ulcérations gommeuses syphilitiques qui sont souvent en nombre plus ou moins grand.

Au point de vue de leur évolution, les épithéliomas leucoplasiques constitués ne comprennent pas un type unique : tantôt aigus, suraigus même, ils peuvent aussi avoir une évolution lente. *Le point intéressant est de rechercher quelle est leur gravité par rapport aux autres variétés d'épithéliomas, s'ils sont moins récidivants, si l'envahissement des ganglions est rapide ou lent à se développer?*

Nous avons déjà traité ces questions dans nos publications de 1889, de 1891 et de 1896 et en nous appuyant soit sur les cas de guérison signalés par MM. Verneuil, Delens, Guyon, Reclus, Trélat, soit sur ceux que nous avions observés; nous arrivions à la conclusion que l'épithélioma leucoplasique présente une bénignité relative, que les adénopathies sont lentes à se produire, enfin que la persistance de la guérison est plus ou moins longue. M. Le Dentu, dans sa statistique, se montre aussi assez optimiste, puisque sur 11 cancers de la langue qu'il rapporte, 3 seulement ont été absolument mauvais. Cette opinion se trouve confirmée, si on oppose les résultats observés pour les épithéliomas leucoplasiques de la cavité bucco-linguale à ceux que donnent les cancers vulgaires de cette région, opérés ou non.

Voici à cet égard le relevé de nos observations. Sur 40 cas d'épithéliomas leucokératosiques, 22 siégeaient sur la langue, 8 sur la face interne des joues, 8 sur les lèvres, 2 enfin sur la vulve.

Pour ces deux derniers, dans l'un l'opération a été tardive, l'infection ganglionnaire existait déjà, récidive dans les ganglions 5 mois après; l'autre sans adénopathie, opéré depuis 1 an, reste guéri.

Pour les 22 cas d'épithéliomas localisés à la langue, 9 n'ont pas été opérés soit par refus des malades, soit parce que les lésions étaient trop avancées; sur les 13 qui ont été opérés, 8 récidives survenues de 10 mois à 2 ans après l'intervention; dans tous ces cas de récidives, aucune n'a eu lieu sur la cicatrice, toutes se sont produites soit dans les ganglions sous-maxillaires, soit quand ceux-ci ont été enlevés dans les sus-claviculaires; dans un seul cas, où toute la langue était dégénérée, la récidive s'est produite sur le plancher buccal, les glandes sous-maxillaires et les ganglions de la région avaient été extirpés. Les 5 autres épithéliomateux opérés restent guéris l'un depuis 14 ans, un autre depuis 4 ans, les autres depuis 1 an à 10 mois.

Pour les 8 cas d'épithéliomas des lèvres, 2 seulement n'ont pas été opérés, 6 n'ont pas eu de récidives, sauf dans un cas où le malade a dû subir 2 interventions à 4 ans d'intervalle pour l'exérèse de nouvelles plaques leucoplasiques qui se sont épithéliomatisées.

Pour les 8 cas d'épithéliomas des joues, 5 n'ont pas été opérés, 2 ont eu des récidives rapides, 4 à 5 mois après l'intervention; celle-ci avait été tardive, il y avait des adénopathies et enfin les malades, anciens syphilitiques, avaient été soumis avant l'opération à des traitements spécifiques prolongés et réitérés qui n'ont peut-être pas été sans influence sur la marche rapide de la récidive. Par contre, 3 opérés restent guéris, l'un opéré en 1896 à la période pré-épithéliomateuse pour une plaque commissurale non ulcérée, mais avec hyperkératinisation extrême de l'épithélium, l'autre opéré en 1892 par le Dr Reboul, pour des plaques cornées, avec saillies mamelonnées siégeant à la face interne de la joue et sur la face cutanéo-muqueuse de la commissure; dans ce cas, il s'agissait bien d'un épithélioma pavimenteux lobulé corné, mais sans infection ganglionnaire. Le troisième malade, opéré pour une leucokératose saillante avec dégénérescence épithéliomateuse avancée mais sans adénopathie, reste guéri depuis 15 mois; seulement il s'est développé sur la cicatrice, depuis deux mois, une plaque blanche kératosique de la grosseur d'une lentille.

Ces faits, quoique en petit nombre, de guérisons plus ou moins persistantes sont à opposer à ceux que nous avons observés dans les cancers vulgaires, c'est-à-dire non précédés de leucoplasies. Ceux-ci sont au nombre de 35 : 19 pour la langue, dont 5 sur le plancher et 2 sur la région postérieure de la langue, au niveau des piliers : 2 seulement de ces cancers ont été opérés; récidives rapides de 8 mois à 11 mois; 17 n'ont pas été opérés. Pour les lèvres : 10 cancers, 7 n'ont pas été opérés; sur les 3 opérés, une récidive 15 mois après. Enfin pour les 4 épithéliomas des joues, 3 n'ont pas été opérés, un seul opéré, récidive 5 mois après. En somme les cancers vulgaires bucco-linguaux récidivent après l'opération soit dans la cicatrice soit plus souvent dans les ganglions, au bout de quelques semaines ou de quelques mois.

On est donc autorisé à faire avec M. Le Dentu une classe à part des épithéliomas leucoplasiques relativement à leur mode d'évolution et à conclure que « chez un certain nombre de sujets, sinon dans la majorité, l'épithélioma nettement leucoplasique se montre un peu plus ou beaucoup plus bénin que l'épithélioma non leucoplasique par sa tendance moindre à la récidive après les opérations ».

Récidives de l'épithélioma leucoplasique. — Cette récidive ne se fait pas sur la partie opérée, la cicatrice reste intacte, mais elle se produit dans les ganglions et à une date plus ou moins éloignée, suivant que l'intervention a été précoce ou tardive, sauf dans certains cas graves d'emblée.

On ne doit pas compter comme récidives le fait assez fréquent du retour de la leucoplasie sur la cicatrice après l'ablation d'une plaque dégénérée ou son apparition au voisinage de la cicatrice ou enfin sur une région plus ou moins éloignée, sur les lèvres par exemple. Ce sont des plaques leucoplasiques qui s'épithéliomatisent à leur tour. Plusieurs des malades dont nous suivons l'évolution ont eu à subir des interventions successives : l'un ayant eu à deux ans d'intervalle deux foyers épithéliomateux développés sur la langue et un troisième sur la lèvre; un autre malade, opéré une première fois pour une leucoplasie de la langue, a été opéré ensuite successivement deux fois, toujours avec succès, pour des épithéliomas des lèvres développés sur des points différents.

Ces diverses considérations sur le pronostic de l'épithélioma leucoplasique indiquent bien qu'il faudrait intervenir surtout dans le cours de la période pré-épithéliomateuse, pendant laquelle on ne constate pas d'adénopathie; un certain nombre de faits bien observés montrent quel bénéfice les malades peuvent retirer d'une opération précoce et complète. Nous devons donc discuter, en ce qui concerne le traitement des leucoplasies, la ligne de conduite du dermatologiste et du chirurgien dans la période pré-épithéliomateuse et dans la période épithéliomateuse.

TRAITEMENT DES LEUCOPLASIES

Période pré-épithéliomateuse. — Dans cette période pré-épithéliomateuse souvent très longue, un traitement seulement médical, qu'il soit local ou général, est-il suffisant pour éviter l'éventualité de l'épithéliomatisation ?

Nul ne conteste les bons effets des soins hygiéniques, pour la leucoplasie bucco-linguale, si on peut compter sur la docilité du malade et sur la suppression de toute cause d'irritation; mais on sait aussi que tous les topiques employés ont peu d'action sur les plaques blanches épaisses, végétantes, et qu'il faut éviter les cautérisations répétées, les grattages qui ne font qu'augmenter l'irritation proliférative. Aussi, *en présence d'une leucoplasie limitée, mais tenace en un point fixe, n'est-il pas prudent de pratiquer l'exérèse totale de cette plaque, lorsque l'opération est simple, facile et n'entraîne le plus souvent aucun dommage*. Nous ne savons pas, en effet, actuellement encore distinguer les leucoplasies bénignes des épithéliomas au stade leucoplasique, mais ce que nous savons bien c'est que, derrière les apparences d'une simple plaque papillomateuse, le microscope peut révéler un début d'épithélioma incontestable, tel est par exemple le cas que nous avons publié en 1889 au Congrès international de dermatologie.

Mieux que toutes les médications topiques, l'extirpation totale d'une plaque kératosique met le malade à l'abri de la terminaison toujours à redouter de l'évolution vers l'épithélioma. Pour éviter cette terminaison fatale, il ne faut pas attendre qu'elle commence à se produire, il faut la prévenir, il faut opérer alors qu'il n'y en a pas vestige, autant qu'on peut le croire par les caractères objectifs des lésions; c'est la logique qui l'indique et l'observation vient le confirmer.

Telle était en 1891[1] la conclusion générale à laquelle nous arrivions dans le traitement des leucokératoses; depuis cette époque les faits nouveaux que nous avons observés nous ont permis de l'affirmer soit au Congrès de Londres en 1896, soit encore aujourd'hui. C'est d'ailleurs l'opinion de M. Le Dentu, opinion un peu moins radicale, il est vrai, puisqu'il écrit dans son mémoire : « Y a-t-il lieu d'étendre ce précepte (l'extirpation précoce et radicale) à la plaque normale, non menacée de transformation? En principe cela serait préférable, mais comme beaucoup de sujets en présentent un grand nombre à la fois, comme le traitement interne ou externe, non opératoire, donne parfois des résultats passables, trop de rigueur dans la thérapeutique entraînerait à des délabrements étendus assez souvent inutiles. Il suffira de surveiller ces plaques, et de ne soumettre à l'éradication que celles où se manifestera une modification quelconque d'un caractère inquiétant. »

M. Le Dentu ne vise dans ces lignes que la leucoplasie linguale, dans laquelle les caractères cliniques et anatomiques des plaques sont particuliers.

Le traitement de cette leucoplasie est des plus délicats et demande à être discuté longuement, d'autant plus que l'influence de la médication spécifique dans les leucoplasies de provenance syphilitique doit être examinée spécialement. Avant de nous occuper de la ligne de conduite à suivre en face de la leucoplasie linguale, notre but est de montrer que, dans les diverses leucokératoses siégeant sur d'autres muqueuses que la langue, l'intervention chirurgicale radicale et précoce, quand elle est possible, doit se substituer à la médication to-

---

[1]. PERRIN, *Ann. de dermat.*, 1891.

pique; qu'elle constitue le seul traitement qui, en enlevant la lésion, est capable de faire disparaître ses symptômes subjectifs.

N'est-ce pas ce que l'on observe pour la leucoplasie vulvaire, par exemple? que les plaques blanches soient régulières ou rugueuses, suspectes ou dégénérées, leur ablation complète est la seule méthode qui délivre immédiatement les malades du prurit incessant, atroce, qui les privait de tout repos. Dans cette région, il n'y a pas à redouter les délabrements étendus dont parle M. Le Dentu pour la langue; l'extirpation de toutes les surfaces malades avec le bistouri est facile et suivie d'une réunion immédiate par la suture. Dans trois cas de leucoplasie vulvaire que nous avons fait opérer, dès le jour même de l'opération le prurit avait disparu et les malades que nous suivons depuis deux ans n'ont pas eu de récidives.

L'exérèse des plaques blanches qui se développent à l'anus, sur le prépuce[1], sur le gland donne des résultats aussi satisfaisants. C'est encore l'exérèse totale quand elle peut être pratiquée, que recommande Hallé pour la leucoplasie urinaire; c'est la conduite que Hartmann[2] a suivie dans les rétrécissements inflammatoires du rectum dans les rectites chroniques avec plaques leucokératosiques; un de ses malades opérés a été revu 18 mois après sans récidive. Pour le cholestéatome de l'oreille moyenne, pour la pachydermie laryngée, etc., c'est encore au traitement chirurgical qu'ont recours les spécialistes.

Pour la *leucoplasie bucco-linguale*, la question est plus complexe: il faut distinguer les cas où les plaques siègent sur les lèvres et les joues ou sur la langue. Dans ce dernier cas, suivant que les plaques seront isolées ou multiples, limitées ou diffuses et enfin suivant qu'il s'agira d'une glossite tertiaire leucoplasique ou d'une leucoplasie parasyphilitique, les indications chirurgicales ou médicales seront différentes.

Pour la leucokératose labiogénienne l'exérèse de plaques limitées, tenaces, saillantes est aussi facile que prudente et doit être proposée; suivant l'aspect des lésions elle sera imposée au malade. Nous sommes certain que c'est grâce à une intervention radicale et précoce de lésions kératosiques, d'un blanc d'argent, siégeant aux commissures et à la face interne des joues que nous voyons, sans récidive, deux malades opérés l'un depuis 4 ans, l'autre depuis 15 mois. Les plaques considérées comme suspectes étaient dans les deux cas dégénérées, mais il n'y avait pas encore d'infection ganglionnaire.

1. L. PERRIN. Leucoplasie préputiale, *Ann. de dermat.*, 1892 et 1897.
2. QUÉNU et HARTMANN. *Chirurgie du rectum*, t. I, p. 263 et 265, fig. 89.

Ces faits sont les meilleurs arguments que l'on peut produire en faveur de l'extirpation précoce et complète : on sait en effet quelle est la malignité des néoplasmes des joues et des commissures, ce sont ceux dont il est le plus difficile d'arrêter la marche rapidement envahissante et fatale. Aussi faut-il ne pas hésiter et opérer largement quand on voit qu'après être restées superficielles pendant un certain temps, les plaques deviennent diffuses, rugueuses et végétantes et sont le siège de nombreuses exulcérations, souvent très douloureuses.

Le traitement des leucokératoses linguales est plus difficile à préciser ; il doit être étudié dans les leucoplasies syphilitiques et parasyphilitiques.

Dans les glossites tertiaires leucoplasiques nous avons observé un certain nombre de malades (11), qui en même temps que leurs lésions leucoplasiques présentaient d'autres manifestations syphilitiques telles que sarcocèle, syphilides psoriasiformes palmaires et plantaires, syphilides tuberculo-gommeuses en une région quelconque ; le traitement spécifique s'imposait dans ces cas. C'est au mercure et au mercure sous sa forme la plus énergique, aux injections intra-musculaires de calomel que nous avons eu recours. Une disparition rapide des lésions syphilitiques, coexistant avec les plaques leucoplasiques, a été obtenue ; pour la langue, le bénéfice a été moins manifeste. Les îlots érosifs se sont cicatrisés, la langue est devenue plus souple, moins tendue, la sensibilité a disparu ; quant aux plaques blanches, elles n'ont pas été sensiblement modifiées, la muqueuse reste rouge, lisse, et les moindres irritations, tabac ou alcool, produisent facilement des poussées.

Dans les leucoplasies parasyphilitiques, l'injection de calomel, dans quatre cas où nous l'avons essayée, ne nous a pas donné de résultats bien appréciables.

Dans ces cas les plus fréquents et les plus menaçants, c'est plus par les soins hygiéniques que par les médications topiques ou les médications générales que l'on doit traiter les malades. Au point de vue de l'intervention chirurgicale, la ligne de conduite varie suivant qu'il s'agit de plaques limitées et rares ou de lésions étendues.

En présence d'une plaque isolée, tenace, rugueuse, présentant des saillies anormales ou des fissures rebelles, il faut intervenir le plus largement possible.

Les cas les plus délicats sont ceux où la langue dans sa presque totalité est leucoplasique plus ou moins irrégulièrement, où les plaques sont multiples, diffuses. La situation des malades dans ces formes est des plus lamentables, ils sont condamnés à des médications et à des soins hygiéniques assujétissants, qui souvent n'empêchent pas l'apparition de quelque phénomène suspect, tel qu'une végétation, une ulcération fissuraire. Une opération s'impose alors, c'est la décortication totale de l'organe par le thermo-cautère ou le galvano-cautère que l'on doit pratiquer comme nous l'avons proposé en 1889. Celle-ci doit être faite profondément, il faut arriver jusqu'à la couche musculaire, sans quoi on ne fait qu'exaspérer les lésions, augmenter l'irritation proliférative, et le malade est presque condamné à une récidive rapide avant même que la cicatrisation de la surface opérée ne soit obtenue.

C'est pour éviter ces accidents qu'il est préférable d'employer, toutes les fois que l'étendue des lésions le permet, l'instrument tranchant plutôt que l'anse galvanique ou le thermo-cautère. M. E. Besnier a insisté sur cette pratique. « Toute méthode d'exérèse chirurgicale, dit-il, qui ne met pas immédiatement la surface de section à l'abri de la suppuration et des contaminations de tout ordre est funeste par elle-même et doit être rejetée. »

Traitement des leucoplasies à la période épithéliomateuse. — Si, à la période pré-épithéliomateuse, l'extirpation des plaques leucoplasiques ne peut être toujours imposée au malade, surtout pour les leucokératoses linguales, dans la période épithéliomateuse, l'intervention chirurgicale radicale n'est plus à discuter, car elle donne des résultats autrement encourageants que ceux qui ont été signalés dans le cancer vulgaire. Mais pour que les malades en retirent tout le bénéfice que l'on est en droit d'espérer, elle doit être aussi précoce, aussi large, aussi complète que possible.

Il est souvent assez difficile de saisir le moment où l'opération doit être faite; d'une manière générale, on peut dire que toutes les fois qu'il y a une induration un peu profonde des téguments, une ulcération autour de laquelle les tissus s'infiltrent et qui s'agrandit sans cesse, ou bien quand il y a une tendance notable à la transformation papillomateuse d'un point quelconque de la lésion, il faut se hâter d'intervenir sans s'arrêter à aucune considération de quelque importance qu'elle puisse paraître.

S'il y a des ganglions, seulement suspects d'inflammation, leur ablation doit être pratiquée dans un premier temps opératoire, et une fois la suture des téguments faite, on abordera la surface épithéliomateuse; on évite ainsi d'ensemencer le néoplasme sur place.

Si, au lieu d'une adénopathie inflammatoire, la dégénérescence ganglionnaire est produite, l'extirpation des glandes submaxillaires, des ganglions adjacents avec leur atmosphère cellulo-graisseuse sera pratiquée aussi largement que possible. Depuis quatre ans nous observons un malade opéré dans ces conditions, il n'a pas eu de récidive, mais deux ans après la première intervention, de nouvelles plaques suspectes s'étant développées sur la langue et sur les lèvres, elles ont été enlevées avec succès; les lésions n'étaient encore qu'à la période pré-épithéliomateuse de la leucoplasie.

Dans les cas les plus graves, quand les lésions sont très avancées, les artères linguales pourront être liées en même temps que sera faite l'extirpation des glandes submaxillaires et des ganglions avant d'attaquer l'épithélioma.

En opérant largement et complètement, sans craindre jamais de trop enlever, on se met dans les meilleures conditions pour éviter les récidives et obtenir quelquefois des survies remarquables. Si les récidives se produisent, habituellement l'organe opéré reste intact, elles se font dans des ganglions plus ou moins éloignés; dans deux cas nous les avons constatées dans les régions sus-claviculaires. Le point important dans toutes ces opérations est de rechercher par la suture à fermer hermétiquement la porte d'entrée aux microbes pyogènes; c'est pour cela que l'instrument tranchant est préférable au thermocautère ou à l'anse galvanique, toutes les fois que les lésions le permettent.

DISCUSSION

S. Exc. Zambaco-Pacha (Constantinople). — Ainsi que l'a établi notre éminent dermatologue le docteur Besnier, et répété, tout à l'heure, notre savant collègue, le docteur Perrin, les leucoplasies ne constituent pas une entité morbide distincte. Maintes causes irritatives peuvent les occasionner et souvent elles varient d'aspect, selon la cause provocatrice. L'irritation par abus du tabac doit figurer, certes, parmi les causes qui peuvent les engendrer. Le docteur Perrin a bien voulu me demander, par lettre, ce que j'ai observé en Orient où j'exerce depuis un certain nombre d'années, du côté de la bouche et consécutivement à l'usage du tabac. Par suite de causes fortuites, sa lettre ne m'est parvenue qu'il y a quelques jours. Et je n'ai pas avec moi mes notes sur cette question. Néanmoins, en rassemblant mes souvenirs, je pourrai me résumer et répondre au désir de notre distingué confrère; je pense aussi que nos collègues du Congrès apprendront avec intérêt quelle est l'influence du tabac d'Orient, dont on abuse tant, soit en Turquie, soit en Égypte, sur la muqueuse buccale.

Je dois tout d'abord faire deux catégories et m'occuper séparément des fumeurs de cigarettes ou de tabac d'Orient, et des fumeurs de narguilé, petit appareil connu, sur lequel on grille une solanée quelque peu différente de la Nicotiana ordinaire, — bien que très voisine et provenant surtout de Perse; peut-être est-elle la même plante profondément modifiée par la localité. Quoi qu'il en soit, il y a lieu d'établir cette distinction.

Autrefois on fumait en Orient le *chibouk* qui, comme vous le savez, consiste en une longue tige fistulée de jasmin ou de cerisier. Cette tige, terminée inférieurement par un petit récipient en terre cuite, avait parfois de deux à trois mètres de longueur. Le tabac se consumait lentement, dans le récipient qu'on en bourrait, par contact d'un morceau de charbon de bois incandescent. La fumée n'arrivait donc dans la bouche qu'après avoir traversé ce long tuyau, sur les parois duquel elle déposait, en grande partie, ses principes vénéneux. On nettoyait chaque jour ces longues pipes, avec du coton introduit à l'aide d'un fil métallique. Ce coton, renouvelé à plusieurs reprises, sortait imprégné d'un jus à odeur repoussante, dans lequel les huiles empyreumatiques abondaient ; quelques-unes de ces boules de coton suffisaient pour empoisonner un chien. Le *chibouk* est aujourd'hui abandonné. On ne fume que la cigarette, et le plus souvent sans l'intermédiaire de bouquin.

Or, du temps de l'emploi du *chibouk*, auquel j'ai assisté lorsque je suis arrivé à Constantinople, il ne m'a pas été donné de constater un seul fait de leucoplasie tabagique.

L'usage de la cigarette est si affreusement répandu en Orient, que les femmes et même les enfants à partir de *dix* ou *onze* ans en abusent bien souvent. Je connais plusieurs dames turques, fort distinguées, appartenant à la haute société, très bien élevées et instruites à l'européenne, qui consument jusqu'à soixante cigarettes par jour, et même plus ! A peine une cigarette est-elle réduite en cendre, qu'elles en allument une autre, directement de la précédente ; c'est le feu entretenu par les Vestales ! Eh bien, je n'ai jamais rencontré la leucoplasie chez ces dames de famille dont j'ai eu l'occasion d'examiner la bouche. Il est évident que cet abus de tabac produit très souvent des troubles gastriques, des palpitations cardiaques, des intermittences, de l'oppression, des étourdissements, je crois même des affections du cœur chez les prédisposées ; cet abus noircit et abîme les dents, entretient une irritation, une congestion gutturale permanente, colore le pouce et l'index en jaune et déprécie les plus jolies mains ; mais je n'ai jamais rencontré chez ces dames, nobles ou bourgeoises, la plupart musulmanes, de plaques de leucoplasie.

Quant aux hommes, qui fument autant que les femmes et même plus, car ils ne font que cela depuis le réveil jusqu'au moment de se coucher, — l'usage du tabac étant autorisé dans toutes les administrations et même aux ministères, — c'est autre chose.

Sans entrer dans les détails circonstanciés que le temps qui m'est accordé ne me permet pas, je dirai que la leucoplasie est rare chez les fumeurs de tabac en Orient ; et lorsque je l'ai rencontrée chez les sujets indemnes de syphilis, elle consistait en quelques petits placards opales discrets, superficiels, quasi argentés, siégeant sur la muqueuse des joues, dans le voisinage surtout des commissures ; et cela même chez les fumeurs âgés, abusant depuis 50 et 40 ans, dont la moustache est très jaunie par la fumée, et les doigts, qui pincent la cigarette, presque torréfiés. Mais j'ai observé la leucoplasie tenace, envahissante, constituée par un épaississement très prononcé de l'épithélium, parfois chagriné, éminemment kératosé chez les individus qui ont eu autrefois la syphilis, et lors même que, depuis des années, il n'y a eu, chez eux, aucune manifestation de la maladie. Je suis donc porté à admettre qu'une syphilis antérieure prédispose à la leucoplasie buccale profondément modificatrice de l'épithélium, à une hyperkératose intense, bien que le traitement spécifique n'ait aucune prise sur elle; lors même qu'elle coïncide avec une altération de la muqueuse sublinguale et des bords de la langue sous forme de lignes sinueuses argentines, simulant les ondulations des lignes géographiques, je n'ai jamais vu à la leucoplasie tabagique succéder un cancer ou un épithélioma.

Je me crois donc autorisé à conclure que le tabac d'Orient ne prédispose pas, comme le Caporal, aux altérations de la muqueuse buccale, aux leucoplasies et aux maladies organiques de cette région.

Quant à l'usage et à l'abus du *narguilé*, on sait qu'il y a des Persans qui le fument toute la journée, en se promenant, chez eux ou dans leurs boutiques, ayant à la main un petit modèle de cet appareil dont l'eau est continuellement et bruyamment agitée par les inspirations profondes de ces amateurs! Eh bien, je n'ai jamais vu un cancer buccal chez eux; et rarement j'ai constaté une leucoplasie, même bénigne chez les amateurs du *narguilé*. S'il y avait, en ce moment, parmi nos collègues du Congrès, des confrères qui exercent en Perse, — où l'abus du narguilé se pratique sur une vaste échelle, — je les prierais de nous exposer les faits de leur expérience personnelle.

Quant à moi, je pense que la fumée du narguilé est peu offensive, parce que le *tombac* ou tabac qu'on y consomme a été préalablement lavé, pétri — dans un chiffon, dans la paume de la main — à grande eau. Le *tombac* se trouve ainsi débarrassé, en grande partie, des substances nuisibles, solubles. Puis, quand on a allumé le narguilé, la fumée n'arrive à la bouche qu'après avoir barboté dans l'eau de l'appareil et s'être ainsi dépouillée une première fois de ses éléments empyreumatiques, qui, en dernier lieu, se déposent sur les parois du long tuyau, souvent de plusieurs mètres, que la fumée traverse avant de parvenir à la bouche. Et de fait, l'eau de l'appareil du narguilé qui a servi est d'une odeur infecte, et réclame son renouvellement, chaque fois, dans les maisons particulières. Mais dans les cafés où les peuples d'Orient usent constamment du narguilé, on ne change l'eau de l'appareil qu'une fois par jour en même temps qu'on fait la toilette du vase en verre, au moyen de longues brosses en crin, en frottant avec force les parois, et en renouvelant deux ou trois fois l'eau qui sert à ce nettoyage.

Je conclurai que le tabac d'Orient est moins irritant, moins nocif que celui que l'on cultive en Occident, et que le narguilé aussi est moins dangereux que le brûle-gueule.

La leucoplasie légère des lèvres et des joues est très souvent de cause tabagique. Je mets de côté, avec M. le professeur Fournier, les glossites, et j'ajouterai le psoriasis syphilitique de la langue.

Lorsqu'il ne s'agit que de leucoplasie purement tabagique, l'abandon du tabac, les soins hygiéniques et les gargarismes alcalins m'ont suffi pour guérir les malades.

Mais lorsque les plaques hyperkératosiques sont très exubérantes,

lorsqu'elles ont produit des modifications profondes de l'épithélium qui
devient très chagriné et saillant, c'est qu'alors il y a eu une syphilis antérieure. La lésion est *parasyphilitique*. Le traitement qui m'a réussi
alors, ce sont les attouchements légers deux fois par semaine, avec un
pinceau trempé dans le nitrate acide de mercure qui n'agit que localc-
ment; on observe dans ce cas l'impuissance du traitement général comme
dans tous les états parasyphilitiques.

Mais dans les glossites syphilitiques et dans le psoriasis spécifique,
il faut, en même temps que le traitement interne ou les injections mercurielles, avoir recours aux cautérisations légères avec le nitrate acide
de mercure que je considère comme le meilleur modificateur *local* de ces
lésions buccales.

M. GAUCHER (Paris). — J'ai cherché, avec M. le D' Sergent, à déterminer
les rapports de la leucoplasie linguale *étiologiquement* avec la syphilis et
anatomiquement avec l'épithélioma.

1° La leucoplasie linguale est toujours une affection d'origine sinon
de nature syphilitique.

On trouve des antécédents syphilitiques connus, reconnus, et avoués
dans quatre-vingt à quatre-vingt-cinq cas sur 100 de leucoplasie linguale.
Or, une affection qui est syphilitique quatre-vingt-cinq fois sur 100 est
syphilitique cent fois sur 100; car il y a plus de quinze cas sur 100 de
syphilis ignorée, de syphilis conceptionnelle ou de syphilis héréditaire.

Voici trois observations typiques à l'appui de ma manière de voir :

Un homme, un médecin, est atteint de leucoplasie linguale depuis plus
de vingt ans; il nie, de très bonne foi, toute syphilis antérieure ; or, tout
d'un coup, l'an dernier, il est pris d'une paralysie du moteur oculaire
commun, qui est une affection syphilitique par excellence et qui, d'ailleurs, guérit en quelques jours par le traitement spécifique.

A côté de ce cas de syphilis ignorée, voici un cas de syphilis conceptionnelle, que je dois à M. Landouzy : une femme atteinte de leucoplasie
linguale n'a jamais eu la syphilis, mais elle est mariée à un syphilitique.

Et enfin, je termine par une observation de leucoplasie parasyphilitique héréditaire : Un homme de 65 ans, atteint de leucoplasie linguale
avec fissures et bourgeons épithéliomateux, a eu la syphilis ; à 18 ans ;
son fils, âgé de 40 ans, n'a jamais contracté la syphilis et cependant il
a une leucoplasie linguale très avancée, qui s'est développée depuis l'âge
de 20 ans, sur une langue fissurique depuis la première enfance.

Ce sont ces faits qui me permettent d'affirmer que la leucoplasie buccale
est toujours une affection parasyphilitique et que les irritations multiples, dont la principale est le tabac, n'ont, sur son développement, que
la valeur de causes occasionnelles.

2° Quels sont les rapports de la leucoplasie avec l'épithélioma?

L'examen histologique de la plaque de leucoplasie au début, quand
elle n'est encore ni épaisse, ni saillante, montre que déjà cette plaque
leucoplasique est un papillome et un papillome corné. La transformation
de ce papillome en épithélioma ne se fait pas par infection secondaire
ou surajoutée, mais par évolution anatomique naturelle. — Cette évolution épithéliomateuse ne se produit pas toujours, mais elle peut toujours

se produire dans toute leucoplasie. Toute plaque de leucoplasie est un papillome corné et tout papillome corné est un épithélioma en germe.

Il n'y a rien d'extraordinaire à voir la syphilis produire un papillome et ce papillome dégénérer en épithélioma, comme tous les papillomes, sous l'influence d'irritations multiples, qui sont plus fréquentes dans la bouche et sur la langue que sur tous les autres points du revêtement cutané et muqueux.

De ces considérations étiologiques et anatomo-pathologiques découlent des indications thérapeutiques.

D'abord, il ne faut pas négliger de traiter et abandonner une leucoplasie simple, qui n'est encore constituée que par des plaques blanches. Il faut prescrire dans ces cas le traitement mercuriel, qui m'a donné plusieurs fois des améliorations notables.

Il faut aussi employer un traitement modificateur de l'épithélium; celui qui m'a le mieux réussi consiste dans des badigeonnages quotidiens avec une solution de bichromate de potasse au 1/50° suivant la méthode du Dr Watraczewski. Ce traitement doit être continué pendant très longtemps. J'ai eu un cas de guérison après trois ans de traitement.

Quand la leucoplasie se complique de fissures et de bourgeons épithéliomateux, il faut, en plus du traitement mercuriel, la traiter localement comme un épithélioma. Il faut cautériser les fissures et les bourgeons avec le galvano-cautère. — Dans l'intervalle des cautérisations, j'emploie de fréquents lavages de la bouche, plusieurs fois par jour, avec une solution de chlorate de magnésie au vingtième.

Le chlorate de magnésie, que j'ai employé le premier, est moins irritant et m'a semblé plus efficace que le chlorate de potasse dans toutes les affections épithéliomateuses.

Je passe sous silence tous les soins habituels employés dans la leucoplasie, les collutoires alcalins, l'abstention du tabac et des mets irritants, en un mot tous les soins hygiéniques qui sont applicables concurremment avec le traitement que je préconise, comme avec les autres traitements.

M. Dubreuilh (Bordeaux). — La leucokératose est un cas particulier de tout un groupe d'hyperkératoses dont l'aboutissant naturel est le cancer. Cette terminaison n'est pas nécessaire, mais elle est fréquente et logique.

Elle est l'analogue de la kératose sénile de la face et des mains, des kératodermies arsenicales, des hyperkératoses cicatricielles, des papillomes des raffineurs de pétrole et des ramoneurs.

Toutes ces lésions ont l'épithélioma pour terminaison naturelle. Cependant toutes les hyperkératoses et toutes les lésions papillaires n'aboutissent pas au cancer. La verrue vulgaire, par exemple, ne donne jamais naissance au cancer. Cette terminaison n'appartient qu'à un groupe déterminé d'hyperkératoses, que j'ai appelées les kératoses précancéreuses, et dont je viens de donner la succincte énumération.

M. Du Castel (Paris). — Je viens protester contre la tendance qui semble s'établir à donner au terme leucoplasie une extension excessive.

Notre rapporteur vous disait : « Il existe deux leucoplasies, la syphilitique vraie de couleur grise, la parasyphilitique de couleur blanche ».

Nous aurons donc une leucoplasie blanche et une qui ne l'est pas. D'où viennent ces différences? De ce fait que nous décrivons sous le nom de leucoplasies deux processus pathologiques différents.

La plaque grise correspond à une inflammation chronique du derme; la plaque blanche, à une hyperproduction épithéliale.

Celle-ci seule devrait recevoir le nom de leucoplasie, car en sa qualité d'hyperkératosique elle conduit facilement à l'épithélioma; la plaque grise correspond à une irritation chronique du derme et par là même elle manque de la déviation épithéliale qui conduit à l'épithéliome. Distinguons-la bien de la vraie leucoplasie, appelons-la plaque grise, glossite chronique, etc., établissons une limite nette entre deux processus, dont la nature et l'avenir sont absolument différents.

M. BALZER (Paris). — La grande majorité des cas de leucoplasie buccale que j'ai observés concernaient des syphilitiques. Il est donc admissible pour moi que cette affection se rattache plus ou moins directement à la syphilis. Toutefois, ce qui m'a toujours frappé, c'est que l'on ne voit pas se produire de lésions de passage entre les diverses affections syphilitiques buccales, secondaires et tertiaires, et la leucoplasie buccale. Je suis donc disposé à la considérer comme parasyphilitique, ainsi que je l'ai admis dans une publication antérieure, ou tout au moins à réclamer pour elle une place absolument à part dans la classification des affections syphilitiques.

M. PETERSEN (Saint-Pétersbourg). — Nous ne connaissons que très peu l'étiologie de la leucoplasie, nous entendons toujours citer les mêmes causes : syphilis et tabac.

Si la syphilis est la seule cause, pourquoi observons-nous si souvent la leucoplasie aux muqueuses de la bouche et si rarement aux autres muqueuses?

Si c'est le tabac qui la provoque spécialement, il faudrait savoir son action sur les autres muqueuses.

Je crois qu'il y a encore quelques conditions étiologiques, par exemple l'arthritisme, qui provoque aussi une *irritation chronique*.

Surtout il faut remarquer que c'est principalement sur les muqueuses de la bouche que se développe la leucoplasie, c'est pourquoi je me permets de vous prier de diriger votre attention dans chaque cas de leucoplasie sur l'état des organes digestifs : réglez le régime et vous améliorerez vos malades.

M. NEKAM (Budapest). — Je crois que mon excellent confrère, M. Gaucher est trop affirmatif en mettant toutes les leucoplasies buccales sur le compte de la syphilis. Voici un cas, dont je me souviens particulièrement, qui pour moi tranche la question. De deux frères, l'un, porteur d'une leucoplasie buccale depuis vingt ans, est atteint de cancer lingual, et succombe six mois après une ablation; l'autre, également atteint depuis dix ans de leucoplasie, contracte la syphilis, alors qu'il porte depuis cinq ans sa maladie sur la muqueuse linguale et buccale.

Toutefois, on voit quelquefois des améliorations, après des traitements antisyphilitiques, même dans des cas certains et purs de leucoplasie ; je crois qu'elles sont dues à la salivation, qui aide à la macération de la muqueuse kératosique.

Quant au traitement, il faut avoir une propreté excessive, désespérée. Non seulement les malades doivent se laver la bouche avec des liquides non irritants après chaque repas, non seulement ils doivent se servir constamment des cure-dents et de fils de soie pour se nettoyer les dents, mais je les engage toujours, comme je l'ai appris de mon maître, M. Brocq, à avoir toujours sur eux un petit flacon rempli d'eau de Lahi (correspondant à la source des Célestins de Vichy), et à se rincer la bouche tous les quarts d'heure.

Le traitement actif consiste pour moi, dans les cas légers, dans un badigeonnement journalier avec une solution à 5 pour 100 de bleu de méthylène ; dans les cas sévères, je me sers de préférence de la méthode Max Joseph, en frottant brutalement, très énergiquement les plaques avec l'ouate trempée dans une solution d'acide lactique à 5 pour 100.

Dans ces derniers temps, j'ai observé une amélioration considérable chez un malade après des pulvérisations avec l'eau de Saint-Christau.

M. E. SAALFELD (Berlin). — Ich habe zur Behandlung der Leukoplakia lingualis die erkrankten Partieen mit Chrorathyl vereist und dann mit dem Messerplatt abgetragen und so Heilung erzielt. Die auf diese Weise erhaltenen Stücke sind für die mikroskopische Untersuchung gut zu verwerthen, wie die aufgestellten Präparate zeigen, die die übermässige Verhornung, die Verbreiterung des stratum granulosum sowie des stratum dentatum mit seinen intercellulären Brücken deutlich erkennen lassen.

<hr>

DES RELATIONS DE LA LEUCOPLASIE BUCCALE
AVEC LA SYPHILIS ET LE CANCER

par le Professeur Alfred FOURNIER

(Paris)

La question des rapports de la syphilis avec la leucoplasie m'a préoccupé de vieille date. Aussi bien me suis-je attaché à réunir sur ce point un grand nombre de documents, en faisant tous mes efforts d'autre part pour différencier dans cette étude (ce qui n'est pas toujours facile, tant s'en faut) la leucoplasie vraie des leucoplasies fausses, c'est-à-dire de diverses lésions leucoplasiformes, telles qu'en réalisent soit le lichen plan, soit les syphilomes tertiaires, soit d'autres affections buccales encore mal déterminées.

Des observations, au nombre de 524, que je suis parvenu à collectionner, je me crois autorisé à déduire aujourd'hui les quelques propositions suivantes, que je vais avoir l'honneur de soumettre aux membres de ce Congrès.

I. Un premier point à mentionner tout d'abord est *l'excessive disproportion de fréquence avec laquelle la leucoplasie affecte l'un et l'autre sexe*. — Vraiment commune chez l'homme, la leucoplasie est tout à fait rare, voire exceptionnelle chez la femme. De cela témoigneront les chiffres suivants :

Sur un total de 524 cas, j'en ai observé :

519 sur l'homme ;

Et 5 (seulement) sur la femme.

Peut-être bien, à la vérité, cette disproportion incroyable est-elle moins le résultat d'une influence sexuelle que d'une autre influence pathogène dont je parlerai dans un instant, à savoir l'irritation buccale dérivant du tabac.

Et, en effet, presque général chez l'homme, l'usage du tabac est très rare, exceptionnel même chez la femme.

II. Bien autrement important, voire tout à fait majeur, est un second fait qui ressort à la fois de l'observation courante et de la statistique, à savoir : *Préférence excessivement marquée de la leucoplasie pour les sujets affectés de syphilis.*

On peut dire que, sinon exclusivement, tout au moins pour l'immense majorité des cas, la leucoplasie reste imputable à la syphilis et constitue une manifestation de syphilis. Ici encore les chiffres sont d'ordre tout à fait significatif. Ainsi :

Sur un total de 524 cas de leucoplasie j'en ai observé :

259 sur des sujets syphilitiques ;

Contre 65 sur des sujets indemnes ou paraissant indemnes de syphilis.

Ramené au pourcentage pour une plus facile intelligence, ces chiffres témoignent que 80 fois pour 100 la leucoplasie sévit sur des sujets affectés de syphilis.

Voilà du moins ce qui ressort de mes observations personnelles.

Si singulière qu'elle puisse paraître, cette prédilection de la leucoplasie pour le *terrain syphilitique* est d'une authenticité que je me crois autorisé à qualifier aujourd'hui d'indiscutable.

Pour certains de nos collègues, elle serait même supérieure à ce qu'expriment les chiffres précités. Il y a plus encore. Ainsi, pour quelques-uns (par exemple, pour le Pr Landouzy et le Dr Gaucher), la leucoplasie serait *toujours et invariablement* syphilitique, c'est-à-dire le résultat d'une syphilis soit acquise, soit héréditaire, et les cas où les antécédents spécifiques viendraient à faire défaut ne seraient autres que des cas à syphilis ignorée ou méconnue.

Les chiffres qui précèdent ne me permettent pas (au moins quant à présent et réserve faite pour les résultats d'une enquête ultérieure) d'accepter une opinion aussi radicale. Certes, oui, ce chiffre de 80 pour 100 ne présente bien sûrement qu'un *minimum*, et un minimum susceptible d'une majoration quelconque en raison des cas où la syphilis a pu, a dû m'échapper dans les antécédents relevés sur mes malades. Mais toujours est-il que ces antécédents ont fait défaut 65 fois dans ma statistique, et il me paraîtrait plus qu'imprudent, il me paraîtrait exagéré de croire que ces 65 cas pussent être imputés à des syphilis soit acquises, soit héréditaires, qui seraient restées inconnues.

Conséquemment, j'aboutis à ceci, comme conclusion : que, pour un minimum (pour un minimum, qu'on remarque le mot) de 80 cas pour 100, la leucoplasie s'observe sur des sujets entachés de syphilis ; — que pour une énorme majorité, donc, elle sévit sur des sujets syphilitiques ; — mais que, très vraisemblablement aussi, elle peut se produire indépendamment de la syphilis et sous l'influence de causes non spécifiques.

III. Un troisième fait (celui-ci encore de premier rang comme importance clinique) est relatif à l'influence du *tabac* sur la production de la leucoplasie.

Cette influence est considérable. Elle s'est traduite pour moi par les chiffres suivants :

1° Sur 182 sujets syphilitiques affectés de leucoplasie, 175 étaient fumeurs ; et 7 (seulement) non fumeurs. — Proportion : 96 pour 100.

2° Sur 65 sujets affectés de leucoplasie, mais non syphilitiques, 64 étaient fumeurs ; un seul ne fumait pas. — Proportion : 98,4 pour 100.

Additionnons. Cela nous donne un total de 239 fumeurs sur 247 leucoplasiques, c'est-à-dire, en chiffres ronds, 97 fumeurs sur 100 leucoplasiques.

Il est donc non moins positif d'après cela que l'usage et surtout l'abus du tabac constituent une prédisposition puissante au développement de la leucoplasie. — Prédisposition moins puissante, cependant bien moins puissante que celle du terrain syphilitique. Car je n'ai recueilli en somme que 65 cas de leucoplasie indépendants étiologiquement de la syphilis sur un public énorme, à savoir le public *de tout le monde*, si je puis ainsi parler; tandis que j'ai recueilli 259 cas de leucoplasie développés sur une collectivité bien autrement restreinte, à savoir sur celle des sujets syphilitiques[1].

IV. De l'étiologie si nous passons maintenant à la clinique, un fait capital, vu son importance pronostique, s'impose à notre attention. C'est la *relation pathogénique qui relie à la leucoplasie le cancer buccal*.

Sans aucun doute, sans contestation possible, la leucoplasie sert souvent de mère au cancer buccal. Ou plutôt, à parler sans figure et suivant une formule qui ne comportera qu'un sens chronologique, la leucoplasie est souvent un *prélude*, un avant-coureur de cancer buccal.

De cela témoigneront péremptoirement les chiffres que voici.

J'ai vu la leucoplasie dégénérer en cancer buccal (notamment en cancer de la langue[2]) :

72 fois sur 25 pour 100 sujets syphilitiques; — proportion 27,7 pour 100;

25 fois sur 65 sujets non syphilitiques; — proportion 58 pour 100.

Ce qui donne une proportion totale d'environ 50 pour 100, exactement 29,9 pour 100.

Ainsi donc, sur un total de 724 observations que j'ai recueillies — besoin est de le préciser — sans faire de choix et comme le hasard me les a présentées, la leucoplasie a servi 97 fois de prélude au cancer buccal. Proportion, à coup sûr, formidable, et non moins que navrante que formidable, étant donné le pronostic presque invariablement fatal de cette dernière affection, en dépit même des interventions les plus radicales de la chirurgie.

Encore cette proportion n'est-elle forcément que très inférieure à la réalité des choses. Et cela pour une raison péremptoire, à savoir :

1. Une curieuse observation de M. le Dr Barthélemy est significative à ce point de vue. « Un de mes malades, dit-il, était un fumeur extraordinaire; toujours il avait à la bouche soit une pipe, soit un cigare. Pendant 52 ans il n'eut cependant aucune lésion buccale. Mais il contracta la syphilis. Or, deux ans plus tard, il était affecté d'une forme intense de leucoplasie. »

2. Comme localisations, je trouve dans ma statistique que 95 cancers buccaux issus de la leucoplasie se sont répartis de la façon suivante :

Cancer de la langue	67 cas
— de la région sub-linguale	2 —
— des lèvres	11 —
— des joues	9 —
— du voile du palais	3 —
— des amygdales	2 —
— des gencives	2 —
— à localisations multiples	1 —
Total	95 cas.

que la dégénérescence cancéreuse qui succède à la leucoplasie ne lui succède guère que dans un âge plus ou moins avancé de la vie (à savoir de 50 à 60 ans, comme maximum usuel de fréquence), tandis que la leucoplasie se montre très souvent d'une façon bien autrement précoce, par exemple dès la trentième année de la vie. D'où il suit, comme conséquence de rigueur, que nombre de sujets qui figurent comme indemnes de cancer dans la statistique précitée ont dû nécessairement aboutir au cancer dans un stade ultérieur[1].

A coup sûr, donc, la leucoplasie figure dans les antécédents du cancer buccal pour une proportion de fréquence nécessairement supérieure à 50 pour 100.

De ce qui précède il résulte qu'un très utile conseil à donner aux syphilitiques indemnes de leucoplasie est celui de « ne pas fumer ». Et un non moins utile conseil à l'adresse des syphilitiques déjà affectés de leucoplasie est celui de renoncer immédiatement et absolument au tabac. Encore cette dernière recommandation ne constitue-t-elle pas sûrement une sauvegarde contre l'invasion du cancer; car j'ai vu douze de mes clients leucoplasiques n'en aboutir pas moins au cancer alors qu'ils avaient cessé de fumer depuis 15 mois, 5, 5, 6, 6, 7, 8, 10, 10, 15, 15 et 20 ans.

V. *La leucoplasie vraie n'est pas justiciable du traitement spécifique de la syphilis.* — Je puis dire avoir vainement administré contre elle des centaines de fois le mercure et l'iodure, voire à doses intensives. Or, jamais je n'ai vu ces remèdes modifier favorablement l'affection, non plus que l'enrayer dans son cours.

Et cependant la syphilis est une cause indéniable de leucoplasie, puisqu'elle figure au bas mot pour 80 pour 100 dans les antécédents de la lésion buccale.

Que veut dire cela, si ce n'est que la leucoplasie est une *affection parasyphilitique*, c'est-à-dire une de ces affections qui peuvent dériver de la syphilis comme origine causale sans être pour cela syphilitique de nature? C'est-à-dire : une de ces affections qui peuvent naître de la syphilis comme aussi d'autres causes étrangères à la syphilis et qui, alors même qu'elles sont issues de la syphilis, se différencient des affections syphilitiques vraies en ce qu'elles ne sont plus influencées, comme ces dernières, par la médication spécifique.

D'après cela, la leucoplasie viendrait se ranger dans le groupe déjà

---

[1]. Cela vient de m'être démontré ces derniers jours. Un de mes malades qui figurait dans ma statistique comme indemne de cancer est revenu me voir, il y a une quinzaine, avec un épithéliome non douteux de la langue, dont il a été opéré ces jours-ci par M. le Dr Delbet.

si complexe des affections actuellement dénommées *parasyphilitiques*, dont le tabes, la paralysie générale, la neurasthénie, la syphilide pigmentaire, pour la syphilis acquise, et, pour la syphilis héréditaire, le rachitisme, l'hydrocéphalie, certaines formes de méningite, le tabes juvénile, la paralysie générale juvénile et les dystrophies natives constituent les types principaux.

Un dernier mot à ce sujet. J'ai dit ailleurs[1] que, le jour où la syphilis s'est doublée de la parasyphilis, son pronostic s'est accru de gravité dans une proportion considérable. La syphilis, certes, était déjà bien grave de par ses seuls accidents propres. Eh bien, elle est devenue bien plus grave par cette annexion de la parasyphilis, et cela pour une triple raison : de par la fréquence de ces affections parasyphilitiques ; — de par le pronostic redoutable de la plupart de ces affections ; — de par l'impuissance, la *faillite du traitement spécifique* vis-à-vis d'elles. Or, est-il besoin de faire remarquer qu'en s'ajoutant au groupe de la parasyphilis, la leucoplasie ne fait encore que charger le bilan pronostique de la syphilis d'un nouvel appoint, et d'un appoint redoutable entre tous, puisqu'elle est susceptible d'aboutir à l'irrémédiable cancer dans une proportion minima de 27 pour 100 ?

Impossible cependant de reculer devant cette annexion, qui, je le répète, s'impose en l'espèce de par les données de l'observation et de la statistique. Notre seule consolation en signalant ce fait sera donc l'espérance que la notion d'un tel danger pourra stimuler la mise en œuvre de moyens prophylactiques contre ce danger. Puisse, en l'espèce, la connaissance de ce nouveau danger, à savoir le cancer buccal indirectement issu de la syphilis par l'intermédiaire de la leucoplasie, activer et renforcer nos mesures de défense contre l'une des pestes de ce jour !

Je résumerai ces quelques résultats d'une longue enquête sur la leucoplasie en disant comme conclusions :

1° La leucoplasie est une affection presque exclusivement *masculine* (319 cas sur 324).

2° Elle dérive indubitablement de *deux causes principales*, essentielles en l'espèce, à savoir : la *syphilis* et le *tabac*.

3° Elle aboutit au *cancer buccal* avec une proportion de fréquence certainement bien supérieure à 30 pour 100 des cas.

4° Alors même qu'elle sévit sur des sujets syphilitiques avec la syphilis pour cause indéniable, elle se montre absolument *réfractaire au traitement dit spécifique* de la syphilis.

1. Danger social de la syphilis. Congrès de Bruxelles, 1899.

5° Nosologiquement, elle rentre dans le cadre des affections actuellement comprises sous la rubrique d'*affections parasyphilitiques*.

6° Enfin, elle ajoute indirectement, de par son aboutissant usuel, le cancer buccal, un terrible appoint au pronostic de la syphilis, quantité de syphilitiques mourant du cancer buccal par l'intermédiaire de la leucoplasie.

NOUVELLES RECHERCHES SUR LES « LANGUES BLANCHES »
(LEUCOPLASIES, SYPHILIS, CANCER)

par les docteurs T. BARTHÉLEMY et G. JACQUES

(Paris)

I. — FRÉQUENCE DE LA SYPHILIS CHEZ LES LEUCOPLASIQUES, SON INFLUENCE. CAUSES DE LA LEUCOKÉRATOSE BUCCO-LINGUALE.

Nos observations se rapportent à des malades de la clientèle de ville, qui étaient affectés de lésions leucokératosiques partielles, telles que : plaques argentées, plaques lisses, érosives, desquamatives, fendillées ou crevassées, etc., de la langue, des lèvres, des joues et même du voile du palais. L'un des résultats que fait tout d'abord ressortir leur scrupuleuse étude est la constatation de ce fait important : *que la syphilis se rencontre très fréquemment chez les sujets atteints de leucoplasie.*

En effet, sur un nombre de 85 leucoplasiques, nous en avons compté 68 chez lesquels la syphilis a été diagnostiquée d'une façon avérée, *post factum* on peut dire; pour les uns d'après des manifestations de spécificité concomitantes, telles que syphilides des mains ou des épaules, syphilides végétantes, adénopathies, etc., ou des lésions tertiaires diverses en activité; pour les autres, difficilement parfois, mais en tout cas avec certitude, après un examen approfondi et la connaissance de leurs antécédents pathologiques.

La proportion à établir, à ce point de vue, peut encore être augmentée, en surajoutant à nos observations celles de 10 autres malades femmes, du service de l'infirmerie spéciale de Saint-Lazare, que nous avons vues toutes syphilitiques et leucoplasiques[1].

---

1. Mais ces observations sont comme toutes celles d'hôpital, c'est-à-dire épisodiques, tandis que celles de la ville ont été suivies durant de longues années.

De ce fait, il y a donc évidence de rapports entre la syphilis et la leucoplasie ou la leucokératose bucco-linguale.

Mais quels peuvent être ces rapports?

Pour les établir, nous avons minutieusement étudié la syphilisation de nos malades, cherchant à découvrir chez les uns et les autres quelques caractères communs pouvant nous éclairer.

Or, voici nos principales remarques :

Ce sont en général d'anciens syphilitiques

a. Chez lesquels la leucokératose a été postérieure au début de l'affection spécifique, d'un temps variant entre 1 et 32 ans, et en moyenne de treize années, soit :

de 1 à 5 ans	pour	10 sujets.
— 5 à 10 —	—	7 —
— 10 à 15 —	—	12 —
— 15 à 20 —	—	6 —
— 20 à 30 —	—	7 —
— 30 à 35 —	—	1 —

b. Qui n'ont fait le plus souvent aucun traitement ou du moins n'ont été soignés après avoir été contaminés, que d'une manière irrégulière, insuffisante ou tardive; car — dans 45 cas, — il y a eu : 8 traitements bien faits, 2 tardifs, 2 irréguliers et 25 insuffisants; 12 fois, *aucun mode* de traitement n'avait été institué.

c. Qui, fréquemment aussi, ont présenté à l'examen médical une glossite scléreuse leucokératosique, laquelle certainement, avait été précédée de la glossite scléreuse superficielle; nous voulons dire, celle d'origine franchement et exclusivement syphilitique[1].

Dans ces conditions, n'est-il pas permis d'émettre une hypothèse étiologique, en admettant que les leucoplasies supposent toujours l'existence d'un état de syphilisation antérieure?

Si les considérations précédentes semblent favoriser cette supposition, empressons-nous d'ajouter qu'il en est d'autres toutefois qui vont tout à l'encontre :

1° Pour 4 malades, faisant l'objet de nos observations, nous constatons, en effet, que le début de la leucokératose a été *antérieur* à celui de la syphilis;

2° De plus, 15 d'entre eux sont considérés comme non syphi-

1. Trois de ces syphilitiques étaient sûrement des *hérédo-syphilitiques*; deux autres présentant des signes moins nets l'étaient peut-être aussi. Cinq sujets étaient *syphilophobes*, et l'un d'eux à tel point qu'une femme ayant touché sa lèvre du bout de la langue, il était demeuré depuis 15 ans dans l'abstinence et sans jamais voir d'autre femme.

lisés, — chiffre, il est vrai, un peu exagéré, puisque quelques-uns d'entre eux pourraient être soupçonnés d'être contaminés spécifiques, alors que nous avons tenu à ne pas les compter comme tels, chaque fois que les renseignements précis, surtout de début, nous ont manqué; car on sait que, tout en tenant compte des syphilis conceptionnelles, ignorées, accidentelles ou contractées en bas âge, et enfin des syphilis héréditaires, il n'est pas étonnant de rencontrer des cas où l'on ne peut souvent affirmer les antécédents spécifiques plus ou moins lointains.

Il apparaît donc, dans l'état actuel de nos connaissances, que dans certains cas on peut exclure la syphilis de l'étiologie des affections leucoplasiques, tandis que dans un grand nombres d'autres il est presque impossible d'éliminer totalement l'hypothèse de son influence, et l'on doit conclure que dans le cadre étiologique des leucokératoses l'élément syphilis tient la plus grande place.

Cette action de la syphilis doit se manifester évidemment, tantôt seule, tantôt associée à d'autres circonstances étiologiques qui se combinent avec elle et qui peuvent aussi agir indépendamment. — Il a été difficile jusqu'à ce jour de préciser ces dernières, et c'est dans ce but que nous avons dressé un tableau statistique, relevant aussi complètement que possible toutes les particularités, les tares, les antécédents pathologiques personnels et héréditaires des leucoplasiques soumis à notre observation.

Or, parmi ces 85 malades :

7 avaient des affections telles que : maladie du cœur, hémorroïdes ou varices;

8 étaient atteints de coryza chronique, angines, laryngites, bronchites, pleurésie, coqueluche ou poussées dyspnéiques;

19 avaient des troubles de l'appareil digestif, dont 8 dyspeptiques, avec prédominance dans leur état de fermentations gastro-intestinales, avec digestions difficiles, lourdeurs après les repas, gastralgie (chez l'un d'eux même une glossite marginée avait apparu après cinq années de crampes d'estomac fréquentes); 5 avaient des dents en très mauvais état ou mal implantées (cause d'irritation pour la muqueuse bucco-linguale), 2 avaient l'haleine forte, 2 la salive épaisse et acide, 1 seul en état diarrhéique chronique et 1 autre ayant une fissure anale. Plusieurs, faute de soins de propreté, avaient la cavité buccale en très mauvais état.

Au point de vue du système nerveux, il s'est trouvé :

16 nerveux proprement dits, dont 4 avec tendance mélancolique.

6 candidats à des lésions cérébrales (ictus, troubles de mémoire, inégalité pupillaire, etc.).

5 débuts de tabès.

1 commencement de paraplégie.

2 tremblements héréditaire et neurasthénique.

1 femme avec idées mystiques, s'imposant des privations nombreuses.

29 fois l'arthritisme avec ses manifestations rhumatismales, goutteuses, etc., a été bien constaté; puis, les affections cutanées comme : le psoriasis, la séborrhée, l'eczéma, l'herpès, l'ecthyma, etc., dans 22 cas.

Il s'est rencontré aussi :

5 diabétiques.

9 alcooliques.

24 fumeurs, parmi lesquels plusieurs fumaient beaucoup et 7 presque constamment; et enfin des cas isolés et peu nombreux, tels que : gravelle, orchite, sarcocèle, urétrite, cystite, otite, iritis, scrofule, etc.

Ces malades, parmi lesquels nous n'avons compté que 5 femmes, étaient pour la plupart des hommes vigoureux, de bonne santé apparente, et souvent de forte constitution (6 seulement étaient anémiques et 5 en état maladif de maigreur).

Leurs professions variées se répartissaient entre celles de : médecin, journaliste, musicien, artiste, avocat, employé des postes, verrier, typographe, militaire, fourreur, etc.

Sous le rapport de l'âge, ils comptaient de 22 à 66 ans, c'est-à-dire en moyenne 38 ans[1].

Soit pour 45 d'entre eux :

8 âgés de	20 à 30 ans.
15	30 à 40 —
15	40 à 50 —
8	50 à 60 —
1	60 ans.

Presque tous étaient mariés; un grand nombre pères de famille, avec des enfants, en général, bien portants, mais le plus souvent chétifs, en bas âge, et difficiles à élever (du reste sur 40 enfants nés de 17 pères : 34 étaient venus à terme, 3 mort-nés, 3 morts quelques jours après leur naissance[2]).

---

1. A noter : 1 enfant de 12 jours, 1 de 13 mois et 1 de 5 ans.
2. Deux fils nés d'un père syphilitique atteints tous deux de sarcocèle n'avaient chacun qu'un testicule descendu.

Du côté des ascendants, nous n'avons trouvé que ces quelques particularités :

Dans un cas, grand-père de la femme, mort de maladie de peau, après quinze ans de maladie.

Dans un cas, grand-père goutteux, mort de congestion.

Dans deux cas, père goutteux.

Dans un cas, père mort du chancre des fumeurs (la mère avait eu mal à la gorge).

Dans un cas, père mort de tuberculose laryngée.

Dans un cas, père diabétique.

Et en somme, en évaluant la valeur et la fréquence des différents symptômes que nous venons d'exposer à dessein avec détails, bien qu'il n'y en ait aucun qui permette d'attribuer d'une façon affirmative à la syphilis des lésions qui peuvent être produites par d'autres causes, nous sommes forcés cependant d'accorder à celle-ci un rôle prépondérant dans les manifestations de la leucokératose.

Sans vouloir entrer dans aucune discussion à ce sujet, ayant pris pour simple tâche d'exposer des faits, nous sommes conduits à penser que ce rôle consiste surtout en ce que la syphilis crée un bon terrain au développement de la leucoplasie et, comme nous l'exposerons plus loin, en parlant des différentes formes de la leucokératose, qu'elle en favorise le développement, en augmente l'intensité en lui donnant parfois une plus grande gravité.

En d'autres termes, nous concluons à cette opinion déjà émise par l'un de nous dans une publication antérieure (Soc. de stomatologie, Paris, 1899) et dont nous reconnaissons une fois de plus la valeur : que le virus syphilitique semble avoir détruit la résistance de la muqueuse bucco-linguale et la rend attaquable à toutes les irritations auxquelles elle eût été sans elle indéfiniment réfractaire; que la leucoplasie est une de ces affections décrites par M. le professeur Fournier, sous le nom de parasyphilitiques, affections qui pour n'avoir plus rien de syphilitique comme nature, n'en restent pas moins syphilitiques d'origine[1].

Quant aux autres causes capables de faire naître les lésions leucoplasiques, ce sont, d'après les données de notre statistique, précisément celles qui ont déjà été reconnues par la plupart des cliniciens

---

1. Elles naissent à l'occasion de la syphilis; sans la syphilis, elles n'existeraient pas; mais elles n'obéissent pas au traitement spécifique comme les lésions vraiment syphilitiques. Comme cause et comme évolution, la leucoplasie est comparable au tabès, et, comme lui, disparaîtrait si l'on venait à supprimer la syphilis!

et que nous avons le plus fréquemment relevées, à savoir : l'alcool, le tabac, l'arthritisme, les états dyspeptiques.

Elles agissent, soit concurremment, soit indépendamment de la syphilis, mais elles doivent toujours être considérées comme venant en seconde ligne après celle-ci, quant à leur mode d'action. En dehors d'une association avec un état syphilitique, cette dernière action ne peut s'expliquer que par une influence irritative sur les muqueuses ; et, dans ces conditions, en admettant toutefois que ce rôle plutôt mécanique soit possible, il doit se faire probablement par un processus plus lent, plus facilement enrayable peut-être dans sa marche, et agissant avec moins d'intensité, pour cette raison surtout qu'il existe un terrain moins propice aux fermentations et aux irritations.

Dans le cas contraire leur influence nocive combinée à celle du virus spécifique a pour résultante de hâter l'apparition de la leucoplasie, d'en faire progresser l'évolution ou d'en augmenter l'intensité.

Un fait intéressant vient à l'appui de cette manière de voir et bien qu'il ait été déjà rapporté par l'un de nous, nous tenons à le citer ici encore, c'est l'observation de ce vieux général, qui, fumeur pendant trente-cinq ans, ne présente pendant tout ce temps rien à la bouche ; il contracte la syphilis et, deux ans après, apparaissent des plaques de leucoplasie.

II. — CARACTÈRES DES LEUCOPLASIES : FORMES SIMPLES ET ATYPIQUES ; COMBINAISON DE LA SCLÉROSE AVEC LA SYPHILIS.

Les leucoplasies qu'il nous a été donné d'observer se sont différenciées par des caractères divers.

Nous avons trouvé des cas où il y avait *tendance à la leucokératose* et où les signes seulement apparents étaient : une langue toujours chargée avec des reflets blanchâtres à certaines places, et une salive acide.

Chez les uns, la langue seule était intéressée (*leucoglossie*), soit partiellement, soit dans sa totalité (leucoglossie totale dite aussi *langue neigeuse*). Cet organe est alors large, étalé, indolent, sans fissures ni érosions, ne causant aucune gêne ; il semble être engainé et comme on l'a déjà justement comparé, on croirait pouvoir retourner comme un doigt de gant cette sorte d'enveloppe.

Chez les autres, les lésions sont plus ou moins disséminées dans la cavité buccale, constituant ainsi les types proprement dits de *leuco-plasies partielles* quand elles se localisent, *totales* quand on les trouve réparties sur les différents points de la muqueuse bucco-linguale.

Du reste, après la langue où elles apparaissent le plus fréquemment, aussi bien sur le dos, la ligne médiane, les bords et la pointe, les places d'élection de ces lésions sont par ordre : les commissures labiales, les lèvres, les joues, les gencives et le voile du palais. — Souvent elles sont étendues d'une de ces parties aux parties voisines.

Quand elles sont simples, les leucoplasies se présentent sous la forme de pointillés, de taches lenticulaires isolées ou réunies en îlots qui forment des placards; d'autres fois ce sont de simples plaques, ou bien des liserés, des filets, des bandes ou des gaines (comme cela existe par exemple dans la leucoglossie totale, et où l'on peut voir, ainsi que nous l'avons constaté dans un de ces cas avec sclérose, un enduit très mince, mais très adhésif, s'étendant même sous la langue).

Les taches ont souvent des bords rouges et sont entourées d'une zone argentée aux commissures; elles sont en général disposées en triangle; les filets se voient sur les joues dans les espaces interdentaires, et les gaines peuvent avoir des bords cornés.

Toutes ces lésions plus ou moins étendues, quelquefois remarquables par leur symétrie, plus ou moins nombreuses, légères ou intenses, rarement passagères, presque toujours tenaces et chroniques, ont un aspect nacré (plaques nacrées des fumeurs, dans la glossite nicotique) surtout prédominant quand elles sont en filet; d'autres fois elles ont une teinte plutôt argentée ou bien d'un blanc laiteux, voire même grisâtre avec des bords rougeâtres.

Dans les mêmes cas simples, il n'y a ni gêne, ni douleurs, ces caractères ne se montrant guère qu'avec les complications; celles-ci se manifestent par des picotements, de la sensibilité exagérée, du prurit, des sensations de brûlure, telles, du moins, nous les avons vues dans des leucoplasies concomitantes du tertiarisme, ou inflammatoires, desquamatives et ulcéreuses, ou dans les dégénérescences épithéliomateuses; une fois même, pour une leucoplasie superficielle, il y avait un état douloureux durant depuis trois années. L'association des plaques leucokératosiques à des syphilides, l'aspect syphiloïde qu'elles prennent souvent elles-mêmes, expliquent les erreurs de diagnostic dont elles ont été quelquefois l'objet.

Tous les caractères que nous venons d'énumérer sont à peu près relatifs seulement à la leucoplasie simple, c'est-à-dire à celle dont la structure anatomo-pathologique bien connue, a été établie nettement d'après les études de Leloir, entre autres auteurs récents, et répond :

1° A la transformation de l'épithélium en épiderme, c'est-à-dire en tissu corné, à la cutisation de la muqueuse ou hyperkératinisation.

2° A l'apparition d'une couche de cellules à éléidine.

3° A l'épaississement scléreux du derme.

Mais, il est des cas, où par suite d'une évolution, bénigne et naturelle, la leucokératose est représentée par des faits atypiques.

Il peut y avoir prédominance de productions végétantes ou bien, le plus souvent, desquamation de l'épithélium; ou encore, formation de craquelures, de crevasses, d'érosions, de fissures; de là, les *leucoplasies végétantes, desquamatives, exfoliatrices, érosives*, etc.

Une de nos observations répond bien justement au type de *leucoplasie desquamative*, et se distingue par une langue souple, dont la surface est zébrée de minces bandes parallèles rouges, séparées par un épithélium blanc. C'est à ce genre de lésions que s'applique le terme de *langue rouge* parfois communément employé.

Dans cette catégorie il faut placer aussi les leucoplasies dites *marginées*, dont nous avons donné cinq exemples, et spéciales en ce sens que les côtés de la langue sont plus ou moins lésés, érodés, aux points où se fait la pression des dents, tandis que les espaces interdentaires ont des parties non irritées, se présentant sous forme de filet, de liseré, et tranchant par leur coloration blanche ou grise.

Ces *glossites épithéliales* desquamatives se distinguent des glossites scléreuses avec lesquelles il importe de ne pas les confondre, et sont dues à la dékératinisation succédant à l'hyperkératinisation; — il y a exfoliation et desquamation des couches superficielles de l'épithélium. — Elles sont souvent tenaces, récidivantes et saignantes, avec un caractère de chronicité tout particulier; — une d'elles durait depuis six ans, sans amélioration notable, malgré les traitements les plus divers.

Ces langues rouges sont aussi étalées et se présentent avec des papilles hypertrophiées, elles sont sujettes aux poussées inflammatoires sous l'influence de causes multiples irritatives (mauvaises dents, tabac, substances fermentescibles, épices, etc.); elles sont particulièrement irritables par le tabac.

Que la leucoplasie soit simple ou compliquée, il est encore nombre de cas où il y a prédominance d'un des caractères anatomo-pathologiques, la sclérose — de là un autre mode de leukokératose : les *glossites leucoplasiques scléreuses typiques*, c'est-à-dire sans érosion ni fissure, etc., et les *glossites scléreuses leucoplasiques érosives dépapillantes*, suivant la lésion concomitante.

Disons toutefois qu'il n'est pas rare de voir la leucoplasie venir se surajouter simplement à la glossite scléreuse déjà constituée sans la défigurer, cette dernière étant née directement de la syphilis suivant un mode qu'il est curieux de connaître et de suivre.

En pareil cas, la syphilis en effet agit comme pour l'hyperkératose ou sclérose plantaire du talon par exemple. Le processus est le même ici encore que dans les viscères, foie, reins, cerveau, plèvre, poumons, etc.

Dans les points les plus intenses, tout est fusionné ; on ne voit rien que des fibres épaisses, résistantes, serrées, dures, sèches, remplaçant les tissus sains ; — mais à la périphérie, on voit déjà des rubans se desserrer et la trame des fils devenir moins pressée ; on voit le travail comme celui d'une toile d'araignée ; plus périphériquement encore, on voit des petits îlots de moins en moins gros, de moins en moins rapprochés, de telle façon qu'on distingue très nettement les petites lésions, déjà scléreuses, dures, minimes, miliaires, ponctiformes, d'abord très isolées, puis plus nombreuses et resserrées, enfin criblant la région, se fusionnant, et la sclérose se constitue en petits îlots irréguliers, allant du centre à la périphérie.

Ces relations entre la sclérose et la leucokératose justifient une fois de plus notre hypothèse étiologique, et confirment cette opinion de même nature émise par d'autres auteurs « que, dans l'étude des inflammations à tendance scléreuse qui entrent pour une si grande part à des degrés divers dans la constitution des glossites leucokératosiques, nous ne devons pas éliminer d'une manière absolue l'hypothèse d'une cause syphilitique accessoire, alors que celle-ci ne serait plus reconnaissable ». — Du reste, dans une communication à la Société de dermatologie (janvier 1909), Morel-Lavallée discutant sur les langues blanches, et rapportant ce qui avait été établi : que la langue leucoplasique, même parcheminée de la glossite scléreuse, superficielle, pouvait exister en dehors des lésions dues à la syphilis, à l'alcool et au tabac, un de nos moulages a montré que l'une des deux observations produites à l'appui ressortissait au lichen plan lingual[1], ce que Brocq avait déjà avancé en déclarant qu'une partie des langues blanches non syphilitiques revenait au lichen plan.

Quoi qu'il en soit, que la sclérose, si souvent associée aux leucoplasies soit d'origine syphilitique ou non, elle n'en constitue pas moins un tout autre type de leucoplasie.

Après avoir ajouté encore qu'il existe aussi des glossites leucopla-

---

1. Le doute existait pour la 2e observation.

siques chroniques, avec langue dure, ficelée, hypertrophiée (langues dites *scrotales* en raison de leur aspect), nous en aurions fini avec cette sorte de gamme dans les manifestations leucoplasiques, s'il ne nous restait une dernière classe que nous tenons à noter après toutes les autres, parce qu'elle sert en quelque sorte de transition entre les leucoplasies atypiques et les leucoplasies en dégénérescence cancéreuse : ce sont les *leucokératoses ulcéreuses* qui marquent en général un degré plus avancé dans l'évolution et sont la conséquence d'un processus inflammatoire.

III. — MODIFICATIONS DES LEUCOPLASIES, TRANSFORMATION ÉPITHÉLIOMATEUSE, RARETÉ RELATIVE DE LA DÉGÉNÉRESCENCE CANCÉREUSE.

En somme, la leucoplasie est sujette à des modifications variées.

Les histologistes ont signalé, de leur côté, certaines de ces modifications comme se manifestant, dès le début de l'affection, par une inégalité de valeur des trois caractères histologiques que nous avons énumérés plus haut, et qui seraient loin d'être toujours aussi nets que les ont décrits les traités classiques.

D'après eux, très fréquemment, l'hyperkératinisation atteindrait un grand développement et serait parfois extrême ; tandis qu'en d'autres cas, les couches à éléidine nombreuses et épaisses pénétreraient jusque dans les couches superficielles de l'épithélium empêchant presque la kératinisation ou qu'au contraire faibles et minces elles feraient contraste avec l'épaisseur des strates hyperkératinisés, ou bien enfin la sclérose du derme serait exagérée ou manquerait.

Pour nous, les faits cliniques seulement ayant fait l'objet de notre étude, nous avons relevé et essayé de classer des transformations reconnues par les procédés d'examen pratique, mais les relations et la concordance de nos résultats avec les données scientifiques apparaissent évidents.

On a dit que dans les glossites chroniques les lésions leucokératosiques ne répondaient aux descriptions classiques que dans la minorité des cas. Après ce que nous venons de dire, il est inutile de vouloir à nouveau justifier cette remarque.

Toutefois nous n'avons envisagé, dans tout ce qui précède, que des transformations véritablement bénignes, et il importe maintenant d'aborder une question toute pleine de gravité au point de vue médical.

Est-il possible que la transformation d'une leucoplasie aille jusqu'à la dégénérescence maligne, épithéliomateuse ?

Maintes fois il a été dit que la leucoplasie était un épithélioma virtuel, et que cette affection conduisait fatalement au cancer, en même temps que des recherches, des examens anatomo-pathologiques multiples ont été faits et que les discussions les plus diverses ont été soulevées pour prouver cette opinion et vérifier les causes, la fréquence et les modes de cette transformation.

Les uns ont dit, en effet, que l'épithéliomisation était la conséquence indirecte de la leucokératose, qu'elle ne débutait pas aux surfaces hyperkératinisées, mais où il y avait dékératinisation, par exulcération ou fissure, et plus rarement là où il y avait épanouissement papillomateux (les caractères de kératose ayant disparu là où apparaissent ceux du cancroïde).

D'après ce mode, au niveau d'une exulcération, le corps malpighien envoie dans le derme sous-jacent enflammé des prolongements qui s'hypertrophient (d'où constitution du néoplasme); aux fissures, mêmes phénomènes aux dépens du corps muqueux formant les parois de la crevasse, de telle sorte, que la transformation vers le cancer se ferait par quatre étapes :

1° Leucoplasie avec hyperkératinisation ;

2° Desquamation, exulcération, fissure;

3° Lésions irritatives avec dékératinisation ;

4° Épithéliomisation des régions dékératinisées (Leloir).

D'autres, au contraire, avec Le Dentu, combattant la théorie de ce processus, ont déclaré que la dékératinisation n'existait pas toujours et qu'il y avait des cas où l'épithéliomisation se faisait par apparition de globes épidermiques au sein même des cellules cornées, des lésions épithéliales évidentes ne débutant pas toujours aux points dékératinisés par des exulcérations ou des fissures.

Une autre école, enfin, attribuerait l'épithéliomisation à un bourgeonnement de la couche génératrice, autrement dit à un processus unique décrit par Fabre-Domergue pour la genèse de l'épithélioma en général : la désorientation cytodiérétique de la couche génératrice (Paul Petit).

« La leucokératose, dit ce dernier, est déjà le produit d'une suractivité cytodiérétique; que cette suractivité s'accentue, et l'on conçoit la désorientation pouvant entraîner du coup la kératinisation et le cancer, et nous mettons en doute l'existence même de la fissuration préalable. »

L'épithéliomisation pouvait encore se faire au niveau d'une saillie papillomateuse jusque-là bénigne, c'est-à-dire d'un papillome simple.

Mais s'il y a divergence de théories pour la manière dont se fait la transformation, il n'en est pas moins établi d'une façon générale que dans toute leucoplasie, alors même qu'elle serait stationnaire et durait depuis de longues années, l'épithéliomisation serait toujours à craindre, sans qu'on puisse fixer approximativement la durée de la période précancéreuse; et si certains ont cherché à déterminer les types de leucokératose plus disposés au cancer, d'autres ont prétendu que toutes les leucoplasies pouvaient aboutir à l'épithélioma [1].

Or, voici que nos observations, par leurs conclusions, nous conduisent à en juger autrement, puisque sur 83 cas de leucoplasie, nous n'en constatons que 8 ayant subi la dégénérescence épithéliomateuse [2].

Sans avoir la prétention de mettre fin à toutes les discussions auxquelles nous faisons allusion, ou d'apporter un éclaircissement définitif à une question si controversée, nous nous bornons du reste à donner ici ces observations de dégénérescence, telles que nous les avons recueillies en faisant suivre quelques-unes de notes histologiques intéressantes qui, pensons-nous, leur donneront plus de valeur.

On y retrouvera exposés, du reste, les différents caractères que nous avons attribués à la leucoplasie. Elles semblent constituer un résumé probant de toutes les observations précédentes et pour certaines l'étiologie, l'évolution, l'étude anatomo-pathologique. Le résultat des différents procédés thérapeutiques appropriés y peuvent être suivis.

Obs. I. — X..., général, 69 ans.
Syphilis connue.
Leucoplasie avec dégénérescence épithéliale certaine (début, 55 ans après la syphilis).

Obs. II. — M. C. V..., 58 ans.
Syphilis il y a 16 ans, traitée par 180 pil. hydr. et, l'année suivante, par KI. Il y a 8 ans : peau du scrotum en pelure d'oignon.

---

1. Notons toutefois que Cestan a remarqué ce fait important, d'après des observations personnelles, qu'il n'aurait trouvé que 28 0/0 de spécifiques parmi les leucoplasiques cancéreux.

2. Pourtant nous avons eu à traiter des leucoplasies anciennes, puisque sur 28 cas, 5 leucoplasies dataient depuis plus de 20 ans, 1 de 15 à 20 ans, 4 de 10 à 15 ans, 8 de 5 à 10 ans, 9 de 1 à 5 ans, 1 avait moins d'un an. Celle dont le Dr Pierrot nous a donné l'observation datait aussi de 10 ans, sans dégénérescences; une autre, du Dr Goubert, avait 25 ans de date, dans les mêmes conditions, et bien qu'ayant suivi nos malades leucoplasiques jusqu'à ce jour pour la plupart, nous n'avons eu à constater parmi eux que quelques décès dus à des lésions cérébrales, ou consécutifs au cancer, dont 1 de l'estomac et 2 du rectum, et 1 autre à une péritonite tuberculeuse, en dehors de ceux de dégénérescence leucoplasique.

Sa femme est morte d'embolie à la suite de couches (enfant à terme, mort en venant au monde).

Une fille est morte de méningite à 7 ans; et 2 autres fils, chétifs pendant l'enfance, mais devenus des adultes robustes.

Depuis une dizaine d'années, des lésions se montrent à la langue ou à la lèvre.

1899. — Depuis un an la commissure gauche devient plus malade; elle est aujourd'hui ulcéreuse et végétante avec rhagades et croûtes; la leucoplasie s'étend à la face interne des joues.

Le malade fait 8 jours de frictions mercurielles, mais celles-ci doivent être cessées (début de salivation et douleurs des gencives). Juin 1899.

Juillet. — *Leucoplasie végétante; fissuraire; papillomateuse (rhagades).* Syphilide ulcéro-croûteuse papulo-ulcéreuse, tertiaire, labio-commissurale gauche (Barthélemy). 1re injection d'huile grise. *Leucoplasie spécifique* pour Tillaux qui ordonne KI.: 6 grammes par jour.

24 juillet 1899. — Extirpation par raclage de la croûte qui date du mois de mai et qui avait beaucoup augmenté depuis 3 semaines; sous la croûte est une ulcération ovalaire, de la largeur de l'ongle, lisse, peu profonde, mais très saignante (elle doit être cautérisée au thermocautère). (Moulage Jumelin).

Après 6 piqûres d'huile grise, la croûte est reformée, mais très atténuée.

Une saison à Saint-Christau n'a pas empêché le développement de la lésion qui s'étend du côté de la joue. Pas de ganglions¹. Il faudra probablement exciser largement (2 octobre 1899).

Obs. III. — M. La..., 51 ans, voyageur de commerce. Très grand fumeur. Éthylique.

Syphilis, il y a 26 ans (chancre, couronne de Vénus, perte des cheveux), plaques muqueuses de la bouche (lèvres, langue, gorge) très souvent récidivantes. Syphilis insuffisamment traitée.

A un fils de 4 ans, très délicat (odeur forte du nez, le matin).

Leucoplasie ancienne; plaques commissurales blanches scléreuses et végétantes. — Depuis 18 mois, petite plaie près d'une dent ébranlée, à la face interne de la lèvre inférieure; il y a 6 mois la plaie augmentant graduellement, le malade a consulté un chirurgien qui diagnostiqua, *cancroïde ou syphilis.*

Un médecin a cru qu'il s'agissait d'un chancre et fit prendre de l'iodure de potassium aux doses de 2, 4 et 6 grammes par jour, puis quotidiennement 1 pilule d'hydrargyre en même temps que des frictions à l'onguent napolitain.

Un autre médecin ordonna plus tard le chlorate de potasse et localement du chloral, 10 grammes pour 500 grammes d'eau.

Aucun mieux ne s'étant produit après 10 jours de ce dernier traitement, il fut prescrit 6 grammes de chlorate par jour et conseillé l'excision immédiate de ce *Syphilome labial scléro-gommeux* (région médiane de la lèvre inférieure).

Les ganglions d'irritation commençaient alors.

Une série de 5 piqûres d'huile grise furent faites sans donner grande amélioration (juillet 1899).

La lésion devint douloureuse, très dure à sa base, en même temps que l'adénopathie sous-maxillaire gauche était volumineuse, en voie de suppuration.

Opération par le docteur Verchère (10 août 1899).

15 septembre. — Récidive (vers le filet, par la gencive ou le périoste).

2 octobre. — Odeur déjà insupportable.

Novembre. — Mort cachectique.

Obs. IV. — M. D..., avoué, 40 ans. Syphilis datant de 18 ans. 1 enfant avec végétations adénoïdes dans le pharynx nasal. Notons en passant que les végétations sont très fréquentes chez les hérédo.

20 février 1899. — Examen fait par le docteur Darier, sur l'avis de notre maître le docteur Besnier.

Néoplasie épithéliomateuse partie de l'épithélium de revêtement, caractérisée par des bourgeons épithéliaux lobulés et ramifiés qui pénètrent profondément dans l'organe. Les lobules contiennent de nombreux globes épidermiques de toutes dimensions et une proportion remarquable des cellules de dégénérescence colloïde; mais à cause de l'exiguïté de la biopsie, il n'est pas permis de déterminer si cet *épithélioma* s'est développé sur une base syphilitique, ou leucoplasique simple ou autre.

28 février 1899. — Le docteur Reclus décide qu'il faut opérer largement la tumeur de nature leucoplasique dégénérée.

2 mars. — Excision de la tumeur.

8 mars. — *Examen de la tumeur enlevée*, par le docteur Darier.

1° Tumeur du volume d'une petite amande verte, partiellement ulcérée, de tissu compact, blanchâtre.

Le raclage d'une surface de section donne un suc qui, examiné au microscope, montre des cellules épithéliales pavimenteuses, à divers degrés d'évolution et de dégénérescence, et des globes épidermiques.

Après durcissement de la peau, les coupes se présentent avec l'aspect typique de *l'épithéliome pavimenteux lobulé* avec globes épidermiques et très nombreuses cellules colloïdes.

2° Après avoir fait, en divers points, des coupes très multipliées et un examen minutieux des surfaces de section opératoire, sur nombre de points, on trouve au voisinage de la surface opératoire, des tissus sains, fibres musculaires striées, avec quelques cellules adipeuses et des vaisseaux sanguins normaux.

D'autre part on rencontre une région de cette surface, dans laquelle les faisceaux musculaires sont séparés les uns des autres par un tissu inflammatoire à petites cellules, ce tissu contenant par place des amas épithéliaux avec globes épidermiques. Il s'agit selon toute vraisemblance d'envahissement épithéliomateux des voies lymphatiques.

Au voisinage immédiat de la surface opératoire il y a encore des noyaux et amas néoplasiques; il est à craindre qu'il ait pu s'en trouver au delà, ce qui exposerait à la récidive.

9 mars. — L'avis du docteur Darier est que la section a porté en plein tissu malade et que la repullulation est certaine.

16 mars. — On constate, en arrière de la plaie suturée, un bourgeon charnu, non encore cicatrisé, de la grosseur d'un gros pois (à surveiller).

Aucune espèce de ganglion.

La *leucoglossie* existe sur toute la langue, très nette sur le dos de la langue, par stries, en bandes transversales, obliques presque parallèles; leucoglossie lisse sans noyau, à l'état simple.

24 avril 1899. — (Examen du malade 2 heures avant la 2ᵉ opération.)

Il y a 8 jours a senti quelques petites lésions. Incontestablement il y a récidive; il existe un noyau de la grosseur d'un gros pois, rond, lisse, dur, intra-lingual, sans lésion de la muqueuse.

Ce n'est pas une récidive à proprement parler, c'est un noyau qui n'avait pas été enlevé la première fois et qui n'avait pu être aperçu ou soupçonné, et qui s'est remis à proliférer.

L'incision est refaite, largement. La partie rayée est la portion excisée et détruite de la langue. On voit directement le plancher de la bouche, souple et sain.

12 mai 1899. — La cicatrisation s'est de nouveau très bien faite et vite. Aujourd'hui il n'y a plus que des points absolument souples, à part les 5 fibres cicatricielles qui brident le moignon et le partagent en 5 îlots distincts et inégaux de dimensions. Deux points sont encore seuls à vif, un dans le fond, un à la pointe, celui-ci entouré d'une large zone blanche (de 12 à 15 millimètres de largeur) tout autour du point encore lisse mais érosif, qui est peut-être de la *leucoglossie*, ou peut-être aussi simplement de l'épithélium neuf.

16 octobre 1899. — Le docteur Peltier, médecin ordinaire du malade, à la suite des masses ganglionnaires apparues et augmentant progressivement, conclut : à une infection provenant d'une récidive du cancer vers le plancher de la bouche.

21 octobre. — (Notes du malade.)... « La salivation augmente, elle s'est épaissie et j'arrive à cause de cela à ne plus pouvoir parler qu'avec la plus grande difficulté. Il y aurait donc lieu de croire que cette salivation est provoquée par l'affection ganglionnaire dont je suis atteint, puisque je n'en souffrais pas auparavant. Je trouve d'autre part que mes glandes ont augmenté; qu'il existe maintenant une gêne provenant probablement de ce que les glandes gênent la circulation, le jeu des muscles, etc.

« Pour manger j'ai la plus grande peine et ce depuis quelques jours seulement. Après quelques instants de mastication, j'ai des douleurs dans la mâchoire, aux tempes, derrière la tête.

« La bouche est sensible quoique je ne m'aperçoive de rien de suspect; les gencives sont en particulier tuméfiées, douloureuses et se séparent des dents à l'intérieur.

« J'ai complètement perdu le sommeil.

25 octobre 1899. — « Visite au docteur Barthélemy.

« Bonne soirée. Souffrances très vives la nuit et le matin du 26. »

26 octobre. — « Visite au docteur Reclus qui constate en plus de l'état enflammé de la veille, que le plancher de la bouche, du côté non opéré, c'est-à-dire du côté de la glande, est soulevé par la dite glande.

« Retour chez moi au milieu de souffrances atroces. Nuit épouvantable. »

27 octobre. — « Bouche complètement fermée par le plancher de la bouche qui va coller la langue au palais. Le soir piqûre de morphine. »

28 octobre. — « Langue couverte de saburrhe et de mucosités. Souffrances diminuent ; je me trouve comme 2 ou 3 jours après une opération. Je ne prends que du lait : piqûre de morphine. »

29 octobre. — « Même état, le plancher commence à se dégonfler un peu, mais peu. La bouche commence à se nettoyer : piqûre de morphine. »

30 octobre. — « Même état ; continuation de la même médication ; gargarismes émollients et de temps en temps gargarisme d'eau bouillie pour nettoyer et à cause de l'odeur.

« Je ne prends toujours que du lait : piqûre de morphine. »

31 octobre. — Même état.

1er novembre. — Même état.

2 novembre. — Même état.

« Je prends des œufs, sans pain ; piqûre de morphine. »

3 novembre. — Même état.

« Même médication ; émollients et eau bouillie ; le soir j'essaie de me passer de piqûre de morphine.

« Très mauvaise nuit. Souffrance des gencives. »

4 novembre. — « La bouche se nettoie encore des glaires, mais moins ; le plancher de la bouche reste tuméfié au-dessus de la glande, cela gêne la langue et je ne puis ni parler ni manger.

« Toujours même médication. Les adénopathies cervicales symétriques se développent. »

5 novembre. — « Hier soir piqûre de morphine ; cela m'a donné du calme, mais je n'ai pas ou peu dormi. La bouche est toujours encombrée de glaires sur le plancher en avant de la langue, sur le plancher de côté, dans des cicatrices formées ; cependant elle se nettoie. Par exemple elle est toujours aussi enflammée, le plancher est toujours gonflé du côté de la glande, et le bout de la langue au lieu d'arriver près des dents se trouve perché au milieu de la bouche sur cette partie gonflée. Les gencives sont horriblement tuméfiées et douloureuses. »

26 décembre. — Mort.

Cas. V. — M. V..., 44 ans, marié à 35 ans, arthritique, alcoolique, grand fumeur. Syphilis à 20 ans, traitée insuffisamment.

Il y a 3 ans début de *leucoplasie* par des lentilles blanches qui disparaissent assez rapidement.

Pendant 6 mois il n'y a plus trace de l'affection qui se montre ensuite en se caractérisant par une couche blanche épaisse, saillante, dure, mais circonscrite (de la largeur d'une pièce de 1 franc), sur le bord gauche de la langue ; à droite il n'y a rien, la pointe est un peu atteinte par la leucoplasie.

Actuellement (1898) cette leucoplasie, dure, cornée, saillante et circonscrite présente tous les caractères d'un *épithélioma bénin*, ayant tendance à végéter et à s'étendre dans les plis et les fentes, sur les faces dorsale et inférieure de la langue.

Le malade n'éprouve pas de douleur, mais il est gêné pour parler.

Un traitement local est fait en même temps que des injections hypodermiques d'huile grise, mais sans amener de résultat.

L'ablation du papillome corné avec décortication de la muqueuse envahie est faite en octobre 1899, par le docteur Verchère.

L'examen histologique de la tumeur confirme le diagnostic d'*épithélioma pavimenteux lobulé corné* et montre que l'opération était urgente quoique les tissus formés à nouveau aient de la tendance à faire saillie à la surface d'une manière générale seulement. Dans bien des portions du néoplasme, les lobules épithéliaux sont bien limités, entourés de tissu conjonctif presque sain, mais dans quelques fissures, on observe du tissu embryonnaire composé d'éléments épithéliaux et conjonctifs. — Il en est de même au niveau d'une fissure profonde qui commençait à suppurer. Quant aux parties voisines elles ont paru saines, aussi bien à la périphérie que dans la profondeur ; de telle sorte qu'il semble bien que les parties aient été enlevées dans une étendue suffisante *(note histologique de M. Sabrazès).*

4 mois après, l'opération on constate que la cicatrice reste parfaite, sans aucune espèce de nodosité suspecte. Les fissures linguales sont minimes et ne présentent aucune complication.

Les taches de leucoplasie sont reparues avec leurs caractères habituels mais sans papillome, ni végétation ou induration interstitielle.

Ces taches sont superficielles, lisses ; elles existent très légères sur la pointe de la langue, un peu plus épaisses et plus rudes sur le fond de la langue dans l'îlot le plus ancien ; les deux colonies sont séparées par l'encoche cicatricielle qui demeure lisse et sans lésion.

Note. — Au sujet de cette observation et à la suite de son examen histologique de la tumeur sur base leucoplasique, M. Sabrazès a fait les remarques suivantes :

Les tumeurs à marche moins rapide que celles qui envahissent d'emblée la profondeur des tissus doivent être enlevées avant que les fissures se forment, de manière à éviter le passage d'éléments jeunes résultant de l'inflammation dans les voies lymphatiques.

Les parties blanches *superficielles* de la leucoplasie sont de *l'épiderme corné* semblable à celui du revêtement externe du corps ; ce qui distingue ce revêtement épithélial de celui de la langue et des muqueuses, c'est qu'il se kératinise et durcit ; d'où sa fermeté et sa coloration blanche.

Que l'on suppose maintenant, ce qui se produit d'ailleurs pour la tumeur en question, un épithélioma se développant aux dépens de ce revêtement épithélial dur semblable à l'épiderme de la paume de la main, végétant ensuite à la manière d'une verrue et s'étendant en hauteur, et l'on comprendra facilement l'aspect. De plus, la structure de telles tumeurs rend parfaitement compte de leur marche. L'évolution est lente parce que le processus de kératinisation est long et que les cellules qui composent la masse du néoplasme mettent un temps assez long pour arriver à leur état de développement.

Les cellules des tumeurs molles sont des éléments plus jeunes qui se multiplient constamment et infiltrent les tissus en les envahissant (marche rapide) ; la prolifération est alors tellement active que les éléments se multiplient toujours n'arrivant pas à un état de développement complet ; du moins pour la plupart.

D'après ces données il est évident qu'on n'enlève jamais trop tôt ces tumeurs.

En effet, dans le début, il y a relativement peu de lésions de voisinage, peu d'éléments embryonnaires ; partant, la zone dangereuse est peu étendue. Au contraire, quand la tumeur s'étend et surtout quand il s'y produit des fissures, le tissu qui l'entoure devient embryonnaire par irritation, les éléments de la tumeur eux-mêmes prolifèrent et la néoformation est placée dans de bonnes conditions d'accroissement.

Aussi depuis longtemps déjà on considère que plus les éléments constitutifs d'une tumeur et des tissus qui l'entourent se rapprochent de l'état embryonnaire, plus la tumeur est maligne.

Dans tous ces cas, quand ils sont bien observés, l'examen anatomique de la tumeur enlevée explique dans une certaine mesure les phénomènes observés sur le sujet vivant.

Obs. VI. — *Épithélioma ulcéré.*

M. D..., 45 ans ; imprimeur, homme pâle et saturnin.

Syphilis il y a 22 ans, traitée un peu légèrement (accidents secondaires pendant 6 mois, à peine de temps en temps une petite lésion cutanée croûteuse (cuisse droite), disparaissant vite par quelques grammes d'iodure de potassium).

En 1896. — Depuis 3 ans, tous les 6 mois environ, petite lésion linguale, toujours au bord droit, à la région moyenne (venant et s'en allant).

En 1898 (décembre). — La lésion se montra et ne disparut plus ; au contraire elle augmenta et s'étendit de façon à former une lésion de la largeur d'une pièce de 1 franc, rouge, lisse, érosive, reposant sur une base dure, avec centre déprimé.

En 1899 (avril). — La douleur et la salivation ont augmenté ces jours-ci.

Le malade n'a jamais pris que de l'iodure, mais presque continuellement, à la dose de 5 puis de 2 grammes quotidiennement.

10 avril 1899. — La lésion est traitée par les piqûres d'huile au calomel ; une tous les dix jours.

2 mai. — Grande amélioration.

30 mai. — L'amélioration persiste et augmente, salivation abondante, plaie très sensible à la moindre pression.

9 juin. — Salivation non mercurielle ; 7ᵉ piqûre de calomel, *bien tolérée malgré l'albuminurie chronique.*

Il y a maintenant une vraie tumeur, à base très dure, étendue même dans les tissus sains, dont le centre seul est ulcéré ; ulcération végétante, douloureuse, saignante (*Épithélioma*).

La salivation est toujours abondante ; augmentation du liséré plombique ; le malade se cachectise de plus en plus.

Le traitement mercuriel n'est plus à faire qu'à défaut d'une opération qui est refusée par le malade et surtout par son entourage.

Cachexie et mort en août 1899.

Obs. VII. — M. C....

Arthritisme. Eczéma du cou. Fumeur.

Glossite nicotique (plaques nacrées des fumeurs). — Antérieure à la syphilis.

En décembre 1880. — Petite érosion du frein, depuis 2 mois. (Rupture du frein.) Traitement par émollients.

8 janvier 1881. — Pas d'amélioration, l'érosion augmente.

Traitement : glycérolé de tanin et ouate ; guérison rapide.

Février 1881. — Petite érosion ronde sur la muqueuse de la lèvre supérieure, grisâtre au fond, légèrement rouge sur les bords.

On aurait diagnostiqué : syphilis papulo-érosive, si la lésion n'avait été isolée. Roséole commençante.

Traitement mercuriel : 10 centigrammes de proto-iodure de mercure quotidiennement, et gargarismes au chlorate de potasse.

6 mai. — Le traitement a été bien suivi. Angine érythémateuse gênant la déglutition et causant quelques douleurs, à la pression ; sur la luette deux points tuméfiés, saillants, boursouflés, luisants, à reflets grisâtres, à bords légèrement marqués par une coloration plus rouge et par une disposition cerclée, en forme de C ou de coup d'ongle.

Cautérisation légère, une fois tous les cinq jours, au nitrate d'argent.

Il faut noter chez ce malade comme existant longtemps avant la syphilis une langue anormale, blanche grisâtre, chargée de saburre au centre, elle est mamelonnée, striée de sillons surtout longitudinaux, et enduite d'un vernis nacré. — *Glossite chronique nicotique.*

Le diagnostic est confirmé par la teinte blanche, brillante, éclatante, argentée et nacrée des deux commissures labiales. — *Plaques nacrées des fumeurs.*

Le malade est d'ailleurs arthritique, blond, disposé à un certain embonpoint malgré une remarquable vigueur et beaucoup de vivacité.

Un peu d'eczéma sec du cou promptement guéri par le caoutchouc.

Traitement de la langue : défense de fumer, gargarisme au chlorate, pulvérisations émollientes, collutoires, glycérine boratée.

Traitement de la syphilis : Commencé après l'évolution du chancre, aussitôt l'apparition de la roséole ; pilules de proto-iodure, 2 pilules de 0.05 chaque par jour. Continué pendant deux mois (à peine quelques coliques), puis cessé pendant 3 semaines et repris, etc.

26 juillet. — Depuis 8 jours seulement ne prend plus que 0 gr. 05 de proto-iodure ; d'ailleurs a eu seulement quelques syphilides papulo-érosives de la gorge, et deux papules squameuses palmaires et plantaires.

Doit cesser le traitement spécifique pendant 2 mois.

10 août. — Céphalée avec vertiges, état de malaise très pénible survenant soudainement, sans périodicité, durant de 20 à 50 minutes, tirant les tempes, déterminant des sueurs abondantes.

Il en reste pendant plusieurs heures un poids frontal, une sorte de constriction moins pénible que l'accès mais néanmoins fort gênante. Cela dure depuis une dizaine de jours.

Le malade a de la séborrhée du cuir chevelu, de l'eczéma du périnée et des pavillons auriculaires. Il a même dans les oreilles des squames blanches recouvrant des rougeurs (syphilides papulo-squameuses? du conduit auditif).

Persistance des plaques laiteuses de la langue (eczéma lingual) et des commissures labiales.

Rien dans la gorge, rien sur le corps, excepté à la paume de chaque main, deux îlots isolés irréguliers, assez durs, recouverts de croûtes minces, squammelleuses (eczéma ou plutôt syphilides papuleuses).

C'est pour pouvoir nettement déterminer la nature de ces accidents que le traitement spécifique n'est pas repris immédiatement.

Mars 1882. — Reprise du traitement spécifique.

Ce traitement a été fait :

8 jours, 2 pilules de proto-iodure de 0,05.

15 jours de repos.

15 jours, 1 pilule de proto-iodure de 0,05.

Arrêté vers le 20 avril.

18 mai 1882. — Gastralgie arthritique. Angine, stomatite simple.

18 juin 1882. — Reprise du traitement spécifique (1 pilule proto-iodure 0,05), à suivre pendant 2 mois.

Toujours un peu de *glossite chronique simple*.

20 septembre 1882. — Le traitement n'a été suivi que pendant 6 semaines, 60 pilules ont été prises, sans aucun accident spécifique, mais les plaques laiteuses des lèvres et de la langue sont très accentuées.

15 octobre. — Le sirop de Gibert a été pris pendant 1 mois ; tout traitement est cessé depuis 15 jours. Pas d'accident spécifique pour l'instant.

Un mois de sirop de Gibert doit être fait à partir du 1ᵉʳ janvier 1883.

12 mars 1883. — Aucun accident, à part sur les bourses, 2 pastilles, papulo-squameuses (c'était de l'eczéma).

3 semaines de proto-iodure (0,05 quotidiennement).

17 avril. — Eczéma simple disséminé (traitement de l'arthritisme).

17 mai 1883. — Il y a encore de l'eczéma ; mais atténué ; il n'y a sur le corps aucune syphilide.

Début du traitement ioduré.

18 juillet. — Iodure de potassium, six semaines, 2 et 3 grammes quotidiennement, repos de six semaines et reprendre six semaines.

26 octobre. — Depuis un mois pas de traitement ; aucun accident, iodure de potassium : 2 grammes quotidiennement pendant un mois.

Mariage en décembre 1883.

1ᵉʳ enfant, à terme en 1884.

2ᵉ enfant en 1888, enfant mort étranglé par le cordon.

3ᵉ enfant en 1894.

Les deux enfants vivants sont très beaux, jamais malades, la petite fille (3ᵉ enfant) a eu quelques convulsions à l'âge de 3 ans.

15 octobre 1885. — Reprise de l'iodure de potassium.

1886. — Iodure de potassium repris il y a 4 mois, pendant 1 mois. Petite érosion de la commissure droite, ayant duré 3 mois (guérie par la glycérine iodée).

1887. — 100 pilules de sublimé ont été prises (en novembre et octobre). Iodure de potassium : 2 grammes par jour, pendant le mois de mars.

28 mars 1898. — La leucoglossie et leucoplasie buccales ont persisté et augmenté, tout en restant dans des limites modérées. Il existe un petit noyau induré de l'étendue d'un gros pois, latéral, gauche, véritable papillome (le reste étant toujours très nacré, à côté de la muqueuse très rosée). (Le côté droit de la joue est à surveiller.)

(Examen par le docteur Besnier.) Photographie par Méheux.

23 décembre 1898. — En raison de l'ourlet épithélial certain qui borde la tumeur, je me demande si la ruginination sera suffisante et si une exérèse proprement dite ne serait pas préférable. Mais c'est un détail à discuter avec un chirurgien, en tout cas c'est à éliminer mécaniquement.

1ᵉʳ mars. — Le malade est opéré par le docteur Verchère.

Notes. — 2 mars 1899. — Examen d'une tumeur de la langue envoyée par le docteur Barthélemy, le 1ᵉʳ mars 1899. (Docteur Suchard.)

a. Examinée à l'état frais, après ablation, la tumeur forme une saillie nummulaire limitée par un bourrelet se continuant avec la muqueuse linguale. Cette saillie nummulaire arrondie a 0ᵐ,02 de diamètre et forme un relief de 0ᵐ,002 environ au niveau du bourrelet périphérique, de 0ᵐ,003 dans les points plus rapprochés du centre. La surface de la tumeur est irrégulière, bosselée, un peu bourgeonnante, fissurée au niveau de son centre.

La masse de la tumeur examinée sur une surface de section paraît constituée par un tissu blanchâtre, exsangue, envahissant le muscle lingual et mesurant 0ᵐ,007 d'épaisseur à sa partie moyenne.

Il ne s'écoule pas de suc de la surface de section, mais on en fait sortir facilement de petits grumeaux qui ne sont pas autre chose que des globes épidermiques.

Le tissu du bourrelet périphérique a la même apparence que celui de la tumeur; il est un peu plus ferme et se continue d'une part avec la tumeur, d'autre part avec la muqueuse linguale.

Après fixation et durcissement, les différentes parties de la tumeur sont examinées au microscope. Dans des préparations obtenues par coupes, on constate que le tissu blanchâtre de la masse, de nouvelle formation, est constituée par des cellules épithéliales pavimenteuses, groupées de manière à constituer des lobules s'anastomosant les uns avec les autres à leur périphérie.

Au centre des lobules se trouvent des cellules arrivées au terme de leur évolution et disposées en couches concentriques pour former des globes. La plupart de ces globes ne sont pas entourés de cellules contenant des granulations d'éléidine, ce sont des globes muqueux. Quelques-uns cependant présentent à leur périphérie un stratum granuleux, ce sont des globes cornés. Les lobules épithéliaux sont plongés dans un tissu embryonnaire contenant encore quelques fibres musculaires en dégénérescence vitreuse.

On remarque aussi dans ce tissu embryonnaire des capillaires, des artérioles, des veinules et des faisceaux nerveux que l'on reconnaît facilement.

Dans les portions profondes de la tumeur, on trouve entre des faisceaux musculaires, dont la striation est encore parfaitement nette, des lobules épithéliaux plus petits, isolés, entourés de tissu embryonnaire, ou encore des amas de cellules embryonnaires non encore groupés sous forme de lobules, qui sont néanmoins des noyaux métastatiques.

L'un de ces noyaux est presque entamé par l'incision chirurgicale.

Si l'on considère, toujours dans les préparations, le mode d'évolution du tissu de nouvelle formation, on voit que les noyaux et lobules épithéliaux portant des bourgeons interpapillaires qui s'allongent, se développent et s'anastomosent en formant les lobules du centre de la tumeur.

Le bourrelet est constitué par des bourgeons interpapillaires très allongés qui forment la transaction entre le revêtement épithélial des papilles et la tumeur proprement dite. En un point, ce bourrelet est entamé par l'incision chirurgicale.

Quant à la fissure du centre de la tumeur, elle est formée en un point où les lobules épithéliaux confluent et forment une masse dans laquelle les cellules épithéliales éloignées des vaisseaux sont nécrosées et éliminées ou détachées par le frottement.

Il résulte de cet examen que le diagnostic anatomique de cette tumeur est le suivant :

Épithélioma pavimenteux lobulé muqueux avec quelques lobules cornés.

Cette tumeur ne présente rien de particulier quant à sa structure. Il est possible, pour ne pas dire probable, que des métastases de la tumeur existent encore dans la langue, étant donné que l'incision chirurgicale a porté très près du bourrelet périphérique et du dernier noyau métastatique.

b. (2ᵉ note du docteur Suchard.)

2 mars. — Examen de la tumeur enlevée.

Épithélioma pavimenteux lobulé, dont certains lobules sont cornés, les autres muqueux, aussi net et aussi simple que possible avec tous ses caractères habituels. On suit parfaitement son développement depuis l'allongement des bourgeons épithéliaux et des papilles de la périphérie jusqu'aux lobules du centre qui, suivant l'usage, est ulcéré et fissuré. A côté du fil du catgut, un des lobules est très rapproché de la surface de section faite par le chirurgien ; mais on n'en trouve nulle part qui soient entamés par le couteau. Ce n'est pas une raison pour qu'il ne reste pas de noyaux dans la langue, car on en observe fréquemment à quelques millimètres de la tumeur principale. Quant au bourrelet périphérique, il présente un point au niveau duquel l'incision a porté dans la zone d'allongement des bourgeons épithéliaux et des papilles et non dans le revêtement normal de la langue.

En somme : *Épithélioma de la langue* enlevé un peu parcimonieusement.

Le pronostic est celui que nous connaissons tous, quelle que puisse être la perfection du manuel opératoire.

Étant donnée la *leucoplasie*, il est probable que l'incision périphérique a porté dans un épithélium modifié par cette dernière maladie, ce qui expliquerait pourquoi, en un point de la périphérie de la tumeur, le revêtement épithélial est épaissi.

Malgré cela il est à craindre qu'on ne soit plus tard obligé de pratiquer une deuxième opération plus radicale et naturellement non décisive.

15 mars 1899. — L'extrémité de la langue est, au centre, absolument normale, veloutée, épithéliale, dans sa coloration et son épaisseur.

La moitié de la langue (B) est lisse, dépapillée, mais sans aucune espèce de lésion interstitielle autre qu'un peu de *leucoplasie*.

La moitié (C) est lisse également, mais striée de fortes scléroses (langue un peu ficelée).

Il n'y a plus de noyau, il n'y a que des indurations des lèvres de la plaie chirurgicale qui sont en voie de cicatrisation.

En (D) se trouve le point où était la tumeur, il y a perte de substance et bourgeonnement encore à vif, mais de bonne nature.

Les bords sont encore saillants, gonflés et durs, seulement en arrière et latéralement.

Les commissures sont encore des brûlures à vif en voie de réparation. Elles ne seront pas guéries avant 5 semaines.

16 mars 1899. — On constate en arrière de la plaie suturée un bourgeon charnu, non encore cicatrisé, de la grosseur d'un gros pois, et qu'il importe de surveiller.

Aucune espèce de ganglion à l'amygdale gauche correspondante.

La leucoglossie existe sur toute la langue, très nette sur le dos de la langue, par stries ou bandes transversales obliques presque parallèles. — *Leucoglossie lisse sans noyau à l'état simple.*

19 avril 1899. — État général satisfaisant, le malade écrit : « Je ne sens plus aucune gêne pour manger, et même l'engourdissement que j'avais au bout de la langue est presque disparu.... Naturellement, je ne fume plus. »

21 juillet 1900. — Toujours pas la moindre récidive.

Nous ne multiplierons pas les exemples; les autres cas pouvant se mouler sur les précédents.

On voit qu'il y a plusieurs variétés d'épithélioma qui, même sur les muqueuses, sont bénignes ou malignes, soit par leur nature soit par le terrain.

L'espoir est dans le diagnostic précis et l'opération précoce; le talent des opérateurs si grand, si complet soit-il, ne suffit pas.

En tout cas, la leucoplasie est un appel actif à la complication épithéliomateuse; mais elle ne dégénère ni fatalement, ni dans tous les cas. Il y a même des cas où elle guérit complètement, même après avoir duré des années.

Si les conclusions qui suivent nos observations ne concordent pas, au point de vue de la dégénérescence épithéliomateuse dans la leucoplasie, avec celles émises jusqu'ici d'une manière générale, il convient de considérer que ces dernières ont été, dans la plupart des cas, basées sur des faits réfutables et que souvent l'idée de la transformation maligne a été préconisée d'après des observations pathologiques douteuses ou des examens de pièces provenant de lésions trop avancées, dans lesquelles toute trace de leucoplasie initiale avait déjà disparu.

La transition de la lésion bénigne à la lésion maligne a toujours été difficile à saisir, et le seul point de repère supposé a été que les douleurs seraient plus grandes au moment de cette transformation.

On s'est appuyé aussi pour confirmer cette opinion sur des rapports de fréquence des leucoplasies présumées à celles qui ne le sont pas; mais ceux-là mêmes qui ont ainsi pensé ont déclaré que ces rapports n'étaient pas toujours inévitables; que, dans les leucoplasies, il pouvait quelquefois ne pas en être autrement que ce qui se passe dans d'autres régions où une simple irritation peut conduire, à la longue, de l'inflammation au cancer; qu'il y aurait diverses variétés de leucoplasies et que toutes ne seraient pas également prédisposées à l'épi-

théliomisation; que la fréquence de transformation semblerait être
déterminée par l'évolution spontanée de la leucokératose; ou encore
que, n'étant pas un épithélioma de hasard, le néoplasme leucoplasique était produit par une prédisposition inhérente à cette affection.

Aussi, devant le pour et le contre, quelques auteurs en sont-ils
arrivés à n'admettre que la possibilité de la transformation maligne.

Nous allons plus loin que ceux-ci, en montrant combien a été peu
élevé le nombre des transformations néoplasiques que nous avons
comptées.

Certes, que l'on trouve entre la leucoplasie simple, à son début, et
l'épithélioma leucoplasique bien caractérisé, toutes les formes intermédiaires pouvant faire une sorte de chaîne continue, ce n'est pas
une raison pour croire que nécessairement l'épithéliomisation doive
être la phase terminale de toute leucoplasie et de n'admettre que
cette théorie du mode évolutif.

Du reste, il a été reconnu que l'épithélioma leucoplasique est loin
de constituer un type unique, que tantôt, au contraire, il est suraigu,
tantôt très lent; et que ce néoplasme qui est un épithélioma pavimenteux lobulé à globules cornés, s'il présente, dans certains cas, les
mêmes allures que l'épithélioma ordinaire, peut, de temps à autre,
avoir une évolution spéciale, et se caractériser par une gravité
moindre que le cancroïde vulgaire; souvent aussi il offre des ralen-
tissements plus marqués dans sa marche, il est plus permanent (cas
d'un malade atteint d'épithélioma leucoplasique depuis 6 ans, sans
altération de la santé), et se montre plus bénin surtout au point de
vue des récidives.

TRAITEMENT, IMPORTANCE DU TRAITEMENT
SPÉCIFIQUE, ÉTIOLOGIQUE

Nos données étiologiques nous étaient une indication importante
pour le traitement de la leucoplasie et, pour la plupart de nos malades, nous avons donc eu recours à une thérapeutique spécifique.

Suivant les cas ou les contre-indications, nous avons dû varier ce
mode de traitement et l'appliquer de différentes manières; aussi ne
s'étonnera-t-on pas de voir prescrits le sirop de Gibert, la liqueur de
Van Swieten, les pilules de sublimé ou de proto-iodure d'hydrargyre,
les frictions mercurielles, les injections de calomel, de biiodure, de
cyanure de mercure, ou d'huile grise.

Nous avons donné la préférence aux frictions et aux injections, mais d'après nos observations les frictions, qui souvent sont suivies de stomatite, ont moins bien agi que les injections et parmi celles-ci les meilleurs résultats sont revenus à celles d'huile grise, et surtout dans les cas de glossite dépapillante.

— Aussi dans 11 cas par exemple, où nous avons employé cette dernière, nous avons eu presque dans tous la guérison des manifestations syphilitiques concomitantes et 10 fois des améliorations des lésions leucoplasiques, soit :

Dans 1 cas : — Disparition des crevasses, amélioration d'intensité et aggravation d'étendue.

— Mieux manifeste — disparition des douleurs.

— Plus de lésions après la 4e piqûre.

— Guérison de la langue.

— Après la 6e injection, leucoplasie persistante mais atténuée.

— Après une série de 6 piqûres, plus de fissures ni d'érosions à la langue.

— Les érosions disparaissent pendant 5 ans et reviennent ensuite.

— Les îlots leucoplasiques sont devenus plus superficiels.

— Légère amélioration, la leucoplasie persiste aux commissures.

— Il n'y a eu aucun résultat, les lésions n'ont pas bougé.

Pour qui connaît la résistance de la leucoplasie à tout traitement, son retour incessant, après des arrêts, des améliorations d'intensité, ces résultats obtenus peuvent être considérés dans leur juste valeur.

Si quelquefois la mercurialisation n'a pas été suivie de guérison ou d'amélioration notable, cela pourrait peut-être s'expliquer, soit en considérant, comme nous l'avons déjà fait du reste, la leucoplasie comme une affection parasyphilitique, car on sait qu'en pareil cas le mercure a peu d'action et que des accidents spécifiques récidivant sans cesse, tenaces, le plus souvent superficiels, se montrent sur les muqueuses, longtemps même après la contamination, que la syphilis ait été même bénigne et bien tolérée; soit en supposant comme moins énergique l'action d'un traitement spécifique autre que celui des injections hypodermiques, considérations bien appréciées du reste par le Dr Besnier quand il nous écrivait :

« J'ai toujours considéré que la majorité des leucoglossies était à la fois arthritique et syphilitique, mais le peu de succès ou l'insuccès des traitements d'épreuve tels que nous les faisions autrefois, c'est-à-dire tout à fait insuffisants, m'avait fait supposer qu'il s'agissait de parasyphiloses qui n'étaient plus justiciables de la mercurialisation. Cette erreur est aujourd'hui détruite grâce à la médication hypodermique. »

— Dans 2 cas où nous avons fait des injections de calomel, nous n'avons obtenu aucun résultat.

Une fois, 25 injections de biiodure ont été faites sans amélioration, et de plus elles étaient douloureuses.

— Chez un autre malade 35 piqûres intra-veineuses de cyanure de mercure, faites par Abadie ou ses élèves, ont été suivies d'une amélioration manifeste de la langue.

On a beaucoup discuté sur la valeur et l'importance du traitement spécifique dans les leucoplasies, en prétendant qu'il n'avait aucune influence, qu'il était plutôt nuisible qu'utile, d'après les uns. — Nous avons donné des preuves du contraire et nous ne craignons pas de dire qu'il faut y recourir non seulement quand il est bien établi que le sujet leucoplasique est syphilitique même ancien, mais même dès qu'il y a le moindre doute de syphilisation, sans craindre, au besoin, de faire un traitement d'épreuve qui ne saurait être nuisible; et malgré qu'il y ait des cas où, la syphilisation étant bien certaine, aucun résultat d'amélioration n'ait pu être obtenu (sans que nous en sachions bien la cause, comme nous venons de le dire).

Dans 1 cas de glossite nicotique non spécifique nous avons fait le traitement mercuriel, et les lésions ont plutôt semblé diminuer dès la fin du traitement.

Du reste Morel-Lavallée a donné le cas d'une glossite lichénienne guérie pour un temps par des injections de calomel, ce qui prouve que celles-ci agissent en dehors de la syphilis, et qu'elles sont puissantes contre les affections de la langue, quelle qu'en soit la nature.

En dehors de la thérapeutique spécifique nous nous sommes conformés, pour le traitement des lésions leucoplasiques, aux règles et aux prescriptions connues, basées sur la connaissance des causes que l'on a cru reconnaître, sur les soins hygiéniques, et relatives à un traitement médical proprement dit ou chirurgical.

Aussi nous avons supprimé l'alcool, le tabac, traité les affections diathésiques telles que l'arthritisme, et surtout combattu les troubles gastro-intestinaux.

Nous avons insisté sur les soins de bouche, dont la régularité, la fréquence sont de la plus grande importance, en apportant une sévère attention à l'alimentation, de façon à éviter que tout aliment fermentescible ne puisse séjourner dans la cavité buccale et favoriser le développement d'un milieu propice aux germes, aux microbes, etc.

Comme traitement local, après les bains émollients aux feuilles de noyer — à la racine de guimauve avec borax — au sublimé — aux solutions résorcinées, — à l'amidon — aux eaux alcalines, etc., nous avons fait usage de collutoires : au borax, à l'acide borique, au chlorate de potasse, au bicarbonate ou au salicylate de soude, ou bien encore à des solutions telles que celles : au salicylate de soude à 1 pour 100, — à l'acide salicylique (XL gouttes d'une solution alcoolique au 3e dans 1 verre d'eau) à l'acide lactique — à l'acide phénique et à l'alcool — au menthol avec chloral — au thymol, etc., etc.[1]

Plus spécialement nous avons formulé la plupart de ces substances, sous forme de poudres, de pommades (au bori-borax, au naphtol camphré, au salol) ou les pâtes bismuthées, et, dans certains cas, alors que la cautérisation s'imposait, après les solutions caustiques déjà énumérées, nous avons donné la préférence au perchlorure de fer, surtout dans des glossites marginées, au nitrate d'argent ou au chlorure de zinc au 10e, principalement après les raclages, et au thermocautère.

Mais si nous avons respecté la plaque leucoplasique aussi longtemps qu'elle a été simple, en nous bornant au seul traitement médical tant que l'expectation était raisonnable, nous avons eu soin de surveiller attentivement les végétations et les ulcérations, de suivre la marche progressive de l'affection et nous n'avons pas hésité à intervenir chirurgicalement en temps opportun (excision au bistouri, aux ciseaux, décortication ignée, aussi complètement que possible), ce qui doit être fait dès qu'il y a crainte de complication, et à la moindre suspicion d'une marche vers l'épithélioma, une intervention précoce étant en tout cas bénéficiable pour le malade. Du reste nos observations détaillées de cas de dégénérescence expliquent suffisamment notre ligne de conduite dans cette thérapeutique particulière et rendent compte des divers résultats obtenus, qui sont quelquefois satisfaisants, dans le traitement étiologique, peu efficaces dans le simple traitement médical, un peu plus favorables peut-être à la suite d'intervention chirurgicale.

Ajoutons comme simple curiosité qu'un de nos malades avait fait du système hydrothérapique Kneipp, en voyant sa leucoplasie demeurer sans amélioration après divers traitements; il constata d'abord un mieux sensible, puis les lésions revinrent telles qu'elles étaient autrefois, en même temps qu'apparurent des douleurs avec sensations de brûlures qui n'existaient pas auparavant.

Un autre avait fait un traitement homéopathique mais sans efficacité.

L'action des eaux de Luchon a été nulle dans plusieurs cas, tandis que l'usage des eaux de Saint-Christau, en pulvérisation, a donné

1. Ces formules données contre la leucoplasie étant des plus nombreuses, et des plus variées, on les trouvera dans tous les traités et les ouvrages spéciaux.

des améliorations notables et promptes à se manifester dans les glossites leucokératosiques caractérisées par la prédominance de l'inflammation à tendance scléreuse du chorion. Par ce traitement, dans un cas, nous avons eu de bons effets, puis il y a eu récidive.

IV. — LEUCOPLASIE VULVO-VAGINALE. COMPARAISON DES CARACTÈRES DE LA LEUCOPLASIE BUCCO-LINGUALE. CAS DE LEUCOPLASIE BALANO-PRÉPUTIALE.

Des études analogues à celles que nous avons entreprises ont été faites pour des cas de *leucoplasies vulvo-vaginales*, principalement R. Pichevin et Aug. Petit d'une part et Paul Petit d'autre part; et bien qu'elles aient eu pour but capital la recherche des caractères anatomo-pathologiques de ces lésions, elles ont néanmoins, d'une façon générale, porté sur les diverses questions qui nous intéressent. Aussi, est-il de la plus haute importance, après l'exposé de notre travail, de noter les analogies et les différences qui ont été relevées entre les leucokératoses ou mieux les leucoplasies bucco-linguales et vulvo-vaginales.

Nous les résumerons brièvement.

Confondue autrefois avec l'eczéma, regardée par certains gynécologistes comme une vaginite chronique, dont elle diffère par sa constitution anatomo-pathologique, la leucoplasie vulvo-vaginale, disons-le tout d'abord, a été classée comme entité morbide par Reclus.

Comparativement à la leucoplasie bucco-linguale, elle serait moins fréquente, puisque nous n'en connaissons que 16 cas (13 rassemblés par Pichevin et Petit, 3 par Petit). Elle ne dépendrait pas de causes spécifiques, aucune des malades observées n'ayant présenté de signes de syphilisation. Mais, en donnant ce résultat si différent du nôtre, nous insisterons tout particulièrement sur cette remarque, que le passé génital de ces femmes leucoplasiques a été superficiellement connu et que, sous ce rapport, les observations ont été incomplètes.

Du reste, la leucoplasie se serait montrée chez des femmes ayant de bons antécédents héréditaires ou personnels, l'arthritisme même ne pouvant être mis en cause faute de preuves suffisantes. Dans 1 cas seulement le diabète a pu être supposé avoir provoqué la lésion leucokératosique, surtout en raison du traitement antidiabétique qui eut d'excellents effets et amena la guérison (Diabétides).

Cette leucoplasie vulvo-vaginale apparaîtrait surtout chez des femmes ayant passé ou étant proches de l'âge critique (dans les cas rapportés, les âges étaient compris entre 41 et 65 ans).

Elle se distinguerait par les mêmes caractères de forme et d'aspect que les lésions analogues de la bouche, la disposition en taches, plaques ou bandes réticulée ayant été constatée le plus souvent.

Quelquefois indolente, elle s'accompagnerait fréquemment de démangeaisons au niveau des plaques, et c'est ce prurit qui dans la généralité des cas, consécutif à l'apparition des plaques à une époque indéterminée (12 fois sur 16 cas), aurait attiré l'attention des malades[1].

Sa localisation serait plus marquée et plus commune que celle de la bouche. Elle affecte la muqueuse vaginale et vulvaire, mais plus souvent cette dernière, et ses places d'élection sont les grandes lèvres, les petites lèvres, la vulve, le vagin, par ordre de fréquence.

Dans un cas elle était accompagnée de végétations au pourtour de l'anus, conséquences d'une vaginite chronique blennorragique.

Les examens histologiques, dont un, fait dans un cas de leucoplasie pure, typique, de la vulve, ont montré une série d'altérations extrêmement voisines de celles décrites pour les autres leucoplasies.

Relativement à sa transformation en épithélioma, les discussions ont été moindres; les conclusions générales qui tendent à reconnaître la leucoplasie vulvaire comme premier degré du cancer ayant été plus significatives, surtout d'après l'observation du début de la leucoplasie dans un cas terminé plus tard en néoplasme et sur celle de 4 épithéliomas leucoplasiques. Ce serait principalement à la suite de fissures ou de végétations que se produirait la dégénérescence, et par les divers modes que nous avons déjà vus pour la leucoplasie buccale; celui entre autres, où il y a hypersécrétion extrême et développement au sein des couches cornées, de globes épidermiques, aurait été bien constaté.

Mais nous le répétons, on ne peut encore conclure à l'affirmative de tout ceci, tous les cas de leucoplasie qui ont été l'objet des observations ci-dessus étant de date ancienne, tous leurs caractères leucoplasiques étaient masqués par ceux du néoplasme déjà lui-même avancé dans son évolution.

Certains cas répondent même à une erreur de diagnostic (ichtyose ou cancroïde vulgaire). En tout cas, il faut rechercher avec les données modernes les éléments du diagnostic rétrospectif de la syphilisation héréditaire, conceptionnelle surtout, acquise depuis longtemps, bénigne en général et par conséquent jamais combattue par le mer-

---

1. Rappelons que c'est au sujet de ces leucoplasies que l'on a dit qu'il y avait augmentation de l'élément douleur au moment de la transformation de la leucoplasie en néoplasme.

cure, conditions reconnues comme étant les plus favorables à la production de la leucoplasie.

Il apparait donc que les pièces manquent pour baser une opinion certaine, et nous ne pouvons que répéter avec Cestan qui a recherché la confirmation de tout ce qui a été avancé « que les examens ont été incomplets, ne précisant pas le point de la dégénérescence maligne, ayant tous été pratiqués à une période avancée du mal où il n'y a plus que de vagues traces de leucokératose ». Nous persisterons donc à penser qu'ici comme à la bouche, la leucoplasie succède à une cause chronique d'irritation et de diminution de résistance de la muqueuse, que la dégénération épithéliomateuse n'est nullement fatale, et même qu'elle n'est qu'occasionnelle, greffée sur les fissures chroniques simples ou spécifiques préexistantes.

De même que la leucoplasie buccale, celle de la muqueuse vulvo-vaginale a une évolution lente, sans rétrocession.

Elle a résisté à tous les efforts thérapeutiques, sauf dans le cas de Besnier dont nous avons déjà parlé, où il y a eu un traitement d'étiologie antidiabétique suivi de succès.

Les traitements purement médicaux sont restés à peu près nuls au point de vue de l'amélioration; ils ont consisté:

En suppression des causes irritantes, injections fréquentes, lotions alcalines, surtout après chaque miction, bains, applications de poudres, destinées le plus souvent à protéger les parties atteintes contre les liquides irritants; on peut recommander les courants électriques, puis des préparations telles que le borax, l'hyposulfite de soude, le permanganate de potasse, la liqueur de Labarraque, l'eau blanche, les poudres de talc, d'oxyde de zinc, de bismuth, de dermatol, etc.

Aussi le traitement chirurgical a-t-il été employé presque dans tous les cas, soit qu'il y ait eu excision au ciseau, décortication au bistouri ou destruction au thermo- ou au galvano-cautère.

Si quelquefois il y a eu guérison (1 cas de Bouilly, excision), néanmoins les récidives ont été fréquentes, surtout quand les plaques n'ont pas été enlevées dans leur totalité, et il y a eu d'autant moins de chance d'une cure radicale que l'expectation avant d'agir chirurgicalement a été plus longue.

En résumé cette étude de la leucoplasie vulvo-vaginale diffère par ses conclusions de celle que nous avons faite de la leucoplasie bucco-linguale, en ce qu'elle n'admet encore aucune cause prépondérante et évidente, tandis que de notre côté nous voyons ce rôle échoir manifestement à la syphilis; d'autre part elle reconnaît la dégénérescence épithéliomateuse comme phase terminale presque inévitable, à l'encontre de nos observations qui témoignent que les cas de dégénérescence sont relativement en nombre faible. Sous tous les autres rapports, sauf en ce qui concerne le traitement étiologique bien entendu et la question de fréquence, les deux leucoplasies bucco-linguale et vulvo-vaginale ont à peu près présenté des caractères analogues.

La muqueuse des organes génitaux externes de la femme et celle du prépuce de l'homme présentant la même structure, il était à supposer que l'existence de la leucoplasie sur l'une admettait la possibilité des mêmes lésions sur l'autre, et voici en effet que l'on a donné des observations de leucoplasie du gland et du prépuce; exemples :

Un homme de 44 ans a présenté en même temps un épithélioma pédiculé et une plaque de leucoplasie, implantée sur le sillon balano-préputial. Extirpation des deux dans la même séance, confirmation du diagnostic par l'examen histologique (Aucher et Binaud, de Bordeaux).

D'après Le Dentu, qui a aussi observé un cas de leucokératose du gland, temporaire, l'épithélioma se serait développé aux dépens de la plaque leucoplasique.

Cas de postite chronique d'aspect leucoplasique (*Annales de Dermatologie et de Syphiligraphie*, p. 22, 3ᵉ série, t. III, 1892, Léon Perrin).

Nouveau cas de balano-postite chronique leucoplasique, avec examen histologique, par le docteur Leredde (*Société française de Dermatologie et de Syphiligraphie*, 1897, Léon Perrin).

Il résulte de tout ce qui précède que la question de la leucoplasie doit être soumise à de nouvelles recherches — de la part des syphiligraphes d'une part et aussi de la part des chirurgiens qui devront nous apprendre combien, par exemple, sur 100 épithéliomas il en est qui sont précédés de leucoplasie.

Conclusions

I. — La leucoplasie se développe presque toujours chez des sujets atteints de syphilis déjà ancienne, généralement bénigne et par conséquent insuffisamment traitée. Il n'est pas démontré que la syphilis soit la seule cause; mais on peut dire, comme pour le tabes, que si on parvenait à supprimer la syphilis, on supprimerait par le fait le plus grand nombre des cas de leucoplasie. Les autres causes de leucoplasie sont de beaucoup moins actives. Nos conclusions sont tirées de 85 observations, dont 68 chez des sujets syphilitiques et 15 chez des sujets où la syphilis n'a pas été décelée.

Le traitement spécifique par les injections de calomel ou d'huile grise peut guérir complètement. La plupart du temps, il enraie, arrête le développement de l'affection qu'il immobilise et dont il rend la dégénérescence moins fréquente. Les lésions des espaces interdentaires et des commissures sont entretenues par le frottement des dents et leur symétricité n'a pas d'autre raison. Elles n'ont rien de directement syphilitique; mais elles se développent presque exclusivement sur un terrain syphilisé.

II. — Il y a plusieurs variétés de leucoplasies :

Celles-ci sont érosives, douloureuses, celles-là dures, saillantes.

Les unes sèches, luisantes, résistantes, à grains minimes, et très serrés ou à linéaments durs déprimant et ficelant les muqueuses dans leurs mailles.

Les autres, à larges plaques, imbriquées comme les écailles des grosses carpes par exemple, plus molles et plus plates, formant le contraste de larges dalles par rapport à des mosaïques;

Ces dernières sont plus en rapport avec des conséquences graves.

III. — Le plus grand nombre des leucoplasies ne se complique pas. La dégénérescence cancéreuse est de beaucoup l'exception. On ne peut donc pas considérer la leucoplasie, ou même sa variété leucokératosique, comme une affection précancéreuse.

IV. — La syphilis diminue la résistance des tissus et des organes : de même qu'elle prédispose les jeunes à la tuberculose, de même elle prédispose puissamment les vieux au cancer. En cas d'hérédité cancéreuse, s'il y a syphilis, syphilis conceptionnelle notamment, ou même hérédo-syphilis, il y a pour l'éclosion des accidents cancéreux une avance de dix ans sur l'époque habituelle de la dégénérescence épithéliomateuse.

V. — Il résulte de nos recherches sur les cas de leucoplasies que le cancer, du moins dans les variétés que nous observons à la peau ou sur les muqueuses, est d'origine parasitaire et de nature contagieuse.

Le cancer est en voie d'actuelle augmentation.

Certaines régions, certaines vallées, certains quartiers en sont actuellement bien plus atteints que d'autres.

Index bibliographique

T. Barthélemy. Coup d'œil sur les glossopathies, sur quelques-unes de leurs formes chroniques, notamment sur les *langues blanches*. Ext. de la *Revue des maladies cancéreuses*, n° 2 de mars 1000. Conférence à la Société de stomatologie, novembre 1899. *Union médicale*, 8 novembre 1894. V. *Ann. de dermatol.* Lésions des muqueuses, 1881.

Bazin. Leçons théoriques et cliniques sur les affections cutanées de nature arthritique et dartreuse, 1868, 2ᵉ édit., p. 272.

P. Bénard. Sclérose linguale superficielle et leucokératose; leur traitement par les pulvérisations d'eau minérale. Extrait des *Annales de la Société d'Hydrologie*, 1895.

E. BESNIER et DOYON. Trad. franç. du *Traité des maladies de la peau*, de Moritz Kaposi, 2ᵉ édit., t. II, p. 672.

BEX. Leucoplasies et cancroïdes de la muqueuse vulvo-vaginale. Thèse de Paris, 1897.

BROCQ. Traitement de la leucoplasie, *Rev. gén. de clinique*, 1891, nᵒ 56.

E. CESTAN et Aug. PETTIT. Épithélioma et leucokératose bucco-linguale. *Bull. Soc. anatomique de Paris*, 1897, p. 520-527.

DENOVE. Le psoriasis buccal, Thèse inaug. Paris, 1873.

A. LE DENTU. Des rapports de la leucokératose avec l'épithélioma. Extr. de la *Revue de chirurgie*, 1896, p. 921.

LE DENTU. Des rapports de la leucokératose avec l'épithélioma. *Comptes rendus du Congrès de chirurgie de Lyon*, 1894, p. 78.

D'HOTTMANN DE VILLIERS et THÉRÈSE. Altérations épithéliales du col utérin. Congrès de Genève. *Semaine gynécologique*, octobre 1896, p. 296.

A. FOURNIER. *Les affections parasyphilitiques*. Paris, 1894.

N. HALLÉ. Leucoplasies et cancroïdes dans l'appareil urinaire. *Annales des maladies des organes génito-urinaires*, juin et juillet 1896, p. 482 et 577.

H. JOUIN. Psoriasis de la muqueuse vulvaire. *France médicale*, 16 mai 1882, t. I, p. 673.

H. LELOIR. Recherches sur l'anatomie pathologique et la nature de la leucoplasie buccale (psoriasis buccal). *Archives de physiologie*, 1887, p. 86-100, et *Bull. de la Soc. Anat. et Progrès médical*, 1885.

MICHAUX. Vulve et vagin, in Duplay et Reclus. *Traité de chirurgie*, p. 504 et 530, t. VIII, Paris.

E. MOXON. Leucoplasie vulvo-vaginale et cancroïde. *Annales de la Policlinique de Bordeaux*, 1896, p. 220.

MONESTIN. *Traité de chirurgie*, t. IV, p. 35.

PERRIN. Utilité de l'intervention chirurgicale précoce dans les leucokératoses de la bouche et de la vulve. *Annales de dermatologie*, 1891, p. 825.

L. PERRIN. Traitement chirurgical des leucokératoses buccales. Congrès de dermatologie et de syphiligraphie de Londres, août 1896. *Sem. méd.*, 1896, nᵒ 44, p. 253.

SAINT-PHILIPPE. *Mem. et Bull. de médecine et de chirurgie de Bordeaux*, 1882, p. 370.

R. PICHEVIN et Aug. PETTIT. Leucoplasie vulvo-vaginale. Congrès tenu à Genève du 1ᵉʳ au 5 septembre 1896. *Semaine gynécologique*, 1896, nᵒ 37.

R. PICHEVIN. Discussion à propos de la communication de MM. d'Hotmann de Villiers et Thérèse. Congrès tenu à Genève du 1ᵉʳ au 5 septembre 1896. *Semaine gynécologique*, 1896, p. 301.

R. PICHEVIN et Aug. PETTIT. Sur un cas de kraurosis vulvæ. *Bulletins et Mémoires de la Société d'obstétrique et de gynécologie de Paris*, 1897, et *Semaine gynécologique*, 1897, nᵒ 7.

S. POZZI. *Traité de gynécologie clinique et opératoire*, 3ᵉ édit., 1897, p. 979.

DE PUIFFE DE MAGONDEAU. Contribution à l'étude de la leucokératose vulvo-vaginale. Thèse de Paris, 1897.

P. RECLUS. Cancroïde et leucoplasies des muqueuses buccale et linguale. *Gazette hebdomadaire*, 1ᵉʳ juillet 1897, p. 420.

P. RECLUS. Leucoplasies et cancroïdes des muqueuses buccale et vaginale. *Gazette des hôpitaux*, 1888, p. 685.

SCHWIMMER. Die idiopath. Schleimhautplaques der Mundhöhle; Leukoplakia buccalis (*Vierteljahrsschrift für Dermatologie*, 1877, p. 511).

TRÉLAT. Transformation maligne du psoriasis buccal. *Bull. et mém. de la Soc. de chirurg.*, 1875, p. 844; 1876, p. 481; 1877, p. 552; 1880, p. 654.

R. WEIR. Ichtyosis of the tongue and vulva. *New York medical journal*, 1ᵉʳ mars 1875, p. 2465.

Leucoplasie chez les syphilitiques

VI. — OBSERVATIONS TRÈS RÉSUMÉES

Obs. I. — M. Gr..., fourreur.

Syphilis très ancienne, ignorée.

Marié à 20 ans ; s'est marié 2 fois ; a eu 7 enfants qui sont bien portants (pas de fausse couche).

Fumeur.

Glossite scléreuse superficielle ; langue lisse, dépapillée, à la base, fissure médiane. Syphilome labial superficiel, infiltré ; ulcération superficielle douloureuse. — *Glossite et labialite tertiaires.*

Traitement : Injections d'huile grise.

Obs. II. — M. G..., 59 ans.

Syphilis ancienne, mal traitée. Dyspepsie hépatique. Symptômes de lésion cérébrale. — *Leucoglossie totale.*

Obs. III. — M. J...

Syphilis ancienne bénigne, traitée seulement pendant quelques mois. *Leucoglossie totale* (20 ans après la syphilis).

Obs. IV. — M. L..., 58 ans.

Syphilis en 1880, à l'âge de 17 ans, traitée dès le début, pendant 15 mois.

Iritis traitée en 1885.

Syphilides sur le tronc.

Grand fumeur, avale la fumée, nerveux.

Arthritique, herpès de la verge, a eu continuellement des aphtes dans la bouche, même avant d'être syphilitique.

Marié en 1898, a un enfant chétif, difficile à élever.

Leucoglossie épithéliale, lèvre inférieure fendillée, érosive (11 ans après la syphilis).

Traitement : Est traité par les injections hypodermiques d'huile grise.

Obs. V. — M. M...

Syphilis en 1892, traitée par 80 pilules de Dupuytren.

Homme sanguin très vigoureux, a de l'inégalité pupillaire ; abolition des réflexes, vertiges, langue pâteuse.

Glossite scléreuse typique (fente médiane) (15 ans après la syphilis).

Traitement : 3 séries d'injections d'huile grise.

A été amélioré après ce traitement ; guérison de la langue ; l'inégalité pupillaire persiste, mais moins forte ; plus de vertiges.

Obs. VI. — M. G...

Syphilis en 1885, non traitée, méconnue ; diabétique ; arthritique.

Leucoplasie, langue et joues, aux points soumis à la pression des dents ; langue dépapillée, quelques gerçures aux bords (8 ans après la syphilis).

Traitement : Injections d'huile grise.

Amélioration après 6 injections (guérison de la langue ; la leucoplasie persiste aux commissures, mais atténuée).

Obs. VII. — M. C. B. P.

Syphilis certaine, non traitée; a une fille de 26 mois, très bien portante.
A sa seconde grossesse, sa femme a expulsé, à 8 mois, un enfant mort
depuis longtemps et macéré.

Leucoglossie vraie, en placards et en filets argentés, fins, mais cachés
par une épaisse couche habituelle de saburre.

Obs. VIII. — M. S....

Syphilis certaine, traitée tardivement par des injections mercurielles.
Glossite épithéliale érosive blanche et scléreuse.

Traitement : Injections d'huile grise.

Obs. IX. — M. C. B.

Syphilis en 1877, insuffisamment traitée par Ball en 1879 (syphilides
ulcéreuses profondes, à la région tibiale); traitement énergique par Lannelongue en 1889 (syphilides palmaires).

Arthritique, nerveux, à eu plusieurs poussées goutteuses. Menaces de
tabes. Fièvre typhoïde en 1898.

A eu 4 enfants. 1er enfant venu avant terme, mort au 2e jour; 2e enfant
à terme, faible, chétive; 3e à terme, vigoureux; 4e à terme délicate.

Langue blanche totale (5 ans après la syphilis).

Obs. X. — M. Arg..., 44 ans.

Syphilis en 1878, bénigne (quelques plaques dans la bouche, quelques
croûtes au cuir chevelu, une plaque anale). Traitée insuffisamment, peu
de mercure, beaucoup d'iodure de potassium; pas assez du premier et
trop du second. Arthritique.

En 1894, douleurs circonscrites des jambes, avec œdème consécutif, de
nature arthritique (Fournier).

En 1895, arthrite du genou (4 mois). Constitution vigoureuse. Est disposé aux varices.

Père goutteux.

Marié en 1889; 2 enfants bien portants; sa femme n'a pas eu de fausse
couche.

Légère *leucoglossie latérale* (plutôt que glossite spécifique (Fournier).
Les lésions linguales disparues avec le crayon de nitrate sont revenues
ensuite. Langue blanche, 3 fissures à droite, 2 à gauche; état saburral,
veinules dilatées, tortueuses (16 ans après la syphilis).

Traitement : Est traité par les injections de calomel.

Obs. XI. — M. S..., 58 ans.

Syphilis, insuffisamment traitée (Ricord).

Homme maigre, nerveux; les paumes des mains ont toujours été
squameuses.

Glossite scléreuse très nette; *leucoplasie* érosive superficielle, limitée aux
angles commissuraux des lèvres.

Traitement : Les lésions disparaissent avec 4 injections d'huile grise;
plus tard, réapparition de la dermite palmaire, mais moins nette.

Obs. XII. — M. C. G.

Syphilis; traitement tardif.

Leucoplasie dépapillante linguale, labio-commissurale incessante, à droite surtout.

Amélioration par le traitement mercuriel intensif.

Obs. XIII. — M. B..., 56 ans, docteur en médecine.
Syphilis certaine. Diabétique, arthritique, alcoolique.
Leucoplasie totale simple. Injections d'huile grise.

Obs. XIV. — M. B...
Syphilis datant de 25 ans, bénigne, mal traitée.
Grand fumeur.
Langue blanche totale, large, étalée sans plis, sans fissures, ni érosions, sans gêne, ni douleur. Depuis 10 ans 1 lentille blanche sur le bord latéral gauche (*Glossite nicotique*).
Plus tard épithélium hypertrophié.

Obs. XV. — M. B..., 45 ans.
Syphilis bénigne, il y a 24 ans, jamais traitée.
Gastralgique, anémique, hémorroïdaire ; a de l'essoufflement.
Langue blanche, type de leucoplasie scléreuse sans lésions commissurales.

Obs. XVI. — M. J...
Syphilis légère, insuffisamment traitée.
Leucoglossie; petits îlots blancs, lisses; picotements à la pointe de la langue (22 ans après la syphilis).

Obs. XVII. — M. M..., 57 ans, verrier d'optique.
Syphilis datant de 1872, traitée longtemps mais irrégulièrement (dragées de bi-iodure, 2 par jour) (chancre, plaques muqueuses à la langue, aux amygdales; syphilides palmaires et aux épaules). Légère anémie, herpétique. Laryngite et angines fréquentes.
Fumeur.
A 2 enfants jumeaux bien portants.
Glossite scléreuse dépapillée (en îlots), lésions de la langue d'abord passagères puis tenaces (une gomme ulcérée, de la tête d'une épingle, latéralement, à gauche). Langue blanche en placards isolés les uns des autres.
En somme : Leucoglossie simple, poussée aiguë développée sur une langue scléreuse spécifique.

Obs. XVIII. — M. M...
Syphilis bénigne, jamais remarquée, nerveux, maigre.
Dyspnéique (poussées trachéo-bronchitiques). Cystite purulente.
Fibrome sous-cutané dans la région hépatique.
Cachectique.
Leucoglossie typique, langue lisse. Îlots épithéliaux végétant sur une plaque de la largeur d'une pièce de un franc (bord latéral gauche). (10 ans après la syphilis).

Obs. XIX. — M. P...
Syphilis bénigne en 1886, non traitée.
Leucoplasie légère (commissures) (6 ans après le début de la syphilis).

Obs. XX. — M. B..., 40 ans.

Syphilis en 1880, insuffisamment traitée (chancre, croûtes dans les cheveux, plaques muqueuses à la gorge, syphilides palmaires), cicatrices de syphilides à la tempe.

Digestions difficiles, lourdeur après les repas.

Fermentations acides gastro-intestinales. Arthritisme.

Séborrhée, folliculites.

Fumeur.

Leucoplasie totale depuis 1 an; à la commissure gauche, muqueuse un peu végétante, plus marquée aux places où se fait la pression des dents; taches leucoplasiques sur le voile du palais et sur les gencives (15 ans après la syphilis).

Traitement : Raclage et cautérisation avec une solution de chlorure de zinc au 1/10.

Obs. XXI. — M. F..., 45 ans.

Syphilis en 1880, traitement insuffisant (frictions).

Homme sobre, célibataire, gros fumeur.

Leucoplasie linguale gauche et buccale droite, érosive, argentique.

Lésions plantaires en activité, tenaces anciennes, récidivantes. Syphilis tertiaire.

Traitement : Les lésions buccale et linguale ne se modifient pas par le traitement (eau de feuille de noyer, borax, amidon, sublimé, résorcine). Injections d'huile grise (5 séries). Les lésions plantaires guérissent et reparaissent plus tard. Nouveau traitement. Guérison complète (bouche, pieds).

Obs. XXII. — M. B..., 56 ans, homme d'affaires.

Syphilis à l'âge de 20 ans, si bénigne que tout traitement a été jugé inutile (mal de gorge seulement; jamais d'autres manifestations).

Teint rouge; yeux vifs; cheveux blancs.

Arthritique.

Marié 12 ans après le début de la syphilis; un enfant bien portant (femme pas de fausse couche).

La *leucoplasie* a commencé il y a 10 ans; aggravation il y a 7 ans. Actuellement glossite leucoplasique typique sans induration, mais scléreuse superficielle, nacrée, lisse; petits îlots lichénoïdes. Depuis 1 an, adénopathie rétromaxillaire douloureuse.

Obs. XXIII. — M. N..., 40 ans, docteur en médecine.

Syphilis datant de 1882, traitée énergiquement en 1883-1884; jamais d'accidents spécifiques depuis.

Homme vigoureux, sanguin. Arthritique (quelques douleurs rhumatoïdes).

Fumeur.

Leucoplasie depuis 1894, labiale médiane et commissurale droite, presque rien à gauche, rien à la langue; lésion érosive (bord libre de la lèvre inférieure, non loin de la commissure droite), érosion linéaire avec léger bourgeonnement par suite d'irritation par le nitrate d'argent et le tabac, entourée d'une zone argentique assez étendue. La leucoplasie présente des alternatives d'intensité, augmente surtout après les excès de tabac (début 12 ans après la syphilis).

Traitement local et injections d'huile grise.

Obs. XXIV. — M. Bo..., 52 ans.

Syphilis à 28 ans (chancre roséole, plaques muqueuses), irrégulièrement traitée.

Homme maigre, sans forces, ayant toujours froid. Neurasthénique. Mémoire atténuée, étourdissements, puissance génitale diminuée, menaces de tabes.

Dyspepsie arthritique.

A la suite d'écart de régime, aphtes.

Eczéma péri-anal.

Leucoglossie (4 ans après la syphilis).

Obs. XXV. — M. Rh..., 41 ans.

Syphilis en 1875, irrégulièrement traitée (iodure de potassium pendant 10 ans).

Homme nerveux, yeux très brillants, tremblement héréditaire.

Fumeur (25 cigares par jour).

Ses enfants sont bien portants, sa femme n'a jamais eu de fausse couche.

Depuis 1890, lésion des lèvres. Glossite scléreuse en 1892, lisse dépapillée avec plaques blanches disséminées. Leucoplasie linguale et labiojugale (14 ans après la syphilis).

Traitement : Est soumis aux injections hypodermiques d'huile grise.

Obs. XXVI. — M. Re..., 55 ans.

Syphilis à 19 ans, traitée insuffisamment.

Un peu arthritique, graveleux, a de l'oppression. Père goutteux.

Leucoplasie bucco-linguale totale. Commissures argentées et excoriées; langue épaisse, quelques fissures à gauche. Début il y a 5 ans par un peu de douleur (19 ans après la syphilis).

Traitement : Est soumis aux injections hypodermiques de calomel; après la 2e on ne constate aucune modification.

Obs. XXVII. — M. La..., 45 ans.

Syphilis en 1870, bénigne (limitée au chancre), non traitée.

Dents mauvaises. A fréquemment des aphtes dans la bouche. Arthritique. Eczéma lichénoïde des jambes, symétrique.

Fumeur.

Ses enfants sont bien portants sa femme n'a pas eu de fausse couche.

Leucoplasie labio-linguale. Aspect syphiloïde très caractérisé. Petites plaques argentées au niveau des commissures et aux joues. Langue épaisse, dépapillée, bande de leucoglossie à droite (début 5 ans après la syphilis).

Traitement : Est traité par les injections d'huile grise.

Obs. XXVIII. — M. Ric...

Syphilis en 1875, mal traitée.

Leucoglossie totale en 1895; douleurs à la langue avec état inflammatoire tantôt à droite, tantôt à gauche; gêne pour parler (20 ans après la syphilis).

Obs. XXIX. — M. Or..., 66 ans.

Syphilis en 1858, plaques muqueuses, psoriasis palmaire, puis plus rien. En 1892, éruption circinée, placards syphiloïdes aux jambes. — Traitée pendant 4 ans, par Ricord.

Marié en 1865 ; a 1 garçon bien portant, sa femme n'a pas eu de fausse couche.

Leucoglossie totale en 1873. Lésions linguales argentées et scléreuses en 1874. En 1878, Hardy diagnostique : eczéma. En 1895, les lésions sont exagérées, leucokératose bucco-linguale (Besnier). Amélioration après un traitement à Saint-Christau, puis récidive, a fait sans résultat un traitement homéopathique. En 1898, glossite totale, vraie, sclérose superficielle avec enduit très mince, même sous la langue, étendu aux joues et symétriquement aux commissures (début 15 ans après la syphilisation).

Obs. XXX. — M. De..., leucoplasie soumise aux piqûres d'huile grise.

Syphilis en 1866, bénigne, mal traitée (a eu des syphilides).

Homme robuste. Cicatrices d'ecthyma.

Depuis 2 ans, irritabilité, changement de caractère, les jambes fléchissent (pseudo-paralysie).

Glossite ulcéro-scléreuse (scléro-gomme tertiaire) syphilide ulcéreuse de la lèvre supérieure.

Traitement ancien : IK. 5 grammes quotidiennement sublimé. 1 pilule.

Obs. XXXI. — M. Ra..., 42 ans.

Syphilis, méconnue, non traitée.

Gros mangeur. Arthritique. Soigné comme eczémateux, étant jeune.

Fumeur.

Leucoglossie (nicotique) totale ; liséré interdentaire argenté, sur les joues. Peut-être para-hérédo-syphilitique (palais ogival, dents mal implantées ; mauvaise conformation des os du nez), plus tard, fissure linguale, puis tuméfaction érosive de la langue, syphilides circinées des mains (lésions linguales 10 ans après le début de la syphilis).

Traitement : Injections d'huile grise.

A été amélioré par le traitement mercuriel.

Obs. XXXII. — M. B. P...

Syphilitique (syphilides en végétation). Est peut-être hérédo-syphilitique. Arthritique.

Fumeur (aucuns soins de la bouche).

Langue scrotale.

Obs. XXXIII. — M. V...

Syphilis certaine.

Leucoglossie (6 ans après la syphilis).

Obs. XXXIV. — M. Pu... 35 ans.

Syphilis bénigne, méconnue au début, 2 ans sans traitement (hérédo-syphilitique).

Arthritique ; rhumatisant ; nerveux ; dyspeptique ; une urétrite, il y a 7 ans.

Leucoglossie des commissures, à gauche surtout ; la langue ne présente que très superficiellement des lentilles blanches.

Traitement : Injections hypodermiques d'huile grise.

Obs. XXXV. — M. Ro...

Syphilis ancienne (pas de renseignements sur le traitement, ni sur le début exact de la leucoplasie).

Arthritique. De tout temps, coryza.

Leucoplasie totale des commissures et de la joue gauche, îlots leuco-glossiques ; fissures, induration, érosion de la pointe de la langue (début il y a un an).

Obs. XXXVI. — M. V..., 40 ans, journaliste.

Syphilis en 1878. Traitement insuffisant (par pilules de Dupuytren).

En 1888, syphilides pustuleuses à la fesse (sirop de Gibert).

En 1891, petite gomme à la jambe, syphilides circinées érythémateuses du gland.

Homme de constitution vigoureuse, nerveux, dépression mélancolique.

Fumeur. Alcoolique.

Marié en 1886, a 1 enfant bien portant venu à terme.

Glossite scléreuse tertiaire, placards leucoplasiques disséminés (rien aux commissures ni aux lèvres (ce qui distingue de la leucoplasie eczémateuse). Langue dépapillée lisse, fissurée, exagération des plis, induration ; gêne pour parler (début 15 ans après la syphilisation).

Obs. XXXVII. — M. SL..., 58 ans.

Syphilis ignorée et non traitée.

Otite sèche, à 15 ans ; pleurésie en 1895 ; sarcocèle gauche en 1897.

A 1 fille, et 2 fils qui n'ont chacun qu'un testicule descendu.

Glossite ancienne, érosive, scléreuse, leucoglossique.

Traitement : Les injections sous-cutanées étant mal supportées, on a fait des frictions mercurielles qui n'ont pas donné de meilleur résultat que les piqûres d'huile grise.

Les injections intra-veineuses de cyanure de mercure (par Abadie et ses assistants), en tout 55, ont amené une amélioration de la langue et du sarcocèle.

Obs. XXXVIII. — M. Go..., 47 ans.

Syphilis en 1871 (chancre, roséole, plaques dans la bouche, mal de gorge récidivant). Divers traitements.

Déprimé ; tophus à l'oreille ; orchite double. Père mort de congestion. Grand-père goutteux.

Fumeur.

Peu de temps après le chancre, lentilles blanches sur la langue dans la région médiane (traitement de quelques mois).

Actuellement langue épaisse, rouge, très sensible. *Leucoglossie* légère bi-commissurale, linguale très intense.

Traitement : Injections d'huile grise.

Sous l'influence de ce traitement les taches de la langue sont moins saillantes, il y a amélioration d'intensité et aggravation d'étendue. Chronicité.

Obs. XXXIX. — M. Ma..., 45 ans, typographe.

Syphilis il y a 20 ans (roséole, plaques érosives), traitée pendant 2 mois.

Un peu d'éthylisme ; eczéma, il y a 10 ans.

Marié à 34 ans, sa femme a eu une 1re grossesse à terme avec un enfant mort-né ; 4 ans plus tard une fausse couche de 5 mois ; enfin une 3e grossesse à terme avec un enfant bien portant, mais nerveux et agité (au début de cette dernière grossesse la femme aurait eu des lésions circinées du poignet droit, spécifiques, ayant fait porter au médecin le diagnostic de syphilis déjà ancienne mais encore en activité. Il y aurait probablement eu syphilis conceptionnelle).

Leucoplasie typique, ayant débuté 5 ans après la syphilis. Elle existe surtout sur la joue gauche, où elle paraît écailleuse, et s'étend à la lèvre inférieure où elle est moins accentuée, moins saillante qu'à la joue qui est craquelée.

18 janvier. — 4º piqûre d'huile grise. Amélioration manifeste.

Obs. XL. — M. Me..., 40 ans, receveur d'enregistrement.
Syphilis, non traitée (à 25 ans).
Ethylique. Dort la bouche ouverte.
Son père est mort à 74 ans du chancre des fumeurs. Sa mère a eu mal à la langue.
Marié en 1886, sa femme a eu 1 fausse couche et 2 accouchements à terme, a 2 filles bien portantes.
En 1895. — Gêne de la langue, début de la leucoplasie, sur les parties latérales, plaques blanches en rubans.
Traitement ancien : Liqueur de Fowler et iodure de potassium.
L'évolution de la lésion se fait néanmoins lente et graduelle.
En mai 1899. — Abstinence de boissons alcooliques et de tabac.
Traitement : Proto-iodure de mercure et liqueur Van Swieten.
Glossite scléreuse typique, ficelée, médiane sans ulcération ni érosion — *Leucoplasie* caractéristique ; non seulement il y a des parties ficelées, des plis, mais surtout des îlots, des parties saillantes dépourvues d'épithélium ; s'étend aux régions jugales, interdentaires, et plus à gauche qu'à droite.
Traitement actuel : Injections hypodermiques d'huile grise.

Obs. XLI. — M. Bu...
Syphilis certaine.
Leucoglossie.

Obs. XLII. — M. La...
Syphilis certaine.
Leucoglossie.

Obs. XLIII. — M. M. P...
Syphilis certaine, insuffisamment traitée.
Leucoglossie totale très intense (début 7 ans après la syphilis).

Obs. XLIV. — M. O...
Syphilis certaine.
Leucoglossie (22 ans après la syphilis).

Obs. XLV. — M. Me..., 54 ans, docteur en médecine.
Syphilis certaine.
Arthritique. Diabétique.
Fumeur.
Leucoglossie sclérosée, ficelée, nacrée, avec plaques lisses.

Obs. XLVI. — M. Vi...
Syphilitique.
Glossite épithéliale desquamative, bilatérale, très superficielle, récidi-

vante, saignante (lésions prises pour des syphilides, et survenues 4 ans après le début de la syphilis).

Obs. XLVII. — M. Bo....

Syphilis certaine.

Leucoglossie.

Obs. XLVIII. — M. A..., 25 ans.

Syphilis, il y a 18 ans (chancre, roséole, syphilides érythémateuses), bien traitée (pilules de proto-iodure de mercure et d'iodure de potassium).

Teint rouge; arthritique; herpès prépotial, à 16 ans; prédispositions à l'urticaire; hémorroïdaire; dyspeptique; cardiaque; myopie intense; pupille gauche dilatée.

Leucoplasie, 3 taches lenticulaires sur la langue, à gauche.

Obs. XLIX. M. An..., 48 ans, employé des postes.

Syphilis reconnue tard, jamais de traitement.

Eczéma palmaire droit, à crevasses bien accentuées.

Fumeur.

Leucoglossie linguale et bi-commissurale; quelques petites érosions à teinte jaunâtre; début il y a 10 ans par de la sensibilité et de la rougeur qui ont disparu et sont revenues il y a 2 ans. La langue est recouverte d'un filet nacré, à la face dorsale et latéralement; érosions aux joues produites soit par les dents ou la mastication (5 ans après la syphilis).

Traitement : Amélioration après le traitement spécifique et l'abstinence de tabac; les mains surtout vont mieux après l'occlusion au Vigo.

La leucoglossie demeure à peu près dans le même état.

Est mort à 60 ans d'un cancer à l'estomac.

Obs. L. — M. Lo..., 47 ans.

Syphilis douteuse, en tout cas bien tolérée (chancre il y a 2 ans? boutons sur le corps; à la suite d'une fracture commune, un traitement sirop de Gibert).

Très nerveux; hémorroïdaire; eczémateux. Il y a 2 mois, vertiges, fourmillements dans les jambes.

Fumeur.

Syphilophobe.

Il y a 3 mois langue crevassante, épaisse (pris pour glossite nicotique). — *Glossite* très superficielle surtout à la pointe de la langue; plaques symétriques, éruptives, à bords rouges, à surface grisâtre (début 2 ans après la syphilisation).

Bouche très mal entretenue, pleine de germes, de microbes; glandes des tissus béantes et envahissables.

N'a jamais eu d'accidents spécifiques bien nets.

Obs. LI. — M. M..., 52 ans, étudiant en médecine.

Syphilis? Il y a 12 ans, a eu un chancre (simple?) avec suppuration bubonique double, symétrique (fièvre de 20 jours). Pendant la période de fièvre avec bubons, on lui a donné des pilules de Dupuytren; à ce moment a eu mal à la gorge (on lui a fait des cautérisations au nitrate d'argent).

On ne trouve pas chez lui de signes de syphilis héréditaire; il s'agit probablement d'une syphilis acquise, dont les débuts demeurent obscurs.

mais que le malade a pu avoir eue en même temps ou après des chancres simples. (Les chancres syphilitiques ulcéreux, traités sans antisepsie, peuvent toutefois donner lieu à des bubons.) D'autre part les lésions ulcéreuses ont pu être des syphilides ulcéreuses secondaires, même avec bubons.

Barbe et cheveux rares.

Coxalgie droite à l'âge de 17 ans.

Fumeur (12 cigarettes par jour).

Ne connaît aucun antécédent de glossite dans sa famille ; il n'y a notamment ni goutteux, ni diabétique, ni cancéreux.

Père mort de tuberculose laryngée.

C'est il y a 12 ans, pendant qu'on faisait le traitement local et mercuriel que la langue a commencé à être malade, malgré des doses parfois considérables de mercure, « allant jusqu'au tremblement », dit-il.

La langue est dure, épaissie. — *Glossite* leucoplasique scléreuse, typique. Langue dorsale avec fissures, plis hypertrophiés, sans érosions. Commissure jugo-labiale droite également blanche, en triangle. Commissure gauche saine (tremblement neurasthénique simple de la langue).

A abandonné complètement pendant 2 ans le tabac, mais sans obtenir aucune amélioration.

Ne prend jamais d'alcool. Ni sucre, ni albumine dans les urines.

Traitement : A fait plusieurs saisons à Luchon, qui n'ont amené aucune modification, la sclérose semble être définitive.

A fait cette année 25 piqûres d'huile bi-iodurée. Ces dernières étaient douloureuses, il en souffrait encore, dit-il, 3 heures après chaque injection.

20 mars 1906 — 1re piqûre d'huile grise ; plusieurs séries et résultats heureux.

Obs. LII. — M. P..., 40 ans, avocat.

Hérédo-syphilitique (hérédité paternelle).

Dents mal plantées, la canine inférieure gauche de la 1re dentition a persisté jusqu'à ce jour et n'a pu être arrachée ; l'autre fait saillie. Sous cette influence une poussée aiguë s'est faite dans la leucoplasie.

La langue est zébrée ; bandes parallèles partant de la ligne médiane, rouges desquamées, séparées par un épithélium blanc ; la langue est souple (début il y a 11 ans).

Traitement : Injections d'huile grise. Amélioration par le traitement mercuriel, plus de fissures, d'érosions ni de douleurs ; îlots leucoplasiques superficiels.

Il y a eu chez ce malade récidive de leucoplasie après 5 ans de guérison à la suite d'un premier traitement mercuriel (série de 8 piqûres d'huile grise).

Obs. LIII. — Cas du malade du docteur Pierrot (médecin principal).

Syphilis ancienne (en Algérie). Traitement insuffisant.

Leucoplasie typique, ayant duré 10 ans, sans dégénérescence.

Malade mort de paralysie générale[1].

---

1. M. le Dr Pierrot, médecin principal, qui nous a communiqué cette observation, nous a fait en même temps cette déclaration, importante à signaler en passant : qu'il avait vu de nombreux cas de paralysie générale chez des Arabes

Obs. LIV. — M. C. C.

Syphilis, en 1880, bénigne (chancre nain, roséole légère, quelques syphilides papulo-érosives).

Arthritisme. Eczéma du cou.

Plaques nacrées des fumeurs. — *Glossite nicotique* (antérieure à la syphilis).

Obs. LV. — M. Le...

Syphilitique.

Leucoglossie (antérieure à la syphilis).

Obs. LVI. — M. E. P...

Syphilis certaine.

Leucoplasie, avant le début de la syphilis.

Obs. LVII. — Mme Ra..., 22 ans.

Syphilis (chancre anal, gomme amygdalienne il y a 5 ans), mal traitée.

Femme strumeuse, chlorotique, nerveuse, a de la métro-vaginite, psoriasis palmaire, une menace de paraplégie.

A eu 5 accouchements dont une fausse couche à l'âge de 19 ans, 1 accouchement à terme avec enfant mort, 1 accouchement avant terme, l'enfant est mort 5 jours après.

Glossite papillaire, desquamative : langue rouge, étalée ; papilles hypertrophiées, sans gêne ni douleur. Sur la langue saburre assez épaisse, grisâtre ou jaunâtre. — *Glossites* marginée intense et syphilitique secondaire combinées avec une leucoplasie intense, jamais devenue épithéliomateuse.

Traitement : La leucoplasie a résisté à tout traitement.

Après le 2ᵉ accouchement, en 1882, il y a eu une amélioration de la langue, l'épithélium a reparu et semblait être revenu à un état normal. A la 3ᵉ grossesse la langue s'est couverte de lisérés blanchâtres, en même temps que les papilles devenaient volumineuses. La glossite a dès lors toujours persisté.

La malade est morte de péritonite tuberculeuse, à 39 ans.

Obs. LVIII. — M. Fo...

Syphilitique. Traitement insuffisant. Leucoplasie survenue à la suite d'une *glossite* marginée et syphilis secondaire bucco-linguale.

Syphilophobe (croit toujours à une récidive de la maladie).

Obs. LIX. — M. W..., 44 ans, employé de commerce.

Syphilis ancienne, traitée tardivement et insuffisamment.

Arthritique ; éthylique.

Grand fumeur.

Ictus cérébral il y a deux ans.

Leucoglossie, depuis 20 ans, glossite marginée, depuis 5 ans.

Obs. LX. — Enfant L..., 15 mois.

Syphilis labiale (labialité secondaire pseudo-couenneuse),

syphilitiques, à l'hôpital de Médéah. Or, on se rappelle qu'on avait soutenu que les Arabes n'en présentaient pas de cas, de même que les Anglais disaient qu'il n'y avait pas d'hystérie chez eux, ce que contredisait Charcot qui avait à traiter beaucoup d'Anglaises. (Leçons de la Salpêtrière.)

Petite éruption sur le tronc, à peine visible, paupières rouges, quelques adénopathies inguinales. A la coqueluche.

Papillome palatin.

La nourrice est enrouée, n'a presque pas de cheveux, mais ne présente pas d'adénopathie.

Leucoplasies chez des non-syphilitiques

Obs. LXI. — M. X...

Pas de syphilis connue ou remarquée.

Arthritique, cheveux blancs.

Fumeur (fume dès l'âge de 8 ans).

Leucoglossie leucoplasique jugale et labiale. La lèvre inférieure à gauche est comme tapissée d'une pelure. Plaques commissurales triangolaires; sclérose superficielle, sans noyau, sans induration interstitielle; les plis de la langue semblent être multipliés.

Obs. LXII. — M. Br..., 26 ans.

Pas de syphilis.

Neurasthénique; inapte à tout effort; hypocondriaque; arthritique; dyspeptique; anémique; a du dermographisme.

Langue étalée, plaques à reflets blanchâtres, lisérés grisâtres, tendance à la *leucoglossie*.

Mauvais milieu buccal, salive spéciale, acide, épaisse, haleine forte.

Traitement : A fait de l'hydrothérapie d'après le système Kneipp, à la suite, amélioration du mauvais état de la langue, puis sensation de brûlures dans la bouche.

Obs. LXIII. — M. H..., employé de chemin de fer.

Ne présente aucun signe de syphilis.

Dyspeptique.

Leucoglossie linguale et jugale s'étendant jusques aux commissures; plaques lisses, dépapillées, sclérose (ressemble à du lichen).

Résiste à tout traitement; alternatives dans les manifestations; s'atténue et reparaît ensuite avec la même intensité.

Obs. LXIV. — M. De..., 55 ans.

Homme au teint coloré; cheveux blancs; arthritique; dents mauvaises; salive acide; relâchement intestinal (3 selles liquides quotidiennement).

Grand fumeur.

Leucoglossie simple très marquée; souffre de la langue depuis 5 ans; celle-ci présente sur son bord droit une gaine nacrée s'étendant sur la face inférieure; sur la face dorsale est un îlot à l'état corné.

(La lésion avait été considérée comme spécifique.)

Obs. LXV. — M. Ch..., 27 ans.

Pas de syphilis.

Leucoglossie simple, depuis 25 jours 4 petites lentilles blanches sur le dos de la langue, du côté gauche (ressemble à du lichen plan labial). A la face interne de la commissure labiale gauche, est une zone blanche argentée.

Le malade a de l'angine.

Obs. LXVI. — M. Le... 25 ans.

A été soigné pour la syphilis à Nancy (pilules de proto-iodure), toutefois ne paraît pas avoir été syphilisé.

Hémorroïdaire; légère fissure anale; séborrhée du scrotum; kératose pilaire; gorge rouge; amygdales irrégulières.

Leucoglossie nicotique, laiteuse; placards inter-dentaires au 1/3 postérieur, à la joue gauche, et un peu au bord droit de la langue (début, il y a 1 an).

Le traitement spécifique cessé, les lésions ont rapidement diminué.

Obs. LXVII. — M. Mo..., 29 ans, violoncelliste.

Psoriasis bi-palmaire et du cuir chevelu (début à l'âge de 11 ans), actuellement placards aux paumes des mains.

Neuro-arthritique.

Fumeur (fume constamment).

Leucoplasie nicotique bijugale depuis 5 ans, rien à la langue.

Pas de syphilis. Dents parfaites.

Obs. LXVIII. — M. B...

Nervosisme.

Fermentations gastro-intestinales; salive épaisse, à lisérés blancs.

Langue lisse à tendance blanchâtre, comme les commissures qui sont légèrement argentées.

Obs. LXIX. — M. A..., 55 ans, sans profession, célibataire.

Arthritique; neurasthénique; mélancolique (prépare paralysie générale).

Glossite marginée; langue douloureuse, pincements avec des alternatives d'intensité. — *Glossodynie.*

Syphilophobe (il y a 10 ans, une femme a touché sa langue avec la sienne; n'a pas vu de femme depuis, par crainte de la syphilis).

Obs. LXX. — M. P..., 55 ans.

Pas de syphilis; syphilophobe.

Glossite marginée simple depuis 6 ans, très intense.

La lésion s'est montrée après quatre années de crampes d'estomac et a présenté des alternatives; aujourd'hui elle est permanente.

Traitement : A été traité par les eaux de Saint-Christau; après ce traitement les bords de la lésion sont plus saillants, plus irréguliers; il n'y a pas d'érosion centrale vraie.

Obs. LXXI. — Enfant de 5 ans (cas du docteur Goubert).

L'enfant n'est pas syphilitique, le père non plus, mais il porte des stigmates, le grand-père ayant été syphilisé.

Leucoglossie typique.

Le sujet a maintenant 50 ans, il n'y a nulle tendance à la dégénérescence épithéliomateuse.

Obs. LXXII. — M. Ca...

Glossite chronique (eczéma buccal).

Obs. LXXIII. — M. G...

Glossite chronique; langue blanche, ficelée, érodée.

(Est peut-être un hérédo-syphilitique? En tout cas pas de syphilis connue.)

Diagnostic inconnu.

Obs. LXXIV. — Glossite épithéliale (de nature inconnue).

Enfant X..., âgé de 12 jours.

Au lendemain de la naissance, apparition sur le bord gauche de la langue d'une plaque jaunâtre, lardacée, disposée d'avant en arrière et allant jusqu'à la base.

Sur la gencive correspondante existe une petite plaque qui paraît de même nature.

La mère est âgée de 25 ans ; elle est bien portante, primipare, sans fausse couche.

La production pseudo-membraneuse étant enlevée, la muqueuse est à peine érodée, l'épithélium seul semble contenir cette sorte d'exsudation couenneuse.

Toute la plaque est venue d'une seule pièce et se décortique facilement.

(Ce n'est pas du muguet ; ce n'est pas non plus de la couenne herpétique, ni de la syphilis, ni de la diphtérie (l'enfant n'a rien à la gorge ; il est chétif, mais non syphilitique). Ce ne peut être non plus de la stomatite ulcéro-membraneuse ; la couenne blanche se reproduit d'un jour à l'autre ; au bout du 11e jour, on constate le même état.

Après 15 jours passés au Vésinet, l'enfant est bien portant, la lésion buccale s'est modifiée ; il y a peu de couenne, c'est une sorte de verrue, de papillome, de bourgeon charnu végétant ressemblant à un condylome mais n'en étant pas.

En tout cas c'est une lésion en voie de réparation prochaine.

Obs. LXXV. — Ulcération syphilitique tertiaire atypique.

Mme Clotilde P..., 50 ans, couturière.

Langue rouge, plutôt rétractée en boule ; en tout cas non étalée ; l'extrémité seule est atteinte dans sa 6e partie environ.

L'ulcération a une étendue de 2 centimètres antéro postérieurs sur 4 transversaux ; elle est rouge, dépapillée, à vif, finement granuleuse.

D'abord, pas de perte de substance, plutôt de la tuméfaction surtout à gauche, puis brusquement différence de niveau par perte de substance à l'extrémité de la langue où la lésion a débuté, pourtant pas de trou.

L'ulcération semble guérie dans certains points. Il existe des petits mamelons miliaires lenticulaires, des bourgeons inégaux, lisses, fibreux ; mais pas de points jaunes (donc lésion non tuberculeuse). L'ulcération est douloureuse, saignante, il y a de la dureté (donc pas d'épithélioma) ; elle serait plutôt syphilitique, mais en tout cas ce n'est pas une gomme ; elle est serpigineuse (tête et queue).

C'est probablement une ulcération syphilitique tertiaire atypique.

Deuxième séance.

Présidence de M. le professeur PETERSEN, de Saint-Pétersbourg

SOMMAIRE. — Nouveaux cas de syphilides zoniformes, par M. BARBE. Discussion : M. GALLOIS. — Comment est-ce que le mercure guérit dans la syphilis? Essai sur la nature du traitement spécifique, par M. JUSTUS. — Traitement de la syphilis par les bains d'iodure de potassium, par M. GLÜCK. — Le traitement de la syphilis par les injections hydrargyriques, spécialement par le sérum de mouton bi-chloruré et le calomel en suspension dans l'eau distillée, par M. PETRINI DE GALATZ. — De l'angiome sénile, par M. DUBREUILH. Discussion : MM. GAUCHER, ULLMANN. — Étiologie du vitiligo, par M. GAUCHER. Discussion : M. ÉTIENNE. — Considérations sur le traitement des épithéliomas, par M. PETRINI DE GALATZ.

NOUVEAUX CAS DE SYPHILIS ZONIFORMES

par le docteur BARBE.

(Paris).

Depuis notre première communication à la Société française de dermatologie le 10 mars 1896, et surtout depuis notre mémoire sur les syphilides zoniformes paru en 1897 dans la *Presse médicale*, nous avons eu l'occasion d'observer personnellement ou de rencontrer dans les différentes publications quelques nouveaux cas de syphilis zoniformes.

D'une part, nous avons pu suivre un cas de syphilide zoniforme pigmentaire, et d'autre part, nous avons vu ou recueilli quelques nouveaux cas de syphilides soit papulo-squameuses, soit tuberculeuses, analogues à ceux qui ont été résumés dans notre mémoire.

Nous commencerons par l'observation de syphilide pigmentaire, d'autant plus intéressante qu'elle a été faite sur un enfant hérédo-syphilitique; car, de l'avis de MM. Fournier et Barthélemy (*Bulletin de la Société française de dermatologie*, 7 juin 1900, p. 235), jamais la syphilide pigmentaire n'a été vue chez l'enfant, soit dans la syphilis acquise, soit dans la syphilis héréditaire.

OBS. I. — Il s'agit d'un garçon de 26 mois, H. M..., qui a été amené par son père à la consultation dermatologique de l'hôpital Saint-Antoine dans le courant de l'année 1899. Cet enfant est bien constitué, semble assez robuste, mais il présente une anémie telle que le tégument cutané est d'un blanc verdâtre. Les parents ont remarqué, il y a deux mois, la présence sur la région latérale droite du thorax d'une large tache pigmentaire à contour irrégulier, survenue sans cause appréciable.

Cette grande tache s'arrête en avant à un centimètre en dehors de la ligne médiane du corps et en arrière à deux travers de doigt de la ligne des apophyses épineuses du dos; elle s'étend en haut jusqu'au-dessous du mamelon droit et en bas jusqu'au rebord costal droit. Au centre de cette tache d'un gris jaunâtre existent quelques espaces de peau de coloration normale.

Nous avons appris que le père avait eu, il y a six ans, un chancre syphilitique et que depuis le mois de mai 1898 il était atteint de plaques muqueuses de la bouche. En présence d'une telle révélation, nous avons de nouveau examiné l'enfant, nous l'avons retourné sous toutes les faces, pour ainsi dire, et si nous avons constaté l'absence de la triade d'Hutchinson, nous avons trouvé sur les régions fessières de larges et magnifiques cicatrices telles que Parrot les a décrites chez les hérédo-syphilitiques, cicatrices consécutives à une éruption, que l'enfant a présentée dans ces régions dès sa naissance.

Le 21 février 1900, nous avons eu la bonne fortune de voir la mère qui nous a déclaré avoir fait trois fausses couches; elle présentait depuis cinq ans une éruption acnéiforme suspecte du nez, des joues, du pourtour de l'orifice buccal et de la région mentonnière, qui disparut après quatorze injections de benzoate d'hydrargyre.

En présence de tels signes, il nous était permis d'affirmer la spécificité de cette pigmentation observée chez cet enfant.

On peut se demander si on est ici en présence d'une syphilide pigmentaire primitive ou d'une syphilide pigmentaire secondaire. D'une part, les parents de l'enfant affirment, il est vrai, que les taches pigmentaires n'ont été précédées d'aucune éruption, mais nous ne pouvons tenir grand compte de leur affirmation. Bien plus, certaines lésions érythémateuses profondes du derme peuvent rester inaccessibles à nos sens; à preuve les résultats obtenus par A. Broca à l'aide de verres colorés. D'autre part, si dans toute l'étendue de la syphilis pigmentaire on trouve çà et là quelques taches de peau normale, la pigmentation n'a pas ici la disposition en dentelle de la syphilis pigmentaire primitive; de plus la pigmentation est unilatérale au lieu d'être bilatérale comme dans la syphilide pigmentaire classique du cou. En tout cas, il ne s'agit pas ici de ces faits de leucomélanodermie syphilitique relatés depuis quelque temps.

Notre observation se rapproche tout à fait comme aspect de la pigmentation présentée par le premier cas de notre mémoire. Chez cette malade, il existait sur la partie latérale droite de l'abdomen, au-dessus de l'épine iliaque antéro-supérieure, un groupe de papules squameuses, et en arrière de ce groupe papuleux, une pigmentation très accusée, qui contournait le thorax, à la façon d'une ceinture de 6 à 7 centimètres de hauteur, qui se dirigeait en arrière, pour disparaître juste sur la ligne médiane. Cette pigmentation était bien secondaire, car la malade a déclaré avoir eu, dans cette région, il y a trois ans, des papules qui ont disparu quelque temps après.

L'observation V est également un bel exemple de syphilide pigmentaire secondaire. A la périphérie du placard éruptif l'on observait de gros tubercules confluents; au centre, les saillies avaient disparu, faisant place à une pigmentation brunâtre, de forme circinée, avec achromie centrale.

Dans l'observation IV, nous voyons aussi rester les tubercules syphilitiques des macules pigmentaires, vestiges de ceux qui ont disparu.

Passons maintenant aux nouveaux cas de syphilides non pigmentaires que nous avons observés.

La première observation est celle qui correspond à l'observation IV de notre mémoire. C'est un exemple de syphilide zoniforme récidivante; or, on sait que le vrai zona récidive très rarement. L... a remarqué depuis le 20 novembre l'apparition de quelques tubercules syphilitiques au-dessous de l'omoplate droite, en arrière du thorax et à la fesse droite. L'éruption s'étend encore. Le 28 février, la malade déclare que depuis quinze jours trois placards se sont formés, dont deux en dedans de l'angle inférieur de l'omoplate et un autre au-dessous de ce dernier. Quelques petits tubercules sont situés çà et là entre les placards. Sur la fesse droite deux médaillons formés par le groupement de tubercules syphilitiques. La malade est soumise aux injections de benzoate de mercure. Le 14 mars 1898, guérison.

Obs. II. — P... a eu, il y a sept mois, sur la grande lèvre droite, un chancre induré pour lequel elle a suivi un traitement pendant quatre semaines. Depuis le 22 avril 1900, la malade présente au-dessous du sein gauche un groupe de papules syphilitiques de teinte cuivrée, qui siège le long du cinquième espace intercostal et qui possède une étendue de cinq à six centimètres de longueur sur un centimètre de hauteur. En arrière, toujours dans le même espace, existent quelques papules à peine marquées. Sur le côté droit du thorax, existent aussi quelques papules correspondant au cinquième espace. Sous l'influence du traitement spécifique, l'éruption pâlit, s'affaisse. Au bout d'un mois, la malade quitte le service du D' Gaucher, dans lequel elle était hospitalisée.

Nous y ajouterons les deux cas de syphilides zoniformes publiés par MM. Spillmann et Étienne (*Presse médicale*, n° 104, 1897), et un autre observé à la clinique du professeur Dieulafoy (syphilide bifurquée du thorax et du bras).

Tels sont les nouveaux cas de syphilides zoniformes que nous avons pu rassembler; il y en a peut-être encore d'autres, car nos recherches dans les publications ont été très limitées. Comme nous l'avons fait déjà remarquer, ces syphilides simulent le zona ou les éruptions zostériformes par leur disposition sur le trajet de certains nerfs; la lésion élémentaire de ces syphilides n'est jamais une vésicule herpétique comme dans l'herpès zoster, mais soit une papule simple, soit une papule squameuse, soit un tubercule syphilitique.

Rien n'empêche cependant les syphilitiques d'avoir un zona classique. L. Jullien, au Congrès de Moscou en 1897 et dans un travail intitulé *Zona et syphilis*, a communiqué un certain nombre d'observations postérieures à notre premier cas de syphilide zoniforme dans lesquelles un zona serait survenu sur un terrain syphilitique, peut-être sous l'influence de l'infection syphilitique (*zona-parasyphilitique*). D'après cet auteur, à toutes les causes nombreuses de zona, il faut en ajouter une, à peu près complètement oubliée ou méconnue par les auteurs, c'est la syphilis.

L'une des observations de cet article, celle d'Abbot Cantrell, est bien curieuse et bien démonstrative : nous y voyons, chez un syphilitique, survenir sur l'épaule gauche et la partie correspondante de la poitrine un zona classique et au côté droit de la région interscapulaire, une syphilide zoniforme tuberculeuse, en correspondance symétrique de siège et de groupement avec l'éruption vésiculaire. Non moins concluante est la deuxième des observations de MM. Spillmann et Étienne citée précédemment, où il s'agit d'un cas de zona vulgaire qui fit place à une éruption en cocarde à larges papules, de l'étendue d'une pièce de 5 francs et plus, à centre d'un rouge foncé et à zona périphérique brunâtre, qui persista pendant plusieurs semaines et ne céda qu'à un traitement spécifique énergique.

Cette différenciation du zona d'avec les syphilides zoniformes n'a pas seulement un côté théorique, scientifique; elle a aussi un but pratique, car elle conduit à une thérapeutique efficace s'il s'agit d'une syphilide zoniforme. Dans l'observation V de notre mémoire, trois semaines de traitement spécifique firent disparaître un prétendu zona qui existait depuis cinq ans.

Ces syphilides zoniformes sont également intéressantes au point de vue de la physiologie pathologique, car elles montrent que dans les syphilides cutanées, ou au moins dans certaines d'entre-elles, quelques métamères de la moelle peuvent être touchés par l'infection syphilitique; les territoires cutanés, innervés par ces métamères, deviennent alors des *loci minoris resistentiæ* au niveau desquels se développent des exanthèmes syphilitiques.

DISCUSSION

M. P. GALLOIS (Paris). — A l'appui des travaux de MM. Gaucher et Barbe, demande la permission d'apporter l'observation suivante :

Il s'agit d'un homme de 73 ans, robuste et bien conservé, Luc-François B..., sans profession. Il vient à la consultation de Lariboisière, le 8 août 1897, nous montrer une éruption qui lui est survenue depuis un mois environ au niveau des dernières côtes dans la ligne axillaire, à droite et à gauche du thorax. On voit ainsi, de chaque côté du corps, une plaque allongée transversalement suivant la disposition ordinaire du zona. Cette plaque est formée d'éléments éruptifs semblables, séparés par des intervalles de peau saine d'une longueur égale à peu près à leur propre diamètre. Ces éléments éruptifs sont ulcérés et donnent l'impression d'un zona mal soigné dont les vésicules auraient subi une infection secondaire.

Ce zona cependant offre quelques caractères anormaux. Les plaques sont plus étendues que d'ordinaire et ont une surface presque égale à celle de la main. Les boutons ulcérés ont environ un centimètre sur leur grand diamètre, un demi environ sur leur plus petit diamètre. Ce sont là des dimensions anormales. De même les intervalles de peau saine sont plus grands que sur une plaque de zona classique. La teinte des boutons est cuivrée.

Deux autres traits importants soulèvent de la défiance. Le malade n'accuse ni prurit ni douleurs au niveau des plaques, et à côté de ces plaques on constate des cicatrices résultant d'une éruption analogue survenue antérieurement. Un zona indolore peut se rencontrer, mais un zona récidivant n'est pas ordinaire. Nous faisons déshabiller le malade complètement et nous trouvons son thorax et ses bras couverts d'une série de cicatrices d'âges divers affectant souvent la disposition du zona.

Voici le détail de ces lésions :

Thorax, face antérieure : une cicatrice ancienne de cinq centimètres environ à bords irréguliers avec une très légère pigmentation sur les bords, quelques boutons à disposition de zona au-dessous et à gauche de l'appendice xiphoïde sont à leurs débuts.

Thorax, face latérale droite : cicatrice ancienne au-dessous du sein, une grande plaque formée d'une cinquantaine d'éléments récents, très ulcérés, allongée transversalement sur une longueur de 15 centimètres environ, une cicatrice ancienne peu étendue au-dessus de l'épine iliaque.

Thorax, face latérale gauche : une plaque très active ulcéreuse au niveau des dernières côtes, deux plaques d'une vingtaine d'éléments.

Thorax, face postérieure : une cicatrice ancienne entièrement dépigmentée occupant la région des masses musculaires vertébrales à gauche, et s'étendant obliquement vers l'épaule droite, une petite cicatrice un peu au-dessous (ce serait en ce point que serait apparue la première éruption), quelques éléments en activité au niveau des vertèbres lombaires.

Bras droit : cicatrice datant de deux ans sur l'épaule, cicatrice plus ancienne au niveau du V deltoïdien, une autre à la partie moyenne du bras, quelques éléments récents à l'avant-bras.

Bras gauche : grande cicatrice profonde avec brides de rétraction sur l'épaule gauche, quelques éléments récents et quelques cicatrices anciennes sur le bras et l'avant-bras.

De plus, sur l'avant-bras droit, une lésion qui faisait faire le diagnostic : une plaque de psoriasis d'apparence nettement spécifique guérie au centre et poussant à la périphérie des arcs de cercle de progression excentrique.

Notre diagnostic fut « syphilis ». Le zona du malade était un faux zona. Nous inscrivîmes sur la fiche du malade « syphilides zostéroïdes », terme qui nous paraît préférable à « zoniforme », mot hybride.

Le malade cependant niait tout accident syphilitique antérieur. Il avait bien eu des chaudepisses, mais jamais de chancre. Il ne se rappelait avoir fait qu'une maladie, une pneumonie en 1840, à l'âge de 8 ans.

L'histoire de ses éruptions est intéressante à décrire. C'est, il y a quatre ans, qu'elles ont débuté par un bouton à la région dorso-lombaire qui a laissé une cicatrice encore visible non pigmentée. Il vint à la consultation de Lariboisière à cette époque ; on le pansa avec des poudres et il fut guéri au bout d'un mois.

L'année suivante apparurent de nouveaux boutons qu'il pansa à l'eau blanche et à la poudre d'amidon. Ces boutons furent beaucoup plus longs à guérir. Depuis il avait plusieurs fois par an des poussées analogues, mais c'est surtout vers le mois de mars que se faisaient les poussées les plus fortes. D'abord les plaques étaient formées de boutons qui s'ulcéraient, les plaies s'agrandissaient, se rejoignaient, de sorte que la plaque finissait par former un vaste ulcère qui mettait six mois à se guérir. La cicatrice d'abord pigmentée sur les bords se décolorait par la suite.

Le malade fut, dès le premier jour, soumis au traitement par les injections intra-musculaires de benzoate de mercure. Le 20 août, c'est-à-dire douze jours après le début du traitement, l'amélioration était très évidente. Au 15 septembre, toutes les ulcérations sont guéries, il ne reste qu'une pigmentation brunâtre. Le malade a reçu une trentaine d'injections. On lui fait continuer un traitement interne par les pilules de proto-iodure. En somme, ses éruptions zostéroïdes ont été guéries en un mois, la plaque de psoriasis de l'avant-bras gauche n'est pas encore complètement éteinte.

Il s'agit là, on le voit, d'un cas analogue à ceux de MM. Gaucher et Barbe, mais avec une histoire plus chargée d'événements et un diagnostic peut-être plus facile, malgré l'absence du chancre dans les anamnestiques.

COMMENT EST-CE QUE LE MERCURE GUÉRIT DANS LA SYPHILIS
ESSAI SUR LA NATURE DU TRAITEMENT SPÉCIFIQUE

par le Docteur I. JUSTUS,

(Budapest).

Quand on parle de la guérison de la syphilis, tout dermatologue pense instantanément aux modifications visibles et sensibles que subissent les manifestations syphilitiques dans le cours du traitement. Quand nous voyons une roséole pâlir, quand les papules s'aplatissent, changent de coloration et reviennent au niveau de la peau nous attribuons ces résultats au mercure. Que se passe-t-il donc à ce moment au niveau de ces efflorescences?

Nous nous sommes proposé d'étudier tout d'abord très rapidement ce que sont en réalité ces efflorescences et de voir ensuite comment elles se modifient au cours du traitement spécifique jusqu'au moment où elles disparaissent tout au moins pour l'œil nu.

Je me suis particulièrement attaché à l'étude de deux manifestations de la période secondaire, qui sont ordinairement caractéristiques par elles-mêmes. La première est la papule syphilitique, la deuxième est une variété de celle-ci, le condylome en nappe ou syphilide papulo-hypertrophique. Elles constituent l'une et l'autre le type d'une efflorescence nettement syphilitique et leurs variétés de siège permettent de se rendre compte de l'influence du tissu atteint dans le processus de la guérison.

La papule syphilitique se présente au microscope sous la forme d'une infiltration du volume d'une lentille ou d'un pois, et même plus étendue encore, qui comprend dans sa longueur de 10 à 30 papilles. En déplaçant les préparations sous l'objectif de façon à les examiner depuis l'épithélium jusqu'au tissu sous-cutané, on constate que les prolongements du corps muqueux sont comme comprimés. A la partie supérieure des papilles on aperçoit des cellules de tissu conjonctif plus ou moins hypertrophiées et multipliées. Les capillaires sont dilatés, leur endothélium est tuméfié et présente des noyaux volumineux, fortement colorés. Les espaces lymphatiques sont élargis. Dans la couche sous-papillaire on aperçoit un nombre considérable de cellules de forme et de grandeur variables, dont la plupart fixent fortement les matières colorantes. Tout près de la couche sous-cutanée on aperçoit des véinules très dilatées et des artérioles plus petites dont les parois sont épaissies, dont l'endothélium est gonflé et dont les noyaux endothéliaux font une forte saillie dans la lumière du vaisseau. Autour des vaisseaux sont des amas épais de plasmazellen, qu'Unna a le premier décrites. Ces plasmazellen doivent être considérées comme la partie la plus importante des papules syphilitiques. Elles prédominent dans le champ du microscope même dans les points où elles sont mélangées d'un grand nombre de cellules de tissu conjonctif hypertrophiées.

Ces plasmazellen ne paraissent pas avoir toutes une forme identique. La plupart présentent un noyau très coloré, situé sur le côté, avec çà et là des granulations irrégulières prenant fortement le bleu de méthylène polychrome. Ces cellules sont plus ou moins rondes, mais à côté de celles-ci, surtout à la périphérie des amas, on en aperçoit d'autres allongées, plus pâles, qui montrent à un fort grossissement un réticulum coloré. Unna leur donne le nom de plasmazellen claires. Le tissu collagène et élastique manque presque complètement aux points où les cellules sont le plus agglomérées. Sur certaines de mes préparations on peut voir très facilement une sorte de limite bien nette au niveau de laquelle les fibres conjonctives et élastiques cessent presque brusquement, sur le bord de l'infiltration cellulaire. Quand cette infiltration est moins épaisse, les fibres conjonctives sont moins nombreuses et plus minces.

En voyant à la suite du traitement spécifique une pareille efflorescence diminuer et finalement disparaître, on doit se poser la question suivante : Comment agit la cure mercurielle sur les cellules et sur les tissus qui constituent l'efflorescence ?

Pour répondre à cette question, j'ai excisé chez une soixantaine de malades, aux différents stades du traitement spécifique, des papules ou des condylomes en voie plus ou moins avancée de régression. En nous basant sur leur étude comparative, en nous basant aussi sur la remarquable description que donne Unna dans son Histopathologie, je me suis efforcé de suivre au microscope le *comment* de la régression.

J'ai pu ainsi constater chez une de mes malades, à qui je faisais des injections de sublimé d'environ 2 centigrammes pour des condylomes de la vulve, que, dès la deuxième injection, l'infiltration cellulaire, quoique moins étendue, se montre plus épaisse. On ne trouve pour ainsi dire pas encore de tissu conjonctif entre les cellules ; en revanche on peut apercevoir à un grossissement faible, entre les différentes cellules, un grand nombre de nodules et de granulations assez fortement colorés en bleu par la solution de bleu de méthylène polychrome.

Après la sixième injection on remarque d'emblée que l'infiltration cellulaire n'est plus que le quart de ce qu'elle était au début du traitement. Les prolongements du corps muqueux sont devenus plus courts et plus réguliers, le tissu conjonctif s'est considérablement accru, sillonné de toutes parts l'infiltration cellulaire encore existante et la divise en îlots nombreux plus ou moins volumineux; les fibres conjonctives au voisinage de la couche sous-cutanée sont beaucoup plus épaisses et prennent beaucoup mieux la matière colorante.

Il est donc évident que dans le processus de guérison l'infiltrat cellulaire diminue de plus en plus et que le tissu intercellulaire augmente progressivement. Comment donc se produit la diminution, puis la disparition de l'infiltrat cellulaire?

Sur des préparations faites après la sixième injection on n'aperçoit qu'un petit nombre de cellules plasmatiques; on n'aperçoit aussi qu'une petite quantité de granulations et de grumeaux provenant de ces cellules; en revanche on aperçoit un très grand nombre de cellules, à prolongements, de cellules étoilées. Çà et là on voit que leurs prolongements se dirigent les uns vers les autres et même se fondent les uns dans les autres. Ces prolongements sont particulièrement touffus au voisinage de la couche sous-cutanée, de sorte qu'à mon avis on pourrait d'après leur direction prédire la direction des fibrilles conjonctives futures. Les vaisseaux sanguins, qui précédemment étaient peu visibles à cause de la densité de l'infiltrat, sautent pour ainsi dire aux yeux, leurs parois sont plus minces, l'infiltration cellulaire voisine a presque complètement disparu et seules leurs cellules endothéliales encore gonflées, mais plus claires et presque transparentes, semblent rappeler le processus passé.

Pour résumer ce que nous venons de dire, on peut affirmer que l'énorme infiltration, due à la présence d'un grand nombre de cellules, de qualité différente et apparemment de signification variable, diminue et disparaît presque au cours du traitement. Les plasmazellen, qui prédominent dans l'infiltration, abandonnent dans les espaces lymphatiques d'où elles sont transportées plus loin les granulations qu'elles renfermaient et que colore si bien le bleu de méthylène polychrome. Ainsi vidées ces cellules se transforment progressivement en cellules étoilées, puis en cellules conjonctives minces, à noyau allongé. Je ne peux pas dire exactement ce que deviennent les autres cellules de l'infiltrat, il me semble néanmoins qu'elles évacuent par un mécanisme analogue leur protoplasma colorable. Le même phénomène s'observe pour les cellules péri- et endothéliales des vaisseaux, elles deviennent plus claires et plus petites jusqu'à ce qu'elles aient atteint leur grandeur normale.

Si on considère sans idée préconçue cette évacuation cellulaire et le retour à leur état normal des parois vasculaires, on ne peut s'empêcher de penser qu'il s'agit ici d'un effet direct de l'agent thérapeutique, le mercure.

Cette opinion trouvera une base encore plus solide dans le fait que les résultats des applications locales du mercure sont les mêmes que ceux des frictions ou des injections. Chaque fois que nous avons soumis nos malades à un traitement purement local au moyen des emplâtres mercuriels, des compresses de sublimé ou de la poudre de calomel, nous avons pu constater dans les papules ou dans les condylomes en nappe que nous avons excisés, sauf quelques variantes peu importantes, les mêmes modifications histologiques que lorsque les malades sont soumis au traitement général. Mais si le mercure, qu'il soit appliqué en traitement local ou en traitement général, agit d'une façon identique, s'il est possible de démontrer en outre que le traitement local ne fait pas disparaître l'efflorescence par une action générale qu'on ne recherche pas, on peut vraisemblablement en conclure que le mercure qui pénètre par friction ou par injection dans l'organisme doit, pour produire son effet, parvenir jusqu'au siège de la lésion au moyen du courant sanguin. Aussi notre premier devoir sera-t-il de démontrer d'une façon certaine que le mercure pénètre réellement dans les cellules plasmatiques qui constituent l'infiltration que nous avons décrite autour des vaisseaux et que c'est grâce à lui que surviennent les modifications dont nous avons parlé.

Pour déceler le mercure, les manuels d'analyse chimique recommandent comme méthode la plus sûre l'emploi de l'hydrogène sulfuré. On ajoute à une solution de chlorure de mercure de l'hydrogène sulfurée, il se produit un précipité tout d'abord blanc, puis jaune, puis brunâtre et enfin noir. La couleur du précipité répond à la formation d'un sel double dans lequel prédomine au début le chlorure et à la fin le sulfure. Ce changement de couleur caractérise le mercure parmi toutes les autres méthodes. On sait que le sulfure est à peine soluble dans une solution étendue d'acide chlorhydrique et qu'il est insoluble dans une solution étendue d'acide azotique.

Voici maintenant la marche que j'ai suivie pour retrouver le mercure dans les tissus. J'excisais chez un malade ayant fait plusieurs frictions ou ayant subi plusieurs injections soit une papule, soit un condylome en nappe et je plaçais la pièce pour la fixer dans de l'alcool saturé d'hydrogène sulfuré. Quelle que fût ma patience à répéter ces expériences, quel que fût le temps pendant lequel la pièce excisée était soumise à l'action de l'hydrogène sulfuré, je n'ai jamais pu trouver le

dépôt brun noirâtre caractéristique du mercure sulfuré. Finalement,
je me suis convaincu qu'on ne pouvait pas par ce procédé déceler
directement la présence du mercure dans les tissus, sinon j'aurais dû
consentir à reconnaître qu'il n'y existe pas du tout. J'avais essayé parallèlement d'autres réactifs du mercure tels que le chlorure d'étain,
la potasse, l'ammoniaque, en un mot presque tous ceux qui sont recommandés; les résultats furent tout aussi négatifs.

Ne pouvant résoudre ainsi la question directement, je dus me décider
à l'étudier sur une nouvelle base. Si le mercure est vraiment renfermé
dans les tissus, il est plus que probable qu'il y est sous la forme d'un
albuminate mercuriel. Je commençai donc par faire des recherches
sur l'albuminate de mercure.

Pour obtenir cet albuminate de mercure, je mêle un blanc d'œuf à
quarante ou cinquante fois son volume d'eau distillée, puis je filtre.
En versant dans la solution ainsi obtenue quelques gouttes d'une autre
solution de sublimé, on provoque l'apparition d'un dépôt blanchâtre
épais. Ce dépôt peut être redissous soit en ajoutant un excès de chlorure de sodium, soit en versant un excès de la solution d'albumine.
Ce dernier moyen m'a servi pour obtenir une solution pure transparente d'albuminate de mercure qui servit à mes recherches. Dans cet
albuminate mercuriel on ne peut pas révéler la présence du mercure
au moyen de l'hydrogène sulfuré. J'ai laissé en effet pendant plusieurs
jours passer de l'hydrogène sulfuré dans des ballons renfermant la
solution d'albuminate de mercure sans provoquer le moindre dépôt.
La solution devenait bien un peu grise, mais cette coloration n'était
pas due au sulfure; elle doit être attribuée aux fines parcelles du soufre
que l'hydrogène sulfuré laisse déposer sous l'influence de la lumière.

Il résulte de ce qui précède que le mercure, si du moins il existe
dans les tissus, se comporte comme d'autres métaux, le fer par exemple, qui dans l'organisme sont combinés à l'albumine de telle façon
qu'il est impossible de les mettre en évidence par les réactifs ordinaires. On doit donc tout d'abord chercher à rompre cette combinaison si tenace, après quoi on peut espérer quelque succès de l'emploi
des réactifs ordinaires.

Les chimistes, pour démontrer la présence du mercure dans les
tissus, les font cuire pendant plusieurs heures en présence de chlorure de potassium et d'acide chlorhydrique; toutes les combinaisons
mercurielles se transforment alors en chlorure de mercure pour lequel
les réactions précédemment décrites sont utilisables.

Des différentes méthodes qu'ils emploient, celle de Ludwig-Fur-
bringer est la plus répandue; malheureusement, aucune ne peut être

employée par nous. En effet, par la coction dans le chlorure de potassium et l'acide chlorhydrique, les tissus se liquéfient et le seul résultat qu'on puisse obtenir, c'est de pouvoir affirmer qu'une petite quantité de mercure était renfermée dans les tissus. Mais cela ne suffit pas pour démontrer que ce mercure était dans les cellules et a exercé une action quelconque sur celles-ci, et comme, chez les malades traités par le mercure, on retrouve ce corps dans les organes les plus différents, il n'y aurait rien de spécial à en trouver aussi au niveau des papules biopsiées.

Nous devions tout d'abord trouver le moyen de décomposer l'albuminate de mercure présumé existant dans les tissus sans nuire à ceux-ci, ce qui devait nous permettre, en décelant la présence du mercure dans les cellules, de conclure de sa localisation à son rôle dans la guérison des efflorescences syphilitiques.

Les combinaisons mercurielles se comportent sous beaucoup de rapports comme celles du zinc. Le mercure et le zinc se remplacent souvent l'un l'autre dans leurs combinaisons. Elles ont au point de vue chimique une grande parenté, si bien que dans beaucoup de manuels le zinc, le mercure et le cadmium forment un même groupe chimique. C'est ce qui me fit essayer de substituer un de ces métaux au mercure dans l'albuminate mercuriel. Le zinc me paraît le plus approprié parce que de tous les métaux il présente la plus grande électricité positive.

Je provoquai donc, dans une solution d'albuminate de mercure préparée comme il a été dit plus haut, un précipité au moyen du chlorure de zinc et fis ensuite passer de l'hydrogène sulfuré. Tout d'abord il se forma un épais dépôt blanchâtre, correspondant à l'excès du chlorure de zinc, les sels de zinc donnant toujours lieu, avec l'hydrogène sulfuré en solution alcaline ou neutre, à un précipité blanc. En portant une goutte du dépôt sous le microscope, je pus constater qu'il renfermait un grand nombre de grains et de grumeaux brun noirâtre. Pour m'assurer que ceux-ci étaient du sulfure de mercure, j'ajoutai de l'acide azotique qui fit dissoudre le sulfure de zinc et laissa intact le sulfure de mercure.

Il est possible *in vitro* de chasser le mercure de ses combinaisons albumineuses au moyen du zinc, ce qui permet à l'hydrogène sulfuré de le mettre en évidence. Que se passe-t-il en réalité ici? Une substitution probablement qui fait que le chlorure de zinc forme avec le chlorure de mercure renfermé dans la molécule d'albumine un sel double dont la combinaison avec l'albumine n'est pas aussi tenace, ce qui rend plus facile l'action de l'hydrogène sulfuré.

Mais la question la plus importante n'était pas encore résolue : peut-on déceler de cette façon la présence du mercure dans les tissus? J'employai la méthode suivante : Le morceau de peau biopsié est placé dans une solution assez concentrée de chlorure de zinc dans laquelle il séjourne plusieurs jours, puis dans de l'eau qu'on a chargée pendant plusieurs heures d'hydrogène sulfuré, puis dans l'alcool à un degré de plus en plus élevé, on l'inclut et on coupe au microtome.

Déjà à l'œil nu la totalité du morceau de peau se montre brun noirâtre ; cette coloration apparaît très nettement sur les coupes à un très faible grossissement et on aperçoit le sulfure de mercure non seulement dans les espaces vides de la préparation, mais encore à l'intérieur même des cellules, notamment des cellules plasmatiques, dans la paroi des vaisseaux et à l'intérieur de leurs cellules endothéliales. Chaque cellule en renferme plus ou moins, chaque coupe en présente des amas plus ou moins serrés. Ce dépôt brun noirâtre ne se dissout pas par l'acide azotique même après une action de 24 heures. Il est donc certain que le mercure se retrouve dans les efflorescences syphilitiques et agit localement dans le processus de guérison.

Il me restait encore à obtenir des coupes pouvant être traitées par les procédés de coloration ordinaire, afin de suivre avec plus de précision et plus de sûreté le processus que provoque dans les cellules l'arrivée du mercure ; cela devait nous permettre d'expliquer, autant qu'il est possible avec nos connaissances histologiques, pourquoi l'infiltration d'une papule disparaît, pourquoi les condylomes guérissent, pourquoi la gomme se résorbe, pourquoi la périostite rétrocède, pourquoi en un mot les manifestations si variées que provoque la syphilis guérissent lorsque du mercure est donné à l'organisme et parvient par la circulation jusqu'au siège des lésions.

Comme nous l'avons fait remarquer plus haut, les morceaux de peau biopsiés ont été recueillis dans une solution de sel de zinc. Une nouvelle question se pose maintenant. Quelle concentration faut-il donner à cette solution pour que les tissus ne soient pas altérés dans leur structure par plusieurs jours de séjour à son intérieur, ou encore, ce qui est préférable, pour fixer le tissu à l'aide du sel de zinc pendant que se font les échanges entre l'albuminate de mercure et le sel de zinc? Il eût été facile de trouver empiriquement le degré de la solution le plus favorable ; mais comme on ne pouvait augmenter outre mesure le nombre des biopsies, j'ai cherché à l'établir rationnellement.

On sait que parmi les sels des métaux très denses, auxquels appartient aussi le zinc, on a depuis longtemps utilisé le sublimé comme fixateur; on l'emploie généralement en solution à 7 pour 100. Il nous faut donc résoudre la question suivante : à quel taux doit être une solution de chlorure de zinc qui puisse avoir la même valeur comme fixateur que le sublimé à 7 pour 100. On ne peut comparer le chlorure de zinc et le sublimé qu'au moyen de leurs poids moléculaires. Or le poids moléculaire du sublimé est de 271,9, celui du chlorure de zinc n'est que de 136,5. Au point de vue chimique, une molécule de $ZnCl^2$ représente et peut remplacer une molécule de $HgCl^2$. Un calcul bien simple nous donne le taux que nous cherchons.

$$\frac{7 \times 136,5}{271,9} = 4 \text{ environ.}$$

La solution de chlorure de zinc doit donc être d'environ 4 pour 100.

J'ai donc placé un morceau de condylome fraîchement excisé dans cette solution, où il séjourne plusieurs jours; puis je fis agir l'eau d'hydrogène sulfuré dans laquelle je renouvelai longtemps le gaz. Le chlorure de zinc produisit dans la pièce un dépôt blanc, qui était entremêlé de points bruns et noirs déjà visibles à l'œil nu. En sortant de l'hydrogène sulfuré, la pièce fut durcie à l'alcool, incluse et coupée. On retrouva très nettement le sulfure de mercure dans les coupes, malheureusement l'aspect anatomique était peu satisfaisant, les éléments se coloraient encore mais insuffisamment. Les faisceaux de fibrilles de tissu conjonctif étaient disloqués, les fibres élastiques étaient très faciles à voir, il y avait en somme tous les caractères de fixation insuffisante.

On devait en conclure qu'une faute s'était glissée dans le raisonnement et je la retrouvai en effet au bout d'un certain temps. J'étais parti du principe que la fixation est un processus chimique et que le sublimé exerce en fixant une action chimique, comme peuvent le faire tous les métaux denses vis-à-vis des albuminates. Mais en se rappelant que ce sont toujours des solutions de taux déterminé qui sont capables de fixer, qu'on peut aussi employer comme fixateurs des métaux légers, à la condition que les solutions soient plus concentrées que ne l'exigeraient les proportions, on a un doute et on se demande si la fixation est réellement un processus chimique et on arrive à la conviction que c'est tout d'abord un processus physique, qui est en rapport avec le poids moléculaire. Plus le sel métallique est lourd, moins le taux nécessaire pour la fixation sera élevé. Si on a besoin d'employer une solution de 7 pour 100 avec le sublimé dont le poids moléculaire est de 271,9, on doit employer, pour obtenir le même résultat physique, une solution plus forte avec le chlorure de

zinc dont le poids moléculaire est de 156,3. Voici donc comment se
résoudra l'équation :

$$\frac{7 \times 271.9}{156,3} = 14.$$

Le taux devra être de 14 pour 100. En employant une solution de
chlorure de zinc à 14 pour 100 ou une solution correspondante de
sulfate de zinc à 11.7 pour 100, j'ai obtenu une fixation tout à fait
satisfaisante.

Voici ce que m'a donné l'examen d'une préparation d'un condylome
provenant d'un malade ayant fait plusieurs frictions. Fixation au chlorure de zinc, 14 pour 100. Hydrogène sulfuré. Durcissement à l'alcool.
Coupe. Xylol pour éclaircir. Baume de Canada.

A l'œil nu ou à la loupe on voit que la préparation présente une
coloration jaune brunâtre, surtout marquée du côté de la sous-mu-
queuse. On aperçoit de semblables points jaune brunâtre dans les
papilles; l'épithélium paraît tout à fait noir.

A un faible grossissement on voit sur des préparations non colorées
des dépôts jaune brunâtre, qui sont particulièrement disposés autour
des vaisseaux. On perçoit des grumeaux et des amas analogues,
mais plus fins, au niveau de la couche de Malpighi, les cellules épithéliales paraissant avoir été colorées en jaune brunâtre. A un grossissement moyen on se rend compte que les points et les granulations
brun noirâtre sont à l'intérieur des cellules, ce qu'on constate bien
surtout au niveau des cellules épithéliales qui en sont comme farcies.

Le condylome, qui me sert pour la description suivante, provient
d'un malade ayant fait onze frictions.

On voit sur les préparations que l'épithélium pénètre dans la couche
papillaire par des prolongements de longueur variable et bizarres;
ces prolongements se confondent les uns avec les autres en plusieurs
points. Entre les sillons épithéliaux on aperçoit, montant vers la surface, des capillaires fortement dilatés, encore entourés d'une infiltration cellulaire assez épaisse. L'infiltration sous-papillaire est au contraire notablement plus claire, mais on peut encore très bien constater l'accumulation des cellules, qui est surtout épaisse autour des
vaisseaux. Toute l'image est envahie par un grand nombre de points
et d'amas jaunes ou brun noirâtre.

L'épiderme est transformé en une couche presque complètement
noire formée de quatre, cinq ou même parfois dix assises de cellules.
Les cellules de la couche de Malpighi renferment également un
grand nombre de points noirs, mais où on en voit le plus, c'est dans
les cellules qui enveloppent les capillaires des papilles. Certaines

d'entre elles sont presque complètement transformées en un amas noir. Du côté de la couche sous-cutanée toute la préparation paraît être imbibée de noir d'une façon plus diffuse et on ne peut que reconnaître les fibres élastiques, devenues noires, à leur éclat spécial et les vaisseaux à leur lumière.

A un grossissement plus considérable on constate que les cellules épithéliales sont bourrées de points noirs de même grandeur. Les plasmazellen autour des vaisseaux renferment aussi en majorité du sulfure de mercure qui peut même être disposé sous forme d'infiltration noire dans le noyau, se présenter en points distincts ou encore revêtir l'aspect réticulé. Entre les cellules plasmatiques on aperçoit en grande abondance du sulfure de mercure, paraissant libre et répondant probablement aux granulations et aux amas évacués par les plasmazellen. La paroi des vaisseaux et surtout des veines est en maints endroits tellement noire qu'on peut difficilement en reconnaître la structure. Mais les amas de mercure les plus épais se rencontrent dans les espaces lymphatiques fortement distendus.

Avec l'objectif à immersion les cellules plasmatiques sont noir brunâtre et, si l'on a employé les colorants des noyaux, on voit que leurs noyaux particulièrement sont presque complètement noirs. On remarque que, mieux la cellule plasmatique prend la matière colorante, moins elle renferme de sulfure de mercure et inversement que les cellules tout à fait noires, presque complètement remplies de sulfure de mercure, ne prennent pour ainsi dire pas la matière colorante.

On aperçoit en outre un grand nombre de grains de sulfure de mercure, des formes les plus variées, complètement libres. A remarquer la coloration brune que présentent les fibrilles conjonctives épaisses et les fibres élastiques de la couche sous-cutanée. Les cellules endothéliales des capillaires, à noyau bien visible et gonflé, renferment aussi une grande quantité de sulfure de mercure.

Je ne veux pas surcharger cette première communication de trop de détails et je vais me contenter d'énoncer les conclusions que suscitent les images microscopiques que je viens de décrire.

La première conclusion est naturellement la suivante :

Le mercure, pour agir contre les efflorescences syphilitiques, est transporté dans celles-ci par le courant sanguin. La présence du sulfure de mercure dans la paroi des capillaires et des petites artérioles est une preuve de l'exactitude de cette conclusion.

La seconde est celle-ci :

Le mercure pénètre dans les plasmazellen et dans les cellules géantes qu'elles entourent en passant du sang à travers la paroi des vaisseaux. Il agit sur les plasmazellen en chassant de celles-ci leur contenu colorable, dont on retrouve les débris en abondance dans les espaces lymphatiques. Pourquoi se produit cette évacuation cellulaire? On peut encore répondre à cette question grâce à l'image microscopique qui nous montre que ces débris cellulaires renferment aussi du sulfure de mercure. Je suppose que les particules cellulaires qui sont combinées au mercure, qui a pénétré à l'intérieur de la cellule, ne sont plus aptes à la vie de la cellule et en sortent ou en sont chassées, et qu'elles sont recueillies par les espaces lymphatiques. Il est probable que ce processus est applicable à toutes les cellules des néoformations syphilitiques, mais je n'en ai pas la preuve.

Voici donc comment on peut expliquer l'ensemble des phénomènes.

Le mercure, grâce au courant sanguin parvient jusqu'à l'efflorescence syphilitique; il passe tout d'abord dans l'endothélium des vaisseaux cutanés, puis à travers celui-ci dans les cellules de la néoformation syphilitique où il se combine avec les albumines. Les albuminates de mercure ne sont pas utiles au fonctionnement ultérieur des cellules, ils en sortent et pénètrent dans les voies lymphatiques. On sait que l'albuminate de mercure se dissout quand il y a un excès de chlorure de sodium ou d'albumine; il est facile d'admettre que les albuminates de mercure, formés dans les plasmazellen, sont solubles dans les liquides organiques. Quand la préparation est fixée, les albuminates de mercure qui étaient dissous sont précipités par le fixateur et se montrent comme des grumeaux et des grains de forme irrégulière, qui se colorent en bleu par l'action de l'alcool et du bleu de méthylène, révélant ainsi leur origine cellulaire; d'autre part, leur coloration brun noirâtre sur les préparations exposées à l'hydrogène sulfuré montre qu'elles renferment bien de l'albuminate de mercure.

Pour terminer, je voudrais dire un mot de mes recherches sur les modifications du sang dans la syphilis. J'ai autrefois démontré (*British Journal of Dermatology*, 1897; *Virchow's Archiv*, 1895, 1897) que sous l'influence du mercure chez les syphilitiques une partie des hématies est détruite; le mercure se combine à l'hémoglobine et cette combinaison est dissoute et expulsée de la cellule, de sorte qu'il ne reste plus que l'ombre du globule rouge. Ces hématies, ainsi détruites par le mercure, avaient dégénéré, sous l'influence de la syphilis, et étaient devenues moins résistantes. Les cellules des néoformations syphilitiques, que nous avons vu subir pendant le traitement mercuriel les modifications décrites plus haut, n'étaient pas non plus des cellules normales, des cellules saines. Nées sous l'influence du virus syphilitique, cellules de moindre résistance, qu'elles soient dans le sang ou dans le tissu de la peau, elles ne résistent pas au mercure. Le mercure forme chez elles avec les albuminates une combinaison rendant impossible la continuation de la vie cellulaire, susceptible de se dissoudre dans la lymphe des tissus ou dans le sang et qui est ainsi facilement expulsée.

TRAITEMENT DE LA SYPHILIS PAR LES BAINS D'IODURE DE POTASSIUM

par le docteur L. GLUECK.

(Sarajevo).

Da ich mir erlaubt habe Ihnen, die im heutigen Programme angezeigte Mittheilung über die Behandlung ulceröser Syphilisformen mit « Iod-Iodkalibädern » bez. mit Iodkali » Umschlägen zu überreichen, so gestatten Sie mir, meine Herren, nur noch eine kurze, den Gegenstand betreffende Bemerkung, zu machen.

Diese, meines Wissens, ganz neue Anwendungsweise des seit so vielen Jahrzehnten bei der tertiären Syphilis bewehrten Heilmittels, ist so zu sagen aus einer Zwangslage, in der ich mich vor drei Jahren Angesichts eines sehr schweren Krankheitsfalles befand hervorgegangen und wurde später, da sie einen sehr guten Erfolg lieferte, weiter erprobt und bei einer beträchtlichen Anzahl von Kranken, die mit mehr minder ausgedehnten, multiplen tertiärsyphilitischen Geschwüren behaftet waren in methodischer Weise angewendet.

Ich verwende jetzt je nach der In- und Extensität der Erscheinungen entweder allgemeine oder Theilbäder oder endlich nur Umschläge. Zu einem Vollbad werden 25 Gramm, zu einem Theilbad 10 Gramm Iodkali gebraucht. In dem einen und dem anderen Falle dauert das Bad, welches eine Temperatur von 26 bis 28° R. hat, durchschnittlich eine Stunde. Die Bäder werden täglich ordinirt.

Die Umschläge, werden mit einer 5 %, igen wässerigen Iodkalilösung gemacht und zweistündlich gewechselt.

Indem ich schliesse, bitte ich Sie, meine Herren, diese neue Methode der Verwendung des erprobten Mittels prüfen zu wollen und ich bin überzeugt, dass sie Ihnen in den entsprechenden Fällen gute Dienste leisten wird.

LE TRAITEMENT DE LA SYPHILIS PAR LES INJECTIONS HYDRARGYRIQUES
SPÉCIALEMENT PAR LE SÉRUM DE MOUTON BICHLORURÉ
ET LE CALOMEL EN SUSPENSION DANS L'EAU DISTILLÉE

par le professeur PETRINI DE GALATZ

(Bucarest).

La méthode des injections mercurielles dans le traitement de la syphilis, malgré le grand nombre de ses partisans, vient d'être énergiquement combattue, tout dernièrement, à la Société française de dermatologie, par quelques confrères d'une grande autorité.

Et cela, non pas seulement en ce qui concerne les sels insolubles, mais même en ce qui concerne le sublimé à doses supérieures à 2 centigrammes. Cependant le fait suivant n'a jamais été mis en doute par personne : l'action plus rapide, plus sûre de toutes les substances médicamenteuses introduites par la voie hypodermique ou sous-cutanée.

Il n'entre pas dans mon intention de faire ici l'étude des indications et des contre-indications des injections hydrargyriques dans la syphilis.

Je dirai seulement que, si l'on n'est pas obligé dans tous les cas d'introduire le mercure dans l'organisme par cette voie, il en est un grand nombre où cette méthode s'impose.

Énumérons-en, pour mémoire, quelques cas : syphilis de l'œil, du cerveau, du voile du palais, de la moelle, du nez, des syphilides papuleuses à tendance ulcéreuse, syphilides buccales rebelles à toute autre méthode.

Puis l'état mauvais de la bouche, de l'estomac, des intestins. Enfin, comme je l'ai dit dans un autre travail[1], il n'y a pas de méthode plus sûre pour le traitement de la syphilis chez les femmes prostituées.

Comme beaucoup de mes confrères, je traite la syphilis en tenant compte de l'état du malade, des manifestations qu'il présente et du mode d'évolution du virus syphilitique dans son organisme.

C'est dire que j'emploie selon les cas presque toutes les préparations mercurielles : les pilules de tannate d'hydrargyre, les pilules de protoiodure, les frictions avec l'onguent mercuriel double, le sirop au biiodure, au bichlorure et les injections suivantes : sérum de mouton,

---

1. Considérations sur le traitement de la syphilis en général et sur la syphilis tertiaire en particulier.

ayant reçu à plusieurs reprises des injections de sérum recueilli chez les sujets à la période récente de la syphilis, le salicylate de mercure, le calomel, le sublimé dissous dans le sérum physiologique stérilisé, et, enfin, le sérum de mouton ou d'agneau bichloruré.

Je dois donc dire quelques mots sur quelques sels mercuriels qu'on emploie en injection sous-cutanée ou hypodermique et que j'ai employés moi-même.

Mais je ne donnerai que les observations des malades que j'ai traités :

1° Par les injections de sérum de mouton ou d'agneau bichloruré;

2° Par les injections de sublimé dans du sérum physiologique;

3° Et enfin par les injections de calomel en suspension dans l'eau stérilisée.

PREMIÈRE PARTIE

Les injections de sérum de mouton bichloruré.

L'efficacité des injections de sérum artificiel, dans les cas d'affaiblissement considérable de l'organisme, comme aussi dans les cas d'infection toxique, aiguë ou chronique, est bien établie aujourd'hui.

Les injections de sérum, provenant des différents animaux — on sait que les animaux sont indemnes de syphilis — ont été pour la première fois employées par Richet et Héricourt (de Paris) contre la syphilis, avec des résultats encourageants.

A la suite de ces essais, plusieurs auteurs ont entrepris des recherches semblables, en variant quelquefois la méthode du tout au tout.

C'est ainsi que les uns ont pris le sérum sanguin de sujets syphilitiques à la période tertiaire pour l'injecter à des malades à la première ou à la deuxième période, tandis que d'autres ont pris le sérum des animaux à qui on a injecté des sels mercuriques.

Dans mon service de clinique, j'ai préparé, depuis quelques années déjà, un sérum, que j'injectais aux malades présentant des manifestations secondaires de la syphilis.

Le sérum était préparé de la manière suivante : après avoir, à plusieurs reprises, injecté à des moutons du sang ou du sérum pris chez des sujets syphilitiques à la première ou à la seconde période, je recueillais du sang de ces moutons, pour en préparer selon les règles le sérum.

Le sérum servait ensuite pour traiter par la méthode des injections sous-cutanées ou hypodermiques, des syphilitiques porteurs de manifestations cutanées buccales ou génitales, en écartant du traitement toute préparation mercurielle.

J'ai obtenu par ces injections des résultats satisfaisants et un de mes distingués internes, le Dʳ Vitner, qui a pris comme sujet de sa thèse inaugurale, « Contribution à l'étude de la sérothérapie dans la syphilis », a consigné dans son remarquable travail plusieurs de nos observations.

Le Dʳ Augagneur (de Lyon)[1] a publié deux observations, concernant deux malades atteints de syphilis, traités avec succès, par l'injection de sérum artificiel de Hayem.

Dans un cas, il s'agissait d'un jeune homme âgé de dix-huit ans, atteint de syphilis maligne précoce, qui, dès le troisième mois de l'infection, présenta des ulcérations profondes et dont l'état général était gravement altéré.

Un autre âgé de trente-sept ans, syphilitique depuis cinq ans, avait dès le début de sa maladie présenté des accidents subintrants de plus en plus graves. C'était un cas de syphilis maligne, rebelle.

Le premier malade fut soumis au traitement antisyphilitique par les pilules de Dupuytren; puis par des frictions avec 6 grammes d'onguent napolitain par jour et 2 grammes d'iodure de potassium.

Mais comme, malgré ce traitement, les papules syphilitiques s'ulcérèrent, l'auteur tout en continuant ce traitement commença à lui faire des grandes injections de sérum de Hayem.

On injecta une fois par semaine de 300 à 400 et 500 grammes de sérum, et au bout de sept injections la cicatrisation des ulcérations était obtenue.

Dans le deuxième cas, l'auteur dit que, malgré l'emploi de quelques injections au calomel, de l'iodure et des frictions, les tubercules et les pustules ne cessèrent qu'à la suite de quatre injections semblables aux précédentes.

Il est donc incontestable que les lavages du sang ou les injections hypodermiques d'un sérum animal ont une certaine influence sur l'organisme affaibli et contribuent, en relevant l'énergie organique, à la guérison ou à la disparition des manifestations syphilitiques.

Mais j'ai pensé qu'en combinant le sérum d'un animal avec le bichlorure de mercure on obtiendrait des résultats plus remarquables puisque le mercure seul est déjà le meilleur médicament pour combattre la syphilis.

---

1. AUGAGNEUR. *Annales de Derm. et de Syphil.*, 1896, n° 5.

Il était donc à prévoir que, du moment où le sérum d'un animal, entre les mains de Richet et Héricourt et de bien d'autres, a donné quelques bons résultats dans la syphilis, un sérum animal qui contiendrait en dissolution un sel mercuriel soluble, comme l'est le sublimé corrosif, donnerait des résultats bien supérieurs et plus rapides.

Nos prévisions n'ont pas été en contradiction avec les faits et les observations prises dans mon service, qu'on trouvera ici en résumé, le prouveront.

Quant à l'action intime de différents sels sur les toxines de l'organisme, on peut admettre l'opinion suivante :

Les injections abondantes qui contiennent du chlorure de sodium, introduites sous la peau, augmentent la pression du sang et facilitent le déplacement des toxines fixées en partie sur les tissus, aidant ainsi leur élimination.

Par conséquent en employant cette méthode de traitement dès le début de l'infection syphilitique, on est plus sûr de mettre les malades à l'abri de ses conséquences, et on écartera ainsi dans bon nombre de cas le tertiarisme.

Quant au choix de l'animal qui doit servir à la préparation du sérum, il me semble qu'il est préférable de recourir à des animaux adultes jeunes et, dans mon laboratoire, c'est *chez des agneaux* ou des moutons que nous le prenons.

Le sang qui doit servir à préparer le sérum est pris dans l'artère carotide, dans la veine jugulaire ou dans la fémorale.

Et mon assistant, le Dr Doulumi, qui fait cette opération, s'entoure des plus grandes précautions antiseptiques, puisque, comme on le comprend, ce sérum se coagulerait, si on voulait le stériliser par la chaleur.

Lorsque le sang a été retiré de l'artère carotide, celle-ci est liée, la plaie opératoire est fermée par la suture et l'animal peut servir pour prendre encore du sang, soit dans les veines jugulaires, soit en dernier lieu dans l'autre carotide.

Le sang extrait des vaisseaux est reçu dans un grand ballon, modèle Erlenmeyer de préférence, et conservé dans la glacière du laboratoire pendant vingt-quatre heures.

Au bout de ce temps, on stérilise à la lampe le bouchon d'ouate du ballon, un aide tient un couvercle au-dessus du ballon, pendant qu'une autre personne introduit le long de ce bouchon une pipette en verre, imaginée par mon préparateur M. Bouchila ; on aspire alors le sérum qui est reçu dans de petites fioles stérilisées de la contenance de 5 et 10 grammes.

On bouche immédiatement chaque fiole avec un bouchon bien stérilisé et les fioles sont ensuite tenues dans un endroit frais.

Pris dans ces conditions, notre sérum est parfaitement stérile et on
peut s'en assurer par les cultures.

La pipette dont nous nous servons a certainement dans cette manipulation un rôle important et nous croyons utile d'en montrer le
dessin.

Le sérum étant ainsi préparé, je fais faire par le pharmacien une
solution de bichlorure de mercure, renfermant 1 centigramme de ce
sel pour 5 gouttes d'eau distillée, stérilisée par ébullition.

Le mélange du sérum avec la solution de sublimé est fait ainsi :
sous un couvercle, j'enlève le bouchon de liège de la fiole de sérum
qui doit servir pour l'injection, pendant qu'un aide verse les gouttes
nécessaires de la solution de sublimé, soit 10 à 15 gouttes.

Aussitôt que le mélange est fait, il prend une coloration lactescente,
mais qui n'est pas due à une coagulation ainsi que le montre l'examen
microscopique.

Pour que le mélange se fasse bien, on retourne un peu la fiole le
fond en haut et l'on procède vite à son aspiration par la seringue,
préalablement stérilisée.

Celle de Luër (de Paris) en verre, d'une capacité de 5 ou 10 grammes,
est préférable.

D'habitude chez les hommes, j'introduis, à chaque injection, 3 centigrammes de sublimé, deux fois par semaine, et chez les femmes
2 centigrammes la première semaine, puis 3 centigrammes, toujours
deux fois par semaine.

Pour juger du pouvoir thérapeutique de mon sérum bichloruré, je
l'ai toujours injecté, chez des sujets présentant des manifestations
intenses, même graves de la syphilis, en interdisant tout lavage ou
pansement avec une préparation mercurielle.

Pour procéder à l'injection, le malade doit être couché ; on lave
énergiquement la fesse où l'injection sera faite, avec du savon de
potasse (spiritus saponatus kalinus), puis avec du sublimé, de l'alcool
et de l'éther.

On introduit l'aiguille de la seringue ; l'aiguille de platine iridié
serait préférable ; on attend un moment pour s'assurer que l'aiguille
n'a pas pénétré dans un vaisseau, puis on pousse doucement le
contenu de la seringue, on retire l'aiguille et on masse un peu la
région.

Chez quelques-uns de mes malades, on a constaté le soir du jour
de l'injection un léger mouvement fébrile, mais il a été inconstant.

De même un très petit nombre de malades accusaient immédiatement après l'injection une certaine douleur, mais celle-ci manquait complétement, lorsque l'aiguille de la seringue avait été introduite profondément dans les muscles de la région rétro-trochantérienne ou fessière.

Les effets de ces injections sur les manifestations syphilitiques les plus graves sont rapides et excellents.

C'est ainsi que les syphilides cutanées, vulvaires et ulcéreuses, même celles du cuir chevelu, se modifièrent après deux injections seulement, c'est-à-dire au bout d'une semaine.

Je n'ai jamais observé à la suite des injections, ni stomatite, ni troubles gastro-intestinaux ou autres; par contre, j'ai constaté chez les malades anémiques un relèvement rapide de leurs forces.

L'appétit a toujours été excellent.

Mais dans deux ou trois cas, lorsqu'on a injecté le sérum bichloruré directement dans un vaisseau, il est survenu de l'urticaire, aussitôt après l'injection. Cette urticaire avait disparu le lendemain; pour l'éviter il faut agir ainsi que nous l'avons dit plus haut.

Voici maintenant une note sur chacun de mes malades avec le diagnostic et le nombre des injections que j'ai pratiquées avec le sérum de mouton bichloruré, pendant une période de quelques mois.

Sur 22 malades, j'ai pratiqué 185 injections, qui se répartissent de la façon suivante :

Obs. I. — Chr. V., 23 ans, est entré le 16 juin 1899, sorti guéri le 19 juillet de la même année.

Il était atteint de chancre syphilitique du sillon balano-préputial; adénopathie inguinale indolente; syphilides papulo-pustuleuses du cuir chevelu et de la face; syphilides palmaires et plantaires; adénopathie cervicale.

Le quatrième jour de son entrée dans nos salles, je lui fis une injection de 5 grammes de sérum de mouton, contenant 3 centigrammes de bichlorure de mercure. Je fis sept injections semblables, à raison de deux par semaine.

Les papules syphilitiques étaient déjà résorbées après la quatrième injection.

Le malade n'a eu, à la suite de ces injections, ni stomatite, ni aucun autre trouble.

Obs. II. — N. B., 30 ans, entré dans mon service le 23 juin 1899, sorti très amélioré le 21 septembre de la même année.

Il était atteint de paraplégie spasmodique syphilitique, type Erb.

Antécédents. — Son père qui est mort depuis trois ans aurait eu des ulcérations sur les jambes et était alcoolique.

Sa mère est bien portante.

Il a une sœur nerveuse.

Le malade dit avoir eu à l'âge de 25 ans une maladie de l'œil gauche et une adénopathie inguinale du même côté, non inflammatoire, indolente. A 26 ans, il a eu un chancre du prépuce; il dit n'avoir pas observé de manifestations sur la peau, mais on lui fit des frictions mercurielles.

Au bout d'un an, il fut paralysé, ne pouvait marcher qu'avec des béquilles; c'est pourquoi il est entré dans notre service où nous constatons les symptômes d'une paraplégie spasmodique syphilitique, type Erb.

Après 18 injections de sérum bichloruré à 3 et 4 centigrammes, le malade est sorti très amélioré de l'hôpital, sans qu'il y ait à signaler à leur suite aucun accident.

Obs. III. — M. N., 28 ans, entrée dans mon service le 25 juin 1899, sortie guérie le 12 septembre de la même année.

Le diagnostic établi a été syphilome gommeux ulcéré de la lèvre supérieure; lymphatisme et antécédents scrofuleux.

Le diagnostic a été fait seulement quelques jours après l'entrée, parce que la lésion simulait une gomme scrofulo-tuberculeuse, et j'ai admis dans ce cas, en raison du terrain, le mélange de ces deux maladies.

C'est pour cette raison que la guérison complète s'est fait relativement attendre.

Comme traitement la malade a reçu neuf injections de sérum bichloruré à 3 centigrammes chacune et neuf autres à 4 centigrammes. Localement on a appliqué des compresses de solution boriquée.

Obs. IV. — N. Al., 27 ans, entré le 7 juillet 1899, sorti guéri le 31 août, même année. Il était atteint d'une syphilide ulcéreuse du côté droit du pharynx et de torticolis.

L'an dernier il avait eu une éruption de syphilides papulo-ulcéreuses du tronc et des membres inférieurs. — En raison des accidents du côté du pharynx et du torticolis, comme des accidents de tertiarisme et de la lésion pharyngienne assez grave, j'ai fait deux fois par semaine des injections de sérum bichloruré à 4 centigrammes.

Au bout de six injections, l'ulcération pharyngée était presque guérie et le torticolis avait presque disparu.

Après treize injections semblables, le malade fut renvoyé guéri.

Obs. V. — Gh. J. C., 55 ans, entré le 15 juillet 1899, sorti presque guéri le 4 août, même année.

Le malade à son entrée dans le service était porteur de gommes syphilitiques ulcérées et non ulcérées du membre supérieur droit et du membre inférieur gauche; épididymite syphilitique.

Il y a cinq ans, il eut un chancre syphilitique sur le limbe du prépuce, suivi de manifestations cutanées et buccales.

Il a fait un court traitement mercuriel la première année de l'infection syphilitique.

Il n'a jamais été marié.

N'est pas alcoolique, n'a pas été atteint de paludisme.

Dès son entrée dans mon service, après avoir établi le diagnostic, il a été soumis aux injections de sérum bichloruré à la dose de 3 centigrammes de sublimé pour 10 grammes de sérum.

Après quatre injections, le malade étant très amélioré et ayant besoin de reprendre son travail insista pour quitter l'hôpital et on dut accéder à sa demande.

Obs. VI. — M. Al., 19 ans, entré dans mon service de l'hôpital Coltza, le 14 juillet, sorti guéri le 17 août 1899.

Le malade a contracté la syphilis six mois auparavant et présentait à son entrée dans nos salles des syphilides papuleuses, lenticulaires confluentes, généralisées, une adénopathie inguinale, polyganglionnaire double, indolente, une angine syphilitique.

On lui fit sept injections de sérum, contenant 3 centigrammes de bichlorure.

A leur suite, les papules syphilitiques s'étant résorbées complètement, le malade demanda à quitter l'hôpital.

On lui recommanda, et c'est là mon habitude pour tous les malades, de continuer encore à la maison un mois de traitement par les pilules au tannate d'hydrargyre, et de revenir nous voir tous les trois mois pour un nouveau traitement.

Obs. VII. — M. G., 52 ans, entré dans le service le 4 août 1899, sorti guéri le 30 août, même année.

Le malade a eu auparavant, à différentes époques, des manifestations syphilitiques à type papulo-ulcéreux sur le tronc, des syphilides buccales et linguales.

Il s'est soigné irrégulièrement.

Actuellement, il présente une gomme syphilitique ulcérée de la racine du nez, avec tuméfaction rouge violacé de la peau voisine.

Tous ses organes sont en bon état.

L'urine ne contient ni albumine, ni sucre.

Aussitôt que le diagnostic de syphilis a été établi, on lui fit des injections de sérum bichloruré, à raison de 4 centigrammes de sublimé pour 10 grammes de sérum, deux fois par semaine.

Localement, sur la racine du nez, on lui appliqua des compresses trempées dans une solution d'acide borique.

Au bout de six injections de sérum bichloruré, il ne restait pas trace de la lésion gommeuse, et le malade quitta l'hôpital guéri.

Obs. VIII. — J. V., 25 ans, entré dans mon service de clinique le 7 août 1899, sorti guéri le 1er septembre, même année.

Il a pris la syphilis il y a quelques mois et présente depuis deux semaines les manifestations suivantes : syphilides papuleuses psoriasiformes sur les membres supérieurs, au cuir chevelu et à la face ; adénopathie inguinale indolente.

Jusqu'à présent il n'a fait aucun traitement antisyphilitique.

Tous les organes paraissent sains.

L'urine est normale.

Le malade a été soumis au traitement par les injections de sérum de mouton bichloruré renfermant 3 centigrammes de sublimé.

Après six injections, toutes les lésions papuleuses étant effacées, le malade demanda à quitter le service.

On lui recommanda de continuer chez lui le traitement, comme dans les cas précédents.

Obs. IX. — Z. N., 19 ans, entrée le 17 septembre 1899, sortie guérie le 18 octobre, même année.

A son entrée dans mon service elle était atteinte de syphilides végétantes framboesiformes, vulvaires, périvulvaires et périanales, d'angine syphilitique, de syphilides érosives de la voûte palatine.

Aussitôt le diagnostic formulé, on commença les injections de sérum de mouton, 10 grammes renfermant 5 centigrammes de sublimé corrosif.

Localement compresses trempées dans une solution d'acide borique.

Après six injections semblables, les lésions étant résorbées, on lui fit encore trois autres injections avec du sublimé dissous dans le sérum physiologique.

La malade quitta l'hôpital guérie. Elle n'a eu ni stomatite, ni aucun autre trouble, local ou général.

Obs. X. — S. R., 42 ans, entré dans mon service de l'hôpital Coltza le 21 septembre 1899, sorti guéri le 18 octobre de la même année.

Il a été infecté il y a trois ans et a suivi un traitement antisyphilitique de quelques semaines la première année de l'infection.

Depuis lors, à plusieurs reprises, a eu des manifestations cutanées et buccales, qu'il traitait par des pommades et des gargarismes.

A son entrée dans mon service il est porteur de syphilides papulo-érosives balano-préputiales péniennes, de syphilides serpigineuses circinées du scrotum, de syphilide ulcéro-végétante de la région pubienne, de roséole, d'adénopathie inguinale indolente.

La syphilide de la région pubienne a la largeur d'une pièce de 2 francs.

Je lui fis cinq injections de sérum bichloruré, 10 grammes de sérum et 5 centigrammes de sublimé.

Localement sur les lésions des compresses boriquées.

A la suite de ces injections, les syphilides se sont complètement effacées, et le malade demanda à quitter l'hôpital pour reprendre ses occupations.

Obs. XI. — E. F., 49 ans, entrée dans le service de ma clinique le 29 septembre 1899, sortie guérie le 17 novembre, même année.

La malade ignore à quelle époque elle a été infectée de la syphilis, elle présente les manifestations suivantes : angine syphilitique ; syphilides papulo-lenticulaires du tronc et du front ; syphilome ostéo-gommeux de la jambe droite.

La malade a été soumise aux injections de sérum de mouton bichloruré, deux par semaine, de 5 centigrammes chaque. Après cinq injections semblables, l'angine spécifique, les syphilides et le syphilome de la jambe se sont résorbés.

Ayant ainsi constaté les bons effets du sérum bichloruré, je fis faire encore à la malade sept autres injections, mais avec du sérum physiologique, contenant toujours 5 centigrammes de sublimé par seringue.

La malade quitta ensuite l'hôpital en état de guérison.

Obs. XII. — E. D., 27 ans, entrée dans mon service le 29 septembre 1899, sortie complètement guérie le 19 novembre de la même année.

Cette malade ignore l'époque de son infection.

Elle présente à son entrée les manifestations suivantes : syphilides ulcéro-gommeuses, croûteuses et circinées du cuir chevelu, gomme syphilitique non ulcérée de la racine du nez.

Les autres organes paraissent être normaux. L'urine ne contient ni albumine, ni sucre.

La malade a sur le cuir chevelu six gommes ulcérées, ayant chacune la dimension d'une grosse noisette et quelques syphilides circinées.

Comme traitement, elle a eu onze injections de sérum bichloruré, à la même dose que dans les cas précédents.

Localement on lui coupa les cheveux au niveau des lésions et on lui applique journellement des compresses à l'acide borique.

Après cinq injections la plupart des lésions étaient déjà cicatrisées et après la huitième la cicatrisation était complète.

Ce résultat est remarquable si l'on tient compte de la nature des lésions, de leur nombre et de leur siège.

Obs. XIII. — V. Al., 36 ans, entré dans mon service le 21 septembre 1899, sorti guéri le 14 octobre, même année.

Le diagnostic fut : double chancre syphilitique du frein et du méat, pléiade ganglionnaire inguinale, syphilides papuleuses cutanées généralisées, confluentes sur le tronc et le front. Les autres organes étaient normaux, l'urine normale.

Aussitôt le diagnostic fait, le malade fut soumis au traitement par les injections hypodermiques de sérum bichloruré, à raison de 5 centigrammes de sublimé par injection, deux par semaine.

Localement pour les chancres, on fit un pansement avec une poudre composée de parties égales d'aristol et d'acide borique.

Au bout de cinq injections les syphilides étaient résorbées, je lui fis encore trois injections et le malade quitta alors l'hôpital guéri.

Obs. XIV. — F. M., 28 ans, reçu dans mon service le 6 octobre 1899, sorti amélioré, ne pouvant plus se soustraire à ses occupations, le 25 octobre de la même année.

De bonne constitution, a eu un chancre il y a trois mois.

Les autres organes paraissent indemnes de toute autre affection.

Il présente des syphilides papuleuses cutanées, lenticulaires, généralisées.

Comme traitement, il fut soumis aux mêmes injections et à la même dose que dans le cas précédent.

Après cinq injections les nombreuses papules dont il était couvert se sont en grande partie effacées, laissant à leur place des taches pigmentaires, mais le malade, ne pouvant plus rester à l'hôpital, quitta le service.

Obs. XV. — P. N., 25 ans, reçu dans mon service de l'hôpital Coltza le 11 octobre 1899, sorti guéri le 7 novembre de la même année.

Il était porteur des manifestations suivantes : chancre syphilitique bálano-préputial ; adénopathie inguinale indolente ; syphilides papulo-squameuses cutanées discrètes généralisées; syphilides séborrhéiformes du visage; angine spécifique.

Les autres organes étaient à leur état normal; l'urine ne contenait ni sucre, ni albumine.

Dès le lendemain de l'entrée, j'ai commencé à faire deux fois par semaine des injections de sérum de mouton bichloruré, 5 centigrammes de bichlorure de mercure pour 10 grammes de sérum.

Comme, après six injections semblables, les manifestations qu'il avait à son entrée dans nos salles étaient effacées, le malade demanda à quitter l'hôpital.

Obs. XVI. — R. A., 21 ans, reçu dans mon service le 25 octobre 1899, sorti guéri le 24 janvier 1900.

Le malade ignore à quelle époque il a eu un chancre.

Le malade est d'une constitution faible, anémique et dyspeptique. Urines normales.

Nous constatons qu'il est atteint de syphilome gommeux du voile du palais avec perforation et d'une gomme du volume d'une petite mandarine à la région pariétale droite.

La gomme est déjà ramollie au centre.

Le malade est soumis aux injections de sérum de mouton bichloruré, 5 centigrammes de sublimé, 10 grammes de sérum pour deux injections par semaine.

Sur la gomme de la région pariétale on applique chaque jour une compresse de Priesnitz à l'acide borique et la perforation du palais est cautérisée deux fois par semaine avec le crayon de nitrate d'argent.

La résorption de la gomme du pariétal s'est faite très lentement et n'a été complète qu'après quinze injections.

Mais nous avons obtenu un excellent résultat du côté du voile du palais, où le malade présentait à son entrée de larges perforations de la largeur d'un gros pois au-dessus de la luette.

A leur place il ne restait lorsqu'il quitta l'hôpital que deux petits orifices de la largeur d'une tête d'épingle.

Obs. XVII. — V. M., 52 ans, reçu dans mon service de l'hôpital Coltza, le 9 novembre 1899, a quitté l'hôpital le 9 février 1900, en état de guérison, avec amélioration considérable de son hémiplégie.

Le malade a eu l'accident initial il y a quinze ans; depuis lors, il a eu des syphilides cutanées papuleuses, ecthymateuses et une attaque d'apoplexie cérébrale, à la suite de laquelle il resta hémiplégique du côté gauche.

A cette époque il fut soumis au traitement mixte, ce qui le mit en état de reprendre son travail.

Le malade est très affaibli et tout à fait défiguré par les nombreuses ulcérations qu'il présente sur la face.

En effet il est atteint de gommes syphilitiques multiples ulcérées et non ulcérées de la face d'hémiplégie gauche, avec contracture de l'avant-bras, d'épididymite syphilitique à droite.

L'urine ne contient ni sucre, ni albumine.

Pour m'assurer d'une manière absolue de la nature de ses lésions de la face, je lui fis une injection de 10 centigrammes de calomel. Au bout de dix jours je constatai un changement manifeste dans l'aspect des ulcérations.

Ensuite je lui fis des injections hypodermiques de sérum de mouton bichloruré comme dans les cas précédents.

Localement sur la figure, application de compresses imbibées d'une solution d'acide borique.

Après quinze injections, toutes les gommes du visage étaient guéries et l'hémiplégie se modifia considérablement.

Le malade quitta alors l'hôpital.

Obs. XVIII. — P. M., 26 ans, reçu dans mon service le 3 novembre 1899, sorti guéri le 10 décembre de la même année.

Il a eu l'accident initial il y a deux ans, il s'est mal soigné.

Actuellement il présente les lésions suivantes : syphilides papulo-tuberculeuses cutanées généralisées, orchi-épididymite double, syphilides papuleuses péniennes et scrotales, adénopathie inguinale indolente.

On constate l'intégrité fonctionnelle des reins.

Le diagnostic étant établi, le malade est soumis aux injections de sérum bichloruré (10 grammes de sérum et 5 centigrammes de bichlorure d'hydrargyre), deux fois par semaine.

Après neuf injections les syphilides étaient toutes résorbées et le malade insista pour sortir de l'hôpital. Il lui restait encore une certaine induration épididymaire.

Obs. XIX. — J. N., 23 ans, reçu dans mon service le 11 décembre 1899, sorti guéri, le 14 janvier 1900. Il était atteint à son entrée dans nos salles des manifestations suivantes : chancre syphilitique phagédénique du prépuce ; chancres simples du sillon balano-préputial ; adénopathie inguinale indolente ; syphilides papuleuses cutanées ; angine syphilitique.

Les autres organes paraissent être normaux.

On constate l'intégrité fonctionnelle des reins.

Le malade est soumis au traitement par les injections de sérum bichloruré.

Localement, pour les chancres, pansement avec la pommade à l'aristol et à l'acide borique.

Pour l'angine cautérisations au crayon de nitrate d'argent et gargarismes.

Après sept injections le malade quitte le service en très bon état.

Obs. XX. — P. J., 19 ans, entrée dans mon service le 4 janvier 1900, sortie guérie le 8 avril de la même année.

Elle était atteinte, à son entrée dans le service, des lésions suivantes : syphilose ostéo-gommeuse du coude du côté droit, synovite double des coudes et gommes intra-musculaires des mêmes régions ayant déterminé une immobilisation des avant-bras qui font ensemble un angle de 45 degrés.

Les autres organes sont à l'état normal.

Pas d'albumine, pas de sucre dans les urines.

La malade ignore à quelle époque elle a été infectée ; nous ne trouvons pas d'autres traces de cette infection, ni de scrofule.

Nous la soumettons au traitement par les injections de sérum de mouton bichloruré ; 10 grammes de sérum et 5 centigrammes de sublimé corrosif et au massage avec de la vaseline résorcinée sur les plis des coudes.

Après six injections les gommes intra-musculaires étaient résorbées, ce qui confirma davantage la nature syphilitique de ses manifestations.

Nous continuâmes les injections et le massage sur les muscles contracturés.

Peu à peu la raideur disparut et les productions gommeuses se résorbèrent complètement. Mais, comme il resta encore un certain degré de contracture, qui tenait probablement à des lésions para-syphilitiques du tissu conjonctif, nous soumîmes la malade à l'iodure de potassium.

Mais, quoique la dose d'iodure ait été portée à 6 grammes par jour, et que la malade l'eût prise plus d'un mois, la contracture ne disparut pas complétement.

Nous avons donc obtenu la guérison presque complète de ces manifestations uniquement par les injections et le massage, alors que l'iodure n'a servi à rien dans ce cas.

Après dix-huit injections la malade quitta le service, pouvant bien se servir de ses mains.

OBS. XXI. — S. A., 55 ans, entré dans mon service de l'hôpital Coltza, le 10 janvier 1900, sorti guéri, le 24 mars de la même année.

Le malade ignore l'époque de sa lésion initiale syphilitique, mais dit avoir eu de temps en temps des éruptions sur le tronc et les membres.

Il n'a pas fait de traitement antisyphilitique sérieux.

Il est d'une très bonne constitution et l'urine ne contient ni sucre, ni albumine.

A son entrée dans notre clinique, le malade était atteint de syphilides tuberculo-ulcéreuses, serpigineuses du membre inférieur droit. Plusieurs de ces tubercules étaient disposés en placards circinés, reposant sur une infiltration de la peau qui était d'un rouge violacé; ils avaient les dimensions de gros pois, certains d'entre eux étaient ulcérés.

Le malade fut soumis aux injections de sérum bichloruré, 10 grammes de sérum de mouton et 5 centigrammes de bichlorure, deux injections par semaine.

Beaucoup des tubercules étaient résorbés après la sixième injection. Nous continuâmes les injections, en y joignant plus tard le massage de la peau infiltrée avec une pommade au précipité blanc.

Après quinze injections le malade quitta l'hôpital; toutes les lésions étaient résorbées, mais il restait à leur place des cicatrices noirâtres.

OBS. XXII. — P. P., 22 ans, reçu dans mon service de l'hôpital Coltza, le 8 février 1900, sorti guéri le 10 mars, de la même année.

Le malade a eu un chancre il y a trois ans, mais, n'étant pas sûr d'avoir eu la syphilis, ne s'est pas soigné sérieusement.

Il y a deux mois qu'il s'est aperçu de l'apparition, dans la région sous-maxillaire droite, d'une grosseur comme une olive, qui augmenta peu à peu de volume.

Il y a trois semaines, il constata sur sa langue quelques petites érosions.

A son entrée dans le service, on constate une gomme syphilitique ulcérée de la région sous-maxillaire droite et des syphilides érosives de la langue et de la commissure labiale droite.

Les autres organes paraissent être normaux.

L'urine ne contient ni albumine, ni sucre.

Le malade est soumis aux injections de sérum de mouton bichloruré et localement on applique sur la gomme une compresse de Priesnitz.

Les lésions buccales sont cautérisées au nitrate d'argent.

Après neuf injections le malade quitta l'hôpital guéri.

Ces vingt-deux observations, dont nous avons donné un court résumé, montrent l'efficacité incontestable de mon sérum de mouton bichloruré sur les manifestations syphilitiques les plus rebelles ordinairement.

Elles montrent encore, que l'influence de ces injections ne se fait généralement pas longtemps attendre et que les lésions tertiaires même, comme les gommes et les tubercules, se résorbent assez rapidement sous leur influence.

Nous n'avons pas eu besoin d'adjoindre à ce traitement l'emploi d'un iodure quelconque ; c'est seulement chez la malade de notre vingtième observation que, ayant jugé l'iodure utile, nous l'avons prescrit, d'ailleurs sans aucun résultat comme on l'a vu plus haut.

Nous dirons encore quelques mots de ces injections à la fin de ce travail.

DEUXIÈME PARTIE

Les injections de sérum physiologique au bichlorure de mercure.

Comme je l'ai déjà dit, je me sers depuis plus de quinze ans, pour le traitement de la syphilis, selon les cas, des différentes méthodes qu'on emploie pour combattre cette maladie.

Parmi ces méthodes, les injections de sublimé corrosif m'ont servi à traiter un nombre considérable de malades et un de mes excellents assistants le docteur V. Vasiliad, lorsqu'il était interne dans mon service, a publié dans la *Presa Medicala Romana* l'observation d'un certain nombre de cas où je l'ai employé.

Mais jusqu'à ces derniers temps je me servais, pour pratiquer ces injections, d'une solution de sublimé à raison de 2 centigrammes pour 1 centimètre cube d'eau dite physiologique en faisant deux injections par semaine.

Quelquefois même, cette solution contenait 5 centigrammes de sublimé pour 1 gramme de sérum physiologique.

Et pendant un grand nombre d'années cette méthode, qui est

employée dans tous les pays, n'a pas provoqué le moindre accident,
chez mes malades.

D'autre part, on sait que le professeur Lukasievitz (de Lemberg)
et d'autres après lui se servent d'une solution plus concentrée de
sublimé, 5 centigrammes pour 1 gramme d'eau en faisant une injection par semaine.

De mon côté, j'ai injecté (voir la deuxième observation des cas
traités par le sérum de mouton bichloruré), pendant quelque temps,
4 centigrammes de ce sel à la fois, deux fois par semaine et, fait à
noter, chez un malade paraplégique, sans observer le moindre accident. Dans quelques cas, mais rarement, j'ai porté la dose à 5 centigrammes.

J'étais donc bien fixé sur l'action de ces injections, et sur la dose
qu'on peut injecter en une fois, mais il m'a semblé qu'il serait préférable de se servir de solutions plus étendues; aussi ai-je adopté avec
empressement, en lui faisant subir quelques modifications, la méthode
de Chéron (de Paris).

On sait que cet auteur a recommandé d'injecter, une fois par
semaine, 20 grammes de la solution suivante :

1° Sublimé corrosif.	50 centigrammes.
Chlorure de sodium.	2 grammes.
Acide phénique neigeux.	2 —
Eau distillée.	200 —

soit 5 centigrammes de sublimé par injection et par semaine et il
a dit qu'on pouvait aller, sans inconvénient, jusqu'à 8 et 10 centigrammes.

Pourtant des auteurs d'une valeur considérable en syphiligraphie,
comme MM. Jullien et Morel-Lavallée, ont combattu cette méthode
à la séance du 9 novembre 1899 de la Société Française de Dermatologie.

M. Morel-Lavallée, dans un article *Sur les nodosités persistantes des
injections massives de sublimé dans le sérum physiologique*, rapporte
qu'il a essayé dans un cas les injections massives de sublimé (5 centigrammes de sublimé dissous dans 20 grammes d'eau, méthode de
Chéron) et a constaté une douleur considérable et, à la deuxième
injection, une stomatite mercurielle intense, ce qui le détermina à s'en
tenir là; six mois plus tard on constatait encore chez le malade une
nodosité douloureuse.

Dans la même séance de la Société Française de Dermatologie,
comme nous venons de le dire, M. Jullien, combattant aussi cette

méthode disait « que dans quelques cas, à la suite d'une injection de 2 centigrammes et demi de sublimé, il a observé de phénomènes graves d'intoxication, ce qui l'amena à renoncer à cette méthode ».

Aussi, selon ces savants syphiligraphes, on doit redouter et rejeter par suite les injections de sublimé, qui est un sel soluble. Or, de l'avis du plus grand nombre des médecins, les injections de sublimé constituent la méthode la plus inoffensive de traitement, si bien qu'on a pu les employer sans inconvénient, même dans les albuminuries syphilitiques.

Que dire alors des deux ou trois cas de MM. Jullien et Morel-Lavallée, où cette méthode a eu des inconvénients? Que ces cas sont exceptionnels et qu'ils doivent être mis sur le compte d'une susceptibilité particulière des malades. Et il me semble que de tels cas ne peuvent suffire à condamner une méthode, qui a donné d'excellents résultats dans un nombre extrêmement considérable de cas.

J'ai dit que la méthode du docteur Chéron me semble excellente, mais dans toute méthode il faut s'efforcer de ne pas oublier le côté pratique de la question.

L'acide phénique que Chéron incorpore dans sa solution me semble inutile, aussi je ne l'ai jamais ajouté dans mes injections. De même, il est très difficile d'injecter en une seule fois, à des malades qui ne sont pas alités, vingt grammes de la solution. C'est donc en tout cas une méthode qu'on ne peut employer qu'à l'hôpital.

C'est pour ces raisons-là que j'ai adopté, pour les injections de mon service et pour les malades de la ville, une solution de sérum physiologique, dans la proportion de deux ou trois centigrammes de sublimé pour 5 grammes, les injections étant répétées deux fois par semaine.

Il est plus facile de manier une seringue de cette capacité qu'une seringue quatre fois plus grande.

La méthode des injections pour être universellement, non seulement employée, mais préférée dans les cas où l'on ne peut recourir ni aux frictions, ni à la voie digestive, exige des solutions, que l'on introduise dans l'organisme, une ou au maximum deux fois par semaine.

Faire chaque jour une injection aux malades, comme on le fait avec le benzoate de mercure, c'est une perte de temps à l'hôpital et, en ville, on s'exposerait à faire dire que le médecin veut avoir *de la clientèle*.

Aussi, pour ma part, je n'admets que les injections qui ne doivent être répétées qu'une ou, comme je l'ai dit, au maximum, deux fois par semaine.

Donc, lorsqu'on se sert du sublimé corrosif, pour éviter d'un côté tout inconvénient et, de l'autre, pour introduire dans l'organisme du malade une dose suffisante de mercure, on doit recourir généralement à des injections à la dose de 5 centigrammes, répétées deux fois par semaine.

Les 5 centigrammes du sel mercuriel doivent être dissous dans 5 grammes d'eau stérilisée et distillée, dite physiologique.

La seringue, cela va sans dire, doit être rigoureusement stérilisée, de même la région fessière du malade doit être mise en état d'asepsie parfaite.

Le malade doit rester couché et, avant d'adapter la seringue à l'aiguille qui a été enfoncée dans les muscles, on doit attendre pour éviter d'introduire directement la solution dans un vaisseau.

Si j'insiste sur la technique, c'est qu'on n'a pas hésité à pratiquer ces injections le malade étant debout, ce qui n'est pas sans inconvénients. Avant de commencer les injections, je m'assurais d'abord de l'intégrité fonctionnelle des reins.

J'ai, depuis plusieurs mois, chargé de l'exécution de ces injections mon adjoint, M. le docteur Eug. Félix et les observations suivantes ont été prises par lui et par mon assistant M. le docteur Dudumi.

Mais, comme dans les observations du chapitre premier, je donnerai un très court résumé de ces observations ou, pour mieux dire, je n'indiquerai que le diagnostic et le nombre des injections que les malades ont reçues.

Obs. I. — J. G., 21 ans, entré dans mon service de l'hôpital Coltza, le 5 mars 1899, sorti en état de guérison le 5 avril, même année.

A son entrée dans nos salles il présentait des syphilides papulo-érosives périanales et une angine syphilitique. Après six injections, de 5 centigrammes de sublimé dans 5 grammes de sérum physiologique, le malade quitta l'hôpital.

Obs. II. — J. V., 21 ans, reçu dans mon service le 19 mars 1899, sorti guéri le 22 avril, même année.

Chancre syphilitique du sillon balano-préputial; adénopathie inguinale double; roséole et syphilides papuleuses cutanées.

Après six injections il quitta l'hôpital.

Obs. III. — Marie Gh., 50 ans, reçue dans mon service le 31 mars 1899, sortie guérie le 22 avril, même année.

Syphilides papulo-hypertrophiques vulvaires et périvulvaires. Adénopathie inguinale indolente; angine syphilitique.

Localement lavage à l'acide borique et application d'une poudre siccative. Six injections, comme dans le premier cas; après ces injections, les lésions étant complètement résorbées, la malade fut congédiée.

Obs. IV. — M. J., 22 ans, entrée le 5 avril 1899, sortie guérie le 5 mai, même année.

Syphilides papuleuses cutanées, circinées ; adénopathie inguinale indolente ; angine syphilitique.

Huit injections à 5 centigrammes.

Obs. V. — R. S., 22 ans, reçue, le 29 avril 1899, sortie le 16 mai, même année, guérie.

Syphilides papuleuses cutanées discrètes ; syphilides érosives buccales ; pléiade inguinale.

Les lésions buccales ont été cautérisées au nitrate d'argent ; gargarismes au borax et chlorate de potasse. Cinq injections, à la suite desquelles, les lésions étant effacées, la malade demanda à quitter l'hôpital.

Obs. VI. — F. I., 26 ans, reçue le 19 juin 1899, sortie améliorée le 18 juillet, même année.

Angine spécifique ; leucodermie syphilitique.

Après six injections, elle fut congédiée ; l'angine avait disparu, mais la leucodermie était peu modifiée.

Obs. VII. — M. P., 18 ans, entrée le 16 septembre 1899, sortie guérie le 15 octobre, même année.

Roséole papuleuse ; angine syphilitique ; adénopathie inguinale indolente. Six injections.

Obs. VIII. — H. Ch., 35 ans, entré dans mon service de l'hôpital, le 29 septembre 1899, sorti guéri le 22 octobre, même année.

Chancre infectant du prépuce ; pléiade inguinale ; syphilides érosives buccales, labiales et périanales ; syphilides papuleuses cutanées.

Pour le chancre, pansement à la pommade à l'aristol et à l'acide borique ; les lésions buccales furent cautérisées deux fois par semaine au crayon de nitrate d'argent. Sept injections.

Obs. IX. — Fr. S., 21 ans, entrée dans le service, le 29 septembre 1899, sortie guérie le 29 octobre, même année.

Syphilides érosives buccales, labiales et du palais ; syphilides papuleuses vulvaires, périvulvaires et périanales.

Les lésions buccales furent cautérisées au nitrate d'argent ; gargarismes ; sur les lésions des organes génitaux, lavage avec une solution de sublimé à 1/4000 ; compresses boriquées.

Sept injections, comme dans les cas précédents.

Obs. X. — A. I. Ch., 21 ans, reçu dans mon service le 4 octobre 1899, sorti guéri le 29 octobre, même année.

Chancre syphilitique balano-préputial, en voie de cicatrisation ; pléiade inguinale ; roséole ; angine syphilitique.

Sept injections.

Obs. XI. — V. P., 24 ans, entrée le 6 octobre 1899, sortie guérie le 22 octobre, même année.

Syphilides papulo-érosives vulvaires ; roséole ; angine spécifique ; alopécie ; adénopathie inguinale.

Six injections.

Obs. XII. — V. I., 21 ans, reçue dans le service le 10 octobre 1899, sortie guérie le 15 novembre de la même année.

Chancre syphilitique d'une petite lèvre; syphilides vulvaires, roséole; adénopathie inguinale indolente.

Neuf injections.

Obs. XIII. — S. A., 18 ans, reçue dans le service le 15 octobre 1899, sortie guérie le 15 décembre, même année.

Syphilides papuleuses végétantes périanales; adénopathie inguinale polyganglionnaire considérable.

Dix injections de sérum physiologique (5 grammes pour 5 centigrammes de sublimé).

Obs. XIV. — Cbr. Fr., 25 ans, reçu dans mon service le 4 novembre 1899, sorti guéri le 25 novembre de la même année.

Chancres simples multiples; roséole syphilitique; angine spécifique; adénopathie inguinale indolente.

Il a eu le traitement suivant : localement pour les chancres, pansements antiseptiques, cautérisations au crayon de nitrate d'argent pour son angine et cinq injections, comme chez les autres malades.

Obs. XV. — M. V., 37 ans, est entrée dans mon service le 15 novembre 1899, sortie guérie le 24 décembre de la même année.

Gommes syphilitiques de la face et du tronc; syphilose ostéo-gommeuse de la jambe du côté droit.

Localement sur les lésions, emplâtre de Vigo et onze injections, faites à la même dose que dans les autres cas.

Obs. XVI. — Fl. M., 18 ans, reçue dans mon service le 27 novembre 1899, sortie guérie le 27 décembre de la même année.

Syphilides érosives anales et vulvaires; angine syphilitique.

Six injections.

Obs. XVII. — M. C., 25 ans, reçue dans mon service le 30 novembre 1899, sortie guérie le 24 décembre de la même année.

Syphilides érosives buccales.

Six injections et des cautérisations au nitrate d'argent.

Obs. XVIII. — N. S., 30 ans, reçu dans mon service, le 29 novembre 1899, sorti guéri le 28 décembre de la même année.

Chancre syphilitique de la lèvre supérieure, adénopathie sous-maxillaire indolente.

Localement, pommade à l'acide borique. Sept injections.

Obs. XIX. — J. Th., 18 ans, entré dans mon service le 6 décembre 1899, sorti guéri, le 6 janvier 1900.

Chancre syphilitique du prépuce; phimosis; urétrite blennoragique aiguë; roséole papuleuse; adénopathie inguinale considérable.

Irrigations à la solution chaude de sublimé entre le prépuce et le gland; bains chauds au sublimé localement trois fois par jour. Lorsque le phimosis fut guéri, on fit des injections au protargol pour l'urétrite et je prescrivis à l'intérieur une limonade au salicylate et bicarbonate de soude.

Huit injections au bichlorure de mercure avec du sérum physiologique.

Obs. XX. — J. P., 54 ans, entré le 14 décembre 1899, sorti guéri le 21 janvier 1900.

Syphilides tuberculo-croûteuses cutanées.

Huit injections.

Obs. XXI. — S. L., 28 ans, reçue dans mon service le 14 décembre 1899, sortie guérie le 21 janvier 1900.

Syphilides papulo-lenticulaires cutanées; angine syphilitique; adénopathie inguinale indolente.

Neuf injections.

Obs. XXII. — M. S., 21 ans, entrée le 26 décembre 1899, sortie guérie le 11 février 1900.

Chancre syphilitique de la grande lèvre gauche avec œdème dur; syphilides papuleuses vulvaires et du tronc; adénopathie inguinale polyganglionnaire indolente.

Localement sur la vulve, compresses boriquées.

Douze injections au bichlorure dans l'eau physiologique.

Obs. XXIII. — M. E., 17 ans, reçu dans mon service le 30 décembre 1899, sorti guéri le 19 février 1900.

Chancre syphilitique du pénis en voie de guérison; épididymite syphilitique gauche; syphilides papulo-squameuses cutanées; adénopathie inguinale indolente; angine syphilitique; arthrite du genou gauche.

Le malade fut soumis au traitement par les injections au bichlorure, en commençant la première semaine, par la dose de 2 centigrammes par seringue, deux par semaine, puis à 3 centigrammes et localement sur le genou bandage compressif; cautérisations au nitrate d'argent pour l'angine.

Après douze injections et quelques bains, le malade sortit de l'hôpital en très bon état.

Obs. XXIV. — M. J., 54 ans, entrée dans mon service le 31 décembre 1899, sortie guérie le 18 mars 1900.

Syphilides ulcéro-serpigineuses de la région abdominale et des fesses, syphilose gommeuse du pharynx.

Deux injections par semaine au bichlorure, à la dose de 3 centigrammes chaque. Nettoyage plusieurs fois par jour à la glycérine boriquée de la lésion de l'isthme du gosier. Deux bains au borax par semaine.

A eu douze injections.

Obs. XXV. — J. G., 40 ans, entrée dans mon service le 4 janvier 1900, sortie guérie le 18 février de la même année.

Syphilides papuleuses cutanées généralisées confluentes; syphilides érosives vulvaires et périanales; adénopathie inguinale indolente.

Douze injections.

Obs. XXVI. — C. L., 26 ans, entré dans mon service le 6 janvier 1900, sorti guéri le 18 février, même année.

Syphilose ulcéro-gommeuse du voile du palais et du pharynx, perforation au-dessus de la luette.

Localement; attouchement journalier avec de la glycérine boriquée; cautérisations au nitrate d'argent.

Douze injections; à la suite il fut congédié guéri, mais avec persistance de la perforation.

Obs. XXVII. — F. D., 31 ans, entré à la clinique le 8 janvier 1900, sorti guéri le 1er mars, même année.

Chancre syphilitique balano-préputial; syphilides papuleuses du pénis et du visage; roséole généralisée avec syphilides lichénoïdes du tronc; adénopathie inguinale et cervicale.

Pansements antiseptiques, quinze injections au sublimé.

Obs. XXVIII. — D. Cr., 19 ans, reçu dans mon service le 9 février 1900, sorti guéri le 7 février de la même année.

Syphilides ecthymateuses cutanées, syphilides érosives des commissures labiales; adénopathie considérable dans le triangle de Scarpa.

Massage de la masse ganglionnaire du triangle de Scarpa avec une pommade à la résorcine, suivi d'un Priesnitz.

Huit injections au sublimé comme dans les cas précédents.

Obs. XXIX. — F. C., 20 ans, entré dans mon service le 10 janvier 1900, sorti guéri le 1er février, même année.

Syphilides érosives papulo-scrotales et balano-préputiales, syphilides pustuleuses du cuir chevelu et du front; angine spécifique; adénopathies inguinale et sous-maxillaires indolentes.

Sept injections.

Obs. XXX. — A. D., 30 ans, reçue dans le service le 19 janvier 1900, sortie guérie le 4 mars 1900.

Syphilides papuleuses cutanées discrètes; érosions du palais; syphilides érosives labiales; adénopathie sous-maxillaire.

Treize injections.

Obs. XXXI. — C. F., 26 ans, entré dans mon service le 25 novembre 1900, sorti guéri le 29 décembre de la même année.

Gomme syphilitique orbitaire gauche et sycosis bilatéral de la face.

Compresse de Priesnitz sur le globe oculaire et sur la face et huit injections au bichlorure, comme dans les cas précédents.

La gomme se résorba complètement et, chose digne de remarque, le sycosis disparut aussi.

Obs. XXXII. — L. C., 30 ans, entré dans mon service le 1er février 1900, sorti guéri le 9 mars de la même année.

Chancre syphilitique balano-préputial. Adénopathie inguinale indolente; angine spécifique.

Onze injections.

Cautérisation des lésions de la gorge au nitrate d'argent et gargarismes.

Obs. XXXIII. — M. M., 18 ans, reçue dans mon service le 6 février 1900, sortie guérie le 15 mars de la même année.

Syphilides papulo-végétantes érosives vulvaires, périvulvaires, périanales. Adénopathie inguinale indolente double; angine syphilitique.

Compresses boriquées sur les régions avec les papules; cautérisations au nitrate d'argent des lésions de la gorge.

Sept injections au bichlorure.

Obs. XXXIV. — P. P., 19 ans, admis dans mon service le 10 février 1900, sorti guéri le 6 mars de la même année.

Laryngite et angine syphilitiques.

Même traitement local et général que dans les autres cas.

Sept injections.

Obs. XXXV. — S. M., 58 ans, entré dans les salles de ma clinique le 16 février 1900, sorti guéri le 15 mars de la même année.

Syphilides papulo-lenticulaires cutanées confluentes sur certaines régions; angine syphilitique; adénopathie cervicale, sous-maxillaire et inguinale.

Sept injections. Cautérisations au nitrate d'argent pour l'angine.

Obs. XXXVI. — N. D., 24 ans, reçu dans mon service le 18 février 1900, sorti guéri le 28 mars de la même année.

Chancre syphilitique du sillon balano-préputial; adénopathie inguinale indolente.

Localement, pansement avec parties égales d'aristol et d'acide borique, précédé de lavage au sublimé. Sept injections.

Obs. XXXVII. — V. M., 21 ans, reçue dans mon service le 16 février 1900, sortie guérie le 29 mars de la même année.

Gommes syphilitiques ulcérées des membres inférieurs; adénopathies sous-maxillaire et cervicales.

Localement on appliqua des compresses boriquées.

Onze injections.

Obs. XXXVIII. — E. I., 64 ans, reçue dans les salles de la clinique le 26 février 1900, sortie guérie le 20 mars de la même année.

Syphilides tuberculeuses en placard du membre supérieur gauche et gomme ulcérée du membre inférieur du même côté.

Huit injections au bichlorure. Localement application de Priesnitz.

Obs. XXXIX. — B. A., 19 ans, entré dans mon service le 4 mars 1900, sorti guéri le 28 mars de la même année.

Angine syphilitique.

Sept injections, cautérisations au nitrate d'argent pour l'angine.

Obs. XL. — L. N., 21 ans, reçu dans mon service le 9 mars 1900, sorti guéri le 7 avril de la même année.

Syphilides papulo-érosives végétantes sur le scrotum, le pénis et le haut des cuisses; syphilides papuleuses cutanées discrètes; angine syphilitique; pléiade inguinale indolente.

Huit injections. Sur les syphilides érosives, application de compresses boriquées; cautérisations au nitrate d'argent pour l'angine.

Nous pourrions certes multiplier le nombre des observations, puisque plus de cent malades ont été traités par ces injections, pendant l'année 1899.

Mais les cas dont nous avons donné le résumé sont suffisants pour démontrer, d'une part, l'action remarquable de ces injections sur les différentes formes de la syphilis et, de l'autre, leur innocuité.

En effet à la suite de ces injections, nous n'avons observé aucun trouble ni du côté de la bouche, ni du côté de l'estomac ou des intestins.

Les injections ne sont non plus douloureuses et elles n'ont jamais laissé le moindre empâtement aux points où elles étaient faites.

Chez les femmes, comme chez les hommes, la dose de 5 centigrammes de sublimé, dissous dans 5 grammes d'eau distillée stérilisée physiologique, deux fois par semaine, peut donc être employée sans aucun inconvénient.

Il faut néanmoins, chez les très jeunes sujets, femmes ou même hommes, commencer la première semaine par la dose de 2 centigrammes, deux fois par semaine, et se tenir rigoureusement à la technique qui a été indiquée au commencement de ce chapitre.

Tous les malades qui font le sujet des observations précédentes, prenaient chaque semaine des bains chauds, et, sur plus de 500 injections faites, nous n'avons aucun accident à signaler.

Et, comme on le voit dans ces observations, les différentes manifestations de la syphilis dont les malades étaient porteurs disparaissaient après quinze ou vingt et un, rarement après trente jours.

Mais une chose sur laquelle je dois m'expliquer, c'est la signification à donner au mot *guérison* qui accompagne les observations de nos malades.

Par le mot *guérison*, en effet, on doit comprendre que les lésions, avec lesquelles les malades entraient dans notre service, disparaissaient après le traitement, car nous n'admettons la guérison complète de la syphilis qu'après plusieurs années d'un traitement méthodique.

TROISIÈME PARTIE

Les injections de calomel; le calomel en suspension dans l'huile de vaseline et dans l'eau stérilisée.

L'emploi du calomel dans la syphilis a de tout temps donné des résultats excellents et cela alors même qu'il a été administré à doses fractionnées par la voie buccale.

C'est ainsi que, il y a quelques années déjà, l'ayant prescrit chez une femme atteinte d'exophtalmie gauche avec douleurs de tête insupportables et troubles de la vue, j'ai pu dès le lendemain de son emploi constater une amélioration sensible. Étant dès lors fixé sur la maladie, j'ai institué le traitement mixte et la malade fut bientôt guérie.

Quant aux bons résultats obtenus de son emploi par la méthode sous-cutanée ou hypodermique, ils sont si nombreux et si connus de tout le monde médical, qu'il est inutile d'entrer dans leur étude. Aussi, si je parle encore des injections de calomel, c'est qu'il y a encore des adversaires de cette méthode et la discussion qui a eu lieu sur ce sujet l'année dernière à la Société française de Dermatologie et à la Société médicale des hôpitaux de Paris a été d'un tel poids qu'elle m'a fait un peu réfléchir.

Disons cependant qu'au sein de ces savantes assemblées la méthode a trouvé aussi d'ardents défenseurs.

C'est même, je dois l'avouer, la discussion en question qui me fit faire quelques recherches et recueillir de nouvelles observations concernant cette méthode.

Il est vrai que, à la suite des injections de calomel, on a signalé des accidents graves, mortels même, mais est-ce à la méthode ou au calomel qu'on doit s'en prendre ?

Et ne faut-il plutôt incriminer l'oubli des précautions qu'on doit prendre lorsqu'on pratique des injections semblables ?

Puis, comme pour toute médication, il faut tenir compte de la pureté du produit et de l'idiosyncrasie des malades.

Sans doute, celui qui n'est pas habitué à faire ces injections, qui n'a pas à sa disposition une bonne préparation stérilisée, doit plutôt recourir à d'autres méthodes qu'à celle-ci.

Pour pratiquer ces injections, on se sert généralement de l'huile de vaseline dans laquelle on met le calomel en suspension et cela dans la proportion soit de cinq, soit de dix centigrammes de calomel pour un gramme d'huile de vaseline.

Le calomel reste en suspension dans ce véhicule, il ne se dissout nullement ; on n'a donc pas une solution, mais une émulsion. Il est donc préférable lorsqu'on se sert de ce véhicule, de se servir d'une dose plus faible de calomel, soit cinq centigrammes de calomel pour un gramme d'huile de vaseline stérilisée.

Le calomel doit être en poudre fine, c'est-à-dire qu'il faut employer le calomel dit à la vapeur.

Pour que le mélange n'oblitère pas la lumière de l'aiguille il faut que celle-ci ait un certain calibre.

Le docteur A. Renault, de l'hôpital Ricord (Paris) sous le titre : *Embolies capillaires à la suite d'une injection de calomel*[1], insiste sur les accidents graves observés à la suite des injections de calomel et de

1. *Presse médicale*, 23 décembre 1899.

salicylate, dit qu'on ne doit se servir de ces injections que lorsque la vie de l'individu est en danger et que, même alors, on doit s'enquérir de l'intégrité des organes internes : rein, foie et, plus loin, dans ses conclusions, il continue ainsi :

« Nous ne possédons aucun moyen qui nous permette d'éviter avec certitude la pénétration dans le courant sanguin de sels mercuriels insolubles.

« Dans la production des embolies, quelques auteurs ont incriminé plutôt les corps gras, vaseline ou paraffine liquide, qui servent de véhicule au médicament que le médicament lui-même.

« D'abord cette assertion n'a pas été démontrée.

« En outre, il ne me semble guère possible de substituer au corps huileux un autre excipient. L'eau, par exemple, serait incapable de maintenir le mercure insoluble en suspension : nul doute que cette précipitation ne se produise sur l'heure si le véhicule était aqueux.

« Quoi qu'il en soit du rôle joué par les corps huileux, il ne faut pas oublier que le calomel, même en poudre très fine, est composé de particules qui offrent au microscope un volume très appréciable, et peuvent par elles seules obturer les fines capillaires du poumon. »

Mais pourquoi 5 centigrammes de calomel auraient-ils provoqué les accès d'embolies pulmonaires, lorsque celui-ci, administré à la dose de 10 et 20 centigrammes par jour et même de un gramme comme purgatif, ne fait rien de semblable ?

Et les accidents graves, observés par mon excellent ami et collègue, le docteur Gaucher (Paris) chez un malade, quatre mois après une injection de dix centigrammes de calomel, sont-ils réellement dus à ce médicament ?

Il est donc possible que le véhicule, l'huile, soit plutôt la cause des embolies lorsqu'il pénètre directement dans les vaisseaux sanguins.

Il faut par conséquent, d'une manière rigoureuse, éviter cette pénétration et pour cela il faut attendre quelques instants après que l'aiguille est introduite dans les tissus ; il faut y introduire des fils de coton stérilisés et s'assurer qu'on n'est pas dans un vaisseau.

Mais n'est-il pas préférable d'éviter le véhicule huileux, de prendre l'eau comme véhicule ?

M. le docteur A. Renault[1] croit la chose impossible par la raison que, dans l'eau, le calomel en suspension se précipiterait bien plus vite que lorsqu'il est dans l'huile.

En regardant rapidement deux flacons, dont l'un contient du

[1]. *Loco citato.*

calomel dans l'huile de vaseline et l'autre du calomel dans l'eau distillée, il semblerait que les craintes de M. Renault soient justifiées.

En effet, l'eau étant moins dense que l'huile n'adhère ni aussi vite, ni aussi intimement aux parois du flacon que le fait l'huile, et, en agitant le flacon qui renferme le calomel dans l'huile, ses parois sont intimement couverts par ce véhicule. Au contraire, lorsqu'on agite le flacon qui renferme le calomel à l'eau, celle-ci n'adhérant pas aux parois du flacon, on voit les granulations de calomel en suspension dans le liquide.

Mais le fait essentiel est identique dans les deux cas et admis unanimement : le calomel reste en suspension aussi bien dans un véhicule huileux, que dans un liquide aqueux.

Pour voir les choses telles qu'elles sont réellement, il faut examiner au microscope une goutte de ces deux mélanges, comme je l'ai fait plusieurs fois.

Cet examen montre que le calomel, et je parle du calomel dit à la vapeur, à grains fins, lorsqu'il est en suspension dans l'huile de vaseline, est disposé sous forme de nombreuses petites masses et de grains libres.

L'examen d'une goutte d'eau tenant le même calomel en suspension montre qu'il forme aussi des petites masses, mais celles-ci sont bien plus petites.

La chose ne doit du reste étonner personne puisque, comme nous venons de le dire, l'huile, étant plus dense que l'eau, adhère plus intimement et plus rapidement aux grains de calomel, d'où la formation de masses plus volumineuses. L'examen microscopique nous montre donc, comme je viens de le dire, la réalité des choses et de ce fait on peut tirer un enseignement pratique très important.

On sait que souvent, après les injections de calomel en suspension dans l'huile, il se produit de l'empâtement, de la tuméfaction et même des abcès aux régions fessières, au point où les injections ont été faites.

Quelquefois ces accidents ont été mis sur le compte de l'impureté du produit ou du manque d'antisepsie rigoureuse ; mais ne pourrait-on admettre que, d'autres fois, les tuméfactions tiennent à la présence même du calomel dans le point où il a été introduit ?

On a du reste constaté dans quelques cas l'enkystement du calomel dans les régions fessières, ce qui a donné des armes aux adversaires de la méthode.

Ayant donc constaté au microscope les faits indiqués, j'ai cru avantageux d'essayer les injections hypodermiques de calomel en suspension dans l'eau.

Dans ce but, j'ai prié le pharmacien de mon service, en lui recommandant de prendre du calomel pur lavé à l'alcool et dit *calomel à la vapeur*, de le bien pulvériser dans un mortier en y ajoutant peu à peu la quantité d'eau, pour avoir 5 centigrammes de calomel dans un centimètre cube d'eau distillée et stérilisée.

Il est même préférable que cette eau soit refroidie lorsqu'on triture le calomel.

Pour faire ce liquide, il est donc indispensable de prendre du calomel pur à la vapeur et de l'eau distillée stérilisée refroidie. Le flacon de 10 ou de 20 grammes, dans lequel on reçoit le liquide, doit être stérilisé ainsi que le bouchon.

Pour injecter ce liquide, on doit prendre les précautions indispensables que nous avons indiquées dans la première partie de ce travail.

Mais avec ce liquide il ne faut pas trop attendre, il ne faut pas laisser au calomel le temps de déposer.

Par conséquent, la région étant mise en état d'asepsie, on introduit l'aiguille, et une aiguille à lumière même étroite laisse facilement passer le calomel à l'eau.

On s'assure que l'aiguille n'a pas pénétré dans un vaisseau, on place dessus un petit tampon d'ouate stérilisée, on agite bien le flacon contenant le calomel, on le verse rapidement dans un verre de montre également stérilisé, et on aspire avec la seringue. On adapte alors la seringue à l'aiguille et on pousse doucement le piston ; le contenu ayant été introduit profondément entre les muscles, on retire la seringue et l'aiguille et on masse un peu la région.

On applique dessus un morceau d'emplâtre antiseptique de Vigier, ou autre.

Les injections de 5 centigrammes de calomel dans 1 gramme d'eau sont faites une fois par semaine.

Elles ne produisent que très rarement un peu de douleur et cela s'observe seulement chez les sujets nerveux.

A leur suite on n'observe généralement ni tuméfaction, ni empâtement.

J'ai pratiqué ces injections même chez les malades qui venaient dans ce but de la province, en chemin de fer, et retournaient immédiatement chez eux. Cependant je n'ai jamais observé dans ces cas aucune tuméfaction et les malades intelligents n'ont jamais accusé la moindre douleur.

Néanmoins et surtout chez les femmes, pour que ces injections soient tout à fait indolores, on peut ajouter un demi-centigramme ou 1 centigramme de cocaïne par injection.

Les avantages de la substitution de l'eau à l'huile sont donc considérables et le fait qu'on peut se servir d'une aiguille plus mince n'est pas à dédaigner, puisqu'on évite ainsi en grande partie la douleur.

Si bien qu'aujourd'hui les injections au calomel, qui auparavant étaient employées rarement dans mon service et dans ma clientèle, constituent une méthode courante pour combattre les manifestations graves de la syphilis.

Et pour terminer l'exposé de mon travail, je donnerai le résumé des observations de quelques malades traités par ces injections.

Obs. I. — Th. P., 18 ans, reçu dans mon service le 15 mars 1900, sorti guéri le 12 mai de la même année.

Chancre syphilitique de l'amygdale gauche. Adénopathie sous-maxillaire correspondante énorme; syphilides herpétiformes confluentes du tronc; dermographisme.

Nettoyage journalier du chancre amygdalien avec de la glycérine boriquée; huit injections de calomel dans l'eau distillée à raison de 5 centigrammes une fois par semaine.

Le malade quitta l'hôpital guéri, n'ayant pas eu le moindre accident, pas la moindre tuméfaction aux fesses.

Obs. II. — Al. Vas., 18 ans, reçu dans mon service le 15 avril 1900, sorti guéri le 19 mai de la même année.

Chancre syphilitique du prépuce; adénopathie inguinale indolente.

Quatre injections de calomel dans l'eau, et pansement à l'aristol et vaseline.

Obs. III. — M. R., 29 ans, reçue dans mon service, le 18 mars 1900, sortie guérie le 27 avril de la même année.

Syphilides tuberculo-croûteuses en placards de la face, du membre supérieur droit et du genou correspondant.

Six injections de 5 centigrammes de calomel, une par semaine et compresse de Priesnitz localement. Pas le moindre accident.

Obs. IV. — M. M., 24 ans, entrée dans mon service le 18 mars 1900, sortie guérie le 50 avril de la même année.

Syphilides papulo-tuberculeuses palmaires et plantaires, symétriques.

Six injections de calomel dans de l'eau stérilisée, une injection de 5 centigrammes par semaine.

Après trois injections, les lésions étaient presque disparues; je lui en fis encore trois et la malade quitta l'hôpital.

Obs. V. — E. S., 29 ans, entré dans mon service le 9 décembre 1899, sorti, pour raisons imprévues de famille, le 15 décembre de la même année.

Gomme non ulcérée de l'épididyme gauche.

Une injection le lendemain de son entrée à l'hôpital, avec 5 centigrammes de calomel.

Obs. VI. — A. B., 45 ans, admis à ma clinique, le 19 février 1900, sorti guéri le 20 mars de la même année.

Syphilose gommeuse du voile du palais et de l'isthme du gosier.

Cinq injections avec 5 centigrammes de calomel, une fois par semaine, puis il fut congédié, aucun accident.

Localement il fut journellement nettoyé avec de la glycérine boriquée.

Obs. VII. — G. I., 28 ans, entré dans mon service le 28 mars 1900, sorti guéri le 8 juin de la même année.

Syphilides papuleuses cutanées lenticulaires, confluentes, généralisées; pléiade inguinale.

Neuf injections, comme dans les cas précédents, puis le malade quitta l'hôpital, sans avoir eu le moindre accident, local ou général.

Obs. VIII. — E. P., 25 ans, entré dans mon service le 21 mars 1900, sorti guéri le 22 avril de la même année.

Gomme ulcérée du sillon balano-préputial.

Il a eu l'année dernière des manifestations papuleuses cutanées et de l'angine spécifique.

Quatre injections au calomel, puis le malade quitta le service.

Localement, compresses à l'acide borique et bains chauds au sublimé 1/4000.

Obs. IX. — B. S., 25 ans, entré dans mon service le 12 avril 1900, sorti guéri le 25 mai de la même année.

Orchiépididymite gommeuse droite.

Le malade a eu l'année dernière des syphilides papuleuses cutanées. Il a subi un traitement antisyphilitique de quatre semaines.

Je lui fis six injections au calomel, comme chez les autres malades, et il quitta ensuite l'hôpital guéri. Il n'a eu aucun accident.

Obs. X. — Al. C., 56 ans, est venu me consulter le 25 décembre 1899.

Il a eu un chancre syphilitique il y a sept ans et, depuis lors, il n'a ressenti que tout dernièrement une gêne du côté de l'isthme du gosier et de la céphalée nocturne.

En examinant la cavité buccale, je constate que la face inférieure du voile du palais est tuméfiée et d'un rouge intense. Au-dessus de la luette une perforation large comme une pièce de 50 centimes.

Le malade avale difficilement et a la voix un peu nasonnée.

Je lui propose et il accepte des injections au calomel dans l'eau, une par semaine, de 5, puis de 6 centigrammes.

Après trois injections semblables, la tuméfaction et la rougeur du voile disparaissent et le malade parle mieux. La céphalée a presque disparu. Mais pour éviter d'autres accidents, le malade me prie de continuer les injections, tant que je le jugerai nécessaire.

Je lui fis donc, avec quelques intervalles de repos, une vingtaine de ces injections. Pendant tout ce temps, je n'ai observé aucune tuméfaction locale, ni aucun trouble général. La lésion du voile a disparu complètement, mais il est resté une perforation de la dimension d'un gros pois.

OBS. XI. — G. D., 45 ans, est venu me consulter le 30 mai 1900, se plaignant d'une céphalée et de troubles dans la marche, remontant à une dizaine de jours; les réflexes rotuliens sont un peu exagérés.

Le malade ne dort pas depuis plusieurs jours, quoiqu'il prenne chaque soir du trional, du sulfonal, de la morphine.

Il avoue avoir eu différents accidents de nature syphilitique et avoir fait un traitement il y a trois ans.

Je lui propose les injections au calomel comme au malade de l'observation précédente.

Il accepte et sur-le-champ je lui fais une injection.

Une semaine après, lorsqu'il vint me voir, il me dit avoir pu dormir, la céphalée ayant diminué d'intensité. Il dit se sentir bien mieux. Les réflexes toujours un peu exagérés. Je lui fais une seconde injection, puis une troisième, à la suite de laquelle le malade est si bien qu'il me prie de les continuer. La céphalée a complètement disparu; les troubles dans la marche ont disparu et les réflexes sont à peine exagérés.

Après six injections semblables, le malade est si bien qu'il peut être considéré comme guéri.

Le 13 juillet j'ai cessé tout traitement.

OBS. XII. — R. H., 54 ans, entrée dans mon service le 10 juin 1900, sortie guérie le 14 juillet de la même année.

Syphilides papulo-ulcéreuses cutanées généralisées et circinées. Adénopathie inguinale indolente. La malade est très anémique et a de la diarrhée depuis une dizaine de jours.

Aussitôt le diagnostic de syphilis établi, je commence à lui faire des injections au calomel, comme dans les cas précédents.

Après la première injection la malade dit se sentir déjà mieux, la diarrhée a disparu.

Elle prend un bain au borax par semaine et je continue les injections.

Après six injections, elle est si bien que, sur sa demande, elle a pu sortir de l'hôpital.

Nous avons encore dix autres observations, se rapprochant des précédentes, se rapportant à des malades traités de la même manière et avec le même bon résultat.

Mais, pour ne pas prolonger ce travail, je dois les laisser de côté pour le moment.

Je dois dire, toutefois, que nous nous sommes servi de ces injections aussi dans quelques cas de lupus tuberculeux. Et cela, chez des femmes, chez lesquelles auparavant, à la suite d'injections de calomel dans l'huile de vaseline stérilisée, et malgré toutes les précautions antiseptiques, il s'était produit de l'empâtement et, chez une même, un abcès. Or, après les injections de calomel en suspension dans l'eau, nous n'observâmes rien de semblable.

En terminant ici les remarques que j'avais à faire, sur les injections mercurielles employées dans mon service d'hôpital et chez les malades de ma clientèle privée, je dirai :

Que les injections hydrargyriques, faites avec le sublimé ou le calomel, constituent une méthode énergique pour combattre les accidents graves de la syphilis.

Les injections de sublimé dissous dans du sérum de mouton sont tout aussi puissantes que les injections de calomel. *Mais chez les nerveux et les anémiques elles doivent leur être préférées.*

Les injections de sublimé dissous dans du sérum physiologique, étant à la portée de tout le monde, doivent être employées chez le plus grand nombre de syphilitiques qui ont des manifestations d'une gravité peu considérable, et chez les prostituées elles doivent être la méthode de choix.

Le calomel à la vapeur en suspension dans l'eau distillée stérilisée doit désormais remplacer le calomel en suspension dans l'huile de vaseline.

Les résultats qu'on obtient à la suite de ces injections sont si connus qu'il est inutile d'insister.

Le salicylate de mercure peut, tout aussi bien que le calomel, être mis en suspension dans de l'eau et préparé de la même manière que ce dernier.

De même que le calomel, il est bien de laver le salicylate à l'alcool bouillant lorsqu'on l'emploie en suspension dans l'eau. Celui-ci passe facilement à travers la lumière d'une aiguille étroite et il ne provoque pas de douleur.

DE L'ANGIOME SÉNILE

par le docteur W. DUBREUILH

(Bordeaux)

L'angiome sénile est une petite lésion extrêmement fréquente mais qui occasionne si peu de gêne que ceux qui en sont atteints ne s'en aperçoivent généralement pas, et qu'elle est à peu près ignorée des médecins. Les traités de dermatologie n'en parlent pas et seuls quelques auteurs anglais en font mention sous le nom très descriptif de « points de poivre de Cayenne ».

Les angiomes séniles se présentent comme de petites taches rouge vif un peu saillantes, de la grandeur d'un grain de mil à un grain de chènevis, elles sont arrondies, bien limitées et se détachent nettement avec leur couleur éclatante sur la peau normale.

La petite saillie qu'ils forment est molle au toucher, de sorte qu'on la sent à peine avec le doigt. La peau voisine ne présente aucune altération, aucune infiltration ou induration. Par une pression soutenue on peut faire pâlir très légèrement ces élevures, mais sans les faire disparaître. L'épiderme qui les recouvre est mince, souple et ne présente aucune altération. Si on examine les angiomes de près, ou mieux encore à la loupe, on voit que leur contour n'est pas régulier; il est finement lobulé, comme si la tache entière était formée par la confluence de très petits points rouges, mais cela se borne à une simple lobulation du contour, et l'on ne voit pas ces points rouges s'égrener au voisinage, ils restent toujours cohérents. Tout au plus si l'on voit quelquefois un vaisseau dilaté s'irradier à la périphérie sur une longueur de 1 à 2 millimètres.

A leur surface on voit se continuer les plis de la peau et l'on y distingue quelquefois de petits mamelons dont les interstices forment un réseau un peu plus pâle. Les petites lésions sont totalement indolentes et le malade ignore souvent leur existence; il les découvre quand on les lui montre pour la première fois, ou bien déclare qu'il les a toujours eues.

Les angiomes moins développés se présentent comme des points rouge vif à peine visibles ou comme des taches de 1 à 2 millimètres d'un rouge un peu moins vif où l'on distingue facilement une série de points rouges cohérents.

Les plus gros angiomes séniles atteignent la grosseur d'un pois, ils sont franchement saillants, arrondis, bien limités, d'un rouge écarlate ou pourpre, la surface finement mamelonnée, mous au toucher mais irréductibles. C'est tout au plus si une pression énergique et soutenue fait un peu diminuer leur volume.

Pas plus dans les gros que dans les petits on ne voit d'altération de l'épiderme; il n'y a aucune trace d'hyperkératose, et la peau voisine ne présente aucune altération.

Les angiomes séniles sont absolument indolents, mais la piqûre à leur surface est parfaitement sentie.

Si on les pique profondément ils ne saignent presque pas et il faut des pressions énergiques pour en faire sourdre une minime gouttelette de sang.

L'irréductibilité à la pression et l'absence d'hémorragie paraissent indiquer que les vaisseaux dilatés qui constituent l'angiome ne communiquent avec la circulation générale que par des voies très étroites, ce qui est confirmé par certaines particularités de leur structure anatomique.

Les angiomes séniles peuvent occuper toutes les parties du corps, mais on en voit surtout sur le tronc et les segments supérieurs des membres; on n'en voit presque jamais à la face ou aux mains. En somme ils ne siègent guère que sur les parties couvertes par les vêtements. Ils ne sont jamais groupés, mais disséminés en nombre assez restreint. Souvent on n'en trouve que deux ou trois, quelquefois on en peut trouver une vingtaine, disséminés partout, de volume et d'âge différents.

Leur développement paraît être assez lent et, une fois formés, ils persistent indéfiniment; en tout cas, je n'ai jamais observé aucun signe de régression.

Les angiomes séniles sont essentiellement une lésion de l'âge mûr. Il est rare d'en rencontrer au-dessous de quarante ans. Plus tard leur nombre augmente avec l'âge, de sorte que chez des vieillards de 70 ans on en trouve à peu près constamment; il y a cependant des variations individuelles plus grandes encore, et tel octogénaire n'en a que trois ou quatre, tandis qu'un autre âgé de 40 à 50 ans en présentera une douzaine et plus. Ils sont presque deux fois plus fréquents chez les hommes que chez les femmes et notamment chez les gens de la campagne ou qui ont exercé des professions en plein air.

D'après les recherches d'un de mes élèves, M. Vergnes, il n'y a aucun rapport entre les angiomes et la santé générale. Les individus atteints d'affections cardiaques n'en ont pas plus que les autres: l'âge paraît être le seul facteur important.

Il est une opinion très répandue parmi les chirurgiens et qui a été pour la première fois mise en avant par Trélat, suivant laquelle les petites lésions que je viens de décrire s'observeraient surtout chez les individus atteints de tumeurs malignes et comporteraient un pronostic grave. Rien dans mes observations ou dans celles de Vergnes n'autorise une pareille conclusion.

Ces angiomes surviennent chez les gens âgés à la même période de la vie que les tumeurs malignes. Les chirurgiens les ont plus particulièrement remarqués en examinant des malades atteints de tumeurs malignes en voie de généralisation, exactement comme les médecins avaient naguère particulièrement remarqué les taches ombrées chez des malades atteints de fièvre typhoïde. Il n'y a pas autre chose qu'une simple coïncidence.

L'angiome sénile, lorsqu'il est complètement développé, est constitué par une petite masse lenticulaire et bien limitée de tissu caverneux, exactement située au niveau de la couche vasculaire sous-papillaire du derme. Les vaisseaux dilatés, qui le constituent, ont un contour bien délimité et sont tapissés par un revêtement endothélial plat. Leur paroi est formée de tissu conjonctif fibreux, complètement dépourvu d'éléments musculaires et très pauvre en fibres élastiques. On n'y trouve qu'un petit nombre d'éléments cellulaires : des cellules fixes du tissu conjonctif et quelques grosses cellules à protoplasma abondant, fortement granuleux, qui offrent la forme générale des cellules plasmatiques, mais dont les granulations ont les réactions colorantes des mastzellen. Ces parois, assez minces et communes aux vaisseaux contigus, constituent, par suite, une sorte de réseau. La lumière des vaisseaux est généralement assez régulière, parfois tout à fait circulaire sur les coupes transversales, mais ordinairement irrégulière, en raison de leur enchevêtrement.

Dans les pièces recueillies sur le cadavre, les vaisseaux sont remplis de globules rouges et de globules blancs. Ces derniers, constitués par des leucocytes polynucléaires avec quelques lymphocytes, sont généralement abondants; quelquefois aussi abondants, voire même plus nombreux que les globules rouges; de sorte que quelques vaisseaux, généralement de petit calibre, se trouvent tout à fait bourrés de globules blancs. Ce ne sont cependant pas des thromboses, car les noyaux des leucocytes se colorent parfaitement et ne présentent aucun signe de dégénérescence. Souvent ces globules blancs forment des amas ou un revêtement tout le long de la paroi d'un vaisseau, dont le reste de la cavité est rempli de globules rouges. Ce fait doit tenir au ralentissement de la circulation dans l'angiome.

L'angiome forme une masse compacte et bien limitée, séparée de l'épiderme par une couche conjonctive continue et d'une épaisseur notable, immédiatement entourée sur les côtés et au-dessous par le tissu dermique normal. L'épiderme qui le recouvre ne présente aucune altération, il n'est pas sensiblement aminci, et il n'y a non plus jamais d'hyperkératose, mais la limite dermo-épidermique est aplanie, les papilles ont à peu près complètement disparu au-dessus de la petite tumeur ainsi que les prolongements épithéliaux interpapillaires. Sur le pourtour de la tumeur, on trouve quelquefois de très longs prolongements épidermiques qui viennent encadrer la tumeur et s'enfoncer sous elle.

Le contour de la masse angiomateuse n'est pas toujours parfaitement régulier. On y remarque parfois une certaine lobulation formée par des cloisons fibreuses, un peu plus épaisses, qui s'enfoncent dans sa masse et proviennent soit de la surface, soit des bords

Au voisinage des angiomes, c'est-à-dire sur leurs bords ou à leur face inférieure, on trouve parfois quelques vaisseaux dilatés.

Les très petits angiomes n'ont pas une limitation aussi nette, ni une disposition aussi compacte. Ils sont constitués par quelques groupes de vaisseaux dilatés, contournés, situés dans la couche sous-papillaire, mais n'offrant pas les caractères du tissu caverneux. On y retrouve la même abondance de leucocytes.

Le mode de développement de ces angiomes peut s'observer sur les petites lésions, ou parfois sur les bords des plus grosses. On voit quelques capillaires dilatés qui sont entourés d'une étroite zone de cellules rondes, ressemblant à des lymphocytes. Ces cellules forment aussi des boyaux d'une seule ou de plusieurs rangées, qui s'enfoncent dans les interstices du tissu fibreux et paraissent être le commencement de capillaires de nouvelle formation. Ce processus de néoformation vasculaire se montre généralement par points limités. L'angiome paraît donc s'accroître par petits amas ou glomérules successifs, ce qui correspond à l'aspect finement lobulé des lésions observées cliniquement.

En résumé, les points les plus caractéristiques de la structure des angiomes séniles sont leur situation dans la couche vasculaire sous-papillaire, la présence constante d'une couche fibreuse qui les sépare de l'épiderme, l'intégrité de l'épiderme, l'abondance des globules blancs dans les vaisseaux qui résulte de la lenteur de la circulation.

Les angiomes séniles doivent être distingués des piqûres de puce qui laissent persister assez longtemps un petit point ecchymotique. Les piqûres de puce ont une grandeur beaucoup plus régulière, elles ont toutes et constamment un millimètre environ. Leur couleur est un peu terne et non pas rouge vif. Elles sont tout à fait planes, tandis que l'angiome sénile, dès qu'il atteint un millimètre, est un peu saillant.

Les angiomes séniles sont faciles à distinguer des angiokératomes. Ceux-ci apparaissent dans la jeunesse, siègent toujours aux mains ou aux pieds. Quand ils sont saillants, leur saillie est due non pas à l'angiome, mais à l'hyperkératose qui les surmonte. Enfin dans l'angiokératome les dilatations ampullaires viennent au contact de l'épiderme; il en résulte que la thrombose y est fréquente et que surtout dans la forme hyperkératosique et typique, on trouve souvent des grains noirs logés dans l'épiderme et dus à des dilatations ampullaires thrombosées.

L'angiome sénile siège pour ainsi dire partout ailleurs qu'aux mains et aux pieds, il ne s'accompagne jamais d'hyperkératose et l'on ne trouve jamais non plus de petites thromboses. Cela tient, ainsi que nous le disons plus haut, à ce que les cavités sanguines n'atteignent jamais l'épiderme.

Les angiomes stellaires atteignent surtout les enfants et siègent à la face, notamment aux paupières et dans leur voisinage ou sur le nez. Ils sont constitués par un point rouge qui s'irradie tout autour en petits vaisseaux ramifiés de façon à former une étoile large de 7 à 8 millimètres. Le point central seul, large de moins d'un millimètre, est saillant et, quand on le pique, le sang en sort en jet. C'est un angiome artériel et une piqûre électrolytique dans le point central amène la disparition de l'ensemble.

L'angiome sénile est un angiome caverneux formé par des capillaires où le sang circule peu activement. Il ne saigne presque pas à la piqûre; il forme un amas compact et non un réseau irradié. Enfin, c'est une lésion sénile et non juvénile et qui siège presque partout excepté justement à la face.

On observe assez souvent au scrotum une variété d'angiomes qui offrent quelque analogie avec les angiomes séniles. Ce sont des petits grains rouge pourpre très saillants qui forment des séries en chapelet le long des veines superficielles du scrotum chez des gens âgés. Ils diffèrent des angiomes séniles par leur nombre généralement considérable, leur localisation spéciale, leurs rapports très étroits avec les veines superficielles du scrotum. Fordyce y a une fois observé de l'hyperkératose.

DISCUSSION

M. GAUCHER. — M. Dubreuilh vient de dire que ces petits angiomes ne sont décrits par personne; or je les ai décrits dans le second volume de mes leçons sur les maladies de la peau, à l'article angiome et j'ai même spécifié qu'ils se développaient après quarante ans. Je regrette que mon collègue n'ait pas eu connaissance de mon ouvrage.

M. CHARLES ULLMANN (Vienne). — Pardonnez si je dirige encore votre attention sur un cas de soi-disant angiomes multiples dans lequel les néoplasies se sont développées dans un âge plus avancé. Voici le moulage de ce cas, représentant la peau de la face en 1895. J'ai rapporté l'histoire du cas et le résultat de la biopsie en 1895 (dans l'*Archiv für Dermatologie*) sous le titre : Angiome éruptif. La malade a succombé à une pneumonie infectieuse offrant une certaine connexion avec l'affection cutanée elle-même. Sur ce point je renvoie à mon travail complet qui paraîtra dans quelques semaines (Festschrift emlasslich des 25 jahrigen Jubilaums des professor Kaposi). La clinique et l'autopsie ont distinctement montré que beaucoup de ces néoplasies qui ont la structure de « cavernomes » ou plus exactement de « phlébectasies miliaires » sont développées dans la peau et aussi dans divers organes internes, dans le foie, dans les muscles, sous le péritoine, toujours dans le tissu conjonctif.

ÉTIOLOGIE DU VITILIGO

par le docteur E. GAUCHER

(Paris).

Le vitiligo est vraisemblablement une affection cutanée à pathogénie nerveuse; mais la pathogénie n'est que le mode d'action des causes et les causes du vitiligo n'ont pas encore été déterminées. Or, plusieurs cas de vitiligo généralisé, dans lesquels j'ai observé des troubles de la nutrition, caractérisés par l'insuffisance d'oxydation des matières azotées et, parfois, par une légère albuminurie dyscrasique, m'ont amené à élucider les causes de cette dermatose.

Dans huit cas de vitiligo généralisé ou disséminé, très étendu, j'ai trouvé constamment un rapport azoturique faible, n'atteignant pas 80 pour 100 et abaissé une fois à 74 pour 100, une diminution d'excrétion de l'urée dont le chiffre s'est abaissé une fois à 15 grammes par 24 heures ; quatre fois l'analyse a révélé des traces d'albumine, d'origine dyscrasique, sans aucun signe de lésion rénale, cardiaque ou vasculaire.

Ces constatations se rapportent à des vitiligos dits idiopathiques, dont la cause me paraît être, en conséquence, une *auto-intoxication*, le poison morbide autogène agissant par l'intermédiaire des nerfs cutanés pour produire la dystrophie pigmentaire.

Toute autre substance toxique, non plus d'origine interne, mais d'origine externe, doit pouvoir agir de la même façon pour déterminer soit une atrophie, soit une hypertrophie du pigment cutané. Tel me paraît être, par exemple, le mécanisme pathogénique de la mélanodermie arsenicale.

Les poisons microbiens ont la même influence et c'est par une altération nerveuse d'origine toxi-infectieuse qu'il faut expliquer le développement des achromies et des hyperchromies de la syphilis, des taches achromiques de la lèpre[1], etc.

Dans toutes les circonstances précédentes, le vitiligo est d'origine toxique; il a une *étiologie toxique*, avec une *pathogénie nerveuse*.

1. V. E. GAUCHER. *Bull. de la Soc. méd. des hôp. de Paris*, mai 1899, nº 17, p. 470.

Il est bien évident, d'ailleurs, que les affections nerveuses primitives peuvent aboutir au même résultat et que, dans certains cas, le vitiligo est simplement une lésion trophique, symptomatique d'une maladie définie du système nerveux central ou d'une lésion des nerfs périphériques. Dans quelques conditions spéciales, l'altération nerveuse productrice du vitiligo est locale ; tel est le cas du vitiligo localisé, provoqué par l'application prolongée d'un bandage herniaire.

En d'autres termes, à côté du vitiligo vrai, auto-toxique et des dystrophies pigmentaires toxiques ou toxi-infectieuses, il y a place pour les altérations vitiligineuses symptomatiques des maladies du système nerveux, des lésions primitives des troncs nerveux ou des nerfs cutanés.

On pourrait donc classer ainsi les dystrophies pigmentaires de la peau :

1° Les vitiligos symptomatiques ou trophiques, à étiologie et à pathogénie nerveuses : ce sont les altérations pigmentaires cutanées des maladies ou des lésions du système nerveux;

2° Les dystrophies pigmentaires à étiologie toxique et à pathogénie nerveuse, comprenant :

a) Les hyperchromies d'origine toxique proprement dite, dont le type est la mélanodermie arsenicale;

b) Les achromies et les dyschromies cutanées d'origine toxi-microbienne, telles que les leuco-mélanodermies de la syphilis et les taches blanches de la lèpre;

c) Le *vitiligo vrai*, d'origine auto-toxique, en rapport avec un trouble préalable de la nutrition.

DISCUSSION

M. ÉTIENNE (Nancy). — J'ai publié dans la nouvelle Iconographie de la Salpêtrière une série de cas de nævi systématisés que j'ai considérés comme dus les uns à une myélite partielle, les autres à des névrites intra-utérines, vraisemblablement dues à une infection bénigne de la mère pendant la grossesse ou à des accidents toxiques dus aux accidents gastro-intestinaux si fréquents au cours de la grossesse.

CONSIDÉRATIONS SUR LE TRAITEMENT DES ÉPITHÉLIOMAS

par le professeur PETRINI DE GALATZ

(Bucarest).

Avant le mémoire de Cerny et Trunecek (de Prague) sur la *Guérison radicale du cancer épithélial*[1], nombre d'auteurs ont publié des cas d'épithéliomas améliorés et même guéris par des différentes méthodes.

Les procédés opératoires considérés par les médecins de Prague comme « la honte de la chirurgie » ont contribué, en grande partie, à guérir beaucoup de ces néoplasies.

Mais il est vrai que tous les moyens chirurgicaux et médicaux, les différents caustiques, n'étaient pas considérés comme susceptibles de guérir dans tous les cas.

C'est pour cette raison que ces deux auteurs pensent avoir trouvé dans l'application méthodique de l'acide arsénieux, le moyen le plus sûr *de guérir toutes ces néoplasies.*

Aussi nos confrères de Prague ont-ils intitulé leur travail : *Guérison radicale du cancer épithélial.*

Avant de montrer jusqu'à quel point cette méthode doit être considérée *comme guérissant radicalement les cancers épithéliaux*, nous devons jeter un coup d'œil sur les résultats obtenus par d'autres moyens. Puis nous donnerons en résumé les observations, avec photographies à l'appui, de quelques cas que nous avons guéris par des méthodes combinées déjà employées, et au sujet desquels le diagnostic a toujours été établi par des biopsies.

Gavino[2], dans une communication au Congrès de Rome, a recommandé un mélange de 10 grammes d'acide nitrique fumant et de 4 grammes de bichlorure de mercure, auquel on ajoute du papier Berzelius, pour lui donner une certaine consistance. Il cautérise la néoplasie avec ce mélange tous les dix jours et soutient avoir obtenu par cette méthode 100 pour 100 de guérisons.

N. Bloom[3] a guéri en six à sept semaines un épithéliome de la face, ayant la dimension d'une pièce de 5 francs, par les applications quotidiennes d'une pâte à l'acide lactique et à l'acide salicylique ; les premiers

---

1. Cerny et Trunecek, *La Semaine médicale*, 1897, p. 161-164.
2. XIe Congrès international de Médecine, Rome, 1895.
3. Bloom. Treatment of epithelioma of the face with lactic acide. *Journ. of cutan. and genito-urin. diseases*, avril 1895, et *Ann. de Derm. et de Syphil.*, t. VI, 1895, p. 715.

jours on appliquait une pâte plus épaisse, renfermant 60 pour 100 d'acide lactique, puis une pâte moins épaisse, renfermant moins d'acide salicylique, jusqu'à ce qu'on arrive à appliquer sur la néoplasie l'acide lactique pur. La douleur, presque nulle au début du traitement, devint sensible lorsqu'on employa l'acide lactique ; mais elle était tolérable. Il a obtenu ainsi une belle cicatrice.

A. Darier[1] a recommandé, sans avoir la prétention d'avoir un spécifique contre l'épithélioma, le bleu de méthyle et l'acide chromique. Il a guéri par cette méthode plusieurs cas d'épithélioma, siégeant dans le voisinage ou même au niveau de l'angle interne de l'œil, en un temps variant de 3 semaines à 2 mois.

Voici la technique de cette méthode : Après avoir débarrassé le néoplasma des croûtes par les procédés antiseptiques connus et touché légèrement au galvanocautère les bourrelets épidermiques lorsqu'il en existe, on anesthésie la surface de l'épithélioma par des applications de compresses de cocaïne à 10 pour 100.

Cela fait, on touche la surface de la lésion avec un pinceau trempé dans une solution concentrée de bleu de méthyle, formulée ainsi : bleu de méthyle 1 gramme ; alcool et glycérine *ââ* 5 grammes.

Les parties teintes en bleu sont alors touchées très légèrement avec un stylet d'acier trempé dans une solution d'acide chromique au 1/5.

La surface du néoplasme, après ces attouchements, prend une couleur pourpre. On réapplique encore une fois le bleu, après quoi on lave soigneusement le pourtour de la lésion, pour enlever l'excès de la solution colorée. on fait un pansement consécutif avec un cataplasme de fécule ou des compresses de sublimé à 1/1000 en permanence pour éviter la formation de croûtes qui retarderaient les applications ultérieures.

Ces attouchements sont répétés quatre ou cinq fois à deux ou trois jours d'intervalle. A partir de ce moment on ne se sert que du bleu de méthyle, jusqu'à ce que l'épiderme cicatrisé ne prenne plus la couleur. Le traitement dure de 3 à 8 semaines pour les épithéliomas superficiels, suivant leur étendue.

Pour les formes térébrantes, profondes, avec infiltration prononcée, l'auteur recommande, outre les attouchements indiqués, les injections interstitielles de bleu de méthyle, mais il faut, dit-il, être prudent dans le maniement de l'acide chromique.

Ce traitement, qui a, comme on vient de le voir, pour principe la pénétration des tissus morbides par une substance antiseptique, est

1. A. Darier. Cinq cas de guérison d'épithélioma de l'angle interne de l'œil, *Ann. de Derm. et de Syphil.*, 1893, p. 731-736.

d'une, application facile et donne des résultats immédiats excellents.

Mais de l'avis de l'auteur, les récidives sont à craindre, elles surviennent comme après d'autres méthodes ; mais, l'application étant facile, on peut avoir raison de ces rechutes, en l'employant de nouveau.

Broadbent et Guéniot (1866-1867) ont recommandé l'acide acétique pur ou mélangé par moitié avec de l'eau, en application sur les épithéliomas d'origine dite *sébacée*, et Arnozan (de Bordeaux) dit avoir obtenu 8 guérisons avec l'acide acétique dans des néoplasies semblables.

T. Domec[1] publie quelques cas traités par la méthode de Darier et soutient que le bleu de méthylène pénètre les tissus et agit bien à cause de ses propriétés antiseptiques.

Le galvanocautère et l'acide chromique entrent dans cette méthode pour débarrasser le champ d'action des tissus nécrosés et des sécrétions et favorisent la pénétration des tissus par le bleu.

Aussi, selon l'auteur, ce traitement est-il un des meilleurs parmi ceux préconisés jusqu'à présent.

Du Castel[2] dit avoir traité aussi un certain nombre de cas de cette néoplasie par les applications de bleu de méthylène précédées de cautérisations à l'acide chromique, et croit que ce traitement réussit bien dans les épithéliomes très superficiels. Mais, il est utile de pratiquer un raclage préalable de la tumeur. En outre Du Castel dit *que lorsqu'au bout d'un certain temps le bleu de méthylène semble perdre de son activité, les pansements au naphtol camphré ravivent l'action du médicament.*

Et pour terminer, il formule ainsi son opinion sur cette méthode : « Ce traitement ne guérit pas tous les épithéliomes et peut être suivi de récidives, mais c'est un moyen utile dans les épithéliomes de la face, limités et superficiels ou même profonds et inopérables ».

Enfin, nombreux sont les cas de guérison ou d'amélioration dus au bleu de méthylène, mais je ne citerai que ceux-ci. Le regretté Schwimmer a, dans la séance du 11 février 1897 de la Société Hongroise de Dermatologie et d'Urologie, présenté un homme de 60 ans, atteint d'un épithélioma de la commissure palpébrale interne droite, de 5 à 6 centimètres d'étendue qui, après douze jours de traitement par le bleu, avait déjà donné de très bons résultats.

A la même séance Herzel, Török, Justus, ont cité des cas nombreux traités avec succès par le bleu et l'acide chromique sans récidive.

Des quelques faits que nous venons de relater, il résulte sans con-

---

1. DOMEC. Du traitement de l'épithélioma de la peau des paupières et du nez par le bleu de méthylène et l'acide chromique. *Ann. de Derm.*, 1895, p. 949.
2. DU CASTEL. *Ann. de Derm. et de Syphil.*, 1897, p. 708.

tradiction possible que l'épithélioma cutané, surtout lorsqu'il est superficiel, et même quelquefois quand il est profond, peut guérir par l'application soit de différents caustiques, soit de substances antiseptiques.

Mais avant ces applications, de l'avis du plus grand nombre des auteurs, il est préférable de détruire par le galvanocautère ou par le raclage les parties néoplasiques. Je partage cette manière de voir.

Nous verrons que nous avons, selon les cas, combiné ces moyens de destruction qui, lorsqu'ils sont bien maniés, peuvent empêcher les récidives et produire plus rapidement la guérison de ces néoplasies.

Toutefois, et ceci s'observe pour d'autres lésions, plus la lésion est étendue, moins rapidement on obtient sa cicatrisation complète.

La présence des ganglions en rapport avec l'épithéliome, une tare quelconque, contribuent de même à entretenir l'ulcération et à retarder ainsi la guérison.

Mais du grand nombre des médications qui ont été proposées et qui ont donné de bons résultats dans ces cas, il se dégage ce fait, bien connu d'ailleurs, que *nous n'avons pas un spécifique contre l'épithélioma, et qu'il suffit d'un pansement antiseptique, précédé de la destruction du tissu néoplastique, pour venir à bout d'un certain nombre de ces lésions.*

Mais il est évident que tous ces moyens n'ont pas satisfait MM. Cerny et Truncecek [1], qui croient avoir découvert par leur méthode *le traitement radical du cancer épithélial.* La base de cette méthode est *l'arsenic,* qui de tout temps a été employé contre la plupart des néoplasies et dont on a loué les bons effets.

Il n'entre pas dans notre intention de rappeler ici tous ces faits et il suffit d'en citer un petit nombre d'entre eux. Lassar [2] a rapporté quelques cas de guérison de cette néoplasie, par l'emploi de l'arsenic à l'intérieur.

C. W. Allen [3] a présenté un vieillard atteint d'épithéliomas multiples de la face consécutifs à des croûtes séniles, chez lequel, sous l'influence d'une pommade à l'acide pyrogallique à 25 pour 100, un certain nombre de lésions ont guéri et d'autres se sont améliorées.

A cette occasion, Robinson a fait connaître sa préférence pour une pâte composée de parties égales d'acide arsénieux et de gomme arabique qu'on doit laisser en place de treize à seize heures (pâte de Marsden).

1. CERNY et TRUNECEK. *Loco citato.*
2. LASSAR. *Société de Médecine de Berlin,* 15 février 1895.
3. ALLEN. *New-York Dermatological Society,* 22 septembre 1896.

De son côté, H.-G. Piffard, à la même séance, a soutenu les bons effets de cette pâte, qui, selon lui, quoiqu'elle contienne beaucoup d'arsenic, serait moins dangereuse que la pâte du frère Côme qui en contient moins[1]. Il est probable dit-il, que les préparations plus fortes coagulent plus promptement les tissus et empêchent l'absorption de de l'arsenic.

L'arsenic a été, comme nous l'avons rappelé plus haut, employé à l'intérieur dans cette néoplasie avec succès et quelquefois ces succès ont été rapides.

C'est ainsi, pour ne citer qu'un seul cas, que Rille[2] a présenté un malade âgé de 60 ans, atteint d'épithéliome plat (*ulcus rodens* de la face), chez lequel la lésion qui existait depuis 13 ans s'est cicatrisée aux trois quarts à la suite de 55 injections de liqueur de Fowler.

Donc, cette substance médicamenteuse, employée aussi bien à l'intérieur qu'à l'extérieur, a, de l'avis de plusieurs confrères, donné de bons résultats dans le traitement de l'épithéliome cutané.

Cependant les idées n'ont été complètement fixées sur l'action de ce médicament que du jour où Cerny et Trunecek[3], à la suite de plusieurs essais, ont érigé son emploi au rang d'une *méthode*.

Les médecins de Prague, après plusieurs tentatives infructueuses faites avec l'arsenic en poudre, se sont arrêtés à la formule suivante :

Les applications de ce mélange ont été faites sur des *cancers exulcérés ou superficiels*. On procède de la manière suivante :

Acide arsénieux pulvérisé......................		1 gramme.
Alcool éthylique	}	ãã 75 grammes.
Eau distillée		
F. S. A. usage externe		

Le foyer néoplasique doit être tout d'abord bien nettoyé et abstergé; il ne faut pas craindre pendant cette manœuvre de faire sourdre un peu de sang frais à la surface de la tumeur, au besoin même on cruentera l'ulcération cancéreuse sur une faible étendue, pour faciliter le contact du topique avec le tissu morbide, mais si le sang s'écoulait en trop grande abondance, il faudrait sécher un peu la plaie avant d'appliquer le remède.

On agite alors la mixture arsenicale et, à l'aide d'un pinceau, on en badigeonne toute la surface du cancer. On laisse évaporer à l'air libre, puis on panse à plat si c'est nécessaire, mais il est toujours préférable de laisser l'ulcère sans pansement.

1. PIFFARD. *Annales de Dermatol.*, 1897, p. 1190.
2. RILLE. *Société Viennoise de Dermatol.*, séance du 14 oct. 1896.
3. *Loco cit.*

A la suite de cette application, le malade éprouve généralement pendant quelques heures de la douleur, qui est du reste, disent les auteurs, supportable. Dès le lendemain, le néoplasme est complètement recouvert d'une escarre produite par l'action de l'acide arsénieux.

Chaque jour, un nouveau badigeonnage est pratiqué sur cette croûte qui, de jaunâtre qu'elle était au début, devient successivement brune, puis presque complètement noire.

Le premier jour, l'escarre est fortement soudée par sa base au tissu sous-jacent, et l'on ne pourrait l'enlever sans déterminer une large perte de substance aux dépens de la tumeur.

En outre elle est mince et ne recouvre parfois qu'une partie de l'ulcère; mais elle s'épaissit peu à peu et finit par envahir toute la surface du foyer morbide. A ce moment les douleurs, ainsi que l'odeur repoussante dégagée par le processus de mortification, se sont dissipées.

Au bout d'un certain temps, on s'aperçoit que les bords de la croûte, moins adhérents, commencent à se soulever. Le sillon ainsi formé s'accentue chaque jour et une sérosité blanchâtre suinte des bords de l'ulcère.

On continue ce traitement jusqu'à ce que l'escarre devienne facilement mobilisable, ne tienne plus au tissu sous-jacent que par quelques petits faisceaux fibreux; on sectionne alors ces filaments et l'on enlève la croûte, qui peut être très dure et est formée par *le tissu cancéreux complètement momifié par l'acide arsénieux*.

L'escarre détachée, on badigeonne de nouveau le fond de l'ulcère; si le lendemain l'on ne voit apparaître qu'une croûtelle jaunâtre mince et facile à enlever, on peut être assuré que la plaie guérira toute seule et qu'il ne reste plus une parcelle du tissu carcinomateux dans le foyer morbide.

Mais s'il se forme une croûte de couleur foncée, résistante, adhérente, il faut poursuivre le traitement jusqu'à la régression totale des derniers éléments cancéreux.

Lorsque l'escarre est devenue trop épaisse, c'est ce qui arrive au cours du traitement, on doit faire le topique plus énergique et au lieu d'une solution à 1/130e comme au début, on en emploiera une à 1/100e et même à 1/80e, soit :

Acide arsénieux pulvérisé	1 gramme,
Alcool éthylique	
Eau distillée	} āā 40 grammes.

Lorsqu'il ne subsiste plus le moindre vestige du tissu cancéreux, l'ulcération néoplasique se transforme en une plaie bourgeonnante tapissée d'une fine pellicule blanchâtre, et l'on ne trouve plus d'induration ni sur les bords, ni au fond de la perte de substance. C'est alors qu'il convient de traiter la plaie comme une surface suppurante ordinaire qui commence à se recouvrir de granulations.

Si l'on veut éviter la formation de cicatrices, il faut appliquer, particulièrement sur les bords de la plaie, une pommade composée de 1 partie d'acide borique pour 10 parties de vaseline.

Si l'individu est alcoolique il faut proscrire l'usage des boissons alcooliques. Chez ces malades, le traitement est toujours plus long. Malgré tout, même chez les individus sains, d'autre part, il est toujours difficile de préciser combien de temps durera la médication; *nous avons remarqué, disent les auteurs, que les petits ulcères n'ayant jamais été opérés ne demandent que trois à quatre semaines pour arriver à la guérison complète, tandis que des cancers étendus en profondeur ou récidivés exigent deux à trois mois, et encore faut-il dans ces cas ne pas manquer d'appliquer scrupuleusement chaque jour le procédé que nous venons de décrire.*

Nous avons tenu à reproduire ici la description détaillée de la méthode de MM. Cerny et Trunecek [1].

Mais, après de nouveaux essais, les auteurs de cette méthode [2] publient de nouvelles observations, et montrent dans quelles espèces de cancers ce traitement paraît indiqué et est préférable à l'opération.

A ce sujet voici comment ils expriment leur opinion : « La curabilité du cancer par notre procédé dépend, d'une part, du degré de l'évolution du néoplasme et, d'autre part, du siège de la lésion. En ce qui concerne la première condition, il est nécessaire que les ganglions ne soient pas indurés ; quant à la seconde, il faut que l'application du topique soit réalisable. »

Et plus loin : « De tout ce que nous venons de dire, il résulte que notre procédé est surtout indiqué pour le traitement du cancer au début. »

Et plus loin : « Aussi notre méthode nous paraît-elle devoir être employée, toutes les fois que la chose se peut, pour le traitement du cancer de la face, et notamment de celui des paupières, du nez, des oreilles, des lèvres. »

Cette dernière localisation serait plus grave selon ces auteurs, aussi publient-ils les photographies de deux malades guéris, qui l'avaient présentée.

Mais on verra que les malades de nos première et deuxième obser-

1. CERNY et TRUNECEK. *Semaine médicale, loco cit.*
2. CERNY et TRUNECEK. *Semaine médicale,* 25 mars 1899, p. 97-100.

vations avaient cette même localisation et ont tout aussi bien guéri à la suite de l'extirpation par le galvano-cautère, suivie de raclage et d'application de pommade au chlorate de potasse, bien que l'un d'eux (voir 1re obs.) eût deux ganglions sous-maxillaires pris.

MM. Cerny et Trunecek[1] disent que, par leur méthode, on ne détruit pas les tissus sains avoisinants, tandis que l'intervention sanglante en sacrifie toujours une plus ou moins grande partie.

Et dans le même travail il est dit : « Le grand avantage de notre procédé, c'est que le topique décèle, comme nous l'avons déjà dit, le moindre vestige du tissu cancéreux dans la plaie et le détruit sans atteindre les tissus sains. »

D'abord les recherches histologiques ont montré que le néoplasme s'étend souvent, sinon toujours, plus loin que la lésion apparente, et on fait bien d'enlever par le galvano-cautère les tissus qui débordent la lésion de 2 à 3 millimètres.

Peut-on être sûr, ainsi que le croient ces auteurs, que l'arsenic appliqué sur la plaie détruit seulement les parties néoplasiques en respectant les tissus sains ? Et l'augmentation considérable de l'étendue de la plaie sous l'influence de ces applications, chez le malade (fig. 3, 4 et 5) du dernier travail, de Cerny et Trunecek, est-elle due uniquement à la destruction du tissu cancéreux seul ?

Ce serait plus que de la témérité que d'espérer une action semblable de la part de n'importe quelle substance médicamenteuse.

Lorsque nous avons lu le premier travail de Cerny et Trunecek, nous avons cru qu'enfin le *traitement radical de l'épithéliome* était découvert, et nous l'avons de suite employé chez un malade, atteint d'un épithélioma du prépuce.

Mais l'ulcération faisant toujours des progrès, les ganglions de la région inguinale droite s'étant tuméfiés considérablement, nous fîmes passer le malade dans un service de chirurgie, où il fut opéré.

Nous essayâmes ce même traitement chez d'autres malades atteints d'épithéliome du nez et en outre chez une femme, que je n'avais pas réussi à guérir par le traitement qui a été employé pour les malades dont je présente les photographies.

Nous ne pûmes le continuer longtemps à cause des douleurs insupportables que ces applications produisent et la malade insista pour quitter l'hôpital.

Toujours à cause de la douleur que ces applications provoquent, nous avons renoncé à l'emploi de cette méthode.

1. *Loco cit.*

La douleur est en effet très forte et dure plusieurs heures ; à la rigueur, elle peut être supportée par des gens du monde, résignés, intelligents, mais elle ne l'est pas par les gens du peuple.

A ce sujet, les révélations qu'Hermet a faites à la Société française de dermatologie, à propos d'un malade traité à Prague, sont des plus intéressantes.

Hermet[1], à ladite séance, a déclaré que, de l'avis même de Cerny et Trunecek, beaucoup de leurs malades ont aussi refusé ce traitement à cause de ces douleurs insupportables, qui durent de 5 à 9 heures.

L'épithéliome qui a récidivé après l'opération est aussi, selon lui, plus rebelle à cette méthode.

Toujours à la même séance, M. Hallopeau a dit que la méthode en question, donnant lieu à des douleurs très vives, ne peut être employée que pour les petites néoplasies de ce genre.

A son tour, Du Castel, a dit qu'il a essayé ce traitement, mais qu'il y a renoncé en raison de l'inflammation considérable qu'il a provoquée.

Bien plus, en examinant attentivement le malade qu'Hermet présentait et qu'il considérait comme guéri par la dite méthode, il a découvert quelques bourgeons saillants qui, selon lui, pouvaient être néoplasiques.

La même remarque a été faite par Barthélemy, qui a considéré les nodules existants chez ce malade comme des nodules de récidive.

En outre, pour lui, l'opération suivie de l'application du caustique de Filhos est préférable, car on ne peut pas dans tous les cas attendre pendant 3 ou 4 mois.

Plusieurs malades, soignés par lui par ce dernier procédé, ont été guéris et la guérison s'est maintenue.

Toutefois des cas de guérison, dus à la méthode des auteurs de Prague, ont été publiés. Mais, des citations précédentes, il ressort clairement que cette méthode, qui avait été présentée comme guérissant radicalement le cancer épithélial, ne guérit pas plus rapidement que d'autres moyens et que, d'autre part, elle n'est pas acceptée par beaucoup de malades à cause des douleurs vives qu'elle provoque et qu'enfin elle n'influence pas favorablement les néoplasies accompagnées de tuméfaction des ganglions lymphatiques.

Elle perd donc de ce chef le titre de méthode de guérison radicale des épithéliomas.

C'est ainsi que, à l'occasion de la présentation, à la Société française de dermatologie et de syphiligraphie, d'un malade atteint d'épithéliome

1. HERMET. *Annales de Dermatol.*, 1898, p. 226-251 et 559-562.

du nez. Brocq[1] s'est déclaré partisan du traitement par le raclage, suivi d'applications de chlorate de potasse ou bien de la destruction au galvano-cautère.

Cette même méthode de traitement a été soutenue par Darier; ce dernier a vu des cas traités par le raclage ou la cautérisation qui n'avaient pas récidivé au bout de six ans.

Darier recommande de faire une biopsie sur le bord de la lésion pour se renseigner sur le degré de malignité de la néoplasie. Si la lésion est simplement papillaire elle est bénigne, tandis que si elle est du type carcinomateux elle est maligne.

Selon Gastou, le traitement réussit mieux lorsqu'on trouve dans les préparations beaucoup de cellules lymphatiques; tandis que, si l'on rencontre un plus grand nombre de cellules épithéliales, disposées en amas ou sous formes de travées, les récidives sont à craindre.

Il faudra donc, ainsi que l'a dit Darier, recourir à une biopsie avant d'établir le pronostic.

Pour en finir avec l'étude de la méthode de Cerny et Trunecek, nous signalerons le travail du docteur G. Robillard[2] qui rapporte 8 cas traités par cette méthode.

Il dit que cette méthode est plus rapide, mais qu'elle échoue dans quelques cas où une autre méthode peut réussir.

On doit attendre de l'arsenic, dit-il, une cicatrisation plus rapide et non une guérison radicale, car il y a des récidives.

Robillard dit que la méthode ne réussit pas dans les épithéliomes à forme purement épithéliale et dans ceux qui rappellent l'aspect de sarcomes. Elle agit mieux s'il existe un mélange d'éléments embryonnaires et épithéliaux.

« Elle agit bien dans les épithéliomes papillomateux simulant la structure histologique des verrues séniles s'accompagnant d'infiltration leucocytaire. »

De la sorte cette méthode a, de l'avis de tous les auteurs et même de Cerny et Trunecek, des indications et des contre-indications.

C'est pourquoi, comme nous l'avons dit déjà, nous n'avons pas encore à notre disposition une méthode spécifique, guérissant radicalement tous les cas de cancroïdes de la peau.

Aussi nous avons été obligé de recourir à des moyens déjà connus, grâce auxquels, avec de la persévérance, nous avons guéri une douzaine de cas, c'est-à-dire presque tous ceux que nous avons eus à soigner.

---

1. Brocq, *Société française de Dermat.*, séance du 1er mars 1900 et *Revue de thérapeutique médico-chirurgicale*, 1900 n° 7.
2. *Annales de Dermatol. et de Syphil.*, 1899, p. 812.

Nous avons pensé que, du moment où on détruirait par l'opération tout le tissu morbide, on arriverait, grâce à un pansement régulier avec des substances antiseptiques et à l'emploi de l'arsenic à l'intérieur, à une cicatrisation complète, à la guérison du néoplasme.

C'est de cette manière que j'ai traité les malades qui font le sujet des observations suivantes, dont je donnerai seulement le résumé.

Obs. 1. — *Épithéliome de la lèvre inférieure, ulcéré en partie.* — Le nommé N. J..., âgé de 56 ans, est entré dans mon service de clinique le 25 mai 1898, et est sorti guéri le 26 juin, même année.

Il est d'une constitution lymphatique et a été, il y a quelques années, atteint de fièvre typhoïde; autrefois a eu des amygdalites. La maladie actuelle a commencé il y a deux ans, par une égratignure qui saignait facilement et était accompagnée de démangeaisons.

État à l'entrée à l'hôpital. — A la partie moyenne de la lèvre inférieure, intéressant la muqueuse de quelques millimètres, on constate une tumeur, grosse comme une amande (2 centimètres de longueur dans le sens de l'axe de la lèvre et 1 centimètre de largeur), ulcérée du côté droit sur la largeur d'une pièce de 50 centimes; sa partie gauche n'est pas ulcérée, mais végétante, comme une papule syphilitique.

Les bords de cette néoplasie sont durs, le fond saigne facilement et offre une surface inégale.

Le malade accuse de la douleur lorsqu'il mange ou lorsqu'il parle, ou bien s'il rit.

De chaque côté de la région sous-maxillaire, on constate un ganglion lymphatique, gros comme une noisette.

Pour m'assurer du diagnostic, j'ai excisé un petit fragment de la partie non ulcérée de cette tumeur, dont après fixation par le sublimé acétique et durcissement par l'alcool et la celloïdine, on a fait des coupes fines au microtome.

Celles-ci ont été colorées par l'éosine et l'hématoxyline, par le picro-carminate de Ranvier, par le carmin au borax et par la thyonine phéniquée, pour la recherche des bactéries. L'examen microscopique des préparations m'a montré qu'il s'agissait d'un *épithéliome pavimenteux* à globes épidermiques et avec des îlots de cellules embryonnaires.

Le diagnostic fait, je procède au traitement suivant :

Je fais déterger, par des solutions antiseptiques de sublimé et d'acide borique, la surface du néoplasme que j'anesthésie par l'application de petites compresses trempées dans une solution de cocaïne à 1/100°.

Ensuite j'extirpe tout le néoplasme au galvano-cautère et je racle avec la curette de Volkmann tout le fond de la lésion.

J'anesthésie encore avec la cocaïne, je cautérise avec le nitrate d'argent et on applique une petite compresse imbibée de vaseline boriquée.

Le lendemain, après avoir lavé la plaie avec une solution de sublimé à 1/1000°, on fait l'application d'une pommade renfermant moitié de chlorate de potasse et on fixe avec une petite bande.

Chaque jour on renouvelle ce pansement en procédant de la même manière.

La cicatrisation a commencé au bout de peu de temps et elle fut complètement terminée au bout d'un mois seulement.

Après trois jours d'observation, sous aucun pansement, le malade a quitté l'hôpital guéri.

Obs. II. — *Épithélioma ulcéré de la lèvre supérieure.* — Le nommé R. V..., âgé de 28 ans, est entré à l'hôpital le 20 septembre 1896 et est sorti guéri le 7 novembre de la même année.

Antécédents. — A l'âge de 22 ans, pendant qu'il faisait son service militaire, il reçut un coup de pied de cheval sur la bouche, ce qui donna lieu à une plaie.

Quatre semaines après il était guéri de cette lésion.

Rien autre à noter au sujet de sa maladie actuelle, qui remonte à 5 ou 6 mois avant son entrée à l'hôpital.

A cette époque, le malade vit paraître sur le milieu de sa lèvre supérieure quelques saillies, qui se recouvrirent de croûtelles, que le malade a enlevées par le grattage, en mettant à nu une surface saignante.

Cette lésion occupa au commencement la partie gauche de cette lèvre, puis, par extension, envahit aussi le côté droit.

État actuel à l'entrée à l'hôpital. — Le malade est de bonne constitution, mais, se nourrissant mal, il est maigre, anémique.

Il présente sur la lèvre supérieure, intéressant aussi la muqueuse, deux ulcérations, une près de la commissure labiale droite, l'autre près de la commissure labiale gauche.

Celle du côté gauche est un peu plus large qu'une pièce d'un franc, ovale de forme, s'étendant sur la muqueuse adjacente; en bas, elle correspond à la commissure labiale gauche et s'étend en haut jusqu'à l'aile gauche du nez.

La surface de cette ulcération est couverte d'une certaine quantité de sécrétion purulente; les bords sont calleux, durs à la palpation.

Celle du côté droit a 1 centimètre de largeur, se termine un peu avant la commissure labiale correspondante.

La forme de cette ulcération est plutôt arrondie, son fond est rougeâtre et purulent et elle intéresse aussi la muqueuse dans une étendue de 4 millimètres.

Les bords de cette ulcération sont aussi durs, saillants, scléreux.

Les ganglions lymphatiques ne sont pas intéressés.

Quoique ces lésions avaient les caractères d'un épithélioma, nous avons, en raison de l'âge du malade, fait l'examen microscopique pour établir sûrement le diagnostic.

Cet examen nous a montré que nous avions affaire à un épithélioma pavimenteux lobulé.

La recherche du bacille de Ducrey-Unna a été complètement négative.

Le malade a été soumis au traitement suivant :

1° Destruction des bords de la néoplasie au galvano-cautère, précédée de lavages antiseptiques et d'anesthésie par la cocaïne et raclage du fond des ulcérations avec la curette. Pansement consécutif quotidien comme dans le cas précédent.

2° Injection chaque jour de la solution de Fowler à la dose de 4 à 5, 6 et 7 milligrammes.

Au bout de quelques jours, ayant remarqué un petit nodule néoplasique sur le bord d'une de ces ulcérations, je l'ai enlevé, toujours au moyen du galvano-cautère.

En outre, un peu plus tard, un semblable nodule fut encore extirpé au niveau de l'autre ulcération.

Outre le pansement journalier (lavage au sublimé; application d'une pommade à parties égales de chlorate de potasse) je cautérisai au nitrate d'argent, deux fois par semaine, toute la surface de ces lésions.

La surface ne tarda pas à devenir bourgeonnante ; les bords des néoplasies devinrent souples et la réparation progressa chaque jour.

Le 7 novembre, les deux ulcérations étaient complètement cicatrisées ; celle de gauche s'était réparée la première.

La guérison complète, avec une belle cicatrice, a été obtenue après 40 jours de traitement.

On remarquera que, dans ces deux cas, la néoplasie intéressait aussi une certaine étendue de la muqueuse labiale, et que, dans la première observation, le malade avait aussi deux ganglions sous-maxillaires gros comme des noisettes. D'un autre côté on sait que les lésions néoplasiques et même d'autres lésions, siégeant aux lèvres, c'est-à-dire en des points soumis à des irritations fréquentes, guérissent difficilement.

Obs. III. — *Épithélioma ulcéré du nez.* — Le nommé J. B..., âgé de 65 ans, est entré à ma clinique de l'hôpital Coltza le 20 septembre 1895, et est sorti guéri le 25 janvier 1896.

Le diagnostic a été établi aussi par l'examen microscopique d'une biopsie.

Comme antécédents, on ne trouve rien d'important en ce qui concerne sa maladie actuelle.

Le début de la néoplasie remonte à une année.

État actuel à son entrée dans le service. — Il est de bonne constitution, mais un peu amaigri.

Les ganglions lymphatiques ne sont pas pris.

Le néoplasme est situé à la partie moyenne et supérieure du lobule du nez, et a l'étendue d'une pièce d'un franc.

Les bords sont calleux, blanchâtres, durs à la palpation et un peu proéminents. Le fond est couvert de détritus croûteux d'un gris noirâtre.

Après avoir établi le diagnostic par l'examen microscopique de plusieurs préparations, j'ai eu recours au traitement suivant : Nettoyage du fond de la néoplasie par des lavages tièdes avec une solution de phénosalyl à 1 0/0 ; anesthésie de la surface par la cocaïne à 1 0/0 ; raclage avec la curette de Volkmann de toute la néoplasie ; anesthésie à la cocaïne et pansement à la vaseline boriquée.

Puis, chaque matin, lavage de toute la plaie avec une solution de 1 °/oo de sublimé, suivi de badigeonnage avec la solution concentrée de violet de méthyle puis avec l'acide chromique (méthode de Darier, voir plus haut).

J'ai continué ce traitement jusqu'au 10 octobre, époque à laquelle j'ai été obligé d'enlever avec le galvano-cautère les bords de la lésion ; puis, après lavage au sublimé chaque matin, je faisais appliquer sur la surface morbide un mélange d'acide borique et d'aristol, en poudre finement porphyrisée.

Le 17 octobre, j'aperçois encore sur les bords de la néoplasie deux petits nodules néoplasiques que j'extirpe, toujours au galvano-cautère.

Je reprends de nouveau le pansement selon la méthode de Darier.

Le 26 octobre, comme la cicatrisation se fait trop lentement, je suspends l'emploi de la méthode de Darier et je prescris de faire le pansement suivant : Lavage chaque matin avec la solution de sublimé suivi de l'appli-

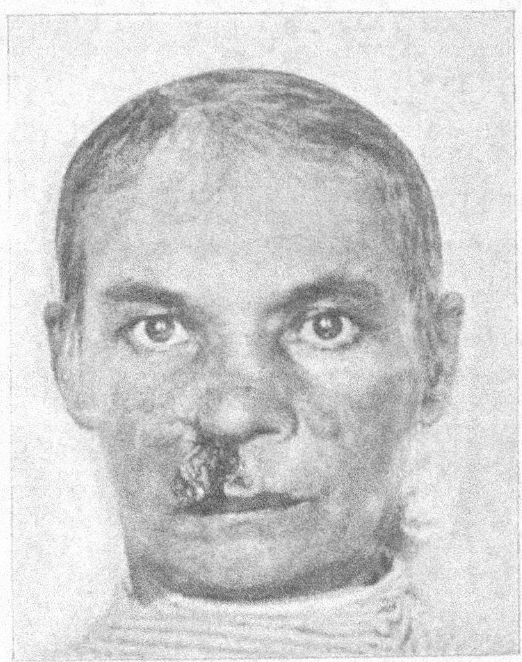

Fig. 1. — Avant le traitement.

cation de la pommade : chlorate de potasse, 10 grammes ; résorcine, 2 grammes ; vaseline, 10 grammes.

Je prescris en outre au malade, qui prenait déjà depuis son entrée dans le service des cachets d'arséniate de soude avec du bicarbonate de soude, du vin de quinquina avec de la glycérine et du phosphate de soude.

Le malade a continué ce traitement jusqu'au 22 janvier 1896, époque à laquelle la cicatrisation complète a été obtenue.

Je cesse alors tout traitement, et comme la cicatrisation était encore récente, j'ai, selon mon habitude, recommandé, pour éviter toute exco-riation, l'application journalière d'une poudre, composée par parties égales de talc, d'aristol et d'acide borique.

Trois jours après, ayant constaté que l'épidermisation était parfaite, le malade a été congédié en état de guérison complète.

Obs. IV. — *Épithelioma ulcéré de la lèvre supérieure et du sillon naso-labial droit; adénopathie sous-maxillaire à droite.*

Le diagnostic a été établi aussi par l'examen microscopique d'un fragment excisé.

La nommée M. D..., âgée de 50 ans (voir les photographies 1 et 2), est

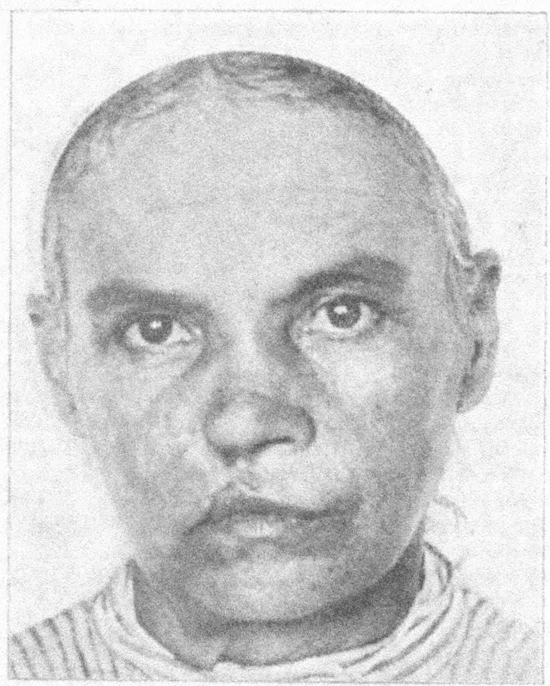

Fig. 2. — Après le traitement.

entrée à ma clinique le 6 avril 1899, et est sortie guérie le 10 juillet de la même année.

Antécédents. — Le père de la malade est mort de vieillesse à 70 ans; sa mère, qui est bien portante, est âgée de 71 ans.

Rien à signaler dans ses antécédents personnels.

Histoire de sa maladie actuelle. — La malade dit qu'en décembre 1897, pour la première fois, elle a eu des démangeaisons dans le sillon naso-labial droit, et qu'en se grattant, elle vit, avec le temps, cette région se tuméfier, devenir rougeâtre et se recouvrir de squames.

Après quelques mois, en août 1898, elle constata dans la même région un petit nodule gros comme un pois, ulcéré au centre, saignant facilement, accompagné d'une légère démangeaison.

Cette ulcération s'étendit avec le temps sur l'aile droite du nez et sur la moitié droite de la lèvre supérieure, en pénétrant même dans le vestibule de la fosse nasale correspondante.

État à l'entrée à l'hôpital. — La face attire toute notre attention.

On constate une vaste ulcération qui occupe l'aile droite du nez, la moitié de la lèvre supérieure du côté droit, dans sa presque totalité, et s'étend à la partie antérieure de la fosse nasale correspondante, au sillon labio-nasal droit et un peu vers le côté gauche de cette lèvre sur la ligne médiane.

Cette ulcération a des bords proéminents, durs à la palpation, adhérents, et revêt la forme d'un fer à cheval irrégulier.

Le fond de la lésion a une couleur rougeâtre, saignant facilement et est couvert en partie d'une sécrétion sale, jaunâtre.

Il est un peu excavé.

Les dimensions, comme on le voit sur la photographie, dépassent celle d'une pièce de 5 francs en argent.

Les analyses de l'urine et l'examen des autres organes ne permirent de reconnaître aucune altération.

Ganglions lymphatiques. — Dans la région sous-maxillaire, de chaque côté on constate un ganglion lymphatique, gros comme une noisette, dur à la palpation et non adhérent.

Voici le traitement suivi : Après avoir détergé la surface de la lésion, j'anesthésiai avec une solution de cocaïne à 1 0/0, puis j'excisai avec le bistouri les bords sur toute leur étendue et un peu plus loin que la lésion apparente, en raclant son fond avec la curette. J'anesthésiai de nouveau avec la solution de cocaïne toute la surface de cette plaie, que je cautérisai ensuite avec le galvano-cautère. Pansement immédiat avec une pommade contenant de la cocaïne et de l'acide borique.

Puis, chaque jour, on fait le pansement suivant :

1° Lavage de toute la surface de la lésion avec du sublimé à 1/1000° et application d'une pommade, composée à parties égales d'airol, de chlorate de potasse et de vaseline, à laquelle on prenait soin d'ajouter une petite proportion de cocaïne lorsque la malade accusait de la douleur.

2° Deux fois par semaine, cautérisation avec le crayon de nitrate d'argent.

3° Injection chaque jour avec une solution d'arséniate de soude, en commençant par 4 milligrammes et en augmentant tous les dix jours la dose de 1 milligramme.

La malade a reçu pendant tout le traitement 55 injections, et est arrivée à la dose de 1 centigramme par jour.

En continuant ce traitement pendant lequel j'ai eu à détruire, toujours par le galvano-cautère, deux nodules néoplasiques qui s'étaient formés sur le fond de la néoplasie, j'ai obtenu la guérison complète.

Obs. V. — La nommée El. N..., âgée de 40 ans, est entrée dans mon service d'hôpital le 10 juin 1899, et est sortie presque guérie le 20 août de la même année. (Pour cause d'affaires de famille, la malade a dû quitter l'hôpital avant la guérison complète.)

Le diagnostic, établi également par le microscope, a été *épithélioma de l'angle naso-palpébral droit* (voir la photographie avant et après le traitement; photographies 3 et 4).

Antécédents. — Les parents, père et mère, de la malade sont morts de vieillesse et avaient une bonne santé.

La malade elle-même dit avoir toujours joui d'une bonne santé avant sa maladie actuelle.

Histoire de la maladie actuelle. — La malade dit s'être aperçue en 1896, elle ne peut préciser le mois de l'apparition sur la partie supérieure et moyenne du côté droit du nez d'une plaque rouge, squameuse, de la largeur d'une pièce de 50 centimes, accompagnée de démangeaisons.

La malade grattait souvent cette région pour calmer la démangeaison; les croûtelles s'enlevaient, la surface saignait et, comme elle continuait à se gratter, la lésion s'étendit jusqu'à atteindre la paupière correspondante.

État à l'entrée à l'hôpital. — La malade est d'une bonne constitution, bien développée et tous les organes paraissent être en bon état.

La face seule attire notre attention.

On constate dans la région indiquée (voir la photographie) une large ulcération, à bords un peu saillants, durs à la palpation, d'aspect calleux, à fond rougeâtre, recouverte en partie d'une matière gris jaunâtre, en partie saignante et irrégulière.

Cette ulcération ou, pour mieux dire, cette surface érodée occupe une portion de la partie latérale droite du nez, le sillon naso-palpébral, la commissure interne de l'œil droit, la paupière inférieure correspondante, et son bord libre qui est en partie détruit.

Les dimensions de cette néoplasie sont les suivantes :

Son diamètre transversal ou oblique a 5 à 5 centimètres 1/2, et s'étend de la commissure externe de la paupière jusqu'à la ligne médiane du nez.

Le diamètre vertical partant du bord de la paupière inférieure a 2 centimètres 1/2.

La surface de cette lésion présente plusieurs nodules néoplasiques, blanchâtres, et quelques zones ulcérées, d'où son aspect irrégulier.

La paupière inférieure est, comme je viens de le dire, également intéressée par la néoplasie et son bord libre est érodé, irrégulier.

Les cils sont tombés.

L'œil de ce côté est souvent larmoyant, les larmes humectent toute la surface malade.

Les ganglions lymphatiques ne sont pas atteints.

Aussitôt le diagnostic établi, la malade est soumise aux injections sous-cutanées d'arséniate de soude.

Le 25 juin, j'anesthésie à la cocaïne toute la surface de la néoplasie, et j'enlève avec le galvano-cautère tout le tissu morbide, en commençant par ses bords.

Je racle aussi avec la curette le fond de la néoplasie, j'anesthésie de nouveau pour cautériser enfin avec le nitrate d'argent.

On applique ensuite de la vaseline boriquée et cocaïnisée.

Le pansement fait chaque jour consiste dans le lavage de la lésion avec la solution de sublimé à 1/4000, et l'application de pommade renfermant parties égales d'airol et de chlorate de potasse.

Deux fois par semaine cautérisations au nitrate d'argent cristallisé.

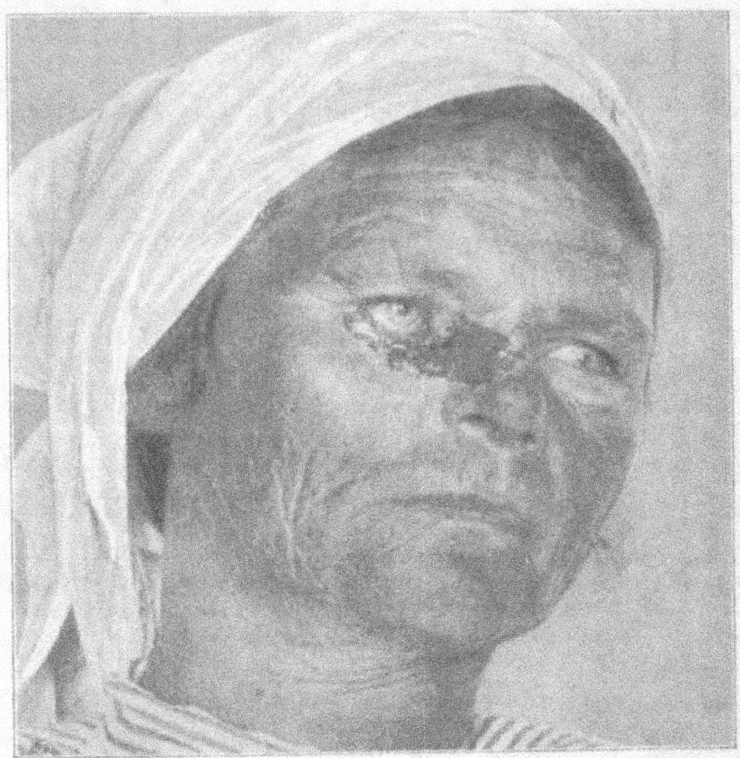

Fig. 3. — Avant le traitement.

On a fait ainsi en tout 56 injections d'arséniate de soude, et on a atteint la dose de 1 centigramme par jour.

Pendant que j'étais en vacances, la malade fut congédiée sur ses instances, pour des affaires de famille, sans être complètement guérie ; mais comme on peut le voir sur la photographie, la partie la plus rebelle au traitement était complètement cicatrisée et la portion persistante aurait été bientôt guérie, si la malade n'avait pas quitté l'hôpital.

Néanmoins ce cas constitue un exemple remarquable de guérison et cela après deux mois seulement de traitement.

Obs. VI. — Le nommé S. T..., 50 ans, est entré à l'hôpital le 1er novembre 1899 et est sorti guéri le 4 décembre, même année.

Le diagnostic, établi cliniquement et par le microscope, a été *épithélioma du nez* (voir les photographies 5 et 6).

Rien à signaler dans les antécédents de famille.

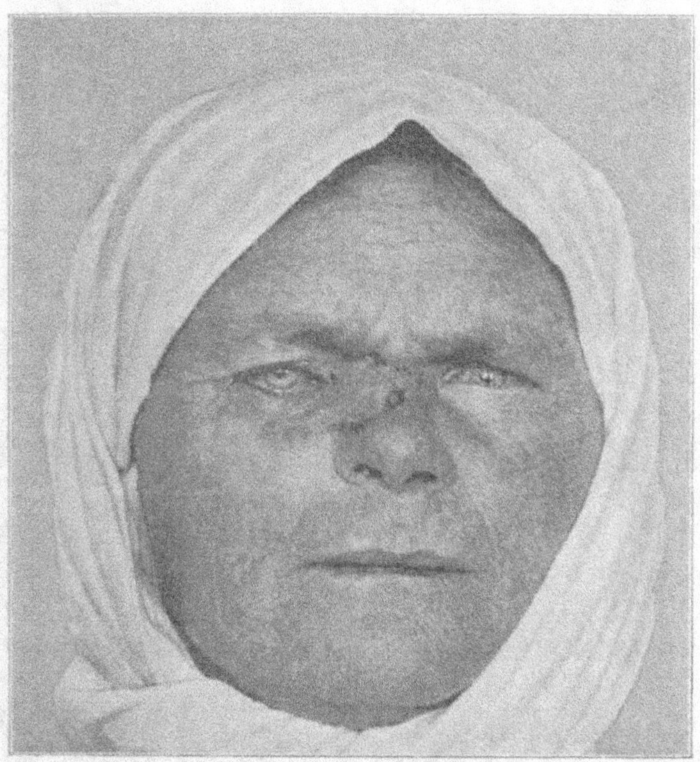

FIG. 4. — Après le traitement.

Personnellement, il a eu des fièvres paludéennes dans son enfance et la variole.

Histoire de la maladie actuelle. — Le malade dit avoir vu paraître, en 1892, à la racine de son nez, un petit bouton, accompagné de démangeaisons, qu'il grattait souvent.

Au bout de quelque temps, cette lésion s'ulcéra, mais les progrés du mal allaient assez lentement, ce qui explique que même aujourd'hui, sept ans après son début, elle n'est pas très étendue.

Pendant ce laps de temps, la lésion se couvrait souvent d'une croûte, ce qui faisait croire au malade qu'elle était guérie; mais l'enlèvement de cette croûte par le grattage mettait de nouveau à nu une ulcération saignante.

État à l'entrée. — Le malade est de bonne constitution et tous les organes paraissent normaux.

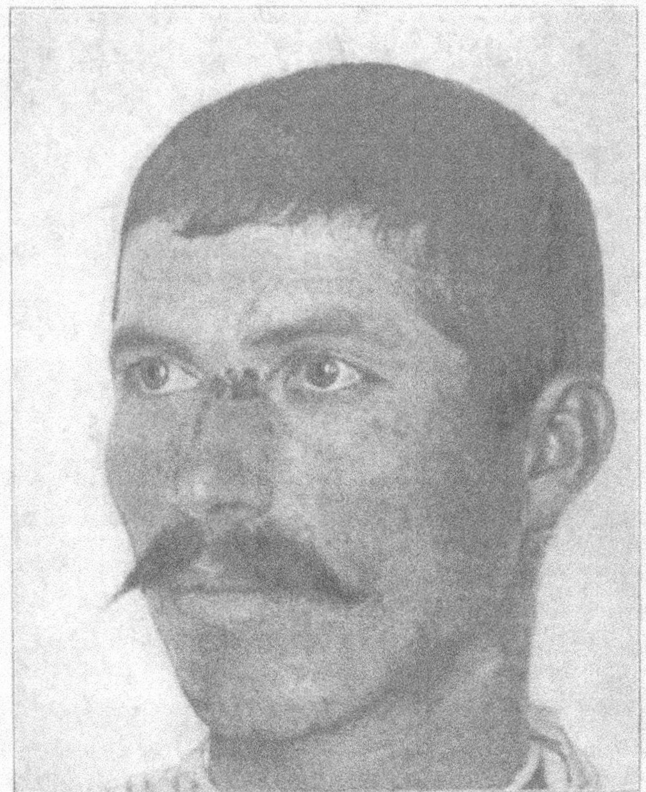

Fig. 5. — Avant le traitement.

Il présente des cicatrices de variole.

A la racine du nez on constate une ulcération, de forme ovale, atteignant 2 centimètres de diamètre longitudinalement et 1 centimètre transversalement.

La lésion commence un peu en arrière de l'angle interne de l'œil gauche et occupe le côté gauche de la racine du nez, son bord antérieur et la partie supérieure de son côté droit.

Les bords de l'ulcération sont irréguliers, un peu saillants; le fond a une couleur rougeâtre, est également irrégulier et couvert d'une matière sale grisâtre, quelquefois sanguinolente.

Les ganglions lymphatiques voisins ne sont pas augmentés de volume.

Traitement. — Anesthésie par la cocaïne; destruction de la néoplasie

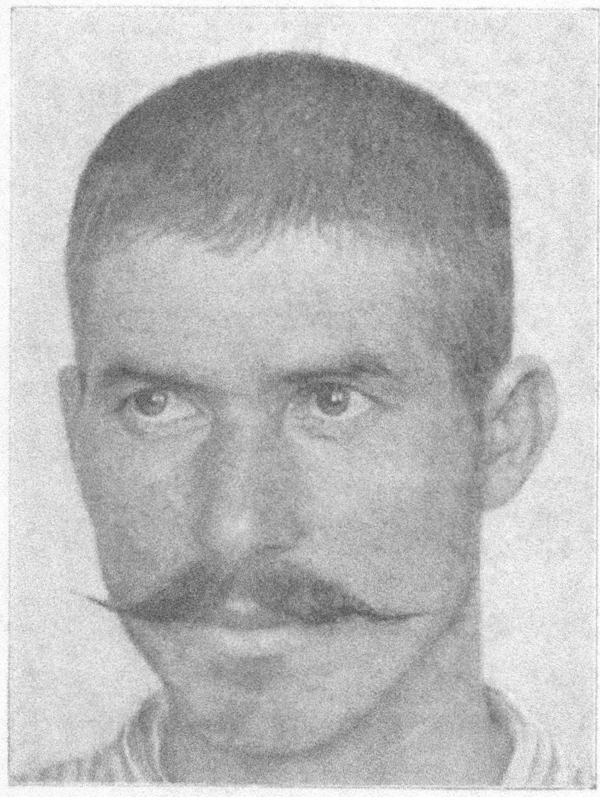

FIG. 6. — Après le traitement.

par le galvano-cautère, pansement consistant en lavage au sublimé et applications de pommade au chlorate de potasse et à l'airol.

La guérison complète a été obtenue au bout de trois semaines seulement et la cicatrice est belle.

OBS. VII. — Épistimia N..., âgée de 19 ans, est entrée dans mon service le 29 mars 1899 et est sortie guérie le 30 avril, même année.

Le diagnostic, confirmé par le microscope, a été *épithélioma mélanique de la paupière* (voir les photographies 7 et 8).

Antécédents héréditaires. — Rien d'important du côté de ses ascendants; elle croit qu'une de ses sœurs est morte poitrinaire.

Antécédents personnels. — A été toujours bien réglée jusqu'à l'âge de 14 ans et ses règles ont cessé à 48 ans.

Mariée à 18 ans, elle mit au monde deux jumeaux qui moururent aussitôt après leur naissance.

Dit n'avoir jamais eu de maladies vénériennes, mais a eu quelquefois des fièvres paludéennes.

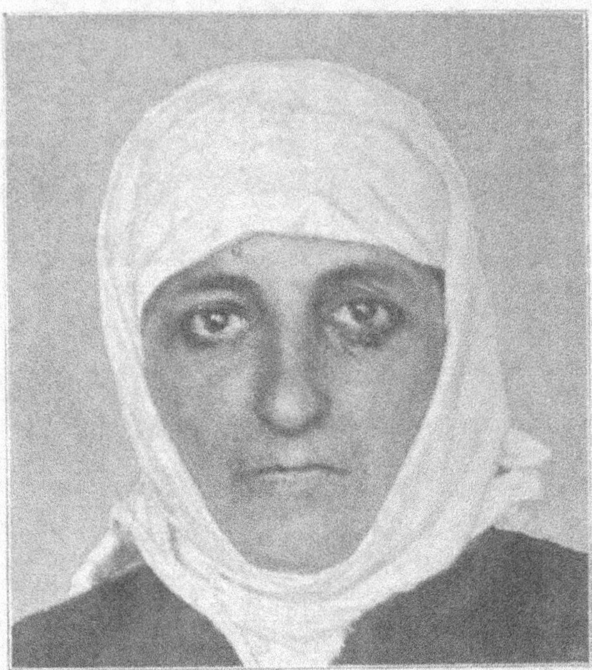

Fig. 7. — Avant le traitement.

Histoire de la maladie actuelle. — La malade dit qu'il y a 8 ans elle s'est aperçue de l'apparition d'un tout petit bouton, occupant la paupière inférieure gauche, qui lui causait des démangeaisons.

Cette lésion resta longtemps stationnaire, de sorte que la malade n'y faisait pas attention, mais depuis une année, elle commence à s'agrandir et s'est ulcérée progressivement.

État actuel à l'entrée. — La malade est amaigrie, le teint a une pâleur de cire, l'expression de la figure, abattue, rappelle celle d'un cancéreux.

Sur la face externe de la paupière inférieure gauche, on constate une ulcération sanguinolente, croûteuse, qui occupe les deux tiers de la partie interne de cette paupière et a la forme et les dimensions d'une amande; elle mesure 25 millimètres dans son diamètre transversal et 1 centimètre verticalement.

Le fond de la lésion, qui a une profondeur de 4 millimètres, est couvert en partie d'une sécrétion séro-purulente, adhérente, qui, lorsqu'elle est enlevée par la spatule, met à nu une surface rougeâtre irrégulière.

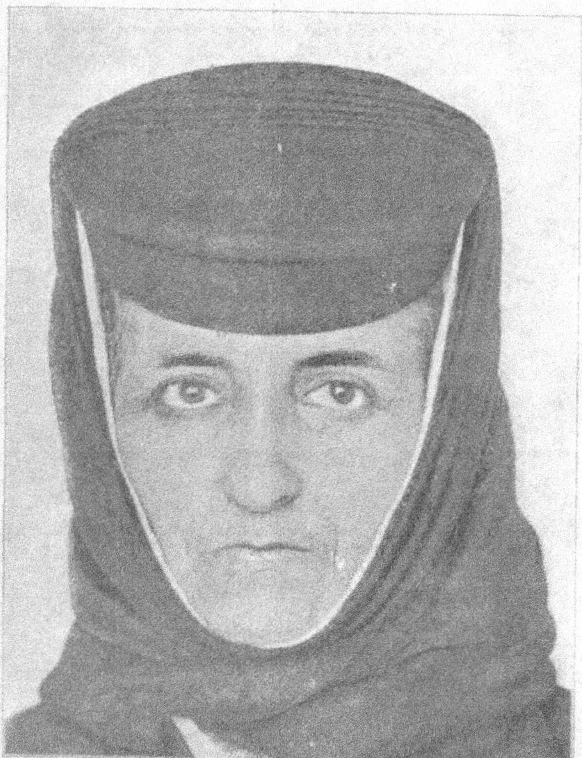

Fig. 8. — Après le traitement.

Les bords de cette ulcération sont un peu saillants, infiltrés, tuméfiés, rougeâtres, irréguliers et un peu durs à la palpation.

Le cartilage de la paupière n'est pas atteint.

Dans le petit bassin, nous constatons une tumeur qui peut être un fibro-myome.

Les ganglions lymphatiques, sous-maxillaires, axillaires, inguinaux, ne sont pas atteints.

Les papilles de la langue sont très augmentées de volume.

Traitement. — Injections d'arséniate de soude; préparations ferrugineuses à l'intérieur. Excision des bords de la néoplasie avec le bistouri, cautérisations avec le galvano-cautère et le même pansement que dans les cas précédents.

La malade était guérie en moins d'un mois; la cicatrice, comme on le voit sur la photographie, est belle.

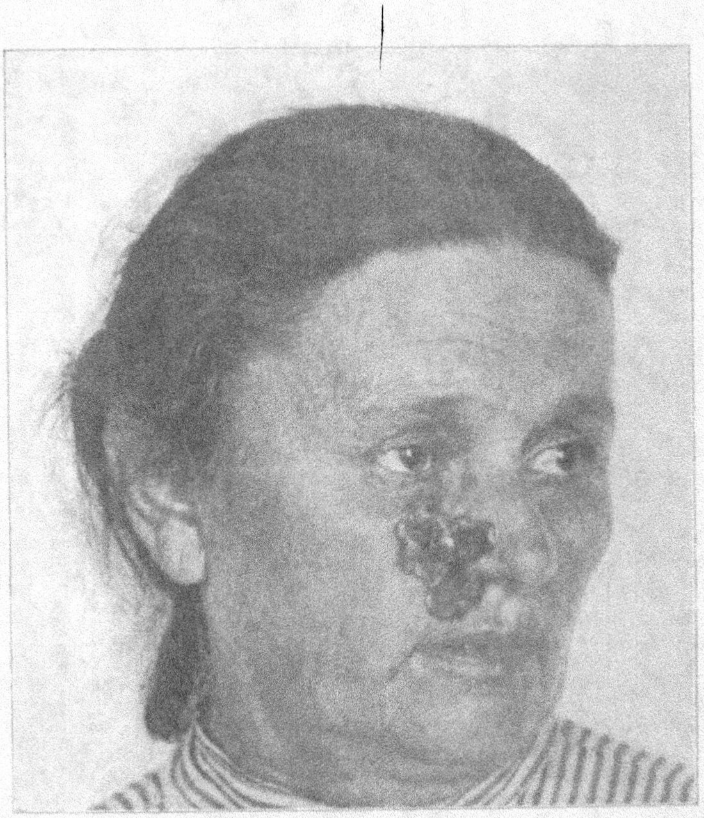

Fig. 9. — Avant le traitement.

Obs. VIII. — La nommée A. P..., âgée de 30 ans, est entrée dans les salles de ma clinique le 21 juin 1899 et est sortie presque guérie (il lui restait encore sur l'aile du nez une zone non guérie de 8 millimètres).

Rentrée de nouveau le 25 novembre 1899, est sortie complètement guérie le 23 décembre de la même année.

Le diagnostic a été *épithélioma de la face, côté latéral du nez* (voir fig. 9 et 10).

Antécédents héréditaires. — Ses père et mère sont morts de vieillesse, le père à 78 ans, et la mère à 70.

La malade a 5 garçons et 5 filles; l'une de ses filles, âgée de 26 ans, a un nævus pileux pigmenté, situé sur le côté latéral droit du cou et un autre non pigmenté situé entre les épaules.

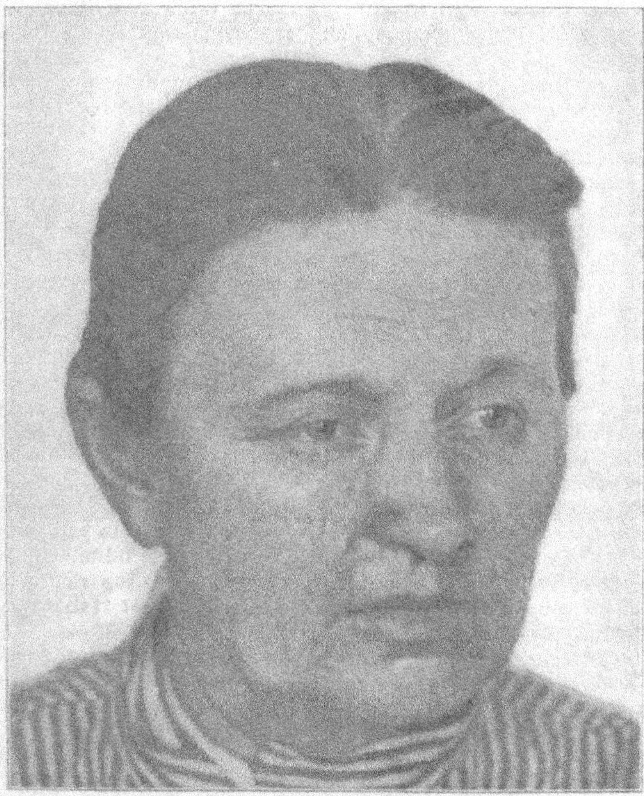

Fig. 10. — Après le traitement.

Antécédents personnels. — A eu jadis la rougeole, puis une éruption vésiculo-bulleuse qui a laissé des cicatrices.

Cette éruption aurait duré, avec des interruptions, quelques années, et son médecin lui a dit qu'elle tenait soit à la syphilis, soit au rhumatisme

Je ne trouve pas de traces de syphilis.

A l'âge de 58 ans, pendant qu'elle était enceinte, la malade a eu une attaque d'hystérie. La malade est en effet très nerveuse, même actuellement.

Histoire de la maladie actuelle. — Elle dit que, depuis son enfance, elle avait un nævus, du volume d'un pois, situé à 1 centimètre en dehors de l'aile droite du nez. Ce nævus, qui avait la couleur de la peau normale, devenait rouge aux époques menstruelles pour reprendre ensuite la couleur de la peau saine.

En 1892, la malade cautérisa cette tumeur avec de l'acide sulfurique, ce qui donna lieu à une irritation intense de toute la région, suivie de suintement et d'une inflammation de presque tout le côté droit du visage.

Depuis cette époque il a persisté sur ce nævus une ulcération peu suintante ; mais le nævus n'avait pas été détruit complètement, et trois ans plus tard la malade le lia à sa base avec un fil de soie. Quelques jours plus tard une partie de ce nævus se détacha et tomba avec le fil, mais il en persista un fragment qui était ulcéré, surmonté de quelques bourgeons rougeâtres.

L'année dernière, la malade appliqua de l'acide arsénieux sur la lésion, mais celle-ci s'étendit toujours du côté de l'aile du nez, dans la narine correspondante et en haut, du côté de la pommette et de l'angle de l'œil correspondant.

État actuel à l'entrée. — De bonne constitution, bien développée, tous ses organes paraissent être en bon état ; mais comme je l'ai dit plus haut, la malade est très nerveuse.

Elle entre à l'hôpital à cause de la lésion cutanée qu'elle porte à la face. Nous constatons une grande ulcération qui dépasse les dimensions d'une pièce de 5 francs, occupant le sillon naso-génien, l'aile droite du nez, une petite portion de la lèvre supérieure, en s'étendant en dehors vers la pommette correspondante.

Cette vaste néoplasie, irrégulière de forme, à bords un peu festonnés, circinés et saillants, peut être comparée à un as de trèfle dont le bord inférieur correspondrait à la partie droite de la lèvre supérieure, le bord latéral interne au bord latéral droit du nez et dont le bord externe s'étendrait vers la pommette correspondante.

La coloration du fond et des bords de la lésion est d'un rouge violacé. Les bords sont durs à la palpation et un peu saillants, tandis que le fond est irrégulier et couvert d'une légère sécrétion séro-purulente et de croûtelles noirâtres.

Cette lésion saigne de temps en temps et provoque des démangeaisons.

Tenant compte de l'évolution de la lésion et de son aspect, j'ai diagnostiqué un *épithélioma*, mais selon mon habitude, je fis faire par mon préparateur, Bnsila, des préparations microscopiques d'un petit fragment que j'avais excisé.

L'examen de ces préparations m'a montré qu'il s'agissait d'un *épithélioma pavimenteux lobulé* avec infiltration de cellules embryonnaires.

J'ai institué le même traitement que dans les cas précédents :

Injections d'arséniate de soude et, localement, après détersion de la surface malade au moyen d'une solution d'acide borique ; anesthésie avec la cocaïne, puis destruction des bords de la néoplasie avec le galvano-cautère et raclage de son fond avec la curette ; nouvelle anesthésie et cautérisation générale avec le galvano-cautère; puis chaque jour le même pansement que dans les cas précédents.

Sous l'influence de ce traitement la cicatrisation ne tarda pas à se faire en allant de la périphérie au centre.

Le 20 août, la malade, qui se voyait presque guérie, puisqu'il ne restait qu'une surface de 8 millimètres non encore épidermisée, insista pour quitter l'hôpital et pour aller auprès de ses enfants.

Le 25 novembre 1899, elle rentre de nouveau et je constate, au niveau de l'aile droite du nez, un petit placard, en partie ulcéré, de 1 centimètre de diamètre et quelques petits nodules néoplasiques à sa surface.

J'ai institué le même traitement que précédemment et un mois après, la malade est sortie guérie (voir la photographie).

Obs. IX. — La nommée St. D..., âgée de 72 ans, est entrée dans mon service d'hôpital le 5 septembre 1899 et est sortie guérie le 5 décembre de la même année. Le diagnostic établi a été *épithélioma lobulé, végétant, du front et du nez.*

Antécédents. — Ses père et mère sont morts de vieillesse.

La malade a eu la variole dans son enfance.

Mariée, a eu 13 enfants, pas d'avortement, n'a eu aucune maladie vénérienne.

Histoire de la maladie actuelle. — La malade dit s'être aperçue, dix ans avant son entrée dans nos salles, de l'apparition d'une excroissance semblable à une verrue sur le nez, qui atteignit les dimensions d'une noisette.

Au bout de quelque temps, deux lésions semblables apparurent auprès de la précédente.

Ces tumeurs furent excisées, l'une par un médecin et les autres par un paysan de son village.

Mais à la place de ces tumeurs, il resta des surfaces sécrétantes, que la malade cautérisa plusieurs fois au nitrate d'argent, puis elle cessa toute application.

Vers la même époque, elle vit paraître sur le front d'autres lésions qui, d'après elle, n'avaient pas le même aspect que celle du nez.

Ces lésions, prenant de plus en plus d'extension, la malade se décida à venir demander nos soins.

État actuel à l'entrée. — La malade, quoique assez âgée, qui a la peau de la face et du sternum très ridée et scléreuse, a un bon état général (voir les photographies 11, 12, 13 et 14).

On observe à la face deux grandes lésions, une siégeant au front et l'autre au nez.

La néoplasie située du côté gauche du front, au-dessus du sourcil correspondant constitue une tumeur de la dimension d'un marron, saillante de 15 millimètres, presque ronde, à bords irréguliers, rougeâtres non ulcérés.

La surface de la tumeur est en partie ulcérée, en partie couverte de croûtes épaisses, sales et noirâtres.

La partie de la néoplasie qui n'est pas recouverte de croûtes est rougeâtre, irrégulière, saigne facilement.

Prise entre deux doigts, la tumeur a une consistance élastique, molle

en certains points de sa partie centrale, mais avec quelques points durs
à la périphérie.

Elle n'adhère pas au tissu osseux.

La tumeur qui occupe le nez est un peu plus volumineuse que celle du
front. Elle occupe le lobule et l'aile gauche du nez, presque en totalité.

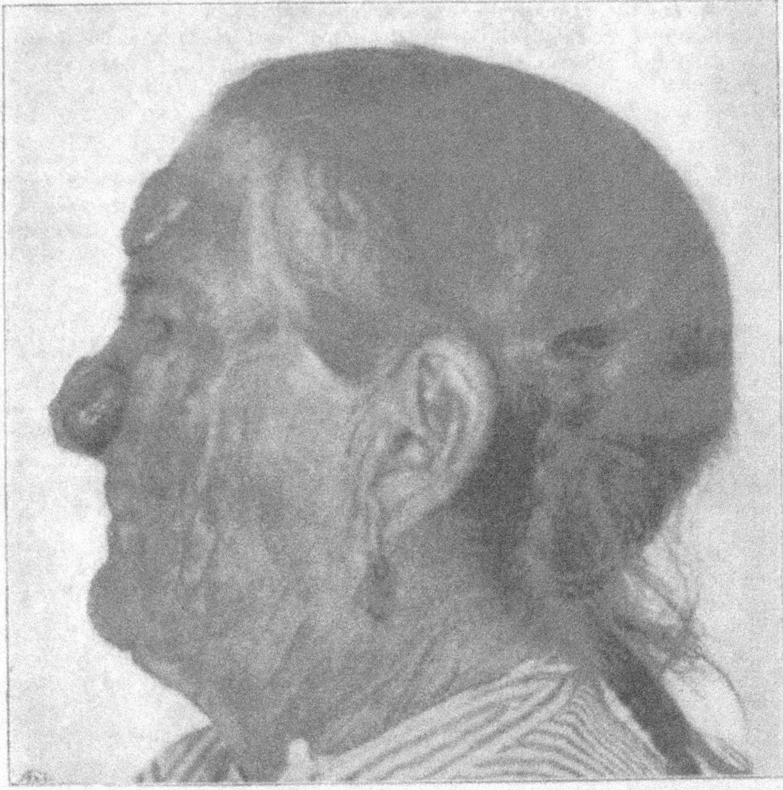

Fig. 11. — Avant le traitement.

Elle se rapproche de la forme ronde, mais sa surface est irrégulière et
couverte en grande partie de croûtes épaisses et noirâtres, dont l'avulsion
provoque l'écoulement de sang à la surface.

On a la même sensation qu'au niveau de celle du front, lorsqu'on palpe
cette tumeur avec les doigts.

Les bords de la tumeur sont cependant plus durs et d'un rouge pâle.

Sur le visage on observe quelques petites verrues cornées ou séniles;
de même sur le devant de la poitrine.

Les autres organes paraissent être en leur état normal.

Les ganglions lymphatiques ne sont pas tuméfiés.

Avant tout traitement, j'ai excisé au niveau de chacune de ces deux tumeurs, un petit fragment pour les recherches histo-bactériologiques.

L'examen microscopique de préparations provenant du fragment du front a montré qu'il s'agissait d'un épithéliome pavimenteux avec beau-

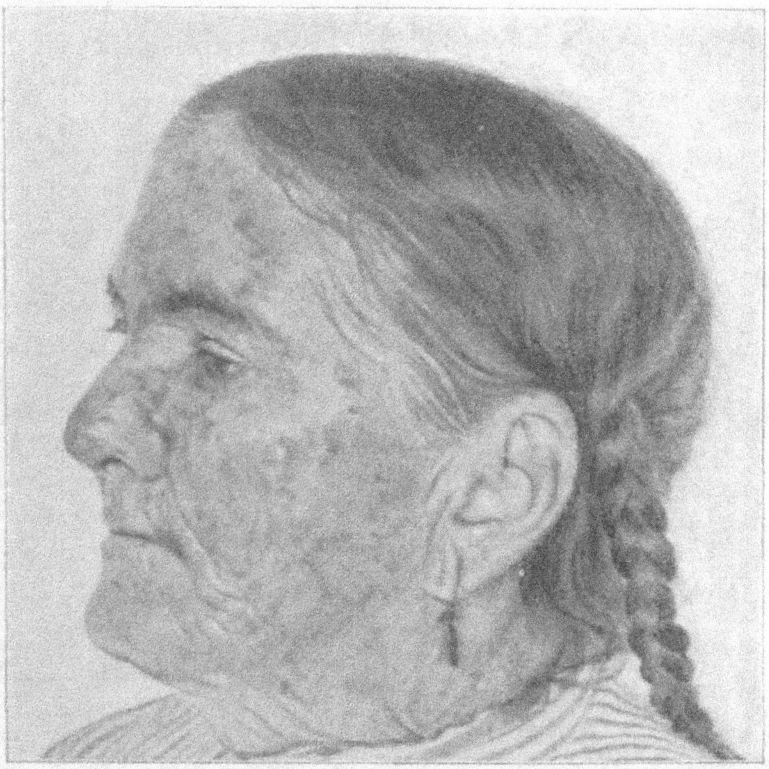

FIG. 12. — Après le traitement.

coup de lobules à cellules cornées, des lobules perlés, des lobules ovoïdes à cellules épithéliales concentriques avec ou sans noyaux. Cette constatation montre l'ancienneté de la néoplasie.

Au contraire, l'examen microscopique de la tumeur du nez a montré l'existence d'une masse de cellules néoplasiques et très peu de corps épidermiques ce qui prouve que la lésion est plus récente.

Traitement. — Le 28 septembre j'ai procédé au traitement suivant :

Anesthésie à la cocaïne à 1 0/0 ; extirpation au bistouri des deux tumeurs.

raclage du fond, anesthésie et cautérisation générale au galvano-cautère.

Puis chaque jour injection d'arséniate de soude, et même pansements local que dans les cas précédents: lavage au sublimé; pommade composée de parties égales d'airol, de chlorate de potasse et de vaseline; deux fois par semaine cautérisation au nitrate d'argent. Quand la malade accusait une certaine douleur, j'ajoutais 10 centigrammes de cocaïne à la pommade.

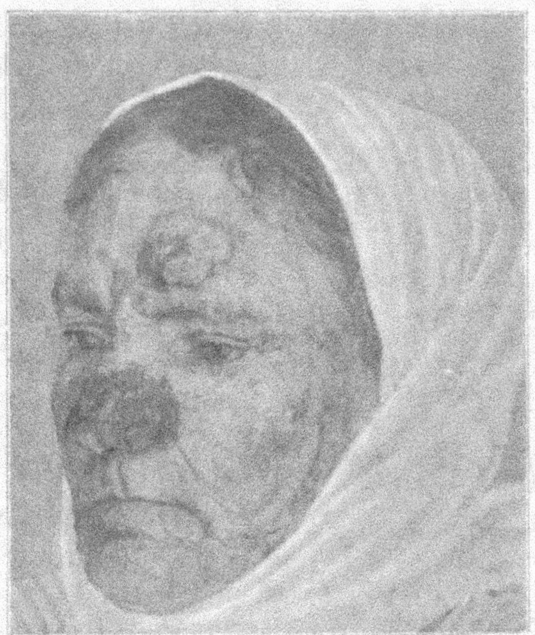

Fig. 15. — Avant le traitement.

La malade a reçu 67 injections d'arséniate de soude, la dose dans les derniers temps a été de 12 milligrammes par jour.

La cicatrisation commença assez vite, au nez d'abord puis au front.

A la surface de la néoplasie du front il est survenu au cours du traitement, deux nodules néoplasiques, que j'ai détruits au galvano-cautère, les 11 et 21 octobre. Puis la cicatrisation a suivi son cours régulier et la guérison complète a été obtenue en moins de deux mois.

Mais j'ai retenu encore la malade quelques jours pour débarrasser son visage de nombreuses verrues séniles, au moyen d'une pommade à la résorcine salicylée benzoïnée. Cette pommade a assez bien réussi.

Obs. X. — La nommée A. B..., âgée de 50 ans, est entrée le 14 octobre 1899 et est sortie guérie le 1er juin 1900. Le diagnostic a été *épithélioma ulcéré du nez* (voir les photographies 15 et 16).

Anamnèse. — Rien à signaler comme antécédents.

Réglée à 16 ans, a toujours été bien menstruée. Mariée à 20 ans, a eu sept enfants, deux sont grands et bien portants, mais les cinq autres sont morts en très bas âge (1 à 5 ans). Aucun avortement. Pas de maladies vénériennes ou autres. A 42 ans, ses règles ont cessé complètement.

Histoire de la maladie actuelle. — La malade dit s'être aperçue, il y a

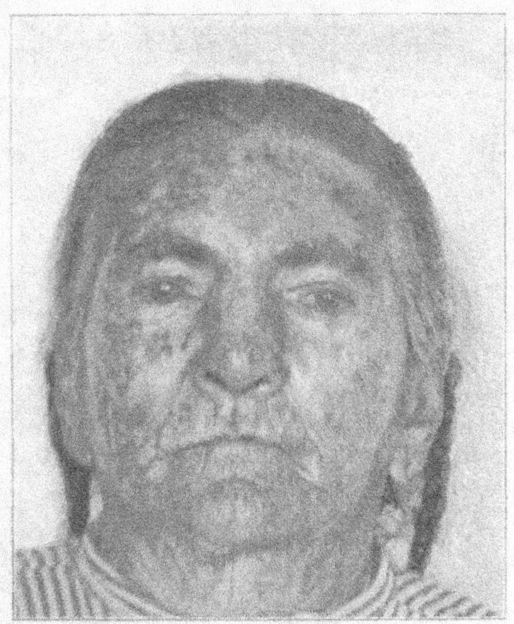

Fig. 14. — Après le traitement.

5 ans, de l'apparition d'une petite croûtelle sur le milieu de l'aile droite du nez. Celle-ci lui causait de la démangeaison et, lorsqu'elle se grattait, la croûtelle se détachait, la malade croyait à une guérison; mais la lésion continua à s'étendre, à s'ulcérer, ce qui la détermina à venir à l'hôpital.

État actuel à l'entrée. — De bonne constitution, mais je constate à plusieurs reprises de l'arythmie cardiaque.

Un ganglion lymphatique, de chaque côté de la région sous-maxillaire, gros comme une noisette.

On constate, un peu au-dessus et à droite du lobule du nez, une ulcération ayant la largeur d'une pièce de 2 francs de forme plutôt ovalaire.

Les bords sont un peu irréguliers, calleux, rougeâtres et la surface de la lésion est couverte d'une croûte assez épaisse d'un gris noirâtre sale.

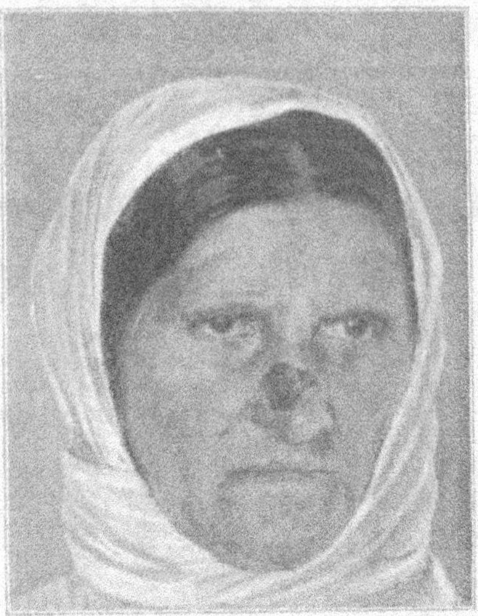

Fig. 15. — Avant le traitement.

La croûte s'enlève facilement et met à nu une ulcération excavée sanguinolente.

Avant toute intervention, je soumis la malade à l'action de 10 à 15 centigrammes de spartéine par jour et, lorsque les battements du cœur furent devenus normaux, je procédai au traitement local suivant :

Anesthésie par la cocaïne, puis raclage de tout le tissu néoplasique ; nouvelle cocaïnisation et cautérisation au galvano-cautère de toute la surface morbide.

Puis chaque jour injection d'arséniate de soude de 4 à 15 milligrammes et ensuite injections avec le cacodylate de soude. A reçu en tout 106 injections d'arséniate de soude, et 49 injections de cacodylate de soude. Le pansement a été fait comme dans les cas précédents, sauf que la pommade contenait parties égales de chlorate de potasse et vaseline sans airol. De même nous avons fait quelques cautérisations avec de l'acide lactique mitigé avec de l'eau stérilisée.

La guérison a été obtenue après plus de 5 mois de traitement, ce qui tient probablement, d'abord au fait de l'état du cœur de la malade, à l'existence de deux ganglions sous-maxillaires et peut-être à ce que, dans le pansement, nous n'avons pas fait usage d'airol.

Si maintenant on voulait tirer quelques conclusions de l'étude

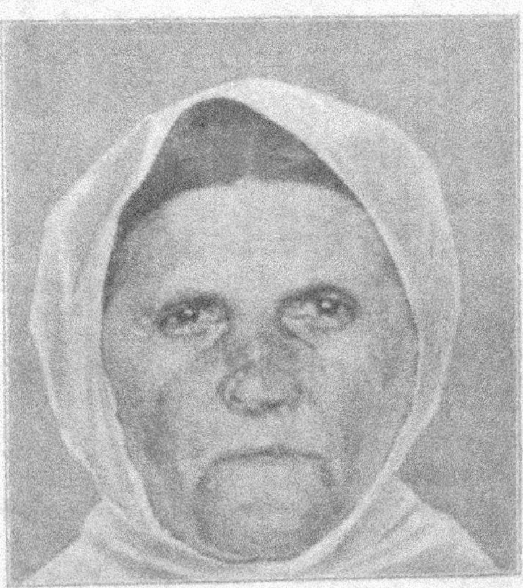

Fig. 16. — Après le traitement.

que nous venons de faire, on pourrait établir tout d'abord, ainsi que nous l'avons dit au commencement de ce travail, que les épithéliomas de la face sont susceptibles de guérison, mais qu'il nous manque encore un traitement radical capable de guérir la totalité des cas.

Celui de Cerny et Trunecek ne peut pas plus que les autres être considéré comme une méthode de *guérison radicale du cancer épithélial* ainsi que le prétendent ses auteurs : nous y avons insisté plus haut.

Je dois revenir ici sur quelques-unes de ces objections.

Dans la méthode des auteurs de Prague, l'alcool jouerait un très grand rôle; les mêmes auteurs disent cependant dans leur second travail qu'on peut employer un peu moins d'alcool, ou même le supprimer tout à fait, si les malades accusent trop de douleur.

Et comme le plus grand nombre des malades se plaignent surtout d'une douleur insupportable, d'une durée de quelques heures, il s'ensuit qu'on ne pourrait employer que d'une manière exceptionnelle la formule intégrale.

D'autre part ce topique provoque souvent une inflammation, qui est quelquefois très violente et peut même suivant quelques observateurs donner lieu à une adénite aiguë.

Eh bien, cette adénite resterait-elle pure et ne deviendrait-elle point le point de départ d'une épithéliomatose du système lymphatique ?

Et puis, cette méthode de Cerny et Trunecek a, comme nous l'avons déjà dit, des contre-indications nombreuses :

La néoplasie doit être de petite dimension et de date récente; elle doit ne pas être accompagnée de tuméfaction des ganglions lymphatiques et n'avoir pas été auparavant soumise à une opération.

L'action de l'arsenic se manifesterait donc davantage dans les épithéliomas à forme embryonnaire que dans la varité adulte, caractérisée par la transformation des cellules épithélales en cellules cornées, kératinisées et en nodules dits *perlés*.

La durée du traitement varie, selon l'étendue de la néoplasie, de quelques semaines à quelques mois.

Par conséquent, on doit choisir les malades et encore s'agit-il de savoir si les malades ainsi choisis se résigneraient à endurer pendant des semaines et des mois des douleurs aussi vives.

Je répéterai que nos malades d'hôpital n'ont jamais une telle résignation et c'est la raison pour laquelle j'ai dû renoncer à son emploi et adopter l'exérèse suivie de pansements antiseptiques.

Cerny et Trunecek, pour soutenir leur méthode, n'ont pas craint de dire, on le sait, que l'intervention chirurgicale dans les cancroïdes est la honte de la chirurgie. Bien plus, d'après eux, une telle intervention détruirait plus de tissu sain que ne le ferait l'application de l'arsenic.

Mais, comme on peut le voir sur les photographies de mes malades, les cicatrices ne sont pas plus étendues que ne l'était la néoplasie, tandis qu'on connaît des cas traités localement par l'arsenic, dans lesquels les tissus ont été détruits jusqu'à l'apophyse mastoïde et jusqu'à l'os malaire.

La méthode que j'ai employée chez mes malades n'est pas nouvelle, et s'il y a quelque chose de nouveau dans son application, c'est la *persévérance*, chose qui n'est pas à dédaigner lorsqu'on a des néoplasies à traiter. C'est à cette persévérance que je dois d'avoir pu guérir 11 cas d'épithéliomas de la face sur les 12 que j'ai eus dans mon service l'année dernière.

Dans tous les cas j'ai invariablement employé la méthode suivante :

Une biopsie pour établir sûrement le diagnostic.

Injection d'arséniate de soude, en commençant par 4 milligrammes par jour et en élevant tous les dix jours la dose de 1 milligramme. Les injections étaient continuées chaque jour régulièrement pendant toute la durée du séjour à l'hôpital dans le service, et cela sans aucun préjudice pour les malades.

Dernièrement je me suis servi du cacodylate de soude à la dose de 5 à 10 centigrammes par jour; la solution étant faite selon les indications du Dr Gautier, membre de l'Académie de Médecine de Paris. Dorénavant, je m'en servirai toujours, car je le crois préférable à l'arséniate, puisqu'on peut le donner à dose plus élevée, et j'accorde une grande importance à son emploi dans toutes les néoplasies.

Voici maintenant le traitement local :

Il faut toujours, par des lavages avec des solutions antiseptiques ou, selon les cas, par des cataplasmes à la fécule boriquée, déterger complétement la surface morbide.

Puis on anesthésie le néoplasme par des injections de cocaïne à 1 pour 100 sur ses bords, lorsque ceux-ci sont assez épais ou, dans d'autres cas, par des compresses imbibées de solution de cocaïne à 1 pour 100 ou à 10 pour 100 selon l'étendue de la surface d'absorption.

L'anesthésie faite, on procède à la destruction de tout le tissu morbide qui doit se faire aussi, selon les cas, soit par le galvano-cautère à la périphérie de la lésion et le curettage du fond, soit par l'excision avec le bistouri, suivie du curettage de l'anesthésie par la cocaïne et de la cautérisation au galvano-cautère.

Cette dernière cautérisation est suivie de l'application d'une compresse bien imbibée de pommade à la vaseline boriquée, pour empêcher qu'elle n'adhère.

Dès le lendemain et chaque jour, on fait le pansement suivant : lavage à fond avec une solution tiède de sublimé à 1/4000, puis à 1/2000 et à 1/1000. On sèche doucement avec de la ouate stérilisée et on applique une petite compresse bien imbibée d'une pommade composée à parties égales de chlorate de potasse, aïrol et vaseline. Lorsque les malades accusent de la douleur, j'ajoute dans la pommade 10 centigrammes de cocaïne pendant quelques jours. Mais je n'ai eu recours qu'assez rarement à son emploi.

Sous l'influence de ce pansement, le néoplasme qui, après l'opération, a un bel aspect, commence souvent assez vite à se couvrir de bourgeons charnus, et cela en général de la périphérie vers le centre.

Le plus souvent les choses se passent de la sorte, et ce n'est que dans trois cas (observations II, IV et IX), que j'ai dû intervenir de nouveau avec le galvano-cautère, pour détruire les nodules néoplasiques survenus pendant le traitement.

Si maintenant, nous récapitulons la durée du séjour de nos malades dans le service, jusqu'à leur complète guérison, nous trouvons que le malade de la première observation, atteint d'épithéliome de la lèvre inférieure avec un *gros ganglion lymphatique* sous-maxillaire, *a été guéri au bout d'un mois de traitement.*

De même celui de la deuxième observation, qui avait une double néoplasie de la lèvre supérieure (épithélioma para-muqueux), a été guéri après moins de quarante jours de traitement, et, comme nous l'avons déjà dit, les lésions siégeant dans ces régions sont souvent plus tenaces.

A rappeler aussi le cas qui fait le sujet de notre quatrième observation ; chez laquelle, malgré une vaste néoplasie, qui intéressait aussi la muqueuse de la lèvre et la narine et l'existence de deux ganglions lymphatiques gros comme des noisettes, la malade n'a pas moins guéri en moins de trois mois (voir fig. 1 et 2).

La malade de notre cinquième observation, dont l'épithélioma n'était pas complètement guéri à sa sortie de l'hôpital, est aussi digne de remarque.

En effet, comme on le voit sur les photographies (fig. 3 et 4), la néoplasie est presque guérie, il n'en est resté qu'une petite bande non encore complètement cicatrisée et cela à la partie inférieure du néoplasme, et certes la guérison en aurait été obtenue en quelques jours, si la malade n'avait pas été obligée de rentrer chez elle.

Le bon résultat obtenu dans ce cas, après deux mois à peine de traitement, montre, il me semble, en tenant compte de l'étendue et du siège de la lésion, l'efficacité de la méthode. La malade de l'observation VII avait une néoplasie occupant la paupière inférieure, dont l'étendue ne dépassait pas 2 centimètres 1/2, mais son épithéliome était mélanique, et elle avait en outre une tumeur dans le petit bassin, était extrêmement maigre et dans un état quasi cachectique. Néanmoins la guérison a été obtenue comme il est dit plus haut, après un mois seulement de traitement.

Le même bon résultat a été obtenu chez la malade de notre huitième observation (voir fig. 9 et 10). Mais chez elle il est survenu une récidive au bout de six mois, sous la forme de deux petits nodules néoplasiques à la périphérie de la cicatrice.

Il est probable que, lors de ma première intervention, il est resté à cet endroit quelques germes de la maladie, ce qui peut arriver avec n'importe quelle méthode.

Du reste, le malade traité à Prague par la méthode de Cerny et Truneček, et qui a été présenté à la Société française de dermatologie portait encore de semblables nodules. Cette huitième observation est même très intéressante par son côté étiologique.

Une mention toute particulière est due au résultat qu'on peut apprécier sur les photographies jointes à notre neuvième observation. Il s'agit comme on peut le voir, d'une femme très âgée, portant deux énormes tumeurs, chez laquelle par l'examen microscopique des fragments que j'ai excisés, j'ai trouvé les caractères connus des épithéliomas anciens, qui ne sont pas justiciables de la méthode préconisée par les médecins de Prague. Cependant la guérison a été obtenue après deux mois et quatre jours de traitement, par conséquent dans un temps relativement assez court. Les cicatrices obtenues dans ce cas sont très belles (voir fig. 11, 12, 13, 14).

Enfin, dans le cas de notre dixième observation, la guérison a été longue à se produire, elle a été obtenue après six mois seulement.

A quoi tient ce fait? Est-ce à l'état de faiblesse cardiaque de la malade, est-ce à l'existence de ganglions lymphatiques sous-maxillaires ou bien à ce que chez cette malade, pour nous assurer de l'efficacité de l'airol, employé chez les autres malades, nous avons écarté son emploi? Il est probable que dans ce cas l'état des ganglions lymphatiques ne doit pas être incriminé, puisque leur lésion n'a pas retardé la guérison chez les autres malades.

Est-ce l'absence de l'airol dans la pommade avec laquelle on faisait son pansement?

Je ne puis l'affirmer, quoique la chose paraisse assez probable. L'airol agit favorablement dans les ulcérations des lépreux, et il n'est pas étonnant qu'il ait une certaine influence dans les épithéliomas.

Par conséquent, en tenant compte des résultats obtenus dans ces cas, je serais peut-être en droit d'ériger aussi en méthode ma manière de faire.

Mais je ne dirai jamais que c'est une méthode de guérison radicale du cancer épithélial, puisque dans un cas où j'ai employé la même méthode, je n'ai pu obtenir la guérison.

J'ajoute que, dans ce dernier cas, j'ai ensuite eu recours à la méthode de Cerny et Trunecek, mais quelques jours après la malade a insisté pour sortir de l'hôpital, ne pouvant supporter la douleur que cette application lui causait.

Sur mes dix malades guéris, j'ai observé jusqu'à présent une seule récidive, celle que j'ai signalée en parlant de la huitième observation.

Mais alors même que les récidives se multiplieraient, la même intervention pratiquée à temps arriverait rapidement à produire la cicatrisation complète.

Et comme on l'a dit pour le bleu de méthyle, la méthode que j'emploie est facile, les malades l'acceptent facilement. *Et si l'arsenic a donné de bons résultats en applications locales, son emploi sous forme d'injections sous-cutanées, de cacodylate de soude, est bien autrement supérieur.*

Il jouera peut-être un grand rôle pour combattre les épithéliomas *et bien d'autres néoplasies.*

MERCREDI 8 AOUT

Première séance.

Présidence de M. le professeur BOECK (de Christiania).

SOMMAIRE Rapport sur « *Syphilis et infections associées* ». Rapporteurs :
MM. NEISSER, BULKLEY, DUCREY, HALLOPEAU. Discussion : MM. PETRINI-GALATZ,
ROSA, FOURNIER, JULLIEN. — Syphilis secondaire compliquée d'érythème polymorphe, par M. P. SPILLMANN. Discussion : M. BARTHÉLEMY. — Évolution de la
fièvre typhoïde dans le cours d'une syphilis récente, par M. G. ÉTIENNE. — Syphilis maligne précoce et infection pulmonaire associée, par M. A. BROUSSE. —
L'évolution de la syphilis; spécificité et associations microbiennes, par
M. P. GASTOU. — Influence de la grippe et des injections de sérum antistrep-
tococcique chez les syphilitiques, par M. DE CASTEL. — L'état de la rate dans
la syphilis acquise, par MM. DE BECHMANN et DELHERM.

SYPHILIS ET INFECTIONS ASSOCIÉES

RAPPORT

par le professeur A. NEISSER

(Breslau)

I. *a*) Comme toutes les solutions de continuité de la peau, les lésions
locales cutanées et muqueuses qui surviennent au cours des maladies
infectieuses peuvent servir de porte d'entrée au virus syphilitique.

Ces infections mixtes n'ont d'importance pratique que lorsque le
processus aigu d'inflammation et de suppuration masque la lésion
syphilitique primaire; celle-ci évolue lentement, après une période
d'incubation de plusieurs semaines; le diagnostic est ainsi rendu très
difficile ou même impossible, et le traitement est retardé. Ce cas se
présente lors de l'infection mixte par les streptobacilles du chancre
mou ou les staphylocoques des panaris.

b) Les conditions inverses se présentent aussi : les lésions syphilitiques
peuvent permettre l'inoculation et l'envahissement du corps par
d'autres parasites qui provoquent soit des lésions mixtes locales, soit
un maladie générale, la lésion syphilitique ne représentant alors que
la porte d'entrée et la voie d'invasion.

Il faut citer dans cet ordre d'idées : l'*érysipèle* (souvent récidivant et chronique) qui vient infecter les ulcérations et les nécroses des cavités buccale et nasale, *l'infection streptococcique septicémique* (qui, dans l'hérédo-syphilis, part de l'intestin) et surtout les infections *tuberculeuses*, qui s'associent aux lésions syphilitiques déjà existantes de la peau, des muqueuses, du pharynx, du larynx et des poumons.

Lorsque ces deux processus coexistent, lorsque par exemple le lupus et la syphilis tertiaire sont combinés, il n'est pas toujours possible de déterminer laquelle des deux lésions est primitive.

II. *Les manifestations locales et la marche générale de la syphilis sont-elles influencées par les maladies infectieuses existant au moment de l'inoculation de la syphilis ou survenues après cette période? Et, inversement, la marche des maladies infectieuses est-elle influencée par le fait d'une syphilis existante au début ou acquise au cours de la maladie infectieuse?*

A. *Pour ce qui concerne les maladies infectieuses aiguës, fébriles*, il a souvent été remarqué que pendant toute la durée de celles-ci (pneumonie, typhus, variole), la syphilis rétrocède. Mais on ne peut encore considérer comme une guérison démontrée de la syphilis, l'absence de récidive de celle-ci pendant un temps assez long après une maladie infectieuse.

Des manifestations cutanées de la syphilis (infiltrations gommeuses) ont pu, dans des cas isolés, être guéries par un *érysipèle* envahissant leur territoire, alors que les lésions syphilitiques localisées dans des territoires respectés par l'érysipèle, sont restées inaltérées.

Les vraies infections mixtes, celles surtout qui donnent naissance à une *invasion générale par les staphylocoques*, rendent extrêmement *maligne* la marche de la syphilis (Tarnowsky).

Beaucoup d'affections peuvent provoquer, chez un syphilitique, *l'apparition de lésions spécifiques locales*; nous citerons dans cet ordre d'idées la vaccination, le furoncle, le chancre mou, l'épididymite gonococcique, l'eczéma mycotique, le psoriasis, etc.

La *signification de ces formes mixtes* est multiple :

1° Les lésions syphilitiques apparaissant à l'endroit où la *vaccination* a été pratiquée, ont souvent été le point de départ de l'infection syphilitique d'autres personnes, vaccinées au moyen du contenu des pustules infectées ;

2° *Le chancre mou*, survenant chez un sujet déjà syphilitique (prostituées), peut, par contagion, donner la syphilis ; le sujet infecté présentera alors un chancre mixte ou une manifestation primaire normale.

Le *chancre mou* chez le syphilitique peut provoquer une *réinduration* ou l'apparition de *lésions tertiaires*. Dans le premier cas, la réinduration peut faire croire à une nouvelle infection, qui n'existe pas. Dans le second cas, le diagnostic de syphilis n'est souvent posé que très tard, le traitement antisyphilitique est différé et la lésion devient toujours plus profonde et plus étendue.

De même, dans la transformation de furoncles, d'eczémas, etc., en processus syphilitiques, la syphilis reste longtemps méconnue et, par conséquent, non traitée.

Dans d'autres cas, au contraire, les lésions ainsi provoquées montrent clairement que la syphilis n'est pas encore guérie et constituent une indication précieuse d'un traitement antisyphilitique énergique.

B. *Parmi les maladies infectieuses chroniques*, la *malaria chronique* (impaludisme) semble être une complication défavorable de la syphilis.

Il en est de même de la *lèpre*. Mais mon expérience personnelle est nulle à l'égard de ces deux maladies.

Pour ce qui concerne la *tuberculose chronique*, il faut distinguer la *scrofulo-tuberculose* des formes plus aiguës, telles que la tuberculose pulmonaire et la phtisie.

a) On admet en général — le fait paraît *a priori* plausible — que *la tuberculose généralisée influence d'une manière défavorable la marche de la syphilis*.

Mais je crois que l'influence de la tuberculose n'est pas spécifique; elle agit comme le ferait toute maladie conduisant à l'affaiblissement et à la cachexie. Plus la tuberculose chronique (s'accompagnant d'anémie, de troubles digestifs, etc.) ou aiguë (ainsi que la forme mixte la plus dangereuse, la phtisie) affaiblit l'organisme, plus l'état de l'individu atteint à la fois par ces deux maladies infectieuses chroniques est précaire, sans que pour cela la syphilis en elle-même soit plus maligne chez le tuberculeux.

Peut-être parfois la tuberculose ganglionnaire peut-elle *provoquer* l'apparition dans ces glandes de manifestations syphilitiques et aggraver ainsi la marche de la syphilis.

Mais le rôle des ganglions lymphatiques n'est pas exactement connu: on ne sait s'ils détruisent ou bien s'ils hébergent seulement le virus syphilitique. Toute hypothèse au sujet de l'influence sur la syphilis des ganglions lymphatiques est donc prématurée.

b) Plus fréquemment, l'inverse se produit, c'est-à-dire que *la syphilis favorise l'éclosion et l'évolution de la tuberculose*; et celle-ci, une fois constituée, influence défavorablement à son tour la marche de la syphilis. Les données les plus remarquables à ce sujet sont celles de

Hochsinger, qui a observé chez les enfants hérédo-syphilitiques des formes de tuberculose anormales et très malignes. Sans doute, il sera souvent difficile de distinguer s'il s'agit d'une symbiose des deux agents pathogènes, réunis dans un même foyer, ou si l'affaiblissement de l'organisme par la syphilis a seulement créé un terrain plus favorable au développement de la tuberculose. La présence ou l'absence de micro-organismes de la syphilis ne pouvant être démontrée, et la preuve histologique de la nature syphilitique d'une lésion étant fort incertaine, le meilleur moyen de diagnostic sera l'emploi du traitement antisyphilitique; selon le résultat, on conclura à une forme locale mixte tuberculo-syphilitique vraie, ou bien à une tuberculose locale chez un syphilitique.

Portucalis a émis récemment une opinion diamétralement opposée: il pense, en effet, que la syphilis agit favorablement sur la marche de la tuberculose et même des formes les plus graves de celle-ci, à ce point que l'on devrait admettre l'existence d'*un antagonisme spécifique entre les produits sécrétés sous l'influence de la syphilis et ceux que fait naître la tuberculose.*

Si l'on ne peut se rallier dès maintenant à cette opinion, on doit cependant conclure de l'histoire des cas publiés que même la phtisie la plus prononcée n'a pas été aggravée par la syphilis et que, au contraire, celle-ci (ou plutôt sans doute le traitement antisyphilitique) a paru influencer favorablement la tuberculose.

Le point de vue le plus important dans tous les cas de coexistence de la syphilis et de la tuberculose, est la question de savoir si le traitement mercuriel peut être appliqué avec l'énergie nécessaire au traitement de la syphilis sans exercer une influence défavorable sur la tuberculose coexistante.

Je crois qu'il n'y a pas de raison de *principe*, applicable à tous les cas, pour refuser le mercure aux syphilitiques tuberculeux. Je crois que si la syphilis complique très souvent gravement la tuberculose, c'est précisément *parce qu'on ne la traite pas*. Le danger de la syphilis elle-même est, dans la plupart des cas, bien plus considérable que celui du mercure. Je n'ai jamais vu, quant à moi, le traitement antisyphilitique aggraver une tuberculose.

Les lésions syphilitiques locales constituent un terrain particulièrement favorable pour le développement de lésions tuberculeuses locales; il semble donc naturel d'écarter ce danger le plus rapidement possible par le traitement antisyphilitique, qui fera disparaître les affections syphilitiques locales.

D'autre part, il est évident qu'il faut examiner soigneusement, *pour chaque tuberculeux, le point de savoir si c'est par le mercure que sa syphilis doit être traitée.*

Il est non moins évident que l'on doit tenir compte, pour le mode et la méthode du traitement, de l'état général causé par la tuberculose ou par une affection quelconque entraînant l'affaiblissement de l'organisme :

1° Pour ce qui concerne *le choix de la méthode*, celles-là seules qui permettent de doser la quantité de mercure introduite quotidiennement dans l'organisme peuvent être employées. Les *injections de sels insolubles doivent être absolument repoussées*. L'administration interne ne sera permise que lorsque l'alimentation n'en sera pas troublée. *Les frictions me paraissent constituer la meilleure méthode.*

2° A côté du mercure, il faut, autant que possible, faire appel aux méthodes d'hydrothérapie et de climatothérapie. Souvent les frictions seront très bien supportées si le malade est placé dans de bonnes conditions hygiéniques, alors qu'elles affectent l'état général si ces dernières sont négligées. La tolérance individuelle du sujet servira de règle, bien plus encore que dans les cas de syphilis simple.

Le contrôle constant par la pesée du malade sera décisif.

Les mêmes considérations s'appliquent à l'administration de l'*iode*. On craint souvent son action destructrice et modératrice de la nutrition, les altérations iodiques subites des muqueuses, les hyperémies bronchiques, l'hyper-sécrétion de mucus et les hyperémies subites qui peuvent peut-être provoquer l'éclatement des vaisseaux et par conséquent causer des hémorragies. Mais le praticien qui possède l'expérience des *diverses préparations iodurées* et des méthodes destinées à prévenir et à combattre l'iodisme, ne trouvera, j'en suis persuadé, aucune difficulté à administrer l'iodure aux syphilitiques tuberculeux.

Lors de l'administration du mercure et de l'iode, comme de tous les médicaments d'ailleurs, on ne doit pas perdre de vue l'*état général* du malade ; jamais on ne peut considérer *un seul* élément de son état et négliger les autres.

Qu'il soit nécessaire de penser à l'influence défavorable que pourraient exercer le mercure et l'iode, cela est prouvé par l'expérience des malades atteints à la fois de *syphilis tertiaire* et de *lèpre tubéreuse*. La méconnaissance de l'idiosyncrasie que présentent la plupart des lépreux vis-à-vis des préparations iodurées a souvent très notablement aggravé leur état.

L'association de plusieurs maladies infectieuses rend fréquemment la situation difficile ; ou bien les affections combinées se présentent sous une forme si anormale qu'*aucun diagnostic* n'est posé, ou bien *une des deux maladies est méconnue et non traitée.* Ainsi la syphilis tertiaire peut être masquée par la tuberculose chronique, par le lupus

Dans ces cas, comme dans tous ceux où le diagnostic est difficile, où les symptômes rappellent ceux de la syphilis tertiaire, il faut prendre pour règle de songer à la *possibilité* de l'existence de la syphilis.

Un traitement ioduré bien conduit (quelquefois un traitement iodo-mercuriel) *préservera* le malade, en tout état de cause, *des dangers* de la syphilis éventuelle.

S'il *n'y a pas* de syphilis dans le cas, le traitement ioduré ou mercuriel n'aura aucune influence favorable sur le lupus, mais *il n'entraînera pas non plus d'effets nuisibles.*

SYPHILIS AND ASSOCIATED INFECTIONS

RAPPORT

By L. DUNCAN BULKLEY

(New-York).

Next to tuberculosis, syphilis is perhaps the most important disease which has affected the human race. Whether it is judged by its very wide distribution, over all the inhabitable globe, by its insidious modes of entry, by its interference with the healthy procreation of the species, by the misery which it may often bring on the sufferer, by its lengthened duration of influence, or by its rebelliousness to a complete cure, it is a disease worthy of the closest observation and study.

The literature of syphilis is probably greater than that of any other one malady, and yet we are still far from the accurate knowledge of it which might be desired. It is not a little surprising that with all the brilliant minds which have observed and studied the disease, we have not yet arrived at a knowledge at all exact, either in regard to the nature of the poison, or as to the manner in which it affects the system : the true character of the syphilitic virus has eluded the laborious efforts of the microscopist, the chemist, and the clinician.

But although the infective principle of syphilis has not yet been isolated or determined, there seems to be little doubt in the minds of those who see most of the disease that it is due to a toxin, probably the result of a micro-organism, akin to those producing tuberculosis and leprosy.

Syphilis is certainly an infectious disease, and as I understand the topic given for discussion, « Syphilis et infections associées », it is to study the biotic relations of syphilis with other infective diseases. The subject is a large and interesting one, and if it could be extended to include all the relations of syphilis with other disease, of all kinds, much more of interest would be developed; at present it must be limited to the topic proposed. At the outset, however, it must be stated that heretofore there has been no attempt to consider the subject as a whole, and, as the present paper must be regarded as a pioneer effort, apology is offered for errors of omission and general crudeness. Having spent many years in the study of one aspect of syphilis (syphilis insontium) the writer is in a position to appreciate the impossibility of doing justice to this large subject in a few months.

Nor are we yet in a position to rightly recognize the biotic relations of syphilis with other infections, for, thus far, illustrative reports of cases have been given only casually, and apparently without any very fixed idea on the part of the profession that there are any very definite relations between the virus of different diseases. Moreover, thus far most of the observation and study has been only clinical, and very little microscopic and laboratory work has been advanced. As further attention is called to the subject by this discussion, it is hoped that more abundant and accurate observations will be made, with pathological studies, and that in the future the subject may be presented far more completely and accurately.

The material which is at hand is not sufficiently abundant or accurate to afford the data for a fully satisfactory classification of all the phenomena which may occur; but it may not be amiss to offer a provisional scheme upon which it would seem desirable to collect facts.

Two main divisions are apparent :

1° When the infection is co-incident, or nearly so, that is, when, with very recent syphilitic infection another virus enters the system and the two seem to struggle for the mastery : and,

2° When the one disease ante-dates or post-dates the other to a considerable length of time, and we have to do rather with the later results of the toxins than with their immediate and active operation in the blood and tissues.

The following would seem to be the points for study and illustration in the clinic and laboratory :

I. Double coincident primary infection.
a) Syphilis with a local disease.
    1. Syphilis and chancroid ;
    2. Syphilis and microbic infection.
b) Syphilis with a general disease.
    1. Syphilis and vaccinia ;
    2. Syphilis and variola ;
    3. Syphilis and erysipelas ;
    4. Syphilis and measles ;
    5. Syphilis and typhoid fever ;
    6. Syphilis and malaria ;
    7. Syphilis and diphtheria ;
    8. Syphilis and tuberculosis ;
    9. Syphilis and lepra ;
    10. Syphilis and sepsis ;
II. Double subsequent infection.
a) Syphilis antedating.
    1. Syphilis and above diseases ;
    2. Syphilis and lupus ;
    3. Syphilis and epithelioma ;
    4. Syphilis and seborrhoeic eczema ;
    5. Syphilis and psoriasis (?), etc.
b) Syphilis post-dating ;
    Syphilis and same diseases ;

In studying syphilis and associated infections it would also be well to consider the effects produced, which may be : 1° to retard ; 2° to accelerate ; and, 3° to modify the course of either disease.

As previously remarked, the data, mainly clinical, which are accessible, are not sufficiently abundant or accurate to allow of studying the subject fully on the above plan, and we must be content with presenting such matter as is at hand, illustrating such points as may be possible, hoping that more data will be recorded, and that at some future time an abler pen may present the subject in a more complete and satisfactory manner.

Multiple infection and the effect of syphilis in modifying other diseases, have long been the subject of medical observation and remark, in a rather indefinite manner, and many uncertain allusions occur in regard to hybridity, but as yet few clear ideas appear on the subject. We will now endeavor to present some of the recorded observations relating to the occurrence of syphilis with other infectious diseases.

a) *Primary syphilis associated with a local infective disease*. — I will not take time in dwelling upon the work of Bassereau, Ricord, Clerc and others, upon the relation of the chancre and chancroid, with which all are familiar. I will only mention the final work of Rollet, whereby he was able, by means of clinical research, and a study of the experience of his contemporaries, to demonstrate to a certainty those two hybrid lesions, the mixed chancre, and the vaccino-syphilitic chancre.

But, unfortunately, this epoch making work by Rollet led to but little other results, and it was not for many years that further studies were made in regard to the biotic relations of syphilis with other diseases.

The present status of opinion in regard to mixed chancres cannot be better given than by brief reference to the recent studies of Balzer[1].

« Infection may be simultaneous or successive. The former may result, 1°. From another mixed chancre, which is very rare, or, 2°. By a syphilitic chancre becoming directly infected from a chancroid. When infection is synchronous, the chancroid may become entirely healed before the chancre appears, in the scar of the chancroid. When a mixed chancre is inoculated on its bearer, a chancroid results as a rule, rarely a mixed chancre[1] ».

The subject of mixed bubo is one of great interest, but is extremely complex. When a syphilitic bubo suppurates, the excitant of the suppuration may evidently be one of several micro-organisms. Besides the chancroidal strepto-bacillus, the staphylo-, strepto-, and gono-coccus may be accused. It is also possible for the syphilitic virus to rouse into activity the bacillus of tuberculosis. It seems reasonable to suppose that when a syphilitic bubo suppurates the chancre should represent some kind of mixed infection.

There is a great lack of definite microscopic studies in connection with the microbic infection of the chancre, and at present the exact behaviour of the primary sore with different infecting organisms cannot be stated. Mauriac[6] has mentioned the association of the chancre with a furunculosis, or anthracoid condition, and also with infectious balono-posthitis, but no microscopical data are furnished. Reference is also occasionally made by writers to a diphtheritic chancre, but no accurate studies are accessible. The microscopy and bacteriology of gangraenous chancre has also not been accurately studied.

<hr>

1. For references see Bibliography, at end.

We come now to the next division, which possesses much interest.

b) Syphilis associated with another infective general disease. — The recorded observations bearing upon this are numerous, but mostly clinical, and with very little bacteriological confirmation.

1. *Syphilis and vaccinia.* — I will not consume time in entering largely into the subject of vaccino-syphilis, which has been so often and so fully and ably discussed. As is well known, when syphilis is communicated in the act of vaccination, whether from contaminated lymph or by extraneous infection, the vaccinia vesicle is developed first, and may run a normal course, and about three weeks later the chancre develops, in the site of the vaccination, presenting much the usual appearances of extra-genital chancre. There are no observations to prove that the syphilitic virus interferes with the protective influence of the vaccinia. Nor is there evidence that the course of the syphilis is greatly modified by the vaccinal process : the disease runs its usual course, but this is often a severe one, with a very large mortality (Fournier[31]), which may in part be accounted for by the vaccinia, or possibly also by septic elements acquired at the same time. Jullien[36] states that the occurrence of vaccinia may accelerate the appearance of syphilides in one already infected.

2. *Syphilis and variola.* — The effect of variola during the course of florid syphilis is various, as noted by a number of observers. Thus Ziffer[103] records the case of a woman with severe secondary symptoms who, after a most severe attack of small-pox apparently recovered completely from the syphilis, while her husband, who escaped small-pox suffered greatly from the disease. Neumann[75] and others confirm the fact that macular, papular, and squamous eruptions of syphilis disappear during the course of variola. On the other hand Bamberger, Stohr, Guntz[26] and others have seen variolous lesions transformed into those of syphilis, syphilitic ulcers becoming foul and covered with a thick yellow exudation, and pustules accumulating in great numbers upon broad condylomata. After small-pox the course of syphilis is said to be lighter than usual, but possibly this is due to the lapse of time after infection.

3. *Syphilis and erysipelas.* — In 1875, Mauriac[64] published some interesting observations in regard to the influence of erysipelas on syphilis. The patient was a very scrofulous subject and acquired a mixed chancre, with suppurating bubo, which was followed by abundant general syphilitic symptoms, and the glands in the neck suppurated, leaving typical scrofulous ulcers. The case proved most rebellious to treatment, but in the sixth month of the syphilis an

attack of facial erysipelas occurred and the lesions of syphilis vanished, including mucous patches; but the strumous glands were unaffected. An interesting feature of this case is the existence of four distinct infections elements: the syphilis and the chancroid, in the mixed chancre, giving a suppurating bubo, the tuberculosis in the glands, and the erysipelas.

A very considerable number of writers have confirmed the antagonism between the toxins of erysipelas and syphilis, which the present writer has also observed. Neumann quotes Mauriac[14] as having seen initial scleroses vanish in a week and mucous patches and condylomata disappear in a very short time, also Deshna, Van der Hoeven, and Petrowsky in support of the same. Howitz[15], Falcone[27] and others report the removal of early and late symptoms of syphilis by attacks of erysipelas. On the other hand, Schuster[57] does not believe in the curative influence of erysipelas on syphilis, but attributes the disappearance of symptoms to the high temperature, as syphilitic lesions also disappear in other diseases with febrile action. Mauriac[98], however, saw the same interruption of the course of syphilis from an erysipelas which was really a-febrile. Lancereaux[58], on the other hand, states that patients with visceral syphilis are very likely to be attacked with erysipelas, even when it is not prevalent, and that it is then rapidly fatal. In all these clinical reports there are no bacteriological data, nor experimental attempts at inoculation with erysipelas toxin in syphilis, such as have been made in connection with carcinoma and sarcoma; such an effort to understand the influence of the erysipelas toxin on syphilis would very desirable.

4. *Syphilis and measles and scarlatina*. — Mauriac[75] has carefully recorded the effect of measles in a case of recent syphilis. A man aged 24 had two initial lesions on the penis with painful right inguinal adenitis. Twenty days later he acquired the measles and the chancres healed very promptly and the inflammed inguinal glands subsided with in a few days. On the seventh day of the measles, and while it was in full desquamation a very abundant and general flat papular syphilide covered the body and limbs. Mauriac believed that the measles had the effect of hastening the development of the eruption which occurred on the 27th day of the chancre, instead of from the 45th to 50th day, as common, and also that it had some influence on its form and confluence. This is the only specific statement of a case of the kind which is accessible; but it is recognized by writers that when the eruption of syphilis is present it may disappear during the attack of measles or scarlatina, to return later,

when the disease is past. Amiel [1] in 1887 wrote a thesis in regard to the relations of syphilis with eruptive fevers, which, however, is not accessible.

5. *Syphilis and typhoid fever.* — A number of observers have recorded the occurence of typhoid fever in connection with syphilis. In one case Jullien [16] reports that no secondary symptoms followed a well defined hard chancre, apparently because the coïncidence of the typhoid fever prevented the further development of the disease. The same author quotes Diday in a case where the appearance of the first eruption was delayed 120 days by the inter-occurrence of typhoid. He also quotes from the Prussian Military Report of 1879-1881 a case where a roseolous exanthem and buboes disappeared in 24 hours after the beginning of typhoid, but the patient was hardly discharged convalescent when another general syphilitic eruption appeared and he was admitted to the venereal ward. In another case, of a very rebellious syphilide of a year's duration, with pharyngeal ulceration and severe headache resisting treatment, a severe attack of typhoid caused the disappearance of the symptoms, with no recurrence within several years. Krim [31] also reports the complete disappearance of secondary syphilis and adenopathy on the advent of typhoid ; the patient had been under specific treatment for only ten days previously. Defize [20] also reports a somewhat similar case. Most writers attribute the disappearance of the syphilitic symptoms to the febrile disturbance, but some deny this : the subject is worthy of further observation and study, with the application of the Widal test.

6. *Syphilis and malaria.* — The effect of malarial infection on syphilis is quite different from that of the diseases hitherto mentioned. According to Lepers [40] syphilis and malaria are maladies caused by microbes of probably different nature and habits. M. Lepers advances the hypothesis that the paludism microbe is aërobious, while the syphilic microbe is an-aërobious ; it would follow, therefore, that the vital energy of the latter increases in proportion to the oxygen consumed, idea which is supported by the ravages of syphilis in those reduced in health. Lepers, Leloir [38], Pellizzari, Campana [15] and others give cases to show both that the syphilitic outbreak may be accentuated by the occurrence of malaria, and that malarial cachexia is invariably accompanied by serious visceral lesions, and an aggravated type of syphilis generally ; which experience is abundantly borne out in the practice of the writer. There is much need of investigations accompanied with bacteriological research, in regard to the presence of the plasmodium and its behaviour in syphilitics.

7. *Syphilis and diphtheria.* — Some writers, as Morrow[33] have spoken of a diphtheroid chancre, but no bacteriological proof in at hand that the disease is a combination of diphtheria and syphilis, and Taylor[37] explains the cause of the unusual appearance of the primary lesion on quite other grounds. Hudelo and Bourges[43] have made bacteriological studies of the false membrane formed in connection with diphtheroid syphilides. In the six cases studied the results were as follows : Streptococcus pyogenes alone 2, Bacterium coli commune 2, Staphylococcus pyogenes alone 1, Staphylo- and streptococcus in association 1. Mathews[50] reports a case of diphtheria complicating syphilis, where after brief specific treatment the chancre and adenopathy disappeared ; severe diphtheria then occurred, followed by faucial paralysis and some paraplegia, and the syphilitic eruption finally appeared at the end of 152 days, the effect of the diphtheritic toxin being apparently to delay the occurrence of secondary symptoms. There also there is need of much laboratory and bacteriological study, as well as clinical record, to elaborate the real relations between the two diseases.

8. *Syphilis and tuberculosis.* — This is one of the most interesting and important divisions of our subject, and one on which there has been much work done ; while, owing to the certainty and relative ease of demonstrating the tubercular aspect, it is one which is capable of yet great further development. The literature of this is so large that it will be impossible, within the compass of this article, to do justice to the many good reports accompanied by microscopic examination which have appeared. All writers agree that tuberculosis is a very serious complication of syphilis, the two toxins seeming to act synergistically, instead of antagonistically. It is, of course, unfortunate that in regard to syphilis reliance is thus far entirely on its clinical features, and that there is not the same microscopical proof which belongs to tuberculosis.

Verneuil[37-38] was one of the first, in 1881, to call attention to the possibility of having hybrid lesions of syphilis and tuberculosis, which have been repeatedly observed by Schottelius[48], Baumgarten[6], Landouzy[25], Elsesberg[20], Brunelle[11], Leloir[26] and others. The most interesting aspect of the subject is one developed by Leloir, in regard to the relationship between syphilis and true lupus, in certain cases. A typical case is described in which a highly tuberculous prostitute became infected with syphilis. After an interval she presented what was apparently a papulo-tuberculous syphilide on the neck. She already had an unhealed tubercular fistula in the same locality. Anti-syphilitic regimen produced only partial improvement in the papulo-tuberculous syphilide, and for its radical cure the curette, thermo-cautery, etc. were employed. While originally this lupus-like lesion was firm and copper colored, like a tubercular syphilide, it became, under the anti-syphilitic treatment soft, brownish, and translucent, and of a gelatinous consistency. Before the anti-syphilitic treatment a portion of the lesion had been excised. It presented the histological picture of lupus, tubercle bacilli, but also the thickened arteries of syphiloma. Notwithstanding the presence of Koch's bacilli, animal inoculations resulted negatively. When the case had derived all possible benefit from mercury and iodide, further histological examination was made, and lupus tissue was again in evidence, but with the addition of a reticulum of sclerotic tissue believed to represent the former element of syphilis. The entire picture resembled that of lupus sclerosus. Animal inoculations were now successful. Elsenberg[19] found gummatous and even ecthymatous lesions, in phthisical subjects, swarming with tubercle bacilli.

9. *Syphilis and lepra.* — Leprosy is another infective disease which greatly complicates syphilis, and the occurrence of the two diseases in the same individual effectually dismisses the claim which has sometimes been made that leprosy is a form or offshoot of syphilis. Leloir[20] states that leprosy is not infrequently complicated with syphilis, and gives many cases. Hillis[21] also notes the same. Impey[22] claims a special form of syphilitic leprosy, but his description is not at all clear; nor is there material on hand from which it can be stated just what effect the two poisons have on each other. Microscopic studies are lacking, wich are very desirable, for it is quite possible that the lepra bacillus might be found to modify the syphilitic lesions.

10. *Syphilis and sepsis.* — The various septic elements, which are almost omnipresent, not infrequently find their point of entry with the syphilitic poison. These as Taylor[23] and others have shown, both modify the character of the initial lesion, and produce glandular inflammation and subsequent systemic infection. This is peculiarly liable to occur in connection with chancre of the finger. In Taylor's cases there was not only inflammatory adenopathy, but also chills, high fever, sweats, etc., which the present writer has also observed. The septic infection seems to act in a similar manner with other poisons and holds up or arrests the progress of the syphilis, which however, when it appears at a later date, commonly exhibits unusually severe symptoms. Stizer[24] has recorded a case of most acute development of syphilis follwing a gangrenous primary sore.

The rôle of pus organisms in the production of the pustular lesions of syphilis has been the subject of some recent studies. Gilchrist[73] has found the strepto-coccus pyogenes aureus and albus in early and late pustular syphilis, but Unna[96] has not been able to cultivate ordinary pyogenic germs from syphilitic pus, although he does not doubt that ecthymatous lesions are the result of mixed infection.

Hochsinger and Chotzen[43] claim to have found a coccus, very like the strepto-coccus, in the blood of children who died with hereditary syphilis. Kolisko[49], who repeated the observations, was able to cultivate the strepto-coccus pyogenes from the blood of the hereditary syphilitic liver, but claimed that it was not always found; when present it indicated a double infection, which supports the clinical fact that hereditarily syphilitic children are peculiarly subject to septic infection. Neisser[75] believed that the strepto-coccus however accidental might give rise to sepsis and cause the suppuration of the joints with separation of the epiphyses. Wells[101] found staphylo- and strepto-coccus infection in the expressed juice of the altered thymus gland, in a pleural exudate, and in bullae found on the skin, in a child who died with inhérited syphilis.

a) Syphilis antedating.

b) Syphilis post dating, above and other diseases.

Time and space forbid our attempting to elaborate fully all the points which might be made in connection with various aspects of the subject, and, unfortunately, the necessary data are not hand for such a study as can undoubtedly be made at a later date when more observations are on record.

Scattered records are found of the relation of syphilis with other diseases, some of which may be briefly mentioned. Doutrelepont[21] reports the development of epithelioma upon the site of an unhealed syphilitic chancre. Lang[52] and others have found lesions with the histological characters of the tubercular and gummy syphilide and epithelioma. Finger[30] and Oedmansson[78] have studied the relations of syphilis and erythema multiforme. Unna[84] presented the clinical aspects of seborrhœic eczema in connection with syphilis, but no clear demonstration of a true symbiosis has been presented. Taylor has also noted the occurrence of the two conditions. As a clinical curiosity might be mentioned the case reported by Wickham[112], where there were hybrid lesions of favus and tubercular syphilis, the latter disappearing under prolonged anti-syphilitic treatment.

In looking over the matter which has been presented, incomplete as it is, we are struck with the fact that the poison of syphilis has certain biotic relations with that of certain other infections. In the present stage of our inquiry, and with the reported material on hand, it is impossible to define the relations as accurately as could be desired, and as future study will undoubtedly develop. These studies should proceed along the lines recently developed by Ward[190], namely: 1. *Sym-biosis*, where two organisms existing together assist one another by their action; 2. *Meta-biosis*, where one organism prepares or paves the way for the action of another; and 3. *Anti-biosis*, where one organism antagonizes another.

We have glimpses of these effects in the matter, which has preceded. Thus, in erysipelas there seems to be an *anti-biosis*, as cases are recorded where erysipelas appeared to be curative to syphilis. The toxins of some other infections diseases seem also to have some effect in arresting the progress of syphilis in its early stages, but as their effects pass off the virus of syphilis asserts itself. *Meta-biosis* seems to be indicated in malaria, where the depressing effect of the plasmodium appears to pave the way for and to render the subject peculiarly liable to severe symptoms in syphilis. *Sym-biosis* is illustrated by several infective diseases. Tuberculosis flourishes with syphilis, and its bacilli have repeatedly been found in connection with syphilitic lesions, while clinically it has long been known that the concurrence of the two diseases is fraught with great danger.

Septic conditions also aggravate greatly both the primary and later manifestations of syphilis, and many observations are on record where the various pus-producing bacilli have been found in connection with the lesions of syphilis.

It is a question worthy of consideration, whether the unusual severity of certain cases of syphilis is not largely due to mixed infection. Many cases are on record where peculiarly severe and suppurating syphilides have followed a gangrænous primary sore. This may in part also account for the severity of the disease following extra-genital infection, especially when occurring in the fingers, as in surgeons, gynæcologists, and others. Tuberculosis, of itself, has been shown to be a relatively mild disease, but aggravated immensely when combined with other pathogenic germs, as the strepto-coccus, pneumo-coccus, the bacillus of influenza, etc. In the same way syphilis often occurs as a very mild disease, while again it will present most severe and distressing symptoms, and prove unusually rebellious to treatment. It is well worthy of study whether these cases do not owe their severity to a mixed infection.

In closing this brief review of the subject the writer would again apologize for its many imperfections and omissions. The field is a relatively new one, but one well worthy of careful and conscientious research and observation; and it is hoped that the result of this discussion may be a future accumulation of data, which will lead to a far more perfect knowledge than we now possess, of the relations between syphilis and associated infections.

BIBLIOGRAPHIE

1. AMIEL. Rapports de la syphilis avec les fièvres éruptives. *Thèse de Paris*, 1887.

2. ATKINSON. Notes of a case in which sarcoma and constitutional syphilis developed simultaneously. *Maryland Med. Journ.*, Baltimore, 1883-84, t. X, p. 725.

3. AUBRY. Sur l'importance clinique du chancre mixte. *Arch. méd. de Toulouse*, 1895, t. III, p. 20.

4. AUFRECHT. Zwei Fälle von syphilitischen Miliartuberculose. *Deutsch. Zeitsch. f. prakt. Med.*, 1874, t. I, p. 225.

5. BALZER. Chancre mixte. *La médecine moderne*, 1895, n° 36.

6. BAUMGARTEN. Anatomico-histological differential diagnosis between gummata and tubercle. *Virchow's Arch.*, 1-84, t. XLVII, p. 21.

7. BESNIER. Chancre phagédénique mutilant de la verge, suivi d'une syphilis secondaire anormale et d'ulcérations mutilantes. *Réunions cliniques de l'Hôpital Saint Louis*. Paris, 1887-89, p. 21.

8. BESNIER. Un cas de syphilis secondaire anomale et maligne, mutilante; forme tuberculo-ulcérante gangreneuse, etc. *Ann. de dérm. et de syph.* Paris, 1892, p. 202.

9. BOCKHART. Ueber die Beziehungen zwischen Scrofula und Syphilis. *Inaug. Dissert.* Wurzbourg, 1881.

10. BONDI. Ein Chancre mulet. *Prag. med. Wochens.*, 1894, t. I, p. 146.

11. BOWEN. Mixed infection from tuberculosis and syphilis. *Boston Med. and Surg. Journ.*, 1891, t. CXXV, p. 400.

12. BRUNELLE. Hybrid lesions of syphilis and tuberculosis. *Thèse de Lille*, 1889.

13. CAMPANA. *Sifilide e sifilitici*. Milano, 1882, p. 326, 332.

14. CASTINEAU. Syphilis constitutionnelle compliquée d'anthrax; formation de caillots emboliques dans les cavités du cœur, etc. *Presse méd. belge*, 1882, t. XXXIV, p. 225.

15. CHOTZEN. Ueber Streptococcen bei hereditären Syphilis. *Viertelj. f. Derm. u. Syph.*, 1887, t. XIX, p. 109.

16. COLOMIATTI. Contribuzione alla catalogia pathologica della sifilide costituzionale ed allo studio della genesi della cellule gigante. *Giorn. ital d. mal. ven. e della pelle*, 1875, p. 374.

17. COCKRIN. Chancre phagédénique diphtéritique inguinal, avec lésion des os du bassin et ulcérations intestinales. *Bull. Soc. Anat.*, 1896, p. 551.

18. DESSNA. Influence of erysipelas in syphilis. *Viertelj. f. Derm. u. Syph.*, 1878.

19. De BUCHERIE et FERRIER. Chancre diphtéritique. *Journ. de méd. de Bordeaux*, 1865, t. XIII, p. 257.

20. DEFIZE. Un cas de syphilis guérie par une fièvre typhoïde intercurrente. *Arch. méd. belges*, 1884, t. XXV, p. 8.

21. DEMAY DE GOUTINE. De la diphtérite considérée comme accident secondaire de la syphilis. *Thèse de Paris*, 1892.

22. De Sinéty. Influence de la fièvre typhoïde sur la syphilis. *Soc. de Biologie*, 10 février 1885.

23. Diday. Du bubon mixte. *Lyon méd.*, 1871, p. 645.

24. Doutrelepont. Syphilis und Carcinom. *Deutsche med. Wochensch.*, 24 nov. 1887.

25. Drox. Étude sur le chancre compliqué de gangrène. *Lyon méd.*, 1872, t. X, p. 59.

26. Elsenberg. Syphilis und Tuberculose. *Berliner klin. Wochensch.*, 10 fév. 1890.

27. Falcone. Obstinate syphilitic ulcer cured by intercurrent erysipelas. *Giorn. ital. d. mal. ven.*, etc. 1886, n° 6.

28. Fasano. Sulla simbiosi della sifilide e della tuberculosi laringea, etc. *Arch. intern. d. spez. med. chir.*, 1891, t. VII, p. 337.

29. Fedotoff. Influence of acute febrile diseases in syphilis. *Med. pribav. K. morsk. Sbornina*, 1885, t. II, p. 46.

30. Finger. Dell connubio dell'eritema multiforme col processo sifilitico. *Giorn. ital. d. mal. ven.*, ecc., 1882, p. 563.

31. Fournier. *Leçons sur la syphilis vaccinale*. Paris, 1880.

32. Gilchrist. Role of pus organisms, etc. Pathological and microscopical examinations. *Journ. cutan. and gen. urin. dis.*, 1899, t. XVII, p. 526.

33. Gore. Effects of small pox on syphilis. *Lancet*, 1858.

34. Griffini. Lichen sifilitico lenticolare e platte. *Giorn. ital. d. mal. ven.*, etc., 1874, p. 322.

35. Guibout. La syphilis chez les scrofuleux. *Gaz. des hôp.*, 1881, p. 228.

36. Gunz. Ueber syphil. Reizung. *Berl. klin. Wochensch.*, 1881, n° 50.

37. Hallopeau et Lebedde. *Traité de Dermatologie*. Paris, 1900, p. 505.

38. Henry. Primary syphilis followed by suppurating buboes, etc. *Lancet*, 1859, t. I, p. 159.

39. Hiclet. Syphilis constitutionnelle; érysipèle ambulant et disparition des symptômes syphilitiques. *Arch. méd. belges*, 1885, t. XXVIII, p. 25.

40. Hillis. *Leprosy in British Guiana*. London, 1881.

40 bis. Hochsinger and Cnotzen. *Viertelj. für Derm. u. Syph.*, 1885.

41. Horwitz. Apparent antagonism between the streptococci of erysipelas and syphilis. *Med. News*. Phila., 1891, t. LVIII, p. 324.

42. Hudelo et Bourges. Diphtheroid syphilides. *Comptes rend. de la Soc. de Biol.*, 27 juin 1894.

43. Hutchinson (M). Diphtheroid chancre. *Journ. of cut. and gen. urin. dis.*, 1887, t. V, p. 12.

44. Impey. *Handbook in Leprosy*. London, 1896.

45. Jeltzinski. Cure radicale de la syphilis par la vaccination. *Revue méd.*, 1861.

46. Jullien. *Traité des maladies vénériennes*. Paris, 1896.

47. Kassowitz und Hochsinger. Ueber einen Microorganismus in den Geweben hereditär-syphilitischer Kinder. *Wien. med. Blätter*, 1886. (*Viertelj. f. Derm. u. Syph.*, 1886, t. XVIII, p. 476.)

48. Kolisko. Ueber den Kassowitz-Hochsinger'schen Micrococcenbefund bei Lues congenita. *Münch. med. Wochensch.*, 1886, n° 25. (*Viertelj. f. Derm. u. Syph.*, 1886, t. XVIII, p. 477.)

49. Kreuting. On chancre mixte. *Heibergs Festskrift*. Kristiania, 1895, p. 151.

50. Kreyser. Die Vaccination als Heilmittel gegen Syphilis. *Med. central. Zeitung*, 1890, t. XXIX, p. 49.

51. Krim. Association of syphilis and typhoid fever. *Med. and Surg. Reports*. Phila., Apr. 15, 1865.

52. LANCEREAUX. *A treatise on syphilis.* Sydenham Society translation. London, 1879, t. II, p. 151.

53. LANDOUZY. Syphilis and phthisis. *Congrès pour l'étude de la tuberculose,* 1891, p. 185.

54. LANG. Ein Fall von Combination von Syphilis und Krebs. *Pester med. chir. Presse,* 1888, p. 505.

55. LEE. Suppurating syphilitic sores. *British med. Journ.,* 1802, t. I, p. 551.

56. LEFÈVRE. Contribution à l'étude de la syphilis chez les scrofuleux. *Thèse de Paris,* 1884.

57. LELOIR. *Leçons sur la syphilis.* Paris, 188?.

58. LELOIR. *Traité pratique et théorique de la P. p.* Paris, 1886, p. 225.

59. LELOIR. Combinaison de la scrofulo-tuberculose et de la syphilis. *Congrès pour l'étude de la tuberculose,* 1891, p. 165.

60. LEPERS. Syphilis et paludisme. *Thèse de Lille,* 1889 (review in *British Journal of Dermatol.,* 1891, t. III, p. 94).

61. LISOVSKI. Effects of erysipelas on syphilis. *Protokol. zasad. Ducaberg,* etc., 1885, t. II, p. 445.

62. MCASTON. Report upon primary syphilis, with reference to the more mixed and unusual forms of primary symptoms. *Med. Chir. News.* London, 1862, t. XLV, p. 407.

63. MATTHEWS. Diphtheria and syphilis. *Lancet,* 1885, t. II, p. 1091.

64. MAURIAC. Etude clinique sur l'influence curative de l'érysipèle dans la syphilis. *Gaz. des hôp.,* 1875, and reprint, 8°, p. 50.

65. MAURIAC. Complications du chancre syphilitique. *Ann. de derm. et de syph.,* 1880, t. I, p. 562.

66. MAURIAC. *Leçons sur les maladies vénériennes.* Paris, 1885, p. 405 (measles).

67. MAURIAC. *Syphilis primitive et syphilis secondaire.* Paris, 1890, p. 551.

68. MINELLI. Storia di sifilide tubercolare alla faccia... benefica della risipola (See *Index-catalogue of Surgeon Generals Library* : Syphilis and Erysipelas).

69. MOSCONVO. Malaria in children. *Pédiatrie,* 1899.

70. MONEY. Cases of erysipelas with congenital syphilis. *Illust. med. News,* London, 18 8-89, t. I, p. 201.

71. MORGAN. On the occurrence of a syphilitic gonorrhoea, followed by constitutional signs without the formation of a urethral sore. *Med. Press and Circular,* 1872, t. XIII, p. 47.

72. MORROW. On a rare form of initial lesion, diphtheroid of the glans penis, etc. *Arch. of Derm.,* 1876, t. II, p. 505.

73. DE MOTEL. Tuberculose syphilitique. *Union méd.,* 1878, t. XXVI, p. 864.

74. NEISSER. Streptococcen bei hereditärer Lues. *Deutsch. med. Wochensche.,* 1er septembre 1887.

75. NEUMANN. Influence of small pox in the course of syphilis. *Wien. med. Wochenschr.,* 1862, p. 500.

76. NEUMANN. Syphilis maligna und Erysipelas. *Viertelj. f. Derm. u. Syph.,* 1895, t. XXXIII, p. 450.

77. NEUMANN. Ueber den Einfluss des Erysipels auf den Verlauf der constitutionellen Syphilis. *Allg. Wien. med. Zeit.,* 24 jan., 1888.

78. ORDMANSSEX. Syphilis und erythema multiforme. *Deutsche Klinik,* 1874, t. XXVI, p. 517.

79. OZENNE. Du cancer chez les syphilitiques. *Thèse de Paris,* fév. 22, 1884.

80. PHILLIPET. Chancre gangreneux du prépuce et du gland; apparition précoce des accidents tertiaires. *Arch. méd. Belges,* 1888, t. XXXIV, p. 520.

81. POLIN. Contribution à l'étude du rôle de la syphilis dans le vaccin : antagonisme du virus syphilitique et du virus vaccin. *Gaz. hebdom.*, 1882, p. 308.

82. RABL. Syphilis und Scrofulose. *Wien. klin. Wochens.*, 1888, t. I, p. 555.

83. RAMONAT. La syphilis chez les scrofuleux. *Thèse de Paris*, 1884.

84. BICONDI. Nuovo tributo allo studio dell' ulcero misto. *Giorn. ital. d. mal. ven.*, etc., 1867, t. II, p. 84.

85. SCHNITZLER. Ueber Combination von Tuberculose und Syphilis der Lunge, etc. *Wien. med. Presse*, 1883, t. XXIV, p. 115.

86. SCHOTTELIUS. Experimental tuberculosis, etc. *Virchow's Archiv*, 1883, t. XCI, p. 155.

87. SCHUSTER. Das Verhältniss des Erysipels zur Syphilis. *Deutsch. med. Wochens.*, Aug. 25, 1887.

88. STARCK. Ueber den Einfluss des Erysipels auf Syphilis. *Prag. med. Wochensch.*, 1882, t. VII, p. 509.

89. STIEFFEL. De l'influence de la syphilis sur l'éclosion et sur l'évolution de la tuberculose. *Thèse de Nancy*, 1884.

90. STITZER. Diphtheritis einer ulcerirenden Induration mit nachfolgender Syphilis. *Viertelj. f. Derm. u. Syph.*, 1876, t. VIII, p. 234.

91. STITZER. Gangrän der Primäraffection mit nachfolgender Syphilis acutissima. *Viertelj. f. Derm. u. Syph.*, 1876, t. VIII, p. 229.

92. TAYLOR. Notes of a rare appearance presented by the initial lesion of syphilis. *Arch. of Derm.*, 1877, t. III, p. 5.

93. TAYLOR. Chancres of the fingers... complicating septic infection. *Med. Record*, jan. 17, 1891.

94. UNNA. Syphilis und Eczema seborrhoïcum. *Monatsh. f. prakt. Derm.*, 1887, t. VII, p. 1067.

95. UNNA. Hautkrankheiten. *Orth's Lehrb. d. spec. Pathol.-Anatom.*, 1894, p. 549-568.

96. VERDIER. Des abcès lymphangitiques chancreux. *Thèse de Paris*, 1884.

97. VERNEUIL. Modifications of syphilis in the tuberculous, etc. *Trans. intern. Med. Congress*, London, 1881.

98. VERNEUIL. De l'hybridité morbide ; rapports du cancer et de la syphilis. *Semaine méd.*, 1885, t. III, p. 61.

99. VIDAL DE CASSIS. De l'inoculation de l'ecthyma syphilitique. *Ann. des mal. de la peau*, 1850, t. III, p. 115.

100. WAUD. *British Assoc. for Advancement of Science*. Section on Chemistry, 1900.

101. WELLS. Double intrauterine infection, etc. *Journ. Amer. med Assoc.*, 1897, t. XXVIII, p. 689.

102. WICKHAM. Association of syphilis and favus. *Brit. Journ. of Dermatol.*, 1888-1889, t. I, p. 270.

103. ZIPPER. Tuberculosis und Syphilis der Lunge nebst Reflexionen über Mischinfektionen (coincidence of syphilis and variola). *Pest. med. chir. Presse*, 1888, p. 702, 786.

104. ANON. Primary syphilis ; septicæmia. *Report supere, Surg. Gen. Marine Hosp.*, Washington, 1882-83, p. 199.

105. ANON. Syphil. Geschwüre mit brandigem Character : Genesung. *Med. Zeitung Russlands*, 1858, t. XV, p. 270.

SIFILIDE ED INFEZIONI ASSOCIATE

RAPPORT

del Prof. A. DUCREY.

(Pisa.)

L'argomento che si presenta alla discussione « Sifilide ed infezioni associate » è di una vastità che non riconosce confini ed il Comitato d'organizzazione del Congresso, nel proporlo, evidentemente ha voluto a bello studio presentarlo in tutta la sua maggiore ampiezza, affinchè ciascuno trovasse modo di allogarvi personali osservazioni riguardanti questa o quella infezione alla sifilide associantesi e dallo insieme delle personali osservazioni fosse dato venire a qualche conclusione più sicura nelle molteplici ed importantissime questioni che a questo argomento strettamente si collegano, o per lo meno fosse dato stabilire più concreti postulati, intorno ai quali si debba in prosieguo indagare.

Alla vastità dell' argomento non v'ha chi non scorga a bella prima trovarsi necessariamente congiunta grande difficoltà nello studio di esso, sia per la completa ignoranza in cui siamo, malgrado le incessanti ricerche, intorno al microrganismo della sifilide e suoi prodotti tossici, nonchè intorno ai microrganismi di altre infezioni del pari sin qui sconosciuti, che con la sifilide possono coesistere od associarsi, sia per i molti punti oscuri che tuttora attendono luce anche in infezioni ad agente patogene noto e largamente studiato. È evidente che in tali condizioni lo studio dell' azione reciproca tra sifilide ed infezioni che vi si associano non possa avere quella larga base scientifica che sola darebbe garanzia di completa ed esatta osservazione e precisa e giusta interpretazione delle osservazioni medesime.

Parrebbe che tutte le infezioni possano alla sifilide associarsi o per lo meno con la sifilide coincidere, e lo studio di ciascuna di queste associazioni o semplici coesistenze deve necessariamente essere molto complesso, tale già di per sè essendo lo studio che ogni infezione impone (studio del microrganismo patogeno e suoi prodotti, — condizioni che ne esaltano od attenuano la virulenza, — speciali localizzazioni proprie ad alcuni dei microrganismi fattori di tale o tal' altra infezione, ecc.): ma certo vi ha infezioni associantisi a sifilide che per ragioni moltissime meritano di essere più di altre prese in peculiare considerazione.

È fuori dubbio che a rigore noi potremmo anche tralasciare affatto lo esame di quelle infezioni che avessero con la sifilide semplice rapporto di coesistenza, che si mostrassero cioè incapaci di subire da parte della sifilide o di imprimere a questa modificazione alcuna, degna d'indagine; ma lo stato attuale delle nostre conoscenze è veramente a tal punto da poter noi con sicurezza e senza ulteriore minuzioso e veramente scientifico esame, porre tale distinzione di infezioni con la sifilide semplicemente concomitanti ed infezioni alla sifilide veramente associantisi? Questa distinzione che attualmente non potrebbe per la maggior parte delle infezioni poggiare altro che sopra caratteri clinici non avrebbe, a me pare, base sufficiente. Non è strano pensare che i caratteri clinici delle manifestazioni sifilitiche potrebbero in casi singoli non apparire grandemente modificati pur coesistendo nell' individuo altra infezione, mentre un esame più completo, anche isto-batteriologico (quando fossimo nel caso di praticarlo), potrebbe condurci invece ad affermare esservi una certa influenza reciproca fra le due infezioni, la quale altrimenti sarebbe sfuggita. E d'altro canto, la osservazione clinica che una medesima infezione talora può decorrere in un sifilitico come semplice infezione concomitante e tal' altra mostra invece di subire da parte della sifilide o d'imprimere con questa modificazione di qualche importanza, evidentemente sta a dimostrare la difficoltà e direi forse il danno che ne verrebbe alla questione che ci occupa dallo stabilire una distinzione netta, che giudico almeno oggi prematura, tra infezioni alla sifilide associantisi ed infezioni semplicemente concomitanti.

A voler procedere con ordine non sarà forse inopportuno distinguere:

a) Associazioni con la sifilide o meglio con singole manifestazioni di essa di infezioni ad azione locale (ulcera semplice contagiosa, infezioni piogeniche localizzate, epidermofizie, ecc.) epperò incapaci di avere azione generale sulla evoluzione della sifilide.

b) Associazioni con la sifilide d'infezioni che d'ordinario esplicano azione esclusivamente locale, ma capaci talora di dar luogo a fatti d'infezione generale (processo blenorragico, tubercolosi cutanea, ecc.;

c) E finalmente, associazioni con la sifilide di vere e proprie infezioni generali dell' organismo, sia a decorso acuto (febbri eruttive, tifo, difterite, influenza, pulmonite, erisipela, pustola maligna, tetano, febbre puerperale, setticemie in genere, ecc.), sia invece a decorso abitualmente cronico (tubercolosi, malaria, lepra, ecc.).

a) Circa i processi morbosi classificati in questa categoria, lo studio va peculiarmente fatto sulle modificazioni morfologiche che ciascuno di essi è capace d'imprimere alle manifestazioni della sifilide, studio che ha spesso importanza grandissima per la diagnostica, senza trascurare considerazioni speciali di decorso di lesioni e di terapia, che meritano di trovarvi posto.

È noto che l'ulcera semplice contagiosa associandosi alla lesione iniziale della sifilide od inversamente, sia che l'inoculazione dei due virus abbia avuto luogo simultaneamente o successivamente con precedenza dell' uno o dell' altro, si produce una lesione speciale (ulcera mista), nella quale si trovano riuniti i caratteri delle due affezioni, troppo universalmente noti perchè io possa qui sentire il bisogno di riassumerli. Ciò malgrado è risaputo che la diagnosi clinica precoce non sempre riesce agevole e frequentemente si è costretti, per fare una diagnosi di sicurezza, far ricorso da un canto all' autoinoculazione ed all'esame microscopico del detrito che affermino la presenza del virus ulceroso e d'altro canto seguire l'evoluzione dei fatti morbosi locali e generali che dimostrino la presenza dell'elemento sifilitico.

Lo studio clinico, sperimentale ed isto-batteriologico della lesione dimostra che il microrganismo dell' ulcera semplice contagiosa non trova nel granuloma sifilitico condizioni che si oppongono al suo attecchimento ed al suo sviluppo. Le inoculazioni sperimentali di virus ulceroso da me eseguite sopra lesioni iniziali della sifilide hanno avuto costantemente risultato positivo e concordemente l'esame isto-batteriologico che ne ho talora praticato ha mostrato che il bacillo dell' ulcera molle per la disposizione reciproca dei suoi elementi, per il modo di sua distribuzione nel tessuto, per la reazione isto-chimica, ecc., non subisce modificazione alcuna quando si svolge su terreno sifilitico comparativamente studiato al suo sviluppo in terreno non sifilitico. È anche frutto di osservazione clinica concorde che la lesione iniziale della sifilide complicata ad ulcera semplice contagiosa può più facilmente subire deviazioni necrotiche e fagedeniche; ulteriori studi dovranno rendere ragione esatta di questo fenomeno morboso.

Non è privo d'importanza per la terapia lo stabilire con esattezza ed il più precocemente possibile la diagnosi di ulcera mista ; la completa e profonda causticazione della lesione, praticata con quei caustici dimostratisi ottimi contra l'ulcera semplice contagiosa, riesce grandemente utile nell' ulcera mista, mentre è noto che contro la lesione iniziale della sifilide le causticazioni, salvo speciali condizioni, sogliono essere dannose.

L'associazione di piogeni ai prodotti della sifilide merita di essere largamente esaminata e partitamente nella sifilide primaria, secondaria e terziaria.

Alla lesione iniziale della sifilide possono associarsi agenti piogeni varii (streptococchi, stafilococchi, gonococchi, ecc.) i quali possono dar ragione dei caratteri d'insolita gravezza che quella lesione può assumere. Considerata infatti nella sua semplicità la lesione iniziale della sifilide può essere definita una infiltrazione neoplastica a superficie erosiva, molto più raramente ulcerosa e mentre è molto probabile che la forma erosiva si determini indipendentemente dallo intervento locale di germi sopraggiunti e sia solo in rapporto ad alterazioni anatomiche degli elementi del tessuto con partecipazione forse del microrganismo specifico, la forma ulcerativa sia invece frequentemente il portato di germi associati. Certo dall' essudato di sifilosclerosi ulcerate si ottiene il più delle volte culture di piogeni varii e più frequentemente e con maggiore abbondanza quando sedi speciali della lesione agevolano l'inquinamento di essa. È così di alcune sifilosclerosi tonsillari, specie in individui soggetti ad infezioni streptococciche di quegli organi; di alcune sifilosclerosi anali o rettali o sottoprepuziali, specie se complicate a fimosi, ecc. È così parimenti di lesioni iniziali della sifilide a sede uretrale, in individui contemporaneamente affetti da uretrite blenorragica e via. Sifilosclerosi con tali associazioni microbiche di regola hanno tendenza insolitamente distruttiva e resistono spesso lungamente alle medicazioni anche meglio appropriate, dando luogo talora anche a complicazioni d'indole suppurativa nelle vie linfatiche (linfangioiti, adenopatie). Chi non sa che l'adenopatia satellite della sifilosclerosi iniziale decorre aflegmasica e senza alcuna tendenza alla suppurazione, tranne che in numero assai ristretto di casi e nei quali il più delle volte può venir dimostrato l'intervento di una infezione secondaria? Ho detto *il più delle volte* perchè mi è talora accaduto in ricerche proprie di non aver riscontrato traccia di piogeni e di microrganismi in genere in focolai suppurativi glandolari e periglandolari sviluppatisi in dipendenza di sifilosclerosi, epperò resta a risolvere il quesito importantissimo se il microrganismo della sifilide o i suoi prodotti non possano talora spiegare proprietà piogene. Lo stesso mi è accaduto di constatare in adenopatie suppurate del periodo secondario della sifilide. Già non mancano esempii di microrganismi patogeni, abitualmente non piogeni, ma che possono diventarlo in speciali condizioni, come è dimostrato per lo pneumococco, il bacillo di Koch, il microrganismo della dissenteria, quello del tifo, ecc.

Non meno interessante è lo studio delle modificazioni che i prodotti della sifilide secondaria possono subire per consociazione con agenti piogeni diversi, trovantisi sulla superficie cutanea o mucosa. Questi agenti piogeni diversi hanno bene la loro influenza sul decorso e sulla morfologia dei sifilodermi secondarii, ma sarebbe errore il credere che essi rappresentano i soli fattori della grande varietà di morfologia propria ai prodotti della sifilide in questo periodo. Può riferirsi al loro intervento la fase essudante ed ulcerativa di alcune forme papulose, l'andamento distruttivo e largamente suppurante di alcune ulcerazioni secondarie della bocca e del faringe, la formazione della piccola raccolta purulenta all'apice delle infiltrazioni papulose nel sifiloderma acneico, nel quale si può constatare, almeno in alcuni stadii dell'elemento pustuloso, la presenza dello stafilococco aureo od albo; ma resta a definire in modo assoluto se l'importanza di questo intervento sia affatto secondaria e se, come pare, il contenuto dei sifilodermi vesicolari e pustolosi sia costantemente amicrobico originariamente. Anche qui con altre parole si può pensare che è alle tossine sifilitiche che spetti il potere piogene in primo tempo ed in verità alcune mie ricerche personali collimano con questo concetto già espresso dal Balzer.

Nel periodo terziario della sifilide la importanza dell'associazione di piogeni ai prodotti sifilitici può essere sufficientemente dimostrata dalle abbondanti e durevoli suppurazioni e gravi devastazioni cui evidentemente essi concorrono (vaste ulcerazioni gommose della cute e delle mucose, con lesioni profonde muscolari, periostali, ossee).

L'associazione di piogeni alla sifilide oltre che essere studiata nella sua azione locale sui singoli prodotti della sifilide deve essere poi e con maggiore interesse esaminata dal punto de vista dell'azione generale sull'organismo, come fattore di aggravamento della infezione sifilitica, ma di ciò non è qui il luogo di discorrere.

Meritevole di essere ripresa in serio esame e discussa è la questione riguardante il momento causale delle possibili deviazioni necrotiche e fagedeniche dei prodotti sifilitici della cute e delle mucose, questione che resta ancora insoluta e nella quale non si conosce la parte che spetta alla natura del terreno sul quale quelle deviazioni si svolgono e la parte che spetta invece a cause di ordine locale, e fra queste a germi sopraggiunti. E fuori dubbio che queste deviazioni spesso si producono senza che le indagini più minute dirette a ricercarne possibilmente la causa nella costituzione dell'individuo, nelle sue condizioni di vita, in malattie pregresse, in medicazioni adoperate, ecc. dieno qualche risultato. Trattasi forse di associazione microbica?

Peculiare interesse clinico assume lo studio delle modificazioni morfologiche dei sifilodermi svolgentisi sopra un territorio cutaneo occupato del pari da un ifomicete patogeno, il tricophyton, ad es., osservazione di cui non ho trovato cenno nella letteratura. Eppure in due casi di sifiloderma papulo-tubercolare della barba ho constatato che una chiazza tricofitica aveva avuto tendenza ad assumere aspetto nodulare sicotico nella zona occupata dalla lesione sifilitica, per l'approfondirsi notevole del tricophyton negli infiltrati sifilitici, i quali a volta loro andavano qua e là assumendo aspetto vegetante e quasi framboesiaco, mentre la tricofizia nelle vicinanze conservava aspetto di lesione superficiale, eritemo-squamosa. Il tricophyton parrebbe che trovi negli infiltrati sifilitici condizioni favorevoli al suo sviluppo.

Cade anche qui in acconcio accennare alle modificazioni morfologiche di alcuni sifilodermi, più specialmente nel periodo secondario ed in alcune sedi speciali della superficie cutanea (cuoio capelluto, fronte, solchi naso-labbiali, mento, regione sternale, ecc.), quando essi coincidano con lesioni seborroiche rientranti nel quadro dell'eczema seborroico, che vuolsi dai più di natura parassitaria. La loro sede, la loro tendenza a rivestire forma serpiginosa, la loro resistenza al trattamento antisifilitico quando non si abbia cura di associarvi una medicazione locale contro la seborrea, ecc. sono le note caratteristiche sulle quali Unna ha insistito nelle sue pubblicazioni sull'argomento, alle quali rimandiamo volontieri il lettore desideroso di più minuti particolari.

Il campo di studio e di osservazioni, anche circoscritto alle sole associazioni della sifilide con le infezioni ad azione locale cui abbiamo fin qui accennato, è già vasto abbastanza e non ci fa sentire il bisogno di occuparci a discutere consociazione della sifilide con dermatosi di cui la natura parassitaria è tutt'altro che dimostrata (eczema, psoriasi, lichen di Wilson, pitiriasi rosea, ecc.) ed intorno alle quali perciò non diremo parola.

b) La blenorragia e la sifilide possono coesistere nello stesso individuo ed anzi coesistono molto frequentemente, senza che d'ordinario possa scorgersi una influenza reciproca che meriti di essere segnalata, se ne togli, sopratutto nelle donne affette da vulvo-vaginiti blenorragiche, il più facile apparire in quelle regioni di lesioni sifilitiche precoci e ribelli, sostenute forse dalla irritazione e congestione locali; ed anche nelle localizzazioni uterine del processo blenorragico non è infrequente sul muso di tinca, intorno all'orifizio uterino, se trattasi di donne in periodo secondario di sifilide, veder sorgere forme erosive e talora leggermente vegetanti, di diagnosi molto difficile ma che debbono il più delle volte essere giudicate manifestazioni sifilitiche richiamate in quella sede dal processo blenorragico, per l'efficacia1 che contro di esse spiega il trattamento antisifilitico generale aggiunto alle medicazioni locali appropriate, le quali da sole si erano dimostrate insufficienti. Nell' uomo le localizzazioni epididimarie e testicolarii della blenorragia predispongono alle localizzazioni testicolari della sifilide. Ricord, Jullien, Reclus ed altri molti lo avevano di già notato ed a me non mancano esempi proprii; manca però la cognizione della ragione intima del fatto che tutti spiegano col solito *locus minoris resistentiæ*. — Non mi è mai accaduto di vedere il processo blenorragico risvegliare nel sito manifestazioni di una vecchia sifilide ed anche qui sotto forma papulo-erosiva, come avrebbe visto il Crépin.

Può in alcuni casi, e precisamente in quelli in cui il processo blenorragico si esplica chiaramente coi caratteri di vera infezione generale, essere dimostrato che esso agisca come un vero fattore di aggravamento della infezione sifilitica? Nella letteratura è registrata qualche osservazione (Rieu-Villeneuve) che parebbe lo attesti; a me è sembrato che il reumatismo blenorragico si abbia più frequentemente nei soggetti sifilitici che nei sani.

Non è raro che la sifilide insorga in un individuo affetto da lupus; se non v'ha localizzazioni sifilitiche in corrispondenza dei focolai luposi, questi non subiscono modificazioni di qualche importanza, ma la guarigione della lesione luposa, a giudicare da qualche caso personale, è più difficile ad ottenersi, specialmente nel corso della sifilide secondaria. Deutsch avrebbe visto invece in una sifilitica dell'età di 18 anni, che avea contratto una sifilosclerosi al piccolo labbro di destra guarire spontaneamente una chiazza luposa posta sul ginocchio dello stesso lato. L'associazione della sifilide e della tubercolosi cutanea in una lesione unica, associazione molto rara, ma di cui la letteratura ha qualche esempio incontestabile, è interessante: la diagnosi è molto difficile ed i caratteri istologici della lesione ricordano quelli dei due processi morbosi. Il Leloir, in una sua pubblicazione del 1891 espone il caso di una prostituta sifilitica con gentilizio e precedenti tubercolari, nella quale si manifestò una lesione al collo creduta in principio di natura sifilitica, ma nella quale il microscopio dimostrò coesistenza di prodotti tubercolari con presenza di bacilli e prodotti sifilitici, l'inoculazione del tessuto morboso agli animali, che divennero tubercolotici, ed il modo di comportarsi della lesione alla terapia, il trattamento antisifilitico avendo determinato solo un miglioramento, per la guarigione essendo stato necessario un trattamento antitubercolare, completano la dimostrazione del caso. Neisser, Fabry, Lustgarten, ecc. hanno riferito osservazioni analoghe. Malgrado io non abbia osservazioni proprie così dimostrative, non posso tacere di due infermi, una donna ed un uomo, osservati a Napoli l'una e l'altro nella mia clinica a Pisa, entrambi di età media (intorno ai 30 anni), ed entrambi sifilitici, i quali presentarono, decorso qualche anno dalle ultime manifestazioni del periodo secondario, una infiltrazione occupante la mucosa del palato duro nella sua metà posteriore e porzione del palato molle, a limiti abbastanza ben disegnati, irregolari, che si sollevava per alcuni millimetri dalle parti sane circostanti, a superficie ineguale, granulosa, colorito rossastro, non ulcerata, di consistenza molliccia. Non mi fu possibile ottenere un frammento di tessuto per i necessari esami e dovetti accontentarmi del responso clinico. Il trattamento antisifilitico, iodico-mercuriale, eseguito con iniezioni di calomelano e dosi anche alte di ioduro, dette in principio evidente miglioramento, ma poi si ebbe un periodo di completa stazionarietà della lesione ed anche una tendeza a peggiorare se, dopo periodi più o meno lunghi di riposo, si ritornava al trattamento specifico. La guarigione si ottenne con straordinaria lentezza, dopo circa due anni, con l'uso di ricostituenti generali (buona alimentazione, olio di fegato di merluzzo generosamente amministrato, preparati ferruginosi, stazione al mare) ed usando localmente semplici pennellazioni con miscela di tintura di iodio e glicerina. Queste due osservazioni, affatto identiche, che ho avuto sempre forte il sospetto potessero rappresentare esempii di lesioni miste sifilitico-tubercolari, ho voluto qui brevemente riferire per attirare l'attenzione del Congresso, affinché innanzi a casi che ripetessero i medesimi caratteri clinici e di sede e di corso un controllo istologico con relativo esperimento fisiologico vena instituito, se possibile, onde acquistare la sicurezza della natura della lesione.

e). L'influenza reciproca della sifilide e delle febbri eruttive è poco conosciuta. Nei piccoli sifilitici che popolano i brefotrofi quando essi vengano affetti da morbillo, vaiuolo, scarlattina, la mortalità è più considerevole che nei non sifilitici, ma quando voglia darsi ai fatti il loro giusto valore non si può sconoscere che il principale fattore di gravità in questi casi è forse meno la sifilide per sè che lo stato di debolezza, spesso considerevolissimo, nel quale si trovano i piccoli infermi per le condizioni speciali e sfavorevoli nelle quali essi vivono, compresovi l'allattamento artificiale, spesso insufficiente e mal praticato. Dalle osservazioni riferite da qualche autore (Petrowski, Amiel) risulterebbe che il vaiuolo nei sifilitici possa riuscire utilissimo determinando non soltanto la scomparsa delle manifestazioni, ma forse la guarigione definitiva della infezione. In base a queste osservazioni, del resto molto scarse e non sempre concordi, fu da taluno (Jourjon e Garrigue) proposta in casi di sifilide ribelle l'inoculazione del vaiuolo a scopo curativo! proposizione che non merita discussione.

È stata un po' meglio studiata l'influenza reciproca del tifo e della sifilide. Quando il tifo guarisce in un soggetto sifilitico, esso attenua il più spesso la sifilide, la quale non dà in seguito che manifestazioni rare e leggiere ed abbastanza spesso estingue per così dire la sifilide, a giudicare dall'assenza in avvenire di manifestazioni sifilitiche evidenti (Petrowski, Wraetsch, De Sinély, ecc.) Non pertanto non mancano esempii, e ne ho di personali, di sifilidi anche poco gravi che non hanno risentita influenza benefica alcuna da un tifo sopraggiunto, dopo la guarigione del quale, malgrado uno stato generale molto soddisfacente dello infermo, hanno continuato a prodursi placche mucose orali p. es. e con la stessa tenacia di prima, anche quando gl'infermi non erano fumatori. Non ho mai visto casi nei quali dopo il tifo la sifilide preesistente abbia presentato caratteri di gravezza notevolmente maggiori. Invece di regola, la sifilide che si contrae subito popo la guarigione di un tifo, come se trovasse terreno di coltura più propizio, presenta una gravezza insolita e lascia pensare che l'attività maggiore della infezione è in ragione diretta della diminuita resistenza organica.

Ben più numerose ed importanti sono le osservazioni che concernano l'influenza della eresipela sulla sifilide; non v'ha sifilografo che non ne abbia osservato esempii ed io ho avuto la occasione di vederne molti in una sala di cutanei e di venerei nella quale sviluppatasi l'eresipela, questa si propagò l'un dopo l'altro a quasi tutti gl'infermi che vi erano ricoverati. Quasi costantemente accade che quando l'eresipela abbia agito con intensità, cioè a dire con alte temperature ed abbastanza lungamente sopra un soggetto sifilitico che si trovi in buone condizioni di resistenza organica, essa accelera molto la risoluzione delle manifestazioni sifilitiche in atto, del periodo secondario o terziario, sia che queste si trovino nella sede stessa del focolaio erisipelatoso o prossime od anche affatto lontane e spesso per un tempo assai lungo non si veggono sviluppare nuove manifestazioni sifilitiche. Si hanno esempii di guarigione che parrebbe definitiva : fra i casi notevoli da me osservati citerò quello di una prostituta dell'età di circa 30 anni, di buona costituzione ed abbastanza ben conservata, in sifilide tardiva, affetta da ulcerazioni gommose multiple del capillizio e da sifilide pulmonare, completamente guarita in seguito a grave eresipela che aveva preso punto di partenza dalle ulcerazioni del capillizio. Non soltanto le lesioni gommose della cute cicatrizzarono tutte e non si notò più traccia della lesione pulmonare, ma la donna dopo qualche mese assunse aspetto di floridezza non comune, divenne incinta e partoritasi felicemente a termine fu prescelta in qualità di nutrice presso una famiglia che ignorava i suoi precedenti ed ora, decorsi circa sei anni dall' eresipela sofferta, senza che essa abbia mai fatto da quel tempo alcun trattamento specifico non mi fu dato riscontrare in lei accenno alcuno a nuove manifestazioni di sifilide. Un caso anche assai importante, che mi fu dato seguire, riguarda un infermo con manifestazioni multiple di sifilide terziaria (forme tubercolo-ulceranti della cute degli arti con osteo-periostiti multiple e dolori osteocopi) anche esso persona assai robusta, che per piccolissima dose di ioduro di sodio (mezzogrammo) ebbe una eruzione pustolo-antracoide gravissima e confluentissima da intolleranza iodica, circoscritta quasi esclusivamente al volto e capillizio, e subito dopo una eresipela ambulante di una intensità e gravezza di cui non ricordo l'uguale; sotto l'influenza dell'eresipela il connettivo sottocutaneo ed intra-muscolare si andava fondendo in raccolte purulente abbondantissime, che si svuotavano allo esterno dopo di avere, nel corso di qualche giorno, determinato scollamenti cutanei e muscolari molto estesi, così che il liquido di una irrigazione antisettica praticata per una delle aperture posta in alto nella coscia scendeva per tutto l'arto sino al piede, venendo fuora per diverse vie. Questo infermo, che fortunatamente fu salvo dall' eresipela fu anche salvo dalla sifilide di cui non ebbe in prosieguo mai più a notare manifestazione alcuna. Il Mauriac è fra quelli che ha bene studiato l'influenza dell' eresipela sulla sifilide e mi piace qui riportare le sue conclusioni sull'argomento, alle quali volontieri sottoscrivo.

1. Nei casi di sifilide, in cui le manifestazioni cutanee e mucose non sono complicate a cachessia, un' eresipela con reazione febbrile deve essere considerata come un avvenimento favorevole.

2. Sotto la doppia influenza della reazione generale febbrile e della flogosi locale che caratterizzano questa malattia acuta, le manifestazioni sifilitiche cutanee e mucose risolvono o migliorano con rapidità.

3. Questa influenza curativa dell' eresipela si esercita simultaneamente su tutte le lesioni, quale che sia la loro distanza dal focolaio dove ha sede il processo locale della malattia febbrile.

4. Bisogna distinguere nella virtù curativa dell' eresipela due modi di azione che corrispondono ai due processi, l'associazione dei quali

costituisce l'eresipela febbrile vera : un modo d'azione locale sostitutivo ed un modo d'azione generale che ristabilisce in condizioni di funzionalità regolare la plasticità organica viziata dalla sifilide.

5. L'influenza curativa dell'eresipela non si esplica solo sulle manifestazioni sifilitiche locali; lo stato generale più o meno compromesso dagli attacchi della sifilide migliora con una rapidità notevole.

6. L'influenza preventiva dell'eresipela sulle manifestazioni ulteriori della sifilide non può essere paragonata alla sua azione curativa sulle manifestazioni esistenti al momento di sua invasione. Alcuni giorni dopo la guarigione, nuove manifestazioni possono prodursi, ma con minore intensità che per lo innanzi.

7. L'azione curativa dell'eresipela nel fagedenismo proviene dalle modificazioni locali che la flogosi fa subire al lavoro ulcerativo ed alla nutrizione delle parti che ne sono affette. È un fenomeno di sostituzione.

8. Altre malattie acute, infiammatorie o piretiche, possono avere sulle manifestazioni sifilitiche un'azione curativa analoga a quella dell'eresipela.

Per quanto concerne la setticemia puerperale sembra che gli ostetrici ed i ginecologi s'accordino nell'ammettere che le donne sifilitiche, a parità di condizioni, offrano un terreno più favorevole delle donne non sifilitiche allo sviluppo di questa infezione. — Sacreste e Mercier avrebbero constatato una febbre sifilitica legata alla puerperalità, ma la loro asserzione manca di prova sufficiente. — Winckel ha inoltre segnalato una predisposizione delle puerpere sifilitiche alle infiammazioni periuterine e questa osservazione sarebbe stata confermata da Mervis. — La setticemia puerperale, nelle sifilitiche, principalmente in periodo secondario, ha ordinariamente un corso più grave, ma se la donna guarisce, sembra, come l'eresipela, agire favorevolmente sulla sifilide.

Frattanto dopo di aver notato i fatti d'influenza favorevole sulla sifilide, determinati anche da altre infezioni acute febbrili (reumatismo articolare acuto, pulmonite, ecc.) non siamo in grado di determinare la parte che spetta in questa influenza ai germi della infezione sopraggiunta e loro prodotti e la parte che spetta invece all'elevazione termica. A questo scopo furono proposti (Petrini di Galatz) saggi d'inoculazione ai sifilitici di sostanze capaci di determinare un'elevazione termica del corpo (nucleina, pepsina, ecc.), ma non si è pervenuti per questa via a porre basi di conclusioni sicure.

Quale azione possano spiegare la pustola maligna ed il tetano sulla sifilide e viceversa è argomento questo sul quale mancano osservazione attendibili; nè migliori ne abbiamo sull'azione reciproca della sifilide ed influenza. Qualche caso riferito da Hochsinger di tetano consecutivo a sifilide, guarito col trattamento mercuriale, fa credere che si trattasse di convulsioni da sifilide a carattere tetanico, piuttosto che di vero tetano.

L'associazione della sifilide e della tubercolosi è indubbiamente una delle più importanti e da lungo tempo numerose osservazioni si sono raccolte su questo argomento: la maggior parte di esse affermano l'azione nefasta di queste due terribili infezioni associate, che possono svolgersi simultaneamente o successivamente nello stesso individuo. Si vede frequentemente la sifilide preparare il terreno alla tubercolosi, sopratutto quando essa abbia agito deprimendo fortemente le funzioni nutritive dell'organismo ed in questi casi la tubercolosi pulmonare ha ordinariamente un corso estremamente rapido. Sono pochi mesi appena da che ho visto morire per rapida tubercolosi pulmonare un giovane, nella famiglia del quale non vi era mai stato esempio di tubercolosi, ma che era stato affetto circa due anni innanzi da una grave infezione sifilitica galoppante e presentava localizzazioni gommose al palato duro e molle con vaste distruzioni di quelle parti. V'ha chi afferma che la sifilide, dopo l'apparizione della tubercolosi alla quale essa prepara il terreno, perde della sua virulenza o per lo meno diviene latente.

La sifilide nel tubercolotico ha spesso una forma precocemente grave, con lesioni a tendenza suppurativa ed ulcerosa e non è raro che tali lesioni presentino aspetto speciale e si localizzino nelle sedi di predilezione della tubercolosi. Per dirne di una, chi non conosce la frequenza delle forme miste tubercolari e sifilitiche del laringe? Un esempio molto bello d'infezione mista sifilitica e tubercolare è quello riferito dall'Ilsenberg (1890), che ebbe luogo, come è noto, in un soggetto di 27 anni, a costituzione debole, nel quale, due anni dopo una eruzione secondaria di sifilide a tipo papulo-pustoloso, si poteva constatare coesistenza di manifestazioni multiple terziarie da sifilide (ectima sifilitico, sarcocele sinistro, periocondriti gommose multiple) e tubercolosi pulmonare ed intestinale; alla necroscopia furono riscontrati bacilli tubercolari in quantità considerevole in tutti i prodotti morbosi (nel pulmone, nel testicolo sinistro e nelle ulcerazioni ectimatose). A sua volta nei tubercolotici, la sifilide può dare forte impulso alle lesioni tubercolari, specialmente a quelle pulmonari. Per amore di brevità, non entrerò in dettagli che ci condurrebbero in lungo, nè in considerazioni speciali diagnostiche e di terapia contro queste associazioni di sifilide e tubercolosi, che pur avrebbero interesse pratico grandissimo.

Non devesi frattanto tacere che in alcuni casi le due infezioni possono non avere questa influenza disastrosa e sembrare svolgersi indipendentemente l'una dell'altra, senza che sia dato scorgerne la ragione. È stato anche riferito un caso di tubercolosi pulmonare, di cui la diagnosi fu stabilita in modo sicuro anche con l'esame batteriologico, nel quale una sifilide sopraggiunta sarebbe stata vantaggiosa tanto da determinare, dopo un miglioramento progressivo dei fenomeni toracici, la guarigione (?) della lesione pulmonare nel corso di due mesi (Abrahams). Sono tali osservazioni esatte ed è giusta la interpretazione loro? L'A. non esita a ritenere che il risultato benefico fu la conseguenza di un vero antagonismo fra i microbi delle due infezioni.

Le ricerche sperimentali instituite allo scopo di studiare e possibilmente chiarire la questione straordinariamente complessa della influenza reciproca della sifilide e tubercolosi non sono né numerose, né molto concludenti. Poche cavie inoculate con sangue di sifilitici in periodo secondario e poscia con prodotti tubercolari o con culture di bacilli di Koch, le quali sarebbero morte 9-42 giorni prima di altre cavie di controllo che erano state inoculate unicamente con tubercolosi (Chrétien), non costituiscono esperimento che possa autorizzare a conclusioni di qualche importanza.

L'infezione palustre anche essa suole notevolmente aggravare la sifilide quando si associi a questa, sia che preceda o segua lo sviluppo della sifilide stessa: in ciò v'è sufficiente accordo fra gli osservatori (Ory, Ott, Verneuil, Leloir, Fournier, ecc.), senza poter negare che vi son casi di infermi precedentemente affetti da infezione palustre, nei quali poi la sifilide fu veduta svolgersi normalmente. Gémy, che attribuisce abitualmente la gravità o benignità della sifilide alla natura del seme piuttosto che a quella del terreno, spiega la gravezza della sifilide in due soggetti da lui osservati, precedentemente malati d'infezione palustre, con la sorgente non mercurializzata, alla quale la sifilide in quel caso fu attinta. La gravezza della sifilide negl'infermi che ebbero a soffrire infezione palustre potrebbe essere semplicemente dovuta al profondo disturbo che l'infezione palustre determina nell'economia (ipoglobulia e cachessia) o potrebbe anche essere determinata da fattori di ordine specifico che ci sfuggono. La ipotesi da alcuno (Lepers) emessa che il microrganismo della malaria è aerobio, epperò sottrae ossigeno ai tessuti i quali divengono così terreno più propizio allo sviluppo del microrganismo della sifilide che devrebbe essere anaerobio, è una semplice ipotesi che aspetta dimostrazione.

La sifilide e la lepra è dimostrato dalla clinica che possono ben coesistere nel medesimo soggetto, qualunque delle due infezioni sia stata la prima a sorgere, senza che l'una sterilizzi il terreno all'altra. Chi ha larga esperienza sulla lepra potrà dirci se essa subisca da parte della sifilide od imprimi a questa talvolta modificazioni sufficienti almeno a far sospettare una qualche influenza di azione reciproca.

Sulla possibile associazione della sifilide e cancro potrei non intrattenermi, di questa lesione la natura parassitaria non essendo stata ancora in modo assoluti dimostrata. Saltando a piè pari sulla singolare affermazione del King che il cancro delle mucose può inocularsi sotto forma di sifilide ed anche di sifilide peculiarmente maligna, dirò che sebbene si vegga più frequentemente impiantarsi l'epitelioma sul lupus, non è raro vederlo sorgere sopra infiltrati sifilitici che hanno durato a lungo od anche sopra cicatrici da sifilide. È sede prediletta di questa associazione la bocca (lingua, guancie, labbra) ed io ho avuto occasione di seguire, dirò, così, dappresso la transformazione di noduli gommosi multipli della lingua in infiltrati epiteliomatosi in un sifilitico di circa 40 anni, accanito fumatore che, operato di amputazione della lingua, morì, circa un anno fa, qualche giorno dopo l'atto operativo, per pulmonite. Col trattamento antisifilitico, stabilito sin dal primo insorgere dei noduli gommosi, qualcuno di essi della grossezza poco minore di un cece, risolse affatto e due retrocessero abbastanza senza però scomparire: il risultato parziale fu attribuito alla irritazione del sigaro che l'infermo non seppe abbandonare, malgrado le nostre vivissime insistenze. Dopo qualche mese, riveduto l'infermo che era peggiorato e ripresosi il trattamento, questo non più corrispose; cominciarono dolori lancinanti sul posto, dolore dell'orecchio, ulcerazione dei noduli a fondo rosso-sanguinante con qualche chiazzetta necrotica, tumefazione, induramento ed arrovesciamento in fuori dei bordi delle ulcerazioni, fatti che richiesero d'urgenza l'atto operativo prima che i gangli linfatici prossimiori fossero impegnati. — Altro caso di sovrapposizione epiteliomatosa ad una ulcerazione di natura sifilitica fu da me osservato, otto anni fa, in soggetto dell'età di 57 anni, venditore ambulante, che costretto a procurarsi da vivere col lavoro era sempre a girare e trascurava per giunta il trattamento specifico di una ulcerazione gommosa della gamba sinistra, che portava già da parecchi mesi ed erasi già una volta cicatrizzata sotto l'azione dei preparati mercuriali e iodici.

La possibilità di queste associazioni deve essere tenuta presente dal clinica, onde non lasciar trascorrere il periodo di operabilità della lesione.

Non meno arduo è il problema che riguarda il modo di azione di queste diverse associazioni.

Per le infezioni febbrili la loro azione benefica sulla sifilide può essere dovuta all' elevazione termica che attenuerebbe o modificherebbe in qualche guisa l' agente dell' infezione sifilitica; ma evidentemente tutto non si riduce a questo. Potrebbe trattarsi di una azione di antagonismo fra le tossine, quelle prodotte dalle infezioni sopraggiunte venendo in ajuto dell' organismo per sostenere la lotta contro la sifilide. Potrebbe anche accadere, come è forse il caso della erisipela, che le tossine streptococciche determinino una diapedesi, una iperleucocitosi ed anche una proliferazione delle cellule endoteliali e degli elementi fissi del connettivo, donde la più facile distruzione del microorganismo della sifilide.

Quando per una infezione associata la sifilide si aggrava, questo aggravamento può essere dovuto all' azione depressiva che esercitano sull' organismo i prodotti solubili dei germi patogeni. Uno dei microbi può accaparrare l' attività fagocitaria e permettere così all' altro di svilupparsi, o forse esso produce una tossina di cui la proprietà chemiotassica negativa allontana i leucociti. Esso può anche esercitare sull' organismo intero, in particolar modo sul sistema nervoso, un' azione debilitante, l' effetto della quale è di aumentare la virulenza dell' altro microbo. D' altra parte si sa che due microbi possono ajutarsi a vicenda per l' azione comune delle loro tossine, od anche i due microbi riuniti possono generare una nuova tossina che ciascuno di essi isolatamente non saprebbe produrre.

Basta porre tutti questi problemi per riconoscere quale sia l' estensione, la difficoltà e l' importanza dell' argomento e purtroppo oggi non ci è permesso di fare altro; bisognerà poi studiarli questi diversi problemi per cercare di risolverli in un avvenire più o meno lontano.

SYPHILIS ET INFECTIONS ASSOCIÉES

RAPPORT

par le docteur H. HALLOPEAU

(Paris).

On trouve dans les auteurs, surtout depuis Ricord, de nombreuses études partielles sur cette question : la plupart ont trait aux rapports de la syphilis avec la scrofule, le cancer, l'érysipèle, les fièvres éruptives, le chancre simple, la vaccine, les suppurations banales : on trouve à cet égard d'importantes indications dans les traités de Hardy, d'A. Fournier, de Lancereaux, de Kaposi, de Neumann, d'Unna, de Campana, de Mrazeck, de Finger, de Cornil, de Tenneson, dans les leçons de Bazin, de Mauriac, de Lang, de van Duhring ainsi que dans les mémoires de Verneuil, de Neisser, de Tarnowsky, de Leloir et dans les articles récents de Balzer et de Thibierge.

Dans ces dernières années, les progrès de la bactériologie ont ouvert un nouveau champ à ces investigations et nous devons citer, comme féconds en données nouvelles pour notre sujet, les travaux de M. Chauveau sur l'immunité, de MM. Bouchard, Richet, Héricourt, Charrin, H. Roger, Widal, Boucheron sur les associations microbiennes, de MM. Landouzy et du regretté Chrétien sur les cas de tuberculose et de syphilis connexes; nous devons citer enfin, comme étude d'ensemble, la thèse récente qu'a faite, sous l'inspiration de M. P. Raymond, M. Rieu-Villeneuve et qui a pour titre le sujet même dont nous avons à nous occuper. Dans ces derniers temps, à l'hôpital Saint-Louis, MM. Gastou et Matza ont apporté de nouvelles et intéressantes contributions à l'étude des associations pyogènes.

Avant d'entrer en matière, nous devons nous demander s'il n'est pas prématuré d'essayer cette étude d'ensemble; en effet, il manque pour la faire scientifiquement un élément d'importance capitale : nous ne connaissons pas le microbe pathogène de la syphilis [1].

D'autre part, nous ne pouvons, ni inoculer, ni cultiver le virus; nous nous trouvons ainsi dans l'impossibilité de provoquer expérimentale-

---

1. Ces lignes étaient écrites lorsque nous avons eu communication du travail de M. von Niessen sur le contage de la syphilis; nous ne croyons pas devoir les modifier, car c'est seulement après des expériences de contrôle que l'on pourra savoir si le microbe décrit par cet auteur représente réellement ce contage.

ment des lésions mixtes dans lesquelles on verrait la syphilis et une ou plusieurs autres maladies infectieuses évoluer simultanément en se modifiant réciproquement, soit dans leur activité virulente, soit dans la production de leurs toxines, soit dans leur action pathogénétique; obligation nous est de nous en tenir exclusivement aux données fournies par la clinique, en y ajoutant cependant les renseignements que nous apporte l'étude des microbes connus qui peuvent envahir les néoplasies syphilitiques ou être influencés par leur virus : tels sont les bacilles de Koch et de Ducrey ainsi que les microbes pyogènes.

Nous espérons montrer par ce travail que l'on peut, dès aujourd'hui, arriver de la sorte, sinon à une connaissance approfondie de la question dans toute sa plénitude, du moins à la constatation d'un certain nombre de faits qui méritent d'être mis en relief.

Une partie de notre tâche nous a été facilitée par le choix de nos collaborateurs : c'est ainsi que nous ne ferons que mentionner le chancre simple, convaincu que M. Ducrey aura porté aux limites de la perfection l'étude d'une question qu'il a si puissamment contribué à élucider ; nous nous en rapportons, d'autre part, complètement à M. le professeur Neisser pour les combinaisons qui peuvent se produire entre le gonocoque dont la découverte a illustré son nom et les manifestations syphilitiques.

Il nous suffira également d'indiquer les parties de notre sujet qui ont été étudiées à fond dans ces dernières années ; telles sont les syphilis vaccinales ; nous ne saurions rien ajouter à la description magistrale qu'en a faite M. A. Fournier.

Critérium des associations microbiennes.

En abordant notre sujet, nous devons rechercher en premier lieu comment l'on peut établir qu'une infection est associée à la syphilis.

Rigoureusement, la question serait insoluble aujourd'hui, puisqu'il est impossible de constater *de visu* la présence simultanée du contage de la syphilis et d'un autre agent infectieux.

Cependant, les caractères cliniques des syphilomes sont tellement accentués qu'ils suffisent pour nous permettre de les reconnaître à coup sûr et, par conséquent, si l'on vient à constater, dans une de ces néoplasies, un autre agent pathogène, celui-ci peut être considéré comme associé au contage syphilitique.

On peut se demander cependant si cette coexistence suffit à établir qu'il existe une association pathogénétique. La présence de ce microbe étranger à la syphilis ne peut-elle être fortuite et ne modifier en aucune façon l'évolution du syphilome ? Nous ne le pensons pas : tout microbe, comme tout être vivant, absorbe nécessairement des matériaux, en excrète d'autres et, par conséquent, agit sur le milieu dans lequel il se développe ; il suffit donc, à notre sens, de reconnaître, dans un syphilome, la présence de microbes pathogènes pour admettre qu'il y a association de deux infections. Hâtons-nous d'ajouter que l'infection annexée à la syphilis peut être d'importance presque nulle s'il s'agit de microbes faciles à éliminer : tels sont le plus souvent les microbes pyogènes qui pullulent à la surface des syphilomes ulcérés dans les parties découvertes.

D'autres faits permettent d'affirmer l'existence de semblables combinaisons : tel est, en première ligne, le développement, sur un syphilome, d'une autre néoplasie infectieuse : il en est parfois ainsi de la tuberculose et du cancer (celui-ci se comporte, à cet égard, comme une maladie infectieuse).

On peut encore invoquer, comme présomptions en faveur d'une association, la guérison incomplète d'une néoplasie par le traitement antisyphilitique ainsi que les modifications que peuvent subir les syphilomes sous l'influence d'autres infections.

La concomitance, chez un même sujet, d'une syphilis et d'une autre maladie infectieuse doit-elle être considérée comme impliquant nécessairement une association entre les deux maladies? Nous répondrons par la négative. Il n'en serait pas de la sorte si nous avions gardé la notion d'une *diathèse syphilitique*, c'est-à-dire d'une altération, par cette maladie, *totius substantiæ* ; si tout l'organisme était réellement infecté du moment où les portes d'entrée dans la circulation lymphatique que constituent les ganglions ont été forcées, toute infection intercurrente devrait nécessairement être mixte ; or, l'observation est en désaccord avec cette manière de voir ; le plus souvent, en effet, les syphilitiques se comportent sous l'influence de traumatismes ou de maladies intercurrentes comme des sujets sains ; nous avons vu un bec-de-lièvre artificiel, avec plaie contuse à bords déchiquetés, provoqué par l'instrument dit coup de poing américain, se réunir par première intention chez un malade en pleine évolution de syphilis secondaire : c'est donc que la lèvre de ce malade, malgré l'existence de nombreuses lésions ulcératives, n'était pas à ce moment imprégnée de virus syphilitique ; chez ce même sujet, également en pleine période secondaire, un chancre simple a déterminé la production d'un bubon chancreux, lequel est devenu phagédénique : ni l'une ni l'autre de ces ulcérations n'ont pris, en aucune manière, le caractère de syphilides et le traitement du chancre simple a pu seul en avoir raison. Nous pourrions, à l'encontre de Verneuil, multiplier ces exemples : ils sont en désaccord flagrant avec l'idée d'une diathèse syphilitique.

Les notions microbiennes permettent aujourd'hui de concevoir autrement la nature de cette maladie : après une courte période de dissémination dans tous les tissus (nous ne disons pas dans tous leurs éléments) des agents pathogènes, ceux-ci se localisent en un certain nombre de foyers dans lesquels ils peuvent, soit rester inactifs et latents, comme l'est parfois pendant de longues années le contage de la lèpre, soit se multiplier et donner lieu, par la genèse de toxines spécifiques, à la production des diverses néoplasies circonscrites qui appartiennent en propre à cette infection ; il n'y a donc, dans la syphilis, qu'un nombre plus ou moins considérable de foyers infectieux en dehors desquels l'organisme se comporte comme celui d'un sujet sain. On nous objectera l'immunité acquise : mais, considère-t-on un individu à qui on a inoculé la vaccine comme atteint de cette maladie pendant toute la période où il reste en l'état d'immunité contre elle ? De même, un sujet qui a contracté une variole, une scarlatine, une rougeole, demeure-t-il, après la convalescence, affecté de cette même maladie, jusqu'au jour où il perd son immunité contre elle ? La réponse par la négative s'impose : l'immunité acquise implique une modification permanente de l'organisme, mais non une persistance de la maladie.

Ainsi donc, un sujet atteint de syphilis peut contracter une autre maladie infectieuse sans que celle-ci imprime à sa syphilis, ni qu'elle en reçoive, aucune modification : *il y a en pareils cas concomitance et non association* ; c'est ainsi que nous avons vu des lichens de Wilson, des psoriasis, des tuberculoses cutanées ou linguales présenter, chez des syphilitiques, leurs caractères typiques ; de même on voit la syphilis et la lèpre évoluer parallèlement sans se modifier[1]. *Pour que l'on soit en droit d'admettre une association, il faut, à défaut de la constatation possible de la coexistence des microbes, qu'il se produise des lésions mixtes.*

Caractères généraux.

La syphilis peut être la première en date ou survenir secondairement ; elle peut s'associer à d'autres infections dans les diverses phases

1. Lûtz, *Monatsh. f. prakt. Dermat.*, 1892. — Messapoccui, Syphilis chez les lépreux, *Journal des mal. cut. et syph.*, 1899.

de son évolution : c'est le plus souvent pendant les périodes primitive et secondaire que l'on voit survenir ces associations.

L'infection concomitante peut être généralisée : il en est ainsi dans les fièvres éruptives.

D'autres fois, elle est localisée, mais elle agit néanmoins à distance, soit directement par les toxines qui en émanent, soit par les troubles thermiques et dyscrasiques que provoquent ces toxines : ces infections généralisées (érysipèle, fièvre typhoïde, fièvres éruptives) sont nécessairement passagères.

Nous ne pouvons considérer comme une infection associée ce qui reste de la scrofule : la prédominance du système lymphatique peut favoriser le développement de néoplasies infectieuses, plus particulièrement de la tuberculose, mais il va de soi qu'elle ne constitue pas par elle-même une infection.

Une infection concomitante peut altérer profondément les syphilomes dans leurs caractères physiques et dans leur évolution : c'est ainsi, pour prendre un exemple, que l'intervention, dans un chancre induré, des microbes générateurs de la gangrène en modifie singulièrement la physionomie en même temps qu'elle en retarde la guérison par le fait du travail éliminatoire que nécessite l'expulsion de l'escarre.

Nous verrons de même les microbes pyogènes changer les caractères de l'exsudat syphilitique : témoins, les productions diphtéroïdes de l'arrière-gorge et les suppurations associées aux syphilides qui se développent dans les régions où la peau, en contact avec elle-même, constitue des foyers intenses de prolifération microbienne; nous verrons aussi que, suivant Tarnowsky, les condylomes syphilitiques reconnaissent très vraisemblablement pour cause une association du contage syphilitique avec d'autres microbes encore indéterminés.

Les associations tuberculeuses peuvent favoriser la suppuration des syphilomes : c'est ainsi que, chez les sujets atteints de phtisie, les adénopathies syphilitiques suppurent plus souvent que chez les individus exempts de cette tare.

On voit, par ces faits, que des processus divers peuvent intervenir dans l'évolution des syphilomes sous l'influence des invasions de microbes étrangers à cette maladie : tels sont l'inflammation, la suppuration, l'hypertrophie, le sphacèle : l'exactitude de cette proposition ressortira, en toute évidence, de l'étude qui va suivre des différentes infections microbiennes qui peuvent intervenir dans la biologie des syphilomes.

Étude analytique des syphilis et infections pyrétogènes.

On attribue à diverses maladies fébriles une influence sur la syphilis en évolution au moment où elles envahissent l'organisme ; telles sont, en première ligne, la fièvre typhoïde et l'érysipèle ; on a invoqué plus rarement l'influence de la variole et de la rougeole. L'action de ces diverses infections associées est d'ailleurs toujours semblable : c'est la prolongation de l'incubation du chancre, le retard et l'atténuation des accidents secondaires, la guérison de syphilides ulcéreuses rebelles. Mauriac, Schuster, Petrowsky ont vu des syphilides persistantes, condylomateuses, impétigineuses, ulcéreuses ou psoriasiformes ainsi que des altérations spécifiques des muqueuses, s'améliorer, ou même guérir, avec une remarquable rapidité sous l'influence d'un érysipèle intercurrent ; de même, Amiel a vu des syphilides opiniâtres guérir sous l'influence d'une variole[1].

La guérison ainsi provoquée des manifestations locales de la syphilis peut être complète et définitive ; souvent, au contraire, leur évolution est seulement entravée et, lorsque vient la convalescence, les syphilomes reprennent leur activité ; on peut les voir enfin continuer à présenter, pendant toute la durée de la maladie intercurrente, leurs caractères habituels : les deux infections évoluent alors parallèlement sans s'influencer réciproquement ; il en a été ainsi dans plusieurs cas de fièvre typhoïde avec syphilomes observés par Maes.

L'influence curative de ces maladies fébriles intercurrentes, et particulièrement celle de l'érysipèle, a été si évidente dans un bon nombre de cas, que l'on a été conduit à proposer l'inoculation d'érysipèles comme moyen de traitement des syphilides ; cette pratique ne peut être justifiée en présence d'altérations qui sont presque toujours curables par l'action du mercure et de l'iodure de potassium ; on ne peut s'en dissimuler les dangers, car plusieurs cas de mort ont été provoqués par cette intervention, en pareil cas répréhensible.

Comment faut-il interpréter cette influence incontestable des pyrexies et, d'une manière générale, des maladies infectieuses fébriles sur les syphilides ? Y a-t-il antagonisme direct entre les agents infectieux ? Cette interprétation ne nous paraît pas admissible : car on voit l'action s'exercer en dehors du foyer microbien dans le cas d'érysi-

1. Consulter pour ces faits, MAURIAC, *Annales de dermatologie et de syphiligraphie* 1875. — STOHR, Syphilis und Blattern, *Arch. f. Derm.* 1885. — SCHUSTER, *Arch. f. Dermat.* 1886-1887. — ZEULZER, *ibid. loc.* 1887. — HOROWITZ, *Monatsh. f. prakt. Dermat.* 1891. — AMIEL, Syphilis et fièvres éruptives, Paris, 1887. — RUDOLPH, *Centralbl. f. inn. Medicin*, 1896.

pèle ; serait-ce par l'intermédiaire de l'hyperthermie que ces diverses maladies agiraient sur les syphilomes ? Le fait que cette élévation de température est un de leurs principaux caractères communs peut être invoqué en faveur de cette interprétation : nous ferons remarquer cependant que toutes les maladies pyrétiques n'ont pas au même degré cette influence bienfaisante, qu'elles peuvent même rester complètement inactives ; c'est ainsi que Maes a vu, dans 27 cas, la fièvre typhoïde n'exercer aucune influence sur des syphilides concomitantes alors que cette action est des plus communes dans l'érysipèle.

L'hypothèse qui reste est celle d'une action qu'exerceraient, sur le contage syphilitique, des toxines engendrées par ces microbes pyrétogènes : seule, elle peut rendre compte des faits que nous venons d'exposer.

Syphilis et suppurations. — Nous devons rechercher d'abord si bien réellement, comme le veulent plusieurs dermatologues parmi lesquels nous citerons en première ligne notre collègue M. Tenneson[1], toute suppuration survenant chez un syphilitique suppose nécessairement une invasion de microbes pyogènes distincts de l'agent syphilitique. M. Tenneson pose en principe que le parasite inconnu de la syphilis n'est pas pyogène : « Si, dit-il, il faisait du pus sur la peau, il en ferait ailleurs, ce qui n'a pas lieu ».

Ces propositions nous paraissent trop absolues : sans doute les suppurations sont plus fréquentes dans la peau que partout ailleurs, mais cet organe n'est-il pas le terrain favori des syphilomes ? N'a-t-on pas, d'autre part, signalé la présence de streptocoques dans les os d'enfants atteints de syphilis héréditaire ?

Le nombre des cas dans lesquels on a pu examiner les viscères de syphilitiques n'est-il pas trop restreint pour que l'on puisse tirer de ces faits des conclusions fermes ?

La plupart des auteurs qui se sont occupés de cette question sont arrivés, au contraire, à constater que souvent les microbes pyogènes font défaut dans les syphilides suppuratives[2] : nous citerons, en première ligne, Unna ; nous-même, dans le 29e fascicule du musée de l'hôpital Saint-Louis, avons rapporté que M. Jeanselme, sur cinq cultures d'une syphilide pustulo-ulcéreuse généralisée, en a vu une seule produire, en petit nombre, des staphylocoques : il semble donc bien qu'une syphilide puisse devenir suppurative sans l'intervention des microbes vulgaires de la suppuration (peut-être se produit-il en pareil

1. TENNESON, *Traité clinique de dermatologie*, 1895.
2. AUFRECHT, Ueber dem Befunde von Syphilismikrokokken, *Centralblatt. für k. Medicin*, 1881.

cas, conformément à l'hypothèse de M. Gaston, des microbes anaérobies? On l'ignore).

Par contre, dès que les syphilomes amènent une destruction superficielle de l'épiderme, autrement dit, du moment où il se fait une porte d'entrée permettant aux microbes vulgaires de pénétrer dans le foyer infectieux, ils s'y multiplient rapidement avec une prodigieuse fécondité : ce sont, le plus souvent, des staphylocoques blancs ou dorés, des streptocoques, parfois le *bactérium coli commune*, souvent aussi, dans les cas graves, le diplocoque pseudo-gonococcique décrit par Aufrecht.

Les modifications macroscopiques des exsudats qui se produisent dans ces conditions sont diverses : c'est tantôt une suppuration louable ou sanieuse, tantôt une concrétion d'apparence diphtéroïde, tantôt une croûte ostréiforme, tantôt une lésion gangreneuse (celle-ci secondairement).

C'est dans ces conditions que le chancre devient suppuratif ; il y aurait lieu de rechercher cependant si le chancre contracté dans un milieu purulent n'a pas lui-même tendance à suppurer ; nous ne le pensons pas. (Nous reviendrons plus loin sur la discussion de cette hypothèse.)

Pour désigner les plus fréquentes de ces associations pyogéniques, Tarnowsky a créé le nom de *staphylo-syphilis*, Boucheron celui de *strepto-syphilis*.

Quand ces microbes pyogènes et les exsudations qu'ils provoquent occupent des régions facilement accessibles aux agents thérapeutiques susceptibles d'en annihiler la virulence, leur rôle pathogénique est des plus restreints ; au bout de peu de jours d'application de compresses imprégnées d'une solution faible de sublimé ou d'iodoforme, le processus suppuratif cesse rapidement et le syphilome poursuit son évolution avec les modifications qu'y apporte le traitement spécifique.

Il n'en est plus de même quand il existe un obstacle à l'écoulement du pus et au pansement antiseptique ; il survient alors des complications qui varient suivant le siège du syphilome suppuré.

Le chancre, lorsqu'il détermine un phimosis avec suppuration, peut donner lieu à cette infection pyogénique associée : les microbes qui s'accumulent sous le prépuce peuvent provenir d'une blennorragie antérieure ou concomitante, d'une balano-posthite marginée ; d'autres fois, ce sont les microbes pyogènes vulgaires qui se multiplient d'abord sur la surface du chancre, pour envahir ensuite toute la surface interne du prépuce ordinairement alors œdématié : la muqueuse du gland peut être concurremment intéressée ; ces infections associées peuvent avoir pour conséquence le développement d'une lymphangite et consécutivement celui d'une adénite inguinale, laquelle peut elle-même suppurer ; cependant, ces suppurations péniennes ne sont pas inaccessibles à nos moyens de traitement et, en pratiquant fréquemment des injections entre le prépuce et le gland, d'abord avec une solution boriquée, puis avec la solution de sublimé au cinq-millième, ou avec de l'huile de vaseline iodoformée, on arrive le plus souvent à les éteindre avant qu'elles n'aient eu de conséquences fâcheuses.

Comme autres localisations du chancre susceptibles de se combiner avec une infection pyogénique, il faut mentionner celles qui se produisent au pourtour de l'ongle et dans sa matrice. Frottier a tout particulièrement attiré l'attention[1] sur cet onyxis chancreux ; Taylor l'a qualifié de *panaris chancreux* : il faut parfois enlever l'ongle pour arriver à tarir ces suppurations : le plus souvent, les applications antiseptiques suffisent à en avoir raison.

Au niveau des grandes lèvres, l'invasion des microbes pyogènes autour du chancre peut donner lieu à un œdème qu'a décrit M. A. Fournier ; il s'accompagne souvent d'intertrigo et peut se compliquer de lymphangites avec ou sans adénopathies inguinales, et celles-ci peuvent suppurer.

De même, chez l'homme, on a signalé, outre la balano-posthite avec phimosis ou paraphimosis (celui-ci aboutit souvent à la gangrène, s'il n'est pas réduit à temps), un état quasi-éléphantiasique du scrotum avec teinte érysipélateuse et hypertrophie du raphé.

Le chancre anal se complique souvent d'érythème et de lymphangite.

Nous devons mentionner l'apport possible des streptocoques pyogènes par un érysipèle intercurrent : M. Besnier[2] a vu, en pareil cas, un chancre labial s'accompagner d'une adénopathie suppurée : la durée du chancre a paru d'ailleurs diminuer sous l'influence des toxines antagonistes dont le rôle a été étudié précédemment.

Les chancres indurés et les syphilides secondaires ulcéreuses se comportent d'une manière très analogue relativement à ces suppurations associées.

Quand l'infection suppurative se combine dès le début avec la sclérose initiale, celle-ci s'ulcère promptement et devient le siège d'une abondante suppuration ; elle se recouvre d'un détritus gris ou

---

1. FROTTIER, *Thèse de Paris*, 1896.
2. E. BESNIER, Chancre labial, érysipèle, adénopathies suppurées, *Réunion des matinées de l'Hôpital Saint-Louis et Annales de Dermatologie*, 1889.

jaunâtre ; ses bords se décollent ; l'induration est voilée par l'œdème ;
au bout de 2 à 5 jours, on peut voir les ganglions correspondants se
tuméfier, se ramollir et s'ouvrir en donnant issue à du pus. Ces suppurations initiales peuvent donner lieu secondairement à une réaction
fébrile que suit l'apparition d'éléments papulo-pustuleux.

Au début de ces altérations secondaires, on perçoit, dans l'épaisseur du derme, des nodules qui bientôt s'accompagnent de rougeur
de la peau et suppurent ; il se forme ainsi des croûtes qu'entoure
souvent un soulèvement purulent : si on les détache, on met à nu
une surface ulcérée. Il se produit ultérieurement une cicatrice indélé-
bile[1].

Il peut se faire successivement plusieurs poussées de ces nodules
pyo-syphilitiques ; on les observe surtout, mais non exclusivement,
chez les sujets dont l'état général est altéré, particulièrement chez les
alcooliques.

Le développement de syphilomes ulcéreux dans des cavités où le
traitement local ne peut les atteindre directement, et où le produit de
sécrétion, foisonnant en microbes, stagne partiellement ou complètement, est une cause de complications dont la multiplicité et la gravité contrastent avec la bénignité habituelle des suppurations qui se
produisent dans les parties découvertes.

C'est ainsi que l'ouverture palpébrale peut être le point de départ
des suppurations secondaires persistantes : M. A. Fournier a vu sa
contamination aboutir à une ophtalmie purulente.

Dans un mémoire que nous avons communiqué avec M. Jeanselme
en 1894 au Congrès médical international de Rome, nous avons appelé
l'attention sur les suppurations multiples et opiniâtres que peuvent
provoquer les syphilides ulcéreuses des cavités nasales.

La flore microbienne de ces cavités est des plus riches : la pituitaire, dans ses nombreux replis et ses prolongements dans les sinus
de la face et le canal nasal, la muqueuse qui tapisse la trompe d'Eustache, celle de l'antre d'Highmore, offrent aux bactéries un milieu
humide et chaud dans lequel elles se multiplient avec exubérance ; le
pus qui résulte de leur intervention, chaque fois qu'il se produit une
ulcération secondaire ou tertiaire dans ces régions, ne pouvant s'é-
couler facilement, s'altère et donne lieu ainsi à de l'ozène.

Le plus habituellement, ces suppurations, médiocrement abondantes et localisées à une partie des fosses nasales, sont dues à un
séquestre lent à s'éliminer. L'écoulement à la fois purulent et muqueux, de consistance généralement épaisse, et mélangé de concré-
tions croûteuses, est expulsé imparfaitement par les narines ; il peut

survenir, dans ces conditions, une perforation de la voûte palatine ou du sinus maxillaire.

Nous avons montré avec M. Jeanselme[1] qu'exceptionnellement cette suppuration peut devenir profuse : chez un de nos malades, elle a été, pendant plusieurs semaines, de plus d'un litre par jour.

L'histoire de ce sujet a prouvé également que ces suppurations associées peuvent envahir simultanément les sinus maxillaires, les voies lacrymales et les trompes d'Eustache, et donner lieu ainsi à une fistule lacrymale en même temps qu'à une double otite suppurative : alors que les ulcérations primitives du plancher des fosses nasales et de la lèvre supérieure ont rapidement rétrocédé sous l'influence du traitement spécifique, ces suppurations associées ont persisté pendant des mois et elles duraient encore lorsque le malade a quitté notre service.

Nous disions dès lors dans les conclusions de ce travail : *Ces suppurations sont d'origine, mais non de nature syphilitique; leur évolution persiste alors que s'est terminée celle des syphilomes qui en ont été la cause première et l'action du traitement spécifique est nulle sur elles : il s'agit d'infections parasyphilitiques.*

Les microbes que nous avons trouvés dans ce fait ont été surtout le bacterium coli commune, le staphylocoque doré et le streptocoque.

Une observation de M. A. Fournier montre qu'en pareil cas les microbes pyogènes peuvent envahir le globe oculaire et en amener la fonte purulente (communication orale).

L'extension au globe oculaire de la streptococcie a été admise théoriquement par M. Boucheron, dans plusieurs cas où l'association des injections de Marmorek au traitement spécifique a paru produire de bons résultats. Il n'est pas prouvé qu'il n'y ait pas eu là de simples coïncidences, la présence des microbes pyogènes dans le milieu de l'œil n'ayant pas été directement constatée.

Chaque fois qu'une partie du squelette est envahie par la syphilis, et qu'elle devient, de par ce fait, le siège d'une nécrose, le travail prolongé que nécessite l'élimination du séquestre est nécessairement une source d'infections secondaires : il en est ainsi dans les cas de nécrose avec perforation de la voûte palatine et dans les cas d'altérations semblables de la voûte crânienne; nous avons déposé au musée de l'hôpital Saint-Louis le crâne d'une malade que nous avons

1. TARNOWSKY, Sur la syphilis maligne, *Congrès international de Dermatologie,* Londres, 1896.

1. HALLOPEAU et JEANSELME, Contribution à l'étude des suppurations associées aux syphilomes tertiaires des fosses nasales. *Congrès international de médecine,* 1894, et *Ann. de dermat.,* 1894.

observée pendant deux ans dans notre service; il s'agissait d'une
nécrose du pariétal qui avait donné lieu à la formation d'un séquestre
d'environ huit centimètres de diamètre; pendant tout ce laps de temps,
nous avons vu cette partie du crâne mise à nu être entourée par une
zone de suppuration; la phlegmasie secondaire a fini par se propager à
la dure-mère, puis à l'arachnoïde et à la surface de l'encéphale; elle
a entraîné la mort.

Chez une femme que nous avons présentée avec notre interne
M. Trastour à la séance de juin de la Société de dermatologie et que
nous avons montrée au Congrès, on voit de même de larges séquestres,
entourés de suppurations avec battements isochrones à ceux du pouls;
ils lui sont en toute évidence transmis par le liquide céphalo-rachidien; la dure-mère communique donc avec le foyer et le péril est le
même que dans le cas précédent; l'ablation du séquestre est indiquée.

L'examen du pus, pratiqué par notre interne M. Lemierre, y a
démontré la présence de ces diplocoques qui ont été vus primitivement
par Aufrecht et signalés de nouveau récemment par MM. Lenglet,
Matza et Gaston; ils peuvent être associés aux staphylocoques blancs
et dorés, parfois aussi à des streptocoques.

Nous ne mentionnons ici que pour mémoire les associations avec
microbe du chancre simple (chancre mixte) et aussi celles qui peuvent exister avec le gonocoque, renvoyant pour leur étude aux travaux de nos co-rapporteurs; nous insisterons seulement sur l'importance que présente alors l'existence d'un phimosis : en amenant la
rétention à la surface du gland et du prépuce, des produits de suppuration, il a pour conséquence nécessaire le développement d'une
balano-posthite secondaire : selon toute vraisemblance, c'est dans
ces conditions seulement que la blennorragie peut s'associer aux suppurations des syphilides ulcéreuses.

Ces mêmes considérations s'appliquent à la balano-posthite circinée érosive décrite par Ricard et étudiée de nouveau récemment par
MM. Berdal et Bataille; son influence possible sur l'évolution des
syphilomes n'a pas encore été étudiée.

Les suppurations associées aux syphilomes peuvent se propager aux
lymphatiques et donner lieu ainsi à des adénopathies suppuratives :
c'est ainsi qu'exceptionnellement on peut voir le chancre induré se
compliquer d'un bubon suppuré.

Les inflammations associées aux syphilomes peuvent prendre le
caractère diphtéroïde : c'est particulièrement dans l'isthme du gosier,
dans les anfractuosités des amygdales, sur les piliers du voile du
palais que l'exsudat peut revêtir cet aspect; il est parfois des

plus trompeurs : nous avons vu des maîtres de la plus grande expérience diagnostiquer en pareil cas une diphtérie anormale et prolongée alors qu'il s'agissait, le traitement l'a bien montré, de syphilomes compliqués d'inflammations diphtéroïdes : il est probable qu'il se produit en pareils cas des associations microbiennes distinctes de celles qui engendrent les suppurations vulgaires : il y aura lieu de faire des recherches dans cette direction; nous devons dire que MM. Hudelo et Bourges ont trouvé dans des syphilides diphtéroïdes, tantôt le *bacterium coli commune*, tantôt le staphylocoque blanc seul ou associé, soit au staphylocoque doré, soit au streptocoque.

D'après Leloir, les syphilomes envahis par les microbes pyogènes ont un aspect et ont une évolution qui leur est propre : ils s'ulcèrent et ont tendance à persister malgré le traitement spécifique : on y trouve une altération cavitaire de l'épiderme; les microbes pyogènes se multiplient et s'accumulent dans ces cavités.

Des associations entre des gommes et des microbes pyogènes peuvent également exister; elles ont été signalées par Leloir et sont d'toute évidence chez un des malades que j'ai eu l'honneur de présenter au Congrès.

Nous avons vu jusqu'ici des syphilomes être envahis secondairement par des microbes pyogènes; la réciproque peut être vraie : c'est ainsi que Tarnowsky a vu des papules provoquées par le prurit pédiculaire et des pustulettes scabiéiques devenir le siège de manifestations syphilitiques; on voit de même des papules se localiser, non seulement comme le chancre dans des boutons de vaccin, mais aussi dans des cicatrices qui leur font suite, et cela au bout de plusieurs années; en pareilles circonstances, il est bien difficile d'admettre une association avec le virus vaccin; selon toute vraisemblance, c'est le tissu de cicatrice par lui-même qui constitue alors un milieu favorable au développement du syphilome.

Les microbes pyogènes étant inoculables, on peut voir survenir chez des malades atteints de ces syphilides pyodermiques, des suppurations associées telles que des pustules d'ecthyma, des boutons d'impétigo, des furoncles, suivant la nature du microbe et sa localisation. Leloir a donné à ces pyodermites secondaires la qualification de *para-syphilitiques*[1].

Si, jetant un coup d'œil en arrière sur ces suppurations syphilitiques considérées dans leur ensemble, nous cherchons à en détermi-

---

1. LELOIR, *Journal des maladies cutanées et syphilitiques*, 1895.

ner la *pathogénie*, nous devons reconnaître qu'*elle est susceptible d'interprétations très diverses : on peut en effet attribuer ces suppurations, soit à une suractivité du contage spécifique, soit à un mode de réaction spécial des tissus et plus particulièrement de la peau qui agirait par lui-même où en formant un terrain de culture favorable aux microbes pyogènes, soit enfin à l'association d'emblée au contage spécifique de ces microbes pyogènes.*

La suractivité du contage fournit l'explication la plus vraisemblable lorsque l'on ne trouve pas dans les syphilomes suppurés de microbes pyogènes ; il est possible cependant qu'il s'agisse, conformément à l'hypothèse de M. Gastou, de microbes *anaérobies* échappant aux procédés vulgaires de culture. La présence de microbes pyogènes dans de nombreux éléments est en faveur d'une modification du milieu cutané. Pour ce qui est de la dernière hypothèse, celle qui admettrait une association d'emblée entre ce contage inoculé et les pyogènes, elle conduirait à admettre une forme d'infection purulente étroitement liée à l'infection syphilitique, ce serait la plus complète et la plus intime des associations puisque tous les néoplasmes y compris le chancre, dus aux dépôts et aux proliférations du contage dans les téguments, s'accompagneraient de ces microbes pyogènes et, d'autre part, que ceux-ci ne seraient actifs que combinés au contage syphilitique ; ce serait là un fait nouveau en pathologie générale ; nous devons dire que cette interprétation est rendue peu vraisemblable par l'absence habituelle des microbes pyogènes vulgaires dans les syphilides suppuratives non ouvertes, mais qu'elle reste soutenable dans le cas où il s'agirait des anaérobies de M. Gastou[1].

Les associations pyogéniques de la syphilis doivent être combattues, dans la mesure du possible, par les antiseptiques locaux, tels que les solutions boriquées ou l'iodoforme ; lorsqu'elles sont inaccessibles au traitement direct, on peut, suivant l'exemple de Boucheron, les attaquer par les injections de sérum de Marmorek.

Syphilis et gangrène. — La gangrène qui vient parfois compliquer, soit le chancre induré, soit les syphilides secondaires, suppose nécessairement l'intervention de microbes dont l'action les différencie des nécrobioses simples ; cette intervention est secondaire ; ils envahissent tout tissu mortifié en contact avec le milieu ambiant, la cause réelle de la gangrène est donc, dans ces circonstances, celle qui a amené la nécrobiose ; ce peut être une accumulation des produits exsudés ou du contage lui-même sur le trajet des vaisseaux ; ce peut être une com-

<hr>

1. Gastou. *Société française de Dermatologie, et Ann. de derm.* Juillet 1900.

pression d'une artère par une néoplasie gommeuse; la coexistence d'un diabète sucré favorise alors puissamment la production de la gangrène; l'intervention des microbes, bien que nécessaire à la genèse de cette complication, n'est ici que secondaire.

Syphilis et phagédénismes. — L'altération à laquelle nous proposons de réserver ce nom, celle qui résulte de l'extension anormale en surface et en profondeur du chancre simple, est nécessairement liée à une prolifération du bacille de Ducrey dont la virulence se trouve accrue; elle intéresse l'histoire de la syphilis lorsqu'elle complique un chancre mixte; il se fait alors, en toute évidence, une association microbienne, mais l'agent infectieux de la syphilis n'est pour rien dans cette si puissante propagation excentrique. En comprenant ainsi le phagédénisme, nous en éliminons les chancres destructeurs auxquels on a donné ce même nom et dont l'action est due, soit à une activité anormale du contage syphilitique ou à une diminution de la résistance locale du tissu chez le sujet contaminé, soit peut-être à l'association de pyogènes vulgaires. Le phagédénisme vrai est justifiable de l'iodoforme et du tartrate ferrico-potassique à haute dose.

Syphilomes végétants. — Comme l'a bien établi M. Tarnowsky, les végétations qui viennent parfois modifier complètement les caractères objectifs et aussi l'évolution des syphilides ulcéreuses secondaires sont dues, selon toute vraisemblance, à l'intervention de microbes pathogènes; c'est du moins leur interprétation la plus vraisemblable; il est d'observation en effet qu'elles se produisent exclusivement dans les parties où les téguments, en contact avec eux-mêmes, constituent un milieu humide et chaud éminemment favorable aux proliférations microbiennes; d'autre part, on voit souvent ces végétations se développer concurremment sur les deux surfaces en contact; il semble donc bien qu'il y ait inoculation. On ne connaît pas jusqu'ici le microbe dont l'association donne lieu à ce travail de végétation; il est peu probable que ce soit l'un des agents vulgaires qui ont été signalés. Ces productions modifient la marche des syphilomes; elles résistent au traitement interne et peuvent persister longtemps malgré le traitement spécifique appliqué *intus et extra*; c'est encore là un argument en faveur de leur production secondaire. Il y a lieu de les enlever chirurgicalement par le raclage après anesthésie locale, par exemple avec le chlorure de méthyle.

Syphilis et séborrhéides. — On doit surtout à Unna et à Leloir d'avoir établi la corrélation des manifestations secondaires de la syphilis avec celles de la séborrhée; il est de toute évidence que des syphilomes du cuir chevelu, du visage et du tronc peuvent offrir les localisations

habituelles aux séborrhéides; on les observe fréquemment au cuir
chevelu, au front où ils constituent la corona veneris, dans les sillons
naso-jugaux, dans les régions présternale et interscapulaire.

On pourrait dire : mais ce fait prouve simplement que, comme les
agents infectieux qui engendrent les éruptions dites *séborrhéides*, le
contage syphilitique se localise de préférence dans les glandes pilo-
sébacées et sudoripares; mais, on peut invoquer contre cette manière
de voir ce fait que les syphilides occupant ces régions y présentent des
caractères particuliers qui sont surtout un état gras des squames et
une remarquable résistance au traitement spécifique.

Parmi ces associations entre les syphilides et les séborrhéides, il
faut de même admettre très vraisemblablement, avec Unna, les éruptions qui se localisent dans les glandes sébacées et en amènent la
suppuration.

On peut voir d'ailleurs directement des lésions préexistantes de séborrhéides présternale ou interscapulaire devenir le siège de papules
syphilitiques qui les masquent pour les laisser reparaître après efface-
ment des papules spécifiques sous l'influence du traitement antisyphilitique.

On a vu d'autre part des séborrhéides se greffer sur des cicatrices
syphilitiques[1].

D'après M. Sabouraud, l'alopécie syphilitique peut s'associer à
l'alopécie séborrhéique et s'exagérer très notablement sous son influence : elle se prononce davantage et devient moins diffuse; elle
n'est plus disposée en clairières, mais en placards éruptifs peladi-
formes; elle ne se localise plus aux tempes; elle envahit le vertex; elle
peut entraîner à sa suite une alopécie persistante : on trouve alors en
profusion dans le cuir chevelu le fin bacille d'Unna-Sabouraud. Est-il,
comme le veut M. Sabouraud, la cause prochaine l'alopécie? N'est-ce
pas plutôt, comme nous l'avons admis, l'alopécie qui engendre la séborrhée en laissant la graisse, qui normalement est destinée à lubré-
fier les cheveux, s'accumuler et fournir ainsi un milieu de culture
favorable à ce microbe? La discussion continuera jusqu'au jour où l'on
aura provoqué l'alopécie chez un sujet non séborrhéique par l'inoculation de ce bacille : il n'est donc pas certain qu'il faille le ranger
parmi ceux qui s'associent au contage syphilitique, pour en modifier
les manifestations.

Syphilis et pelade. — MM. A. Fournier et Sabouraud ont attiré
l'attention sur la fréquence de la pelade chez les syphilitiques; on doit

1. CRÉPIN, *Thèse de Paris*, 1895.

donc se demander s'il n'y aurait pas association entre le contage syphilitique et l'agent parasitaire encore inconnu qui donne lieu au développement de cette dermatose, mais la fréquence des deux maladies est telle que point n'est besoin de recourir à cette hypothèse.

Syphilis et hyperkératoses palmaires et plantaires. — Ces hyperkératoses sont rangées par Unna au nombre des infections nuisibles que constitue la séborrhée associée à la syphilis : on peut s'expliquer ainsi leur résistance au traitement spécifique général et local ainsi que leur persistance pendant un laps de temps qui peut se chiffrer par des années.

On peut objecter que les syphilomes n'ont pas seuls tendance à s'éterniser pour ainsi dire dans ces régions : il en est de même des psoriaris, des eczémas, des lichens, des hyperkératoses congénitales ou même acquises ; il semble donc qu'il faille rattacher surtout à la structure propre de ces surfaces la persistance des altérations qui s'y développent quelle qu'en soit la nature. On peut penser que leur épiderme épais forme une barrière, qui, d'une part, s'oppose à la migration des éléments pathogènes, de l'autre, fait obstacle à l'élimination par leurs glandes des agents thérapeutiques et de même empêche l'action des topiques. Ce n'est donc que sous toutes réserves que nous mentionnons l'opinion d'Unna.

Syphilis et diarrhée. — MM. Hayem, Galliard, Lereboullet et A. Fournier ont attiré dernièrement l'attention sur les diarrhées des syphilitiques : sont-elles dues partiellement à des associations microbiennes? Les documents publiés jusqu'ici sont muets à cet égard : on doit cependant considérer comme possible cette association en raison, d'une part, de la nature des évacuations qui parfois sont sanguinolentes et par conséquent indiquent l'existence d'ulcérations, d'autre part, de la richesse de la flore intestinale qui doit trouver nécessairement dans ces ulcérations des portes d'entrée et y proliférer d'autant plus librement que nul moyen thérapeutique ne peut alors intervenir directement : c'est vraisemblablement ainsi qu'il faut expliquer les selles dysentériformes qui ont été signalées dans plusieurs observations.

Syphilis et tuberculose. — Nous considérerons successivement à ce point de vue les tuberculides, la tuberculose pulmonaire et les tuberculisations ganglionnaires.

Mais nous devons, avant d'aborder cette étude analytique, rechercher si la syphilis et la tuberculose ont tendance ou non à exercer l'une sur l'autre une influence réciproque.

On trouve, à cet égard, dans les auteurs, des assertions très opposées. En 1897, Augagneur a émis l'opinion qu'il y aurait antagonisme entre les deux infections ; il a vu un lupus s'améliorer sous l'influence d'une syphilis intercurrente ; Abraham a émis la même manière de voir ; la plupart des auteurs au contraire admettent que la syphilis aggrave la tuberculose avec laquelle elle coexiste et réciproquement.

Syphilides et tuberculides. — On connaît quelques cas authentiques d'infections mixtes : tel est celui du professeur Neisser dans lequel une syphilide tuberculeuse de la face a coïncidé avec une tuberculose démontrée par la découverte de bacilles dans le tissu morbide ; tel est celui d'Elsenberg qui a également trouvé des bacilles de Koch dans un syphilome.

Cliniquement, on peut soupçonner qu'une syphilide se complique de lupus si elle résiste opiniâtrement au traitement ; si l'on voit survenir, au milieu de l'infiltration syphilitique, de petits nodules lupiques réagissant sous l'influence de la tuberculine ; si une néoplasie, primitivement ulcéreuse, guérit sous l'influence du traitement spécifique pour s'ulcérer ensuite de nouveau d'une manière persistante ; plusieurs de ces caractères se sont trouvés réunis chez une malade de Leloir.

On ne peut méconnaître cependant que, dans la grande majorité des cas, les syphilides et les tuberculides, évoluant chez le même sujet, suivent, indépendamment les unes des autres, leur marche propre sans être en aucune mesure influencées par l'infection concomitante. Il en est ainsi chez un malade atteint de tuberculose ulcéreuse de la langue que nous avons eu l'honneur de présenter au Congrès. Cette ulcération, à bords déchiquetés, parsemée de petits nodules miliaires, n'a aucun des caractères d'une syphilide ; nous avions récemment, dans notre salle Bazin, un vieillard cachectique, atteint d'une tuberculose au deuxième degré, chez lequel un chancre induré et des accidents secondaires ont évolué sous nos yeux avec leurs caractères classiques.

Syphilis et tuberculose pulmonaire. — Ici encore, il n'y a le plus souvent que concomitance ; nous en avons pour garants les cas relativement nombreux de guérison de syphilis pulmonaire qui ont été publiés et les résultats des autopsies dans lesquelles on a trouvé simultanément, mais en foyers distincts, les deux ordres d'altérations[1].

Dans quelques cas cependant, on a trouvé des bacilles dans des lésions qui offraient les caractères de syphilomes gommeux pulmonaires, mais, quand un auteur vient dire que, d'après son expérience personnelle, cette coïncidence est constante, il émet une proposition

1. Voir, pour la bibliographie de cette association, l'excellent article de M. Balzer dans le *Traité de médecine et de thérapeutique* de Brouardel et Gilbert, 1900.

sans valeur, car l'expérience personnelle du médecin qui observe le plus de malades se trouve en toute nécessité singulièrement restreinte en ce qui concerne une altération aussi rare que celle dont il s'agit.

Dans plusieurs cas de tuberculose pulmonaire étudiés chez des enfants atteints de syphilis héréditaire, les poumons n'offraient pas trace de syphilomes; les faits où, comme dans celui d'Hochsinger, la transformation caséeuse d'un syphilome pulmonaire a été le résultat d'une infection mixte sont donc loin de constituer la règle.

En résumé, si la coexistence d'une syphilis en évolution peut, dans certains cas, favoriser les progrès d'une tuberculose, sans doute par le trouble qu'elle apporte dans la nutrition générale, on ne peut admettre qu'il se produise dans la grande majorité des cas une véritable hybridité.

Syphilis et adénopathies tuberculeuses. — Il est d'observation que, chez les sujets dits scrofuleux, les adénopathies syphilitiques prennent des caractères particuliers : généralement multiples dans une même région, elles se réunissent en une masse cohérente, contractent adhérence avec le tissu cellulaire qui les entoure ainsi qu'avec la peau ; chacune d'elles peut atteindre le volume d'une grosse noix ; leur induration initiale fait bientôt place à un empâtement diffus, puis à un ramollissement qui, tôt ou tard, aboutit à la suppuration[1]; souvent, il persiste une cavité sinueuse et ramifiée avec fistule[2]; mais s'agit-il bien là d'une hybridité tuberculo-syphylitique? Trouve-t-on des bacilles dans le pus de ces adénopathies? Donne-t-il la tuberculose aux animaux auxquels on l'a injecté? Ces recherches n'ont pas été pratiquées d'une manière assez suivie pour que nous soyons aujourd'hui en droit de conclure : il est possible que le trouble permanent de la nutrition générale que l'on désigne sous le nom de *lymphatisme* ou de *scrofule* suffise à modifier ainsi la marche et les caractères des adénopathies syphilitiques : il y a là une étude intéressante à faire.

Il est à remarquer que ces adénopathies scrofulo-syphilitiques s'observent surtout dans les régions sous-maxillaires et inguinales ; on est dès lors en droit de se demander si leurs caractères spéciaux ne sont pas dus aux microbes qui foisonnent dans les muqueuses des parties génitales et de la bouche, points de départ des lymphatiques qui y aboutissent.

Syphilis et épithéliomes. — Cette hybridité est une des plus certaines; Verneuil, Lang[3], Ozenne[4], Heller, King, ont publié des faits

1. A. FOURNIER, *Traité de la Syphilis*, 1899.
2. LANG, *Pathologie und Therapie der Syphilis*, 1896.
3. LANG, *Eod. loc.*
4. OZENNE, *Thèse de Paris*, 1884.

dans lesquels elle a été de toute évidence : nous-mêmes avons fait connaître plusieurs cas de cette nature, c'est le plus souvent la langue qui est le siège de cette lésion mixte; il se développe d'ordinaire d'abord un syphilome de cet organe sous forme scléreuse, gommeuse ou mixte; à un moment donné, on voit paraître, sur la partie ainsi altérée, des nodules indurés caractéristiques : le diagnostic peut, il est vrai, rester longtemps hésitant entre l'induration syphilitique scléreuse et celle du cancer : l'action du traitement prend, en pareils cas, une importance prépondérante; bien que difficiles à guérir, les syphilomes de la langue s'améliorent cependant d'une manière graduelle sous l'influence du traitement spécifique pratiqué *intus et extra* : il n'en est plus de même s'il est survenu un épithélioma secondaire : les progrès d'abord obtenus s'arrêtent et les altérations progressent malgré la médication la plus active.

Ces faits montrent que les syphilomes constituent un terrain favorable au développement du contage cancéreux : la localisation presque constante de ces néoplasmes sur la muqueuse de la bouche, plus particulièrement dans sa portion linguale, sont en faveur de leur origine extrinsèque : les choses passent comme si un agent infectieux, introduit, avec des aliments, se développerait dans la salive et s'inoculerait sur la muqueuse lui offrant, de par le fait de ses altérations syphilitiques, une porte d'entrée.

Il ne semble pas nécessaire que ce syphilome soit ulcéré : on a vu des épithéliomes survenir au sein de cicatrices syphilitiques : il est possible cependant que l'agent infectieux ait pénétré dans l'altération spécifique alors qu'elle était en activité et qu'il ne se soit développé que secondairement.

On a signalé des faits de contamination syphilitique par le contact de plaies avec le produit de sécrétion d'épithéliomes ulcérés chez un syphilitique : ici encore il y aurait eu hybridité.

Pratiquement, il y a lieu d'enlever l'épithéliome dès son apparition, mais le plus souvent la maladie récidive alors même que l'opération a été pratiquée *larga manu*.

Syphilis héréditaire. — Elle peut, comme celle de l'adulte, s'associer à diverses infections : nous citerons, comme exemples, les gangrènes qui viennent parfois compliquer le pemphigus spécifique des nouveau-nés.

Plus souvent, elle constitue seulement un terrain favorable au développement d'une autre infection; il en est ainsi d'ordinaire, comme l'ont mis en évidence MM. A. et E. Fournier, de la tuberculose : les adénopathies tuberculeuses, la tuberculisation pulmonaire, la coxalgie, le mal de Pott, s'observent fréquemment chez les hérédo-syphilitiques; il n'y a cependant pas là de véritables associations; ces manifestations n'empruntent aucun caractère spécial à la syphilis.

Si nous jetons un coup d'œil en arrière sur les faits qui viennent d'être exposés, et si nous cherchons à en résumer la signification, nous arrivons à formuler les propositions suivantes :

1. *La concomitance de certaines infections généralisées peut enrayer, d'une manière passagère ou durable, l'activité du contage syphilitique; il en est ainsi des maladies fébriles et plus particulièrement de l'érysipèle; elles agissent vraisemblablement par l'intermédiaire de leurs toxines : ce ne sont pas là des infections associées;*

2. *Il existe de véritables hybrides constituées par l'union, dans un même néoplasme, du contage syphilitique et d'un autre agent infectieux : les plus communes sont celles où la combinaison a lieu avec les microbes pyogènes et avec celui du chancre simple; vient ensuite celle avec l'épithéliome; l'association avec le bacille de Koch s'observe plus rarement : il ne faut pas confondre la concomitance ou l'influence réciproque causée par les troubles de la nutrition générale avec l'association vraie qui seule constitue l'hybridité;*

3. *La mise en contact persistante de syphilomes avec des microbes pyogènes et leurs produits de sécrétion peut, d'une part, modifier leurs caractères, d'autre part, créer des altérations para-syphilitiques (otite, sinusite, dacryocystite, méningite, encéphalite, etc.), qui constituent de graves complications; les syphilomes suppurés, végétants, croûteux, rupioïdes, peuvent se développer sous l'influence de microbes associés : il faut tenir compte, à cet égard, du mode de réaction du sujet.*

4. *Il est possible, mais non démontré, que la contamination mixte par l'agent générateur de la syphilis et par des microbes pyogènes anaérobies, donne lieu à des syphilides suppuratives d'emblée; l'invasion des pyogènes dans les syphilomes est le plus habituellement secondaire; on peut alors les désigner sous les noms des strepto-syphilides, de staphylo-syphilides, etc.*

5. *Les associations des syphilides et des séborrhéides sont des plus fréquentes et variées dans leurs formes;*

6. *Les syphilides et les manifestations diverses de la tuberculose évoluent souvent parallèlement sans s'influencer réciproquement, aussi bien dans la syphilis acquise que dans l'héréditaire.*

DISCUSSION

M. le professeur PETRINI GALATZ (Bucarest). — La syphilis peut être associée à toute autre infection, mais comme la question ainsi posée est encore à l'étude, je me bornerai à citer quelques cas que j'ai observés.

D'abord, je citerai le cas d'une jeune fille qui avait deux placards de syphilis ostéo-gommeuse du frontal, en voie de guérison. Un beau jour elle contracte un érysipèle de la face, qui se propage à la tête, a une méningite et meurt. A la nécropsie je constate le streptocoque dans le liquide des méninges du cerveau en culture pure. Par conséquent voici la mauvaise influence de l'érysipèle dans ce cas : le terrain des syphilitiques étant affaibli une autre maladie leur est défavorable.

Un autre cas : un individu a un chancre syphilitique et des syphilides cutanées, il contracte un érysipèle de la face, il a le délire, il s'enfuit dans la rue, c'était l'hiver. Il a une pneumonie droite et en meurt. J'ai trouvé aussi ici le streptocoque dans les poumons.

Un autre cas : un individu avec des syphilides cutanées confluentes, prend une pneumonie ; l'éruption syphilitique disparaît, mais l'individu est mort de la pneumonie, qu'il aurait pu vaincre s'il n'avait pas eu la syphilis.

Un autre cas : c'est un jeune étudiant atteint d'un pityriasis versicolor assez étendu du tronc. Il contracte la syphilis ; les papules syphilitiques se développent seulement sur les îlots de peau saine, les taches du pityriasis s'arrêtent à peu de distance des papules syphilitiques qui sont ainsi entourées d'un cercle blanc.

Quant aux autres questions posées, je dirai qu'il est toujours bon de traiter la syphilis par les injections hydrargyriques, on fortifie de la sorte le terrain.

Lorsque la syphilis survient chez un individu atteint du psoriasis, j'ai remarqué que les syphilides prenaient l'aspect psoriasiforme.

M. le Professeur S. RÓNA (Budapest). — Ich möchte nur einige von jenen Fragen berühren, die von den Referenten gestellt wurden.

1. Meine eigene Erfahrungen beziehen sich auf Association der Syphilis mit *Variola, Typhus abdominalis, Pneumonia crouposa, Febris recurrens, Erysipelas, Tuberculose, Erythema exsudativum multiforme, Malaria* und *Aktinomycose*. An Häufigkeit kommt gleich nach der Tuberkulose und acuten Infectionskrankheiten ein *Erythema exsudativum multiforme* und *nodosum*, welches ich nur in den letzten zwei Jahren viermal begegnete und zwar zumeist in der Eruptionszeit der Syphilis oder dieser bald nachfolgend. Ich glaube diese auch als associirte Infection auffassen zu müssen.

2. Meine Erfahrungen stehen bedeutend im Wiederspruche mit denen mancher Autoren ; ich habe nie den Eindruck gewonnen, dass es *favorable* oder gar *curative* Associationen vorkommen. Als ich noch auf der Abtheilung für infectiöse und innere Krankheiten wirkte, habe ich nur erfahren dass während der Dauer der Pneumonie, des Typhus, der Variola, *febris recurrens*, des Erysipelas die recenten Hauterscheinungen

verschwinden, und zwar zumeist das Erythema syphiliticum, schon weniger das papulöse Exanthem oder gar das Condyloma latum. Aber selbst in jenen Fällen, wo das Verschwinden eine vollkommene war, kamen diese wieder, oder die obligaten Recidive traten bald nach der Genesung auf. Ich habe weder direkt durch die Krankheit selbst, noch durch die von selbe hervorgerufenen Cachexie eine günstige Alteration des Syphilisverlaufes gesehen — aber auch keine schlechte in Folge der ersteren.

Dies würde auch durch meinen neueren Erfahrungen auf der Erysipel-abtheilung (welche meiner Abtheilung beigefügt ist) bestätigt. Ich habe in den letzten zwei Jahren alle Erysipelatöse, die auch Syphilis hatten womöglich weiter mit Aufmerksamkeit verfolgt, und wo mir dies gelang, konnte ich eine Heilung der Syphilis oder nur das Verschwinden der Polyadenitis, oder Ausbleiben der Recidive nicht constatiren. In einem tödtlichen von mit Gesichts-Erysipel combinirten recenten Syphilisfalle haben wir selbst noch am Obduktionstische die Sklerose und die syphi-litischen Papeln diagnostiriren können. Dass bei Erysipel, welches ein-zelne syphilitische Hauterscheinungen direkt befällt, Besserungen, ja selbst Resorptionen letzterer vorkommt, ist allgemein bekannt. Dies kann aber nicht als curatives Einwirken auf die Syphilis selbst aufge-fasst werden.

Mit alldem will ich nicht gesagt haben, dass hie und da nicht Fälle vorkommen können, wo die Syphiliserscheinungen nach überstandenem Erysipel nicht mehr constatirt oder bemerkt werden können.

Dass die Lues zur Verschlimmerung der acuten Infectionskrankheiten führen könnte, habe ich bisher nie erfahren; einer gewissen Anzahl mit schwererem Verlaufe stehen eben soviele von sehr mildem Verlaufe gegenüber.

5. Nach meinen Erfahrungen kommen die meisten Eiterungen der Syphilide in Folge des schlechten Bodens vor.

Lues maligna habe ich zumeist bei aus tuberculösen Familien stam-menden Individuen oder bei Alkoholikern, selten bei nicht belasteten gesehen. Bei Tuberkulösen sieht man auch am häufigsten die lichenoiden Syphilide, und diese Angabe Kaposi's wird durch meine Beobachtungen vollinhaltlich bestätigt.

Gummöse (subcutane) Syphilide in den ersten Monaten oder im ersten Jahre habe ich in der *Mehrzahl* der Fälle nur bei hereditärer Belastung mit Tuberkulose oder bei manifester Tuberkulose gefunden.

Einzelne maligne Fälle konnte ich Jahre lang mit Aufmerksamkeit ver-folgen, und habe constatirt, dass die Malignität der Recidive bei einem nach Jahren aufhört, beim anderen aber fortdauert.

In einzelnen Fällen kam es vor, dass umgekehrt, die recente Syphilis den tuberkulösen Lungenprozess florid machte, und Fieber, Hämopto anftraten, welch letztere dann später aufhörten.

Ich muss aber gleich hervorheben, dass ich eine grosse Zahl von tuber-kulösen Kranken mit normal verlaufender sehr milder Syphilis beobachtet habe.

M. le professeur FOURNIER (Paris). — Sans parler du *chancre mixte*, je crois qu'il n'est guère que trois types pathologiques *mixtes* résultant de l'association à la syphilis d'autres infections, à savoir :

Le type syphilo-paludique;
Le type syphilo-cancéreux;
Le type syphilo-tuberculeux.

I. — Le type syphilo-paludique résulte de la combinaison de lésions issues de la malaria aux lésions de la syphilis. C'est ainsi qu'il n'est pas rare de voir des malades qui, du fait de cette association, se présentent avec un ensemble très complexe de lésions, telles que les suivantes : ulcérations multiples et creuses, exostoses, gommes, iritis, grosses adénopathies, gros foie, rate énorme, etc.

II. — Le type syphilo-cancéreux est surtout représenté par ces langues *hybrides*, à la fois syphilitiques et épithéliomateuses sur lesquelles mon éminent et regretté maître le docteur Verneuil a appelé l'attention et qui sont aujourd'hui bien connues.

III. — Le dernier type, syphilo-tuberculeux, a ses représentants dans les fameux *Scrofulades de cercle* dont Ricord a tant parlé et qui consistent surtout en ceci : engorgements ganglionnaires volumineux, torpides, chroniques, suppuratifs, à suppurations interminables; et lésions ulcératives, de modalité ecthymateuse principalement, qui tiennent à la fois comme caractères objectifs de la syphilis et de la tuberculose.

Voilà des types hybrides certains, avérés, que réalisent les associations morbides en question. Mais, à cela près, que d'incertitudes et que d'obscurités dans le problème que nous étudions actuellement! Je dirai aussi : que de contradictions, et de contradictions inexplicables! Exemple : on ne saurait nier que l'influence scrofulo-tuberculeuse constitue souvent pour la syphilis un facteur de gravité. Et, d'autres fois cependant, elle reste inoffensive! On voit des syphilis rester bénignes sur un terrain tuberculeux. Je me souviens, entre autres spécimens du genre, d'un cas de syphilis restée absolument bénigne sur une jeune femme à la fois affectée d'écrouelles qui criblaient les régions sous-maxillaires, d'un mal de Pott et d'une tuberculose pulmonaire. Détail curieux : cette femme avait une merveilleuse chevelure noire; or, elle ne perdit pas un cheveu du fait de sa syphilis.

J'arrive maintenant à la question qu'a bien voulu me poser mon distingué collègue M. Neisser : *Faut-il traiter les sujets tuberculeux qui viennent à contracter la syphilis?*

Oui, répondrai-je, de par ce que m'a appris l'expérience. Oui, il faut traiter de tels sujets. Mais il faut les traiter avec circonspection, prudence, et d'une façon spéciale. Je crois qu'avant tout il convient de s'abstenir sur eux de toute intervention intensive et perturbatrice, telle que mercurialisation à hautes doses, injections de calomel, etc. Je crois qu'il convient notamment de leur épargner l'administration interne du mercure, susceptible d'offenser les fonctions digestives, car les fonctions digestives sont pour eux leur mode de résistance le plus efficace à la tuberculose. Ce sont des malades à traiter *doucement*, et à traiter par les *méthodes externes*. C'est à la méthode des *injections solubles* ou bien à celle des *frictions* que j'ai eu recours le plus souvent en pareille occurrence.

et *par cures espacées*. Rationnellement et empiriquement, cette pratique me semble préférable à toute autre.

M. JULLIEN (Paris). — La question agitée aujourd'hui comprend un nombre de problèmes si considérable que nous ne pouvons que les effleurer. Je ne veux pas rappeler ici un cas dont j'ai souvent fait mention, d'un interne de Lyon qui contracta un chancre syphilitique type, fit faire le diagnostic par M. Rollet, M. Gailleton et le même jour présenta les prodromes d'une fièvre typhoïde. Cette fièvre typhoïde dura quarante jours, le chancre s'étiola, disparut, et il ne fut plus question de syphilis. Mon ami est mort vingt-cinq ans après, toujours indemne.

Je me bornerai à appeler votre attention sur deux points :

Le premier est relatif à l'influence du paludisme sur l'évolution de la syphilis. A l'exemple du professeur Pietro Pellizzari qui avait coutume d'insister sur la gravité de cette association, je tiens la malaria pour une complication des plus redoutables pour le syphilitique. Dans une publication récente j'ai rapporté quatre cas de phagédénisme, que j'avais observés chez des sujets exposés à l'infection palustre ou en ayant souffert dans le cours de leur existence.

Mon deuxième point porte sur l'association de la syphilis avec la gale. C'est à mon avis une complication assez fréquente. J'ai observé de nombreux cas dans lesquels la gale provoquait des manifestations de syphilis, et servait même de cause révélatrice pour la syphilis endormie. Il s'agissait là d'une véritable éruption mixte, une sorte de *galate de vérole* absolument rebelle aux traitements simples et ne cédant en fin de compte et longtemps après la guérison de la gale proprement dite, qu'à un traitement mercuriel intense.

Un mot pour finir : Le malade atteint de xanthome que je vous ai présenté hier, a contracté récemment la syphilis qui évolue chez lui avec une bénignité extraordinaire.

SYPHILIS SECONDAIRE COMPLIQUÉE D'ERYTHÈME POLYMORPHE

par le professeur Paul SPILLMANN

(Nancy).

Il s'agit d'une malade âgée de 19 ans, atteinte d'un chancre volumineux de la lèvre inférieure, en voie de réparation, avec adénopathie sous-maxillaire, angine secondaire très prononcée et syphilides papuleuses disséminées sur la face, la nuque, le tronc et les membres inférieurs. Elle fut prise d'un érythème polymorphe qui semble avoir eu pour point de départ la lésion de la lèvre inférieure et les lésions érosives de la gorge.

Obs. — R. L..., âgée de 19 ans, infirmière, a été atteinte de rougeole dans son jeune âge; elle n'a pas eu d'autres maladies. Réglée à 14 ans.

Maladie actuelle. Il y a deux mois la maladie a débuté par une érosion de la lèvre inférieure. Au début cette papule avait l'aspect d'une brûlure; elle fut cautérisée trois fois.

Six semaines après la malade a eu des accidents cutanés (taches sur tout le corps); en même temps elle éprouva de la courbature et des douleurs dans les membres. Pas de céphalée; la malade ne peut pas ou ne veut pas préciser l'origine de l'accident primitif.

Au moment de son entrée (20 juin 1900) au service, le chef de clinique M. le docteur Demange lui fit une injection d'huile grise.

État actuel. — C'est une jeune fille de 19 ans, de constitution robuste, à teint coloré; le thorax est bien conformé.

Apyrexie. Gros ganglion à gauche, dans la région sous-maxillaire; adénopathie cervicale multiple. La lèvre inférieure est augmentée de volume et présente à la partie moyenne une induration de la largeur d'une pièce de 2 francs, de couleur sombre, recouverte de croûtes épaisses jaunâtres.

Tout le corps est recouvert de papules disséminées, les unes grosses comme des pièces de 20 centimes, les autres du volume d'une lentille; elles sont très nombreuses sur la nuque et le dos, confluentes, en corymbe. On en observe aussi dans la région hypogastrique, de chaque côté, au-dessus des os iliaques, aux fesses, aux cuisses et aux jambes; il en existe aussi sur le front. Ailleurs elles sont moins nombreuses et assez isolées; ce sont des papules bien arrondies, à contour géométrique, surélevées sur la peau, confluentes et comme vernissées, couleur de jambon. Pas de prurit, ni de douleurs.

Syphilides papulo-croûteuses du cuir chevelu.

Dans la bouche et à la gorge, ainsi que sur les amygdales, on observe une série de syphilides recouvertes d'un enduit diphtéroïde, arrondies, avec auréole rouge.

Rien de particulier à signaler du côté des poumons, du cœur et de l'abdomen.

27 juin. — Le 27 juin au matin on constate un notable changement dans l'état de la malade.

La veille au soir la température s'était élevée à 40 degrés.

Ce matin elle est à 39 degrés.

Un peu de lassitude, des lancées douloureuses dans les jambes. Les articulations des genoux et des épaules sont douloureuses.

Inappétence.

Urines rares, contenant un peu d'albumine.

Constipation.

La gorge est douloureuse surtout au passage des aliments; on observe une rougeur diffuse. La gorge est sombre et luisante au niveau des amygdales, sur les piliers, et à la luette.

Amygdales augmentées de volume.

Langue saburrale, humide, n'ayant pas la coloration rouge sombre du reste de la cavité buccale.

Face tuméfiée présentant une coloration rouge clair, luisante, généralisée. Paupières et lèvres boursouflées ; la rougeur de la face est diffuse, rares intervalles de peau saine.

Sur le corps on distingue, outre l'éruption spécifique déjà décrite, une nouvelle éruption datant de la veille et survenue brusquement. Elle est caractérisée :

1° Par une éruption scarlatiniforme généralisée à tout le corps, sauf au devant des genoux et aux jambes.

2° Par une éruption ortiée localisée aux genoux.

3° Par une éruption purpurique localisée au dos des pieds et aux jambes.

L'éruption scarlatiniforme occupe le cou, tout le thorax, les membres inférieurs et supérieurs l'abdomen et la région lombaire ; elle tranche très bien à côté de l'éruption spécifique caractérisée aujourd'hui par des plaques aplaties, cuivrées, grosses comme des pièces de 20 centimes. Cette éruption scarlatiniforme a respecté toute la région rotulienne et son pourtour, les deux genoux ainsi que les jambes et les pieds. Il y a à peine de la peau saine, si bien qu'en regardant la malade d'un peu loin tout son corps semble recouvert d'une rougeur diffuse.

La coloration de ces taches était rouge vif au début ; elles sont devenues sombres, couleur lie de vin, et présentent de petits points violacés par endroit ; quelques-unes de ces taches ont leur centre formé par de la peau saine, si bien qu'on a des anneaux par endroits, mais elles sont peu abondantes. Les plus nombreuses sont formées par des plaques pleines.

Elles disparaissent sous le doigt.

Cette éruption change de coloration en vieillissant, elle pâlit ; les petits points noirs ou violacés que les taches présentent par endroit apparaissent plus nettement et ne disparaissent pas sous le doigt. L'avant-bras gauche et le pli du coude droit présentent le 28 juin au soir une éruption purpurique. L'éruption a pâli ailleurs, elle est rose, disparaissant toujours sous le doigt.

L'éruption ortiée est localisée surtout au devant des genoux ; on observe des placards rouge vif, gros comme des pièces de 1 franc et plus, placés côte à côte et avec assez grands intervalles de peau saine entre eux. Leur disposition rappelle une carte géographique. Ils tranchent sur le reste de l'éruption par leur coloration, leur forme, leur volume, leur disposition, et un plus grand intervalle de peau saine entre eux ; ces placards sont saillants et à bords surélevés.

Le purpura, le 26 juin, n'était pas très net ; aujourd'hui 27, le dos du pied des deux côtés est recouvert de petites taches arrondies, qui ont d'abord été d'un rouge très vif, elles sont actuellement violacées, quelques-unes noires, grosses comme des têtes d'épingles ; elles ne disparaissent pas sous la pression du doigt ; il n'y a pas d'œdème.

Le 28 juin. Toujours les mêmes symptômes généraux avec température à 40 degrés le soir. L'éruption scarlatiniforme se modifie de plus en plus, les taches pâlissent ; aux avant-bras elles prennent une teinte purpurique.

Le 29 juin. La malade a pris du salicylate de soude la veille ; le 29 au matin la courbature et la lassitude générale ainsi que la douleur dans les membres ont disparu. La fièvre, qui la veille au soir était très élevée encore, est tombée. L'éruption s'est notablement modifiée. Les papules spécifiques se sont aplaties de plus en plus et ont perdu leur forme en corymbe qu'elles présentaient à l'arrivée de la malade; elles ont encore pâli davantage, elles ont une coloration teinte chamois.

L'éruption scarlatiniforme s'est modifiée; au dos elle a pâli et présente une couleur tirant sur le jaune clair ou plutôt sur le brun clair. Sur les fesses, et un peu au-dessus, les intervalles de peau saine sont assez considérables; les plaques sont bien arrondies, pâles et présentent à leur milieu une coloration jaune clair bien limitée, avec contours ovalaires, différant de la coloration plus sombre, plus rouge de l'anneau du pourtour. A côté de cela on observe des petites papules syphilitiques grosses comme des têtes d'épingles, aplaties, mais surélevées sur la peau, jaune cuivré, avec squames et liséré blanc autour. Cette éruption donne à la peau un aspect tigré.

De même aux avant-bras, des deux côtés, l'éruption est devenue purpurique, surtout à droite, où on a fait une ligature afin de retirer du sang pour en faire une culture.

Aux genoux l'éruption présente les caractères de l'urticaire plus nettement que la veille.

La face n'est plus tuméfiée, la rougeur diffuse a en partie disparu; quelques papules persistent encore au sommet du front.

Des tubes de gélose et de bouillon ensemencés avec du sang restent stériles.

Le 30 juin. La fièvre a encore diminué depuis hier au soir, ainsi que la courbature et la lassitude générale.

Urines très rares, foncées en couleur (250^{cc}), contenant de l'albumine.

Diarrhée depuis hier.

Râles de bronchite disséminés en arrière des deux côtés.

L'éruption pâlit de plus en plus; la gorge est moins rouge et moins douloureuse. La croûte de la lèvre est tombée; à sa place on voit une surface rouge luisante. Le chancre a diminué considérablement de volume. Plus de fièvre; pouls normal.

Le 2 juillet. Plus de diarrhée. Absence d'albumine dans les urines qui sont toujours rares.

L'éruption érythémateuse ne se voit presque plus; par place il ne reste que des placards jaune clair, brun chamois, tranchant très peu sur le reste de la peau. L'éruption spécifique dure encore, modifiée par l'érythème polymorphe.

Les papules très confluentes et nombreuses à l'arrivée de la malade, à coloration rouge sombre, ont pâli, ont diminué de nombre et se sont aplaties. A présent, elles sont tout à fait isolées et très disséminées.

Le 9 juillet. 2° injection d'huile grise.

Le 12 juillet. Depuis 5 jours les papules ont repris leur coloration foncée. Une petite croûte s'est de nouveau formée à la lèvre; le chancre est presque imperceptible.

Le 16 juillet. 3° injection d'huile grise.

Depuis, la malade s'est très bien portée; elle se lève et a repris ses forces et son appétit. Il subsiste encore quelques papules acnéiformes à la face.

Cette observation nous a paru très intéressante par l'apparition d'un érythème polymorphe, accompagné d'hyperthermie et d'albuminurie, qui est venu se greffer sur une syphilis non traitée et qui semble avoir eu pour point de départ une infection d'origine buccale.

Sous l'influence de cette infection associée, le chancre et l'éruption spécifique ont cédé dans l'espace de quelques jours, de manière à devenir pour ainsi dire méconnaissables ; il est bien certain que l'affection fébrile intercurrente a provoqué cet arrêt dans l'évolution de la syphilis.

Il ne saurait être question dans le cas particulier d'une scarlatine ; tout au plus pourrait-on discuter la possibilité d'une éruption hydrargyrique. La durée de l'érythème a été très courte et il n'y a pas eu de desquamation.

Une fois l'érythème disparu, l'état général de la malade s'est rapidement relevé, et, malgré les injections d'huile grise, il n'y a pas eu de nouvelle poussée érythémateuse.

DISCUSSION

M. BARTHÉLEMY (Paris). — Pour que la fièvre soit efficace, il faut qu'elle soit élevée, aiguë, soudaine. Je me souviens d'un cas de syphilis ignorée chez un malade traité depuis deux ans pour de la tuberculose pulmonaire et devenu cachectique. Malgré une fièvre de tous les jours, variant entre 38 et 39 degrés, la syphilis se manifesta un jour d'une manière indéniable par l'apparition d'une gomme. Ne pouvant rien directement contre la tuberculose, je me décidai à combattre la syphilis, pensant rendre toujours service au malade en le dégageant d'un de ses deux ennemis. Les injections d'huile grise furent très bien tolérées, bien qu'à haute dose et eurent pour résultat de guérir non seulement la manifestation tertiaire qui s'était montrée malgré la fièvre quotidienne, mais de plus la lésion pulmonaire, qui n'était qu'une gomme broncho-pulmonaire et le malade (j'abrège à dessein ma communication), passa en moins de six mois de 88 livres au poids de 140 livres qui était son poids de santé quelques années avant. La guérison s'est complétée en moins d'une année et est restée définitive.

Puisqu'il s'agit d'associations diverses avec la syphilis, je veux rappeler que la syphilis crée un milieu favorable pour le cancer. Il n'est donc pas étonnant que la leucoplasie dont nous parlions hier dégénère parfois en cancer.

ÉVOLUTION DE LA FIEVRE TYPHOIDE
DANS LE COURS DE LA SYPHILIS ACTIVE

par le docteur G. ÉTIENNE

(Nancy)

On connaît actuellement l'action de la syphilis à ses débuts sur tout l'organisme et sur les viscères : foie, rate, corps thyroïde, reins, etc. ; le sang lui-même est modifié dans le nombre de ses globules rouges, dans le nombre et le type de ses globules blancs ; les vaisseaux sont altérés. L'organisme, en un mot, est profondément lésé dans ses œuvres vives.

Il est presque évident que, si une autre maladie infectieuse vient surprendre le syphilitique pendant cette phase active d'infection générale, elle le trouvera en état de moindre résistance, avec des organes de défense en défaut, et elle revêtira un type grave. Je viens de l'observer, notamment, dans un cas de pneumonie banale, qui se termina par la mort chez un jeune homme de 20 ans.

Les cinq observations que je vais rapporter paraissent établir aussi ce fait à l'égard de la fièvre typhoïde. L'un a déjà été publié par M. le professeur Spillmann ; j'ai recueilli les autres à sa Clinique médicale de l'Hôpital civil de Nancy au cours de plusieurs suppléances.

Ces cas sont exceptionnellement reconnus, ce qui tient certainement à la difficulté de la recherche des antécédents chez des malades arrivant le plus souvent dans les services en état de prostration plus ou moins accusée ; et s'ils ne sont pas porteurs d'accidents actuels, il faut un véritable hasard pour mettre sur la voie de l'infection syphilitique; dans deux de mes observations, les malades furent reconnus par des étudiants qui les avaient vus en traitement à la Clinique des maladies syphilitiques.

Chez la plupart de ces malades, l'évolution typhoïdique se caractérise par une gravité incontestablement exceptionnelle des accidents généraux.

Obs. I. — *Syphilis récente. Fièvre typhoïde adynamique très grave.* — Pill... (Augustine), 16 ans, entre à la clinique le 15 août 1899. Elle habite la rue Ville-Vieille, région alors infectée par la fièvre typhoïde.

Rien à noter sur les antécédents héréditaires ou familiaux.

La malade a eu la rougeole, puis la fièvre scarlatine à 6 ans. — Menstruation à l'âge de 14 ans, régulière.

Syphilis. — En mai 1899, la malade a été atteinte d'une angine, puis d'une éruption papuleuse, ayant laissé comme traces des macules brunâtres, disséminées sur toute la surface cutanée, très nombreuses, grandes comme des lentilles, dont l'aspect au moment de l'entrée à l'hôpital est absolument caractéristique ; il s'agit évidemment de macules pigmentées, reliquat d'une éruption papulo-lenticulaire diffuse, appartenant à une syphilis très neuve. Éphélides du cou, alopécie typique.

Fièvre typhoïde. — Pendant la nuit du 7 au 8 août, cette jeune fille éprouve un violent mal de tête ; le 8, elle vaque encore à ses occupations habituelles.

Le 9, menstruation ; elle garde le lit ; bourdonnements d'oreilles, syncope ; inappétence, constipation.

Le 13, l'état empire ; prostration. La malade entre à l'hôpital dans la soirée. T = 40.

14 août. — Jeune fille brune, de constitution mixte.

La température est à 39°,6 le matin, le pouls à 92, bien frappé, régulier, égal. Prostration. — Quelques rares taches rosées peu caractérisées.

Inappétence et anorexie ; la langue est blanche, rouge sur les bords et à la pointe ; pas de vomissements. Le ventre est ballonné, diarrhée et selles involontaires.

Le foie est normal, la rate n'est pas augmentée de volume.

Les appareils circulatoire et respiratoire ne présentent rien de spécial.

Les réflexes sont normaux. Absence de sommeil.

15 août. — Adynamie profonde ; la malade ne répond plus aux questions. Taches rosées nettes, disséminées entre les macules cuivrées.

19 août. — La malade reste dans le même état très grave ; la température est au plateau vers 40 degrés, le pouls entre 100 et 120, petit, mou, dépressible. Rate hypertrophiée.

23 août. — A partir du 21, les oscillations journalières s'accentuent un peu, mais le 24 et le 25, la température s'élève de nouveau à 40°,5 ; le pouls est à 116, misérable ; la langue est sèche, rôtie, noirâtre ; prostration profonde. Râles muqueux de bronchite généralisée.

Cet état persiste jusqu'au 28, puis la température tend à baisser.

31 août. — Le 31, la température tombe brusquement à 36 degrés le matin ; P = 80, petit ; état de collapsus ; la malade se plaint, crie. Les râles ont diminué, selles jaunes diarrhéiques. Le soir T = 38 degrés.

Injections de caféine, huile camphrée, 500 grammes de sérum artificiel.

1er septembre. — Le pouls un peu plus ferme. T = 39 le soir. Nouvelle injection de sérum.

3 septembre. — Hypothermie. T. entre 36 et 37.

6 septembre. — La température se régularise autour de 37, le pouls est à 80. La langue est rouge, humide. La malade répond aux questions, mais ne cause pas ; par moment, elle se plaint sans motif appréciable, crie.

Jusqu'au 12, la malade est dans un état de mutisme complet, dont rien ne peut la faire sortir.

Puis les diverses fonctions se régularisent. Mais la convalescence est très longue, et la malade ne peut quitter l'hôpital qu'en novembre.

Le traitement a consisté en bains froids, antisepsie gastro-intestinale (benzonaphtol), caféine, thé au rhum, café, etc.

Obs. II. — Syphilis datant de deux ans, encore à la phase d'état. — Fièvre typhoïde ataxique. — Cab... 27 ans, domestique, habitant un quartier infecté par l'épidémie de fièvre typhoïde, entre à la Clinique le 2 octobre 1899.

Orpheline, elle n'a pas connu ses parents et ne sait à quelle maladie ils ont succombé.

Elle toussait fréquemment, en particulier pendant presque tous les hivers.

Syphilis. — La malade entre à la clinique de la maison de secours en avril 1897, atteinte d'érosions syphilitiques sur les grandes et les petites lèvres.

Grossesse de 6 semaines, terminée le 16 juillet par expulsion d'un fœtus macéré de 4 mois et demi.

Vaginite blennorrhagique.

Injections de peptonate mercurique.

Depuis cette époque, la malade a continué à avoir des accidents.

Fièvre typhoïde. — Sensation de fatigue, courbature, inappétence depuis le 25 septembre ; puis, depuis cette date, épistaxis, diarrhée.

2 octobre. — La malade, au 8° jour de sa maladie, est d'apparence robuste ; face colorée. Deux taches rosées sur l'abdomen. Sur la fesse gauche on remarque déjà une plaque rouge, douloureuse, grande comme une pièce de 5 francs. $T = 39,6$. État de délire, divagation ; les yeux sont hagards, agitation continuelle, la malade cherchant à se lever. Cauchemar. Trémulation des lèvres et des membres.

Les réflexes sont abolis.

L'haleine est fétide, la langue sèche, rôtie ; les lèvres recouvertes de fuliginosités. — Le ventre est légèrement ballonné, un peu douloureux à la pression. — Constipation.

Le foie est normal.

La rate est augmentée de volume.

Les bruits du cœur ne sont pas modifiés.

Le pouls est régulier, égal, assez fort, à 90.

L'auscultation de l'appareil respiratoire révèle l'existence de quelques sibilances disséminées ; la malade tousse un peu, ne crache pas.

Les urines sont peu abondantes, foncées en couleur ; pas d'albumine.

La maladie évolue sans incident notable, avec un état ataxique prononcé, et une courbe thermique irrégulière, dont les oscillations à rémissions marquées cadrent peu avec la gravité de l'état général.

9 octobre. — Crise de dyspnée, suffocations, $R = 45$ à la minute. Bronchite généralisée sans foyer broncho-pneumonique ; pas d'albuminurie, pas d'endocardite ni d'aortite.

$T = 39°,2$ le matin, 39,9 le soir. $P = 110$. Grande agitation.

10 octobre. — Nouvelle crise de dyspnée, agitation, délire.

Depuis cette date, les oscillations thermiques deviennent de plus en plus considérables.

18 octobre. — $T = 39°,6$ le matin, 40,7 le soir. Bronchite généralisée. La malade se plaint continuellement, notamment de bourdonnements d'oreilles. Diazoréaction d'Ehrlich positive : = R.

20 *octobre*. — Apparition d'une eschare superficielle au niveau de la plaque rouge signalée sur la fesse gauche.

25 *octobre*. — La température reste autour de 40 degrés. L'eschare suppure abondamment, donnant un pus verdâtre, très fétide ; vaste décollement sous-cutané, large comme deux mains.

27 *octobre*. — La température tend à baisser.

L'écoulement de l'eschare devient séro-purulent, brunâtre, toujours très fétide.

A partir du 28 au soir, la température, partant de 40 degrés, s'abaisse en lysis classique et arrive vers 37 le 2 novembre.

Convalescence longue.

Traitement classique.

Dans les deux observations suivantes, aux accidents généraux très graves, dans la première surtout, vient se joindre une manifestation nouvelle de l'infection, l'érythème, sur l'importance de laquelle j'ai déjà eu l'occasion d'insister[1].

OBS. III. — *Syphilis récente.* — *Fièvre typhoïde ataxo-adynamique ; érythème scarlatiniforme.* — *Mort au 18e jour.* — *Endocardite aiguë.* — Bitch...., 29 ans, domestique, entre à la Clinique le 15 mai 1895. Orpheline, née de parents nerveux ; un frère tuberculeux.

Menstruation à 14 ans.

La malade a eu la coqueluche ; enfance délicate ; phlébite il y a quatre ans ; variole (?) il y a deux ans.

Syphilis. — Chancre induré en août 1894, roséole, alopécie ; syphilis traitée.

Fièvre typhoïde — La malade fut atteinte de diarrhée sans caractère précis il y a trois semaines ; elle continua d'ailleurs toutes ses occupations.

Vers le 11 mai, elle est atteinte de céphalée, inappétence absolue, nausées, vomissements, douleurs épigastriques ; elle tousse depuis le 13.

15 *mai*. — T = 40, P = 84.

Faciès congestionné ; malade abattue, prostrée, très amaigrie.

Taches rosées.

Langue saburrale, rugueuse ; douleurs épigastriques. Diarrhée verdâtre, 10 selles dans la journée, gargouillement dans la fosse iliaque droite ; pas de douleurs à la pression dans la région cæcale.

Rate hypertrophiée ; le foie n'est pas augmenté de volume.

Léger roulement systolique à la pointe du cœur ; la pointe bat à sa place normale.

17 *mai*. — Adynamie plus marquée ; taches rosées bien nettes.

25 *mai*. — La température reste très tendue jusqu'au 22, puis elle tombe brusquement à 39 et à 38. Le pouls, à 104 jusqu'au 21, devient filiforme.

Délire ataxo-adynamique furieux. Selles moins abondantes.

1. G. ÉTIENNE, Les érythèmes infectieux au cours de la fièvre typhoïde. Société de médecine de Nancy, 1895.

27 mai. — Depuis la veille, apparition sur les avant-bras, les bras, le devant du thorax, le dos, les fesses, d'une éruption ressemblant à un véritable rash scarlatineux.

T. vers 38. Langue sèche, rôtie; conjonctivite gauche.

28 mai. — L'éruption a disparu, excepté aux fesses et à l'avant-bras gauche.

29 mai. — Mort à 7 heures du matin.

Autopsie. — Congestion intense de l'intestin grêle, surtout sur une longueur de 50 centimètres au-dessus de l'appendice et à la partie supérieure du gros intestin. Plaques de Peyer hypertrophiées, ulcérées; foie volumineux, stéatosé.

Petites végétations récentes sur la valvule mitrale et sur les sigmoïdes aortiques; dilatation du cœur droit.

Obs. IV. — *Syphilis récente. Fièvre typhoïde, érythème polymorphe et urti...* — Sim..... 19 ans, fille en carte, entrée à la Clinique le 2 août 1897.

La mère a succombé à 55 ans à une affection abdominale; le père est bien portant; cinq frères et sœurs tous vivants.

Femme bien constituée, tempérament lymphatique. Menstruée à 15 ans, irrégulièrement. Ophtalmie dans l'enfance.

Syphilis. — Contractée au début de l'année 1897; traitée à la Maison de secours.

Fièvre typhoïde. — Inappétence et céphalée depuis le milieu de juillet; quelques épistaxis, pas de bourdonnements d'oreilles. La malade s'alite le 25 juillet, jour du début de la fièvre.

2 août. — T = 38,9, P = 120, dicrote; prostration.

Quelques taches rosées sur l'abdomen.

Langue saburrale, rouge sur les bords. Anorexie complète; ventre ballonné, sensible à la pression; gargouillement dans la fosse iliaque droite. Diarrhée, 6 ou 7 selles par jour.

Rate hypertrophiée.

Foie normal.

5 août. — La température reste à oscillations assez grandes, avec rémissions bien marquées. Le pouls toujours dicrote, entre 124 et 131.

6 août. — Apparition de plaques d'*érythème polymorphe*, en placards rouges avec papules lenticulaires disséminées, notamment à la face dorsale du bras gauche; à la face antérieure de la cuisse droite, à la face externe de la cuisse gauche, et symétriquement à la face interne des deux genoux, placard rouge avec taches blanches urtiées légèrement surélevées.

7 août. — L'érythème a un peu diminué de coloration; l'une des grosses plaques du haut de la cuisse gauche a disparu.

Dans la soirée, on n'aperçoit plus rien sur les membres inférieurs, presque plus rien sur les bras.

T = 40.

8 août. — Nouvelle poussée érythémateuse à la face postérieure des deux cuisses.

9 août. — Sudamina sur le ventre.

10 *août*. — A partir de cette date, défervescence en lysis bien classique, arrivant à l'apyrexie complète le 18.

17 *août*. — Apparition dans le sillon de l'aile du nez, des deux côtés, de groupes de *syphilides granuleuses*.

Dans l'observation suivante[1], une complication de la plus haute gravité, la *gangrène de la vulve*, prend son point de départ dans une lésion syphilitique locale. Peut-être en est-il de même dans les observations d'Hoffmann[2] ou de Bahl[3], mais il n'y a que présomption.

OBS. V. — La nommée Dr... (Marie), âgée de 25 ans, prostituée, entre à l'hôpital Saint-Charles, le 18 août 1880.

Syphilis avérée.

Malade depuis une dizaine de jours.

Elle est très abattue. La face est colorée. La langue est rouge, sèche; la soif est vive, l'appétit nul. Le ventre est ballonné, couvert de taches rosées. Diarrhée intense depuis quatre jours.

La malade a de la dyspnée; toux légère. Râles disséminés, plus marqués aux bases.

Battements du cœur précipités. Pas de bruits anormaux.

Épistaxis légère dans la journée. Délire.

T. m. 40; P. 124; R. 42.

T. s. 40,2; P. 128; R. 44.

Traitement : lait, bouillon, boissons acidulées, bain à 28°.

17 août. Le délire persiste. La malade se plaint d'une céphalalgie intense.

Prostration considérable.

On prescrit des lotions vinaigrées et des stimulants : café, potion au rhum et au quinquina.

Le même état persiste les jours suivants; la température oscille constamment entre 40° et 41°. Pouls fréquent, un peu dicrote.

Le 20, l'état adynamique est encore plus prononcé; urines et selles involontaires.

Le délire persiste; la malade veut continuellement sortir de son lit.

Les symptômes pulmonaires se sont également aggravés; la respiration est pénible, fréquente. Râles nombreux, surtout aux bases.

Cet état persiste jusqu'au 17 septembre, la température atteignant presque toujours 41° le soir.

A partir de ce moment une amélioration se produit; la malade est plus calme, le délire est passager et nocturne.

Le 1ᵉʳ septembre, la température ayant encore atteint 40°,6 la veille au

---

1. SPILLMANN, De la gangrène des organes génitaux de la femme dans la fièvre typhoïde. Observ. VI. *Archives générales de médecine*, 1881, t. I.

2. HOFFMANN, Untersuchungen über die pathologisch-anatomischen Veränderungen der Organe beim Abdominal-typhus. *Leipzig*, 1869. (Observation V du mémoire de M. Spillmann).

3. BAHL, Mittheilungen aus der Pfeufer'schen Klinik. *Zeitschrift für rationelle Medicin*, N. F. Bd. III, 1854, S. 355.

soir, on continue les lotions. En faisant cette petite opération, l'infirmière s'aperçoit que la grande lèvre droite est tuméfiée et présente dans l'étendue de ses deux tiers inférieurs une teinte grisâtre. En examinant les parties génitales de plus près, on constate un gonflement œdémateux de la partie inférieure de la grande lèvre ; la face interne de la grande lèvre est occupée par une eschare de 5 centimètres de longueur sur 2 centimètres de large.

On prescrit immédiatement un traitement antiseptique : lotions avec une solution phéniquée au 1 1000 ; pansement avec un tampon de charpie enduite de pommade phéniquée. La malade étant toujours très abattue, on lui donne dans la journée du champagne.

A partir de ce moment, la température ne dépassa plus 38°,5, le pouls restant toujours fréquent à 120.

Cependant la gangrène progresse ; elle a envahi toute la grande lèvre droite ; quand on enlève le pansement, il s'écoule une sanie grisâtre à odeur fétide, repoussante.

Malgré toutes les précautions de propreté, et le pansement antiseptique indiqué, la gangrène envahit la grande lèvre du côté gauche en commençant par la base. La vulve est œdématiée.

Le 4 septembre, l'eschare de la grande lèvre droite tend à se détacher.

L'eschare tombe le 6 septembre. Celle de la grande lèvre gauche se détache le surlendemain.

En examinant les plaies qui résultent de la chute des eschares, on aperçoit deux bandes d'aspect grisâtre, s'étendant depuis le pubis jusqu'au périnée. Ces deux plaies se terminent en pointe, à la partie supérieure de la vulve ; à la base de la grande lèvre, elles ont environ 5 centimètres de large sur 2 centimètres de profondeur. Ces deux plaies occupent les deux grandes lèvres et sont à peu près égales de chaque côté. Les petites lèvres ont été épargnées, ainsi que la région clitoridienne. Le vagin est sain. Les fesses et la région sacro-coccygienne ne présentent pas la moindre trace d'érosion ou de mortification.

Depuis la chute des eschares, les plaies, dont l'aspect avait été d'abord grisâtre, ont pris une teinte rosée.

A partir du 10 septembre, les plaies se réparent rapidement et se couvrent de bourgeons charnus.

La malade a un appétit excellent. La température ne dépasse pas 38°. Le pouls est toujours à 120.

Il y a toujours un peu de délire pendant la nuit.

On continue les toniques.

Les plaies suppurent abondamment et ont bel aspect.

Même pansement.

Le délire persiste jusqu'au 15 septembre. A cette époque, il ne restait plus que deux petites plaies linéaires qui ne tardèrent pas à se cicatriser.

La malade sortit complétement guérie vers le commencement du mois de novembre.

Ce n'est évidemment pas sur ces 5 cas que l'on peut établir le pronostic général de la fièvre typhoïde chez les syphilitiques à la période d'état. Mais je n'ai pas trouvé à cet égard grande indication dans la littérature médicale. D'ailleurs il est des cas où une statistique ne présenterait pas grande valeur, des facteurs trop nombreux et trop délicats entrant ici en ligne de compte ; et parfois une impression personnelle vaut peut-être mieux que la réunion de faits plus ou moins hétéroclites.

C'est en me basant sur l'étude personnelle de 600 à 700 cas de fièvre typhoïde observés à Nancy que je considère cette série de 5 observations comme ayant présenté une gravité exceptionnelle ; il est vrai qu'un seul fut mortel, mais trois autres ont été extrêmement graves, et le dernier d'une gravité un peu supérieure à la moyenne.

La syphilis paraît donc bien aggraver le pronostic de la fièvre typhoïde. Et nous l'avons déjà dit, on pouvait *a priori* le prévoir.

Par contre, la fièvre typhoïde peut aggraver les lésions syphilitiques coexistant avec elle, et celles-ci peuvent, sous son influence, devenir le point de départ de complications redoutables : témoin la gangrène de la vulve dans l'observation V.

Peut-être même la fièvre typhoïde est-elle la cause d'un réveil des lésions syphilitiques : dans l'observation IV, nous voyons des syphilides granulées de l'aile du nez apparaître tout au début de la convalescence : il est vrai que, dans ce cas, cette lésion pouvait se montrer indépendamment de toute cause provocante.

Peut être dans l'observation suivante, la fièvre typhoïde n'a pas été sans action sur l'apparition des exostoses :

Obs. VI. — Mme D..., 44 ans.
Fièvre typhoïde assez bénigne il y a 11 mois.
Depuis 5 mois, apparition de douleurs dans la jambe droite.
La malade vient à l'hôpital et on constate l'existence au niveau du tiers inférieur du tibia droit, de deux exostoses volumineuses, douloureuses, incontestablement de nature syphilitique.
Syphilis ignorée.

SYPHILIS MALIGNE PRÉCOCE ET INFECTION PULMONAIRE ASSOCIÉE

par le docteur A. BROUSSE

(Montpellier).

La syphilis par elle-même peut donner lieu, à toutes ses périodes, mais plus particulièrement dans sa période tertiaire, à des localisations sur l'appareil pulmonaire : nombreux sont aujourd'hui les cas de pneumopathies, aiguës et plus souvent chroniques, qui ne reconnaissent pour origine qu'une syphilis antérieure.

D'autre part, la syphilis, créant dans l'organisme un état de déchéance vitale plus ou moins accentué suivant les sujets, peut le rendre apte à contracter d'autres infections à détermination pulmonaire.

C'est d'abord l'infection tuberculeuse : le bacille de Koch élit assez souvent domicile sur les poumons des syphilitiques, de préférence chez les sujets en état de misère physiologique, usés par l'alcoolisme, les excès, etc. ; la tuberculose pulmonaire est un mode de terminaison fréquent de beaucoup de syphilis.

Ce sont ensuite les infections plus banales, liées au pneumocoque ou au streptocoque, qui trouvent aussi un terrain favorable à leur développement dans l'appareil respiratoire des syphilitiques.

Ces différentes combinaisons morbides pouvant se présenter avec des modalités cliniques fréquemment identiques, il en résulte que le diagnostic en est souvent des plus difficiles.

Ayant eu l'occasion d'observer récemment un cas de syphilis maligne précoce compliqué de broncho-pneumonie chronique, dont la véritable nature n'a pu être élucidée qu'après une observation prolongée, il nous a paru intéressant de le communiquer ici :

Le nommé H... Victor, cultivateur, âgé de 50 ans, originaire de la Lozère, entre au service de la Clinique dermatologique de Montpellier, le 18 février 1900.

L'histoire de ce malade n'est pas absolument banale : pauvre cultivateur de la Lozère, il assure n'avoir pas eu encore de rapports sexuels, lorsque le 1er janvier 1898 il se marie (la femme qu'il épouse était venue, trois mois auparavant faire les vendanges[1] dans le Midi). Le 20 janvier, apparaissent deux ulcérations, l'une sur le fourreau de la verge, l'autre sur la paroi abdominale au voisinage du pénil, ulcérations qui sont reconnues par un médecin comme étant des chancres syphilitiques. H... entre alors à l'hôpital de Mende, où il est soumis à un traitement par les pilules mercurielles et le sirop de Gibert, ce qui n'empêche pas les accidents secondaires (roséole, plaques muqueuses) d'apparaître rapidement et avec une grande intensité.

Au bout de deux mois et demi, les chancres sont cicatrisés, les accidents secondaires paraissent enrayés et le malade quitte l'hôpital. Mais à peine est-il sorti qu'il survient une poussée formidable d'accidents cutanés graves, consistant en papules, en pustules, en tubercules, qui criblent la surface de sa peau. Nouvelle admission à l'hôpital de Mende ; mais là, malgré un traitement approprié, les poussées cutanées se suc-

1. Au moment des vendanges, il se produit une grande promiscuité des sexes donnant lieu à des contaminations fréquentes.

cèdent sans trêve, et, au bout de six mois, le malade, désespérant de
guérir, vient demander un remède à ses maux à la Clinique dermatologique de Montpellier, où il entre le 24 décembre 1898.

Il présente alors le tableau complet de la syphilis maligne : le visage
est parsemé de grosses croûtes stratifiées recouvrant des ulcérations
purulentes, les membres sont parsemés de tubercules et de lésions ulcé-
ro-croûteuses disposées en corymbes. Sous l'influence d'un traitement
mercuriel énergique (injections de calomel) combiné avec l'iodure à doses
progressives, auxquelles on joint l'administration des toniques et les
pansements au Vigo, toutes ces lésions guérissent assez rapidement,
mais en laissant à leur suite des cicatrices indélébiles à bords circinés et
pigmentés. Il quitte l'hôpital de Montpellier complétement guéri en
avril 1899.

Un mois après sa sortie, il est atteint d'une fluxion de poitrine gauche,
qui le cloue au lit pour une quinzaine de jours et, au cours de la convalescence de cette affection pulmonaire, se produit une nouvelle poussée
de syphilides qui, malgré l'emploi du sirop de Gibert, s'est continuée
depuis lors.

Durant cette période, le malade présente à trois ou quatre reprises des
hémoptysies, il est tourmenté par une toux fréquente et une expectoration abondante, enfin il subit un amaigrissement rapide.

C'est alors qu'il se décide à rentrer de nouveau à l'hôpital de Montpellier
(18 février 1900).

Il présente à ce moment toutes les apparences d'un phtisique arrivé à
la période de cachexie ultime. Il est très amaigri, sans forces, il tousse
beaucoup et crache énormément ; chaque jour il remplit un plein crachoir
de crachats purulents d'aspect nummulaire. En outre, il est atteint de
fièvre rémittente, à exaspération vespérale s'élevant jusqu'à 39° ou 39°,5 ;
il a des sueurs profuses la nuit ; enfin, depuis quelque temps, il souffre
d'une diarrhée colliquative. Les urines renferment de légères traces
d'albumine.

En même temps, l'attention est attirée du côté de sa peau par des
lésions multiples et variées, siégeant sur les différentes parties du corps,
et plus particulièrement sur les membres et la tête : elles consistent en
un mélange de cicatrices déprimées à bords circinés et pigmentés (stigmates de ses anciennes lésions syphilitiques) et de manifestations actuelles
caractérisées par des placards tuberculeux et ulcéro-croûteux, dont certains, siégeant à la face, défigurent le malade.

L'examen de l'appareil thoracique révèle : en avant et à droite de la submatité dans la moitié supérieure et des râles sous-crépitants dans toute
la hauteur avec prédominance au sommet ; en arrière, du même côté,
submatité et respiration soufflante dans la fosse sus-épineuse, quelques
râles disséminés. Du côté gauche, exagération des vibrations thoraciques
et expiration prolongée au sommet.

L'examen des crachats montre l'absence de bacilles de Koch, et la présence de streptocoques en grand nombre.

Comme traitement, le malade est d'abord soumis à un régime diété-
tique par le lait et à l'administration des préparations de bismuth pour
combattre sa diarrhée. Puis, celle-ci enrayée, on lui fait le traitement

mixte en combinant les pilules de gallate de mercure, d'après la formule

> Gallate de mercure. . . . . 5 centigr.
> Extrait d'opium. 1 centigr.
> Extrait de quinquina. . . . . 10 centigr.

à la dose d'une à deux par jour, et l'iodure de potassium (1 à 2 gr.) administré dans du lait. Cette médication, donnée au début avec beaucoup de modération, est assez bien supportée.

Sous son influence, l'état général ne tarde pas à s'améliorer, les manifestations cutanées se cicatrisent en grande partie au bout d'un mois, mais la toux et l'expectoration persistent avec une égale intensié, et l'examen de la poitrine montre que les râles sous-crépitants se perçoivent des deux côtés avec prédominance aux sommets.

L'examen bactériologique montre toujours l'absence des bacilles de Koch et la présence des streptocoques.

On ajoute alors au traitement spécifique les préparations de gaïacol. Pointes de feu sous les clavicules.

20 juin. — Actuellement toutes les lésions cutanées sont guéries depuis déjà quelque temps, l'état général est devenu excellent, le malade a pris de l'embonpoint.

Mais la toux et l'expectoration persistent avec les mêmes caractères stéthoscopiques et bactériologiques.

On le soumet alors aux lavements de phosphotal.

Au bout d'un mois, une certaine amélioration se produit dans l'état pulmonaire, et le malade peut quitter l'hôpital dans une situation relativement satisfaisante.

En résumé, il s'agit d'un homme syphilitique depuis 2 ans, présentant presque dès le début de sa maladie la forme si bien décrite par Bazin sous le nom de syphilis maligne précoce, caractérisée par l'apparition en pleine période secondaire d'accidents cutanés graves (tubercules, ecthymas), d'altérations profondes laissant après elles des cicatrices indélébiles, qui sont l'apanage de la période tertiaire. Il y a six mois, à la suite d'une fluxion de poitrine, aux lésions cutanées est venu se surajouter une broncho-pneumonie chronique, dont les progrès avaient déterminé un état cachectique voisin de la phtisie confirmée.

L'examen bactériologique ayant permis d'éliminer le bacille de Koch et par suite la tuberculose pulmonaire, on se trouvait en présence de deux hypothèses :

1° Broncho-pneumonie d'origine syphilitique.

2° Broncho-pneumonie par infection hétérogène surajoutée à la syphilis.

Au début, à la suite du résultat négatif donné par la recherche du bacille tuberculeux, la première hypothèse m'avait paru la plus vraisemblable, et j'espérais par le traitement spécifique arriver à guérir le malade, à la fois de ses accidents cutanés et de ses manifestations pulmonaires.

Malheureusement pour lui, il n'en a pas été ainsi : sous l'influence du traitement mixte, ses accidents cutanés ont rapidement guéri, l'état général lui-même s'est considérablement amélioré: mais les lésions broncho-pulmonaires ont persisté sans changement.

Il fallait donc bien admettre qu'elles avaient une autre origine que la syphilis.

Je crois qu'il faut les rattacher à une infection streptococcique, ainsi qu'en témoignent les examens bactériologiques répétés.

C'est donc là un nouveau fait venant à l'appui de cette doctrine nouvelle, déjà pleine d'aperçus féconds, d'après laquelle l'un des facteurs les plus importants de la gravité de la syphilis réside dans la combinaison de celle-ci avec une infection microbienne surajoutée[1].

L'ÉVOLUTION DE LA SYPHILIS,
SPÉCIFICITÉ ET ASSOCIATIONS MICROBIENNES

par le docteur Paul GASTOU

(Paris).

L'étude de la syphilis et de son évolution comporte trois points de vue essentiels et doit envisager la clinique, l'anatomie pathologique et la bactériologie.

La clinique est arrivée, grâce aux travaux de Ricord et de mon maître, M. le professeur Fournier, à un développement descriptif tel qu'il sera difficilement dépassé.

L'anatomie pathologique a précisé des notions obscures, mais laisse encore autour d'elle bien des inconnues et de nombreux travaux à compléter.

La bactériologie est tout entière à faire. Non seulement elle n'existe pas, mais la méthode d'étude, qui aidera aux recherches dans ce sens, est encore à trouver.

Ayant tenté quelques recherches bactériologiques en m'appuyant sur la clinique et l'anatomie pathologique, étant parti de faits précis et facilement constatables, j'ai dû, pour pousser plus avant l'étude

---

1. Voir RIEU-VILLENEUVE, Les infections combinées dans la syphilis. *Thèse de Montpellier*, juillet 1899.

étiologique et pathogénique de la syphilis, me créer une méthode directrice de travail dont les règles m'ont été suggérées par les considérations et faits suivants que je diviserai en trois parties: cliniques, anatomo-pathologiques et bactériologiques.

1° *Faits cliniques.* — Une des particularités de la syphilis, qui attire le plus l'attention lorsqu'on vit dans un service d'hôpital affecté au traitement de cette maladie, est la rareté apparente des lésions viscérales produites par la syphilis.

Cette rareté n'est en effet qu'apparente, car pour trouver les localisations viscérales de la syphilis, il faut les chercher et même avec des éruptions cutanées qui, de toute évidence, se rapportent à la syphilis, l'altération hépatique, rénale, myocardite, pulmonaire ou gastro-intestinale concomittante ne se manifeste par aucun signe qui soit particulier à la syphilis.

D'autre part, quand bien même ces lésions existent, il est difficile de les rapporter uniquement et d'une façon absolue à la syphilis; celle-ci s'associant très fréquemment à d'autres causes pathogéniques dont il est fort difficile de faire la part d'action dans la production des altérations.

Aussi bien pour la peau que pour les viscères, la syphilis crée des manifestations morbides en copiant ce qu'elle voit autour d'elle ou ce qui existait chez l'individu avant son apparition, c'est-à-dire qu'elle s'aide facilement des prédispositions héréditaires ou acquises à certaines modalités de troubles organiques ou de lésions viscérales; accusant les troubles nerveux chez les nerveux, prenant l'apparence des lésions séborrhéiques chez les malades à peau desquamant facilement, frappant le système lymphatique chez les sujets à ganglions déjà altérés par la tuberculose ou par toute autre infection.

Dans son évolution générale, le chancre mis à part, la syphilis a cependant deux caractères essentiels qui lui sont propres.

Dans ses premières périodes, elle a, dans ses manifestations, un caractère de diffusion extrême, tandis que, dans les périodes tardives, elle ménage ses effets et se localise, se circonscrit, créant des lésions limitées, tenaces et persistantes, le plus souvent destructives, soit par élimination, soit par étouffement en quelque sorte de la partie d'organe sur lequel elles s'établissent.

Enfin la notion dominante, celle qui imprime à l'ensemble de l'évolution morbide un caractère précis, positif, net, que l'on ne rencontre nulle part ailleurs, dans aucune infection, notion véritablement spécifique, c'est la direction imprimée à la maladie par l'apparition précoce, la localisation hâtive et l'existence constante à toutes les périodes

avec un maximum de fréquence, des lésions et troubles du système
nerveux, de tout l'axe cérébro-spinal et de ses ramifications périphériques.

Telle est cliniquement la conclusion où mène l'étude de la syphilis.

2° *Faits anatomo-pathologiques*. — Des constatations faites à l'amphi-
théâtre, il résulte que la syphilis des adultes tue peu et tue moins
par elle-même que par son association fréquente avec des maladies
toxiques ou infectieuses. La syphilis infantile est doublement destructive et par elle-même et par les troubles organiques et fonctionnels
dont elle est l'occasion.

La syphilis, par elle-même, est surtout meurtrière dans la période
secondaire, par les lésions cérébro-spinales, hépatiques et rénales
qu'elle provoque.

Elle tue dans les périodes tardives surtout par l'intermédiaire de ses
localisations nerveuses (myélites et paralysie générale) et de ses
manifestations parasyphilitiques, c'est-à-dire par le fait d'altérations
organiques viscérales, cardiaques et rénales, vasculaires en un mot,
qui ne sont plus de nature, mais seulement d'origine syphilitique et
que n'importe quelle maladie toxique ou infectieuse peut produire.

Elle tue indirectement en s'associant à d'autres maladies, en facili-
tant des infections, en particulier l'infection bacillaire tuberculeuse.

Elle offre également un bon terrain de développement au cancer.

Si à côté des constatations que donne l'autopsie, on ajoute celles
que donnent l'anatomie microscopique et l'histologie pathologique, il
s'en faut que les lésions de la syphilis soient nettement définies.

Cela tient surtout à ce que la syphilis, pour produire des lésions
organiques, est puissamment aidée par d'autres causes, que d'autre part
la syphilis est une maladie infectieuse et qu'elle agit en produisant
des lésions qui se rencontrent dans toutes les maladies infectieuses.

Ce n'est que plus tard, dans ses lésions tardives, que la syphilis
crée des altérations anatomiques dont les caractères plus précis
répondent histologiquement à l'infiltration diffuse des syphilides et
des syphilomes ou à l'infiltration nettement circonscrite des gommes
miliaires ou géantes, toutes lésions anatomiques qui sont proches
parentes des nodules infectieux.

La systématisation artérielle des lésions dans les périodes avancées
n'est pas un critérium suffisant, s'il est seul, pour affirmer la syphilis.
Les réactions histo-chimiques des cellules, la présence d'éléments
cellulaires dits : mastzellen, plasmazellen ; les différents modes
de dégénérescence rencontrés dans les tissus acquièrent par leur
groupement et leur association aux lésions artérielles une importance

assez considérable dans le diagnostic des altérations de nature syphilitique, mais ne sont pas un critérium absolu. L'histologie pathologique doit donc chercher de nouvelles données, de nouveaux caractères propres à différencier les lésions de la syphilis de toutes celles
produites par des maladies infectieuses.

Si, laissant le terrain anatomo-pathologique, on étudie la syphilis
étiologiquement et pathogéniquement, c'est-à-dire au point de vue
bactériologique, il y a lieu d'envisager séparément la recherche de
l'agent spécifique de la maladie et l'étude des associations microbiennes.

5. *Faits bactériologiques.* — Pour aller du simple au complexe, du
connu à l'inconnu, il faut déblayer d'abord le terrain des associations
microbiennes.

Ces associations microbiennes sont d'une fréquence considérable
dans la syphilis et surtout dans les périodes tardives de la maladie.

Parmi les espèces microbiennes le plus fréquemment rencontrées
se trouvent : le gonocoque ; le bacille de Ducrey ; un pseudo-gono-
coque prenant le Gram (que nous étudions en ce moment avec
MM. Matza et Warroux, de Liège) ; des variétés de diplocoques et de
staphylocoques, de bâtonnets ; toutes variétés non encore suffisamment
déterminées, hôtes habituels des chancres, plaques muqueuses et
syphilides érosives.

Dans les accidents tardifs se rencontrent plus fréquemment le
streptocoque, un diplocoque indéterminé, le pseudo gonocoque, quelquefois le bacille de Koch.

Il s'en faut que ce soit là tout ce qu'on peut voir comme associations microbiennes dans la syphilis ; les lésions ouvertes se prêtant à
toutes les combinaisons microscopiques et bactériennes et la flore
bactériologique variant souvent avec le siège de la lésion.

Parmi les infections microbiennes surajoutées, il n'en est point
qui semble imprimer à la maladie une évolution déterminée, une gravité spéciale, une forme qui puisse faire reconnaître la qualité de l'association.

Enfin le fait essentiel, de toute importance, qui frappe tous les
observateurs, est que dans un grand nombre des cas étudiés, non
traités antérieurement ou au moment de l'examen, alors même qu'il
existe des accidents ulcéreux, il est impossible de déceler directement
par la culture ou l'inoculation aucun microbe.

C'est en présence de ce fait négatif qu'il y a lieu de chercher une
méthode directrice d'étude et de recherches bactériologiques qui serait
basée sur la clinique et l'anatomie pathologique.

Méthode d'étude de l'agent spécifique et des associations microbiennes

*de la syphilis basée sur son évolution clinique, anatomique et sa théra-
peutique.* — L'évolution de la syphilis qui, cliniquement, est divisée
en trois périodes : primitive (chancre) ; secondaire (roséole, plaques
muqueuses, syphilides érythémato-squameuses) ; tertiaire (papules,
syphilomes et gommes), correspond anatomiquement également à
trois modes d'altérations du système vasculaire prédominantes que
l'on peut dénommer ainsi : période d'invasion ou lymphatique ; période
d'éruption ou veineuse ; période d'infiltration ou artérielle.

Cette division, base de la méthode d'étude bactériologique de la
syphilis, conduit aux résultats suivants :

Période d'invasion. — Période primaire, période d'altérations lymphatiques prédominantes.

Évolution ; stade d'incubation. — Silencieuse et latente, commence
au moment même de l'inoculation de la syphilis et aboutit aux signes
d'invasion qui la manifestent extérieurement.

Stade d'invasion. — A pour expression : *a)* un accident initial :
sclérose initiale ou chancre induré ; *b)* pas d'accident initial : syphilis
congénitale ou conceptionnelle.

Cliniquement. — Le chancre est génital ou extra-génital : unique,
multiple, mixte, compliqué ou phagédénique. L'adénopathie, le bubon symptomatique avec ses caractères spéciaux ne manquent presque
jamais.

Anatomiquement. — Le stade d'incubation est caractérisé par l'invasion lente et progressive du système lymphatique et ganglionnaire.

La preuve de ce fait est donnée par les autopsies de syphilitiques
morts accidentellement aussitôt l'apparition du chancre. On voit alors
des traînées de lymphangites et de ganglions partir de la lésion
initiale et remonter jusqu'à la bifurcation de l'aorte, dans la région
lombaire.

Le stade d'invasion est caractérisé par la sclérose initiale syphilitique
qui résume, par la nature de ses lésions lymphatiques, veineuses et
artérielles, toute l'évolution et l'anatomie pathologique de la syphilis.

Bactériologiquement, il y a lieu de considérer dans le chancre
une bactériologie de surface qui dépend du siège du chancre
(exemple : le chancre de l'amygdale et les recherches de MM. Hudelo
et Bourges) ; une bactériologie d'emprunt, associations pathogènes
(bacille de Ducrey, gonocoque) ; associations microbiennes saprophytes, saprogènes ; associations parasitaires non microbiennes ou
microbiennes provoquées par la gale, la phthiriase, la trichophytie, etc.
bactériologie des phagédénismes ; enfin bactériologie spécifique.

En tenant compte du fait anatomique que pendant la première période le développement de la syphilis se fait entièrement dans le système lymphatique et par conséquent que l'agent pathogène vit dans la lymphe dépourvue d'oxygène on arrive à formuler l'hypothèse de *l'anaérobisme* de l'agent pathogène de la syphilis et à la conclusion que pour le rechercher il faut créer un terrain de culture se rapprochant le plus possible du milieu lymphatique, c'est-à-dire un milieu anaérobique.

De ces considérations découlent également le pronostic de la syphilis et une notion importante pour le traitement du chancre.

Pronostic : Le pronostic dépend : des infections antérieures, de l'influence du terrain (réactions organiques individuelles, hygiène, influences héréditaires), et de l'aggravation des tares lymphatiques préexistantes par la syphilis.

Traitement : L'abrasion du chancre ne peut arrêter l'invasion de la syphilis, puisqu'à son apparition le système lymphatique est déjà en partie atteint.

Période éruptive, période secondaire, période veineuse.

Évolution : La syphilis après le chancre donne lieu à des symptômes pré-éruptifs variables, selon les sujets : courbatures, douleurs rhumatoïde, fièvre quelquefois, troubles gastro-intestinaux, etc., etc.

L'éruption cutanée (roséole) et muqueuse (plaques muqueuses, syphilides génitales) est de tous points comparable à ce qui existe dans les fièvres éruptives. Cette période a ses complications, qui manifestent leur action sur le système nerveux (myélites précoces), sur le système sébacéo-pilaire (pigmentations et alopécies), sur le système muqueux. Les complications sur le système nerveux peuvent s'expliquer par la communauté d'origine embryogénique et l'analogie de structure histologique de la peau et du système nerveux ; les accidents gastro-intestinaux secondaires résultent de la localisation de l'exanthème et nécessitent pour se produire une cause prédisposante.

Anatomiquement : La période secondaire présente une prédominance des lésions veineuses liée à l'état congestif généralisé à tout l'organisme, c'est une véritable période congestive.

On note : des phlébites capillaires cutanées : roséole ; des phlébites médullaires : myélites ; des phlébites hépatiques : ictères secondaires. Ces phlébites entraînent des réactions péri-veineuses conjonctives qui sont l'origine des modifications cellulaires nombreuses que l'on rencontre dans la syphilis.

En même temps que l'invasion du système veineux, l'infection lymphatique se généralise.

Bactériologiquement : Dans cette période, l'infection spécifique atteint son apogée, l'agent pathogène d'anaérobique pur, semble devenir anaérobique facultatif; d'autre part il se produit une augmentation de virulence des microbes existant dans l'organisme et en particulier des microbes du tube digestif.

Le *pronostic* comporte à cette époque de la maladie : la malignité, la contagiosité et la morbidité.

La malignité est dans l'aspect éruptif ou dans l'état général des sujets; elle résulte : du terrain, de l'âge, de la virulence de l'agent pathogène, de l'absence de traitement.

La contagiosité est directe par contact ou indirecte par transmission paternelle ou maternelle.

La morbidité résulte : *a)* d'altérations graves, immédiates et irrémédiables du système nerveux; *b)* de lésions hépatiques totales d'emblée; *c)* de l'infection fœtale congénitale, in-utero, entraînant la syphilis embryonnaire et fœtale dont l'expression est l'avortement et l'accouchement prématuré; la syphilis infantile avec son aspect éruptif, cutanéo-muqueux et ses conséquences générales sur la nutrition.

Le *traitement* doit être à cette période spécifique, mercuriel, et en même temps hygiénique et prophylactique. Hygiénique en tenant compte des tares ou diathèses. Prophylactique pour l'individu qui peut donner la syphilis par les voies extra-génitales ou génitales.

Prophylactique pour sa descendance; d'où la conclusion thérapeutique : qu'en matière de prophylaxie dans le mariage des syphilitiques il ne faut pas traiter seulement le père avant le mariage, quand bien même il n'aurait rien; mais qu'il faut également après le mariage, dès la grossesse, traiter la mère, et la traiter plusieurs mois à l'aide de l'iodure et du mercure, quand bien même elle n'aurait aucun accident et que le père se soit traité et n'ait eu aucun accident depuis longtemps; afin, non seulement d'éviter la syphilis congénitale, mais encore les manifestations de l'hérédité syphilitique, c'est-à-dire les dégénérescences, dystrophies et malformations.

Période d'infiltration : période d'état ou septico-pyohémique, période artérielle, période tertiaire.

Évolution : cette évolution comprend trois points : 1° Son analogie avec une septico-pyohémie médicale, dont elle a les périodes de latence et de reviviscence.

2° Les associations morbides, extrêmement fréquentes, en particulier avec la tuberculose et le cancer.

3° Les accidents para-syphilitiques, qui sont d'origine et non de nature syphilitique, sur lesquels le traitement spécifique n'agit pas.

Cliniquement : Les manifestations de la syphilis à cette période sont ou bien *a*) des accidents syphilitiques, vrais, justiciables du mercure et de l'iodure, localisés, à configuration spéciale, généralement circinés ; *b*) ou des accidents para-syphilitiques, qui ressemblent aux mêmes accidents produits par n'importe quelle cause.

Une notion générale domine cette période tertiaire, c'est que l'accident de nature ou d'origine syphilitique, quel qu'il soit, est plus dangereux par sa localisation que par sa nature.

Anatomiquement : A côté des lésions artérielles prédominantes, existent des lésions dont elles sont l'origine, *a*) des infiltrations cellulaires diffuses ; syphilides et syphilomes ; localisées et nodulaires : gommes ; *b*) des scléroses conjonctives dans la genèse desquelles rentrent également l'élément veineux et lymphatique.

Bactériologiquement : Les associations microbiennes entraînent 1° Des infections générales : bacille de Koch, streptocoques, variétés micrococciques, diplococciques, bactériennes et bacillaires multiples ;

2° Des infections locales, par les mêmes agents ou par des parasites encore ignorés : épithélioma, lésions séborrhéiques.

3° Des toxhémies, totalement inconnues que l'on attribue hypothétiquement, soit à l'agent pathogène de la syphilis ; soit aux espèces associées.

D'une façon générale on peut dire que le terrain syphilisé, par suite de l'invasion du système lymphatique tout entier, et de la diminution de résistance nutritive due aux lésions artérielles et veineuses est un terrain de culture excellent pour tous les parasites et la proie facile des toxines.

Le *pronostic* résulte de ce que la syphilis tue par la localisation des accidents ; que par les accidents para-syphilitiques elle est bien meurtrière pour l'individu ; et qu'elle est encore bien plus pour la race, parce qu'elle est l'origine de dégénérescences pour la descendance par l'existence d'une hérédité syphilitique, qui crée des dystrophies et malformations en tant non pas seulement qu'hérédité spécifique, mais surtout en tant qu'hérédité infectieuse et toxique.

Le *traitement*, qui est mixte : ioduré et mercuriel, vise dans la période tertiaire, l'altération artérielle et l'infection spécifique.

Pour conclure cette étude de l'évolution de la syphilis, il ne faut pas oublier que cette évolution dépend en grande partie du traitement ; d'où les deux conséquences :

1° Qu'il faut baser sa thérapeutique sur la qualité des accidents et non sur l'âge de la syphilis.

2° Que la thérapeutique de la syphilis doit, en matière d'accidents syphilitiques, se baser non pas seulement sur la qualité de l'accident, mais sur l'âge du syphilitique.

C'est-à-dire que dans la syphilis la précocité des accidents d'infiltration, survenant même dès l'apparition du chancre, doit nécessiter le traitement ioduré, le traitement mixte hâtif. Et que ce traitement mixte doit être donné de suite à tout sujet contractant la syphilis tardivement, dès l'apparition du chancre, afin d'éviter des lésions artérielles précoces, des infiltrations hâtives graves et des scléroses médullaires ou cérébrales aboutissant à l'infirmité incurable, d'où l'adage : Toute sclérose initiale de la quarantaine doit être traitée à la fois comme sclérose initiale et comme sclérose tertiaire, c'est-à-dire par le traitement mixte.

INFLUENCE DE LA GRIPPE
ET DES INJECTIONS DE SÉRUM ANTISTREPTOCOCCIQUE
CHEZ LES SYPHILITIQUES

par le docteur DU CASTEL

(Paris).

Quelques faits observés dans ces dernières années m'ont inspiré la crainte de l'association de la syphilis et de certains autres états infectieux, particulièrement de l'influenza.

En 1890, je voyais venir à ma consultation un malade, de constitution générale excellente, vivant ordinairement dans les conditions hygiéniques les meilleures. C'était un homme d'une quarantaine d'années, ayant eu la syphilis quinze ans auparavant ; en dix-huit mois, cette syphilis avait guéri complètement ; son intensité avait été très modérée ; le traitement avait été régulier et suffisamment prolongé. Depuis lors, le malade n'avait présenté aucun accident, aucun malaise qu'on pût attribuer à la syphilis.

En 1889, notre client fut atteint de l'influenza. Peu de temps après, des gommes à allure rapide faisaient leur apparition sur le bras gauche et le cuir chevelu. Un traitement mixte en eut rapidement raison. Mais en même temps on voyait se développer, au niveau du pharynx, une infiltration granuleuse qui s'avança lentement, progressivement sur le voile du palais, sur la voûte palatine, mit plusieurs années à parcourir ce chemin en résistant à tous les traitements antisyphilitiques, mais finit enfin par guérir ; depuis dix-huit mois, les joues, la langue, les lèvres ont été envahies et aujourd'hui, malgré une amélioration notable, les lèvres et la langue sont encore malades.

Au mois d'octobre dernier venait à ma consultation un jeune homme atteint depuis deux mois d'une syphilis légère : un traitement d'intensité moyenne fut suivi de la disparition des accidents. Au mois de février, le malade était atteint d'une grippe intense ; au moment de la convalescence, la peau se cribla d'une infinité de petites gommes dermiques et sous-dermiques et, quand le malade put venir me retrouver, plusieurs étaient sur le point de s'ulcérer. Des injections de calomel amenèrent une guérison rapide et l'affection reprit son cours bénin.

Voici donc deux malades dont la grippe semble avoir sensiblement aggravé la syphilis : l'un, après de longues années de guérison apparente, est atteint à la suite de l'influenza, d'accidents insolites d'aspect, particulièrement rebelles au traitement ; l'autre voit une syphilis bénigne prendre brusquement une allure grave.

Un autre malade m'a aussi vivement impressionné ; mais il ne s'agit plus ici de grippe.

Un homme avait contracté une syphilis intense qui avait fini par se calmer après plusieurs années et restait silencieuse depuis plusieurs mois : il est atteint d'un érysipèle pour le traitement duquel on lui fait des injections de sérum de Marmorek. Au moment de la convalescence, il se produit une poussée furonculeuse et en même temps on voit réapparaître sur différents points du corps des gommes syphilitiques ; malgré un traitement énergique, la syphilis continue à produire des manifestations graves pendant plus de deux ans. Entre autres manifestations, il se produit, au niveau du lobule de l'oreille droite, une infiltration profonde avec état granuleux de la surface qui ne met pas moins de trois ans avant de s'éteindre et dont l'aspect rappelle un peu l'infiltration granuleuse du palais que j'avais observée chez mon premier malade.

Ces trois observations m'ont conduit à craindre l'influence de la grippe chez les syphilitiques et, peu admirateur en général des injections de Marmorek, je les redoute particulièrement chez les malades atteints de vérole.

L'ÉTAT DE LA RATE DANS LA SYPHILIS ACQUISE

par le docteur De BEURMANN et DELHERM

(Paris)

L'étude des variations volumétriques de la rate dans la syphilis est de date très récente.

Malgré les mémoires relativement assez nombreux qui ont paru sur la question, elle ne paraît pas encore définitivement élucidée.

Aussi avons-nous pensé qu'il serait peut-être intéressant d'apporter de nouvelles observations et d'essayer ainsi de préciser davantage l'état de la question.

Nous avons examiné systématiquement à l'hôpital Broca, toutes les malades atteintes de syphilis acquise qui s'y sont présentées entre les mois d'avril et de novembre 1899. D'autres observations ont trait à des malades de l'hôpital Ricord. Nous avons examiné ainsi 160 malades environ. Les uns étaient atteints de syphilis récente, les autres étaient syphilisés depuis quelques mois ou depuis plusieurs années.

Nous avons admis qu'une rate facilement perceptible est une rate pathologique. Les causes d'erreur provenant du paludisme, etc., ont été soigneusement écartées. Tous les examens ont été effectués par nous-même et dans des conditions toujours identiques. Les malades étaient examinées le jour même de leur entrée ou le lendemain, avant d'avoir été soumises à l'action du mercure. Nous les faisions coucher sur un lit sans coussin, la tête étant ainsi sur le même plan que le corps. Les malades reposaient sur leur côté droit, les genoux légèrement fléchis, le corps porté un peu vers l'observateur, le bras droit le long du corps, le bras gauche sur la tête. On percutait alors de haut en bas sur la ligne allant de la paroi postérieure du creux axillaire à l'épine iliaque antérieure et supérieure, souvent même en arrière de cette ligne. On délimitait ensuite le bord antérieur de l'organe. Les limites ainsi trouvées étaient marquées au crayon dermographique; on contrôlait ensuite ces mesures avec le phonendoscope de Bianchi, qui nous a, d'ailleurs, toujours donné des mensurations sensiblement très rapprochées de la percussion et nous a permis, en outre, de limiter le bord postérieur de la rate, qu'il nous a paru toujours très difficile de préciser par la percussion.

Voici les résultats succincts de notre travail que nous nous proposons de poursuivre encore pour achever de préciser certains points de détail.

Nous avons divisé nos observations en six groupes différents. Dans le premier, nous avons classé les malades qui se sont présentés à nous porteurs du syphilome primitif ; nous avons pu réunir 20 cas. La seconde classe comprend des syphilis de 2 et 3 mois : 46 cas. La troisième, les syphilis de 4 et 5 mois : 24 cas. La quatrième, 6 et 7 mois, comprend 26 observations. La cinquième, 9, 10, 11, 12 mois, comprend 17 cas. La sixième, comprenant 18 cas, a trait à des syphilitiques anciens : 2, 3, 4 ans.... 12 ans.

A. La rate à la période primaire (20 cas). — Dès le début de la période primaire, il y a hypertrophie de la rate. Nous sommes même persuadés que, pendant la période de première incubation, la splénomégalie existe. Nous n'en voulons pour preuve que les observations de chancres observés chez des hommes et datant de 6, 8, 15 jours. Dans ces cas, le volume de la rate a varié entre 8 et 12 centimètres de longueur, mesurée en projection sur la paroi, et 5 et 7 centimètres dans le sens transversal. Dans des cas relativement plus anciens, trois semaines, un mois, le volume de la rate oscillait entre 7 centimètres 1/2 et 9 avec les mêmes dimensions que précédemment dans le sens antéro-postérieur. Le siège du chancre ne paraît avoir aucune influence ; il en est de même du volume. Chez l'homme, la rate nous a paru toujours plus hypertrophiée que chez la femme. Dans un cas de chancre coexistant avec une grossesse de six mois, la rate a été inappréciable. Chez un homme, enfin, syphilitique depuis 15 jours, nous n'avons pas non plus pu constater de splénomégalie. Disons, enfin, que jamais la rate n'a été douloureuse, ni spontanément, ni à la percussion.

B. La rate dans le 2e et le 3e mois (46 cas). — Un fait qui frappe à la lecture des observations, c'est que la rate est très grosse : 1° quand il y a des lésions généralisées ; 2° quand il existe de l'asthénie, de l'anémie syphilitique ; 3° quand l'angine syphilitique secondaire est intense ; 4° enfin, quand le malade n'a pas encore été soumis au traitement anti-syphilitique.

21 malades étaient anémiées, avaient des céphalalgies intenses, des douleurs osseuses, un aspect cachectique. Chez 19, le volume de la rate oscillait entre 6 centimètres 1/2 et 10 dans le sens de la longueur et 4 à 6 centimètres dans le sens de la largeur. Une avait sa rate inappréciable : elle était enceinte ; il en était de même pour une autre malade qui ne présentait rien de particulier.

12 malades (dont 3 appartenant aussi à la classe précédente) avaient une angine non douloureuse, ne gênant en rien la déglutition, dont la durée fut de 15 jours à 3 semaines. Le volume de la rate était de 6 centimètres de longueur sur 4 de large environ.

7 n'avaient pas été soumises encore au traitement antisyphilitique. La projection verticale de la rate était de 8, 9, 10 centimètres verticalement, de 5, 6 dans le sens transversal.

Nous n'avons pas pu établir de relation entre le volume de la rate et l'état des ganglions.

C. La rate au 4e et 5e mois de la syphilis (24 observations). — Les malades atteints seulement de lésions syphilitiques peu nombreuses et peu généralisées avaient encore 4 et 5 centimètres de projection pariétale de la rate.

D'autres qui, en outre, étaient atteints d'angine secondaire, avaient une rate bien plus volumineuse, 7 et 8 centimètres sur 4 et 5 dans le sens antéro-postérieur.

Un certain nombre, outre des lésions cutanées multiples et de l'angine, se trouvaient dans un état général précaire : les dimensions de la rate étaient aussi très augmentées (7 et 8 centimètres).

Trois n'avaient jamais encore été traitées : une avait 7 centimètres sur 6 de large, une autre 6 sur 4, la dernière, enfin, 9 de hauteur sur 7 de largeur.

D. État de la rate au 6e et 7e mois (26 cas). — L'état de la rate paraît être influencé par deux facteurs principaux : l'état général du malade et le traitement.

La rate n'est réellement grosse que lorsqu'il existe de l'anémie syphilitique, surtout accompagnée de lésions cutanéo-muqueuses. Son volume est de 7 et 8 centimètres sur 4 ou 5 dans le sens transversal.

Dans tous les cas où les malades n'avaient jamais pris de mercure (5 cas), elle fut de 7 1/2, 8, 9 et même 10 centimètres sur 5 et 6 de large.

Deux femmes étaient enceintes, une de 7 mois, une de 8 mois 1/2 : la rate était petite quoique appréciable.

E. La rate aux 9e, 10e, 11e, 12e mois de la syphilis (17 observations). — A cette période également la rate est grosse seulement quand il existe des lésions dénotant une syphilis grave (papules, papules-squames, douleurs osseuses, gommes, asthénie nerveuse et circulatoire) : elle a encore 7 et 8 centimètres sur 4 et 5 de large. La rate d'une syphilitique non traitée avait 9 centimètres 1/2 sur 6; une autre 7 sur 5.

F. La rate dans les 2e, 3e, 4e années, etc., après le contage (18 observations). — Presque toutes les malades que nous avons examinées avaient une rate appréciable.

Toutes celles qui étaient atteintes de lésions marquées avaient une splénomégalie plus accentuée encore. Une syphilitique de 6 ans, affectée de plaques muqueuses, d'un rupia de l'oreille, de céphalalgies intenses, avait 6 centimètres sur 4 de large; une autre, se trouvant presque dans le même cas, avait une rate aussi volumineuse. Il résulte de nos observations que, quel que soit l'âge de la syphilis (nous en avons observé deux de 12 ans), le volume de la rate est fonction du nombre et de l'étendue des manifestations, surtout de l'état général et de l'absence de traitement. Une de nos malades, 12 ans après le chancre, avait une rate de 5 centimètres 1/2 ; elle avait été soumise au traitement deux mois seulement; une autre, également contaminée depuis 12 ans, non traitée, avait une rate de 7 centimètres de long sur 6 de large. Nous devons dire, enfin, qu'un certain nombre de malades présentant, du reste, fort peu de manifestations spécifiques, n'avaient pas une rate mesurable.

Conclusions.

La recherche du volume de la rate dans la syphilis acquise mérite d'être faite d'une façon systématique ; en effet, on trouve qu'elle est augmentée de volume dans l'immense majorité des cas.

L'augmentation de volume de la rate est manifeste dès l'apparition du chancre et tout démontre que, dans le plus grand nombre des cas, elle le précède au moins de quelques jours ; nous sommes donc en désaccord avec Quinquaud, Nicolle et Colombini, d'après lesquels la splénomégalie ne commence que « quelque temps après l'apparition du chancre ».

La splénomégalie syphilitique est de longue durée, on peut l'observer à toutes les périodes d'activité de la syphilis ; elle nous a paru être influencée surtout par les circonstances suivantes : l'intensité des phénomènes qui traduisent l'infection générale de l'organisme (fièvre, asthénie, etc.) ; l'intensité de certaines lésions particulières, surtout de l'angine, et surtout par l'absence du traitement mercuriel.

Dans un très petit nombre de cas, nous n'avons pas constaté d'augmentation de volume de la rate ; il nous a été impossible de trouver une raison pour expliquer cette anomalie.

Bien que la douleur ait été signalée comme assez fréquente, nous n'avons presque jamais observé de splénodynie, ni provoquée, ni spontanée.

Nous n'avons pas non plus observé la marche cyclique signalée par les auteurs dans l'évolution de la splénomégalie ; nous avons remarqué qu'elle pouvait se reproduire toutes les fois qu'il y avait une manifestation active de la syphilis.

Au point de vue pratique, on voit que, l'augmentation du volume de la rate au moment de l'apparition du chancre semble bien montrer que, dès ce moment, l'infection générale est un fait accompli. Que ce n'est plus une lésion purement locale et qu'il est, par conséquent, inutile d'essayer de l'enlever pour faire avorter une maladie déjà généralisée.

Ce signe pourra acquérir une certaine importance pour le diagnostic de la syphilis et pour la prévision d'une poussée imminente ; enfin, il démontre l'importance et la valeur générale du traitement mercuriel dès l'apparition du chancre et chaque fois qu'il y a des manifestations actives de la syphilis.

Deuxième séance.

Présidence de M. le professeur De SMET (de Bruxelles).

SOMMAIRE. — Sur le pemphigus végétant (maladie de Neumann), par M. MATZE-NAUER. — Sur la question et l'étiologie de la pourriture d'hôpital, par M. MATZE-NAUER. Discussion : M. ULLMANN. — Sur le syringocystadénome (hidradé-nomes éruptifs), par M. MATZENAUER. — Note sur l'anatomie pathologique et la nature du mycosis fongoïde, par M. E. GAUCHER. — Note sur une nouvelle médication de la lèpre, par M. J. MORETRA. — De l'emploi de l'eau de Guber dans le traitement de la lèpre, par M. GLÜCK. — Ueber Jododerma tuberosum fongoïdes, par M. O. ROSENTHAL. — Pseudo-xanthome élastique, par M. BODIN. Discussion : M. BALZER. — Syphilis tertiaire du vagin et du col de l'utérus, par M. BARTHÉLEMY.

SUR LE PEMPHIGUS VEGETANS (MALADIE DE NEUMANN)

par le docteur R. MATZENAUER.

(Vienne.)

J'ai l'honneur de vous faire une courte communication sur trois cas de Pemphigus vegetans et d'appeler spécialement votre attention sur les singularités qui se sont produites au cours de l'observation clinique. Cette maladie a été décrite par Neumann en 1876, on en a publié 41 cas jusqu'en 1897 ; la plupart des individus affectés étaient âgés de 40 à 60 ans ; une fois on a constaté l'affection chez une jeune fille de 18 ans (Riehl). En général les symptômes de la maladie débu-taient aux parties génitales et à la bouche, sauf un cas de Riegel qui débuta aux narines. La maladie amène presque toujours la mort en un temps qui ne dépasse guère six mois ; cependant, dans un cas de Neumann, elle dura 10 années avec des intermissions ; dans deux cas on a observé une guérison temporaire, à savoir dans un cas de Müller-Unna après 5 années, et dans un cas de Köbner après 7 années.

Depuis 1897 quelques nouveaux cas ont été publiés par Neumann, Tommasoli, Hallopeau, H. Ludwig ; ce dernier auteur a observé le début de la maladie par des éruptions dans l'urèthre avec les symptômes d'une blennorrhagie ; la recherche des gonocoques donna un résultat négatif ; l'endoscopie de l'urèthre fit voir au milieu de la portion pénienne des surfaces sanguinolentes et recouvertes d'une membrane d'un gris blanchâtre de la grandeur d'une lentille. Peu après apparurent des végétations dans la région inguinale, à la bouche ; finalement la maladie se termina par la mort.

Dans notre clinique, une femme âgée de 32 ans était gardée depuis plus d'une année avec des intermissions, elle devint enceinte pendant sa maladie et accoucha à terme, l'enfant mourut 10 jours après. Favorisées probablement par le relâchement des tissus par suite de la grossesse, il se développa aux organes génitaux des tumeurs énormes semblables à des choux-fleurs, ayant parfaitement l'aspect de condylomes acuminés.

Dans un deuxième cas, l'affection débuta par des végétations à l'anus, qui avaient beaucoup de ressemblance avec des papules hypertrophiques ; la malade qui d'ailleurs n'avait pas de bulles ni d'autres symptômes, était cependant tellement amaigrie depuis les 8 dernières semaines avant son entrée à l'hôpital, que son poids n'était que 56 kilogrammes. Le diagnostic, malgré l'absence d'autres symptômes, ne fut pas difficile à poser, puisque les végétations du Pemphigus vegetans, contrairement aux papules hypertrophiques, ne sont pas très consistantes mais paraissent plutôt au toucher spongieuses, pâteuses et molles, et on peut reconnaître en quelques points des débris des enveloppes déchirées des bulles ; bientôt survenaient des végétations aux parties génitales, à la bouche et sur toute la surface du corps, enfin la mort termina la maladie au bout de 4 mois.

Enfin, sous plusieurs rapports, le cas le plus intéressant était celui d'une jeune fille de 12 ans qui est soignée encore aujourd'hui dans notre clinique ; j'ai eu l'honneur de la présenter à la Société viennoise de dermatologie en novembre 1899. C'est le premier cas, qui ait été observé à un âge si tendre. Le siège des premières manifestations était assez singulier, l'enfant avait au jarret droit et à la cuisse gauche une tumeur grande comme la paume de la main, haute de un demi-centimètre, sèche au milieu, raboteuse et gercée comme une verrue, d'une consistance pâteuse, molle, entourée à la périphérie d'une lésion mince, humide et d'un rouge vif. Ces végétations duraient, d'après le dire des parents, depuis une année. Au point de vue du diagnostic nous avons tenu compte de l'acné bromique et de l'eczéma pustuleux avec végétations framboesiformes. En outre il y avait en même temps une néphrite hémorrhagique. La justesse du diagnostic Pemphigus vegetans fut confirmée par la suite de la maladie, car il se développa bientôt des éruptions généralisées de bulles et des végétations avec accès de fièvre.

Dans le « Festschrift für Pick » Tommasoli a choisi pour désigner cette affection — afin d'éviter, dit-il, toute erreur et tout malentendu — le terme de condylomatosis pemphigoïdes et il croit que l'affection, bien qu'elle soit parente avec le Pemphigus au point de vue morphologique et étiologique, ne lui est pourtant pas identique. Il tient peu de compte des éruptions bulleuses, les vésicules et les bulles étant rares d'après son expérience. Par là, il se met en complète opposition avec Unna, qui nommait l'affection Erythema bullosum vegetans. Contrairement à ces opinions, je ferai remarquer qu'il y a assez fréquemment des rémissions temporaires de bulles, même disparition prolongée de toute éruption bulleuse, mais qu'une éruption abondante peut apparaître soudainement plus tard avec de légers accès de fièvre d'une manière tout à fait analogue au Pemphigus vulgaris, dont on ne doit pas le séparer, d'autant plus qu'on a observé maintes fois déjà la transformation du Pemphigus vulgaris en Pemphigus vegetans (Kaposi), et d'autre part notre cas montre la marche contraire, les végétations s'étant séchées, atrophiées et ayant disparu des semaines et des mois. Pendant ce temps-là, des éruptions de bulles nouvelles ont continué à se produire, en présentant parfaitement l'aspect du Pemphigus vulgaris et suivant la même évolution; plus tard, simultanément avec une exacerbation nouvelle de la néphrite hémorrhagique, apparurent tout d'un coup de nouveau des végétations du fond de presque toutes les bulles nouvellement écloses; de sorte que le malade était couvert des pieds à la tête de végétations en forme d'écorce d'arbres.

Un phénomène non observé jusqu'ici se montra sur les paumes des mains et les plantes des pieds, qui étaient recouvertes de granulations ayant poussé avec une telle abondance, qu'elles faisaient l'impression d'une éponge.

SUR LA QUESTION ET L'ÉTIOLOGIE DE LA POURRITURE D'HOPITAL

par le docteur R. MATZENAUER.

(Mémoire.)

Depuis l'ère antiseptique, la maladie connue sous le nom de *pourriture d'hôpital* est entrée pour ainsi dire dans une phase de complète extinction. Le fléau jadis épouvantable de cette sorte de gangrène, qui surtout en temps de guerre faisait tant de victimes dans les ambulances, est à peine connu du chirurgien moderne. Je dirai même que la plupart des médecins de nos jours croient n'avoir jamais vu un cas de pourriture d'hôpital; en général, on incline à penser qu'on ne l'a plus observée depuis de longues années.

Ce qui n'a pas peu contribué à faire supposer que depuis dix à vingt ans cette maladie était si bien extirpée, que si, comme le dit Rosenbach « pas un de nos jeunes confrères n'a vu la pourriture d'hôpital », c'est que les descriptions classiques que les anciens auteurs en ont données tels que Dupuytren, Delpech, Jobert, v. Pitha, Neudorfer, Demme, Percy, Marmy, Dussossoy, Heine, etc., etc., n'ont pas su exciter l'intérêt du monde médical. De sorte que nous comprenons qu'il nous est arrivé jusqu'ici ce que M. Heine raconte des médecins de son temps, à savoir « qu'ils avaient la pourriture d'hôpital dans leurs hôpitaux et entre les mains, mais qu'ils ne la connaissaient pas.

Ce qui a fait confondre cette maladie avec d'autres formes de gangrène, c'est plutôt son nom que sa véritable ressemblance clinique.

La pourriture d'hôpital n'a aucune connexion avec les formes de gangrène, soi-disant spontanées qui se déclarent par suite de thrombose, du diabète, de la leucémie, ou qui naissent d'une cause inconnue comme cela arrive pour les formes de gangrène symétrique.

Il faut aussi distinguer de la pourriture d'hôpital les maladies qui sont connues sous le nom de gangrène foudroyante, gazeuse, etc., et qui n'ont été étudiées attentivement que de nos jours.

De même, les formes de gangrène qui surviennent par suite d'infiltration de pus sanieux ou urinaire, ou la destruction gangréneuse des doigts, des parties de la peau, etc., par un processus phlegmoneux, érysipèle, ne ressemblent non plus en rien à la décomposition produite par la pourriture d'hôpital (Rosenbach).

Mais pour qui a vu une seule fois l'image frappante d'une pourriture d'hôpital parvenue à son complet développement, le souvenir en reste ineffaçablement gravé dans la mémoire, de sorte qu'il la reconnaîtra toujours (Heine).

Que la pourriture d'hôpital se soit déclarée d'emblée et comme forme de maladie indépendante, dans la région des organes génitaux, il n'en est fait mention nulle part. Et cependant, c'est dans la région génito-anale que de nos jours on observe le plus souvent cette forme de gangrène.

En général, elle ne s'attaque qu'à des individus sales et tenus malproprement : ils déclarent presque constamment qu'ils sont tombés malades subitement quelques jours auparavant avec des douleurs et de la fièvre ; que la plaie, d'abord imperceptible, s'est agrandie d'une manière inquiétante, de telle sorte qu'elle a atteint en étendue la grandeur d'une pièce d'un franc, de cinq francs et même la surface de la main.

La date de la dernière cohabitation permet, la plupart du temps, vu le long espace écoulé depuis, de conclure qu'il n'y a pas eu d'infection par suite du coït.

L'ulcération est surtout caractérisée par une couenne d'un gris sale, d'un gris verdâtre, souvent noirâtre, d'une épaisseur variable et atteignant parfois plusieurs centimètres, couenne qui recouvre l'ulcération. Cette croûte ou couenne est gélatineuse, pâteuse, vaseuse, spongieuse, a l'air d'une escarre produite par un acide caustique ; tout autour du bord de l'ulcère, s'étend un halo inflammatoire, mince et d'un rouge clair ; les ulcères répandent une odeur putride très pénétrante ; en même temps il y a toujours accompagnement de fièvre.

Dans la clinique de mon chef, M. le professeur Neumann, j'ai vu, au cours des quatre dernières années, plus d'une fois des ulcères plus grands que la main étendue. Ces ulcères étaient situés vers la *crena ani* et le sacrum ; dans un cas, le processus pénétra même jusqu'à l'os et mit à nu le sacrum ; dans un autre cas, il suffit d'un jour pour que le sphincter fût détruit, en sorte que l'incontinence se produisît, et l'orifice anal forma un trou infundibulaire gros comme le poing d'un enfant, où la gangrène avait envahi le rectum jusqu'à une hauteur d'environ 4 à 5 centimètres.

Dans un autre cas encore, chez une jeune fille vierge, un ulcère large de plusieurs doigts et grand comme la main apparut dans le pli génito-crural ; le lendemain cet ulcère avait doublé d'étendue et mettait à nu le groupe des muscles abducteurs de la partie supérieure du fémur.

Ce furent de tels ulcères extragénitaux qui me parurent justifier l'opinion que ce processus de destruction à marche rapide pourrait bien être identique avec la pourriture d'hôpital, qui est réputée de nos jours une maladie éteinte. Une comparaison faite avec la description que Rosenbach donne dans sa monographie de la gangrène d'hôpital ne permet pas de douter que nous ne soyons en effet en présence de la pourriture d'hôpital, sous la « forme pulpeuse » comme les anciens auteurs l'appelaient.

La comparaison des observations de ces formes typiques avec des cas abortifs, de même que l'apparition simultanée de foyers de gangrène extragénitaux et d'ulcères gangreneux analogues des parties sexuelles, ont fini par faire connaître dans toute son étendue le caractère de la maladie, en sorte qu'à présent il ne s'écoule pas de mois, sans que nous ayons à étudier quelques cas bénins et même très bénins, il est vrai, de la pourriture d'hôpital, et cela aux organes sexuels où jusqu'ici on n'avait pas reconnu cette maladie.

Le premier état dans lequel nous apparaît l'ulcère gangreneux futur ne consiste pas en une vésicule ni en une pustule, mais s'annonce par l'apparition, en un point quelconque, d'une pellicule d'un gris sale, de la grandeur entre une tête d'épingle et un grain d'orge. Cette pellicule est entourée d'une rougeur inflammatoire vive et étroite et ne peut s'enlever sans produire une légère érosion. On voit de telles pellicules blanches ou de minces membranes principalement sur les points où la peau est douce et souple ou sur la muqueuse et surtout dans le voisinage d'un ulcère plus considérable ; parfois, on peut suivre toutes les différentes phases. Les ulcérations de pourriture d'hôpital aux parties génitales commencent chez l'homme surtout à partir du sillon coronaire du gland ou de l'angle pénoscrotal. Ce dernier cas peut entraîner rapidement la mise à nu et la chute des testicules, comme nous avons eu une fois l'occasion de l'observer. Le processus part-il du sillon coronaire et existe-t-il en même temps, comme cela arrive souvent, un phimosis, alors si le prépuce n'est pas éliminé à temps, les ravages peuvent être épouvantables. Du gland, il ne reste plus qu'un tronçon rudimentaire ; dans un des cas que nous avons eu à traiter, le gland était comme coupé avec un couteau dans le sens vertical, l'urèthre était fendu sur une longueur de plusieurs centimètres.

Dans un autre cas, l'urèthre, par suite de la mortification des corps caverneux de haut en bas, ressemblait à une rigole et se trouvait mis à nu de l'orifice jusqu'à la racine. Une autre fois enfin le gland et la partie antérieure de l'urèthre étaient même confondus de sorte que le pénis ressemblait à un moignon d'amputation.

Les ulcérations apparaissent aux parties génitales aussi bien spontanément et indépendamment de toute autre affection, ou bien elles se produisent à la suite d'une maladie vénérienne, laquelle perd aussitôt son caractère spécifique et se trouve remplacée par la gangrène.

L'observation d'une assez longue série de cas démontra qu'il fallait ranger au nombre des pourritures d'hôpital les ulcérations désignées autrefois sous les noms d'ulcères diphtériques, phagédéniques et gangréneux, parmi lesquels l'ulcère diphtérique représente la forme pulpeuse, l'ulcère phagédénique la forme ulcéreuse.

Les ulcères autrefois prétendus diphtériques doivent, à l'exemple de Billroth, être comptés parmi les pourritures d'hôpital ; car le nom date d'un temps où l'on croyait pouvoir identifier la diphtérie de la gorge proprement dite avec la pourriture d'hôpital. C'est principalement la production d'un exsudat fibrineux, et la formation de membranes dans la forme pulpeuse de la pourriture d'hôpital qui a donné lieu à cette théorie. Et non seulement les faits cliniques, mais encore les constatations de l'anatomie pathologique, étaient de nature à entretenir cette manière de voir. Aussi voyons-nous dans ce temps-là les premières autorités de la médecine clinique ou anatomique, comme V. Pitha, Virchow, Trousseau, Robert, etc., prendre parti pour l'identité des deux maladies, de même que Winiwarter et surtout Heine.

Mais les recherches faites plus tard, principalement les connaissances acquises au lit des diphtériques ne confirmèrent pas la doctrine de l'identité de ces deux maladies. Zeiss et surtout Roser s'élevèrent avec force contre cette doctrine en s'appuyant sur des différences cliniques indéniables. A eux se joignirent bientôt Billroth, Tribes, etc. (Rosenbach).

Ce qui a été d'abord nommé *diphtérie des plaies* ou ulcération diphtérique est par conséquent la pourriture d'hôpital, dans sa forme pulpeuse. L'ulcération diphtérique aux parties génitales équivaut donc à ce que nous nommons ulcère gangréneux.

Que les prétendus ulcères diphtériques et phagédéniques suivent un processus non différent l'un de l'autre, mais pour ainsi dire identique, dans ses caractères essentiels, et que tous deux puissent être comptés parmi les pourritures d'hôpital, c'est ce qui résulte de la comparaison de ces formes d'ulcères avec la forme typique de ces derniers ; c'est ce que prouvent principalement les cas où apparaissent simultanément un foyer de gangrène étendu à progression rapide et des ulcères phagédéniques aux parties sexuelles, ou encore le cas dans lequel, après l'ouverture d'un phimosis, on trouve, outre une vaste ulcération phagédénique, aplatie sur la partie interne du prépuce, le gland, ou les corps caverneux eux-mêmes détruits et recouverts d'une substance pulpeuse faisant issue au dehors, spongieuse, bourbeuse, d'un gris brunâtre ; car ce qui fait que la gangrène prend la forme pulpeuse ou la forme ulcéreuse, c'est principalement la localisation, et tout dépend des conditions anatomiques du tissu infecté.

Les ulcérations diphtériques et phagédéniques sont des formes de pourriture d'hôpital, du moins elles en représentent les formes pulpeuse et ulcéreuse. Nous en tirons la preuve, non seulement des observations cliniques, mais encore de l'identité des résultats de l'examen histologique et de l'examen bactériologique.

Selon moi, les cas décrits par Fournier en 1883, sous le nom de gangrène foudroyante de la verge; par Bonnière de Luzellerie, en 1896, sous le nom de gangrènes dites foudroyantes spontanées des organes génitaux de l'homme, et enfin, par Charles W. Allen, en 1898, sous celui de gangrène du scrotum; tous ces cas, dis-je, trouvent ici leur place, c'est-à-dire doivent être regardés comme des cas de pourriture d'hôpital.

Le fâcheux nom de pourriture d'hôpital ne doit pas nous faire tomber dans l'idée fausse que cette infection se gagne à l'hôpital. Dans tous les cas précités, les malades nous sont venus avec les ulcères gangréneux développés; aucun cas n'est survenu pendant le séjour à l'hôpital et n'a donné lieu à une propagation dans la suite.

Déjà, au mois de mai de cette année, devant la Société des médecins viennois, j'ai fait une communication préliminaire sur ce sujet et j'ai désigné ces formes ulcéreuses sous le nom de pourriture d'hôpital. Je me suis basé alors principalement sur la comparaison des descriptions classiques des anciens auteurs, touchant la pourriture d'hôpital, avec mes propres observations. Mon opinion reçut l'approbation de spécialistes éminents, tels que Neumann, Kaposi, Grünfeld, et de chirurgiens expérimentés tels que Gussenbauer, Albert. Depuis lors j'ai pu montrer un cas semblable à un chirurgien qui a eu jadis le plus à s'occuper de la pourriture d'hôpital, je veux parler de M. le professeur Weinlechner, et ce dernier confirma également le diagnostic de pourriture d'hôpital à forme pulpeuse.

Au cours des trois dernières années, j'ai enlevé dans 25 cas différents toujours, plusieurs fragments de tissus pris en différentes parties de l'ulcère, dans le but de les examiner au microscope, et j'en ai fait toute une série de préparations représentant le premier stade.

C'est à M. le professeur Weichselbaum que je suis redevable pour l'examen détaillé et approfondi qu'il a fait de mes préparations.

Au point de vue histologique, la maladie est une inflammation, qui entraîne bientôt la nécrose du tissu par coagulation.

Les premiers débuts de la maladie, qui en clinique n'apparaissent pas encore sous forme d'ulcération, mais présentent l'aspect d'une mince couche membraneuse blanchâtre, ne montrent pas non plus au microscope un manque de substance. Les dépôts blanchâtres sont plutôt constitués par les épithéliums eux-mêmes en partie mortifiés, et dont le protoplasma présente des lacunes et se liquéfie, de sorte que le noyau cellulaire semble situé dans une cavité remplie d'un liquide incolore, mais traversée par de minces filaments de fibrine. Dans les couches supérieures, les cellules épithéliales ont perdu leurs noyaux et sont devenues homogènes, puis elles se transforment en un enchevêtrement homogène, dans les anfractuosités duquel s'amassent de la fibrine et des microbes. Les membranes blanchâtres sont donc formées de cellules épithéliales-nécrosées et de fibrine exsudée, elles ne sont donc pas situées au-dessus de l'épithélium, mais en occupent la place.

Ainsi s'altère bien vite l'épiderme entier ; le corps papillaire sous-jacent s'imprègne et plus tard est remplacé par une infiltration épaisse consistant en partie en leucocytes polynucléaires émigrés, en partie en cellules conjonctives proliférées ; cette infiltration est à sa surface recouverte d'une couche de tissu complétement nécrosé, dans lequel on ne remarque que des noyaux cellulaires isolés, des globules de sang entiers ou réduits en fragments. On peut suivre souvent très profondément dans le tissu la masse fibrineuse, surtout autour des vaisseaux dilatés au maximum et regorgeant de sang. Leurs parois montrent dans le voisinage du foyer inflammatoire, de bonne heure, les symptômes d'une nécrose par coagulation, puisqu'elles paraissent changées en une masse qui se laisse colorer d'une façon intensive par le réactif de Weigert. La nécrose des parois par coagulation exige de bonne heure l'apparition de nombreuses hémorrhagies ponctiformes, qui, comme Rosenbach le fait remarquer, comptent au nombre des symptômes réguliers et souvent des tout premiers de la pourriture d'hôpital, mais elle occasionne aussi parfois lorsqu'elle occupe la paroi de plus grands vaisseaux, de fortes hémorrhagies, que V. Pitha nomme les effroyables prérogatives de la pourriture d'hôpital. Dans un de nos cas, il se produisit une hémorrhagie en jet de l'artère dorsale du pénis.

Comme les parties nécrotiques du tissu sont en connexion immédiate et inséparable avec le tissu sous-jacent, soit infiltré par l'inflammation ou à l'état normal, elles forment en clinique une couche pulpeuse qu'on ne peut détacher, et peuvent passer pour une membrane diphtérique.

Nous ne possédons que très peu de données touchant l'étiologie de la pourriture d'hôpital.

En 1895, Rappin ne rencontra le bacille pyocyanique que dans quatre cas; par contre, Vincent reconnut, en 1896, dans 47 cas qu'il eut l'occasion d'observer à Alger, un bacille ne se colorant pas par le

Gram. Ce bacille, qui a son siège dans la couenne nécrotique, paraît de tous points semblable au mien.

Enfin, Fabre et Barbezat, en 1896, décrivent, en examinant des ulcères gangréneux de la bouche, un bacille qu'on peut obtenir facilement par culture.

Quant à moi, dans tous les cas, j'ai constamment rencontré un bacille, apparaissant pur dans quelques préparations, mais se rencontrant dans la plupart des préparations en tel nombre et en telle position dans le tissu que les autres microbes ne comptaient pas. Dans a membrane nécrotique, ou bien ce bacille n'apparaît pas du tout, ou bien on ne le rencontre qu'en très petit nombre ; il présente des formes de dégénérescence et se trouve bientôt remplacé par différents microbes d'un ordre inférieur.

Dans la zone qui sépare le tissu nécrosé du tissu envahi par l'inflammation, ce bacille se rencontre en grand nombre, pur et sans la présence d'aucun autre microbe.

Si la préparation porte sur les bords d'un ulcère en voie d'extension, on voit par place les bacilles pénétrer profondément dans les tissus où la nécrose n'existe pas encore, voire même où il n'y a pas encore d'infiltration inflammatoire plus aiguë et où les vaisseaux sont recouverts d'un épais réseau de fibrine. Là, les bacilles se colorent avec intensité et en totalité, tandis que les bacilles en voie de destruction qui occupent le tissu couenneux ne prennent qu'une faible coloration, offrant même des lacunes et ressemblant plutôt à des ombres.

A peine l'ulcère cesse-t-il de se développer ou se circonscrit-il que les bacilles disparaissent. Le bacille est mince, rectiligne ou légèrement flexueux, le plus souvent long de 5 à 5 µ. et large environ de 0,3 à 0,5 ; il est le plus souvent en groupes, mais séparé, et parfois articulé deux par deux, les extrémités du bâtonnet sont rarement anguleuses, le plus souvent elles sont arrondies.

Le bacille, sur les coupes, se colore le mieux par la méthode Weigert, mais alors il semble qu'on doive préférer une décoloration faible et délicate au moyen d'un mélange d'huile d'aniline renfermant une forte dose de xylol. Ce bacille paraît être anaérobie. Appuyé sur l'opinion du professeur Weichselbaum, je crois avoir vu le bacille dans une culture pure de Zucker-Ager-Stich. En deux à trois jours, ce bacille se développa, à partir d'en bas, jusqu'aux deux tiers de la piqûre d'ensemencement. Le trajet de la piqûre parut recouvert d'une poudre légère sans développement de gaz. Un bacille de cette première culture transplanté dans une seconde ne se développa pas.

Les cultures sont d'autant plus difficiles que la pourriture d'hôpital ne se laisse inoculer artificiellement sur l'homme ou l'animal qu'avec de grandes difficultés et dans des conditions tout à fait exceptionnelles.

J'ai réussi à produire sur un cobaye un ulcère caractéristique, mais sans parvenir à l'inoculer sur d'autres individus.

Il me reste encore à ajouter que j'ai rencontré aussi les bacilles en question dans un cas de noma que j'ai eu l'occasion d'étudier.

DISCUSSION

M. Charles Ullmann (Vienne). — Permettez-moi d'appeler votre attention sur une nouvelle méthode thérapeutique des affections ulcéreuses rebelles. C'est la méthode par *le chauffage à l'air sec.* J'ai employé cette méthode depuis près de six mois dans des ulcérations syphilitiques primaires et tertiaires, dans des chancres simples phagédéniques et dans toutes les ulcérations profondes de la peau, par exemple dans les ulcères variqueux des jambes à certaines périodes de leur évolution.

Cette méthode est basée sur l'efficacité incontestable de l'hyperémie fluxionnaire artificielle au sens du professeur Büchner (Munich) et du professeur Bier (Gverfswald) qui a inauguré cette méthode thérapeutique et l'a appliqué principalement au traitement des maladies des articulations.

J'ai employé la méthode de Bier, qui est comparable à un bain de vapeur local, mais en me servant de la chaleur sèche et il me semble que cette modification est utile, car de cette façon, la peau saine et les tissus ulcérés supportent sans aucune douleur des températures de 80 à 180 C selon leur sensibilité. On doit limiter aussi exactement que possible l'action de la chaleur au niveau des lésions mêmes, et on peut souvent guérir rapidement des affections désespérées et rebelles.

SUR LE SYRINGO CYSTADENOME (HIDRADENOMES ÉRUPTIFS)

par le docteur R. MATZENAUER.

(Vienne).

Au nom de mon chef, M. le professeur Neumann, j'ai l'honneur de faire une communication sur 2 cas d'hidradénomes éruptifs, que nous avons eu l'occasion d'observer l'année passée et d'étudier au point de vue histologique. Cette affection, si rare que nous ne l'avions jamais vue auparavant et que nous l'avons — pour ainsi dire — découverte de nouveau, est pourtant bien connue depuis la description classique que MM. Darier et Jacquet en ont donnée en 1887. Les symptômes qui ont été déjà signalés par Darier se retrouvèrent dans tous nos malades. Les petites papules étaient disséminées en grand nombre sur la partie antérieure du corps, surtout sur la poitrine, l'abdomen, la région claviculaire et aux aisselles. Elles s'étaient développées depuis l'enfance surtout au temps de la puberté, mais elles ont augmenté pendant le séjour à l'hôpital. L'affection ressemble d'ailleurs beaucoup au xanthome et aux dermatomyomes. Il me reste encore à ajouter qu'une des malades ne transpirait point ni spontanément, ni sous l'influence d'injections de pilocarpine au niveau des parties de la peau affectées et recouvertes des papules mentionnées.

L'examen histologique faisait voir que les papules consistent en foyers et en tractus épithéliaux plus ou moins solides, parfois en forme de tube cylindrique, parmi lesquels on trouve partout des kystes ovoïdes contenant un liquide séreux et homogène. Il n'y a pas là de glandes sudoripares normales, tandis que les glandes sébacées sont intactes.

Comme le dit M. Darier dans le splendide livre *la Pratique dermatologique* : bien que la physionomie clinique et la structure anatomique des éléments qui caractérisent l'affection soient très constantes, c'est sur sa nature réelle et sur le point de départ des productions épithéliales qu'on a éprouvé de la difficulté à se mettre d'accord.

M. Darier avoue que l'étude histologique du premier cas, la forme et le calibre des tubes lui avaient suggéré l'idée que les glandes sudoripares devaient être en cause ; c'est pourquoi il nommait l'affection : épithéliomes adénoïdes kystiques d'origine sudoripare.

Jacquet dans la suite incrimina des débris épithéliaux erratiques remontant à la période embryonnaire, et l'appela épithéliome kystique bénin.

Unna et Török invoquent le bourgeonnement anormal des germes embryonnaires des glandes sudoripares, et la nomment syringocystadénome. Quinquaud la nommait cellulome épithélial éruptif, Besnier, cystadénomes épithéliaux bénins ou bien naevi épithéliaux kystiques. Fordyce : multiple benign cystic epithelioma ; enfin le nom actuellement le plus accepté par Darier, Brocq, Besnier, etc., etc., est celui d'hidradénomes éruptifs.

Nous avons respecté le nom de syringocystadénome parce que, bien qu'il ne signifie pas précisément le fait, il nous semble pourtant exprimer brièvement le point de départ et la nature réelle des petites tumeurs.

On comprend déjà en considérant ce grand nombre de dénominations qu'il s'agit de décider : 1° si les petites tumeurs doivent être regardées comme des épithéliomes multiples provenant d'une prolifération soit de l'épiderme superficiel soit des débris épithéliaux erratiques remontant à la période embryonnaire ; 2° si les tumeurs multiples sont en rapport avec les glandes sudoripares et peuvent passer pour des adénomes, soit qu'il faille admettre un bourgeonnement des germes embryonnaires, ou qu'on puisse retrouver des traces d'une relation intime avec les glandes sudoripares normales déjà développées, c'est-à-dire qu'il s'agisse de leur transformation en tumeur.

Nous avons fait l'excision de plusieurs papules dès leur apparition et en avons fait des coupes en série ; nous croyons avoir réussi à y retrouver les traces de transformation et à les suivre sur les coupes en série.

NOTE SUR L'ANATOMIE PATHOLOGIQUE
ET LA NATURE DU MYCOSIS FONGOÏDE

par le docteur E. GAUCHER.

(Paris).

Je soutiens depuis longtemps et je crois avoir été le premier à soutenir que le mycosis fongoïde n'a rien de commun avec la leucocythémie ou avec ce qu'on a appelé la lymphadénie [1].

Des recherches anciennes, remontant à vingt ans, m'avaient déjà montré que les tumeurs mycosiques présentent les caractères histologiques des *tumeurs embryoplastiques* ou *sarcomes globo-cellulaires*.

J'ai fait reprendre et compléter ces recherches par mes internes, MM. Coyon et Lacapère ; voici les résultats auxquels nous sommes arrivés :

1° *L'examen du sang* montre une *leucocytose* variable, comme dans toutes les maladies cachectisantes et, notamment, dans tous les cancers, d'autant plus marquée que la maladie est plus avancée, mais qui n'est jamais très considérable. Dans deux cas de mycosis fongoïde très avancés, avec tumeurs généralisées et volumineuses, le nombre des leucocytes relativement aux hématies variait de $\frac{1}{315}$ à $\frac{1}{400}$. Cette leucocytose comprenait des mononucléaires, des lymphocytes, quelques rares éosinophiles et surtout des polynucléaires dans la pro-

---

1. V. E. GAUCHER, *Traité des maladies de la peau*, t. II, p. 170.

portion de 70 à 80 pour 100. Cette *polynucléose* abondante est vraisemblablement en rapport avec la suppuration des tumeurs.

2° *L'examen de l'urine* fournit les renseignements suivants :

La *cryoscopie* montre une cristallisation lente ;

La recherche des alcaloïdes, par le procédé de Chibret, est négative ;

La toxicité de l'urine est nulle. L'injection de cette urine, avec toutes les précautions d'usage, dans la veine de l'oreille du lapin, montre, au contraire, son *hypotoxicité* ;

L'*analyse chimique* montre une urine à peu près normale, avec une élimination très faible de phosphates et un rapport azoturique faible : 81 pour 100.

3° *L'examen bactériologique* du sang et du suc des tumeurs, sur lamelles, a toujours été négatif, dans des recherches multiples.

4° Nous avons essayé, sans succès, d'*inoculer expérimentalement* des tumeurs mycosiques à des animaux. Le 9 mai 1899, nous avons pratiqué sur des lapins : une greffe sous-cutanée, une greffe péritonéale, une insertion dans la tunique vaginale de fragments de tumeurs mycosiques, enlevées, dans un but thérapeutique, à l'aide du thermo-cautère. Ces inoculations expérimentales ont été pratiquées avec toute l'asepsie possible. Le 10 juillet, c'est-à-dire deux mois après, les animaux ont été sacrifiés et nous avons trouvé : la greffe sous-cutanée complètement résorbée ; les greffes péritonéale et vaginale enkystées, sans aucune propagation quelconque.

5° L'*examen histologique* des coupes de tumeurs mycosiques, dans ses grandes lignes et en laissant de côté des détails qui feront l'objet d'un travail ultérieur, nous a donné les résultats suivants :

L'épiderme n'est altéré que secondairement et son altération dépend du degré plus ou moins avancé de ramollissement et d'ulcération des tumeurs. Le mycosis est une néoplasie dermique ; mais, en raison de l'hyperplasie conjonctive du derme, les espaces interpapillaires sont augmentés en largeur et surtout en longueur ; ils forment, sur les coupes, des sortes de boyaux cellulaires ramifiés.

La couche papillaire et sous-papillaire est formée d'un réseau fibrillaire, dont les mailles sont remplies et comme gonflées de cellules pressées les unes contre les autres et présentant les caractères d'une infiltration diffuse.

Ces cellules appartiennent, pour la plupart, au type de ce qu'on appelle quelquefois les cellules fixes du tissu conjonctif. Ce sont des cellules embryonnaires arrondies et quelques-unes fusiformes, avec un noyau clair, irrégulier, renfermant dans son intérieur de nombreux grains chromatiques.

De place en place, on voit d'autres éléments différents d'aspect. Ce sont de grandes cellules anguleuses, à longs prolongements protoplasmiques et à noyau clair, ressemblant un peu à des cellules géantes. Ces cellules sont vraisemblablement des cellules conjonctives étoilées, modifiées par le processus pathologique.

En somme, l'aspect des coupes est celui d'un tissu néoplasique et, sur certains points, ces coupes ont une ressemblance manifeste avec des coupes de sarcome.

Le mycosis fongoïde est donc un *néoplasme voisin des sarcomes*; mais son étiologie n'est pas élucidée par les recherches que j'ai mentionnées ci-dessus. Toutes ces recherches sont, en effet, négatives, notamment au point de vue du parasitisme; cependant, il n'est pas douteux pour moi que le mycosis soit une maladie parasitaire, comme toutes les tumeurs malignes, bien que leur agent infectieux ne soit pas encore connu.

NOTE SUR UNE NOUVELLE MÉDICATION DE LA LÈPRE

par le docteur Juliano MOREIRA

(Bahia)

La lèpre, cette terrible maladie est toujours digne de notre attention. Réputée incurable de tout temps (*lepra confirmata non curata*) pour le plus grand nombre des médecins, son traitement mérite encore, je crois, de constituer le sujet de nos études et de nos préoccupations. Je ne viens pas ici répéter tout ce que nous savons sur sa fréquence, sur sa distribution géographique, etc.; je viens seulement vous dire que j'ai obtenu, avec une médication peut-être complexe, des résultats suffisamment encourageants pour m'engager à vous communiquer ses éléments constitutifs en vous priant de vouloir bien les expérimenter. Je sais à merveille tous les échecs qui ont suivi les espoirs des observateurs les plus autorisés après les expériences variées avec un grand nombre de médicaments. Je n'ignore pas qu'il faut être très circonspect en jugeant la valeur curative d'un médicament ou d'une médication parce que la marche de la lèpre s'arrêtant quelquefois pendant des mois et même des années, les résultats observés peuvent n'être pas dus à la médication, mais au phénomène que je viens de rappeler.

Mais la réintégration de la peau des malades que j'ai observés, ayant été tout à fait différente de ce que nous pouvons appeler l'armistice de la maladie, peut justifier ma communication.

Les magnifiques effets des lavages du sang que j'ai eu l'occasion d'observer m'ont décidé à faire de cette opération une des étapes de la médication que j'ai imaginée. J'ai profité aussi des effets des injections mercurielles. Il n'y a pas lieu de développer les considérations théoriques qui font la base de tout ce que j'ai fait parce que les membres du Congrès n'ont pas besoin d'une dissertation tout à fait inutile devant une assemblée de savants et de spécialistes.

Pour éviter les redites, voici le schéma de la méthode comme je l'ai employée :

1er jour : Examen bactériologique de la sérosité des tubercules ou des mucosités nasales ou de la sérosité de la phlyctène du vésicatoire (méthode de Kalindero), etc.

2e jour : Injection intra-veineuse de bichlorure d'hydrargyre.

> 1 décigramme de bichlorure d'hydrargyre.
> 5   —   chlorure de sodium.
> 20 grammes d'eau stérilisée.

3e jour : Nouvel examen bactériologique pour observer la quantité de bacilles en comparant avec le commencement du traitement.

4e jour : Injection intra-veineuse de bichlorure d'hydrargyre.

5e jour : Repos.

6e jour : Injection.

7e, 8e, 9e jours : Examen bactériologique et repos.

10e jour : Saignée à droite de 150 à 300 grammes suivie d'une injection intra-veineuse de 100 à 250 centimètres cubes de la solution suivante :

> 1 centigramme de bichlorure d'hydrargyre.
> 50 grammes de chlorure de sodium.
> q.-s. p. 500 grammes d'eau stérilisée.

S'il y a quelque contre-indication à faire l'injection intra-veineuse, nous pouvons faire l'hypodermoclyse.

11e jour : Examen bactériologique.

12e, 13e, 14e jours : Repos.

15e jour : 2e saignée de 100 grammes, suivie d'une injection de 100 à 250 centimètres cubes de la solution sus-mentionnée.

17e jour : Examen bactériologique.

20e jour : 3e saignée de 100 grammes suivie d'une injection de 150 à 250 centimètres cubes de la solution déjà mentionnée.

25e jour : 4e saignée de 100 grammes suivie d'une injection de 100 à 300 centimètres cubes.

30e jour : Injection sous-cutanée de 100 à 200 centimètres cubes de la solution indiquée.

35e jour : 5e saignée de 100 grammes et injection de 150 à 500 centimètres cubes.

39e jour : **Examen bactériologique.**

40° jour : Injection sous-cutanée de 100 à 500 centimètres cubes.

45° jour : 6° saignée de 100 grammes, injection de 150 à 500 centimètres cubes.

50° jour : Injection sous-cutanée de 100 centimètres cubes.

60° jour : 7° saignée de 100 grammes et injection de 150 à 500 centimètres cubes.

65° jour : Injection sous-cutanée de 100 centimètres cubes.

70° jour : Examen bactériologique.

75° jour : 8° saignée de 100 grammes, injection de 150 à 500 centimètres cubes.

80° jour : Examen bactériologique. S'il est négatif, injection de 100 centimètres cubes de la solution saline sans bichlorure de mercure.

90° jour : Injection de sérum artificiel mercurialisé.

Après cette période nous devons faire de temps en temps, tous les trente jours par exemple, une nouvelle injection de sérum mercurialisé, parce que contre les maladies chroniques, il faut des traitements chroniques. Il est bien entendu que nous ne devons pas oublier les indications provenant de chaque malade et de la forme de la maladie.

Désirant ne pas allonger cette communication, je me suis dispensé de faire la description de la technique employée pour les injections, mais je ne peux pas me dispenser d'ajouter que le médecin doit lui-même faire les solutions avec les plus grandes précautions d'asepsie.

Voici maintenant les deux observations fondamentales de ma communication.

Obs. I. (résumée). — J. H. S., âgé de 28 ans, blanc, né à Bahia (Brésil).

Antécédents héréditaires. — Mère bien portante. Père mort à 49 ans d'une pneumonie. Ils n'avaient pas la lèpre. Grands parents morts vieux, avaient une bonne santé. Trois frères et une sœur vivants et bien portants. Pas de lèpre dans la famille.

Antécédents personnels. — Il n'a jamais eu de maladie vénérienne. Jusqu'à 20 ans, pas de maladie. A ce moment les premiers symptômes de la lèpre se montrent à la figure.

État actuel avant le traitement. — Taille au-dessous de la moyenne, constitution frêle. Faciès pâle, pas d'œdème. Mélancolique. Les réflexes sont exagérés des deux côtés. Les organes et les fonctions internes n'ont manifesté rien d'anormal. Pas de fièvre.

La surface cutanée sauf le cuir chevelu dans toute son étendue est recouverte de lépromes. Les muqueuses de la langue, du palais et du larynx présentent des manifestations lépromateuses.

Plusieurs des lépromes sont ulcérés. Jetage nasal. J'ai trouvé le bacille de Hansen dans cette sécrétion.

Je crois pouvoir me dispenser de redire la marche du traitement, j'indiquerai seulement la quantité de sang retirée et les doses des médicaments usées aux diverses injections et hypodermoclyses et les résultats obtenus.

J'ai fait les trois premières injections de 2 milligrammes jusqu'à 5 milligrammes de bichlorure de mercure.

Les saignées ont été de 150 à 300 grammes.

Les injections de sérum artificiel mercurialisé ont été de 100 à 300 centimètres cubes.

Le malade a supporté très bien les injections intra-veineuses. Après le 11ᵉ jour de traitement, l'examen bactériologique a dénoté une diminution remarquable de bacilles dans les diverses sérosités qui ont été examinées, en même temps que les lépromes manifestaient une évidente amélioration. Ayant constaté l'absence d'albumine dans l'urine du malade, j'ai continué le traitement.

Après deux mois de médication, l'aspect du malade était tout à fait différent et celui-ci, plus que moi-même, avait pour le traitement essayé un enthousiasme explicable par les améliorations qui rapidement ont relevé son courage.

Après trois mois de traitement les lépromes ont éprouvé une involution complète. Les paupières enflées et les lèvres tuméfiées sont tout à fait dégonflées et l'ancien siège des lépromes à la figure ne peut pas être reconnu.

Les lépromes de la cuisse et des autres parties du corps sont guéris, mais la peau y est un peu déprimée et brune.

L'état général du malade est excellent.

Résumé des rapports d'échanges nutritifs et urologiques.

Avant le traitement :

Oligurie, hypoazoturie et hypophosphaturie. Hyponutrition. Rapport urologique = 13, 6 pour 100 = Schema urographique = 58. Activité nerveuse diminuée.

Après le traitement :

Oxydations azotées normales. Azoturie accentuée. Activité nerveuse normale. Rapport urologique = 17 pour 100. Schema urographique = 112.

Un *examen bactériologique* de la sérosité du vésicatoire par la méthode de Kalindero à l'ancien siège des lépromes et des rares muncosités du nez n'a pas montré la présence de bacilles de la lèpre.

J'ai continué à faire des injections sous-cutanées de 50 en 50 jours pendant quatre mois et tous les 40 jours les mois suivants. Après 16 mois de traitement, les résultats sus-indiqués se maintenaient sans changement, aucune nouvelle manifestation.

Jamais je n'ai observé pareille régénération d'une peau lépreuse.

La guérison se maintient depuis 25 mois.

Cas. II° (résumée). — M. C., 55 ans, blanc, né à Minas (Brésil).

Antécédents héréditaires. — Grands-parents morts vieux. Mère bien portante. Père mort à 52 ans d'artério-sclérose. Pas de lèpre dans la famille.

Antécédents personnels. — Il n'a jamais eu de maladie vénérienne. Jusqu'à 26 ans, il a eu une bonne santé ; à ce moment les premiers symptômes se montraient à la figure.

État actuel avant le traitement. — Face léonine. L'examen des organes internes n'a dénoté rien d'anormal. La surface cutanée est recouverte de lépromes. Les muqueuses de la langue, du palais et du pharynx

présentent des manifestations lépromateuses. Plusieurs des lépromes
sont déjà ulcérés. La rhinoscopie antérieure a dénoté des lépromes sur
les deux côtés de la cloison nasale.

J'ai employé la même médication et obtenu de magnifiques résultats.
Seulement ici, j'ai employé aussi des petites injections de salicylate de
mercure dans les lépromes qui n'étaient pas encore ulcérés.

Trente mois après le début de la médication, la guérison se maintient
et le malade est à présent rendu à ses anciennes occupations.

DE L'EMPLOI DE L'EAU DE GUBER DANS LE TRAITEMENT DE LA LÈPRE

par le docteur GLUCK

(Sarajewo)

Comme suite au mémoire qui est entre vos mains, traitant de l'importance de l'eau de Guber pour la thérapeutique des maladies
cutanées, j'ai l'honneur de vous rendre encore brièvement compte
des résultats obtenus en Bosnie, durant les quatre dernières années,
sur vingt-six lépreux traités avec cette eau, tout en me réservant d'exposer le même sujet avec plus d'ampleur dans un mémoire plus cir-
constancié que je me propose de publier dans la suite.

La Conférence internationale de la lèpre, qui siégea à Berlin en
1877, a fait progresser à maints égards l'étude de cette maladie; nous
lui devons en particulier, et ce n'est pas le moindre de ses mérites, de
posséder un exposé complet de la distribution géographique actuelle
de la lèpre. Les tableaux géographiques de Kubler (Communications
faites à la Conférence de la lèpre, t. III, 1898) et de Ehlers (*Janus*,
t. III, n⁰ 2 et 5, 1898), élaborés à l'aide des rapports spéciaux de nombreux auteurs, ont démontré que la lèpre existe encore de nos jours
dans toutes les parties du globe et que même en Europe, contrairement à ce que l'on avait cru, il n'y a presque pas un État qui en soit
complètement indemne. Si, en Belgique et au Danemark, il ne se
produit que des cas isolés, si les cas, déjà plus nombreux, que l'on
rencontre en Angleterre et en Hollande, sont importés des colonies
d'outre-mer, on trouve, en revanche, déjà dans l'Allemagne orientale
et dans le sud de la monarchie austro-hongroise des foyers endémiques d'une étendue restreinte; et plus on avance du centre vers le
nord (Suède, Norvège, Islande), vers le midi (États des Balkans, Italie
avec la Sicile et Malte, France, Espagne, Portugal) et vers l'est de

notre continent (Russie, Roumanie, Grèce, Turquie, etc.), plus les foyers augmentent en nombre et en extension.

La Conférence de la lèpre, se fondant sur les expériences faites au moyen âge et dans les temps modernes, notamment en Norvège, a proclamé le caractère contagieux de la maladie et a, par conséquent, recommandé à l'unanimité l'isolement des malades comme « le meilleur moyen d'arrêter l'extension du fléau » dans tous les pays où il existe des foyers de la lèpre ou dans lesquels cette maladie sévit avec une certaine intensité.

L'isolement des malades est certes une excellente mesure au point de vue de l'hygiène publique : il protège les individus sains contre la contagion ; mais les malades ne s'en portent pas mieux. Aussi reste-t-il, au point de vue médical, un autre devoir à remplir : c'est de tenter l'impossible pour guérir ces malheureux ou, sinon, pour atténuer leurs souffrances. Malheureusement, toutes les tentatives entreprises en ce sens, depuis des siècles, ont piteusement échoué. Dépourvus de tout moyen curatif, nous ne possédions pas même un remède capable d'enrayer le mal ou d'en diminuer l'intensité.

Et si, aujourd'hui, j'ai l'avantage de pouvoir vous rendre compte d'un assez grand nombre de cas d'améliorations obtenues par le traitement de la lèpre, j'en suis redevable à l'initiative de Son Excellence M. de Kallay, ministre des finances de la monarchie austro-hongroise, qui en février 1897, lors de l'inspection de l'hôpital de Sarajevo, a attiré mon attention sur le fait que, fort probablement, l'eau de Guber a de tout temps été considérée par la population indigène comme un remède efficace contre la lèpre. Preuve en serait le nom populaire caractéristique donné à la source. En effet, *Guber* ou *Guba* est, chez les Slaves méridionaux, la dénomination de la lèpre.

Les recherches opérées depuis à Srebrenica, le chef-lieu de district le plus voisin de la source, confirmèrent en tous points l'hypothèse de M. le Ministre. Il apparut, en effet, qu'avant l'occupation et même après, alors que la source n'était pas encore captée et couverte, les lépreux l'employaient assez souvent sous forme de bains ou d'ablutions ou même pour l'usage interne.

Si l'on considère le fait que, dans la lèpre, l'activité de la peau et la formation du sang sont entravées à un haut degré et que, au surplus, la forme tubéreuse et la forme mixte du mal produisent des tumeurs granuleuses caractéristiques, on conviendra que l'emploi empirique de l'eau de Guber, dont les éléments essentiels sont l'arsenic et le fer, se justifiait même au point de vue théorique. Cette considération a formé le point de départ d'une expérimentation médicale systématique de l'eau minérale en question pour le traitement de la lèpre.

Sur les 26 malades qui, jusqu'à présent, ont été traités à l'eau de Guber, 15 étaient atteints de la forme tubéreuse, 4 de la forme mixte et 9 de la forme maculo-anesthésique de la lèpre. Tous les patients étaient malades depuis plus de deux ans. Quatorze d'entre eux furent soumis au traitement exclusivement interne dans la division d'isolement de l'hôpital de Sarajevo. Aux 12 autres, logés dans une salle d'isolement de l'hôpital de district de Srebrenica, on appliqua le traitement tant interne qu'externe, ce dernier consistant en des bains chauds.

Pour la médication interne, on commençait toujours par faire prendre au malade trois cuillerées à soupe par jour d'eau de Guber, réparties en trois doses, puis l'on renforçait la dose, tous les trois à quatre jours, de deux cuillerées par jour, et ainsi de suite jusqu'à ce que la quantité totale absorbée en une journée contint environ 1 centigramme d'acide arsenical, ce qui correspond à peu près à 1 litre 1/2 d'eau.

Les malades supportent fort bien, des semaines et des mois durant, ces quantités dépassant de beaucoup la dose habituelle; l'appétit et le fonctionnement des intestins n'en furent pas affectés et, chez quelques individus, le poids du corps augmenta de 5 à 6 kilogrammes. Il fut constaté au surplus avec ce traitement que l'anémie, dont les lépreux sont menacés au bout d'un certain temps, peut non seulement être combattue, mais complètement supprimée par l'emploi prolongé et énergique de l'eau de Guber.

On a finalement fait cette constatation importante que les éruptions souvent accompagnées de symptômes généraux très graves et qui, notamment pour la lèpre tubéreuse et la lèpre mixte, forment l'indice caractéristique de l'aggravation du mal, font presque toujours défaut pendant l'emploi de l'eau de Guber. Des patients qui, avant la cure, étaient régulièrement sujets à une éruption toutes les six à huit semaines, demeurèrent à l'abri de toute rechute aiguë pendant un laps de temps allant jusqu'à un an, c'est-à-dire tant que dura leur cure.

Mais l'action de l'eau de Guber est encore bien plus énergique et efficace lorsqu'on l'emploie à la fois pour l'usage interne et pour l'usage externe sous forme d'une cure de bains systématique.

Après nombre d'essais préliminaires, dans lesquels les bains furent variés et combinés de différentes façons, quant à la proportion d'eau minérale, la température et la durée, on acquit finalement la conviction qu'un mélange, par parties égales, d'eau de Guber et d'eau douce avec une température initiale de 40 à 42 degrés, fournit les meilleurs résultats. Le patient séjourne habituellement une heure dans le bain, après quoi, sans être essuyé, il passe une heure au lit enveloppé dans des couvertures de laine. Pendant la durée de l'enveloppement, on lui donne à boire de 1/2 à 1 litre d'eau additionnée de la quantité voulue d'eau de Guber, et finalement on le frictionne et le masse.

Les malades supportent parfaitement ce mode de traitement et s'y soumettent volontiers. Le premier symptôme de son efficacité consiste dans la réapparition de la transpiration, qui dans la plupart des cas se trouvait considérablement réduite.

Déjà au bout de quelques bains, les malades se mettent à transpirer abondamment. En même temps les œdèmes, s'il y en a, diminuent, ce que l'on observe notamment aux mollets, qui, comme l'on sait, dans tous les cas quelque peu avancés de lèpre tubéreuse, sont boursoufflés et affectent la forme cylindrique. Déjà au bout de dix à douze bains, le désenflement se constate, non seulement au moyen du ruban métrique, mais il est même visible à l'œil nu.

Peu à peu les malades, à la démarche alourdie et à l'attitude languissante, deviennent plus vifs et plus mobiles. La dépression psychique, symptôme trop peu remarqué jusqu'ici et qui affecte presque tous les lépreux, disparaît de plus en plus, l'espoir, la gaîté renaissent et le malade reprend le goût du travail.

Au cours du traitement, nombre de nodosités disparaissent et les ulcères se recouvrent de peau; les sourcils et les poils de la barbe repoussent. Chez les lépreux affectés de lèpre anesthésique les taches pâlissent, les douleurs névralgiques cessent et les fameux ulcères si tenaces à la plante des pieds se cicatrisent, et il n'est pas rare que les portions d'os atteints de nécrose soient rapidement expulsées du corps, comme cela a lieu dans la syphilis sous l'effet de l'iodure de potassium.

Parfois dans les cas de lèpre anesthésique, après les premiers bains, une légère fièvre se produit avec formation de bulles pemphigoïdes sur différentes parties du corps. Mais ces phénomènes réactionnels disparaissent complétement après quelques bains de plus.

Une chose remarquable, c'est que, en dépit des sueurs abondantes qui se maintiennent pendant deux à trois mois, le poids du corps des malades augmente, dans la règle, de 4 à 5, parfois même de 10 kilos. Cet effet des bains d'eau de Guber est d'autant plus curieux que des bains chauds ordinaires de température et de durée identiques, suivis, eux aussi, d'enveloppements, dont nous fîmes l'essai en 1896, loin d'améliorer l'état général des malades, l'aggravèrent au contraire

positivement. Les malades devinrent abbattus et languissants, les
éruptions devinrent plus fréquentes et plusieurs patients refusèrent
par ces motifs de continuer la cure. Les bains d'eau de Guber, en
revanche, ne causant absolument aucun symptôme désagréable, furent
supportés très volontiers par tous les patients.

Des douze patients qui se sont soumis au traitement combiné avec
l'eau de Guber, quatre furent congédiés au bout de trois mois et quatre
au bout d'un an, leur état s'étant amélioré. Les quatre derniers, dont
l'état est maintenant également satisfaisant, sont en traitement à
l'hôpital de district de Srebrenica depuis la mi-mai 1900. Mon collègue Ehlers les a observés pendant quelque temps de concert avec
moi, au mois de juin de cette année. Connaissant les récits du cours
de la maladie des huit patients précédents et ayant eu l'occasion de
voir l'un d'eux près d'une année après qu'il eut quitté l'hôpital, il
est à même de porter un jugement sur la valeur de l'emploi de l'eau
de Guber dans le traitement de la lèpre.

Je ne me dissimule pas que les succès que je viens de vous exposer
sont loin de constituer des cas de guérison ; mais ils accusent, à n'en
pas douter, des améliorations, et des améliorations si considérables
que, étant donné l'état piteux actuel de la thérapeutique de la lèpre,
j'ai cru de mon devoir de les publier. Il va sans dire que les essais
seront continués et je ne manquerai pas, au moment donné, de revenir sur le sujet d'une façon plus circonstanciée.

UEBER JODODERMA TUBEROSUM FUNGOIDES

par le docteur O. ROSENTHAL

(Berlin)

Es sind histologische Präparate dieser seltenen Geschwulstform.
Die Krankengeschichte ist folgende :

Eine Patientin von 29 Jahren, die nie syphilitisch war, nimmt seit
längerer Zeit Iod, nach einer grösseren Dosis entwickeln sich reich-
liche, schwammige Geschwülste im Gesicht. Dieselben verschwinden
nach dem Aussetzen des Medikaments und erscheinen wieder, nachdem die Patientin von neuem Iod nimmt.

Histologisch zeigt sich eine diffuse zellige Infiltration, welche ihren
Hauptsitz im corium hat und sich einerseits bis zum Unterhautzell-

und Fettgewebe, andererseits bis zur Epidermis erstreckt. Von letzterer sind alle Schichten in Mitleidenschaft gezogen, besonders ist die Körnerschicht vermehrt. Keratohyalin und Eleidin sind an einzelnen Stellen sehr reichlich vorhanden. Daneben zeigt sich eine beträchtliche Abscessbildung, die sich überall vorfindet. Die Gefässe zeigen Veränderungen an der Intima und in der Umgebung Oedem und vielfache Blutungen bestehen in der Nachbarschaft derselben. Thrombosen und Rupturen sind nirgends sichtbar. Die Drüsen, sowohl die acinösen als die tubulösen, sind intakt. Riesenzellen sind nicht auffindbar, Mastzellen nur in kleiner Anzahl vorhanden; dagegen ist überall eine Zunahme der eosinophilen Zellen zu finden. Das elastische Gewebe ist im Bereich der Infiltrationszone verdrängt. Was aber besonders auffällt, ist die Anwesenheit zahlreicher Bakterienarten, welche sich in den Ausführungsgängen der Drüsen, auf dem stratum corneum, in der Umgebung der Abscesse, in den Infiltrationen, auch vereinzelt in den Gefässen finden; überall tritt das Bild der Leukotaxis zu Tage. Die Staphylococcen prävaliren beträchtlich über die anderen Arten. Die Ursache der Tumorbildung sieht Rosenthal in einer Affection der Gefässe, nicht, wie früher angenommen wurde, der Talgdrüsen; er spricht ferner die Vermuthung aus, die er durch Beibringung von klinischen Momenten zu stützen sucht, dass die auf der Haut vorhandenen, zahlreichen Bakterien, vielleicht durch Aenderung der biologischen Verhältnisse, an der Hervorbringung der schwammigen, hyperplastischen Formen, in diesem Falle des Iodexanthems, nicht unbetheiligt sein dürften.

———

PSEUDO-XANTHOME ÉLASTIQUE

par le docteur E. BODIN

(Rennes).

Je viens d'observer un cas de xanthome élastique; c'est le 5ᵉ cas de cette curieuse affection qui soit publié; le premier est dû à Balzer[1], le second à Chauffard[2] et à Darier[3].

Il s'agit d'un tuberculeux avancé porteur, depuis 30 ans, de lésions cutanées, caractérisées par des petites masses jaunes de la grosseur

<hr>

1. BALZER. *Archives de physiologie*, 1884, p. 85.
2. CHAUFFARD. *Soc. méd. des hôpitaux de Paris*, octobre 1889.
3. DARIER. *Congrès de dermat. de Londres*, 1896.

d'une lentille ou d'une tête d'épingle, enchâssées dans la peau saine et formant un placard médian à la région sous-ombilicale et d'autres placards symétriques à la région claviculaire, à la paroi antérieure de l'aisselle, aux parties antérieures et moyennes de l'avant-bras et du bras et à la partie supéro-interne des cuisses.

On ne note chez cet homme, ni altérations hépatiques ni glycosurie; cette observation est donc, à quelques détails près, calquée sur celles de Balzer et de Chauffard.

Au point de vue histologique, les lésions forment, sur les coupes de la peau, des petits placards de forme ellipsoïdale, situés dans la partie supérieure de la couche tendiniforme du derme, à grand axe parallèle à la surface cutanée et mesurant de 5/10 à 5/10 de millimètre de longueur.

On trouve, au niveau de ces placards, des masses d'une substance vermiculée, ayant toutes les réactions du tissu élastique, masses de forme irrégulière et enchâssées entre les faisceaux conjonctifs du derme fortement dissociés.

En plusieurs points on voit les fibres élastiques du derme hypertrophiées, puis fendillées, se continuer avec ces masses qui semblent appendues comme un chou-fleur à la fibre élastique.

Entre ces masses élastiques les faisceaux conjonctifs ne sont pas altérés; au-dessus et au-dessous des lésions, l'épiderme et le derme sont normaux.

A la périphérie des lésions et surtout au voisinage des vaisseaux, on trouve enfin des cellules géantes, dont les unes ressemblent aux myéloplaxes et dont les autres sont constituées par des amas de noyaux ovalaires. Certaines de ces cellules présentent des dégénérescences protoplasmiques et nucléaires et quelques-unes de ces cellules en voie de dégénérescence se continuent nettement avec les masses vermiculées de tissu élastique.

Toutes ces lésions sont bien les mêmes que celles qui ont été décrites par Balzer et par Darier, sauf toutefois les cellules géantes que je signale ici pour la première fois et qui semblent avoir des rapports certains avec les masses élastiques.

S'agit-il d'élastophages ou au contraire de cellules productrices de tissu élastique? C'est une question à laquelle je ne saurais répondre exactement aujourd'hui.

Enfin je ferai remarquer que l'on ne trouve pas dans ces lésions de cellules xanthomateuses véritables comme celles qui abondent dans le xanthome vrai, aussi, avec Darier, je pense que le xanthome élastique ne doit être rattaché que provisoirement au xanthome vrai et qu'il vaut mieux le désigner sous le nom de pseudo-xanthome élastique.

DISCUSSION

M. BALZER (Paris). — Je voudrais signaler un quatrième cas de xanthome élastique que j'ai observé en ville, chez une dame âgée. La lésion occupait presque toute la face, les paupières, les joues, le front, et descendait sur les parties latérales du cou.

D'une apparence très caractéristique, l'affection existait déjà depuis plusieurs années. Je n'ai pu l'observer que cliniquement. Cette dame n'était pas tuberculeuse.

SYPHILIS TERTIAIRE DU VAGIN ET DU COL DE L'UTÉRUS

par le docteur BARTHÉLEMY

(Paris).

Autant les syphilides secondaires sont communes à la vulve, voire au vagin et au col utérin, autant sont rares les manifestations tertiaires de la syphilis dans les mêmes régions; voilà un premier fait d'observation.

Parmi le petit nombre relatif des *lésions tertiaires du col*, un certain nombre ont des caractères assez nets pour les faire reconnaître des médecins compétents; mais un nombre notable sont dépourvues de tout symptôme distinctif, de telle sorte qu'elles seraient méconnues si le traitement spécifique, administré pour d'autres raisons, ne venait les guérir avec une rapidité significative. Un certain nombre donc, de par la banalité même de leur symptomatologie, passent inaperçues: voilà un second fait à signaler tout d'abord.

I. *Vagin.* — La syphilis tertiaire crée dans le vagin des lésions de divers ordres; nous rencontrons d'abord :

A. Des *syphilides ulcéreuses*, simples, soit isolées, soit fusionnées, qui sont tout à fait l'équivalent des syphilides pustuleuses et pustulo-ulcéreuses, que l'on observe à la même période sur le tégument externe.

Ces lésions ulcéreuses coexistent d'ailleurs souvent avec des lésions du même ordre développées, soit sur une région déterminée de la peau, soit à la vulve, soit, bien que rarement, au col utérin, comme en font foi les exemples publiés par divers observateurs ou démontrés incontestablement par quelques moulages.

Elles occupent toute l'épaisseur de la muqueuse vaginale, mettent à nu la couche musculeuse qu'elles entament à peine; à la surface de celle-ci s'arrête le processus ulcératif; c'est là que se développent ensuite les bourgeons qui combleront, quand sera venue la période de la réparation, des pertes de substance pour aboutir ultérieurement à la bande, à la bride ou à la plaque cicatricielle.

Les syphilides ulcéreuses *isolées* du vagin sont assez développées; elles n'ont guère moins que l'étendue d'un demi-centimètre; le fond en est irrégulier, et les bords saillants, tuméfiés. On voit que le processus est là dans toute son activité et qu'il affecte une marche excentrique et progressive.

Ces pustules ulcéreuses sont généralement plusieurs, *réunies* en une zone, assez voisines par conséquent, et la plupart se fusionnent en une plaque principale ulcéreuse autour de laquelle quelques éléments aberrants subsistent seuls, comme pour indiquer le processus initial.

Les éléments fusionnés aboutissent à un placard unique dont les bords affectent la disposition hémicerclée et présentent l'aspect dit en *arcades* ou en *festons*, qui est caractéristique.

La douleur est peu vive, si ce n'est quand on examine au spéculum ou quand on cautérise; et c'est surtout par des pertes de sang ou de pus que les malades sont averties de l'existence possible d'une plaie intérieure. Le plus souvent même, c'est le médecin qui, en pratiquant l'examen, au spéculum, découvre la lésion dont la malade ignorait le développement.

Le diagnostic doit être fait avec les ulcérations du chancre simple.

Celles-ci ont un siège très spécial; elles siègent surtout dans l'ampoule vaginale qui se trouve autour et au-dessous de la lèvre postérieure du col, lequel est d'abord atteint par le virus chancrelleux.

Les syphilides ulcéreuses n'ont pas au contraire de siège fixe; on peut les rencontrer dans tous les points de la surface vaginale.

La durée est de deux mois environ. Quelquefois les lésions ne laissent pas de trace; d'autres fois on trouve une plaque cicatricielle étendue, compliquée parfois même d'une bride reliant le vagin au col utérin.

L'iodoforme, après badigeonnage au nitrate d'argent, est le traitement local de choix; et les auteurs ne rapportent pas de cas où la lenteur et les difficultés de guérison aient créé d'embarras sérieux.

B. La syphilis tertiaire provoque d'autres fois dans le vagin des *ulcérations profondes* et étendues qui se comportent tout à fait comme les ulcérations tégumentaires, n'étant comme celles-ci d'ailleurs que des tubercules profonds, isolés, groupés ou fusionnés, c'est-à-dire des gommes très rapprochées et confluentes. Les pertes de substance sont parfois très étendues ; les pertes rouges et purulentes sont abondantes et les difficultés de diagnostic sont, non plus avec le chancre simple, mais avec le cancer.

La douleur et la durée sont beaucoup plus grandes ; l'état général est parfois intéressé. C'est dans ce cas que les cicatrices ne manquent jamais, sont indélébiles et que les brides sont la règle, formant soit des cloisonnements vaginaux ou du moins des loges incomplètes, soit des adhérences avec le col utérin. L'urèthre ou la vulve ont parfois été le point de départ.

L'emploi du nitrate acide de mercure, du thermo ou du galvano-cautère est nécessaire; et les antiseptiques simples ne suffisent plus.

C. Viennent ensuite les *gommes du vagin*. Celles-ci n'ont pas intéressé d'emblée ni primitivement la muqueuse vaginale ; elles se sont développées tout d'abord dans le tissu cellulaire, entre la couche muqueuse et la couche musculeuse. La couche profonde de la muqueuse vaginale ne tarde pas à être entamée; et la tumeur se développe. On la rencontre rarement moins volumineuse qu'un noyau de cerise; elle peut être du volume d'une noix ou d'un œuf. Dans tous les cas, la tumeur est dure, arrondie, lisse, indolente d'abord, douloureuse seulement vers la fin de son évolution, quand va commencer la période de suppuration ou du moins de ramollissement. Ces gommes sont parfois isolées; le plus souvent elles sont *conglomérées* de façon à former des infiltrations plus ou moins étendues.

L'existence de la gomme pure n'est pas contestable. Mais bien plus souvent le processus gommeux est uni au processus scléreux; et ce sont surtout des *lésions scléro-gommeuses* que l'on observe dans les parties profondes du vagin. La durée est de quatre à six mois et plus.

D. Ces lésions existent surtout dans l'épaisseur de la cloison postérieure ou recto-vaginale. Oudin en a observé un cas dans la cloison antérieure ou vésico-rectale. Elles peuvent disparaître, puis reparaître, rester indéfiniment dures et épaisses, ou bien s'ouvrir, suppurer, guérir et reparaître encore, selon que le traitement intervient énergique et soutenu ou reste insuffisant et irrégulier. Elles peuvent récidiver *in situ*, ou bien devenir phagédéniques.

Il n'est pas rare que les syphilides tertiaires des organes génitaux se développent au point précis où s'est produit le chancre initial (Fournier).

Parfois des lésions du vagin ne sont que des prolongements de lésions parties, soit de la vulve, soit même de l'urèthre, bien que cette dernière région soit moins souvent intéressée chez la femme que chez l'homme.

On trouvera figuré dans la thèse de Spillmann, un bel exemple de syphilide gommeuse ulcérée de la vulve propagée au vagin.

Dans d'autres faits photographiés et aquarellés par Méheux, on voit une véritable mutilation de la vulve et du vagin. Il nous souvient en avoir observé autrefois à Lourcine un cas qui mit trois ans à guérir ; il était traité pour un esthiomène de la vulve et il ne guérit que par le mercure *intus et extra*.

Nées à la vulve, elles remontent dans leur extension le canal vaginal où elles pénètrent dans une hauteur variable, sans dépasser généralement le tiers inférieur. Mais d'autres fois, elles se sont formées sans succéder par voie de continuité et sans communication avec des lésions similaires des diverses parties des régions génitales. Dans les deux moulages que nous avons sous les yeux, l'un de M. Fournier (musée de l'hôpital Saint-Louis), l'autre de M. Verchère (collection de Saint-Lazare), c'est la paroi postérieure du vagin seule qui est atteinte et exclusivement dans son tiers postérieur. Dans une photographie du service de M. Fournier, les ulcérations gommeuses semblent occuper le tiers antérieur bien que la vulve soit saine ; à la paroi antérieure on distingue le fond grisâtre de deux ulcérations taillées à pic limitées par des bords rouges adhérents, nettement limités.

Développées profondément et sans exciter de souffrance, les syphilides vaginales existent, au début tout au moins, à l'insu des malades et ne sont remarquées que par le médecin à l'occasion de pertes ou de légers troubles fonctionnels. L'analyse s'en fera dès lors par le toucher et surtout par le spéculum.

Telles sont les données générales que l'on peut présenter à l'occasion des lésions que détermine la *syphilis tertiaire sur le vagin*.

On a décrit des syphilomes infiltrés, ulcérés, ayant amené à leur suite de l'atrésie du vagin (Spillmann, Remy), et des cicatrices des culs-de-sac ayant succédé au placard, au macaron d'infiltration.

Giraudeau a publié l'observation d'une femme atteinte de phtisie syphilitique et qui présentait une gomme du vagin ; dans le cul-de-sac vaginal droit, l'ulcération très nette dépassait la largeur d'une pièce de 50 centimes ; elle était arrondie, taillée à pic, recouverte d'une couenne gris jaunâtre très adhérente et était entourée d'une zone indurée.

Rappelons les remarquables moulages provenant, l'un de la collection particulière de M. le professeur Fournier, au musée de l'hôpital

Saint-Louis, œuvre de Baretta, l'autre de celle de M. le Dr Verchère, chirurgien de Saint-Lazare, figuré par Jumelin. Dans les deux cas, les lésions sont caractéristiques : elles occupent l'une le tiers inférieur, l'autre le tiers postérieur du vagin. La gomme principale est typique, avec sa forme arrondie ou ovalaire, son fond profondément creux, lisse, et grisâtre (le bourbillon étant enlevé), les bords adhérents, bordés d'un fin liséré rouge, vif, taillés d'ailleurs à pic ; à quelque distance, sont deux petites ulcérations, profondes plus que larges, à fond jaune, bourbillonneux et lisse ; ces deux ulcérations ne sont nullement des chancres simples nés de la lésion principale ; ce sont des ulcérations gommeuses dont les caractères sont si nets qu'en cachant les organes environnants de façon qu'on ne sache pas de quelle région ils font partie, on reconnaît et on affirme sans réserve que des lésions gommeuses sont en voie d'évolution sur une muqueuse quelconque de l'organisme.

M. Neumann[1], dans son mémoire sur les lésions tertiaires du vagin, a observé aussi des gommes de la partie inférieure de l'appareil génital. Or, sur ces 58 cas, les gommes étaient localisées :

À la vulve	5 fois
À la vulve, au mont de Vénus, au périnée	3 —
Au vestibule, à l'entrée du vagin	4 —
À l'orifice de l'urèthre	8 —
Avec participation du rectum	4 —
Sur la colonne antérieure du vagin	5 —
Sur la colonne postérieure du vagin	4 —
Dans le cul de sac antérieur	2 —
Dans le cul de sac postérieur	1 —
Sur la portion vaginale	4 —

Dans certains cas, le canal vaginal semblait creusé dans un bloc fibreux, farci de nodosités, inextensible, de façon à rendre impossibles non seulement le spéculum mais même le simple toucher. Un examen forcé ne peut être fait alors que sous le chloroforme et avec risques de déchirures pouvant aller à la vessie ou au rectum. D'autres fois, l'ulcération est spontanée, anfractueuse, et quoique profonde, ne dépasse pas la paroi vaginale, comme dans le fait que M. Fournier a présenté à la Société de dermatologie en 1895, même quand toute la cloison est infiltrée. Des fistules parfois très larges ont pu succéder aux pertes de substances, 5 fois sur 27 cas (Neumann).

M. Erhmann a rapporté un cas dans lequel la femme avait des gommes du rectum à la hauteur du sphincter supérieur. Ces gommes

1. *Wiener med. Woch.*, 1895, p. 150.

en se ramollissant devinrent la cause d'une vaste excavation dont les diverticules se prolongeaient jusqu'à la colonne postérieure du vagin.

D'une manière générale, les lésions tertiaires du vagin peuvent donner lieu à des erreurs de diagnostic. Les principales sont :

1° Les cicatrices étendues du vagin à la suite d'accouchements laborieux, d'infections puerpérales qui ont été causes de sphacèles plus ou moins étendus. On sait que les lésions cicatricielles siègent surtout sur l'extrémité supérieure du vagin, à l'inverse des lésions tertiaires. Mais surtout, on ne devra pas oublier que ces dernières consistent en une véritable infiltration tangible surtout par la voie rectale ; et jamais on ne trouve dans le cas de cicatrices étendues du vagin des cloisons aussi épaisses ou farcies de nodosités.

2° Les lésions malignes, à savoir l'épithélioma et plus rarement le carcinome. En cas de doute, l'examen histologique d'une parcelle biopsiée suffira à lever toute hésitation.

3° Avec les lésions syphilitiques non tertiaires dont l'infiltration est bien moindre et dont les ulcérations sont moins profondes et plus multiples. Il faut seulement se souvenir que parfois les lésions scléreuses peuvent succéder très rapidement aux accidents précoces, dans la syphilis précoce maligne par exemple des sujets débilités, alcooliques, etc. Ces faits ont été bien étudiés par M. Balzer, dans son travail sur les syphilides du vagin, publié en 1889, dans le Compte rendu du Congrès international de dermatologie et de syphiligraphie.

Reprenons maintenant l'étude de la lésion, de l'altération locale. Nous ne saurions mieux faire que de résumer l'enseignement à ce sujet de notre cher et éminent maître le professeur Fournier[1].

Ici encore, même division naturelle de ces accidents tertiaires en deux groupes, à savoir : *Syphilides ulcéreuses* et *syphilides gommeuses*.

Les premières sont, ou bien des ulcérations simples, peu distinctes des ulcérations traumatiques par exemple et n'offrant aucune particularité objective qui permette d'en affirmer la spécificité. Ou bien elles affectent la configuration demi-cerclée, en moitié d'anneau, en fer à cheval, en croissant, en C majuscule, disposition qui est sinon caractéristique, du moins familière à la syphilis. Il n'est guère en effet que la syphilis qui fasse ainsi, *sur la muqueuse*, des ulcérations demi-cerclées.

La syphilis tertiaire peut ne donner lieu qu'à une lésion unique, isolée, solitaire, ayant une forme cerclée, ou bien, si elle est vaste, des bords festonnés en une série d'arcades. Plus habituellement, ces

1. Lésions génitales tertiaires chez la femme. Leçons sur la syphilis tertiaire faites à Lourcine. *Journal l'École de médecine*, Paris, 1875, p. 129.

lésions sont multiples, on en peut rencontrer jusqu'à 6 et 8, qui, venant à fusionner, peuvent constituer de vastes pertes de substance dont la cicatrisation, très lente à obtenir, pourra être vicieuse. L'étendue de chacune de ces lésions peut être habituellement comparée à celle d'une amande. Non traitées, elles persistent, s'accroissent, s'enflamment et finissent par amener, bon gré mal gré, les malades chez le médecin. J'en ai vu résister à toute thérapeutique pendant deux mois, contrastant en cela avec la bénignité et l'indolence des manifestations mondaines secondaires.

Par elles-mêmes, ces ulcérations ne sont pas douloureuses ; mais elles ne tardent pas à être irritées par le contact des règles, du sang coagulé, des sécrétions vaginales, le défaut de pansement, l'incurie, la malpropreté, la fatigue et même le coït. Elles s'enflamment alors et deviennent assez douloureuses pour exiger le repos.

La forme ulcéreuse s'observe de préférence à une période assez jeune de l'étape tertiaire. La *forme gommeuse* constitue un accident tardif de la période tertiaire.

Les lésions de ce second groupe se présentent sous deux variétés d'inégale fréquence : la variété nodulaire ou gomme circonscrite et la variété diffuse ou gomme infiltrée.

La première est constituée par de petites tumeurs isolées, bien distinctes, sous forme de nodules sous-muqueux ou de plaques aplaties intra-muqueuses. De même que toutes les gommes, ces petites tumeurs, originairement solides, se ramollissent à un moment donné, s'ouvrent et déterminent des ulcérations creuses, taillées à pic, bourbillonneuses de fond, d'une étendue toujours plus considérable d'un tiers que celle du néoplasme initial. Les gommes nodulaires seraient plus rares que les gommes infiltrées ou syphilome diffus ou en nappe.

La seconde se présente sous forme d'une infiltration en masse de tout un segment vaginal. Ce segment ne tarde pas à former tumeur, pouvant donner à l'épaisseur de la paroi un volume triple de l'état normal. A son niveau, la muqueuse ne tarde pas à devenir d'une rougeur livide et toute la zone infiltrée est tellement dure au toucher qu'elle donne la sensation d'un bloc de cartilage. Au bout d'un temps plus ou moins long, elle commence à s'ulcérer en un point, puis en deux et en trois, presque en pomme d'arrosoir, comme un anthrax ; et ces diverses ulcérations venant à se réunir, présentent les caractères pathognomoniques de la gomme ulcérée. Si le traitement n'intervient pas, la totalité de l'infiltration, d'abord ligneuse, se ramollit et s'ulcère, comme on le voit dans les gommes du voile du palais, le plus habituellement constituées par une tuméfaction diffuse du bandeau palatin sans tumeur distincte.

Il n'est pas commun de constater la gomme vaginale à sa période de crudité, parce qu'à cette période les lésions n'éveillent encore ni douleurs, ni prurit, ni phénomènes inflammatoires, ni troubles fonctionnels d'aucun genre. Conséquemment, elles n'inquiètent pas les malades et passent assez longtemps inaperçues. Le plus habituellement, on n'est appelé à les observer qu'à l'époque où elles ont commencé à s'ulcérer, ou même elles se sont déjà ulcérées complètement.

Un point remarquable en effet dans l'évolution ultérieure de ces infiltrations gommeuses vaginales, c'est qu'une fois entamées en surface, elles continuent à s'ulcérer avec une rapidité singulière. Il en est encore de ces gommes comme de celles du voile; elles semblent se fondre, se détruire à vue d'œil; elles se convertissent à bref délai en de vastes et profonds ulcères qui ont été pris plus d'une fois pour des cancers, à marche foudroyante, devenant chaque jour plus étendus et plus menaçants. Il ne faudrait pas croire toutefois que de tels dégâts puissent être l'œuvre de quelques jours : ils ne se produisent aussi rapidement que parce qu'ils étaient préparés de longue date. Ce ne sont pas des tissus sains que détruit de la sorte cette ulcération hâtive, mais bien des tissus depuis longtemps altérés, infiltrés, détériorés, organiquement déchus.

Il est facile de préjuger à quoi aboutit la destruction de ces infiltrations gommeuses. Il en résulte ce qui peut en résulter, à savoir des entamures, des pertes de substance dont l'étendue se mesure à celle du dépôt néoplasique qui se dissout. C'est ce qui explique la profondeur parfois grande de ces ulcérations, nettement entaillées, bourbillonneuses au fond, circonscrites par des tissus remarquablement durs et reposant sur une base dont la rénitence est en relation avec l'épaisseur de l'assise gommeuse encore existante. L'aspect phagédénique que peut prendre la lésion n'est en réalité que la conséquence du ramollissement subi par des infiltrations gommeuses plus ou moins étendues, plus ou moins profondes.

Dans le récit de quelques autopsies, on trouve signalées, le plus souvent incidemment, des lésions variées du corps du vagin, soit des ulcérations occupant surtout l'ampoule supérieure, soit des cicatrices, des brides, des rétrécissements, des atrésies partielles, témoignages peu équivoques d'ulcérations antérieures (Lancereaux, Rémy, Spillmann, Virchow, Behrend, Morgan, Rey, Feulard, etc.). De même, nous avons reçu, il y a quelques années, dans notre service d'hôpital, une femme âgée, syphilitique de vieille date, qui sans avoir jamais eu d'enfants, présentait une atrésie presque complète du vagin, à 5 centimètres de la vulve, avec des brides épaisses, reliant entre elles les parois opposées. » Tels sont les faits qui permettent d'établir le pronostic et l'évolution définitive de ces lésions.

Nous n'avons parlé jusqu'ici que des lésions tertiaires dues à la syphilis acquise. Il nous reste à signaler deux cas se rapportant l'un à la syphilis conceptionnelle, l'autre à l'hérédo-syphilis.

Dans le premier cas, il s'agit d'une femme qui s'est mariée à un homme ayant eu la syphilis moins de trois ans avant la naissance de son premier enfant. Fausse couche de huit mois; enfant mort et macéré. — Second enfant né à terme, vivant, ayant toujours été chétif, mort à trois ans d'accidents méningitiques. — Troisième enfant, né à terme, ayant tous les signes de l'hérédo-syphilis et ayant présenté à l'âge de quatre ans des ostéomes gommeux du tibia et du frontal. La mère, suivie pendant de longues années, n'a jamais présenté aucune manifestation spécifique, ni du côté des téguments, ni du côté des muqueuses, des os, du système nerveux, de la bouche, du voile, des yeux, etc. Elle a eu seulement de l'anémie, de l'affaiblissement général sans cause appréciable, des douleurs vagues dans les os et dans les jointures, douleurs toujours prises pour des rhumatismes, bref, un certain nombre de troubles nutritifs que j'ai réunis (*Congrès international de dermatologie* de 1889) pour la symptomatologie de la syphilis conceptionnelle fruste ou latente. Bien entendu, cette femme n'ayant jamais eu de signe net, n'a jamais été soumise au traitement spécifique. Or, douze ans après son mariage, elle eut une ulcération profonde de la paroi postérieure et supérieure du vagin qui ne guérit que par le mercure et l'iodure de potassium.

Le second fait a été observé sur une jeune femme de vingt et un ans, fille d'une mère syphilitique et porteuse de tous les stigmates dystrophiques de l'hérédo-syphilis. Pourtant, à part des maux de tête et de fréquentes douleurs osseuses attribuées à la croissance, à l'anémie et au nervosisme, elle n'avait jamais eu le moindre symptôme pouvant être considéré comme une manifestation syphilitique directe.

Elle fut prise soudainement d'une tumeur développée en arrière du pubis, au devant de la vessie, et qui s'ouvrit presque avec la rapidité d'un abcès dans le fond du vagin. L'ulcération ne tarda pas à s'agrandir et à descendre suivant un sens inverse des lésions décrites précédemment, détruisant en bande la colonne antérieure du vagin, l'extrémité antérieure de l'urèthre, le vestibule et même le pourtour du clitoris. Toute cette mutilation se fit en moins de quinze jours, puis la lésion

se montra avec tous les caractères de l'ulcération gommeuse la plus
typique. C'est alors que nous fûmes appelés et que nous pûmes affirmer le diagnostic et instituer un traitement spécifique mixte. L'affection
fut enrayée seulement au bout de deux mois et la guérison complète
ne fut obtenue qu'au bout de cinq mois. Le D' Burlureaux me rem-
plaça souvent pour faire les pansements indispensables au traitement
local ; nous fûmes longtemps surpris par l'évolution soudaine de cette
hérédosyphilide gommeuse foudroyante et mutilante, et nous pensions
que, si cette manifestation s'était faite dans un organe inaccessible à
l'examen direct, il eût été absolument impossible de remonter à la
véritable cause, d'abord énergiquement niée par la mère et tout à fait
inconnue du père.

Dans l'étude de la syphilis tertiaire sur l'utérus, il devient tout à
fait indispensable d'examiner les lésions du col, indépendamment de
celles du corps, par ce fait que ces dernières échappent à l'examen
direct.

A. Col utérin. — Sans être communes, les lésions tertiaires du col
s'observent avec une certaine fréquence. Au moment où nous faisons
cette description, plus de douze moulages, de provenance diverse,
sont placés sous nos yeux. Troncin, en 1857, les signale. Mollière, de
Lyon, observe un ulcère fongueux simulant un cancer ; il le guérit en
quelques semaines par le traitement syphilitique.

Ces lésions consistent invariablement en des syphilides ulcéreuses
du museau de tanche, et non pas en des ulcérations d'infections
variées développées chez de vieilles syphilitiques. M. Fournier, pas
plus que Ricord, n'ont observé de véritables gommes du col. Pourtant Lebert et Morgan en ont rapporté des cas constatés à l'autopsie.

On a décrit aussi le syphilome diffus du col, l'hypertrophie syphilitique du col (Rollet, Guérin, Gosselin, Fournier), mais la lésion commune, c'est l'ulcération syphilitique du col. Ces lésions ont tous les
caractères bien distinctifs des ulcérations syphilitiques, mais elles
n'ont, bien entendu, de par leur siège, aucun caractère distinctif des
lésions de même origine, mais de localisation différente.

Ce sont des *ulcérations*, c'est-à-dire des entamures de la muqueuse,
des entamures véritables, très différentes des ulcérations dites inflammatoires et dues à l'ectropion et au glissement de la muqueuse cervicale ou produites par les associations microbiennes que favorisent
les traumatismes infligés aux tissus par la puerpéralité ou par la
blennorrhagie par exemple.

Ces ulcérations siègent soit au centre même du col, soit sur les

portions excentriques, ce qui est plus rare. Sur les nombreux moulages que nous avons sous les yeux, les deux tiers occupent le centre
et s'étendent sur les deux lèvres; un tiers affecte une des deux lèvres,
ou une zone de l'une d'elles, ou enfin un région quelconque du col
éloignée du centre.

Dans quelques cas, la lésion est creusée dans la substance même du
col et l'on y retrouve le symptôme de l'ulcération taillée à pic. Dans
d'autres, la forme en C majuscule est absolument réalisée. Dans celui-
ci, la lésion est peu étendue, occupe un point seulement d'une lèvre,
mais elle est si nettement circonscrite, ses bords sont si bien limités
qu'on reconnaît vite la spécificité. Dans deux cas seulement, les ulcérations, grisâtres dans leur centre, bien limitées par les bords rouges
et tranchés, sont au nombre de deux, l'une de l'étendue d'une pièce
de 50 centimes, l'autre de celle d'une pièce de 20 centimes. Dans un
cas, la lésion est turgescente, exubérante, au lieu d'être creuse, et se
présente sous l'aspect d'un *ulcus elevatum* (Verneuil); certaines sont
végétantes, on a même dit papillonneuses, sans être ulcérées.

Les lésions sont variables de couleur : tantôt rouges avec un semis
de points et de plaques jaunes ou grises; tantôt blanchâtres, grisâtres
ou jaunâtres et tranchant alors fortement sur la coloration des parties
périphériques; tantôt même, mais plus rarement, d'un rouge sombre,
vineux, presque violacé.

En général, le fond, quand il n'est plus recouvert de pus, de couenne
grisâtre ou de bourbillon jaunâtre, est généralement assez lisse et
les bords sont peu élevés, quoique bien tranchés dans leurs festons,
pour peu que la lésion soit étendue, ou dans sa circination, si la
lésion est minime.

Ces plaies fournissent une suppuration de très médiocre abondance, laquelle se confond le plus souvent avec les sécrétions vaginales habituelles. Absolument aphlegmasiques, elles n'éveillent
aucune douleur et n'excitent même, sauf exceptions rares, aucune
réaction de voisinage sur le col, qui conserve sa forme, son volume
physiologique, sans tuméfaction. « Aussi, ne se trahissant par nul
autre trouble fonctionnel qu'un suintement purulent, à peine teinté de
sang, lequel a toutes chances de passer inaperçu dans les sécrétions
vaginales, ces syphilides ulcéreuses du col resteront-elles presque
toujours ignorées des malades. Neuf fois sur dix, le médecin les
découvre par hasard, en pratiquant, pour une raison ou pour une
autre, l'examen au spéculum et sans que son attention ait été spécialement attirée sur ce point.

Cette description prouve que ces lésions utérines ne comportent généralement pas d'attribut propre qui suffise d'aspect à en attester la spécificité. Conséquemment, elles courent risque d'être prises pour des ulcérations vulgaires ; c'est là sans doute ce qui explique comment elles sont restées presque absolument méconnues jusqu'à nos jours, et pourquoi leur fréquence réelle n'est pas encore exactement appréciable.

Il est cependant un certain nombre de considérations qui peuvent servir à en faire reconnaître, tout au moins à en présumer la nature ; à savoir :

1° Coexistence fréquente, avec ces lésions utérines, d'autres lésions vulvaires consistant évidemment en manifestations de syphilis tertiaire. Ce premier signe a une haute valeur. S'il existe à la vulve ou au vagin (comme dans deux des moulages que nous avons sous les yeux) des ulcérations tertiaires, il y a toute probabilité pour que des ulcérations, douées de caractères similaires, développées sur le col, soient de même nature. S'il y avait quelque doute sur la qualité de lésions isolées du col, il ne peut en subsister quand celles de la vulve sont manifestement des syphilides ulcéreuses.

2° Parfois, la couleur blanc grisâtre ou blanc jaunâtre des syphilides ulcéreuses du col tranche assez fortement sur la coloration des parties voisines pour éveiller immédiatement le soupçon. Il est très rare inversement que les ulcérations inflammatoires prennent un tel aspect diphthéroïde. N'accordons toutefois à cette considération objective qu'une importance secondaire.

3° Un troisième signe est bien autrement significatif, étant connue la tendance générale de la syphilis à affecter dans ses lésions la forme cerclée ou hémicerclée. Cette configuration particulière se conserve sur les muqueuses ; et, sur les muqueuses, exception faite par exemple pour la glossite marginale, et au col utérin, pour la chancrelle, cette configuration est plus caractéristique encore que sur la peau.

Dans l'espèce, une ulcération de ce genre, c'est-à-dire une ulcération utérine à contours circinés ou festonnés, nous ne disons pas arrondis, peut presque à coup sûr être rattachée à la syphilis. Malheureusement, les syphilides utérines sont loin de présenter dans tous les cas une disposition graphique aussi nettement distinctive.

Dans un fait observé par nous, la lésion tertiaire du col était si nette par le fait des caractères mêmes de l'ulcération, par sa couleur et surtout par sa forme, que nous avons pu porter directement et objectivement le diagnostic de syphilis tertiaire. Renseignements pris et observation bien fouillée, il s'agissait effectivement d'une syphilis restée ignorée jusque-là, et nous pûmes, de par les symptômes indubitables concomitants, prescrire sans crainte d'erreur un traitement spécifique intensif dont il ne nous serait peut-être pas venu à l'idée de rechercher l'indication si la lésion utérine n'avait pas tout d'abord éveillé notre attention.

4° Absence de tout trouble utérin : signe négatif qui, certes, a bien son prix, et voici comment. La plupart des affections ulcéreuses de l'utérus ont pour caractères habituels de s'accompagner d'une hypertrophie du col, d'une tuméfaction des lèvres, d'un ectropion de la muqueuse cervicale, avec fissures saignantes, avec catarrhe purulent adhérent ; de sensibilité morbide de l'organe et des annexes, d'irradiations inflammatoires ou simplement douloureuses lombaires, abdominales, inguinales, crurales ; de troubles menstruels, d'hémorragies, d'écoulements plus ou moins abondants, etc. Or les syphilides tertiaires du col utérin ne comportent pas cet ensemble de symptômes. Si donc on observe une ulcération utérine qui s'est développée et qui persiste en l'absence de tout trouble utérin, par cela seul on est autorisé à tenir cette ulcération pour suspecte et à rechercher l'origine spécifique.

5° Évolution. — Il est de notoriété commune que les ulcérations inflammatoires du col (il s'agit d'ulcérations et non d'érosions) n'affectent jamais qu'une marche lente et souvent même chronique. Or, relativement du moins, les ulcérations spécifiques sont d'une évolution bien plus facile et bien plus hâtive. Soumises à un traitement approprié (médication interne, badigeonnages au nitrate d'argent ou à la teinture d'iode, pansement avec tampon soupoudré d'iodoforme ou de tant d'autres poudres antiseptiques plus avantageuses les unes que les autres), elles se modifient et se cicatrisent en quelques semaines. Cette rapide curabilité par des moyens simples est un signe qui, dans la plupart des cas, vient confirmer le diagnostic émis sur la spécificité des lésions.

Ce diagnostic, dit Doléris (p. 15 de son mémoire sur le *chancre du col*), n'est pas fait quatre-vingt-quinze fois sur cent. C'est peut-être excessif; cela dépend des services; dans nos services de vénériens, l'examen du col est fait *systématiquement et souvent.*

Diagnostic. — Tels sont les symptomes, tels sont les signes, telles sont les bases sur lesquelles nous allons maintenant discuter et établir le diagnostic différentiel des syphilides ulcéreuses du col utérin avec un certain nombre de lésions et notamment avec les chancres simples et syphilitiques. Les ressemblances peuvent être même assez marquées en certains cas pour donner lieu à des erreurs de diagnostic qu'il faut d'autant plus s'efforcer d'éviter qu'elles sont plus faciles à commettre, qu'elles comptent parmi les problèmes les plus difficiles de la syphiligraphie et que la guérison peut en dépendre.

a) Certains *chancres simples* du col simulent les syphilides ulcéreuses utérines au point de rendre parfois presque impossible le diagnostic différentiel des deux lésions : voilà un fait aussi exact que peu rare.

Le chancre simple a des bords plus abrupts, plus à pic, plus entaillés que ceux de la syphilide ulcéreuse; voilà ce que disent les classiques; j'ajouterai qu'ils sont aussi plus saillants, plus épais, plus rouges, et creusés à leur base par le processus extensif du virus, de façon à être parfois repliés sur eux-mêmes.

Le chancre simple présente un fond aréolaire, déchiqueté, spongieux, déchiré comme par une foule de petites dents de souris. La syphilide ulcéreuse offre un fond plus lisse et plus égal.

Le chancre simple a une coloration plus jaune que la syphilide ulcéreuse, laquelle est jaunâtre, grise ou rougeâtre.

Ce sont là des différences du plus au moins, qui exigent, pour être appréciées, un coup d'œil expérimenté, surtout dans des régions lointaines, mal éclairées comme sont les lèvres du col où l'inoculation s'est faite grâce à une érosion préexistante. Les chancres simples sont généralement plus multiples, entourés à leur périphérie de chancres simples plus petits, naissants, consécutifs, développés par inoculations successives et de voisinage. Le pus virulent coule et s'arrête à la fourchette, puis coule encore sur le périnée et autour de l'anus. C'est dans toutes ces régions qu'on observe des chancrelles qui éclaireront aussi sur la nature des lésions du col, souvent plus anciennes et déjà en voie de guérison quand on les observe.

Rien de semblable naturellement avec la syphilide ulcéreuse laquelle, non auto-inoculable, ne produit pas de lésions de voisinage, laquelle « ne fait pas de petits », selon l'expression de Ricord et de Fournier, sur la zone de tissus qui l'entoure.

La syphilide ne s'accompagne jamais d'engorgement ganglionnaire. Le chancre simple retentit parfois, non constamment, sur les ganglions correspondants qui, alors, sont douloureux et peuvent suppurer.

Dans les cas douteux, qu'on veut absolument élucider, on raclera l'ulcération du col et on fera l'inoculation sous-cutanée de la sérosité. Avec le chancre simple, le résultat sera positif; avec la syphilide ulcéreuse, comme avec les ulcérations dites inflammatoires, l'inoculation sera négative, restera stérile même sur l'utérus. Enfin le microscope démontrera l'existence du bacille de Ducrey, générateur du chancre simple.

b) Le *chancre syphilitique* du col peut être confondu avec la syphi-

lide ulcéreuse, erreur qu'il importe d'éviter pour le pronostic et surtout pour le traitement.

Les syphilides tertiaires qui se rapprochent assez du chancre induré
pour être confondues avec lui sont celles qui sont à la fois circonscrites, indurées, solitaires. Mais elles ne s'accompagnent généralement pas d'adénopathies ni d'aucune autre manifestation secondaire;
que si, par exception, il s'est produit simultanément avec la *syphilide
chancriforme* un autre accident manifestement spécifique, qu'il ne
pourra s'agir que d'une lésion tertiaire qui prouvera, par sa présence
même, qu'il ne doit pas être question de l'accident primitif.

c) Le *cancroïde* à sa période ulcéreuse peut aussi simuler une
syphilide tertiaire ulcérative du col. L'erreur en pareil cas conduit à
une opération, sinon grave, du moins inutile et regrettable, puisqu'elle
eût pu être avantageusement suppléée par le traitement spécifique.
Dans l'autre alternative, on prescrit le mercure et l'iodure au lieu de
pratiquer l'opération nécessaire, et cette expectation est dangereuse
puisqu'elle donne à la lésion le temps de devenir inaccessible à la
chirurgie, avec des chances suffisantes de non récidive.

La syphilis prédispose l'enfance à la tuberculose, et l'âge mûr au
cancer; il pourrait donc se faire qu'on eût affaire à un épithélioma du
col sur une lésion syphilitique. Toutefois les antécédents doivent être
soigneusement recherchés. On y découvrira du moins l'évolution de la
lésion que l'on aura pu suivre au spéculum. Or, avec le cancroïde,
évolution beaucoup plus lente et ulcération précédée d'une assez
longue période pendant laquelle la lésion se présente à l'état de tumeur
sèche, dure, calleuse, végétante plutôt qu'ulcérante. Bien de semblable
pour les syphilides qui, ou bien s'ulcèrent d'emblée (forme ulcéreuse),
ou bien développent des infiltrations qui se ramollissent et s'ulcèrent
d'une façon très hâtive (forme gommeuse). Le toucher fera sentir,
dans le cas d'ulcération de la tumeur épithéliomateuse, une base d'une
dureté extrême, sèche, mais limitée, qui ne ressemble en rien à la
dureté ligneuse étendue à toute la région que l'on constate dans la
syphilis. D'ailleurs les syphilides tertiaires sont des ulcérations sans
tumeur véritable, tout au plus à base rénitente, engorgée, infiltrée;
mais cette base ne donne pas, comme dans le cancer, la sensation
d'une tumeur sous-jacente à l'ulcération. La dureté et l'épaisseur des
bords sont moindres aussi dans la syphilis que dans le cancer lequel
donne lieu aussi plus tard à des pertes de sang beaucoup plus considérables (métrorrhagies véritables et non suintements sanglants).

L'ulcération du cancer n'est jamais de forme régulière; elle est plus
rouge, plus violacée et plus fongueuse, plus inégale de fond; elle

sécrète une sanie ichoreuse plus diffluente, plus fétide, plus abondante; enfin, elle est souvent entamée, bordée de végétations bour-
geonnantes, papillomateuses, champignonneuses, etc., sur lesquelles
le traitement spécifique intensif restera sans aucun effet et pour lesquelles l'excision et l'examen microscopique donneront au contraire
des résultats concluants.

d) Dans l'étude diagnostique que nous poursuivons, nous devons
faire mention des *ulcérations dites inflammatoires du col*. Nul doute,
en effet que, dans la grande majorité des cas, les syphilides ulcéreuses
du col ne soient confondues avec ces ulcérations si variables d'aspect,
d'étendue, de physionomie et souvent mal dépourvues de caractères.
Voici ce qu'enseigne Fournier à ce sujet[1].

« Les syphilides ulcéreuses sont généralement plus creuses, moins
granuleuses, plus lisses et plus plates de fond; elles ont des bords
plus accentués, plus tranchés, et souvent composés de segments de
cercles; elles s'irradient de l'orifice du col moins régulièrement que
les ulcérations ou les érosions inflammatoires qui en général rayonnent
de ce point sur la lèvre postérieure d'abord, puis sur l'autre. Elles
ne s'accompagnent pas de tuméfaction du col, d'hypertrophie utérine,
de sensibilité morbide de l'organe, de douleurs névralgiques péri-
utérines, de troubles menstruels, d'hémorragies, etc., parce que les
syphilides se développent sur un *utérus sain*, tandis que les autres
surviennent sur un *utérus malade* à divers degrés qui rend longtemps
rebelles au traitement les lésions symptomatiques d'une simple complication ou d'une affection utérine. Au contraire, les syphilides ulcéreuses du col guérissent en général d'une façon relativement facile
et rapide sous l'influence des moindres soins d'antisepsie. »

Ces considérations, jointes à la notion de manifestations concomitantes ou d'antécédents spécifiques éclairent le diagnostic d'une façon
très précise. Seraient-elles insuffisantes, ce qui n'arrive que trop
fréquemment, elles permettent du moins, sinon d'affirmer, au moins
de suspecter la nature spécifique des ulcérations. Or, tout est là, au
point de vue essentiel, au point de vue vraiment pratique, celui de la
prophylaxie.

A une femme en effet simplement affectée d'érosions inflammatoires
du col, on peut rigoureusement permettre les rapports dans une certaine limite, car les rapports dans de telles conditions ne sont guère
dangereux pour autrui (qui risquerait tout au plus un écoulement).
Tout au contraire, à une femme affectée de syphilide ulcéreuse du

<hr>

[1]. Fournier, *loco citato*, p. 148.

col, les rapports doivent être formellement interdits ; car ces ulcérations sont certainement contagieuses, et à leur contact l'homme risque de prendre la vérole. L'essentiel donc ici, c'est de soupçonner simplement là nature des lésions pour traiter au plus vite ces manifestations contagieuses.

Complications et pronostic. — Nous réunirons pour ce paragraphe les ulcérations vulvo-vaginales et cervico-vaginales, le vagin, comme on l'a vu, n'étant qu'exceptionnellement intéressé seul et primitivement. Nous sommes en présence d'un *phagédénisme*, cette complication est-elle due à la seule syphilide ulcéreuse ou bien à un chancre simple surajouté? Car, comme dit M. Fournier, ce genre de cumul n'est pas interdit et rien n'est moins rare que de rencontrer le chancre simple sur un sujet préalablement syphilitique. Bien des femmes sont affectées à la fois de chancres simples et de syphilis, sans préjudice encore de la coïncidence possible d'autres lésions vénériennes. Or tous les phagédénismes se ressemblent.

Les signes tirés de l'évolution pourront éclaircir le diagnostic en quelques cas. Ainsi, le chancre simple est une lésion originairement ulcéreuse et qui reste ulcéré pendant toute sa durée. Les syphilides tertiaires inversement naissent quelquefois à l'état de tumeurs solides qui plus tard seulement se ramollissent. Quand ce sont des gommes, elles ont à leur début une période sèche qui peut être méconnue sans doute mais qui ne l'est pas forcément, ce qui constitue un élément de diagnose. A un degré plus avancé d'évolution, le chancre simple, plus fréquent que les syphilides tertiaires, s'accompagne de phénomènes phlegmasiques, d'adénopathies, de décollements, d'abcès, d'œdèmes périphériques, tous phénomènes éventuels. Quand ils existent, on peut tirer parti des indications qu'ils fournissent, mais quand ils manquent, il n'est rien à inférer de leur absence. Ils constituent d'ailleurs des éléments de probabilité et non de certitude. L'inoculation sur le sujet même et la recherche microscopique du bacille de Ducrey rendront les plus grands services dans certains cas où le diagnostic est impossible objectivement.

On a décrit la tuberculose du col et des culs-de-sac vaginaux. Elle est bien plus rare qu'on ne l'a dit. Les points jaunes, la recherche du bacille de Koch, les inoculations aux animaux et surtout dans le péritoine seront utilisés si la marche lente, la nature du pus, l'état général ne renseignent pas suffisamment.

L'évolution est un symptôme très précieux à consulter. Parfois, à l'entrée d'une malade à l'hôpital, il est absolument impossible de savoir à quoi on a affaire, tel est l'aspect hideux et confus des lésions

Il faut d'abord soumettre la malade au repos et à l'hygiène, aux soins de propreté, aux bains et surtout aux injections répétées et bien données à l'eau chaude antiseptisée. Les lésions changent rapidement d'aspect, se modifient, se transforment, se simplifient, privées des éléments inflammatoires surajoutés et masquant la vraie nature du mal et le diagnostic peut être fait, surtout s'il s'agit bien de syphilis: le traitement mixte montre son influence curative avec une rapidité significative. Car, dans le phagédénisme tertiaire, bien qu'il y ait des cas rebelles, la règle, le fait commun, c'est l'amendement rapide sous l'influence des médicaments spécifiques.

Les autres complications sont constituées par l'irradiation inflammatoire, l'induration de la muqueuse, la vaginite dans certaines parties notamment le col et les culs-de-sac, le sclérème de certaines autres régions, c'est-à-dire leur tuméfaction dure, élastique, pouvant, comme à la bouche, à la langue, aux joues et surtout aux lèvres, déterminer la transformation éléphantiasique de certains replis aux bourgeonnements végétants, hypertrophiés, transformés en bourrelets énormes, turgides, se tordant parfois sur leur axe ou s'entre-croisant de façon à prendre les formes les plus étranges. Ces productions phagédéniques sont produites par la confluence des noyaux gommeux ulcérés ou de l'infiltration totale tertiaire des tissus; de là les ulcérations étendues, serpigineuses en même temps que profondes, excavées et térébrantes, d'où sortent du vagin en véritable bouillie des lambeaux escharifiés et horriblement fétides. Dans l'intervalle des ulcérations, la muqueuse s'est inflammée, indurée, infiltrée de façon à remplir, à oblitérer toute la cavité du canal vaginal. Quand tout est guéri, les cicatrices multiples, irrégulières, enchevêtrées, peuvent encore donner lieu à des rétrécissements définitifs.

Nous avons dit que ces cas sont extrêmement rares et que les observateurs n'en ont encore rapporté que quelques cas. Nous avons dit aussi que, quand la nature du mal était bien reconnue et le traitement bien suivi, la guérison était beaucoup plus rapide qu'on ne pouvait le prévoir tout d'abord.

Comme cela arrive pour des syphilides de la jambe, de la lèvre ou de l'arrière-gorge, on peut constater ici la fâcheuse tendance à se reproduire après guérison, en apparence définitive, et à se reproduire soit exactement sur le siège qu'elles avaient occupé tout d'abord, soit sur les régions limitrophes : c'est la *récidive in situ*.

Il est assez commun que, guéries, bien guéries, les syphilides ulcéreuses génitales de la femme récidivent de la même façon et cela non pas même une seule fois, mais deux fois, trois fois de suite. Au milieu

de nombreux exemples, citons le suivant tiré de la clinique de
M. Fournier : « Il y a quelques années, cette femme fut affectée d'une
syphilide ulcéreuse qui rongea une partie de la petite lèvre droite, du
segment correspondant de l'orifice vulvo-vaginal. Huit mois ne s'étaient
pas écoulés après la guérison de ce premier accident qu'une lésion de
même nature se reproduisit sur la cicatrice, puis se portait delà sur le
vestibule et sur l'urèthre. Toute la région vestibulaire fut profondément creusée, excavée dans cette première récidive et nous eûmes
toutes les peines du monde à venir à bout de ces ulcérations à la fois
térébrantes et serpigineuses. Or, quelques mois plus tard, nouvelles
syphilides du vestibule, d'où elles s'irradiaient sur le vagin. Cette
troisième poussée fut plus rapidement enrayée que les précédentes
par le traitement. Enfin, tout récemment, nouvelle récidive, toujours
au voisinage des dernières ulcérations et l'on peut constater sur le
segment gauche du vagin trois syphilides ulcéreuses, chacune de
l'étendue d'une amande ou d'une pièce de 20 centimes : Toutes ces
récidives se reproduisent sous la même forme d'accidents et au même
siège. »

Ces récidives *in situ* sont assurément des plus remarquables.
M. Fournier appelle sur cette particularité toute l'attention des praticiens dont elle est trop peu connue. C'est un des caractères de la
syphilis, quelle que soit la localisation de la manifestation. S'il s'agit
d'une lésion cérébrale par exemple, et qu'elle récidive, il ne faut pas
considérer la récidive comme un échec ou une inaptitude des médicaments spécifiques et conclure qu'il ne s'agit pas de syphilis. En
quelques cas la lésion se localise, se circonscrit à une région qu'elle
laboure, épaules, cuisses, tronc, face, etc.

D'autres fois, il y a des cas où la syphilis est pourtant certaine, et où la
syphilide tertiaire n'est compliquée d'aucun autre processus, où la
lésion, bien que très nette, n'est ni très étendue ni très profonde et
où la guérison n'est pas obtenue rapidement, malgré les traitements
les plus énergiques et les plus variés. Non seulement, il y a récidive
in situ au moment où l'on croit la cicatrisation près d'être faite ; mais
dans certains cas cette cicatrisation ne s'obtient même pas et la guérison n'est pas réalisée quoi qu'on fasse. La lésion ne s'aggrave pas,
ne s'étend pas, ne se complique pas, elle résiste et persiste sans modification. Les cas ne sont pas rares à la peau chez les alcooliques par
exemple ; mais, il faut savoir que cette immobilisation morbide d'une
ulcération tertiaire, très limitée, très circonscrite, a pu se rencontrer
au col et au vagin, sans que l'affection se soit compliquée d'une autre,
ou bien ait été infectée, ou ait en quoi que ce soit dégénéré, comme

l'ont prouvé l'évolution ultérieure et la guérison définitive. Dans un cas, au bout de deux années de traitement fait, interrompu et repris, la plaie a été enfin cicatrisée. La syphilide est une lésion essentiellement sujette aux récidives, voire, *in situ*, plus encore qu'aux recrudescences, mais il faut connaître aussi la possibilité de cette marche rapide pour la placer à côté du début insidieux et à côté de l'unicité fréquente de lésion dans le tableau symptomatique des syphilides tertiaires du vagin et du col utérin.

A part ces exceptions en somme très rares, mais dont il faut connaître la possibilité, les ulcérations du col et les gommes du vagin sont des accidents qui guérissent facilement par le traitement approprié. Le pronostic est donc favorable. Une syphilide de ce genre étant généralement bénigne, constitue ce que nous appelons familièrement un avertissement sans frais, en ce sens qu'elle comporte un enseignement utile qu'il faut absolument savoir mettre à profit. Cette manifestation prouve que la diathèse persiste dans l'organisme, et qu'elle continue à menacer l'individu des divers accidents insidieux ou bruyants du tertiarisme. C'est une indication formelle de reprendre le traitement jusque-là insuffisant.

Traitement. — Les indications thérapeutiques sont générales et locales.

D'une manière générale, contre les gommes, c'est l'iodure de potassium, à la dose de 5 grammes par jour qui réussit le mieux.

S'il s'agit d'une lésion scléro-gommeuse phagédénique ou d'une ulcération serpigineuse, rien ne vaut le traitement mixte, c'est-à-dire l'emploi simultané du mercure et de l'iodure.

Au contraire, si l'on est en présence d'une syphilide ulcéreuse simple, le mercure seul, non seulement agit bien, mais agit mieux que s'il était associé à l'iodure.

Le mercure agit en tant que mercure; il peut donc être administré sous les formes les plus diverses : si les pilules de Ricord au protoiodure, sont plus communément employées contre les accidents du début de la syphilis, les pilules de Dupuytren, au sublimé, sont plus recommandées contre les manifestations tardives de la syphilis. Il faut au moins 5 pilules par jour d'un centigramme de sublimé chacune pendant six semaines. Repos d'un mois et reprise de sublimé pendant six nouvelles semaines.

Si les pilules sont mal tolérées et que la malade soit aux eaux par exemple, c'est-à-dire puisse facilement et fréquemment se baigner, on fera bien de ménager les voies digestives et d'utiliser les propriétés absorbantes des téguments, soit cutanés, soit muqueux, puisqu'on dit que les frictions n'agissent que par les vapeurs mercurielles qui en émanent et qui sont absorbées par la muqueuse respiratoire ; une série de 25 frictions avec 4 ou 5 grammes d'onguent napolitain pour chaque friction, telle est la prescription à faire.

Si la malade est très pusillanime, si elle est âgée, cachectique, peu résistante, on pourra lui prescrire les injections sous-cutanées d'huile biiodurée ou de la solution de benzoate de mercure ; mais ces injections doivent être répétées tous les jours ou tous les deux jours et parfois, les dernières du moins, deux fois par jour.

Mais, à mon avis, le *traitement de choix*, je l'ai déjà dit souvent, mais je ne puis assez le répéter, consiste dans l'emploi hebdomadaire d'injections intrafessières de préparations mercurielles insolubles, calomel, salicylate de mercure, etc. Les injections que je préconise tout particulièrement sont les injections d'huile grise qui ne sont ni dangereuses ni douloureuses[1] et qui guérissent des lésions ayant résisté à tous les autres modes de traitement. Je recommande seulement de les faire toujours dans la profondeur des masses musculaires fessières mais le plus haut possible, c'est-à-dire sur une ligne allant de l'apophyse iliaque postérieure et supérieure au coccyx. Je n'insisterai pas davantage sur cette indication maintenant si répandue qui doit son efficacité à l'absorption minime mais continue du contre-poison.

Écoutons pour finir le conseil du professeur Fournier : « Avec la cicatrisation, la tâche du médecin est-elle achevée? Nullement. Il faut se rappeler que l'ulcération ou la gomme atteste un état tertiaire, prêt à rentrer en scène à la moindre dépression générale ou locale, à renaître *in situ* ou à créer ailleurs des accidents d'un autre genre. Donc, l'ulcération ou la gomme guérie, le devoir du médecin est de surveiller encore la malade, de l'avertir du danger qu'elle court et de l'en préserver en continuant longtemps encore le traitement général de la diathèse. » (Fournier, *loc. cit.*, p. 27.)

Le *traitement local* joue ici contre les syphilides tertiaires un rôle important, bien que manifestement *accessoire* ou secondaire. L'incurie, le défaut de soins et de pansements, la malpropreté compliquent singulièrement les accidents syphilitiques des organes génitaux ; dans ces régions, la malpropreté n'a pas moins de part que la maladie elle-même aux complications.

Cette hygiène est aussi active qu'élémentaire : bains tièdes avec canule de bains; injections antiseptiques faibles pour déterger les

---

1. J'insiste sur ce fait que *nombre de malades* m'ont déclaré que les injections insolubles d'huile grise étaient moins *douloureuses* que les injections solubles, soit de benzoate d'hydrargyre, soit même d'huile bi-iodurée.

plaies; nitrate d'argent, teinture d'iode, iodoforme, voilà toujours
les meilleurs topiques; chloral, tartrate, hyposulfite, permanganate;
tampons resorcinés; repos; bonne alimentation; proscription des
alcools.

Séance de clôture.

Présidence de M. le docteur Ernest BESNIER

M. LE PRÉSIDENT annonce qu'il a reçu :

1° Une lettre de M. le professeur Lesser demandant, au nom des dermatologistes allemands, que le V° Congrès international de dermatologie
se réunisse à Berlin.

2° Une lettre de M. le docteur Nevins Hyde, demandant, au nom de
l'American dermatological Society, que le V° Congrès se réunisse à New-
York, sous la présidence de M. le docteur James White.

M. le Docteur NEVINS HYDE déclare que, devant la proposition de nos
collègues allemands, qui avaient déjà formulé leur invitation lors de la
clôture du Congrès de Londres, et l'avaient retirée pour permettre au
Congrès de fixer à l'unanimité le siège à Paris du IV° Congrès, il se
désiste de sa demande; mais il espère que le V° Congrès voudra bien se
souvenir de l'invitation faite par les dermatologistes américains et leur
réserver la priorité sur les autres invitations. (*Applaudissements.*)

M. LE PRÉSIDENT met aux voix la proposition de M. le professeur Lesser.

*À l'unanimité, le Congrès décide que le V° Congrès international de Der-
matologie et de Syphiligraphie se réunira à Berlin.*

M. le professeur LESSER remercie le Congrès, au nom de ses compatriotes.

M. le professeur NEISSER propose de désigner M. le professeur Lesser
comme Président du comité d'organisation du V° Congrès.

Cette proposition est votée par acclamation.

M. le professeur LESSER remercie le Congrès de l'honneur qui lui est fait
et promet de faire tous ses efforts pour que le V° Congrès international
de dermatologie continue dignement les traditions de ses devanciers.

Sur la proposition de M. LE PRÉSIDENT, il est décidé que le comité
d'organisation du V° Congrès fixera la date de la réunion de ce Congrès.

M. le professeur PETERSEN, avant la clôture du Congrès, tient à remercier, au nom des collègues étrangers, le Comité d'organisation du Congrès et les collègues français. Il salue au nom de tous le Président du
Congrès, M. le docteur Ernest Besnier, qui a dirigé les travaux du Congrès avec tant d'autorité et de tact, et remercie le Secrétaire général du
soin apporté dans l'organisation du Congrès.

M. LE PRÉSIDENT remercie les membres du Congrès du grand honneur qu'ils lui ont fait en l'appelant à présider ce Congrès; à tous, il dit : Au revoir, à Berlin.

Puis il déclare clos le IVe Congrès International de Dermatologie et de Syphiligraphie.

La séance est levée au milieu d'applaudissements prolongés.

TABLE ANALYTIQUE DES MATIÈRES

BIBLIOTHÈQUE VITHOME
R F
DIPLÔMES

LISTE ALPHABÉTIQUE DES AUTEURS

43.910. — PARIS, IMPRIMERIE GÉNÉRALE LAHURE
9, rue de Fleurus, 9.

Masson et Cte, Éditeurs

Libraires de l'Académie de Médecine

120, Boulevard Saint-Germain, Paris (VIe)

EXTRAIT

DU

CATALOGUE MÉDICAL

Avril 1901

La librairie Masson et C⟨ie⟩ envoie gratuitement et franco de port les catalogues suivants à toutes les personnes qui lui en font la demande.

— **Catalogue général** contenant, classés par subdivisions, tous les ouvrages publiés à la librairie ainsi que la liste de ses différents journaux et revues.

— **Catalogues de l'Encyclopédie scientifique des Aide-Mémoire**
    I. *Section de l'ingénieur.*
    II. *Section du biologiste.*

— **Catalogue des ouvrages d'enseignement.**

Des prospectus spéciaux des différents grands Traités publiés par la librairie sont également adressés sur demande.

Traité de
Pathologie générale

PUBLIÉ PAR

CH. BOUCHARD

MEMBRE DE L'INSTITUT
PROFESSEUR DE PATHOLOGIE GÉNÉRALE A LA FACULTÉ DE MÉDECINE DE PARIS

SECRÉTAIRE DE LA RÉDACTION

G.-H. ROGER

Professeur agrégé à la Faculté de médecine de Paris, Médecin des hôpitaux.

COLLABORATEURS :

MM. ARNOZAN — D'ARSONVAL — BENNI — R. BLANCHARD — BOULAY — BOURCY — BRUN — CADIOT — CHARRIÉ — CHANTEMESSE — CHARRIN — CHAUFFARD — COURMONT — DEJERINE — PIERRE DELBET — DEVIC — DUCAMP — MATHIAS DUVAL — FÉRÉ — FRÉMY — GAUCHER — GILBERT — GLEY — GUIGNARD — LOUIS GUINON — J.-E. GUYON — HALLÉ — HÉNOCQUE — HUGOUNENQ — LAMBLING — LANDOUZY — LAVERAN — LEBRETON — LE GENDRE — LEJARS — LE NOIR — LERMOYEZ — LETULLE — LUBET-BARBON — MARFAN — MAYOR — MÉNÉTRIER — NETTER — PIERRET — G.-H. ROGER — GABRIEL ROUX — RUFFER — RAYMOND TRIPIER — VUILLEMIN — FERNAND WIDAL.

6 vol. grand in-8°, avec figures dans le texte.

Sous la puissante impulsion du professeur Bouchard, la pathologie générale a pris une place prépondérante dans les études du monde médical. C'est qu'elle fournit des enseignements indispensables à toutes les branches de la médecine : elle fixe les idées sur les grands problèmes que soulève l'étude de l'homme ; elle éloigne le médecin des changeantes données de l'empirisme et lui apprend à réfléchir sur les phénomènes qu'il observe, à discuter et à comprendre les interventions qu'il doit faire.

Pour être véritablement utile, la pathologie expérimentale doit constamment s'efforcer de réunir et de synthétiser les données de la clinique et de l'expérimentation. C'est dans cet esprit qu'est conçu l'enseignement du professeur Bouchard ; c'est dans cet esprit qu'a été écrit le livre dont il dirige la publication. Si tous les collaborateurs ont conservé leur indépendance, tous cependant ont suivi la même idée directrice qui assure à l'œuvre son unité.

Le plan adopté est d'ailleurs fort simple. Il consiste à rechercher par quel mécanisme agissent les causes pathogènes, par quels procédés l'organisme répond à l'attaque, par quels moyens le médecin peut apprécier à leur juste valeur les troubles morbides, les rattacher à leur cause et modifier leur évolution.

C'est la première fois, croyons-nous, qu'une pléiade de savants s'est groupée autour d'un maître illustre, pour élever un pareil monument à l'étude de la pathologie générale. L'intérêt qu'a soulevé cet ouvrage dans le monde scientifique étranger montre que nulle part n'existait l'équivalent d'une telle œuvre, et dès à présent, deux traductions, l'une en italien, l'autre en espagnol, ont été publiées.

Tome V. Fig. 67. Facies myopathique.

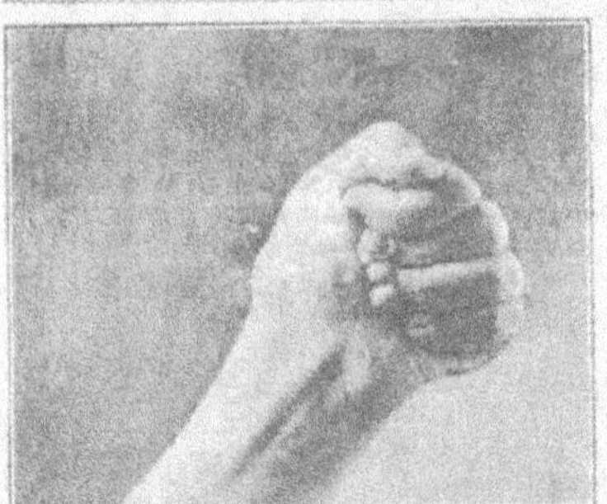

Tome V. Fig. 17. — Déformation de la main par contraction excessive dans un cas de maladie de Parkinson.

DIVISION DE L'OUVRAGE

TOME I⁰⁰. — 1 vol. grand in-8° de 1008 pages avec figures dans le texte : 18 fr.

Introduction à l'étude de la pathologie générale, par G.-H. ROGER, professeur agrégé à la Faculté de médecine, médecin de l'Hôpital de la porte d'Aubervilliers. — Pathologie comparée de l'homme et des animaux, par G.-H. ROGER et P.-J. CADIOT. — Considérations générales sur les maladies des végétaux, par P. VUILLEMIN, chargé de cours à la Faculté de médecine de Nancy. — Pathogénie générale de l'embryon. Tératogénie, par MATHIAS DUVAL, professeur à la Faculté de médecine de Paris. — L'hérédité et la pathologie générale, par LE GENDRE, médecin des hôpitaux. — Prédisposition et immunité, par ROGER, médecin des hôpitaux. — La fatigue et le surmenage, par MARFAN, professeur agrégé à la Faculté de médecine de Paris, médecin des hôpitaux. — Les Agents mécaniques, par LEJARS, professeur agrégé à la Faculté de médecine de Paris, chirurgien des hôpitaux. — Les Agents physiques. Chaleur. Froid. Lumière. Pression atmosphérique. Son, par LE NOIR. — Les Agents physiques. L'énergie électrique et la matière vivante, par d'ARSONVAL, membre de l'Institut, professeur au Collège de France. — Les Agents chimiques. Les caustiques, par LE NOIR. — Les intoxications, par G.-H. ROGER.

TOME II. — 1 vol. grand in-8° de 640 pages avec figures dans le texte : 18 fr.

L'Infection, par CHARRIN, professeur agrégé à la Faculté de médecine de Paris, médecin des hôpitaux. — Notions générales de morphologie bactériologique, par GUIGNARD, membre de l'Institut, professeur à l'École de pharmacie. — Notions de chimie bactériologique, par HUGOUNENQ, professeur à la Faculté de médecine de Lyon. — Les microbes pathogènes, par ROUX, professeur agrégé à la Faculté de médecine de Lyon. — Le sol, l'eau et l'air, agents des maladies infectieuses, par CHANTEMESSE, professeur à la Faculté de médecine de Paris, médecin des hôpitaux. — Des maladies épidémiques, par LAVERAN, membre de l'Académie de médecine. — Sur les parasites des tumeurs épithéliales malignes, par RUFFER. — Les parasites, par L. BLANCHARD, professeur à la Faculté de médecine de Paris, membre de l'Académie de médecine.

TOME III. — 1 vol. in-8° de plus de 1400 pages avec fig. dans le texte, publié en deux fascicules : 28 fr.

Fasc. I. — Notions générales sur la nutrition à l'état normal, par E. LAMBLING, professeur à l'Université de Lille. — Les troubles préalables de la nutrition, par Ch. BOUCHARD, professeur à la Faculté de médecine, membre de l'Institut. — Les réactions nerveuses, par CH. BOUCHARD et G.-H. ROGER, professeur agrégé à la Faculté de médecine de Paris, médecin de l'Hôpital de la porte d'Aubervilliers. — Les processus pathogéniques de deuxième ordre, par G.-H. ROGER.

Fasc. II. — Considérations préliminaires sur la physiologie et l'anatomie pathologiques, par G.-H. ROGER. — De la fièvre, par Louis GUINON, médecin des hôpitaux de Paris. — L'hypothermie, par J.-F. GUINON. — Mécanisme physiologique des troubles vasculaires, par E. GLEY, professeur agrégé à la Faculté de médecine de Paris. — Les désordres de la circulation dans les maladies, par A. CHARRIN, professeur agrégé à la Faculté de médecine de Paris, professeur remplaçant au Collège de France, médecin des hôpitaux. — Thrombose et embolie, par A. MAYOR, professeur à la Faculté de médecine de Genève. — De l'inflammation, par J. COURMONT, professeur agrégé à la Faculté de médecine de Lyon, médecin des hôpitaux.

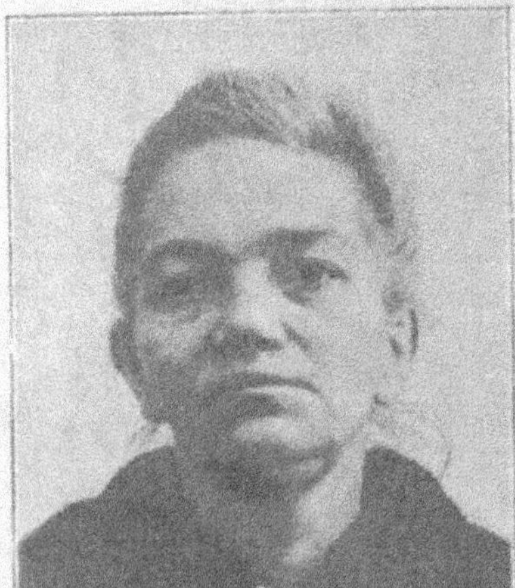

Tome V. Fig. 17. — Paralysie bulbaire par névrite périphérique, avec participation du facial supérieur.

— Anatomie pathologique générale des lésions inflammatoires, par M. LETULLE, professeur agrégé à la Faculté de médecine de Paris, médecin de l'hôpital Boucicaut. — Les altérations anatomiques non inflammatoires, par P. Le Noir, médecin des hôpitaux. — Les tumeurs, par P. Menetrier, professeur agrégé, médecin de l'hôpital Tenon.

TOME IV. — 1 vol. in-8° de 719 *pages avec figures dans le texte :* 16 *fr.*

Évolution des maladies, par Ducamp, professeur à la Faculté de médecine de Montpellier. — Sémiologie du sang, par A. Gilbert, professeur agrégé, médecin de l'hôpital Broussais. — Spectroscopie du sang. Sémiologie, par A. Hénocque, directeur adjoint du Laboratoire de physique biologique du Collège de France. — Sémiologie du cœur et des vaisseaux, par R. Tripier, professeur à la Faculté de médecine de Lyon, et Devic, agrégé à la Faculté de Lyon, médecin des hôpitaux. — Sémiologie du nez et du pharynx nasal, par M. Lermoyez, médecin de l'hôpital Saint-Antoine, et M. Boulay, ancien interne des hôpitaux. — Sémiologie du larynx, par M. Lermoyez et M. Boulay. — Sémiologie des voies respiratoires, par M. Lebreton, médecin des hôpitaux. — Sémiologie générale du tube digestif, par P. Le Gendre, médecin de l'hôpital Tenon.

TOME V. — 1 vol. in-8° de 1180 *pages avec nombreuses figures dans le texte :* 28 *fr.*

A. Chauffard, professeur agrégé à la Faculté de médecine de Paris, médecin des hôpitaux : Pathologie générale et Sémiologie du foie. — X. Arnozan, professeur à la Faculté de médecine de Bordeaux : Pancréas. — C. Chabrié, sous-directeur du

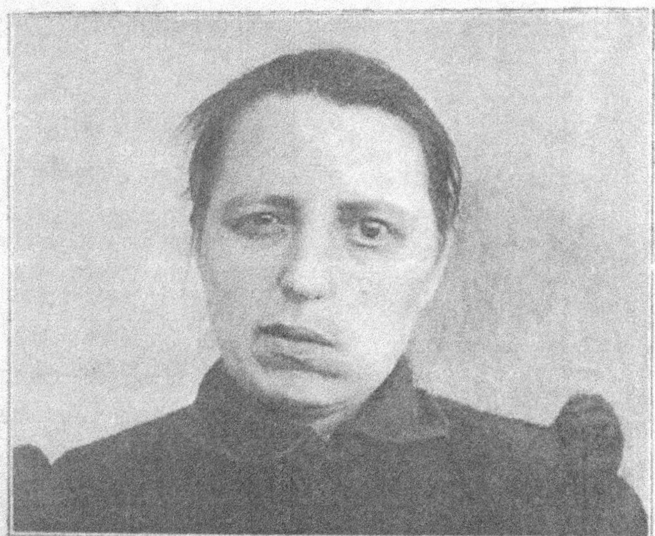

Tome V. Fig. 148. — Paralysie faciale gauche par lésion du rocher.

Laboratoire de Chimie appliquée à la Faculté des Sciences de Paris : Analyse chimique des urines. — Noel Hallé : Analyse microscopique des urines (histo-bactériologique). — A. Chabrix, professeur remplaçant au Collège de France : Le rein, l'urine et l'organisme. — Pierre Delbet, professeur agrégé à la Faculté de médecine de Paris, chirurgien des hôpitaux : Sémiologie des organes génitaux. — J. Dejerine, professeur agrégé à la Faculté de médecine de Paris, médecin des hôpitaux : Sémiologie du système nerveux. Cet article comprend plus de 800 pages et est illustré de très nombreuses photographies, schémas et dessins.)

CONDITIONS DE LA PUBLICATION (Avril 1901)

Le **Traité de Pathologie générale** est publié en six volumes. Chaque volume est vendu séparément, et le prix en est fixé suivant l'étendue des matières.

Les tomes I et II sont vendus chacun. 18 fr. | Le tome IV est vendu . . . . . . 16 fr.
Le tome III forme 2 part. et est vendu. 28 fr. | Le tome V est vendu . . . . . . 28 fr.

Il est accepté des **souscriptions** au Traité de Pathologie générale à un *prix à forfait*, quels que soient l'étendue et le prix de l'ouvrage complet.

Ce prix à partir de ce jour a été élevé de 112 francs à 120 francs, et restera tel, dans tous les cas, jusqu'à la publication du tome VI.

6   LIBRAIRIE MASSON ET Cⁱᵉ, 120, BOULEVARD St-GERMAIN, PARIS

CHARCOT — BOUCHARD — BRISSAUD

BABINSKI — BALLET — P. BLOCQ — BOIX — BRAULT — CHANTEMESSE — CHARRIN
CHAUFFARD — COURTOIS-SUFFIT — DUTIL — GILBERT — GUIGNARD — L. GUINON
GEORGES GUINON — HALLION — LAMY — LE GENDRE — MARFAN
MARIE — MATHIEU — NETTER — ŒTTINGER — ANDRÉ PETIT
RICHARDIÈRE — ROGER — RUAULT — SOUQUES — THOINOT
THIBIERGE — FERNAND WIDAL

TRAITÉ DE MÉDECINE

DEUXIÈME ÉDITION

(Entièrement refondue)

PUBLIÉE SOUS LA DIRECTION DE MM.

BOUCHARD

Professeur à la Faculté de médecine de Paris,
Membre de l'Institut.

BRISSAUD

Professeur à la Faculté de médecine de Paris,
Médecin de l'hôpital St-Antoine.

10 volumes grand in-8°, avec figures dans le texte

En Souscription (Avril 1901) . . . . **150** francs.

La deuxième édition du TRAITÉ DE MÉDECINE a été entièrement revisée et augmentée dans de notables proportions. En outre, et pour la commodité des lecteurs, les matières sont réparties en dix volumes qui paraissent successivement.

Chaque volume est vendu séparément.

Jusqu'à ce jour le prix de l'ouvrage reste fixé pour les souscripteurs à 150 francs.

AVRIL 1901.

Le succès de la première édition du **Traité de Médecine** de MM. Charcot, Bouchard et Brissaud, a rendu nécessaire une seconde édition, et loin de se borner à une réimpression les auteurs ont voulu présenter au public un ouvrage nouveau, gardant le plan et les idées qui avaient assuré le succès sans précédent du traité, lors de son apparition, mais complétant et remaniant la plupart de ses parties et corrigeant les quelques imperfections qui s'étaient glissées dans la première édition. Comprenant désormais 10 volumes, dont 6 déjà ont été publiés, le **Traité de Médecine** reste le plus complet, le plus documenté des livres de ce genre, et l'autorité croissante qui s'attache aux noms de ceux qui y collaborent en confirme et en assure le succès persistant.

TOME I

1 vol. grand in-8° de 845 pages, avec figures dans le texte : 16 fr.

Les bactéries, par L. GUIGNARD, membre de l'Institut et de l'Académie de médecine, professeur à l'École de Pharmacie de Paris. — *Pathologie générale infectieuse*, par A. CHARRIN, professeur remplaçant au Collège de France, directeur du Laboratoire de médecine expérimentale (Hautes-Études), médecin des hôpitaux. — *Troubles et maladies de la nutrition*, par PAUL LEGENDRE, médecin de l'hôpital Tenon. — *Maladies infectieuses communes à l'homme et aux animaux*, par G.-H. ROGER, professeur agrégé, médecin de l'hôpital de la Porte d'Aubervilliers.

TOME II

1 vol. grand in-8° de 890 pages, avec figures dans le texte : 16 fr.

Fièvre typhoïde, par A. CHANTEMESSE, professeur à la Faculté de médecine, médecin des hôpitaux de Paris. — *Maladies infectieuses*, par F. WIDAL, professeur agrégé, médecin des hôpitaux de Paris. — *Typhus exanthématique*, par L.-H. THOINOT, professeur agrégé, médecin des hôpitaux de Paris. — *Fièvres éruptives*, par L. GUINON, médecin des hôpitaux de Paris. — *Érysipèle*, par E. BOIX, chef de laboratoire à la Faculté. — *Diphtérie*, par A. RUAULT. — *Rhumatisme articulaire aigu*, par ŒTTINGER, médecin des hôpitaux de Paris. — *Scorbut*, par TOLLEMER, chef de laboratoire à la Faculté.

TOME III

1 vol. grand in-8° de 702 pages, avec figures dans le texte : 16 fr.

Maladies cutanées, par G. THIBIERGE, médecin de l'hôpital de la Pitié. — *Maladies vénériennes*, par G. THIBIERGE, médecin de l'hôpital de la Pitié. — *Maladies du sang*, par A. GILBERT, professeur agrégé, médecin des hôpitaux de Paris. — *Intoxications*, par H. RICHARDIÈRE, médecin des hôpitaux de Paris.

TOME IV

1 vol. grand in-8° de 680 pages, avec figures dans le texte : 16 fr.

Maladies de l'estomac, par A. MATHIEU, médecin de l'hôpital Andral. — *Maladies du pancréas*, par A. MATHIEU, médecin de l'hôpital Andral. — *Maladies de l'intestin*, par COURTOIS-SUFFIT, médecin des hôpitaux de Paris. — *Maladies du péritoine*, par COURTOIS-SUFFIT, médecin des hôpitaux de Paris. — *Maladies de la bouche et du pharynx*, par A. RUAULT, médecin honoraire de la Clinique laryngologique de l'Institution nationale des Sourds-Muets.

TOME VI

1 vol. grand in-8° de 612 pages, avec figures dans le texte : 14 fr.

Maladies du nez et du larynx, par A. RUAULT, médecin honoraire de la Clinique laryngologique de l'Institution nationale des Sourds-Muets. — *Asthme*, par E. BRISSAUD, professeur à la Faculté de médecine de Paris, médecin de l'hôpital Saint-Antoine. — *Coqueluche*, par P. LE GENDRE, médecin des hôpitaux. — *Maladies des bronches*, par A.-B. MARFAN, professeur agrégé à la Faculté de médecine de Paris, médecin des hôpitaux. — *Troubles de la circulation pulmonaire*, par A.-B. MARFAN, professeur agrégé à la Faculté de médecine de Paris, médecin des hôpitaux. — *Maladies aiguës du poumon*, par NETTER, professeur agrégé à la Faculté de médecine de Paris, médecin des hôpitaux.

TOME VII

1 vol. grand in-8° de 550 pages, avec figures dans le texte : 14 fr.

Maladies chroniques du poumon, par A.-B. MARFAN, professeur agrégé à la Faculté de médecine de Paris, médecin des hôpitaux. — *Phtisie pulmonaire*, par A.-B. MARFAN, professeur agrégé à la Faculté de médecine de Paris, médecin des hôpitaux. — *Maladies de la plèvre*, par NETTER, professeur agrégé à la Faculté de médecine de Paris, médecin des hôpitaux. — *Maladies du médiastin*, par A.-B. MARFAN, professeur agrégé à la Faculté de médecine de Paris, médecin des hôpitaux.

Le TOME V sera publié ultérieurement

Traité
de Chirurgie

Publié sous la direction

DE MM.

Simon DUPLAY

Professeur de clinique chirurgicale à la Faculté
de médecine de Paris
Chirurgien de l'Hôtel-Dieu
Membre de l'Académie de médecine.

Paul RECLUS

Professeur agrégé à la Faculté de médecine de Paris
Secrétaire général de la Société de chirurgie
Chirurgien des hôpitaux
Membre de l'Académie de médecine.

PAR MM.

BERGER — BROCA — Pierre DELBET — DELENS — DEMOULIN
J.-L. FAURE — FORGUE — GÉRARD-MARCHANT
HARTMANN — HEYDENREICH — JALAGUIER — KIRMISSON — LAGRANGE
LEJARS — MICHAUX — NÉLATON
PEYROT — PONCET — QUÉNU — RICARD — RIEFFEL — SEGOND
TUFFIER — WALTHER

DEUXIÈME ÉDITION, ENTIÈREMENT REFONDUE

8 forts volumes grand in-8°, avec nombreuses figures dans le texte . . . **150** fr.

Plus de neuf ans se sont écoulés depuis le jour où fut arrêté le programme du *Traité de Chirurgie*, et, des vingt-quatre collaborateurs du début, aucun, par un rare bonheur, ne manque encore à l'entreprise. Les portes de l'Hôpital et de l'Agrégation se sont ouvertes devant les plus jeunes, le Professorat et l'Académie de médecine en ont élu de plus âgés; tous ont vu s'étendre leur sphère d'activité professionnelle. Aussi pouvons-nous affirmer que ce nouvel ouvrage porte la marque d'une expérience plus mûre et d'une plus grande autorité.

TOME PREMIER. 1 fort vol. de 912 pages, avec 216 figures . . . **18** fr.

Reclus. Inflammations. — Traumatismes. —
  Maladies virulentes.
Quénu. Des Tumeurs.

Broca. Peau et tissu cellulaire sous-cutané.
Lejars. Lymphatiques, muscles, synoviales
  tendineuses et bourses séreuses.

TOME II. 1 fort vol. de 956 pages, avec 361 figures. . . . . . . **18** fr.

Lejars. Nerfs.
Michaux. Artères.
Quénu. Maladies des veines.

Ricard et Demoulin. Lésions traumatiques
  des os.
Poncet. Affections non traumatiques des os.

TOME III. 1 fort vol. de 940 pages, avec 285 figures. . . . . . . **18** fr.

Nélaton. Traumatismes, entorses, luxations,
  plaies articulaires.
Lagrange. Arthrites infectieuses et inflammatoires.

Quénu. Arthropathies. Arthrites sèches. Corps
  étrangers articulaires.
Gérard-Marchant. Maladies du crâne.
Kirmisson. Maladies du rachis.
Simon Duplay. Oreilles et Annexes.

TOME IV. 1 fort vol. de 896 pages, avec 354 figures. . . . . . . **18** fr.

Delens. Œil et annexes.
Gérard-Marchant. Nez, fosses nasales, pharynx nasal et sinus.

Heydenreich. Mâchoires.

TOME V. 1 fort vol. de 948 pages, avec 187 figures . . . . **20** fr.

Broca. Vices de développement de la face et du cou. Face, lèvres, cavité buccale, gencives, langue, palais et pharynx.
Hartmann. Plancher buccal, glandes salivaires, œsophage et larynx.

Broca. Corps thyroïde.
Walther. Maladies du cou.
Peyrot. Poitrine.
Delbet. Mamelle.

TOME VI. 1 fort vol. de 1127 pages, avec 218 figures. . . . . . . **20** fr.

Michaux. Parois de l'abdomen.
Berger. Hernies.
Jalaguier. Contusions et plaies de l'abdomen. Lésions traumatiques et corps étrangers de l'estomac et de l'intestin.
Hartmann. Estomac.

Jalaguier. Occlusion intestinale. Péritonites. Appendicite.
Faure et Rieffel. Rectum et Anus.
Guénu. Mésentère. Rate. Pancréas.
Segond. Foie.

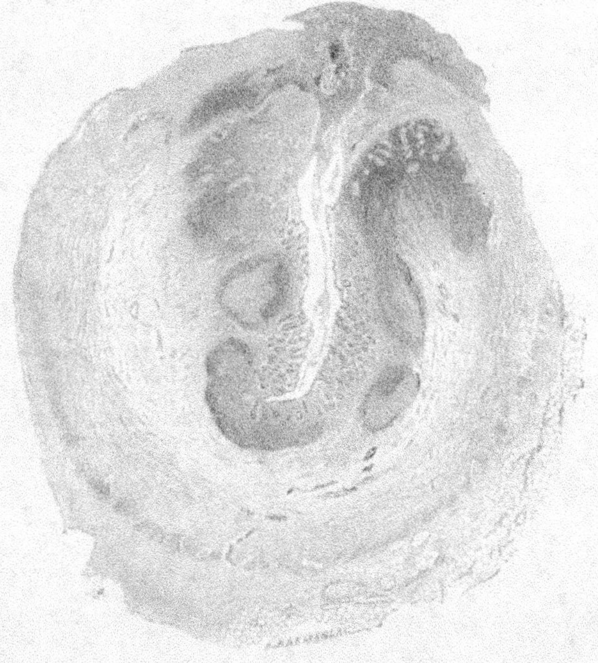

Tome VI. Fig. 116. — Appendicite folliculaire perforante.

TOME VII. 1 fort vol. de 1272 pages, avec 207 figures dans le texte. **25** fr.

Walther. Bassin.
Rieffel. Affections congénitales de la région sacro-coccygienne.

Tuffier. Rein. Vessie. Uretères. Capsules surrénales.
Forgue. Urèthre et prostate.
Rochu. Organes génitaux de l'homme.

TOME VIII. 1 fort vol. de 971 pages, avec 163 figures dans le texte. **20** fr.

Michaux. Vulve et Vagin.
Pierre Delbet. Maladies de l'utérus.

Segond. Annexes de l'utérus, ovaires, trompes. Ligaments larges, péritoine pelvien.
Kirmisson. Maladies des membres.

TABLE ALPHABÉTIQUE des 8 volumes du *Traité de Chirurgie.*

La Pratique Dermatologique

Traité de Dermatologie appliquée

PUBLIÉ SOUS LA DIRECTION DE MM.

ERNEST BESNIER, L. BROCQ, L. JACQUET

PAR MM.

AUDRY, BALZER, BARBE, BAROZZI, BARTHÉLEMY, BÉNARD, ERNEST BESNIER
BODIN, BROCQ, DE BRUN, DU CASTEL, J. DARIER, DÉHU
DOMINICI, W. DUBREUILH, HUDELO, L. JACQUET, J.-B. LAFFITTE
LENGLET, LEREDDE, MERKLEN, PERRIN, RAYNAUD
RIST, SABOURAUD, MARCEL SÉE, GEORGES THIBIERGE, VEYRIÈRES.

4 volumes richement cartonnés toile formant ensemble environ 3600 pages, très largement illustrés de figures en noir et de planches en couleurs. En souscription jusqu'à la publication du Tome II. . . . . **140** *fr.*
A partir de la publication du Tome II le prix de souscription sera porté à **150** *fr.*
Chaque volume sera vendu séparément.

EXTRAIT DE LA PRÉFACE

..... A tous les titres, il y a intérêt majeur à résumer l'état présent de la dermatologie à la fin de ce siècle scientifique si fécond et si brillant, et à l'aube de celui qui le suit, quelque grand qu'il doive être !

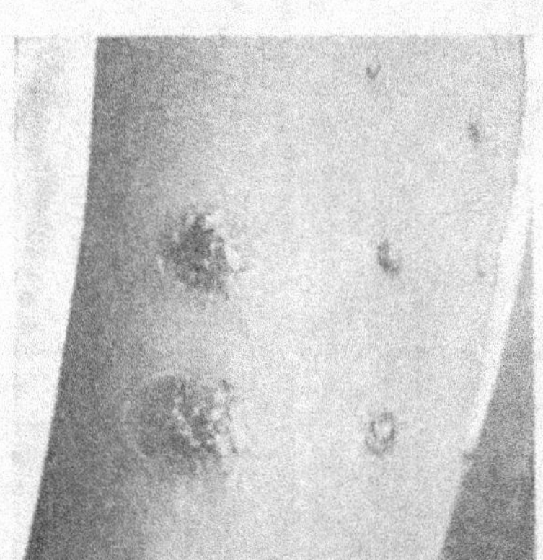

Fig. 223. — Ecthyma.

Notre but le plus essentiel est, avant tout, de faire œuvre de clinique et de thérapeutique.

Nous voulons fixer les types morbides par des descriptions sobres et précises, appuyées sur des représentations graphiques aussi nombreuses et aussi parfaites que possible, et réaliser ainsi une œuvre de toute utilité, destinée à la grande masse des praticiens.

La thérapeutique des maladies de la peau sera exposée avec une ampleur au moins égale : nous nous sommes attachés à donner place, dans la *Pratique dermatologique*, à tout ce qui peut être utile au médecin praticien pour le traitement de chaque maladie en particulier.

Que l'on ne se méprenne pas cependant. La *Pratique dermatologique* ne sera pas un simple manuel illustré renfermant seulement, à propos de chaque dermatose, un abrégé symptomatologique suivi de formules banales et non contrôlées ; notre but est beaucoup plus élevé. A l'exposé de chaque question, le médecin dermatologiste trouvera toujours les indications scientifiques principales sur la matière. L'histologie, la bactériologie, l'histochimie et l'hématologie seront traitées dans la mesure indiquée par l'état actuel de ces connaissances et par leur importance relative aux dermatoses en particulier. Les plus grands développements seront réservés à la description clinique basée sur l'observation précise et minutieuse des faits, assurés que nous serons, en cela, de faire œuvre durable.

Afin de mieux fixer les types dermatologiques, et pour permettre aux praticiens de médecine générale de les connaître à coup sûr, nous

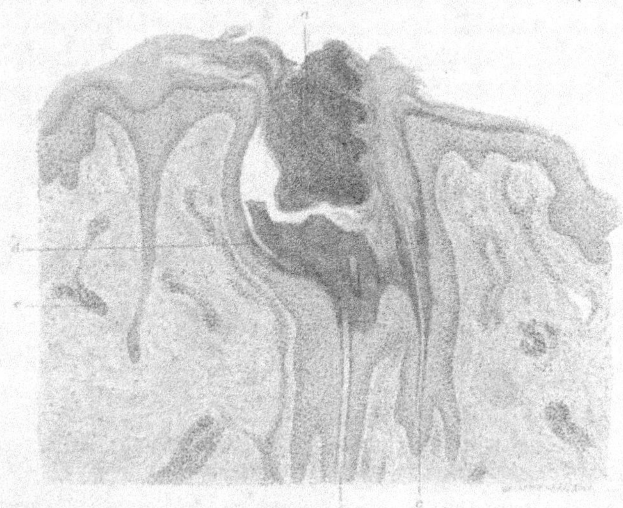

Fig. 25. — Coupe d'acné pustuleuse passant par le comédon.

annexerons au texte, en grand nombre, des planches coloriées et des dessins en noir, aussi exacts que l'on peut actuellement les réaliser.

Et, à titre complémentaire, nous indiquerons, toutes les fois où cela pourra être utile, les numéros correspondants des magnifiques reproductions *ad naturam* accumulées dans le merveilleux musée de l'hôpital Saint-Louis, et dues au talent de Baretta.

TOME PREMIER

1 fort vol. in-8°, avec 230 figures en noir et 24 planches en couleurs.
Richement cartonné toile. **36** fr.

Anatomie et Physiologie de la Peau. — **Pathologie générale de la Peau.** — **Symptomatologie générale des Dermatoses.** — **Acanthosis nigricans** — **Acnés.** — **Actinomycose** — **Adénomes.** — **Alopécies.** — **Anesthésie locale.** — **Balanites.** — **Bouton d'Orient.** — **Brûlures.** — **Charbon.** — **Classifications dermatologiques.** — **Dermatites polymorphes douloureuses.** — **Dermatophytes.** — **Dermatozoaires.** — **Dermites infantiles simples.** — **Ecthyma.**

Pour paraître le 1er Mai 1901 : TOME II

1 fort vol. in-8°, avec nombreuses figures en noir et planches en couleurs.
Richement cartonné toile. **40** fr.

Eczéma, par Ernest Besnier. — *Électricité*, par Brocq. — *Électrolyse*, par Brocq. — *Éléphantiasis*, par Dominici. — *Eosinophilie*, par Leredde. — *Épithéliomа*, par Darier. — *Éruptions artificielles*, par Thibierge. — *Érythème*, par Bodin. — *Érythrodermie*, par Brocq. — *Favus*, par Bodin. — *Folliculites*, par Hudelo. — *Furonculose*, par Barozzi. — *Gale*, par Dubreuilh. — *Greffe*, par Barozzi. — *Herpès*, par du Castel. — *Ichtyose*, par Thibierge. — *Impétigo*, par Sabouraud. — *Kératodermie*, par Dubreuilh. — *Kératose pilaire*, par Vévrières. — *Langue*, par Bénard. — *Lèpre*, par Marcel Sée. — *Leucokératose*, par Bénard. — *Lichens*, par Brocq.

LIBRAIRIE MASSON ET Cⁱᵉ, 120 BOULEVARD St-GERMAIN, PARIS

Traité d'Anatomie Humaine

PUBLIÉ SOUS LA DIRECTION DE

P. POIRIER   et   **A. CHARPY**

Professeur agrégé à la Faculté
de médecine de Paris
Chirurgien des hôpitaux.

Professeur d'anatomie
à la Faculté de médecine
de Toulouse.

AVEC LA COLLABORATION DE

O. AMOÉDO — A. BRANCA — B. CUNEO — P. FREDET
P. JACQUES — TH. JONNESCO — E. LAGUESSE — L. MANOUVRIER
A. NICOLAS — M. PICOU — A. PRENANT — H. RIEFFEL
CH. SIMON — A. SOULIÉ

5 vol. grand in-8°, avec figures noires et en couleurs

ÉTAT DE LA PUBLICATION (Avril 1901)

Tome I. — *(Deuxième édition, revue et augmentée.)* — **Embryologie**. Notions d'embryologie. **Ostéologie**. Considérations générales. Des membres. Squelette du tronc. Squelette de la tête. **Arthrologie**. Développement des articulations. Structure. Articulations des membres. Articulations du tronc. Articulations de la tête. *Un volume grand in-8°, avec 807 figures.* **26 fr.**

Tome II. — 1ᵉʳ Fascicule : **Myologie**. Embryologie. Histologie. Peauciers et aponévroses. *Deuxième édition revue et augmentée. Un volume grand in-8°, avec 331 figures.* **12 fr.**

2ᵉ Fascicule : **Angéiologie** (Cœur et Artères). Histologie. *Un volume grand in-8°, avec 145 figures.* **8 fr.**

3ᵉ Fascicule : **Angéiologie** (Capillaires, Veines). *Un volume grand in-8°, avec 75 figures.* **6 fr.**

Tome III. — 1ᵉʳ Fascicule : **Système nerveux**. Méninges. Moelle. Encéphale. Embryologie. Histologie. *Un volume grand in-8°, avec 201 figures.* **10 fr.**

2ᵉ Fascicule : **Système nerveux**. Encéphale. *Un volume grand in-8°, avec 206 figures.* **12 fr.**

3ᵉ Fascicule : **Système nerveux**. Les Nerfs. Nerfs crâniens. Nerfs rachidiens. *Un volume grand in-8°, avec 205 figures.* **12 fr.**

Tome IV. — 1ᵉʳ Fascicule : **Tube digestif**. Développement. Bouche. Pharynx. Œsophage. Estomac. Intestins. *Deuxième édition, revue et augmentée. Un volume grand in-8°, avec 201 figures.* **12 fr.**

2ᵉ Fascicule : **Appareil respiratoire**. Larynx. Trachée. Poumons. Plèvre. Thyroïde. Thymus. *Un volume grand in-8°, avec 121 figures.* **6 fr.**

3ᵉ Fascicule : **Annexes du tube digestif**. Dents. Glandes salivaires. Foie. Voies biliaires. Pancréas. Rate. **Péritoine**. *Un volume grand in-8°, avec 361 figures.* **16 fr.**

IL RESTE A PUBLIER

Les Lymphatiques qui termineront le tome II.

Les organes génitaux-urinaires et **les organes des sens** qui formeront le tome V.

Le prolongement caudé du lobule de Spigel dans le lobe droit du foie adulte (colliculus caudatus de Haller) obture en partie la fente de Winslow.

Récemment Klaatsch a donné une interprétation tout à fait spéciale de l'hiatus de Winslow. (Voy. *Bibliographie*, p. 1005; ou le premier travail de Brachet (cf. p. 945) et le *Traité d'em-*

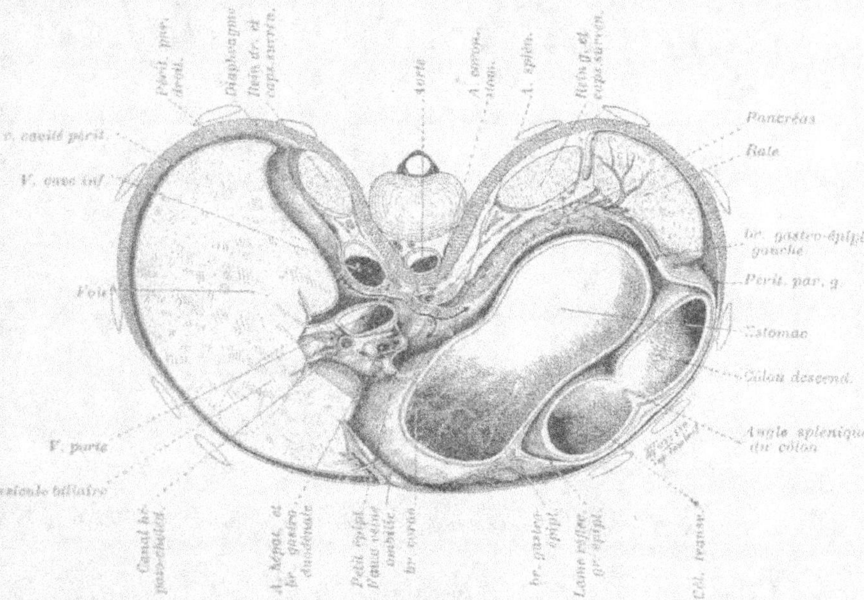

Fig. 577. — Coupe transversale de l'abdomen, au-dessus du seuil de l'hiatus de Winslow, et vue perspective des organes sous-jacents. Reproduction d'un dessin inédit, d'après nature, du Prof. L.-H. Farabeuf. La disposition de l'estomac relativement au côlon est expliquée par le schéma 577 *bis*.

La sonde qui traverse l'hiatus de Winslow, entre la veine cave et la veine porte, franchit l'arc de l'hépatique. Elle peut pénétrer, en arrière de l'estomac, à gauche de la faux de la coronaire (poche rétro-stomacale) ou descendre dans le sac épiploïque.

bryologie de Prenant (liv. II, p. 780-784 et 784-785). — Ses théories ont été réfutées par Toldt (l. c., 1903, p. 63), et par Brachet et Swaen.

Pour pénétrer dans l'hiatus de Winslow, il suffit de reconnaître la vésicule biliaire et de suivre son bord droit. On est conduit au niveau du plafond de l'hiatus et on y pénètre aisément, en arrière du ligament hépato-duodénal. On

(FREDET.)

14   LIBRAIRIE MASSON ET Cⁱᵉ, 120, BOULEVARD St-GERMAIN, PARIS

Traité

DES

Maladies de l'Enfance

PUBLIÉ SOUS LA DIRECTION DE MM.

J. GRANCHER

PROFESSEUR A LA FACULTÉ DE MÉDECINE DE PARIS
MEMBRE DE L'ACADÉMIE DE MÉDECINE, MÉDECIN DE L'HOPITAL DES ENFANTS-MALADES

J. COMBY   A.-B. MARFAN

MÉDECIN DE L'HOPITAL DES ENFANTS-MALADES   AGRÉGÉ, MÉDECIN DES HOPITAUX

5 forts volumes grand in-8°, avec figures dans le texte. . . . . **90** francs

Ce *Traité des Maladies de l'Enfance* comble une lacune, et les médecins attendaient avec impatience l'apparition de cet ouvrage. Il existait déjà en effet, traitant des maladies de l'Enfance, plusieurs manuels dont quelques-uns sont fort appréciés, mais nous n'avions pas de traité complet dans lequel les questions de pédiatrie fussent étudiées d'une façon complète. Cet ouvrage paraît en cinq beaux volumes, et la notoriété qui s'attache aux noms des directeurs de cette publication et à ceux des collaborateurs suffit pour lui assurer un plein succès. Les maladies qui y sont traitées ont été confiées, en effet, aux pédiatres qui les ont étudiées d'une façon spéciale. Cette œuvre est pour ainsi dire une œuvre internationale, et parmi les noms des collaborateurs nous trouvons ceux des pédiatres les plus renommés de tous les pays, qui nous font ainsi profiter de l'expérience qu'ils peuvent avoir d'affections qu'ils rencontrent plus que d'autres dans leur champ d'observation. Bien plus, la Médecine et la Chirurgie, ces deux sœurs jumelles qu'on tend bien à tort à séparer sans cesse, ont trouvé le moyen de se retrouver côte à côte au grand profit des lecteurs.

Les 5 volumes se vendent séparément :

Tome I, **18** fr.   Tome II, **18** fr.   Tome III, **20** fr.   Tome IV, **18** fr.   Tome V, **18** fr.

Traité élémentaire

DE

Clinique Thérapeutique

Par le Dʳ Gaston LYON

Ancien chef de clinique médicale à la Faculté de médecine de Paris.

TROISIÈME ÉDITION REVUE ET AUGMENTÉE

1 *volume grand in-8° de* VIII-1332 *pages, Relié peau.* . . . . **20** *fr.*

La seconde édition de ce livre a reçu du public médical le même accueil favorable que la première. Nous trouvant par suite dans l'obligation agréable de préparer une troisième édition, nous avons considéré comme un devoir strict d'y apporter tous nos soins et de justifier ainsi la faveur soutenue dont notre ouvrage a été l'objet.

Un certain nombre de chapitres nouveaux ont été ajoutés avec tous les développements que comporte leur importance ; citons notamment ceux consacrés aux cardiopathies infantiles, aux sténoses du pylore, aux angiocholites infectieuses, aux péritonites aigues, aux méningo-myélites aigües, aux polio-myélites, à la peste, etc.

Le chapitre consacré aux dyspepsies a été récrit en entier. Tous les autres chapitres de notre ouvrage ont été l'objet de modifications de détails, quelques-uns même ont été presque entièrement refondus (blennorragie, syphilis, neurasthénie, infections gastro-intestinales infantiles, etc.)

Sur la demande d'un grand nombre de nos lecteurs, une table alphabétique a été ajoutée, qui facilitera les recherches.

Le rôle du médecin change en même temps que se modifient les médications. La mise en œuvre des soins antiseptiques, l'emploi des injections de sérum, tout cela fait que le rôle actif du médecin grandit sans cesse. Nous avons tenu, dans cette édition, à insister sur les détails de direction des traitements, en un mot à justifier, mieux encore que par le passé, notre titre de *Traité de clinique thérapeutique*.

Traité

de Physiologie

PAR

J.-P. MORAT | **Maurice DOYON**
PROFESSEUR A L'UNIVERSITÉ DE LYON | PROFESSEUR AGRÉGÉ A LA FACULTÉ DE MÉDECINE
DE LYON

Ce Traité de Physiologie formera 5 volumes dont voici le détail :

I. — **Fonctions élémentaires.** — Prolégomènes. — Nutrition en général. — Physiologie des tissus en particulier (moins le système nerveux).

II. — **Fonctions d'innervation et du milieu intérieur.** — Système nerveux. — Sang; lymphe; liquides interstitiels.

III. — **Fonctions de nutrition.** — Circulation; calorification.

IV. — **Fonctions de nutrition** (suite). — Digestion; respiration; excrétion.

V. — **Fonctions de relation.** — Sens. — Langage; expression; locomotion. **Fonctions de reproduction,** à l'exception du développement embryologique.

Ces volumes ne seront pas publiés dans l'ordre ci-dessus, mais le seront dans celui de leur achèvement.

Chaque volume sera, pendant tout le cours de la publication, vendu séparément à des prix qui varieront selon l'étendue de chacun.

Toutefois, les éditeurs acceptent, dès à présent, **au prix à forfait de 50 francs,** les souscriptions à l'ouvrage complet.

Les souscripteurs payeront en retirant chaque volume le prix marqué; mais le tome V et dernier leur sera fourni gratuitement ou à un prix tel qu'ils n'aient, en aucun cas, payé plus de 50 francs pour le total de l'ouvrage.

Avril 1901.   ***Volumes publiés :***

Fonctions de nutrition. — Circulation, par M. Doyon; Calorification, par J.-P. Morat.

1 vol. grand in-8°, avec 173 figures noires et en couleurs . . . . **12** fr.

Fonctions de nutrition (*suite et fin*). — Respiration; excrétion, par J.-P. Morat; Digestion; absorption, par M. Doyon.

1 vol. grand in-8°, avec 167 figures en noir et en couleurs. . . . . . **12** fr.

C'est un grand traité de physiologie, tel qu'il n'en était pas paru depuis la troisième édition (1888) de l'ouvrage classique de Beaunis, que les auteurs ont eu le courage d'entreprendre et qu'ils mèneront certainement à bien, si l'on en juge par le remarquable spécimen qui forme le premier volume.

E. GLEY (*Archives de physiologie*).

...En résumé, à en juger par le spécimen que nous avons sous les yeux, MM. MORAT et DOYON sont en train de doter nos bibliothèques d'un ouvrage précieux et très bien fait en ce sens qu'ils savent le rendre complet sans le grossir démesurément. Leur *Traité de physiologie* conviendra au débutant, à l'étudiant avancé et à toutes les personnes qui ont besoin de prendre une idée générale ou de remonter à l'origine des faits qui ont permis de la dogmatiser.

Dr ARLOING (*Lyon médical*).

Traité
de
Physique Biologique

PUBLIÉ SOUS LA DIRECTION DE MM.

D'ARSONVAL
Professeur au Collège de France
Membre de l'Institut et de l'Académie de médecine.

CHAUVEAU
Professeur au Muséum d'histoire naturelle
Membre de l'Institut et de l'Académie de médecine

GARIEL
Ingénieur en chef des Ponts et Chaussées
Professeur à la Faculté de médecine de Paris
Membre de l'Académie de médecine.

MAREY
Professeur au Collège de France
Membre de l'Institut et de l'Académie de médecine.

SECRÉTAIRE DE LA RÉDACTION
M. WEISS
Ingénieur des Ponts et Chaussées
Professeur agrégé à la Faculté de médecine de Paris

Le **Traité de Physique Biologique** sera publié en trois volumes :

Tome   I. *Mécanique. Actions moléculaires. Chaleur.*
Tome II. *Radiations. Optique.*
Tome III. *Électricité. Acoustique.*

Chaque volume sera vendu séparément.

Le tome I est vendu **25** fr. On souscrit dès maintenant à l'ouvrage complet au prix de **60** fr. — Ce prix restera tel jusqu'à la publication du tome II.

EXTRAIT DE LA PRÉFACE

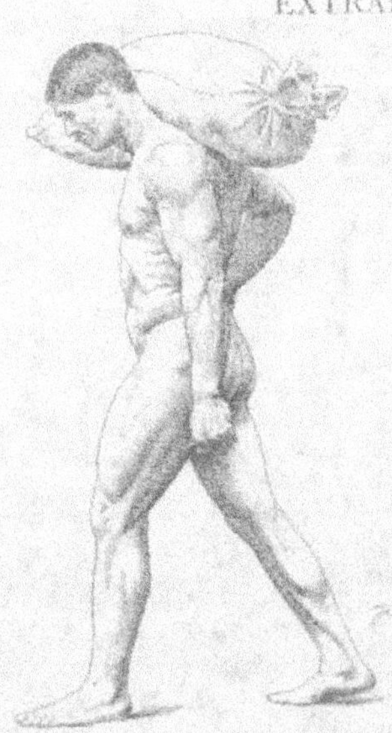

Tome I. Fig. 20. — Marche avec un fardeau sur l'épaule. Moment du double appui.

Au moment où dans les facultés de médecine il s'est produit un changement considérable dans l'enseignement de la physique, il a semblé utile de réunir en un ouvrage tous les matériaux qui pouvaient faire le fond de cet enseignement.

Déjà les maîtres qui ont pour ainsi dire fondé la Physique biologique, les Weber, Helmholtz, du Bois-Reymond, Chauveau, Marey, Paul Bert, d'autres encore, ont écrit sur certains points spéciaux des traités importants. — Mais si l'on en excepte les manuels et les traités élémentaires à l'usage des étudiants, il n'a encore paru aucun ouvrage d'ensemble sur la physique biologique. — Il y avait là, semble-t-il, une lacune à combler.

La Physique pure ne tient dans cet ouvrage qu'une place excessivement réduite. — Sa lecture exige la connaissance des notions générales, toutefois il a paru nécessaire de faire précéder chaque partie d'une sorte d'aide-mémoire rappelant brièvement les principaux faits sur lesquels il pouvait être nécessaire de s'appuyer dans la suite.

L'ouvrage complet comprendra trois volumes.

Nous avons cru devoir placer en tête du premier un court article sur les diverses espèces d'erreur que l'on est exposé à commettre dans les sciences expérimentales, car nous avons remarqué trop souvent que beaucoup de physiologistes ne faisaient pas la distinction convenable entre elles.

Contrairement à notre principe de passer rapidement sur les questions de physique pure, nous avons aussi donné quelque développement à la mécanique et aux actions moléculaires. Il est, en effet, souvent difficile pour le physiologiste de lire des traités de mécanique générale, et nous avons cherché à en exposer les notions les plus indispensables.

Dans ce même volume, se trouve tout ce qui a rapport à la mécanique animale, à la chaleur et aux actions moléculaires; cependant une grande partie des phénomènes de la contraction musculaire a été renvoyée au troisième volume qui contient l'électrophysiologie.

Ce premier volume sera suivi prochainement, nous l'espérons, par un deuxième volume contenant toutes les applications de l'optique géométrique et des radiations.

Enfin le troisième volume est réservé à l'Électricité et à l'Acoustique.

Nous avons fait tous nos efforts pour mener cet ouvrage à bonne fin; il nous semble avoir réuni pour cela les meilleures conditions, il suffit pour s'en convaincre de lire la table de noms de nos collaborateurs et de se rappeler celui de notre éditeur, dont l'éloge n'est plus à faire; puissions-nous avoir fait œuvre utile.

TOME PREMIER

1 fort volume in-8° avec 591 figures dans le texte : 25 fr.

Ce volume contient : Des erreurs dans les mesures. Principes généraux de mécanique, par M. G. WEISS. — Propriétés des solides. Résistance des matériaux. Architecture des os, par M. GARIEL. — Architecture des muscles. Principes généraux de méthode graphique. La contraction musculaire, par M. G. WEISS. — Locomotion humaine, par M. PAUL RICHER. — La locomotion animale, par M. MAREY. — Principes généraux d'hydrostatique et d'hydrodynamique, par M. WEISS. — Cœur. Cardiographie, par M. WERTHEIMER. — Circulation du sang dans les vaisseaux. Pression et vitesse, pouls et sphygmographie, par M. E. MEYER. — Pléthysmographie, par M. HALLION. — Capillarité et tension superficielle. Solubilité des solides. Imbibition, par M. A. IMBERT. — Filtration, par M. GARIEL. — Osmose, par M. A. DASTRE. — Propriétés des gaz. Analyse des gaz. Gaz du sang. Phénomènes physiques de la respiration, par M. J. TISSOT. — Principes généraux de la chaleur, par M. WEISS. — Thermométrie, par M. GARIEL. — Température, par M. J.-P. LANGLOIS. — Calorimétrie. Étuves et régulateurs de température, par M. C. SIGALAS. — Chaleur animale, par M. LACTANIÉ. — Travail fourni par les animaux. Rendement des moteurs animés. Propagation de la

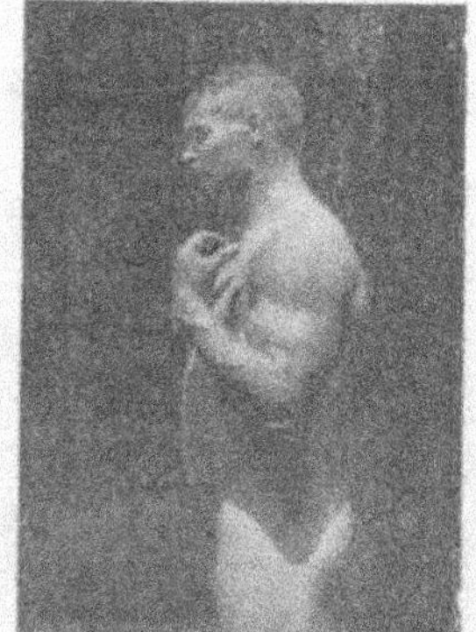
Tome I. Fig. 14... V... — Mouvement lent. Flexion.

chaleur. Protection des animaux, par M. GARIEL. — Influence de la pression sur la vie, par MM. P. REGNARD et P. PORTIER. — Influence des agents atmosphériques sur les éléments cellulaires, par M. A. CHARRIN. — Actions hygrométriques sur les végétaux. Influence de la chaleur sur les végétaux. Actions mécaniques sur les végétaux, par M. MANGIN.

Précis

d'Obstétrique

PAR MM.

A. RIBEMONT-DESSAIGNES
Agrégé de la Faculté de médecine
Accoucheur de l'hôpital Beaujon
Membre de l'Académie de médecine.

G. LEPAGE
Professeur agrégé à la Faculté de médecine
de Paris,
Accoucheur de l'hôpital de la Pitié

CINQUIÈME ÉDITION

AVEC 590 FIGURES DANS LE TEXTE DONT 437 DESSINÉES PAR M. **RIBEMONT-DESSAIGNES**

1 vol. grand in-8° de XXIV-1405 pages, relié toile. . . **30** fr.

Le Précis d'Obstétrique est un bel et bon ouvrage, appelé à rendre de grands services aux praticiens par son plan et son exécution qui sont parfaits. Tenant le milieu entre les Manuels qui tentent les étudiants, mais ne leur apprennent pas grand'chose, et les traités magistraux qu'ils n'ont guère le temps ni les moyens d'aborder, cet ouvrage nous paraît réaliser parfaitement le but des auteurs d'être un livre d'enseignement proprement dit. Et cet enseignement, c'est dans ses grandes lignes, celui de M. Tarnier et de M. Pinard.

(Revue scientifique.)

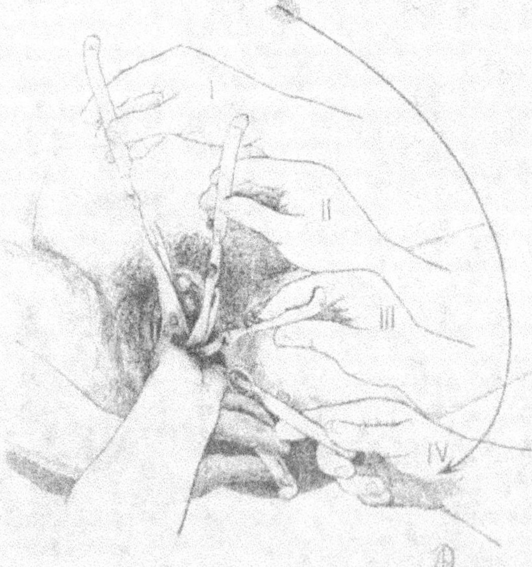

Fig. 469. — Introduction et placement de la cuiller droite sur le sommet en position gauche (variété antérieure).

Cet ouvrage est appelé à rendre de grands services, non seulement à l'étudiant qui prépare ses examens, mais aussi au praticien, abandonné qu'il est, la plupart du temps, au milieu des multiples difficultés de la clinique et avec une instruction pratique souvent insuffisante....

... Nous devons aussi parler de la partie iconographique de l'ouvrage ; tous les dessins, qui sont l'œuvre personnelle de M. Ribemont-Dessaignes, joignent à une exactitude photographique un caractère artistique qui donne au livre un aspect particulier.

(Revue de chirurgie.)

Traité
de Gynécologie

CLINIQUE ET OPÉRATOIRE

Par le Dr Samuel POZZI

Professeur agrégé à la Faculté de médecine, Chirurgien de l'hôpital Broca,
Membre de l'Académie de médecine.

TROISIÈME ÉDITION, REVUE ET AUGMENTÉE

1 vol. in-8° de XXII-1270 pages, avec 628 fig. dans le texte. Relié toile. **30** fr.

..... L'ordonnance générale du traité n'est pas changée, mais de nombreuses additions et des figures multiples sont venues l'enrichir. La thérapeutique chirurgicale des opérations pelviennes, en particulier, a été complètement revisée, et M. Pozzi, tout en restant laparotomiste convaincu, reconnaît à l'hystérectomie vaginale la large place qui lui est due... Au point de vue thérapeutique, je mentionnerai, comme nouvelles, les pages relatives aux différents procédés d'hystéropexie vaginale recommandés ces derniers temps, celles qui sont consacrées au traitement chirurgical du prolapsus, enfin, et surtout, un petit chapitre relatif à la chirurgie conservatrice des ovaires. — L'anatomie pathologique et la bactériologie tiennent une grande place ; de nombreuses figures originales inédites viennent très heureusement compléter des descriptions qui seraient un peu ardues à la simple lecture.

Partout l'auteur a cherché à être aussi complet que possible, de là une abondance d'indications bibliographiques et de courtes analyses bien fondues ensemble, dont le chercheur tirera grand profit. Mais M. Pozzi a eu soin également de donner

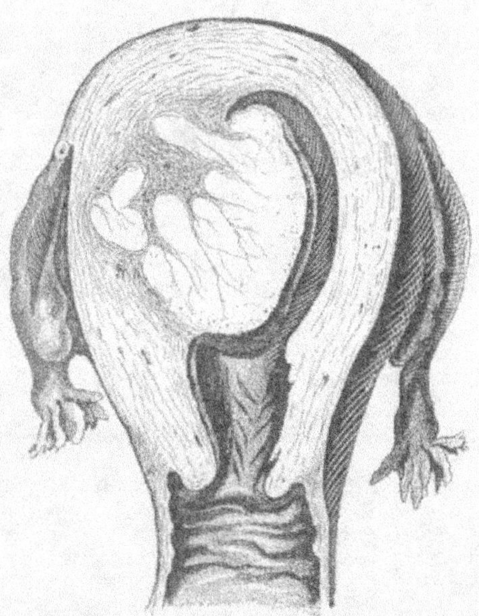

Fig. 251. — Sarcome de la muqueuse utérine.

toujours son opinion personnelle, permettant ainsi aux jeunes de bénéficier de sa longue expérience. Nous retrouvons ainsi dans cette troisième édition toutes les qualités des deux premières ; il est facile d'en prédire le grand succès.

E. BONNAIRE (*Presse médicale*).

Traité
de
Chirurgie d'urgence

PAR

FÉLIX LEJARS

Professeur agrégé à la Faculté de médecine de Paris, Chirurgien de l'hôpital Tenon,
Membre de la Société de chirurgie.

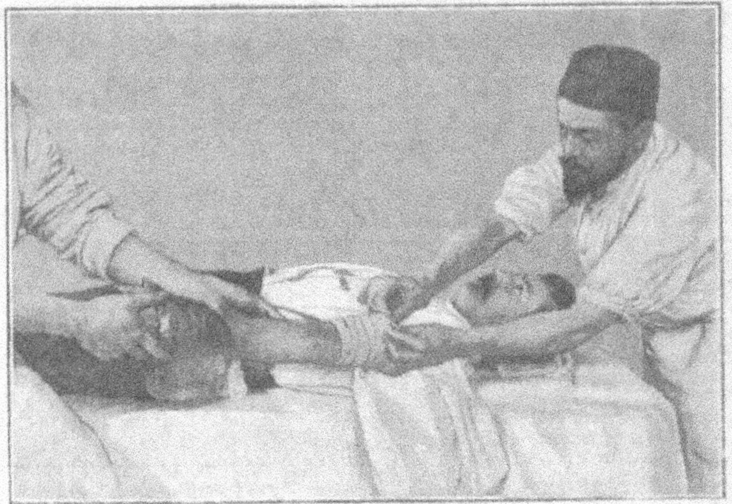

Fig. 711. — La bretelle d'Esmarch servant comme bande hémostatique.

TROISIÈME ÉDITION, REVUE ET AUGMENTÉE

751 figures dont la plupart dessinées d'après nature par le D' E. DALEINE
et environ 180 photographies originales.

1 volume grand in-8°, de 1035 pages. Relié toile. **25 francs.**

Le succès de deux éditions enlevées en quelques mois prouve mieux
que tout éloge la valeur et l'utilité du *Traité de Chirurgie d'urgence* du
D' F. Lejars.

Fidèle à la méthode qui lui a assuré le succès, le D' Lejars s'est contenté
de rendre cette nouvelle édition à la fois plus complète et plus pratique.

Des additions considérables, des remaniements importants ont été
faits au texte et des dessins inédits et des photographies originales ont
enrichi encore l'illustration déjà hors de pair et universellement appréciée
qui fait de cet ouvrage un véritable album.

Ainsi amélioré, le *Traité de Chirurgie d'urgence* se présente pour la
troisième fois au public. Il trouvera auprès de lui l'accueil élogieux et
empressé qu'il a déjà rencontré et dont les extraits suivants de la presse
scientifique ne donnent qu'une incomplète expression.

... Par cette courte analyse, j'aurai voulu engager praticiens et étudiants à lire cet excellent traité. Tous y puiseront avec avantage des notions d'une utilité éminemment pratique et la multiplicité des figures leur facilitera merveilleusement à chaque pas la compréhension du texte....

(Presse médicale.)

... L'auteur a voulu offrir au public un traité essentiellement simple et pratique, permettant à tout médecin, en présence d'un cas de chirurgie d'urgence, de poser une médication thérapeutique et d'être à même de la remplir; c'est dire l'immense service que cet ouvrage est appelé à rendre partout où le chirurgien de profession fait défaut....

(Revue de Chirurgie.)

... Non e inopportuno aggiungere che alla bontà del libro corrisponde al bellezza dell' edizione, nella quale disegni originali e fotografie sono ritratti con esattezza e finezza non comuni.

(La Clinica Chirurgica.)

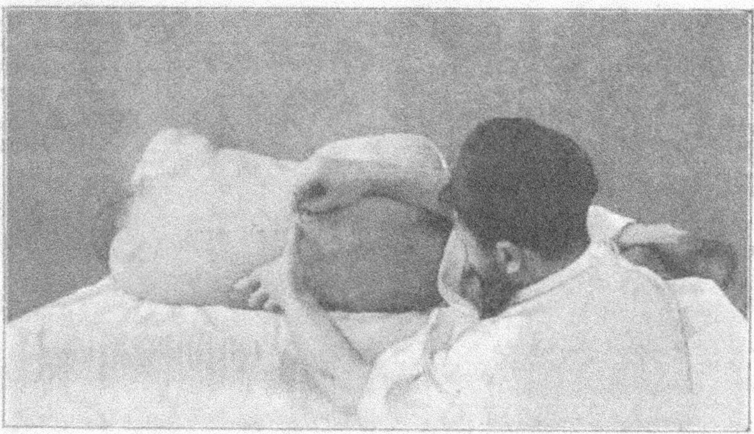

Fig. 36. — Ponction rachidienne, le sujet couché.

Ohne theoretische Auseinandersetzung und ohne viel Gelehrsamkeit führt uns Lejars unmittelbar aus Krankenbett und schildert uns den — vielfach selbsterlebten — Krankheitsfall mitt einer Anschaulichkeit und Klarheit, dass wir glauben, die Gefahr vor unseren Augen zu sehen....

(Klinisch-therapeutische Wochenschrift.)

Der Werth des Buches ruht nicht allein in dem reichem Inhalt, sondern ganz besonders in den vortrefflichen Darstellung, welche vollendet klar, obendrein durch ein Fülle instructivster neuer Zeichnungen ergänzt wird, dann durch den modernen, fortgeschrittenen Standpunkt, welche der Verfasser in allen klinischen und technischen Fragen einnimmt. Die neuesten Erfahrungen und Vorschläge sind berücksichtigt; die Serumtherapie wie die Gelatineinjection, die moderne Hirnchirurgie wie die Fortschritte der Bauchchirurgie und die Naht der Herzwunden; die deutsche Litteratur ist fleissig mit verwerthet.

HELFERICH.

(Zeitschrift für Chirurgie.)

ARTHUS. — *Éléments de Chimie physiologique*, par MAURICE ARTHUS, professeur de physiologie et de chimie physiologique à l'Université de Fribourg (Suisse). *Troisième édition*, revue et corrigée. 1 vol. in-16 diamant, avec figures dans le texte, cartonné toile. . . . . **4 fr.**

BARD. — *Précis d'anatomie pathologique*, par M. L. BARD, professeur à la Faculté de médecine de Lyon, médecin de l'Hôtel-Dieu. *Deuxième édition, revue et augmentée*. 1 volume in-16 diamant, avec 125 figures, cart. à l'anglaise, tranches rouges. . . . . **7 fr. 50**

BAZY. — *Maladies des Voies urinaires, Urètre, Vessie*, par le Dʳ BAZY, chirurgien des hôpitaux, membre de la Société de chirurgie. 4 vol. petit in-8° de l'*Encyclopédie des Aide-Mémoire*.
    I. *Moyens d'exploration et traitement.* 2° édition.
    II. *Séméiologie.*
    III. *Thérapeutique générale. Médecine opératoire.*
    IV. *Thérapeutique spéciale.*
Chaque volume séparément. **2 fr. 50**

BERLIOZ. — *Manuel de Thérapeutique*, par le Dʳ BERLIOZ, professeur à la Faculté de médecine de Grenoble, avec une préface par M. BOUCHARD, professeur à la Faculté de médecine de Paris. 4° édition revue et augmentée. 1 vol. in-18 diamant, cartonné toile anglaise, tranches rouges. . . . . **6 fr.**

BLOCQ ET LONDE. — *Anatomie pathologique de la moelle épinière*. 45 *planches en héliogravure*, avec texte explicatif, par PAUL BLOCQ, ancien interne des hôpitaux, chef des travaux anatomo-pathologiques à la Salpêtrière, et ALBERT LONDE, directeur du service photographique à la Salpêtrière. Ouvrage précédé d'une préface de M. le professeur CHARCOT. 1 vol. in-4° relié toile. . . . . **48 fr.**

BONNIER. — *L'Oreille*, par PIERRE BONNIER. 5 vol. petit in-8° de l'*Encyclopédie des Aide-Mémoire*.
    I. *Anatomie de l'oreille.*
    II. *Pathogénie et mécanisme.*
    III. *Physiologie : Les Fonctions.*
    IV. *Symptomatologie de l'oreille.*
    V. *Pathologie de l'oreille.*
Chaque volume séparément. **2 fr. 50**

BOTTEY. — *Traité théorique et pratique d'hydrothérapie médicale*, par le Dʳ F. BOTTEY, médecin de l'Établissement hydrothérapique de Divonne. 1 volume grand in-8°. . . . . **10 fr.**

BOUCHARD (CH.). — *Leçons sur la thérapeutique des maladies infectieuses — (Antisepsie)*, professées à la Faculté de médecine de Paris, par M. CH. BOUCHARD, membre de l'Institut. 1 vol. grand in-8°. . . . . **9 fr.**

BRAULT. — *Les Artérites*, par A. BRAULT, médecin de l'hôpital Tenon, chef des travaux pratiques d'anatomie pathologique à la Faculté de médecine. 2 vol. petit in-8° de l'*Encyclopédie des Aide-Mémoire*.
    I. *Les Artérites, leur rôle en pathologie.* 1 vol.
    II. *Les Artérites et les Scléroses.* 1 vol.
Chaque volume séparément. **2 fr. 50**

BRISSAUD. — *Anatomie du cerveau de l'homme.* — *Morphologie des hémisphères cérébraux ou cerveau proprement dit.* Texte et figures par le Dʳ E. BRISSAUD, professeur agrégé à la Faculté de médecine. 1 atlas grand in-4°, de 43 planches gravées sur cuivre, représentant 270 préparations, grandeur naturelle, avec explication en regard de chacune ; et 1 volume in-8° de 580 pages, avec plus de 200 figures schématiques dans le texte. 2 vol. reliés toile anglaise. . . . **80 fr.**

— *Leçons sur les maladies nerveuses* (Salpêtrière, 1893-1894), recueillies et publiées par HENRY MEIGE. 1 vol. gr. in-8° avec 240 fig. (schémas et photographies). . . . . **18 fr.**

— **Leçons sur les maladies nerveuses** (*Deuxième série*; hôpital Saint-Antoine), recueillies et publiées par HENRY MEIGE. 1 vol. grand in-8° avec 165 figures dans le texte . . . . **15 fr.**

BROCA (A.). — **Traitement des tumeurs blanches.** Ostéo-arthrites tuberculeuses des membres chez l'enfant, par A. BROCA, chirurgien de l'hôpital Trousseau, professeur agrégé à la Faculté de médecine. 1 vol. in-8° de *l'Encyclopédie des Aide-Mémoire.* . . . . **2 fr. 50**

BROUSSES. — **Manuel technique de massage**, par le D' J. BROUSSES, médecin-major de 2° classe. 2° édition. 1 vol. in-16, avec nombreuses figures, cartonné toile, tranches rouges . . . . **4 fr.**

Centenaire de la Faculté de médecine de Paris (1794-1894), par le D' A. CORLIEU. 1 vol. in-4°, imprimé par l'Imprimerie Nationale et accompagné d'un album in-4° de 130 portraits des professeurs de la Faculté reproduits d'après des documents authentiques. Les 2 volumes . . . . **100 fr.**

CHARRIN. — **Leçons de pathogénie appliquée.** *Clinique médicale, Hôtel-Dieu* (1895-1896), par A. CHARRIN, professeur agrégé, médecin des hôpitaux, directeur adjoint au laboratoire de Pathologie générale, assistant au Collège de France, Vice-président de la Société de Biologie. 1 vol. in-8° . . . . **6 fr.**
— **Poisons de l'organisme**, par le D' A. CHARRIN. 3 vol. petit in-8° de *l'Encyclopédie des Aide-Mémoire.*
    I. *Poisons de l'urine*, Paris, 1893.
    II. *Poisons du tube digestif*, Paris, 1895.
    III. *Poisons des tissus*, Paris, 1897.
Chaque volume séparément. . . . . **2 fr. 50**
— **Les Défenses naturelles de l'organisme** : *Leçons professées au Collège de France*, par A. CHARRIN. 1 vol. in-8° . . . . **6 fr.**

CHAUVEL ET NIMIER. — **Traité pratique de Chirurgie d'armée**, par J. CHAUVEL, médecin principal de 1'° classe, professeur à l'École du Val-de-Grâce, et H. NIMIER, médecin-major de 2° classe, professeur agrégé à l'École du Val-de-Grâce. 1 vol. in-8°, avec 126 figures dessinées par le D' J.-E. PESMES, médecin aide-major de 1'° classe. . . . . **12 fr.**

DASTRE. — **Les Anesthésiques.** *Physiologie et applications chirurgicales*, par M. DASTRE, professeur de physiologie à la Sorbonne. 1 vol. in-8° . . . . . **5 fr.**

DIEULAFOY. — **Manuel de Pathologie interne**, par G. DIEULAFOY, professeur de clinique médicale de la Faculté de médecine de Paris, médecin de l'Hôtel-Dieu, membre de l'Académie de médecine. *Treizième édition entièrement refondue et considérablement augmentée.* 4 vol. in-16 diamant, avec figures en noir et en coul., cart. à l'anglaise, tranches rouges **28 fr.**
— **Clinique médicale de l'Hôtel-Dieu de Paris**, par le professeur G. DIEULAFOY. 3 vol. gr. in-8°, avec figures dans le texte.
    I. 1896-1897. 1 vol. in-8° . . . . . **10 fr.**
    II. 1897-1898. 1 vol. in-8° . . . . . **10 fr.**
    III. 1898-1899. 1 vol. in-8° . . . . . **10 fr.**

Figure extraite du Manuel de Pathologie interne, de M. G. Dieulafoy.

DUCLAUX. — **Pasteur. Histoire d'un esprit**, par E. DUCLAUX, membre de l'Institut, directeur de l'Institut Pasteur, professeur à la Sorbonne et à l'Institut Agronomique. 1 vol. gr. in-8°, avec 22 figures dans le texte . . . . **5 fr.**
— **Traité de microbiologie**, par E. DUCLAUX.
    Tome I. *Microbiologie générale*. 1 vol. gr. in-8°, avec figures. . . . **15 fr.**
    Tome II. *Diastases, toxines et venins*. 1 vol. gr. in-8°, avec figures. . **15 fr.**
    Tome III. *Fermentation alcoolique*. 1 vol. gr. in-8°, avec figures. . . **15 fr.**
    L'ouvrage formera 7 volumes qui paraîtront successivement.

DUFLOCQ. — *Leçons sur les bactéries pathogènes,* faites à l'Hôtel-Dieu, annoncé, par P. Duflocq. 1 vol. in-8° . . . . **10 fr.**

DUPLAY. — *Cliniques chirurgicales de l'Hôtel-Dieu,* par Simon Duplay, professeur de clinique chirurgicale à la Faculté de médecine de Paris, membre de l'Académie de médecine, chirurgien de l'Hôtel-Dieu. Recueillies et publiées par les Dr M. Cazin, chef de clinique chirurgicale à l'Hôtel-Dieu, et L. Clado, chef des travaux gynécologiques à l'Hôtel-Dieu.

1re SÉRIE. 1 vol. in-8°, avec figures dans le texte. **7 fr.**

2e SÉRIE. 1 vol. in-8°, avec figures dans le texte. **8 fr.**

3e SÉRIE. 1 vol. in-8°, avec figures dans le texte. **8 fr.**

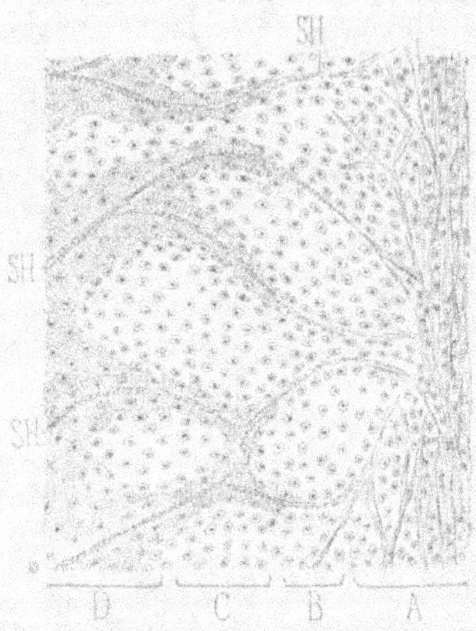

Figure extraite du *Précis d'Histologie*, de M. Mathias Duval. — Schéma de l'ossification périostique.

DUVAL. — *Atlas d'embryologie.* par M. Mathias Duval, professeur d'histologie à la Faculté de médecine de Paris, membre de l'Académie de médecine. 1 vol. in-4°, avec 40 planches en noir et en couleurs, comprenant ensemble 652 figures. Cartonné toile . . . . **48 fr.**

— *Précis d'histologie*, par M. Mathias Duval, professeur à la Faculté de médecine de Paris, membre de l'Académie de médecine. *Deuxième édition, revue et augmentée.* 1 vol. gr. in-8°, avec 427 figures dans le texte. **18 fr.**

FAISANS. — *Maladies des organes respiratoires. Méthodes d'exploration, signes physiques,* par Léon Faisans, médecin de la Pitié. *Deuxième édition.* 1 vol. petit in-8° de l'*Encyclopédie des Aide-Mémoire* . . . . **2 fr. 50**

FARABEUF. — *Précis de manuel opératoire. Ligatures, Amputations, Résections, Appendice,* par M. L.-H. Farabeuf, professeur à la Faculté de médecine de Paris, membre de l'Académie de médecine. *Quatrième édition entièrement revue.* 1 vol. petit in-8°, avec 709 figures. **16 fr.**

FÉLIZET. — *Les Hernies inguinales de l'Enfance,* par le Dr G. Félizet, chirurgien de l'hôpital Tenon (Enfants-Malades). 1 vol. grand in-8°, avec 73 figures dans le texte . . . . . . **10 fr.**

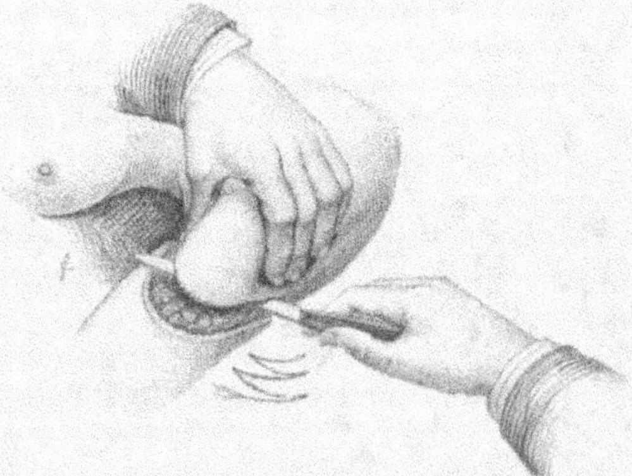

Figure extraite du *Précis de Manuel opératoire*, de M. L.-H. Farabeuf.

GAUTIER (A.). — *Cours de Chimie minérale et organique,* par M. Arm. Gautier, membre de l'Institut, professeur de chimie à la Faculté de médecine de

Paris. *Deuxième édition*, revue et mise au courant des travaux les plus récents. 2 vol. grand in-8°, avec figures dans le texte.

I. *Chimie minérale*. 1 vol. grand in-8°, avec 244 figures dans le texte. **16 fr.**

II. *Chimie organique*. 1 vol. grand in-8°, avec 72 figures. . . . . . **16 fr.**

— **Leçons de Chimie biologique normale et pathologique.** *Deuxième édition*, publiée avec la collaboration de M. ARTHUS, professeur de physiologie à l'Université de Fribourg. 1 vol. in-8°, avec 110 figures. . . . . . **18 fr.**

— **La Chimie de la cellule vivante**, par M. ARM. GAUTIER. *Deuxième édition*. 1 vol. petit in-8° de l'*Encyclopédie des Aide-Mémoire*. . . . . **2 fr. 50**

GILIS. — **Précis d'Embryologie** adapté aux sciences médicales, par PAUL GILIS, professeur agrégé à la Faculté de médecine de Montpellier, avec préface par M. le professeur DUVAL. 1 vol. in-18 diamant, avec 175 figures. Cartonné toile, tranches rouges. . . . . **6 fr.**

GLEY. — **Essais de philosophie et d'histoire de la Biologie**, par E. GLEY, professeur agrégé à la Faculté de médecine de Paris, assistant près la chaire de Physiologie générale au Muséum d'Histoire naturelle. 1 vol. in-16. . . **3 fr. 50**

GOUGUENHEIM et GLOVER. — **Atlas de laryngologie et de rhinologie**, par A. GOUGUENHEIM, médecin de l'hôpital Lariboisière, et J. GLOVER, ancien interne de la clinique laryngologique de l'hôpital Lariboisière. 1 vol. in-4°, avec 37 planches en noir et en couleurs, comprenant ensemble 246 figures, et 47 figures dans le texte. Légendes en langue anglaise et en langue française, relié toile. . . . . **50 fr.**

GRASSET. — **Consultations médicales sur quelques maladies fréquentes**, par le Dr GRASSET, professeur de clinique médicale à l'Université de Montpellier, correspondant de l'Académie de médecine. *Quatrième édition, revue et considérablement augmentée*. 1 vol. in-16, reliure souple, peau pleine. **4 fr. 50**

— **Leçons de Clinique médicale**, faites à l'hôpital Saint-Éloi de Montpellier, par le Dr J. GRASSET, professeur de clinique médicale à l'Université de Montpellier, correspondant de l'Académie de médecine, lauréat de l'Institut.

1re SÉRIE (1886-1890). 1 vol. in-8°, avec 10 planches. . . . . **12 fr.**

2e SÉRIE (novembre 1890-juillet 1895). 1 fort vol. in-8°, avec une figure dans le texte et 10 planches lithographiées. . . . . **12 fr.**

3e SÉRIE (novembre 1895-mars 1898). 1 vol. in-8° de VII-826 pages, avec 20 planches hors texte, dont 10 en couleurs et 6 en phototypie . . . **15 fr.**

— **Traité pratique des maladies du système nerveux**, par le professeur GRASSET, en collaboration avec le Dr RAUZIER. *Quatrième édition*. 2 vol. grand in-8°, avec 33 planches hors texte et 122 figures dans le texte (*Ouvrage couronné par l'Institut : Prix Lallemand*). . . . . **45 fr.**

HAYEM. — **Du Sang et de ses altérations anatomiques**, par G. HAYEM, professeur à la Faculté de médecine de Paris, médecin des hôpitaux, membre de l'Académie de médecine. 1 vol. in-8°, avec nombreuses figures noires et en couleurs dans le texte, relié toile à biseaux. . . . . **32 fr.**

— **Leçons sur les maladies du sang** (*Clinique de l'hôpital Saint-Antoine*), par Georges HAYEM, recueillies par MM. E. PARMENTIER, médecin des hôpitaux, et R. BENSAUDE, chef du laboratoire d'anatomie pathologique à l'hôpital Saint-Antoine. 1 vol. in-8°, avec 4 planches en couleurs. . . . . **15 fr.**

HÉNOCQUE. — **Spectroscopie biologique**, par le Dr ALBERT HÉNOCQUE, directeur adjoint du laboratoire de physique biologique du Collège de France. 3 vol. petit in-8° de l'*Encyclopédie des Aide-Mémoire*.

I. *Spectroscopie du sang*. Avec figures dans le texte.

II. *Spectroscopie des organes, des tissus et des humeurs*. Avec figures dans le texte.

III. *Spectroscopie de l'urine et des pigments*.

Chaque volume est vendu séparément . . . . **2 fr. 50**

KIRMISSON. — **Leçons cliniques sur les maladies de l'appareil locomoteur** (*os, articulations, muscles*), par le Dr KIRMISSON, professeur agrégé à la Faculté de médecine, chirurgien des hôpitaux, membre de la Société de chirurgie. 1 vol. in-8°, avec figures dans le texte . . . . 10 fr.

— *Traité des maladies chirurgicales d'origine congénitale*, par le D' E. KIRMISSON. 1 vol. in-8°, avec 311 figures dans le texte et 2 planches en couleurs . . . . 15 fr.

LACASSAGNE. — *Précis de médecine judiciaire*, par M. A. LACASSAGNE, professeur à la Faculté de médecine de Lyon. 2ᵉ édition. 1 volume in-18 diamant, avec 47 figures dans le texte et 4 planches en couleur, cartonné à l'anglaise, tranches rouges . . . . 7 fr. 50

— *Précis d'hygiène privée et sociale*, par M. A. LACASSAGNE. 4ᵉ édition, revue et augmentée. 1 vol. in-16 diamant, cartonné à l'anglaise, tranches rouges . . . . 7 fr.

LALESQUE. — *Cure marine de la phtisie pulmonaire*, par le D' F. LALESQUE, ancien interne des hôpitaux de Paris. 1 vol. in-8°, avec planches, dessins, tableaux et graphiques. . . . . 6 fr.

LAMY. — *La syphilis des centres nerveux*, par le D' HENRI LAMY, ancien interne des hôpitaux de Paris. 1 vol. petit in-8°, de l'*Encyclopédie des Aide-Mémoire*. . . . . 2 fr. 50

LANGLOIS. — *Le Lait*, par P. LANGLOIS, chef du Laboratoire de physiologie à la Faculté de médecine. 1 vol. p. in-8° de l'*Encyclopédie des Aide-Mémoire*. 2 fr. 50

LANNELONGUE. — *La Tuberculose chirurgicale*, par O. LANNELONGUE, professeur à la Faculté de médecine de Paris. 1 vol. petit in-8° de l'*Encyclopédie des Aide-Mémoire*. . . . . 2 fr. 50

LAULANIÉ. — *Énergétique musculaire*, par F. LAULANIÉ, professeur de physiologie à l'École vétérinaire de Toulouse; avec une préface de M. CHAUVEAU, de l'Institut. 1 vol. petit in-8° de l'*Encyclopédie des Aide-Mémoire*. . . . . 2 fr. 50

LAUNOIS. — *Manuel d'Anatomie microscopique et d'Histologie*, par MM. P.-E. LAUNOIS, professeur agrégé à la Faculté de Paris, médecin des hôpitaux. Préface de M. MATHIAS DUVAL, professeur d'histologie à la Faculté, membre de l'Académie de médecine. *Deuxième édition, entièrement refondue*. 1 vol. in-16 diamant, cartonné toile. . . . . 8 fr.

LAVERAN. — *Du Paludisme* et de son hématozoaire, par A. LAVERAN, membre de l'Académie de médecine, membre correspondant de l'Institut de France. 1 vol. grand in-8°, avec 4 planches en couleur et 2 planches photographiques . 10 fr.

— *Traité du Paludisme*, par A. LAVERAN. 1 vol. grand in-8°, avec 27 figures dans le texte et une planche en couleurs . . . . 10 fr.

— *Traité d'hygiène militaire*, par le D' LAVERAN. 1 vol. in-8°, avec 270 figures. . . . . 16 fr.

LEJARS. — *Leçons de chirurgie* (La Pitié, 1893-1894), par le D' FÉLIX LEJARS, professeur agrégé à la Faculté de médecine de Paris, chirurgien des hôpitaux. 1 vol. grand in-8°, avec 128 figures. 16 fr.

LELOIR ET VIDAL. — *Symptomatologie et anatomie pathologique des maladies de la peau*, par MM. LELOIR, professeur à la Faculté de médecine de Lille, et E. VIDAL, médecin de l'hôpital St-Louis. Un atlas de 54 planches grand in-8°, tirées en couleur, et accompagnées d'un texte explicatif, relié toile. 70 fr.

LETULLE. — *L'Inflammation* (Études anatomo-pathologiques), par le D' MAURICE LETULLE, professeur agrégé à la Faculté de médecine de Paris. 1 vol., avec 21 figures et 12 planches en chromolithographie hors texte, relié toile. 20 fr.

Manuel de pathologie externe, par MM. RECLUS, KIRMISSON, PEYROT, BOUILLY, professeurs agrégés à la Faculté de médecine de Paris, chirurgiens des hôpitaux. Nouvelle édition, illustrée de 720 figures. 4 vol. in-8°, avec figures dans le texte. . . . . 40 fr.

I. *Maladies des tissus et des organes*, par le D' P. RECLUS, avec figures dans le texte.

II. *Maladies des régions; Tête et Rachis*, par le D' KIRMISSON, entièrement refondue et augmentée, avec figures dans le texte.

III. *Maladies des régions : Poitrine et abdomen*, par le Dr PEYROT, entièrement refondue et augmentée, avec figures dans le texte.

IV. *Maladies des régions : Organes génito-urinaires*, membres, par le Dr BOUILLY, avec figures dans le texte.

Chaque volume est vendu séparément. . . . . 10 fr.

MARIE. — **Leçons sur les maladies de la moelle**, par le Dr PIERRE MARIE, professeur agrégé de la Faculté de médecine de Paris, médecin des hôpitaux. 1 vol. in-8°, avec 244 figures dans le texte. . . . . 15 fr.

— **Leçons de clinique médicale** (Hôtel-Dieu, 1894-1895), par le Dr PIERRE MARIE. 1 vol. in-8°, avec 57 figures dans le texte. . . . . 6 fr.

MAURIAC. — **Traitement de la syphilis**, par M. CHARLES MAURIAC, médecin de l'hôpital Ricord (Hôpital du Midi). 1 vol. in-8° . . . . 15 fr.

MÉGNIN. — **La Faune des cadavres**, *application de l'entomologie à la médecine légale*, par M. P. MÉGNIN, membre de l'Académie de médecine. 1 vol. petit in-8° de l'*Encyclopédie des Aide-Mémoire*. . . . . 2 fr. 50

MERKLEN. — **Examen et sémélotique du cœur**, *signes physiques*, par le Dr PIERRE MERKLEN, médecin de l'hôpital Laënnec. *Deuxième édition*. 1 vol. petit in-8° de l'*Encyclopédie des Aide-Mémoire*. . . . . 2 fr. 50

METCHNIKOFF. — **Leçons sur la pathologie comparée de l'inflammation**, faites à l'Institut Pasteur en avril et mai 1891, par ÉLIE METCHNIKOFF, chef de service à l'Institut Pasteur. 1 vol. in-8°, avec 65 fig. et 3 pl. en coul. . . . 9 fr.

MONOD ET TERRILLON. — **Traité des maladies du testicule et de ses annexes**, par MM. CH. MONOD et O. TERRILLON, professeurs agrégés à la Faculté de médecine de Paris, chirurgiens des hôpitaux. 1 vol. in-8°, avec 92 figures dans le texte. . . . . 16 fr.

MONOD ET VANVERTS. — **L'Appendicite**, par le D^r CH. MONOD, professeur agrégé à la Faculté de médecine de Paris, chirurgien de l'hôpital Saint-Antoine, membre de l'Académie de médecine, et J. VANVERTS, interne des hôpitaux de Paris. 1 vol. petit in-8° de l'*Encyclopédie des Aide-Mémoire*. . . . . . 2 fr. 50

OLLIER. — **Traité expérimental et clinique de la régénération des os** et de la production artificielle du tissu osseux, par le Dr OLLIER, chirurgien en chef de l'Hôtel-Dieu de Lyon. Ouvrage qui a obtenu le grand prix de chirurgie. 2 vol. in-8°, avec figures dans le texte et planches en taille-douce. . . . . . . 36 fr.

— **Traité des Résections** et des opérations conservatrices que l'on peut pratiquer sur le système osseux, par le Dr L. OLLIER, professeur de clinique chirurgicale à la Faculté de médecine de Lyon. 3 volumes grand in-8°, avec figures. . . . . 50 fr.

Tome I. *Introduction. — Résections en général.* 1 vol. in-8°, avec 127 figures dans le texte . . . . 16 fr.

Tome II. *Résections en particulier. Membre supérieur.* 1 vol. in-8°, avec 156 figures . . . . 16 fr.

Tome III. *Résections en particulier. Résections du membre inférieur, tête et tronc.* 1 vol. in-8°, avec 224 figures . . . . 22 fr.

— **La Régénération des os et les résections sous-périostées**, par le Dr L. OLLIER. 1 vol. petit in-8° de l'*Encyclopédie des Aide-Mémoire*. . . 2 fr. 50

PANAS. — **Traité des maladies des yeux**, par PH. PANAS, professeur de clinique ophtalmologique à la Faculté de médecine, chirurgien de l'Hôtel-Dieu, membre de l'Académie de médecine, membre honoraire et ancien président de la Société de chirurgie. 2 vol. grand in-8°, avec 453 figures et 7 planches en couleurs. Relié toile. . . . . 40 fr.

PANAS. — *Leçons de clinique ophtalmologique*, professées à l'Hôtel-Dieu, par
PH. PANAS, recueillies et publiées par le Dr A. CASTAN (de Béziers). 1 vol. in-8°,
avec figures dans le texte. . . . .   **5 fr.**

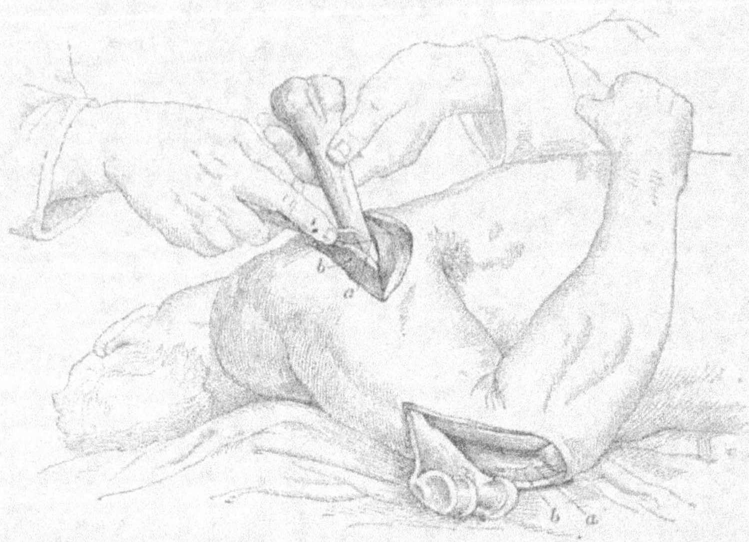

Figure extraite du *Traité des Résections*, de M. L. Ollier.

PANAS ET ROCHON-DUVIGNEAUD. — *Recherches anatomiques et cliniques
sur le glaucome et les néoplasmes intra-oculaires*, par le professeur PANAS
et le Dr ROCHON-DUVIGNEAUD, ancien chef de clinique de la Faculté. 1 vol. in-8°,
avec 41 figures dans le texte. . . . .   **7 fr.**

POLIN ET LABIT. — *Examen des aliments suspects*, par MM. H. POLIN et
H. LABIT, médecins-majors de l'armée. 1 vol. petit in-8° de l'*Encyclopédie des
Aide-Mémoire*. . . . .   **2 fr. 50**

PONCET ET BÉRARD. — *Traité clinique de l'actinomycose humaine. Pseudo-
actinomycoses et botryomycose*, par ANTONIN PONCET, professeur de clinique
chirurgicale à l'Université de Lyon, ex-chirurgien en chef de l'Hôtel-Dieu, membre correspondant de l'Académie de médecine, et LÉON BÉRARD, ex-prosecteur,
chef de clinique chirurgicale à l'Université de Lyon, lauréat de l'Académie de
médecine. *Ouvrage couronné par l'Académie de médecine et par l'Institut.*
1 vol. in-8°, avec 45 fig. dans le texte et 4 planches hors texte en couleurs. **12 fr.**

PONCET ET DELORE. — *Traité de la cystostomie sus-pubienne chez les
prostatiques. Création d'un urèthre hypogastrique. Application de cette nouvelle méthode aux diverses affections des voies urinaires*, par ANTONIN PONCET
et XAVIER DELORE, ex-prosecteur, ancien chef de clinique chirurgicale à l'Université de Lyon. 1 vol. in-8°, avec 42 figures dans le texte . . . .   **8 fr.**

— *Traité de l'uréthrostomie périnéale dans les rétrécissements incurables de
l'urèthre ; création au périnée d'un méat contre nature*, par ANTONIN PONCET
et XAVIER DELORE. 1 vol. in-8°, avec 11 figures dans le texte . . . .   **4 fr.**

PROUST. — *La Défense de l'Europe contre le choléra*, par M. le professeur
PROUST, inspecteur général des services sanitaires. 1 vol. in-8° . . . . . .   **9 fr.**

— *Douze conférences d'hygiène* rédigées conformément aux programmes du

12 août 1890, par A. PROUST, professeur à la Faculté de médecine. Nouvelle
édition. 1 vol. in-18, cartonné toile. . . . . **2 fr. 50**

— *L'Orientation nouvelle de la politique sanitaire*, par A. PROUST. 1 vol. in-8°,
avec nombreuses figures et plans dans le texte et une carte en couleurs. **10 fr.**

— *La Défense de l'Europe contre la Peste et la Conférence de Venise
de 1897*, par le professeur PROUST. 1 volume in-8°, avec figures et 1 carte
en couleurs . . . . **9 fr.**

PRUNIER. — *Les Médicaments chimiques*, par LÉON PRUNIER, membre de
l'Académie de médecine, pharmacien en chef des hôpitaux de Paris, professeur à
l'École supérieure de pharmacie.

    I. *Composés minéraux*. 1 vol. grand in-8°, avec 137 figures dans le texte. **15 fr.**
    II. *Composés organiques*. 1 volume grand in-8°, avec 47 figures dans le
texte. . . . . **15 fr.**

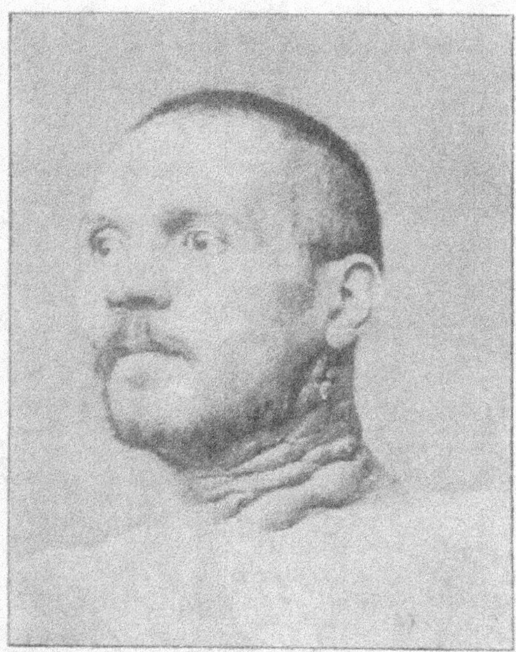

Figure extraite du *Traité clinique de l'actinomycose humaine*,
de MM. A. Poncet et L. Bérard.

RANVIER. — *École pratique des Hautes Études. Laboratoire d'histologie du
Collège de France*. Travaux publiés sous la direction de L. RANVIER, professeur
d'anatomie générale, Membre de l'Institut, avec la collaboration de M. L. MALASSEZ,
directeur adjoint, et des répétiteurs et préparateurs du cours.

    Tomes I à XVII (1784-1899). Chaque vol. in-8° avec pl. hors texte. . . . **20 fr.**
    Les tomes V et VIII ne se vendent plus séparément.

— *Traité technique d'histologie*, 2e édition, entièrement refondue et corrigée,
par M. L. RANVIER. 1 vol. gr. in-8° de 880 pages, avec 414 gravures dans le texte
et 1 planche en chromo . . . . **12 fr.**

REDARD. — *Traité pratique des déviations de la colonne vertébrale*, par
P. REDARD, ancien chef de clinique chirurgicale de la Faculté de médecine de

Paris, chirurgien en chef du dispensaire Furtado-Heine, membre correspondant de l'American Ortopedic Association. 1 vol. grand in-8°, avec 231 figures dans le texte. . . . . **12 fr.**

REGNARD. — *La Cure d'altitude*, par le Dʳ Paul Regnard, membre de l'Académie de médecine, professeur de physiologie générale à l'Institut national agronomique, directeur adjoint du laboratoire de physiologie de la Sorbonne. *Deuxième édition*. 1 fort vol. grand in-8°, avec 29 planches hors texte et 119 figures dans le texte, relié toile pleine. . . . . **15 fr.**

RENON. — *Étude sur l'Aspergillose chez les animaux et chez l'homme*, par M. Renon, ancien interne des hôpitaux de Paris. 1 vol. in-8°, avec figures dans le texte. . . . . **5 fr.**

ROMME. — *L'Alcoolisme et la Lutte contre l'Alcool en France*, par le docteur R. Romme, préparateur à la Faculté de médecine de Paris. 1 vol. petit in-8° de l'*Encyclopédie des Aide-Mémoire*. . . . . **2 fr. 50**

SOLLIER. — *Guide pratique des maladies mentales* (Séméiologie. — Pronostic. — Indications), par le Dʳ Paul Sollier, chef de clinique adjoint des maladies mentales à la Faculté. 1 vol. in-18 diamant, cartonné toile, tranches rouges. **5 fr.**

SOULIER (H.). *Traité de Thérapeutique et de Pharmacologie*, par M. H. Soulier, professeur à la Faculté de médecine de Lyon, membre correspondant de l'Académie de médecine. *Additionné d'un memento formulaire des médicaments nouveaux* (1901). *Ouvrage couronné par l'Académie des sciences et par l'Académie de médecine*. 2 vol. grand in-8°. . . . . **25 fr.**

TRABUT. — *Précis de Botanique médicale*, par L. Trabut, professeur d'histoire naturelle médicale à l'École de médecine d'Alger. *Deuxième édition*, entièrement refondue. 1 vol. in-8°, avec 954 figures. . . . . **8 fr.**

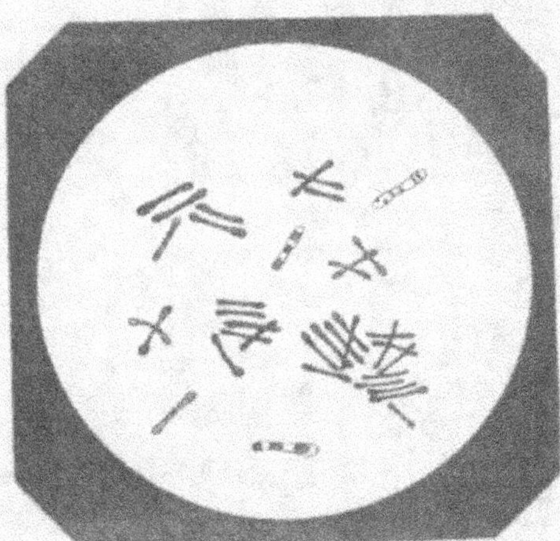

Figure extraite de la *Bactériologie clinique*, de M. R. Wurtz.
(Bacilles de la Diphtérie.)

TUFFIER. — *Chirurgie du poumon*, par le Dʳ Tuffier, professeur agrégé à la Faculté de médecine de Paris, chirurgien de l'hôpital de la Pitié. 1 vol. in-8°. . . . . . **6 fr.**

WURTZ (R.). — *Technique bactériologique*, par R. Wurtz, professeur agrégé à la Faculté de médecine de Paris, médecin des hôpitaux. *Deuxième édition*. 1 vol. petit in-8° de l'*Encyclopédie des Aide-Mémoire*. . . . **2 fr. 50**

— *Précis de Bactériologie clinique*, par le Dʳ H. Wurtz. *Deuxième édition*, avec tableaux synoptiques et figures dans le texte. 1 vol. in-16 diamant, cartonné à l'anglaise, tranches rouges. . . . . **6 fr.**

ZAMBACO. — *Voyages chez les lépreux*, par le Dʳ Zambaco-Pacha, membre correspondant de l'Académie de médecine de Paris, ex-chef de clinique à la Faculté de médecine. 1 vol. in-8°, avec une carte indiquant les localités lépreuses. . . . . **8 fr.**

— *Les Lépreux ambulants de Constantinople*, par le Dʳ Zambaco-Pacha, membre associé national de l'Académie de médecine de Paris, membre correspondant de l'Académie de Saint-Pétersbourg, etc. 1 fort vol. in-4°, avec 48 planches hors texte en noir et en couleurs, relié toile. . . . . **90 fr.**

L'ŒUVRE MÉDICO-CHIRURGICAL

Dr CRITZMAN, directeur

SUITE DE MONOGRAPHIES CLINIQUES

SUR LES QUESTIONS NOUVELLES

En Médecine, en Chirurgie et en Biologie

La science médicale réalise journellement des progrès incessants. Les traités de médecine et de chirurgie auront toujours grand'peine à se tenir au courant. C'est pour obvier à ce grave inconvénient que nous avons fondé ce recueil de Monographies, avec le concours des savants et des praticiens les plus autorisés.

Chaque monographie est vendue séparément. . . . . **1** fr. **25**

Il est accepté des abonnements pour une série de 10 Monographies consécutives au prix à forfait et payable d'avance de **10** francs pour la France et **12** francs pour l'étranger (port compris).

MONOGRAPHIES PUBLIÉES (Avril 1901).

N° 1. **L'Appendicite**, par le Dr FÉLIX LEGUEU, chir. des hôp. de Paris (épuisé).

N° 2. **Le Traitement du mal de Pott**, par le Dr A. CHIPAULT, de Paris.

N° 3. **Le Lavage du sang**, par le Dr LEJARS, prof. agr. à la Faculté de Paris, chir. des hôp.

N° 4. **L'Hérédité normale et pathologique**, par le Dr CH. DEBIERRE, prof. d'anatomie à l'Université de Lille.

N° 5. **L'Alcoolisme**, par le Dr JAQUET, privat-docent à l'Université de Bâle.

N° 6. **Physiologie et pathologie des sécrétions gastriques**, par le Dr A. VERHAEGEN.

N° 7. **L'Eczéma**, *maladie parasitaire*, par le Dr LEREDDE.

N° 8. **La Fièvre jaune**, par le Dr SANARELLI, directeur de l'Institut d'Hygiène expérimentale de Montévidéo.

N° 9. **La Tuberculose du rein**, par le Dr TUFFIER, prof. agr., chir. de l'hôp. de la Pitié.

N° 10. **L'Opothérapie.** *Traitement de certaines maladies par des extraits d'organes animaux*, par A. GILBERT, prof. agr. à la Faculté de Paris, et L. CARNOT, docteur ès sciences, ancien interne des hôpitaux de Paris.

N° 11. **Les Paralysies générales progressives**, par le Dr M. KLIPPEL, méd. des hôp. de Paris.

N° 12. **Le Myxœdème**, par le Dr THIBIERGE, méd. de l'hôp. de la Pitié.

N° 13. **La Néphrite des saturnins**, par le Dr H. LAVRAND, prof. chargé de cours à la Faculté catholique de Lille, lauréat de l'Académie de Paris.

N° 14. **Traitement de la syphilis**, par E. GAUCHER, prof. agr. à la Faculté de méd. de Paris, médecin de l'hôpital Saint-Antoine.

N° 15. **Le Pronostic des tumeurs**, *basé sur la recherche du glycogène*, par le Dr A. BRAULT, méd. de l'hôp. Tenon.

N° 16. **La Kinésithérapie gynécologique.** *Traitement des maladies des femmes par le massage et la gymnastique (système de Brandt)*, par H. STAPFER, ancien chef de clinique obstétricale et gynécologique de la Faculté de Paris.

N° 17. **De la Gastro-entérite aiguë des nourrissons** (*Pathogénie et étiologie*), par A. LESAGE, méd. des hôp. de Paris.

N° 18. **Traitement de l'Appendicite**, par FÉLIX LEGUEU, prof. agr., chir. des hôp.

N° 19. **Les lois de l'Énergétique dans le régime du diabète sucré**, par le Dr E. DUFOURT, méd. de l'hôp. thermal de Vichy.

N° 20. **La Peste** (*Épidémiologie. Bactériologie. Prophylaxie. Traitement*), par le Dr H. BOURGES, chef du laboratoire d'hygiène à la Faculté de médecine de Paris.

N° 21. **La Moelle osseuse à l'état normal et dans les infections**, par MM. G.-H. ROGER, prof. agr. à la Faculté de Paris, méd. des hôp., et O. JOSUÉ, ancien interne, lauréat des hôp. de Paris.

N° 22. **L'Entéro-colite muco-membraneuse**, par le Dr GASTON LYON, ancien chef de clinique médicale de la Faculté de Paris.

N° 23. **L'Exploration clinique des fonctions rénales par l'élimination provoquée**, par le Dr CH. ACHARD, prof. agr. à la Faculté, méd. de l'hôp. Tenon, et J. CASTAIGNE, interne lauréat (médaille d'or) des hôp.

N° 24. **L'Analgésie chirurgicale**, par voie rachidienne (injections sous-arachnoïdiennes de cocaïne), par le Dr TUFFIER, prof. agr. à la Faculté de Paris, chir. des hôp.

N° 25. **L'Asepsie opératoire**, par MM. PIERRE DELBET, prof. agr. à la Faculté de Paris, chir. des hôp., et LOUIS BISSARD, chef de clinique chirurgicale adjoint à la Faculté de Paris, ancien interne des hôp.

N° 26. **Anatomie chirurgicale et médecine opératoire de l'Oreille moyenne**, par M. A. BROCA, prof. agr. à la Faculté de Paris, chir. des hôp.

LIBRAIRIE MASSON ET Cⁱᵉ, 120, BOULEVARD St-GERMAIN, PARIS

BIBLIOTHÈQUE
d'Hygiène thérapeutique

DIRIGÉE PAR

Le Professeur PROUST

Membre de l'Académie de médecine, Médecin de l'Hôtel-Dieu,
Inspecteur général des Services sanitaires.

Chaque ouvrage forme un volume in-16, cartonné toile, tranches rouges,
et est vendu séparément : **4 fr.**

Chacun des volumes de cette collection n'est consacré qu'à une seule maladie ou à un seul groupe de maladies. Grâce à leur format, ils sont d'un maniement commode. D'un autre côté, en accordant un volume spécial à chacun des grands sujets d'hygiène thérapeutique, il a été facile de donner à leur développement toute l'étendue nécessaire.

VOLUMES PARUS :

L'Hygiène du Goutteux, par le Professeur PROUST et A. MATHIEU, médecin de l'hôpital Andral.

L'Hygiène de l'Obèse, par le Professeur PROUST et A. MATHIEU.

L'Hygiène des Asthmatiques, par E. BRISSAUD, professeur à la Faculté de Paris, médecin de l'hôpital Saint-Antoine.

L'Hygiène du Syphilitique, par H. BOURGES, préparateur au laboratoire d'hygiène de la Faculté de médecine.

Hygiène et thérapeutique thermales, par G. DELFAU, ancien interne des hôpitaux de Paris.

Les Cures thermales, par G. DELFAU, ancien interne des hôpitaux.

L'Hygiène du Neurasthénique (*Deuxième édition*), par le Professeur PROUST et G. BALLET, professeur agrégé, médecin des hôpitaux de Paris.

L'Hygiène des Albuminuriques, par le Dʳ SPRINGER, chef du laboratoire de la Faculté de médecine à l'hôpital de la Charité.

L'Hygiène des Tuberculeux, par le Dʳ CHOQUET, ancien interne des hôpitaux de Paris, médecin consultant à Cannes, avec une préface du Dʳ DAREM-BERG, correspondant de l'Académie de médecine.

Hygiène et thérapeutique des maladies de la bouche, par le Dʳ CRUET, dentiste des hôpitaux de Paris, avec une préface du Professeur LANNELONGUE, membre de l'Institut.

L'Hygiène des Diabétiques, par le Professeur PROUST et A. MATHIEU, médecin de l'hôpital Andral.

L'Hygiène des maladies du cœur, par le Dʳ VAQUEZ, professeur agrégé à la Faculté de médecine de Paris, médecin des hôpitaux, avec une préface du Professeur POTAIN, membre de l'Institut.

L'Hygiène du Dyspeptique, par le Dʳ LINOSSIER, professeur agrégé à la Faculté de médecine de Lyon, membre correspondant de l'Académie de médecine, médecin à Vichy.

VOLUME EN PRÉPARATION :

L'Hygiène des maladies de la peau, par le Dʳ G. THIBIERGE, médecin des hôpitaux de Paris.

4526. — Imprimerie Lagny, 6, rue de Fleurus, à Paris.

A LA MÊME LIBRAIRIE

Annales de Dermatologie et de Syphiligraphie, fondées par A. Doyon, 4e série publiée par MM. les Drs Ernest Besnier, A. Doyon, L. Brocq, R. du Castel, A. Fournier, Hallopeau, W. Dubreuilh, G. Thibierge. Les *Annales de dermatologie et de syphiligraphie* paraissent le 30 de chaque mois par cahier d'environ 5 feuilles, avec planches et figures dans le texte et forment chaque année un volume grand in-8°. Prix de l'abonnement annuel : Paris, 30 fr. Départements et Union postale . . . . 32 fr.

La Pratique Dermatologique, *Traité de Dermatologie appliquée*, publié sous la direction de MM. Ernest Besnier, L. Brocq, L. Jacquet, par MM. Audry, Balzer, Barbe, Barozzi, Barthélemy, Bénard, Ernest Besnier, Bodin, Brocq, De Brun, Du Castel, J. Darier, Dehu, Dominici, W. Dubreuilh, Hudelo, L. Jacquet, J.-B. Laffitte, Lenglet, Leredde, Merklen, Perrin, Raynaud, Riest, Sabouraud, Marcel Sée, Georges Thibierge, Veyrières. 4 vol. formant ensemble 3.600 pages, très largement illustrés de figures en noir et en couleurs, richement cartonnés toile. *En souscription jusqu'à la publication du tome III* . . . . 150 fr.

Précis élémentaire de Dermatologie, par L. Brocq et L. Jacquet. Paris, 5 volumes petit in-8° de l'*Encyclopédie des Aide-Mémoire*. Chaque volume est vendu séparément. . . . . . 2 fr. 50

Les Lépreux ambulants de Constantinople, par le Dr Zambaco Pacha, membre associé national de l'Académie de Paris, membre correspondant de l'Académie de Saint-Pétersbourg. 1 fort vol. in-4 avec 18 planches hors texte, en noir et en couleur, relié toile . . . . . . 90 fr.

La Syphilis héréditaire tardive. Leçons professées par le Pr Alfred Fournier, professeur à la Faculté de médecine de Paris, médecin de l'hôpital Saint-Louis, membre de l'Académie de Médecine. 1 vol. grand in-8°, avec 31 figures dans le texte, par Alfred Fournier . . . . 15 fr.

Syphilis et Mariage. Leçons professées à l'hôpital Saint-Louis, par le professeur Alfred Fournier. *Deuxième édition, revue et augmentée*. 1 vol. in-8° . . . . 7 fr.

L'Hérédité syphilitique. Leçons professées à l'hôpital Saint-Louis par le professeur Alfred Fournier, recueillies par le Dr P. Portalier. 1 vol. in-8° . . . . 7 fr.

Pathologie et Traitement des Maladies de la Peau Leçons à l'usage des médecins praticiens et des étudiants par le professeur Moriz Kaposi, traduction avec notes et additions par MM. Ernest Besnier, Adrien Doyon. *Seconde édition française* avec figures noires et en couleurs. 2 forts volumes grand in-8° . . . . 30 fr.

Symptomatologie et Anatomie pathologique des Maladies de la peau, par MM. Leloir, professeur à la Faculté de médecine de Lille, et E. Vidal, médecin de l'hôpital Saint-Louis. Un atlas de 54 planches grand in-8°, tirées en couleurs et accompagnées d'un texte explicatif. Relié toile, 70 fr. Relié maroquin . . . . . . 75 fr.

Atlas international des Maladies rares de la Peau, par MM. P.-G. Unna (Hambourg), Malcolm Morris (Londres), H. Leloir (Lille), L.-A. Duhring (Philadelphie). L'Atlas paraît d'une façon périodique et ininterrompue. Son texte est publié en trois langues : français, allemand, anglais. Il est publié chaque année, depuis 1889, deux ou trois livraisons. En vente les livraisons I à XIII. Prix de chacune . . . . 12 fr. 50

Traité des Affections vénériennes, par le professeur Eduard Lesser. *Deuxième édition française*, traduite sur la 9e édition allemande, par le Dr Adrien Bayet. 1 vol. in-8°, avec figures dans le texte, et planches hors texte. Relié toile . . . . 10 fr.

L'Hygiène du Syphilitique, par le Dr H. Bourges. 1 vol. in-16 de xxiv-291 pages, de la *Bibliothèque d'Hygiène thérapeutique*. Cartonné toile, tranches rouges . . . . 4 fr.

L'Eczéma, Maladie parasitaire, par le Dr Leredde. 1 br. gr. in-8° de l'*Œuvre médico-chirurgical* . . . . 1 fr. 25

Le Myxœdème, par le Dr Georges Thibierge. 1 br. gr. in-8° de l'*Œuvre médico-chirurgical* . . . . 1 fr. 25

Le Traitement de la Syphilis, par le Dr E. Gaucher. 1 br. gr. in-8° de l'*Œuvre médico-chirurgical* . . . . 1 fr. 25

La Peste *Épidémiologie, bactériologie, prophylaxie*, par le Dr H. Bourges. 1 br. gr. in-8° de l'*Œuvre médico-chirurgical*, avec figures dans le texte . . . . 1 fr. 25

[illegible] — Imprimerie Lahure, rue de Fleurus, 9, à Paris.

www.ingramcontent.com/pod-product-compliance
Lightning Source LLC
LaVergne TN
LVHW021917060726
842528LV00001B/12